Hefte zur Unfallheilkunde
Beihefte zur Zeitschrift „Der Unfallchirurg"

Herausgegeben von:
J. Rehn, L. Schweiberer und H. Tscherne

220

54. Jahrestagung

der Deutschen Gesellschaft für Unfallheilkunde e.V.

28. November bis 1. Dezember 1990, Berlin

Kongreßthemen: Geschlossene Gelenkverletzungen (ohne Gelenkfrakturen – Muskel-/Sehnentransfer bei Defekt und Fehlheilung an den Gliedmaßen – Röntgendiagnostik am Unfalltag: Effektivität und Effizienz – Polytrauma – Scores: Aussagefähigkeit und Vergleichbarkeit – Multiorganversagen-Sepsis – Krankenhaushygiene: Aktuelle Aspekte – Qualitätssicherung in der interdisziplinären Akutversorgung des Schwerverletzten – Vorlesungen – Rehabilitation nach Unfällen mit Schädelhirnverletzungen – Freie Vorträge – Forum Experimentelle Unfallchirurgie – Interdisziplinäre Fortbildung – Wissenschaftliche Ausstellung, Posterausstellung – Wissenschaftliche Filme/Video – Schlußveranstaltung

---

Präsident: A. Pannike
Zusammengestellt von K. E. Rehm

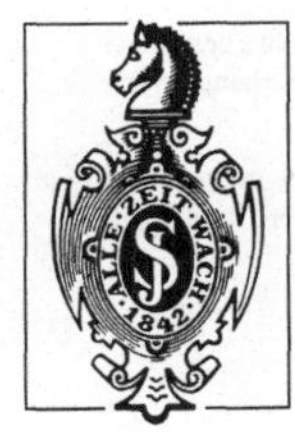

Springer-Verlag Berlin Heidelberg GmbH

Reihenherausgeber

Professor Dr. Jörg Rehn
Mauracher Straße 15, W-7809 Denzlingen
Bundesrepublik Deutschland

Professor Dr. Leonhard Schweiberer
Direktor der Chirurgischen Universitätsklinik München-Innenstadt
Nußbaumstraße 20, W-8000 München 2
Bundesrepublik Deutschland

Professor Dr. Harald Tscherne
Medizinische Hochschule, Unfallchirurgische Klinik
Konstanty-Gutschow-Straße 8, W-3000 Hannover 61
Bundesrepublik Deutschland

Deutsche Gesellschft für Unfallheilkunde:

Geschäftsführender Vorstand 1990:
Präsident: Prof. Dr. med. A. Pannike
1. stellv. Präsident: Prof. Dr. med K. P. Neuerburg
2. stellv. Präsident: Prof. Dr. med. D. Havemann
Generalsekretär: Prof. Dr. med. J. Probst
Kongreßsekretär: Prof. Dr. med. R. Ramanzadeh
Schatzmeister: Prof. Dr. med. P. Hertel

Schriftführer und Zusammenstellung des Berichts:

Prof. Dr. med. K. E. Rehm
Klinik für Unfall-, Hand und Wiederherstellungschirurgie
Joseph-Stelzmann-Straße 9, W-5000 Köln 41
Bundesrepublik Deutschland

Mit 44 Abbildungen

ISBN 978-3-540-54294-0 ISBN 978-3-642-84552-9 (eBook)
DOI 10.1007/978-3-642-84552-9

Die Deutsche Bibliothek – CIP-Einheitsaufnahme
Deutsche Gesellschaft für Unfallheilkunde: ...Jahrestagung der Deutschen Gesellschaft für Unfallheilkunde e. V. - Berlin ; Heidelberg ; New York ; London ; Paris ; Tokyo ; Hong Kong ; Barcelona ; Budapest : Springer.
Früher u. d. T.: Deutsche Gesellschaft für Unfallheilkunde, Versicherungs-, Versorgungs- und Verkehrsmedizin: Jahrestagung der Deutschen Gesellschaft für Unfallheilkunde, Versicherungs-, Versorgungs- und Verkehrsmedizin e. V. - Titeländerung zwischen 38 (1975) u. 40 (1977)
ISSN 0343-2513
54. 28. November bis 1. Dezember 1990, Berlin. - 1992
ISBN-13:978-3-540-54294-0 (Berlin ...) brosch.

Satz: Springer-TEX-Haussystem
24/3130-543210 – Gedruckt auf säurefreiem Papier

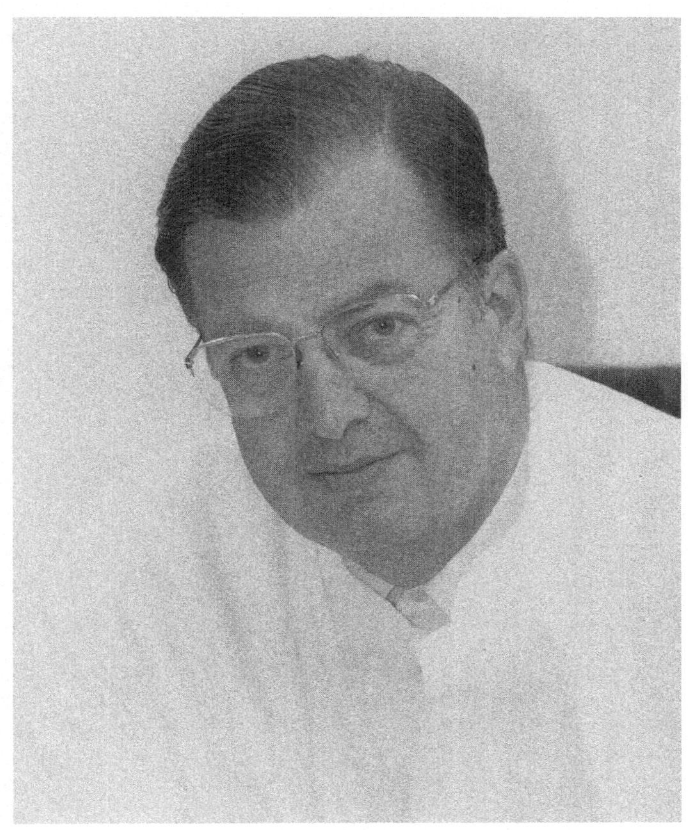

Prof. Dr. med. A. Pannike

Inhaltsverzeichnis

Referentenverzeichnis

* Beitragsbeginn

Wissenschaftliches Programm

Eröffnungssitzung

Präsident: Univ.-Professor Dr. med. Alfred Pannike

Verehrte Gäste, sehr verehrte Damen, sehr geehrte Herren,
liebe Kolleginnen und Kollegen,

Der letzte Satz des 1. Hornkonzertes von Richard Strauß war für mich immer eine Musik des Aufbruchs. Mit dieser Empfindung eröffne ich die 54. Jahrestagung der Deutschen Gesellschaft für Unfallheilkunde und heiße Sie alle hier in Berlin herzlich willkommen.

Lassen Sie uns, verehrte Damen und Herren, zuerst und vor allen anderen, unseren Kolleginnen und Kollegen aus den neuen Bundesländern, die nach den Jahren der Trennung erstmals wieder aktiv an der Gestaltung unserer Tagung mitwirken können, einen von Herzen kommenden Empfang bereiten.

Als ich Anfang dieses Monats gelegentlich des XII. Unfallchirurgenkongresses in Leipzig in der ehrwürdigen Alten Börse im Namen unserer Gesellschaft ein Grußwort sprechen konnte, hat mich dies sehr bewegt.

Lassen Sie mich, um den in Leipzig begonnenen Kreis zu schließen, an dieser Stelle an die Hauptgedanken meines Grußwortes erinnern.

„Nach dem Zerbrechen der Mauer waren wir zuerst überwältigt von der Freude über die bis dahin unvorstellbare Chance, die der ungebrochene Freiheitswille der Menschen in dieser Stadt und in diesem Land, aber auch die gleichermaßen historische Qualität des menschlichen nun politischen Verständnisses unserer Nachbarn, unserem Volk eröffnet hatten. – Seither hat sich manche erste Hoffnung nicht erfüllt, vielleicht auch nicht erfüllen können. Wir erkennen und die Realität, die von uns allen als Aufgabe angenommen werden muß, wenn unsere Hoffnungen Wirklichkeit werden sollen."

„Die Zeit fordert gebieterisch gemeinsame Arbeit": Hoffnung und Zuversicht scheinen weniger fern, wenn wir erinnern, daß dieses Motto unserer Gesellschaft in die Wiege gelegt wurde, als sie 1922 hier in Leipzig als interdisziplinäre Unfallmedizinische Gesellschaft gegründet wurde.

Im Sinne dieser Gemeinsamkeit möchte ich an dieser Stelle – wie in Leipzig so auch hier – einem Manne danken, dem Deutschlands Unfallchirurgen in besonderem Maße zu danken haben. Wir danken Herrn Professor Hans Willenegger für das nie nachlassende menschliche Engagement, mit dem er dort Kontakte nicht abreißen ließ und neue Kontakte knüpfte, wo uns dies über viele Jahre politisch verwehrt war. Dies sei unvergessen.

Hefte zur Unfallheilkunde, Heft 220
Zusammengestellt von K. E. Rehm

Ich schloß mein Grußwort mit Gedanken eines Mannes, dessen Leben und Wirken auf Leipzig wie auf Frankfurt a. M., meine berufliche Heimat, verweist.

Aus Anlaß der Verleihung des Friedenspreises des Deutschen Buchhandels dankte der Theologe und Philosoph Paul Tillich 1962 mit dem Wunsch für das Deutsche Volk, daß es sich offenhält, seine Wesensgrenze erkennt und im Wandel der Wirklichkeitsgrenzen erfüllt.

Mit dem XII. Unfallchirurgenkongreß in Leipzig hat die Sektion Traumatologie der ehemaligen DDR ihre Arbeit beendet. Wir anerkennen mit hohem Respekt die wissenschaftliche und menschliche Leistung, die in schwerer Zeit vollbracht wurde und erleben mit großer Freude, daß die Kolleginnen und Kollgen aus den neuen Bundesländern von nun an mit uns in unserer Deutschen Gesellschaft für Unfallheilkunde für die gemeinsame Zukunft arbeiten werden. Noch einmal: Herzlich Willkommen.

Lassen Sie mich nun mit großer Freude unsere Gäste und Freunde begrüßen.

Ich begrüße den Präsidenten der Freien Universität Berlin, Herrn Prof. Heckelmann und den Dekan der Medizinischen Fakultät der Freien Universität im Klinikum Steglitz, Herrn Prof. Weitzel.

Mit Freude begrüße ich auch den Präsidenten der Bundesärztekammer und des Deutschen Ärztetages, Herrn Dr. Vilmar und danke ihm, daß er es wie in den zurückliegenden Jahren auch in diesem Jahr ermöglichen konnte, unsere Tagung zu besuchen. Wir sollten Herrn Dr. Vilmar und uns selbst wünschen, daß es ihm niemand verargen möge, wenn in diesen traditionellen Novembertagen auch einmal sein Unfallchirurgenherz zu pochen beginnt.

Einen besonderen persönlichen Wunsch sehe ich erfüllt, wenn ich den ehemaligen Präsidenten der Ärztekammer Berlin, unser Alt- und Ehrenmitglied, Herrn Prof. Heim auch und gerade bei unserer diesjährigen Tagung begrüßen kann.

Mein Gruß gilt auch Herrn Prof. Sander, Halle, der im Namen der Kolleginnen und Kollegen aus der ehemaligen DDR ein Grußwort an uns richten wird.

Ich begrüße weiter den Dekan des Universitätsklinikums Rudolf-Virchow, Herrn Prof. Scheffner und in seiner Begleitung den Prodekan des Universitätsklinikums Rudolf Virchow, Herrn Prof. Blümcke.

Geehrt fühlen uns durch die Anwesenheit der Präsidenten benachbarter und befreundeter Fachgesellschaften.

Ich begrüße den Präsidenten des 107. Kongresses der Deutschen Gesellschaft für Chirurgie in diesem Jahr, Herrn Prof. Häring sowie den amtierenden Präsidenten der Deutschen Gesellschaft für Chirurgie, Herrn Prof. Hartel, die begleitet werden vom Generalsekretär der Deutschen Gesellschaft für Chirurgie, Herrn Prof. Ungeheuer, den ich ebenfalls herzlich begrüße.

Mit Freude sehe ich unter uns und begrüße die Präsidenten der Österreichischen Gesellschaft für Unfallchirurgie, Herrn Primarius Univ.-Doz. Kuderna, den Präsidenten der Schweizerischen Gesellschaft für Unfallmedizin, Herrn Chefarzt Dr. Meine und den Präsidenten der Internationalen Arbeitsgemeinschaft für Osteosynthesefragen, Herrn PD Dr. Heim.

Mein Gruß gilt ferner dem Präsidenten der Gemeinschaft fachärztlicher Berufsverbände, zugleich Präsident des Berufsverbandes der Orthopäden, Herrn Dr. Holfelder sowie dem Präsidenten des Bundesverbandes der für die Berufsgenossenschaften tätigen Ärzte, Herrn Prof. Rüter und den Vorsitzenden der Vereinigung Berufsgenossenschaftlicher Kliniken, Herrn Siegler.

Schließlich begrüße ich, Sie mögen mir gütig nachsehen, daß ich mich in der Reihe der Präsidenten vor der Dame zuletzt verneige, die Präsidentin des Kuratoriums für Unfallverletzte mit Schäden des Zentralen Nervensystems, Frau Kohl.

Ich danke Ihnen Frau Präsidentin, daß Sie trotz ihrer in Paris erlittenen Verletzung zu uns gekommen sind und freue mich, daß Sie gerade in diesem Jahr mit dem Kuratorium ZNS wieder bei unserer Tagung aktiv mitwirken werden.

Mit besonderer Freude erkennen wir auch in diesem Jahr das Interesse zahlreicher Berliner und in Berlin angesiedelter Institutionen und Organisationen. Ich begrüße den Vertreter des Präsidenten des Bundesgesundheitsamtes, Herrn Prof. Lange-Aschenfeld, den Präsidenten der Ärztekammer Berlin, Herrn Dr. Huber, den Präsidenten des Landesverbandes Berlin des Deutschen Roten Kreuzes, Herrn Medizinaldirektor Dr. Schmidt, den Vorsitzenden der Berliner Chirurgischen Gesellschaft, Herrn Prof. Kraas, den Vorsitzenden der Berliner Gesellschaft für Unfallheilkunde, Herrn Dr. Schachtel, den ersten Vorsitzenden des Berliner Verbandes der leitenden Krankenhausärzte, Herrn Prof. Schlungbaum, die Direktorin des Landesinstitutes für Arbeitsmedizin, Frau Dr. Zuschneid-Bertram und den Geschäftsführer des Landesverbandes Berlin der gewerblichen Berufsgenossenschaften, Herrn Assessor Last.

Wenn ich die in unserer Mitte anwesenden Ehrenmitglieder und korrespondierenden Mitglieder unserer Gesellschaft erst an dieser Stelle in aller Herzlichkeit, wenn auch ohne Namensnennung begrüße, so sollte dies als Zeichen dafür genommen werden, daß ich ihnen in besonderer Weise herzlich und freundschaftlich verbunden bin. Schließlich will ich nicht versäumen, alle ungenannten Mitglieder und Gäste unserer Tagung gleichfalls herzlich zu begrüßen. Besondere persönliche Freude empfinde ich bei der Feststellung, daß an dieser 54. Jahrestagung Kolleginnen und Kollegen aus Ungarn und der CSFR ebenso wie Kolleginnen und Kollegen aus Holland, Frankreich, der Schweiz, Österreich, Italien, Jugoslwawien, aus der Türkei, aus Israel und aus den USA aktiv mitwirken werden.

Gruß und Dank zugleich gilt der Industrie, die uns trotz der sicher sehr schwierigen und zum Teil wenig überschaubaren Entwicklung in diesem Jahr durch eine alles bisherige übertreffende Ausstellung unterstützt. Ein wenig wollen wir unseren Dank auch dadurch abtragen, daß wir den traditionell am Abend des ersten Kongreßtages stattfindenden Empfang in diesem Jahr den Ausstellern widmen. Nach Beendigung der Vorträge werden wir uns zur offiziellen Eröffnung der Ausstellung im Ausstellungsfoyer versammeln, um Ausstellern und Tagungsteilnehmern in aufgelockerter Atmosphäre Gelegenheit zum Kennenlernen und Wiedersehen, aber auch Gelegenheit zu wechselseitig informativen Gesprächen zu geben.

Schließlich gilt meine Aufmerksamkeit und mein besonderer Gruß den anwesenden Vertretern von Presse, Funk und Fernsehen. Im Interesse der Bürgeröffentlichkeit baue ich auf Ihre fachkundige Unterstützung bei unserem, wie ich meine, ehrlichen Bemühen, über das ärztliche und wissenschaftliche Anliegen unserer Tagung zu informieren.

Ich bitte nun den Präsidenten der Freien Universität Berlin, Herrn Prof. Dr. Heckelmann um sein Grußwort.

Grußworte

Prof. Dr. jur. D. Heckelmann

Präsident der Freien Universität Berlin

Herr Präsident, meine sehr verehrten Damen und Herren!

Ihre 1973 getroffene Entscheidung, Berlin zum ständigen Tagungsort Ihrer Gesellschaft zu küren, hat sich gelohnt. Sie haben ihre damalige Entscheidung bewußt mit einer auch politischen Zielvorstellung verknüpft. Nicht allein die Berliner Ärzte der Unfallheilkunde haben dies als mehr als eine nur symbolische Geste verstanden. Umso stärker darf ich Ihnen meinen Respekt, meine Anerkennung und meinen Dank bekunden für das Maß an gewährter Zuwendung und Treue, das Sie den Berliner Kollegen, der Berliner Bevölkerung und damit dem Land Berlin insgesamt entgegengebracht haben.

Berlin ist nunmehr auch für Sie wieder die Hauptstadt eines geeinten Deutschland.

Im Namen der Freien Universität darf ich Sie daher mit der nur möglichen Herzlichkeit zu ihrer 54. Jahrestagung an Ihrem Stammplatz in Berlin willkommen heißen. Universitätsseitig ist in Zukunft neben dem Klinikum Steglitz und dem Klinikum Virchow der Freien Universität naturgemäß auch die Charité der Humboldt-Universität einer Ihrer Ansprechpartner. Gleichwohl sind im Rahmen des Zusammenwachsens der beiden Stadthälften Berlins natürlich auch Probleme erkennbar. Sie sind vielfältig und bedürfen einer konsequenten Lösung. Dies betrifft insbesondere auch den Bereich der medizinischen Versorgung. Berlin benötigt für eine effektive Krankenversorgung die 3 vorhandenen Universitätsklinika, die zudem ja so sinnvoll über die Stadt verteilt sind, daß eine schnelle und zureichende Versorgung von Patienten gewährleistet werden kann. Im Medizinbereich sind aber auch gleichermaßen die allgemeinen Schwierigkeiten der Neugestaltung erkennbar und spürbar. Wie in allen Bereichen gibt es auch hier im personellen Sektor politische Altlasten. In Krankenhäusern und Hochschulen sind manche Stellen mit Personen besetzt, die eher aufgrund ihrer SED-Zugehörigkeit Ämter und Postitionen erreicht haben, als wegen ihrer fachlichen Qualifikation. Es muß deutlich daraufhingewirkt werden, daß allein die Qualifikation der Maßstab zur Stellenbesetzung und Karriere ist. Auch ist beim wissenschaftlichen Mittelbau sowie bei den Dienstkräften im Ostteil ein deutlicher Überhang fetzustellen. Hier muß eine Angleichung vorgenommen werden, nicht zuletzt auch aus Finanzgründen, denn der Bund wird Berlin auf Dauer nicht subventionieren, aus Finanzgründen, die sich an der international üblichen Personalbemessung klinischer Institutionen orientiert. Grundsätzlich gilt auch hier, was für freiwerdende Hochschulstellen zugrunde gelegt wird. Stellen für qualifiziertes Personal sind auszuschreiben und Berufungskommissionen mit auswärtigen

Hefte zur Unfallheilkunde, Heft 220
Zusammengestellt von K. E. Rehm

Wissenschaftlern zu besetzen, um das Fortwirken alter Seilschaften, die immer noch erkennbar sind, zu unterbinden und die notwendige Erneuerung vollziehen zu können. Die ungünstige apparative Ausstattung im Gesundheitswesen des früheren Ostteils der Stadt verlangt eine schnelle Hilfe des Westteils, um den Patienten die Behandlungsmethoden nach modernsten technischen und damit auch wissenschaftlichen Standards angedeihen zu lassen. Dies wird jedoch nicht ohne erhebliche Bundeshilfe und die Unterstützung der sogenannten Altländer geleistet werden können. Nötigsein wird hierzu auch die kollegiale Mithilfe zwischen West und Ost. Nur so werden die erheblichen Probleme der vor uns liegenden Zeit wirksam und schnell ausgeräumt werden können. Wir wünschen uns für Berlin 3 Klinika der Maximalversorgung in den beiden Hochschulen, um Höchstleistungen in Forschung, Lehre und Krankenversorgung in diesem Verbund erreichen zu können. Dieses Ziel fordert Wettbewerb zwischen den einzelnen Klinika und Wettbewerb führt bekanntlich zu besserer Leistung und dies im Interesse kranker Menschen. Das Motto Ihres diesjährigen Kongresses „Die Zeit fordert gebieterisch gemeinsame Arbeit“ hätte daher nicht sinnvoller gewählt sein können. Es bedarf des tatkräftigen Zupackens aller, um eine gute Zukunft der Stadt Berlin in einem einigen Deutschland zu sichern. Ihre mehrtägige Veranstaltung ist ein Baustein hierfür. Auch deshalb wünsche ich Ihnen einen fruchtbaren wissenschaftlichen Meinungsaustausch und im Interesse der Ihnen anvertrauten Menschen hiervon guten Ertrag. Ich danke für die Aufmerksamkeit.

Der Präsident

Herr Präsident, ich danke Ihnen für die herzlichen Worte, die Sie für unsere Gesellschaft gefunden haben. Ich denke, wir alle haben gespürt, welche enge und tiefe Verbindung zwischen der wissenschaftlichen Fachgesellschaft und der Universität besteht und wie sehr wir alle dem Universitätsgedanken verpflichtet sind. Ich darf nun den Dekan der Medizinischen Fakultät im Klinikum Steglitz, Herrn Prof. Weitzel um sein Grußwort bitten.

Prof. Dr. med. H. Weitzel

Dekan der Medizinischen Fakultät der Freien Universität Berlin

Meine sehr verehrten Herren Präsidenten, Spectabilitäten, meine Damen und Herren!

Wir haben von Herrn Heckelmann gehört, daß Ihre Gesellschaft Berlin bereits vor einer Reihe von Jahren als ständigen Tagungsort gewählt hat. Berlin, eine Stadt, von der man bereits jetzt, ich möchte sagen gottseidank, nicht mehr präsent hat, daß sie fast 30 Jahre durch eine ideologische Bannmeile und mit Hilfe einer 165 km langen, von 256 Wachtürmen armierten Mauer isoliert werden sollte. Berlin hat in diesen Fesseln nie die sprichwörtliche Weltoffenheit verloren. Berlin steht heute mehr denn je als Symbol für Frieden und für Freiheit. Kennedy's Aussage: „Ich bin ein Berliner“ unterstreicht die Symbolhaftigkeit Berlins für die geistige, moralische und politische Freiheit in der ganzen Welt. Berlin ist eine Metropole geblieben. Ein Zentrum für Kultur, für Politik, für Fortschritt, für Ökonomie, für Wirtschaft und für Wissenschaft. Dies bezieht sich auch auf Leistungen in der Medizin. Wir sind stolz auf die Feststellung, daß die Medizinische Fakultät oder die medizinischen Fachbereiche der Freien Universität an dritter Stelle im sogenannten SI-Index rangieren. Dies ist ein beachtlicher Erfolg der erst jungen, nach dem Kriege gegründeten Medizinischen Fakultät. Auch der Bau unseres Klinikums war eine politische Entscheidung. Amerikanische Freunde haben den Bau geplant und errichtet. Das Großklinikum, das erste seiner Art in Europa, sollte als Krankenhaus der Maximalversorgung und als Studentische Ausbildungsstätte dienen. Es war modellhaft und Prototyp für viele später erbaute Zentralklinika. Der Vorteil eines solchen Zentralklinikums liegt in der Konzentration und der Verfügbarkeit aller Möglichkeiten unter einem Dach. Den amerikanischen Architekten ist diesbezüglich ein beispielhafter Wurf gelungen. Der Nachteil eines Zentralklinikums muß aber ohne jeden Zweifel darin gesehen werden, daß eine Ausweitung oder Erweiterung bei erneutem Bedarf oder bei zutätzlichem medizinischen oder wissenschaftlichen Versorgungsbedarf schwerlich oder gar nicht möglich ist. So war auch ursprünglich die Unfallchirurgie in unserem Klinikum zumindest in der heute geübten und erforderlichen Größenordnung und Leistung nicht geplant. Wir sind heute froh und stolz mit Herrn Rahmanzadeh und seiner Mannschaft ein Team zur Verfügung zu haben, das allerhöchste Leistungen tagtäglich erbringt und zum Ansehen unseres Klinikums wesentlich beiträgt. Wir sind inzwischen auch froh, daß wir noch weitere Abteilungen in unser Klinikum integrieren konnten, die ganz wesentlich für die Versorgung der Berliner Bevölkerung sein dürften. Das ist die neonatale Intensivmedizin als erste Ausbaustufe unserer Kinderklinik, die bis Ende 1991 ebenfalls voll in Betrieb genommen sein wird. Diese Abteilung wird die Leistung meiner eigenen Abteilung ganz wesentlich unterstützen. Zwischen meinem Fachgebiet, der Gynäkologie und Geburtshilfe und Ihrem Fachgebiet der Unfallheilkunde gibt es wenige, doch aber an Häufigkeit zunehmende Berührungspunkte. Unfallverletzungen, soweit sie auch die weiblichen Geschlechtsorgane betreffen, sind immer besonders schwerer Natur und nie isoliert, sondern im Zusammenhang mit Polytraumen zu beobachten. Weiterhin ist die Versorgung onkologisch erkrankter Patienten mit prothetischem Ersatz bei Generalisation der Erkrankung für uns immer wichtiger geworden und hat zu einer engen Kooperation mit Herrn Rahmanzadeh geführt. Soweit ich also die Unfallheilkunde und die Unfallchirurgie in nachbarschaftlicher Verbundenheit sehe, sind die Erfolge und die Fortschritte ganz enorm. Dies erscheint mir auch für eine angemessene Versorgung der Unfallverletzten notwendig. Nimmt doch die Zahl und die Schwere der Unfälle ständig zu. So war beispielsweise gestern Abend aus den Nachrichten zu entnehmen, daß alleine auf unseren Straßen die Zahl der Unfälle im Vergleich zum Vorjahreszeitraum um 155 % zugenommen hat und die schweren Verletzungen an oberster Stelle rangieren. In diesem Lichte sind Ihre Bemühungen um Funktionserhalt von Organen oder Organsystemen besonders hoch zu bewerten, wird doch vielfach erst mit Ihrer Hilfe eine Restitutio möglich wird. Die wissenschaftlich medizinische Weiterentwicklung ist aber nur denkbar, wenn Erfahrungen ausgetauscht werden können, wenn Probleme gemeinsam diskutiert werden und wenn neue Fragestellungen neuen Lösungsansätzen zugeführt werden. Was ist dazu besser geeignet als ein solches Diskussionsforum wie Sie es hier in den nächsten Tagen erleben werden.

Ihnen, lieber Herr Tagungspräsident möchte ich zur Konzeption dieser beachtenswerten Veranstaltung von hier aus schon herzlich gratulieren. Ich möchte auch vor Schluß nicht versäumen einen Tagungsteilnehmer besonders zu begrüßen. Ich meine damit Herrn

Prof. Dr. Weller, dem im Jahre 1988 durch unseren Fachbereich die Ehrendoktorwürde der Medizinischen Fakultät der Freien Universität Berlin verliehen wurde.

Ich darf schließen, indem ich allen Teilnehmern aufregende Kongreß- und Berlintage wünsche und Ihnen allen die herzlichen Grüße unserer Fachbereiche entbiete.

Der Präsident

Spectabilis, wir danken für die freundlichen Worte, die Sie für das Klinikum gefunden haben, dem wir uns ja seit vielen Jahren auch freundschaftlich verbunden fühlen und ich danke vor allen Dingen für Ihr Verständnis für die Unfallmedizin, das Sie in Ihren Worten erkennen ließen.

Ich darf nun den Präsidenten der Bundesärztekammer und des Deutschen Ärztetages, Herrn Dr. Vilmar um sein Grußwort bitten.

Dr. med. K. Vilmar

Präsident der Bundesärztekammer und des Deutschen Ärztetages

Herr Präsident, meine sehr verehrten Damen, meine Herren, liebe Kolleginnen und Kollegen!

Es ist mir in diesem Jahr eine besondere Ehre und Freude allen Teilnehmern dieser 54. Jahrestagung der Deutschen Gesellschaft für Unfallheilkunde die Grüße der Bundesärztekammer zu überbringen. Diese Tagung ist die erste, die in einer ungeteilten Stadt Berlin stattfindet, in einem wiedervereinten Deutschland, in einem die Teilung überwindenden Europa. Dieses hätte vor einem Jahr auf der letzten Tagung auch nach Öffnung der Mauer noch niemand zu hoffen gewagt. Der Bundesärztekammer gehören als Folge dieser Entwicklung jetzt auch die Kammern aller neugebildeten Bundesländer an, sodaß die Bundesärztekammer nunmehr auch eine breite Plattform für die Meinungsbildung der Ärzteschaft in einem ganzen Deutschland bieten kann.

Diese 54. Jahrestagung der Deutschen Gesellschaft für Unfallheilkunde ist also ein Meilenstein in dieser Entwicklung und infolge dessen schlägt mein Herz nicht nur als Unfallchirurg, Herr Präsident Pannike, sondern auch als Präsident der Bundesärztekammer und ich freue mich über das im vergangenen Jahr Erreichte und danke allen Politikern in Deutschland in Ost und West, die an dieser Entwicklung beteiligt waren. In der Gesundheits- und Sozialpolitik stehen uns wie in vielen anderen Bereichen viele Probleme bevor, die gelöst werden müssen, manche haben wir sicher auch noch nicht erkannt, dennoch sind die Voraussetzungen für eine vernünftige Weiterentwicklung jetzt geschaffen. Wir müssen allerdings als Ärzte immer wieder darauf hinweisen, daß die Fortschritte in der Medizin kontinuierlich in unsere tägliche Arbeit einfließen und meist nicht so spektakulär auf einen Tag bezogen zu datieren sind, sondern allmählich genutzt werden, was aber dann zur Folge haben wird, daß auch allmählich steigende Kosten entstehen. Diese Kosten werden in der

Öffentlichkeit häufig falsch beurteilt, insbesondere dann, wenn es um die Kosten im Krankenhauswesen geht, wo angeblich ein Drittel verbraucht wird, ohne daß man genau wüßte, welche Leistung dahinterstehe. Wir müssen fordern, daß als Entscheidungsgrundlage für politische Entscheidungen endlich auch die ungeheuere Leistungsdynamik mit herangezogen wird. Gerade in der Unfallheilkunde ist das eindrucksvoll, aber auch in vielen anderen Bereichen. Denken Sie nur an die zunehmende Zahl der älteren Menschen und deren Multimorbidität. Wie hoch die Zunahme der Zahl älterer Menschen war, geht aus folgenden Zahlen hervor. In 32 Jahren hat die Zahl der 60–69jährigen um 30%, die Zahl der 70–79jährigen um 100%, die Zahl der 80-90jährigen um 1500% zugenommen. Dieses alles muß in der künftigen Gestaltung unseres Gesundheitswesens einen Niederschlag finden und wir brauchen daher zunächst klare Analysen auch der Entwicklung in den 5 neuen Bundesländern, bevor durch den neugewählten Bundestag die entsprechenden Entscheidungen fallen können. Dabei darf es nicht darum gehen, mit erneuter Reglementierung und mit Dirigismus, mit Preisdiktaten u. ä. mehr, die Dinge zu regeln zu versuchen, es kann auch nicht darum gehen, in einem geeinten Deutschland Sozialzäune zu errichten, denn wir müssen ein Gesundheits- und Sozialsystem in einem Staat haben. Die rechtlichen Weichenstellungen dafür sind jetzt erfolgt, es geht nun auch darum, das alles mit Inhalt zu erfüllen. Und dabei kann sich niemand, weder in Ost noch in West darauf zurückziehen, daß das die Probleme der jeweils anderen sind. Durch die Vereinigung haben wir jetzt gemeinsame Probleme, die wir auch gemeinsam lösen müssen. In partnerschaftlicher, vertrauensvoller Zusammenarbeit in Deutschland, aber auch mit unseren Partnern und Freunden im Westen und den Partnern im Osten. Ich sage dieses ganz bewußt, denn wir sollten auch nach der Vereinigung die Probleme all der anderen Völker, gerade auch in Osteuropa, nicht vergessen und uns immer wieder dankbar daran erinnern, daß gerade sie es waren, die uns auch in Deutschland diese Entwicklung ermöglicht haben. Setzen wir uns also ein, daß wir eine individuelle ärztliche Versorgung für alle Menschen in Ost und West erreichen. Das wird nur unter Nutzung von Technik gelingen. Wir sollten die Fortschritte der Medizin nutzen. Es ist nämlich keine Alternative, entweder Technik oder Zuwendung wie in irrationalen Heilslehren oft verkündet wird, wir benötigen beides. Und wir sollten weder in der Medizin noch in der Politik irrationalen Heilslehren aufsitzen. Es gilt eine vernünftige Risiko-Nutzenabwägung zu treffen und, wenn Idealverhältnisse nicht zu schaffen sind, gilt es das kleinere Übel zu wählen. Nur dann wäre es zu erreichen, daß alle Menschen in Europa in Frieden und Freiheit versorgt werden können und daß eine individuelle ärztliche Hilfe für alle Kranken und Hilfsbedürftige möglich wird. Möge diese Tagung dazu einen Beitrag leisten. Danke.

Der Präsident

Herr Dr. Vilmar, ich danken Ihnen sehr herzlich für dieses vorausschauende Grußwort, das uns, glaube ich, genau unseren Weg vorzeichnet.

Ich darf nun, und das ist mir, wie ich vorhin schon sagte, eine große Freude, unser Ehrenmitglied Herrn Prof. Heim um sein Grußwort bitten.

Prof. Dr. med. W. Heim, Berlin

Lieber Herr Präsident Pannike, meine sehr verehrten Damen, meine Herren!

Als alter Berliner und alter Berlinischer Chirurg entbiete ich Ihnen, den Teilnehmern der diesjährigen Jahrestagung der Deutschen Gesellschaft für Unfallheilkunde meinen Gruß und rufe Ihnen allen zu: Willkommen im wiedervereinigten Berlin, im einigen deutschen Vaterland.

Im letzten Jahr wurde bei vielen Anlässen politischer, wirtschaftlicher, wissenschaftlicher Art auf dieses weltbewegende Ereignis hingewiesen. Gerade wir Berliner, die wir so lange auf einer Insel gesessen haben, die jetzt wieder, wie damals in einem Chanson gesungen wurde, endlich sicheres Festland geworden ist. Wir haben Verständnis für all die Menschen und insbesondere die Kollegen aus Mittel- und Ostdeutschland, die jetzt wieder zu uns kommen können. Vier Jahrzehnte Isolation, allein die Luft blieb uns noch sicher hier durch den Luftkorridor. Sie sehen wie wacklig die Situation in Berlin ist, wenn mein starker Arm es will, stehen alle Eisenbahnen still. Das war gestern übel und wir sind glücklich, daß die Leute sich heute besonnen haben und uns nicht wieder abschotten. Als in der nun Geschichte gewordenen Nacht im Oktober vorigen Jahres in Leipzig der Ruf ertönte „Einig Vaterland, Deutschland wieder frei" und als die ersten Menschen in der Nacht wieder durch das Brandenburger Tor gehen konnten, dachte ich an meine Jugend und Schulzeit in Berlin, wo wir mutig, stolz und vergnügt durch das Brandenburger Tor zu den Institutionen der Wissenschaft, der Medizin gehen konnten. Unwillkürlich kommt mir dabei die Erinnerung an die Gedanken des unvergessenen Bürgermeisters von Berlin, Ernst Reuter, der vor hunderttausenden von Berlinern vor dem Reichstag einmal ausrief: „Ihr Völker der Welt, schaut auf diese Stadt." Es waren aber nicht nur die Intellektuellen sondern die einfachen Menschen, die in Leipzig auf die Straße gingen und für die Freiheit ihrer Bürger und für ganz Deutschland gekämpft haben. Wir können uns nun heute im freien Berlin wieder begrüßen, gedenken aber auch unwillkürlich der schweren Verluste, die wir damit hinnehmen mußten, an den Verzicht auf Städte wie Königsberg, Breslau, Danzig, Straßburg, Städte, in denen wesentliche und gute Medizin geleistet wird. Wir bekennen aber dabei unsere Schuld. Wir freuen uns, daß mit Ihnen, meine lieben Kollegen aus Mittel- und Ostdeutschland, wieder Universitäten und Medizinische Fakultäten in unseren Bereich kommen, die wir von früher her kennen, damals konnten wir noch hören in Leipzig, in Jena, in Rostock und in Greifswald. Wir haben soeben von meinem Vorredner gehört, was die Freie Universität in Berlin bedeutet hat. Wir sind nun in der glücklichen Lage, jetzt demnächst 3 Medizinische Fakultäten zu haben. Das ist einmal das unter Aegide der Freien Universität errichtete Krankenhaus Steglitz; mein altes Krankenhaus, das Ihnen nicht unbekannte „Rudolf Virchow", ist zum großen Teil abgerissen und man will einen Neubau erstellen als zweite Universitätsklinik. Endlich aber kommt meine alte Ausbildungsstätte, die Charité wieder zu uns.

Kolleginnen und Kollegen aus Ost- und Mitteldeutschland, ich bin mit 40 Dozent in dieser Charité geworden und bekenne mich dazu. Daß dann als Folge der politischen Ereignisse die Freie Universität gegründet wurde, deren erster junger Dozent ich war, ist eine andere Sache.

Wir freuen uns, daß wir hier in Berlin nicht nur, verehrter Herr Präsident, die Ärzte an einem solchen Kongreß begrüßen, sondern, das möchte ich nachholend tun, auch unsere Berufsgenossenschaften begrüßen können.

Wir erinnern uns, daß 1894 in Berlin die erste Vereinigung für Unfallversicherungsärzte gegründet wurde und im gleichen Jahr die erste Zeitschrift erschien von Blasius und Schütz, die Unfallmedizin, die auch heute noch erscheint. Seit dem ist Berlin immer eine Grundstätte, ich möchte sagen ein Fundament für die Unfallmedizin gewesen, auch dank der Berufsgenossenschaften. Sie zogen nach Ende des Krieges alle ab, aber jetzt sind wir wieder in der glücklichen Lage, nicht zuletzt durch die Mitarbeit von Herrn Zilch und Herrn Last, daß wir überall wieder neue Verbände von Berufsgenossenschaften bekommen. Was erwarten wir aber in Zukunft noch? Nicht nur die gute Ausbildung in unserer medizinischen Wissenschaft an den bezeichneten Stätten. Sondern ich glaube, daß eine Vermehrung der Kommunikation mit all den Berufsgruppen notwendig ist, mit sämtlichen Medizin- und Heilberufen, die dazu notwendig sind. Ich schätze mich glücklich, noch als ärztlicher Leiter einer Krankengymnastinnenschule in Berlin tätig zu sein. Wir haben pro Semester 100 junge Studentinnen und Studenten, davon allein 20 % aus Skandinavien, die wir zu Krankengymnasten ausbilden. Und ich erkenne immer mehr die Notwendigkeit, diesen Zweig in die Unfallheilkunde einzubauen, in die Prophylaxe von Krankheiten, nach Unfällen und in der Rehabilitation. So steht eine Fülle von Aufgaben vor uns. Wir haben genügend Durchgangsärzte, wir haben unsere Landesverbände und wir werden mit Hilfe unserer Verbände hier all das meistern.

Ein Wort noch, Herr Präsident. Sie begrüßten so nett die Presse. Mit Bedauern muß ich aber immer wieder feststellen, daß das richtige Augenmaß, ein Substantiv, das heute sehr viel von Politikern gebraucht wird, von der Presse auch mehr gepflegt werden sollte. Wenn da immer wieder geschrien wird, es fehle der Kontakt, es fehle verschiedenes zwischen Arzt und Patient, so muß ich sagen, seien wir stolz, daß das Vertrauensverhältnis zwischen Patient, zwischen Unfallverletzten und Ärzten bisher noch nicht gebrochen ist und ihr jungen Kollegen erhaltet uns das. Noch immer gilt das alte Gesetz „Nostra suprema lex salus aegroti“. Nun können die wenigsten heute Latein. Also: das Wohl des Patienten liegt uns am Herzen, auf berlinisch übersetzt.

Ich schließe mein Grußwort an Sie, Herr Präsident, an Sie meine Kolleginnen und Kollegen im Saal mit der Bitte: Helfen Sie uns beim Wiederaufbau unserer alten Hauptstadt Berlin.

Der Präsident

Lieber Herr Heim, wir haben alle sehr deutlich gespürt und gehört, daß es neben der Fanfare Richard Strauß die Fanfare Wilhelm Heim gibt.

Ich darf nun als letzten in der Runde derer , die uns durch ein Grußwort ehren, Herrn Prof. Sander aus Halle bitten.

Prof. Dr. med. E. Sander, Halle

Sehr verehrter Herr Präsident, meine sehr geehrten Damen, meine Herren!

Es ist für mich eine große Ehre, dem diesjährigen Kongreß der Deutschen Gesellschaft für Unfallheilkunde, der erstmalig in einem geeinten Deutschland stattfindet, im Namen der neu hinzugekommenen Bundesländer Sachsen, Sachsen-Anhalt, Brandenburg, Thüringen und Mecklenburg-Vorpommern einen guten Verlauf zu wünschen.

Wir freuen uns sehr, daß wir nun endlich dazugehören. Ganz besonders freuen sich die, denen es früher nie vergönnt war, solche Veranstaltungen zu besuchen. Hier im ehemaligen West-Berlin schon gar nicht. Gottseidank gehört die Zeit der handverlesenen Delegationen endgültig der Vergangenheit an. Dem ganz natürlichen Anspruch auf Weiterbildung kann heute jeder meiner Landsleute nachgehen, wo immer er will. So auch bei internationalen Kongressen, die zu den wichtigsten Kommunikationseinrichtungen zählen, durch die der Fortschritt in Wissenschaft und Technik verbreitet wird.

Als ich am Anfang des Jahres von Ihnen, Herr Präsident, damit betraut wurde, zu diesem Kongreß ein Grußwort für meine Landsleute zu sprechen, war die Einheit Deutschlands noch nicht vollzogen und es erübrigt sich heute eigentlich aus dem vereinten Land eine gesonderte Grußbotschaft zu entbieten. Ich möchte aber diese Gelegenheit nutzen, um gleichzeitig ein Wort des Dankes an den Vorstand der Gesellschaft für Unfallheilkunde und auch an Sie, verehrte Kolleginnen und Kollegen aus der alten Bundesrepublik, zu richten, Sie haben unmittelbar nach der Wende, noch weit vor der Währungsunion, damit begonnen, Kollegen, die Ihnen sogar meistens unbekannt waren weil sie ihrer Unangepaßtheit wegen stets im zweiten Glied standen und keinem „Reisekader" angehörten, eine Fülle von Möglichkeiten zur fachlichen Weiterbildung zu erschließen durch Einladungen mannigfacher Art, – oft auf ganz persönlicher und privater Basis – , wofür wir Ihnen an dieser Stelle noch einmal unseren Dank sagen möchten. Es wurde viel in dieser Hinsicht getan – in selbstloser Spontaneität. Den meisten halfen die neuen Kontakte bei der Überbrückung von mancherlei Hemmschwellen. Schließlich haben 40 Jahre Abgrenzung, geographisch und politisch, aber auch der nichtkonvertierbare Markt der DDR Spuren im Selbstbewußtsein der Bürger hinterlassen. Gewiß nicht bei allen, so gibt es auch Kollegen, deren Selbstbewußtsein in den vergangenen Jahren keinerlei Schaden genommen hat, auch jetzt nicht. Einige von ihnen leiden hinsichtlich ihrer früheren politischen Aktivitäten an einer Amnesie. Sie sollten sich besinnen. Etwas mehr Zurückhaltung wäre jetzt angebracht.

Was die Leistung in unserem Fachgebiet anbetrifft, so haben wir insgesamt keinen Grund unser Licht unter den Scheffel zu stellen. Unsere Arbeitsergebnisse können sich trotz der spezifischen Gegebenheiten durchaus sehen lassen. Durch unsere mehr als zwei Jahrzehnte währende Einbindung in die Schweizer-AO und später in die AO-International erhielten wir vielseitige Hilfe und Anregung von dort. Hierbei sind wir insbesondere Herrn Prof. Willenegger zu großem Dank verpflichtet. Ich nenne hier nur die Workshops, die wir als Geschenk erhielten und die regelmäßige Bereitstellung von Plätzen für Kurse und Hospitation in schweizerischen, seit geraumer Zeit auch in bundesdeutschen AO-Kliniken. Unsere eigenen, alljährlich stattfindenden AO-Veranstaltungen und Unfallkongresse wurden ebenfalls kollegial unterstützt. Auch die Österreichische Allgemeine Unfallversicherungsanstalt stellte uns seit mehr als 10 Jahren eine bestimmte Anzahl an Hospitationsplätzen und Teilnahmeplätzen für die Jahrestagung der Österreichischen Gesellschaft für Unfallchirurgie zur Verfügung. Allen sei gedankt, denn dadurch waren wir immer auf dem Laufenden und imstande solide Arbeit in unserem Fach zu leisten. Wir müssen jetzt jedoch bemüht sein, unsere Ausrüstung mit Instrumentarien und apparativer Technik auf den neuesten Stand zu bringen, und das in mehr Kliniken als bisher. Der wachsende Rückstand auf diesem Gebiet hat die Arbeit der Kollegen, insbesondere in der Peripherie sehr erschwert. Der Vergleich mit westlichen Möglichkeiten war oft frustrierend. Daß dabei dennoch gute Resultate zustande kamen, muß umso höher eingeschätzt werden. Unsere Unfallchirurgen bringen also Zusammenarbeit in Wissenschaft und Forschung mit.

Ich wünsche Ihnen allen dazu möglichst viele Gemeinsamkeiten und gute Erfolge zum Nutzen der Ihnen anvertrauten Verunfallten. Abschließend wünsche ich dem diesjährigen Kongreß, daß er alle in ihn gesetzten Erwartungen erfüllt.

Der Präsident

Vielen Dank Herr Sander.
Ich denke, wir haben aus den Grußworten insgesamt sehr deutlich gespürt, daß es wieder Gemeinsamkeit gibt und das ist die Hauptsache für uns alle.

Totenehrung

Lebenskraft und Selbstverständnis einer Gesellschaft sind unverstellt und unvermittelt spürbar an dem Maße, in dem sie ihrer Tradition bewußt bleibt und der dahingegangenen Weggefährten gedacht wird.

Seit der letzten Jahrestagung sind uns 17 Kollegen durch den Tod genommen worden. Ihre Namen stehen auch für unser eigenes Leben. Lassen Sie mich, stellvertretend für alle jetzt Ungenannten, an fünf Männer erinnern, die uns viel gegeben haben. Von uns gegangen sind

Hofrat Professor Dr. med. Walter Dick
Mitglied unserer Gesellschaft seit 1952

Herr Professor Dr. med. Dr. jur. hc. Werner Wachsmuth
Ehrenmitglied unserer Gesellschaft seit 1985

Herrn Professor Dr. med. Robert Schneider
Ehrenmitglied unserer Gesellschaft seit 1984

Herrn Professor Dr. med. habil. Carl Humperdinck
Präsident unserer Gesellschaft 1965

Herrn Professor Dr. med. Günther Dotzauer
Präsident unserer Gesellschaft 1977

Wir gedenken ihrer in Dankbarkeit und Respekt:
Ich darf Sie bitten, sich zu Ehren der Toten zu erheben.

†

WALTER DICK
GÜNTHER DOTZAUER
HERMANN GÜNTER
FANZ JOSEF HARTMANN
MAX HÜNERMANN
CARL HUMPERDINCK
HELMUT JÖCKEL
HEINRICH LÜDECKE
DIRK ROGGE
WOLFGANG SCHAAL
KARL SCHÄFER
ROBERT SCHNEIDER
OTTO SCHUBERT
WERNER WACHSMUTH
JOHN ST. GEORGE WARMANN
HANS ZETTEL
ROMAN ZINK

Eröffnungsansprache des Präsidenten der Deutschen Gesellschaft für Unfallheilkunde 1990

Präsident Prof. Dr. med. A. Pannike

Rückschauend begreifen wir, was wir sind. Vorausschauend müssen wir erkennen, was wir (sein) wollen.

Diese Lebenseinsicht werde ich nicht in Zweifel ziehen, auch wenn ich Verständnis dafür erbitte, daß ich diese Stunde nicht meinen eigenen Wurzeln und meinem eigenen Werdegang widmen werde. Das bedeutet nicht, daß ich an dem Platz, auf den Sie mich gestellt haben, diejenigen vergesse, deren Existenz und Wirken mein Leben und mich selbst geprägt und begleitet haben. Ihnen dafür Dank zu sagen gab und gibt es andere Gelegenheiten als eben diese.

Am heutigen Tage fühle ich mich eher gedrängt, John Locke zu folgen, der vor präzis 300 Jahren zur Theorie der Willensbildung ausführte:

> „Was bestimmt den Willen bezüglich unserer Handlungen? Nach wiederholtem Nachdenken neige ich zu der Ansicht, daß es nicht, wie man gewöhnlich annimmt, das in Aussicht stehende höhere Gut ist, sondern irgendein (und zwar meist das drückendste) Unbehagen, das man gegenwärtig empfindet" [1].

Lassen Sie mich daher aussprechen, was mir – und wie ich denke und hoffe – nicht nur mir am Herzen liegt.

In den ersten Jahren unseres Jahrhunderts hat der Theologe und Philosoph Paul Tillich ein Bild des Politikbewußtseins in unserem Lande gezeichnet, dessen Gültigkeit, so unverständlich dies auch sein mag, die Schrecken der seither vergangenen Zeit überdauert zu haben scheint [2].

Paul Tillich schrieb:

> „Der Durchschnittsbürger, auch wenn er zu Rang und Ansehen in seinem Beruf gelangt ist, hat die Tendenz, Entscheidungen, die das Leben der Gesellschaft bestimmen, der er angehört, für eine Fügung des Schicksals zu halten, auf die er keinen Einfluß hat – wie die römischen Untertanen überall in der Welt zur Zeit des römischen Imperiums: Eine Verhaltensweise, die das Wiederaufleben der Religion begünstigt, sich aber nachteilig auswirkt auf die Erhaltung einer lebendigen Demokratie."

Es überrascht sicher nicht, daß ich bei diesem Zitat, anders als Tillich, heute nicht zuerst an die Zukunft der Religion denke. Als Oswald von Nell-Breuning, Theologe und

Hefte zur Unfallheilkunde, Heft 220
Zusammengestellt von K. E. Rehm

Vordenker der neueren christlichen Soziallehre vor 10 Jahren in dem Alter stand, das unser Jahrhundert jetzt erreicht hat, sagte er in einer Rede [3]:

> „Was wir in unserem Wirtschaftssystem an Bremsweg vor uns haben, dürfen wir auf keinen Fall durch unschlüssiges Zögern verspielen."

Auch hier kann nicht überraschen, daß ich angesichts der Aufgaben, denen wir uns heute und in den kommenden Jahren zu stellen haben, nicht zuerst und vor allem nicht ausschließlich an ökonomische Sachzwänge denke.

„Wenn man etwas ändern will, soll man zunächst bei sich selbst nachsehen, was änderungsbedürftig ist. Wir müssen daher Bestrebungen pflegen, die bisher vernachlässigt wurden."

So nachzulesen im Text des Referates „Über die Entstehung und die Ziele der Deutschen Gesellschaft für Unfallheilkunde, Versicherungs- und Versorgungsmedizin", mit dem Kühne/Cottbus 1922 die Gründungsversammlung unserer Gesellschaft in Leipzig einzuleiten gedachte. Wegen „der Fülle der Tagesordnung" wurde dieser Vortrag jedoch nicht gehalten, sondern wie andere „ungehaltene Reden"schriftlich überliefert.

Lassen Sie mich zunächst im Sinne unserer einleitenden Sentenz fragen: „Wer sind wir?"

Ich werde versuchen, diese Frage vor dem Hintergrund des Generalthemas unserer Tagung: „Qualitätssicherung durch Qualitätsverbesserung" zu beantworten. Ein allgemeiner Hinweis gilt der Rolle und Bedeutung der wissenschaftlichen Fachgesellschaften [4]. Spezielle Fehlentwicklungen und Defizite werden mit dem Blick auf die eigene Fachgesellschaft beschrieben und an ihrem Beispiel verdeutlicht. Heckhausen, ehemals Vorsitzender des Wissenschaftsrates fragte 1987: „Sind Fachgesellschaften bloß Zünfte, die Interessenverbände oder Einzelgewerkschaften von Wissenschaftlern der verschiedenen Forschungsbereiche – als Zusammenschlüsse, die sich in idealistischer Verkennung ihrer fachpolitischen und standesegoistischen Belange zu „Scientific communities" hinaufstilisieren?". Er gab die Antwort, daß die Fachgesellschaften dies sicherlich auch seien und wie jeder Zusammenschluß einer Gruppe mit gleichen oder ähnlichen Fachinteressen auch fachegoistische Ziele verfolgen würden.

Wo findet hier eine „interdisziplinäre" Fachgesellschaft wie die unsere ihren Platz? –

In diesem Zusammenhang habe ich bei anderer Gelegenheit schon einmal Probst zitiert, der unter Hinweis auf die Plastische- und Wiederherstellungschirurgie festgestellt hatte: „Ohne diese Rückerinnerung – gemeint waren die Gedanken Hans von Seemens, die schließlich zur Gründung der Deutschen Gesellschaft für Plastische- und Wiederherstellungschirurgie führten – wäre in der Tat nicht verständlich, daß es neben den großen Fachgesellschaften auch solche geben muß, die die Vertreter verschiedener Disziplinen zusammenführen, wenn gleiche Ziele oder gleiche Methoden einen Gedanken- und Erfahrungsaustausch fordern" [5].

In Heckhausen's Analyse finden wir die Feststellung, daß die wissenschaftlichen Fachgesellschaften in unserem Lande und im Vergleich mit wissenschaftlichen Fachgesellschaften anderer Länder, ein „sehr auf sich selbst bezogenes Selbstverständnis pflegen". Die Auswirksamkeit der Fachgesellschaften, ihr Einfluß auf die gesellschaftliche politische Öffentlichkeit ist gering. Dies kann und muß zum Teil als Hinweis auf einen Mangel an Öffentlichkeitsarbeit seitens der Fachgesellschaften gewertet werden. Offenbar – so Heckhausen – galt und gilt in unserem Land die Regel, daß die Fachgesellschaften umsomehr wissenschaftlich und umsoweniger standespolitisch orientiert sind, je kleiner sie sind.

Allerdings waren auch die in jüngerer Zeit nicht mehr so seltenen Berührungen zwischen den wissenschaftlichen Fachgesellschaften und den politischen Organen durchaus nicht immer dazu angetan, die Hoffnung auf wechselseitiges Verständnis zu stärken. Als Ausnahme werden hier gelegentlich die Anhörungen der Parlamente in einzelnen Gesetzgebungsverfahren angeführt. Realistisch muß jedoch gesehen werden, daß diese Anhörungen ausschließlich der Information der Parlamentarier dienen und ärztlicher Sachverstand nur dann und nur in soweit eingebracht werden kann, als er von den Parlamentariern formal und inhaltlich gewünscht und gesucht wird.

Bedauerlicherweise muß man Heckhausen daher zustimmen, wenn er die Fachgesellschaften eher als marginale Erscheinungen der wissenschaftspolitischen und politischen Öffentlichkeit einstuft.

Gern und nicht selten unreflektiert wird in der wissenschaftspolitischen und politischen Öffentlichkeit an die gesellschaftliche Bringschuld der wissenschaftlichen Fachgesellschaften appelliert. Unreflektiert insoweit als die ordnungspolitischen und ökonomischen Grundlagen, ohne die Wissenschaft nicht lebensfähig und nicht entwicklungsfähig ist, aus dieser Diskussion weitgehend herausgehalten werden. Ich bitte diese Feststellung nicht als Exkulpierungsversuch dafür mißzuverstehen, daß sich viele Fachgesellschaften in ihren Aktivitäten traditionell auf den rein wissenschaftlichen Bereich, das heißt auf die interne Vermittlung von Fachwissen und die Vermittlung dessen beschränken, was nach offener oder stiller Übereinkunft im Selbstverständnis der jeweiligen Fachgesellschaft als Wissenschaft gilt.

In Übereinstimmung mit Heckhausen halte ich an der Auffassung fest, daß es vorrangig Aufgabe der wissenschaftlichen Fachgesellschaften ist, die Standards des von ihnen vertretenen Wissenschaftszweiges bzw. des von ihnen vertretenen Fachgebietes zu definieren und sich mit allen Kräften für deren Publizität, Durchsetzung und Sicherstellung einzusetzen. Aufgabe der Fachgesellschaften ist es auch, die Standards vorzugeben, ich zitiere Heckhausen – „nach welchen Begutachten und Beraten dem letzten Stand wissenschaftlicher Erkenntnise genügen, aber auch innerhalb abgesteckter Grenzen der fachwissenschaftlichen Zuständigkeit bleiben“.

Ein solches Aufgabenverständnis würde die Fachgesellschaften zwingen, über ihren engeren Wissenschaftsbereich aber auch über den eigenen fachpolitischen Interessenbereich hinaus zu wirken und sich auch in allgemeinen wissenschaftlichen und – wo dies erforderlich und möglich ist – sozio-ökonomischen Bereichen zu engagieren.

Die anstehenden Probleme sind in der Regel so aktuell und so öffentlich, daß die Politiker denken, man könne sie nicht länger der sich selbst verwaltenden Wissenschaft und ihren Fachgesellschaften allein überlassen (Heckhausen). Umgekehrt betrachtet sollte dies bei Wissenschaft und Fachgesellschaft die Überzeugung wachsen lassen, daß die Probleme zu wichtig, zu wissenschaftsbezogen und zu gesellschaftsrelevant sind, als daß man sie allein dem Sachverständnis der Politiker überlassen dürfe. Aus dieser Sicht kann es für Wissenschaft und Fachgesellschaft keinen Sinn machen – hiermit kehren wir zu Paul Tillich zurück – , sich aus Bereichen, in denen Wissenschaft und Fachgesellschaft auch oder vorrangig gefordert sind, verdrängen zu lassen und dies als unabwendbare Fügung des Schicksals hinzunehmen. Diese Feststellung macht den Weg frei für den speziellen Aspekt unserer Frage und erinnert zugleich an das Unbehagen, das zum Ausdruck gebracht werden soll.

Wer sind wir? – Gemäß § 1 Ihrer am 30.6.89 beschlossenen und am 10.7.90 in Kraft gesetzten Satzung ist die Deutsche Gesellschaft für Unfallheilkunde eine interdisziplinäre wissenschaftliche Gesellschaft, die die Unfallchirurgie und alle Disziplinen integriert, die sich mit dem Unfallverletzten befassen. Zugleich ist sie die wissenschaftliche Fachgesellschaft der Unfallchirurgen. – Sollte die Gesellschaft ihr äußeres Erscheinungsbild in den nächsten Tagen in Weiterführung der bisherigen Entwicklung nach Beschluß ihrer Mitgliederversammlung durch Umbenennung in „Deutsche Gesellschaft für Unfallchirurgie" – verändern, wird – das sei allen gesagt, die bei diesem Gedanken weitere Eingrenzung und Ausgrenzung fürchten – die interdisziplinäre Struktur und Zielsetzung der Gesellschaft keine Abstriche hinnehmen müssen.

Ähnlich wie dies 1939 Kellogg Speed als Präsident der *American Association for the Surgery of Trauma* formulierte, wird sich die Deutsche Gesellschaft für Unfallchirurgie solange für den Fortbestand oder die Wiederherstellung der Einheit der Chirurgie einsetzen als sie im Haus der Chirurgie angemessene, d.h. eine von wechselseitiger Anerkennung der Gleichwertigkeit bestimmte Heimstatt findet [6].

Darüberhinaus empfehle ich unserer Gesellschaft, sich künftig noch mehr als dies bereits bisher der Fall war als Forum für alle operativen und nicht-operativen Disziplinen zu öffnen, die sich wissenschaftlich und klinisch um das Trauma, seine Ursache, seine Pathophysiologie, Diagnostik und Behandlung sowie um die Rehabilitation des Unfallverletzten bemühen. In diesem Zusammenhang halte ich es auch für sinnvoll und der weiteren Entwicklung nützlich, wenn unsere Gesellschaft nach Wegen sucht für eine partnerschaftliche Zusammenarbeit mit den Fachberufen im Gesundheitswesen, die sich für das Trauma interessieren oder für das Trauma zu interessieren sind. Vergleichbare Fachgesellschaften in der englischsprachigen Welt aber auch in der ehemaligen DDR praktizieren dies seit längerem mit großem Gewinn für die Patienten. Ich denke hier an Epidemiologen ebenso wie an Biostatistiker und Soziologen wie auch an die uns primär näherstehenden Rettungsdienste, den Pflegedienst, die Krankengymnasten, Ergotherapeuten, Sozialarbeiter usf.

Das Thema, dem wir uns zu widmen haben, ist die Qualität der unfallmedizinischen Versorgung im Lande. Nicht ohne Genugtuung zitieren wir die englischsprachige Fachwelt mit Vorliebe dort, wo sie seit etwa 10 Jahren feststellt, Deutschland, das war die seinerzeitige Bundesrepublik, verfüge über das weltbeste „Trauma-Care-System". Liegt es da nicht nahe, zu denken, Verbesserung tue nicht Not, da ja schon alles gut sei, auch zu denken, es werde sicherlich nicht all zu schwer sein, dort gut zu bleiben, wo man schon gut ist.

In der Tat können zahlreiche Krankenhäuser und Kliniken im Lande benannt werden, in denen der Unfallverletzte hervorragende ärztliche und medizinische Hilfe findet. Das darf jedoch nicht darüber hinwegtäuschen, daß die unfallmedizinische Versorgung dennoch weiterhin verbesserungsfähig ist und die landesweite Sicherstellung einer qualifizierten unfallmedizinischen Versorgung der Bevölkerung in den vor uns liegenden Jahren aus unterschiedlichen Gründen zunehmend bedroht scheint.

Ursachen hierfür sind strukturelle und – wie bereits angesprochen – konzeptionelle Defizite der Medizin und ihren wissenschaftlichen Fachgesellschaften, aber auch politische und ökonomische Entwicklungen, die nur zum Teil und gewiß nicht ausschließlich von der Medizin zu verantworten sind.

Beginnen wir dennoch zunächst bei den Fehlentwicklungen, die von den wissenschaftlichen Fachgesellschaften, aber auch von den Universitäten zu vertreten sind.

In einer Analyse der Rolle und Bedeutung wissenschaftlicher Fachgesellschaften kam Heckhausen zu dem Schluß, daß die Versäumnisse, die sich Fachgesellschaften und Universitäten in den siebziger Jahren zu Schulden kommen ließen, als sie ihre „Mentorfunktion" nicht oder nicht ausreichend wahrnahmen, dazu geführt haben, daß heute über Mindestvoraussetzungen diskutiert werden muß und Mittelmäßigkeit allenthalben zu beklagen ist. Betrachten wir die angesprochene Problematik aus dem Blickwinkel der Unfallmedizin, so wird eine Wurzel dieser Fehlentwicklungen und Defizite erkennbar, wenn sich zeigt, daß die während des Studiums vermittelten theoretischen und praktischen Kenntnisse in der Notfallmedizin nach wie vor lückenhaft sind. Zu meinem Bedauern kann ich nicht auf diese universitären Defizite eingehen, sondern muß mich auf die Feststellung beschränken, daß neue konzeptionelle Entwicklungen zur Sicherstellung und weiteren Verbesserung der unfallmedizinischen Versorgung prae- und parauniversitär einsetzen müssen und im Studium in angemessener Weise curriculär zu verankern sind. Nur ein solches Vorgehen scheint geeignet, das erforderliche ärztliche und gesellschaftsbezogene Interesse für das Trauma, aber auch die unersetzliche Motivation zur Mitarbeit an der Bewältigung des Traumas in den jungen Menschen zu wecken.

Die prae-universitären und universitären Defizite wirken weiter auf die nach-universitäre berufliche Weiterbildung. Erstaunt und bedrückt erkennen wir auch in diesem Bereich den von Tillich beklagten Hang des Einzelnen, Entscheidungsbefugnis und Verantwortung abzugeben sowie seine Bereitschaft, organisierte Fremdbestimmung hinzunehmen. Fehlentwicklungen und Defizite kann ich auch in diesem Zusammenhang lediglich aus dem speziellen Blickwinkel der an der Unfallmedizin vorrangig beteiligten operativen Disziplinen erörtern.

Die gegen Ende des 19. Jahrhunderts rasch voranschreitende Entwicklung der Medizin ließ bald auch die hierdurch mögliche Spezialisierung sinnvoll und dem Fortschritt förderlich erscheinen. Dennoch wurde schon zu Anfang unseres Jahrhunderts vor Aufsplitterung und allzu weitreichender Spezialisierung gewarnt. Trotz allem aber war die Spezialisierung, überwiegend zum Nutzen des Fortschritts und zum Nutzen der Patienten nicht aufzuhalten. Melvin Strakey Henderson, der 1. Präsident des *American Board of Orthopaedic Surgery*, begründete die Notwendigkeit zur Spezialisierung im Jahre 1934 wie folgt:

„Art und Zahl der heute möglichen und erforderlichen operativen Eingriffe sind derart differenziert und komplex, daß der einzelne Chirurg nicht länger in der Lage ist, sich in allen Bereichen seines Faches gleichermaßen als Spezialist zu qualifizieren" [9].

Henderson stellte die Frage: „Kann ein Chirurg (Orthopäde) annehmen daß er in allen Bereichen der Chirurgie (Orthopädie) qualifiziert ist und qualifiziert bleibt?"

Eine Antwort auf diese Frage ist auch bei namhaften Chirurgen unseres Landes nachzulesen.

Ich beschränke mich darauf, Otto Götze, den Präsidenten der Deutschen Gesellschaft für Chirurgie des Jahres 1954, und Rudolf Zenker, den Präsidenten des Jahres 1968 zu zitieren. Anläßlich der 63. Tagung der Deutschen Gesellschaft für Chirurgie sagte Götze im Jahre 1939:

„Vergessen wir zunächst nicht, daß fast aller Fortschritt in jeglicher Wissenschaft ganz allgemein durch die inbrünstige Beschäftigung mit Einzelfragen, also durch Spezialisierung, erzielt wurde. Das grenzenlose Anwachsen des Umfangs aller Wissenschaft, und so auch der Chirurgie, und das begrenzte Fassungsvermögen auch des besten Chirurgengehirns bringen es zwangsläufig mit sich, daß heute kein Chirurg mehr vollendeter Meister auf allen chirurgischen Teilgebieten sein kann.

Die im Spezialistentum sichtbare Zerlegung des ärztlichen Wissens und Könnens ist auch in Zukunft weder aufzuhalten noch generell als schädlich zu bezeichnene. Der Universalarzt der alten Zeiten gehört endgültig der Vergangenheit an; er kann nur in gänzlich neuer Form wiederkehren" [8].

In seiner Präsidentenrede zur 85. Tagung der Deutschen Gesellschaft für Chirurgie vermittelte Rudolf Zenker 1968 seine Sicht des Problems.

„So wird die Spezialisierung in der Chirurgie fortschreiten, weil kein Chirurg mehr das gesamte Fach wissensmäßig und technisch nur annähernd beherrschen kann und nur durch intensive Beschäftigung auf einem umschriebenen Gebiet wissenschaftlicher Fortschritt und nicht zuletzt der größte Nutzen für die Kranken erwächst.

Die Abgrenzung der Spezialfächer gegeneinander und gegenüber der allgemeinen Chirurgie darf aber nicht starr sein und vor allem darf es keinem in der Praxis tätigen Allgemeinchirurgen verwehrt werden, spezielle Eingriffe und Behandlungsverfahren durchzuführen, für die er Interesse hat und die er beherrscht. Auch werden sich die Grenzen der Spezialgebiete gelegentlich überschneiden oder im Laufe der Zeit ändern.

Die Sorge um eine Zersplitterung der Chirurgie und darüberhinaus der Medizin – ein Kassandraruf der immer wieder ertönt – braucht uns nicht zu beschleichen, wenn sich die Spezialisten schon im Interesse der weiteren Entwicklung ihres Faches der gesamten Medizin und Chirurgie verbunden fühlen. Erleichtert wird ein Zusammenarbeiten, wenn die Spezialfächer mit der allgemeinen Chirurgie und den ihnen nahestehenden Disziplinen der Medizin sinnvoll unter einem Dach vereint sind" [9].

Lassen Sie uns erneut zurückkehren zum Unbehagen, mit dem wir begannen.

Juristischem und politischem Sprachgebrauch folgend wurde Kompetenz im Laufe der Zeit beständig reduziert auf die in ihr und durch sie begründete Zuständigkeit. Verloren ging dabei – ich zitiere den Philosophen Odo Marquard – , „daß Kompetenz zwar offenbar (irgendwie) zu tun hat mit Zuständigkeit, aber auch mit Fähigkeit und mit Bereitschaft und damit, daß Zuständigkeit, Fähigkeit und Bereitschaft sich in Deckung befinden" [10].

Im Sinne Lessing's ließe sich ergänzen, es sei darüberhinaus besser, nicht zuerst vom Besitz einer Sache – bei Lessing war es die Wahrheit – auszugehen, sondern vielmehr die Aufrichtigkeit der Mühe zu würdigen, mit der man sich um diese Sache bemüht.

Im hier zu diskutierenden Zusammenhang haben Trunkey, Blaisdell u. a. einige traditionelle Mythen entlarvt [11, 12]. So das Festhalten an der Vorstellung, daß alle Krankenhäuser gleichwertig und alle dort tätigen Ärzte gleichermaßen qualifiziert sind. Donald S. Gann, 1988 Präsident der *American Association for the Surgery of Trauma*, griff die Gedanken von Blaisdell und Trunkey auf und verdeutlichte sie [13]. Nach Gann ist die Annahme, alle – Chirurgen, Orthopäden, usf. – seien gleich gut, nicht nur offenkundig falsch, sie ist für ihn ebenso offenkundig auch Zeichen einer Fehlreaktion des individuellen Selbstverständnisses. Fehlreaktion insoweit als das Selbstverständnis dem Individuum nicht erlaube, sich selbst einzugestehen oder gegen Außen anzuerkennen, daß ein anderer – Institution oder Kollege – eine Sache besser macht als man selbst. Im Gegenteil – so Gann – sei jedermann überzeugt, besser zu sein als irgendjemand sonst.

Der bereits zitierte Odo Marquard hat mit Bezug auf die von ihm zu vertretende Philosophie den Begriff der Kompetenznostalgie geprägt, den er wie folgt erläutert:

„Jeder sehnt sich danach etwas zu sein. – Danach sehnt sich auch die Philosophie; die war etwas: das kann sie nicht vergessen, auch nicht dadurch, daß sie sich einredet, sie sei noch etwas, was sie nicht mehr ist."

Die Umsetzung dieses Gedankens auf Medizin und Chirurgie wie auch die Umsetzung auf das Selbstverständnis des Arztes und des Chirurgen stelle ich anheim.

Im gleichen Felde wurzelt auch die nicht selten erkennbar werdende Absicht, eine Subspezialisierung – natürlich die eines anderen – herbeizureden bzw. durch gezielte Nicht-Wahrnehmung einer durch Spezialisierung begründeten Qualität wie auch durch subtile Ab- und Ausgrenzung bewußt und unbewußt zu fördern.

Bestätigung findet diese Feststellung beispielsweise durch diejenigen, die – zum Teil beeindruckt vom eigenen Wortwitz – bemüht sind, die Unfallchirurgie in der allgemeinen Wertschätzung als problemlos einfachen Bereich der Chirurgie erscheinen zu lassen, den jeder Chirurg, der die Grundfertigkeiten seines Faches erlernt hat, ohne zusätzliche und spezielle Erfahrungsbildung problemlos einfach zu bewältigen vermag. – Ohne wesentliche Selbstzweifel wird hier ein Bild der Chirurgie in die Gegenwart übertragen, das bereits vor mehr als 30 Jahren seine Gültigkeit weitgehend eingebüßt hatte. Im Mindesten wird dabei völlig außeracht gelassen, daß die inhaltliche Gewichtung und Strukturierung der Chirurgie insbesondere in diesen letzten 30 Jahren einen grundlegenden Wandel durchgemacht hat. Nach dem letzten Krieg galt das wissenschaftliche und klinische Interesse unserer chirurgischen Lehrer aus verständlichen Gründen nahezu ausschließlich der Thorax- und Kardiovascularchirurgie; die Schockforschung jener Tage wurzelte vor allem in der Herzchirurgie. – Die Tatsache, daß sich ein Teil der dann antretenden Chirurgengeneration dem zunehmend vernachlässigten Gesamttrauma und gemeinsam mit den Orthopäden dem zunehmend problematischen Bereich der Verletzungen des Stütz- und Bewegungsapparates zuwandte, führte zu revolutionären Veränderungen in diesem Teil der Chirurgie. Dessen ungeachtet sollte in diesem Zusammenhang nicht vergessen werden, daß die an der Forschung und Klinik im Bereich der Kardiovascularchirurgie geschulte Intensivmedizin und auch die Organchirurgie wesentliche Beiträge geleistet haben für die Erforschung und Behandlung des Traumas und insoweit gleichfalls essentiell beitragen konnten zur Fortentwicklung der Unfallmedizin.

Als Ausdruck des irritierten Selbstverständnisses eines Teils der Chirurgen wird, wie bereits angesprochen, gewertet werden müssen, daß Anerkennung und Wertschätzung des Fortschritts in der Chirurgie des Traumas unter den an dieser Entwicklung nicht oder nur im geringen Umfang beteiligten so zögerlich und verhalten geblieben sind, daß der Deutsche Ärztetag 1989 eine Beschlußfassung zur Förderung der Unfallchirurgie für angezeigt hielt.

Kehren wir zurück zur Qualität: Qualität hat in diesem Zusammenhang auch zu tun mit Quantität. Schon Otto Götze übersah bei seiner Befürwortung der Spezialisierung nicht die Gefahr, daß Kompetenzgewinn auf einem Feld notwendig Kompetenzverlust auf anderen Feldern nach sich ziehen muß. Ich zitiere Otto Götze:

„Das Einzelfach bringt seinem Vertreter die Gunst der großen Zahl der Patienten aus einer sonst verstreuten Krankheitsgruppe und von hier aus ist er nicht nur in der Lage, sondern er wird geradezu induktiv durch die Substanz seines Faches gedrängt, die Vielgestaltigkeit der pathologischen Erscheinungsformen weitergehender zu analysieren und die diagnostischen, indikatorischen und therapeutischen Möglichkeiten zielstrebiger methodisch zu entwickeln. Das reiche und relativ gleichmäßige Krankengut fördert den Überblick und begünstigt durch Wiederkehr und tägliche Übung das Haften der wichtigsten Merkmale und Vorschriften nicht nur beim Spezialisten selbst, sondern auch beim zugehörigen Hilfsarzt, beim Schwestern- und Pflegepersonal" [8]. Weiter heißt es bei Götze: „Als Grundlage für den Assistenten- und Studentennachwuchs besitzt ein solches Richtlinienschema sehr großen Wert. Kein Zweifel, daß den einzelnen Kranken auf solche Weise die besseren Heilresultate zufließen können" [8].

Die 1988 nach Novellierung mit dem Ziel einer weiteren Qualitätssicherung in Gang gesetzte Weiterbildungsordnung hat bei den großen medizinischen Fachgesellschaften und ihren Teilgebieten anhaltende Irritation und wachsendes Unbehagen ausgelöst. Die Art, in der die Weiterbildungsordnung seither gehandhabt wurde, läßt den begründeten Verdacht aufkommen, daß sie zunehmend als Instrument der berufspolitischen Abgrenzung und anderer Verteilungsstrategien genutzt wird. Arbeitszeitverkürzung und fortschreitender Strukturwandel der Medizin machen drüberhinaus eine qualifizierte Weiterbildung, zumal im vorgegebenen zeitlichen Rahmen der sog. „Mindestweiterbildungszeiten", ohnehin zunehmend unmöglich. Die Fachgesellschaften sind daher aufgerufen, sich dem durch den weiteren Abbau bisher gewährleisteter Standards wie auch durch die anhaltende Tendenz zur Subspezialisierung drohenden Qualitätsverlust entgegenzustellen.

Im Interesse der Erhaltung bzw. Wiederherstellung der Einheit der Chirurgie befürworten die Unfallchirurgen auch weiterhin eine einheitliche Weiterbildung im Gebiet Chirurgie. Nach Abschluß der Weiterbildung im Gebiet muß die erforderliche Schwerpunktbildung durch ergänzende Qualifizierungen erarbeitet werden. Die Berufung in eine eigenverantwortliche oder leitende Position ohne eine die Grundweiterbildung im Gebiet ergänzende Qualifizierung erscheint sachlich nicht länger begründbar.

Da das Trauma als interdisziplinäre Aufgabe aufzufassen ist und sich nicht auf ein einzelnes Organsystem eingrenzen läßt, ist das integrierte Zusammenwirken aller beteiligten Gebiete und Schwerpunktbereiche unerläßlich. Die Kriterien, nach denen diese Aufgaben zu bewerten und anzugehen ist, sind nicht Kriterien einer einzelnen Fachdisziplin, sondern ausschließlich Kriterien der Qualität [14]. Koordinator sollte ein Chirurg sein, der in Forschung, Lehre und Krankenversorgung überwiegend oder ausschließlich mit dem Trauma und dem Unfallverletzten verantwortlich befaßt ist.

Allerdings müssen sich hier zunächst wissenschaftliche Fachgesellschaften und ärztliche Selbstverwaltung darüber klar sein, daß Fortschritt und Weiterentwicklung der unfallmedizinischen Versorgung im Lande nur dann erreicht werden können, wenn Unfallchirurgie und Beschäftigung mit dem Unfallverletzten nicht länger als delegierbare und delegierte Nebenbei-Chirurgie betrachtet werden und – aus welchen Gründen auch immer – in fortbestehender oder wiederbelebter Abhängigkeit gehalten werden. Unfallmedizin und Unfallchirurgie können nur dann auf engagierten und qualifizierten Nachwuchs hoffen, wenn Strukturen und Aufgabenbereiche geschaffen werden oder erhalten bleiben, die ein lebenslanges und uneingeschränktes Engagement sinnvoll erscheinen lassen.

Für jemanden, der sich über lange Zeit für eine Sache, auch für eine Gesellschaft eingesetzt hat, wird es zunehmend schwieriger, einmal – wenigstens für einen Augenblick – vom „Eifer für sein Haus" abzusehen. Dennoch gebietet der Blick auf die Uhr – das im doppelten Sinne, aber auch der Wille zur ausgleichenden Gewichtung des Unbehagens, welches in dieser Stunde vermittelt werden soll, daß wir im folgenden vor allem unsere Fürsorgepflicht für den Unfallverletzten bewußt machen. Außerhalb des Zuständigkeitsbereiches der Gesetzlichen Unfallversicherung scheint der Unfallverletzte – dieser Eindruck verstärkt sich zusehends – das ungeliebte Kind vieler Väter zu sein. Niemand will sich so recht zu ihm bekennen und ihm ungeteilte Zuwendung widmen. Keiner fühlt sich recht eigentlich verantwortlich. Dennoch aber möchte niemand die elterliche Reputation vermissen und auf das Recht des Vormunds verzichten. Spätestens bei dieser Betrachtung wird deutlich, daß die Unfallmedizin, vor allem aber der Unfallverletzte selbst in Wissenschaft, Politik und Gesellschaft keine Lobby gefunden hat. Auszunehmen sind hier – das sei nochmals ausdrücklich hervorgehoben – allein die gesetzliche Unfallversicherung und das Kuratorium für Unfallverletzte mit Schäden des Zentralnervensystems. Wissenschaft, Politik und Gesellschaft engagieren sich für Heimdialyse und Organtransplantation. Darüberhinaus anerkennen wir mit hohem Respekt die Arbeit der Deutschen Krebsgesellschaft, der Deutschen Herzstiftung und zahlreicher anderer Organisationen, die sich für den kranken Menschen engagieren. Dies im Blick müssen wir fragen:

Warum hat die Unfallmedizin außerhalb der Zuständigkeit der gesetzlichen Unfallversicherung so wenig Fürsprache und Unterstützung in Politik und Öffentlichkeit gefunden?

Warum ist der Unfallverletzte bis heute ohne menschlich engagierten und in der Öffentlichkeit wirkenden Fürsprecher geblieben?

Liegt die Ursache hierfür etwa bei den Unfallchirurgen selbst? – Sind wir träge geworden in dem Gedanken, wir seien bereits erfolgreich gewesen? Oder hat uns das freundliche Lob aus anderen Ländern vielleicht gar vergessen lassen, daß besser werden muß, was gut bleiben soll. Ist am Ende die Erinnerung an den Hlg. Florian, die den Einzelnen hoffen läßt, ihn werde es schon nicht treffen, auch hier wirksam? Auch bei uns, so mag man denken, könnte die in den USA häufiger beschriebene und psychologisch begründete Denkweise dazu geführt haben, daß wir mit zunehmenden Altersjahren und wachsendem Rang in Beruf und Gesellschaft uns selbst vorrangig gefährdet sehen durch Krebs- und Herzleiden, nur wenige sehen sich selbst auch als potentielles Unfallopfer.

Sicherlich wird – in der Denkweise unserer Zeit – immer wieder gefragt, warum der Staat nicht die rechtlichen und ökonomischen Voraussetzungen für landesweit wirksame unfallmedizinische Programme schaffe. Auch muß angesichts der humanitären und volkswirtschaftlichen Bedeutung des Unfalls und der Unfallmedizin darüber nachgedacht werden, warum bislang kein Politiker, keine Partei, auch kein kompetenter Ökonom das Trauma und die Bewältigung seiner Folgen in unserem Lande zur öffentlichen Aufgabe erklärt hat. Ebenso scheinen Wirtschaft und Industrie bisher nicht in ausreichendem und wünschenswerten Maße erkannt zu haben, daß der Unfall – auch außerhalb des gesetzlich geregelten Zuständigkeitsbereiches – über die Schädigung und existentielle Bedrohung des betroffenen Individuums hinaus eine Bedrohung für die Sicherheit und Stabilität unseres Gemeinwesens darstellt.

Zu ergänzen bleibt, daß es offenbar den an der unfallmedizinischen Versorgung beteiligten medizinischen Fachgebieten und ihren Fachgesellschaften nicht gelungen ist, der politischen und sozialen Öffentlichkeit mit der erforderlichen Eindringlichkeit bewußt zu machen, daß die landesweite Sicherstellung einer qualifizierten unfallmedizinischen Versorgung der Bevölkerung als allgemeine öffentliche Aufgabe betrachtet werden muß. Dieses deprimierende Defizit wird erschreckend deutlich, wenn wir sehen, daß das Trauma und seine Folgen bei der Erörterung gesundheitspolitisch relevanter „Volkskrankheiten" in der Regel unberücksichtigt bleibt.

Ich denke, es ist uns allen klar geworden, daß eine *Deutsche Trauma Stiftung* ein weites Feld finden würde, das zum Segen des Unfallverletzten und zum Nutzen des gesamten Volkes bestellt werden könnte.

Lassen Sie mich ein Letztes anfügen:

Essentieller Bestandteil der Qualitätssicherung ärztlicher Leistungen ist die kritische Wertung des erzielten Behandlungserfolges. Die Evaluation des Behandlungsergebnisses ist allerdings nur dann sinnvoll, wenn die relevanten Daten vollständig und nachprüfbar erfaßt und bearbeitet werden können. § 135 ff SGB V verpflichtet die Krankenhäuser, sich an Maßnahmen zur Qualitätssicherung zu beteiligen. Lt. Gesetz sind diese Maßnahmen auf die Qualität der Behandlung, der Versorgungsabläufe und der Behandlungsergebnisse zu erstrecken.

Die Krankenhäuser waren seither nicht in der Lage, diese Forderung des Gesetzgebers sinnvoll zu erfüllen. Ursache hierfür ist die mangelnde ordnungspolitische Instrumentation der Gesetzesforderung, aber auch das Fehlen der materiellen und personellen Voraussetzungen zur Durchführung qualifizierter und im Ergebnis vergleichbarer Qualitätssicherungsverfahren.

Spätestens an diesem Punkt werden entscheidende Defizite des SGB V und der derzeitigen Krankenhausfinanzierung deutlich, durch die vor allem Schwerpunktkrankenhäuser und Universitätskliniken und hier insbesondere die Versorgung der Schwerstkranken und Schwerstverletzten belastet werden.

Bei den gesetzgeberischen Bemühungen um Sicherstellung einer qualifizierten Krankenversorgung im Lande, werden Qualitätssicherung und ökonomische Effizienz, wie ich denke zu Recht, miteinander verknüpft. Allerdings wächst auch die Sorge, daß unsere Krankenhäuser als Folge der allgemeinen Mittelverknappung bei Umsetzung des geltenden Rechts bereits in naher Zukunft ihren angestammten Aufgaben, d. h. den Aufgaben, die sie bisher wahrgenommen haben, nicht mehr gewachsen sein werden. Vor allem aber werden die Krankenhäuser nicht in der Lage sein, neue Aufgaben, d. s. in der Regel aufwendigere, kostenträchtigere und risikobelastetere Aufgaben zu übernehmen, wenn es nicht gelingt, das Leistungsprofil des einzelnen Krankenhauses darzustellen, die für eine wirtschaftliche Krankenhausführung erforderlichen Daten zu erfassen und auf dieser Grundlage Strategien zur Sicherung der Existenzfähigkeit der Krankenhäuser zu entwickeln. Bereits jetzt wird dieses Problem unter der Leitformel „Dauerpatient Krankenhaus" diskutiert [15].

Im übrigen wird es auch auf der Basis – bislang nicht vorhandener – gesicherter Daten in den kommenden Jahren immer schwieriger werden, neben der medizinischen Qualität die ökonomische Effizienz der unfallmedizinischen Versorgung zu belegen und zu beurteilen.

In diesem Zusammenhang ist auch daran zu denken, daß die Zahl der zum Zeitpunkt des Unfalls nicht mehr im Erwerbsleben stehenden Bürger entsprechend der demographischen Entwicklung in den vor uns liegenden Jahren sprunghaft ansteigen wird.

Das SGB V verpflichtet das Krankenhaus nicht länger nur zur Beachtung der wirtschaftlichkeit, abweichend von bisherigen Regelungen verbleiben künftig Gewinn und Verlust beim Krankenhaus. Die Suche nach leistungsbezogenen Entgelten für krankenhaustypische Leistungen führte zur Einführung der Sonderentgelte nach § 6 BPfl. V, die sich nicht mehr allein am medizinisch Notwendigen sondern an marktwirtschaftlichen (gewinnorientierten) Kriterien ausrichten. Da der allgemeine Pflegesatz demgegenüber vergleichbare Gewinnmöglichkeiten nicht eröffnet, verlagert sich das „Leistungsgeschehen", wo immer dies möglich ist, zwangsläufig in Richtung der Leistungen, für die ein Sonderentgelt vergütet werden kann. Demgemäß wird sich der ökonomisch gewissenhafte Krankenhaus-Administrator in Richtung der Sonderentgeltmedizin orientieren oder nach risikoarmer Elektivmedizin Ausschau halten [15].

In logischer Konsequenz des Vorangegangenen wird es niemanden verwundern, wenn wir die für den Unfallverletzten aufzuwendenden Leistungen auf der Liste der Sonderentgelte vergeblich suchen. Auch in der Diskussion der Zukunftschancen der Krankenhäuser ist von den Zukunftschancen des Unfallverletzten nicht die Rede.

Die Existenzsicherung der Krankenhäuser ist untrennbar verbunden mit der Finanzierbarkeit der Krankenhausleistungen. Außerordentlich gefährlich ist es deshalb, wenn bei den Bemühungen um eine leistungsgerechte und wirtschaftlich vertretbare Vergütung der stationären Krankenversorgung noch immer die Einführung einer „diagnosebezogenen Fallpauschale“ diskutiert wird. Bereits das 1987 im Auftrag des BMA erstellte Sachverständigengutachten belegte eindeutig, daß die wirtschaftliche Existenz von Universitätskliniken und Schwerpunktkrankenhäusern bei Einführung dieses Vergütungssystems infolge mangelnder Berücksichtigung der Fall- und Leistungsstruktur entscheidend gefährdet wäre. In erschreckender Weise eindeutig bestätigt wird die hier drohende Gefahr durch aktuelle Veröffentlichungen aus den USA, die den wirtschaftlichen Zusammenbruch von Schwerpunktkrankenhäusern und Trauma-Zentren berichten.

Die Bürger in unserem Land müssen wissen, daß sie künftig sehr viel eher als bisher Gefahr laufen werden, nach einem Unfall keinen Platz in einem geeigneten Krankenhaus zu finden. Die Kapazität dieser Häuser wird durch risikoarme bzw. durch Sondervergütung finanzierte Elektivchirurgie ausgelastet, die Schwerpunkthäuser und Zentren werden noch mehr als bisher überlastet sein, wenn diese Entwicklung nicht grundlegend korrigiert wird.

Entsprechend dem eingangs zitierten Leitsatz unseres Gründungsmitgliedes Kühne, müssen wir zunächst bei uns selbst nachsehen, wenn etwas verändert werden soll: – Nach Satzung und Zielsetzung hat sich die *Deutsche Gesellschaft für Unfallheilkunde* der Integration aller Kräfte und Disziplinen verschrieben, die sich mit dem Trauma und dem Unfallverletzten befassen. Folgerichtig ist die Gesellschaft vor allen anderen gefordert, auf der Grundlage des in ihr versammelten interdisziplinären Sachverstandes die Standards zu erarbeiten, nach denen Qualität, Sicherheit und Effizienz der unfallmedizinischen Versorgung in unserem Lande beurteilbar und realisierbar bleiben. Es kann nicht genügen, die gewiß vorrangig von Politik, Ökonomie und Administration zu vertretenden Defizite zu beklagen. Unsere Fachgesellschaft wird ihrer selbstgewählten Aufgabe sicherlich nicht gerecht, wenn sie sich weiterhin darauf beschränkt, die Verantwortung für die Beseitigung der Defizite den „zuständigen“ Organen – die ärztlichen Standesorganisationen seien hier ausdrücklich einbezogen – zuzuordnen und die Beseitigung der Defizite dort einzufordern.

Durch die nach Beschluß der Mitgliedervesammlung in diesem Jahr in Kraft gesetzte Satzung hat unsere Gesellschaft Instrument und Gestaltungsrahmen für die Bewältigung alter und neuer Aufgaben geschaffen. Allerdings wird unsere Gesellschaft zur Bewältigung der anstehenden Aufgaben nur dann sinnvoll und effizient beitragen können, wenn es ihr gelingt, diese Satzung mit Leben zu erfüllen.

Ich schließe mit Winston Churchill.

> It is no use saying “We are doing the best”.
> You have got to succeed in doing what is necessary.

Qualitätssicherung durch Qualitätsverbesserung.
Lassen wir uns durch nichts und niemanden daran hindern.

Literatur

1. Locke J (1960) Essay über den menschlichen Verstand
2. Tillich P (1913) Über die Zukunft der Religion
3. Nell-Breuning von O. Zukunft – Ängste des heutigen Menschen, St. Peter in Köln, am 20. 8. 1980
4. Heckhausen H (1987) Zur Rolle und Bedeutung wissenschaftlicher Fachgesellschaften. Beitr Hochschulforsch, Heft 4
5. Probst J (1977) Präsidentenrede zur Eröffnung der 15. Jahrestagung der Deutschen Gesellschaft für Plastische und Wiederherstellungschirurgie
6. Speed K (1939) First presidential address: Am Assoc Surg Trauma
7. Henderson MS (1934) Presidential address: The American Orthopaedic Association
8. Götze O (1939) Allgemeinchirurgie und Spezialfach: 68. Tagung der Deutschen Gesellschaft für Chirurgie
9. Zenker R (1968) Präsidentenrede zur Eröffnung der 85. Tagung der Deutschen Gesellschaft für Chirurgie
10. Marquard O (1981) Abschied vom Prinzipiellen – Inkompetenzkompensationskompetenz
11. Trunkey DD (1982) Presidential address: Society of University Surgeons
12. Blaisdell FW (1984) Fitts Lecture

Ehrungen

Präsident Prof. Dr. med. A. Pannike

Zu den ungetrübten Freuden, die das Präsidentenamt eröffnet, gehört es, im Namen der Gesellschaft zu ehren und auszuzeichnen.

Das Präsidium der Deutschen Gesellschaft für Unfallheilkunde hat in seiner Sitzung am 29. Juni 1990 einstimmig beschlossen, Herrn Prof. Dr. med. Benno Kummer, Köln, durch die Verleihung der Ehrenmitgliedschaft zu ehren. Seit vielen Jahren zählen die inzwischen enzyklopädisch angewachsenen morphologischen Beiträge von Herrn Kummer zum festen Fundament unserer wissenschaftlichen Tagungen. Mit seiner im Jahre 1958 vorgelegten Habilitationsschrift „Bauprinzipien des Säugerskeletts“ hat Herr Kummer den Weg vorgezeichnet, auf dem wir ihm interessiert und lernbegierig gefolgt sind.

Bestimmend für die von Herrn Kummer kontinuierlich fortentwickelte funktionelle Betrachtungsweise in der Anatomie waren längere Arbeits- und Studienaufenthalte bei Friedrich Pauwels in Aachen. Hier entstand eine intensive Zusammenarbeit, die das wechselseitige Verständnis zwischen Klinik und Grundlagenforschung auf eine völlig neue Basis gestellt hat; eine wechselseitig wirksame Zusammenarbeit, die erst mit dem Tode von Pauwels im Jahre 1981 ihr Ende fand. 1962 erhielt Herr Kummer den Ruf auf das Extaordinariat für Anatomie in Köln und war dort von 1967–1989 tätig als Ordinarius und Direktor des Anatomischen Instituts. Das Präsidium der Deutschen Gesellschaft für Unfallheilkunde hofft, daß die fruchtbare und gedeihliche Zusammenarbeit für die gemeinsame Sache noch lange Bestand haben möge.

Der Text der Verleihungsurkunde lautet:

Die Deutsche Gesellschaft für Unfallheilkunde e. V.
ernennt
Herrn Professor Dr. med. Benno Kummer
em. Direktor des Anatomischen Instituts der
Universität zu Köln
in Anerkennung seiner außerordentlichen Verdienste
um die Unfallheilkunde zu Ihrem Ehrenmitglied

Frankfurt a. M., den 29. Juni 1990

Der Generalsekretär Der Präsident

Hefte zur Unfallheilkunde, Heft 220
Zusammengestellt von K. E. Rehm

Der Präsident

Das Präsidium der Deutschen Gesellschaft für Unfallheilkunde hat in seiner Sitzung am 29. Juni 1990 einstimmig beschlossen, die Herren Professoren Čech/Prag, Hughes/Jackson Mississippi und Renner/Budapest zu korrespondierenden Mitgliedern zu ernennen.

Oldrich Čech, geboren 1928 in Prag, absolvierte Studium und Examen an der Karls-Universität in Prag. Anschließend durchlief er – ebenfalls in Prag – die Weiterbildung zum Orthopäden. Erste Kontakte zu Herrn Čech bildeten sich in den 60er Jahren während seiner Fellowship in St. Gallen und Bern. Einer größeren fachlichen Öffentlichkeit bekannt wurde Herr Čech durch das in Zusammenarbeit mit Weber entstandene Standardwerk über die „Pseudarthrose". Wie sehr sich Herr Čech in schwieriger Zeit um internationale Gemeinsamkeiten bemühte, wird daran erkennbar, daß ein Drittel seiner 120 Publikationen in nicht-tschechischen Zeitschriften erschienen ist. In seiner Heimat hat Herr Čech mehrere wissenschaftliche Preise erhalten. Seit 1984 ist er Direktor der Orthopädischen Klinik der Karls-Universität Prag, seit 1988 korrespondierendes Mitglied der Tschechoslowakischen Akademie der Wissenschaften.

Wir geben unserer herzlichen Freude darüber Ausdruck, daß die gemeinsame Arbeit in den vor uns liegenden Jahren nicht mehr durch politische Grenzen behindert sein wird.

Der Text der Verleihungsurkunde lautet:

Die Deutsche Gesellschaft für Unfallheilkunde e.V.
ernennt
Herrn Professor Oldřich Čech, M.D.D.Sc.
Direktor der Orthopädischen Universitätsklinik Prag/CSFR
in Anerkennung seiner Verdienste um die Unfallheilkunde
zu Ihrem Korrespondierenden Mitglied

Frankfurt a. M., den 29. Juni 1990

Der Generalsekretär Der Präsident

Der Präsident

James Langston Hughes wurde 1937 in Greenville/South Carolina geboren. Nach Schule und Studium begann Dr. Hughes in den Jahren 1963 bis 1965 seine Weiterbildung als Intern und Assistant Resident in General Surgery. Seine weitere berufliche und menschliche Entwicklung wurde in den Jahren 1965 bis 1967 geprägt durch die militärärztliche Tätigkeit als General Surgeon in Vietnam. 1967 ehrenvolle Entlassung aus dem Militärdienst im Rang eines Captain, danach Fortsetzung der Weiterbildung in Orthopaedic Surgery. 1970 und 1971 war Dr. Hughes Fellow in Orthopaedic Surgery an den Universitäten Basel und Bern, 1971 folgte die Fellowship für Experimentelle Chirurgie in Davos.

1971 und 72 war Dr. Hughes Instructor in Orthopaedic Surgery, 1972–1976 Assistant Professor of Orthopaedic Surgery an der Johns Hopkins School of Medicine in Baltimore. Seit 1980 ist Dr. Hughes Professor of Surgery (Orthopaedics) an der University of Mississippi, School of Medicine in Jackson Mississippi, 1987 erfolgte die Ernennung zum

Chairman des Departments of Orthopaedic Surgery des University of Mississippi Medical Center in Jackson Mississippi. Die Liste der Qualifizierungen und Ämter ist zu lang und ehrenvoll, als daß man sie hier angemessen würdigen könnte. Die Deutsche Gesellschaft für Unfallheilkunde hofft auf eine lange und gedeihliche Zusammenarbeit mit ihrem korrespondierenden Mitglied in Jackson. Wir, die Freunde von Jim Hughes, wissen, daß er uns fachlich und menschlich reich beschenken wird.

Der Text der Urkunde lautet:

Die Deutsche Gesellschaft für Unfallheilkunde e. V.
ernennt
Mr. James Langston Hughes, Jr., M.D.
Professor and Chairman, Department of Orthopaedic Surgery,
The University of Mississippi Medical Center, Jackson-Mississippi/USA
in Anerkennung seiner Verdienste um die Unfallheilkunde
zu Ihrem Korrespondierenden Mitglied

Frankfurt a. M., den 29. Juni 1990

Der Generalsekretär Der Präsident

Der Präsident

Antal Renner wurde 1933 in Budapest geboren. Schulbesuch und Studium wurden ebenfalls in Budapest absolviert. Seit Abschluß des Studiums im Jahre 1958 arbeitet Antal Renner ohne Unterbrechung im Zentralinstitut für Traumatologie in Budapest. Schon früh entdeckte er seine Liebe zur Handchirurgie, die ihn seither nie mehr verließ. Zahlreiche Studienaufenthalte in Österreich, Deutschland, der Schweiz und Bulgarien legen dafür Zeugnis ab. Herr Renner habilitierte sich 1976 und 1988. 1976 bis 1989 war er stellvertretender Direktor des Zentralinstitutes für Traumatologie in Budapest, 1989 wurde Herr Renner zum ordentlichen Professor und Direktor des Zentralinstitutes ernannt.

Die Deutsche Gesellschaft für Unfallheilkunde hofft auf eine lange und fruchtbare Zusammenarbeit mit ihrem Korrespondierenden Mitglied.

Der Text der Urkunde lautet:

Die Deutsche Gesellschaft für Unfallheilkunde e. V.
ernennt
Herrn Professor Dr. med. Antal Renner
Direktor des Landesinstituts für Traumatologie Budapest/Ungarn,
in Anerkennung seiner Verdienste um die Unfallheilkunde
zu Ihrem Korrespondierenden Mitglied

Frankfurt a. M., den 29. Juni 1990

Der Generalsekretär Der Präsident

Der Präsident

Nach einstimmigen Beschluß des Präsidiums der Deutschen Gesellschaft für Unfallheilkunde wird die **Johann-Friedrich-Dieffenbach-Büste** in diesem Jahr verliehen an

Herrn Professor Dr. med. Wilhelm Schink.

1916 in Berlin geboren verbrachte Wilhelm Schink Schulzeit und Jugend in Berlin. Nach der Arbeitsdienstzeit studierte er in Berlin und Königsberg Medizin. 1939 folgten Approbation und Promotion in Berlin mit einer Arbeit über den Morbus Perthes. Anschließend Beginn der Weiterbildung bei Erwin Gohrbandt, dann Kriegsdienst als Truppenarzt bei der Infanterie von 1939 bis 1945 mit Einsatz in Rußland, Italien und Frankreich.

1945/46 Leitung des Gemeindekrankenhauses in Gangkhofen/Niederbayern. 1946 bis 1954 Fortsetzung der Weiterbildung in der Chirurgie bei Guleke und Kuntzen in Jena, wo Wilhelm Schink sich für das „Chirurgie" habilitierte.

Anschließend Wechsel zu Rudolf Zenker nach Marburg, mit dem er 1958 nach München ging. 1960 Ernennung zum außerplanmäßigen Professor, 1963 Ruf auf den 2. Chirurgischen Lehrstuhl in Köln-Merheim. Über die Landesgrenzen hinaus bekannt wurde Wilhelm Schink vor allem durch seinen 1960 erschienen „handchirurgischen Ratgeber". Im deutschen Sprachraum gab es in den 60er Jahren wohl kaum ein chirurgisches Haus, in dem der „Ratgeber" nicht zum täglichen Begleiter geworden war. Erst kürzlich wurde aus Thüringen bekannt, daß dort Fotoabzüge des „Ratgebers" in der bücherlosen Zeit von Hand zu Hand gingen. Seither gab es kaum ein chirurgisches Hand- und Lehrbuch, an dessen handchirurgischem Kapitel Schink nicht beteiligt gewesen wäre. Viele seiner wissenschaftlichen Beiträge befaßten sich mit Wunde und Wundheilung, mit Wundbehandlung und Hauttransplantationen wie mit zahlreichen Problemen aus der Plastischen- und Wiederherstellungschirurgie. Wer Schink einmal an der Hand operieren sah oder Gelegenheit hatte, ihm zu assistieren, wird nie vergessen, wie ästhetisch Chirurgie sein kann.

Der Text der Verleihungsurkunde lautet:

Die Deutsche Gesellschaft für Unfallheilkunde e.V.
verleiht aus Anlaß Ihrer 54. Jahrestagung am 28. November 1990
in Berlin auf einstimmigen Beschluß des Präsidiums
Herrn Professor Dr. med. Wilhelm Schink
ehemals Direktor der Chirurgischen Universitätsklinik Köln-Merheim,
in dankbarer Würdigung seiner außerordentlichen Verdienste
in Handchirurgie und Unfallheilkunde die
Johann-Friedrich-Dieffenbach-Büste

Der Generalsekretär Der Präsident

Prof. W. Schink

Ihnen Herr Präsident sowie den Herren des Präsidiums danke ich sehr herzlich fürr die mir zuteil gewordene Ehrung. Auf dem Friedrichwerderschen Friedhof hier in Berlin habe ich die Grabstätte von Johann-Friedrich-Dieffenbach und das Erbbegräbnis der Familie besucht und las auf einer schlichten Eisenplatte die Inschrift: Ruhestätte eines Meisters der Chirurgie.

Als Student hier in Berlin erfuhr ich, daß Dieffenbach auch der Vater der Plastischen Chirurgie genannt wird und daß er einmal die Hand als das vollkommenste Instrument bezeichnet hat. Da die moderne Handchirurgie sich die Erhaltung und Wiederherstellung dieses vollkommensten Instrumentes zum Ziel gesetzt hat, ehrt die Deutsche Gesellschaft für Unfallchirurgie mit der mir erwiesenen Auszeichnung gleichzeitig, so sehe ich es, die Erfolge der Deutschen Handchirurgen in West und Ost der letzten 30 Jahre. Ich danke Ihnen.

Der Präsident

Das Präsidium der Deutschen Gesellschaft für Unfallheilkunde hat im Jahre 1989 als ehrenvolle Auszeichnung für Verdienste um die Deutsche Gesellschaft für Unfallheilkunde die Ehrennadel geschaffen.

Die Ehrennadel kann an Persönlichkeiten verliehen werden, die sich durch hervorragende und langjährige Leistungen um die Deutsche Gesellschaft für Unfallheilkunde besonders verdient gemacht haben.

Diese Voraussetzungen erfüllt in hohem Maße Herr Dr. jur. Friedrich Watermann.

1921 geboren in Essen absolvierte Herr Watermann Schulzeit und Abitur in seiner Heimatstadt. Anschließend folgten Arbeitsdienst, Wehrdienst und Kriegsgefangenschaft.

Die Jahre 1945–1948 waren ausgefüllt durch das Studium der Rechtswissenschaften an der Georgia-Augusta in Göttingen. Nach dem ersten juristischen Staatsexamen folgte die Referendarausbildung bis 1951. Nach dem zweiten juristischen Staatsexamen trat Friedrich Watermann 1952 in den Dienst der Bergbau-Berufsgenossenschaft in Bochum.

Während seiner Tätigkeit als stellvertretender Hauptgeschäftsführer der Bergbau-Berufsgenossenschaft begann eine intensive Zusammenarbeit mit Bürkle de la Camp und Ulmer. Hierdurch entwickelte sich eine wachsende Beziehung zur Unfallchirurgie und zur seinerzeit in ihren Anfängen stehenden Arbeitsmedizin.

1967 wechselte Friedrich Watermann zum Hauptverband der gewerblichen Berufsgenossenschaften und wurde 1971 dessen Hauptgeschäftsführer.

Neben seinem nationalen und internationalen Engagement in Fragen des Unfallversicherungsrechts und des Sozialrechts fand Herr Watermann über viele Jahre Zeit, sich für unsere Gesellschaft und in unserer Gesellschaft zu engagieren. Das Präsidium unserer Gesellschaft fand in Herrn Dr. Watermann immer einen bereitwilligen und sachkundigen Rechtsberater und Mitstreiter. Dafür sei ihm auch an dieser Stelle gedankt durch die Verleihung der Ehrennadel der Gesellsdchaft.

Der Text der Verleihungsurkunde lautet:

Die Deutsche Gesellschaft für Unfallheilkunde e.V. verleiht
Herrn Dr. jur. Friedrich Watermann
Hauptgeschäftsführer a.D. des Hauptverbandes der
Gewerblichen Berufsgenossenschaften
für seine außerorentlichen Verdienste um die
Unfallheilkunde die Goldene Ehrennadel

Der Generalsekretär　　　Der Präsident

Dr. jur. F. Watermann

Ich sehe in dieser Ehrung eine Anerkennung der langen und guten Zusammenarbeit zwischen Unfallheilkunde und Unfallversicherung. Es ist vielleicht ein Zufall, aber ein guter Zufall, daß wir in diesem Jahr das hundertjährige Bestehen des ersten Unfallkrankenhauses der Welt des „Bergmannsheil" Bochum gefeiert haben. Es war eine Fügung des Schicksals, daß ich meinen beruflichen Werdegang dort auch vor 38 Jahren begonnen habe. Wir sind die Enkel der Gründer dieser Symbiose von Unfallversicherung und Unfallheilkunde. Ich glaube, daß wir uns des Vermächtnisses unserer Väter würdig erwiesen haben. Was wir gemeinsam geleistet haben, verpflichtet uns zu weiteren Tätigkeiten. Ihnen als Unfallchirurgen möchte ich eines sagen: 50 Jahre nach dieser Symbiose haben wir in einer Phasenverschiebung dieses gleiche Engagement mit der Arbeitsmedizin angetreten. Sie sind hier um Ihr fachliches Wissen auf Ihrem Gebiet zu vertiefen. Vergessen Sie darüberhinaus aber nicht den Blick auf das Umfeld, auf die Prävention. Für uns als Unfallversicherungsträger waren Prävention und Rehabilitation immer zur untrennbaren Einheit verbunden.

Der Präsident

Meine Damen und Herren, wir haben noch eine erfreuliche Ehrung vorzunehmen. Wir haben Gelegenheit in unserem Kreise 4 Altmitglieder unserer Gesellschaft begrüßen zu können. Die Deutsche Gesellschaft für Unfallheilkunde erneuert an diesem Tage nach 2 Jahrzehnten erzwungener Trennung freudig die Mitgliedschaft von 4 alten Mitgliedern. Es sind dies

Herr Prof. Dr. H. Röding,
Herr Prof. Dr. Eberhard Sander,
Herr Dr. Arno Schulz und
Herr Prof. Dr. Harro Seyfarth

Ich glaube, das ist wirklich das schönste Erlebnis, daß wir Mitglieder aus jenen längst vergangenen Tagen hier heute wieder unter uns haben. Wir freuen uns alle sehr darüber.

Preisverleihungen

Präsident Prof. Dr. med. A. Pannike

Meine Damen und Herren, wir sprachen ja schon von den ungetrübten Freuden und zu denen natürlich auch die Preisverleihung zählen.

Die Deutsche Gesellschaft für Unfallheilkunde hat in diesem Jahr erneut den Hans-Liniger-Preis ausgeschrieben.

Das Präsidium der Gesellschaft hat auf Empfehlung des Preisrichterkollegiums beschlossen, den Hans-Liniger-Preis 1990 an Herrn Privatdozenten Dr. med. Johannes Maria Rueger für seine experimentelle Arbeit über „Knochenersatzmittel" zu verleihen.

Der Text der Urkunde lautet:

Die Deutsche Gesellschaft für Unfallheilkunde e.V.
verleiht auf einstimmigen Beschluß des Präsidiums
den Hans-Liniger-Preis 1990 an
Herrn Privatdozenten Dr. med. Johannes M. Rueger
Unfallchirurgische Klinik am Klinikum der
Johann-Wolfgang-Goethe Universität Frankfurt a. M.
für seine Arbeit Knochenersatzmittel

Berlin, am 28. November 1990

Der Generalsekrektär Der Präsident

Der Präsident

Meine Damen und Herren, wir kommen nun zur Verleihung des Herbert-Lauterbach-Preises für das Jahr 1990.

Die Mitgliederversammlung der Vereinigung Berufsgenossenschaftlicher Kliniken hat am 31. Oktober 1990 dem Votum des Preisrichterkollegiums zugestimmt, und entschieden, den diesjährigen Herbert-Lauterbach-Preis an

Herrn Dr. med. Egmont Scola
Unfallchirurgische Klinik der
Medizinischen Hochschule Hannover

für seine Arbeit

Hefte zur Unfallheilkunde, Heft 220
Zusammengestellt von K. E. Rehm

„Das Rupturverhalten einer Extremitätenstammarterie
unter experimentellen Bedingungen und dessen
Bedeutung für den spontanen Blutungsstillstand"

zu vergeben.

Der 1985 aus Anlaß des 100jährigen Bestehens der gesetzlichen Unfallversicherung gestiftete Preis dient der Förderung wissenschaftlicher Arbeit auf dem Gebiet der Unfallmedizin und Rehabilitation. Zugleich erinnert der Preis an den früheren Hauptgeschäftsführer des Hauptverbandes der gewerblichen Berufsgenossenschaften, Dr. Herbert Lauterbach, der zu den Ehrenmitgliedern unserer Gesellschaft zählte.

Der Vorsitzende der Vereinigung Berufsgenossenschaftlicher Kliniken, Herr Siegler, wird die Preisverleihung vornehmen.

Herr Siegler

Herr Präsident, meine sehr verehrten Damen, sehr geehrte Herren!

Im Namen der Mitgliederversammlung der Vereinigung Berufsgenossenschaftlicher Kliniken verleihe ich den diesjährigen Herbert-Lauterbach-Preis an

Herrn Dr. Egmont Scola
Unfallchirurgische Klinik der Medizinischen Hochschule Hannover
für seine Arbeit: „Das Rupturverhalten einer Extremitätenstammarterie
unter experimentellen Bedingungen und dessen Bedeutung
für den spontanen Blutungsstillstand."

Die Arbeit von Herrn Dr. Scola beschäftigt sich mit dem Verhalten der Wand einer Extremitätenstammarterie auf einwirkende Kräfte, wie sie bei stumpfem oder scharfem Trauma eintreten. Sie geht der Frage nach, welche Mechanismen zur arteriellen Thrombogenese führen und damit eine lebensbedrohliche Massenblutung verhindern. Die Experimente sind für die Traumatologie der Frakturen und Luxationen von besonderer Bedeutung. Die Brillanz der Darstellung, die Logik der Analyse, die Exaktheit der biomechanischen Experimente und die grundsätzliche Aussage und Berichtigung historischer Vorstellung zeichnen diese Arbeit in besonderem Maße aus.

Der Text der Urkunde lautet:

Die Vereinigung Berufsgenossenschaftlicher Kliniken
verleiht an
Herrn Dr. Egmont Scola
den Preis der Vereinigung Berufsgenossenschaftlicher Kliniken 1990

Herbert-Lauterbach-Preis

Die Brillanz der Darstellung, die Logik
der pathomorphologischen Analyse, die Exaktheit der

biomechanischen Experimente und die grundsätzliche Aussage und Berichtigung historischer Vorstellung zeichnet die Arbeit von Herrn Dr. Scola das Rupturverhalten einer Extremitätenstammarterie unter experimentellen Bedingungen und dessen Bedeutung für den spontanen Blutungsstillstand in besonderem Maße aus.

Berlin, den 28. November 1990

Dr. Lauer
Geschäftsführer

Der Präsident

Meine Damen und Herren, ich darf nun Herrn Prof. Bochnik zu seinem Festvortrag bitten.

Festvortrag

Ärztliche Kompetenz zwischen medizinischem Fortschritt und gesundheitspolitischer Verantwortung*

H. J. Bochnik

Zentrum der Psychiatrie der Johann Wolfgang Goethe Universität, Heinrich Hofmann Straße, W-6000 Frankfurt/M., Bundesrepublik Deutschland

Meine sehr verehrten Präsidenten, – Spektabilitäten, – Damen und Herren, lieber Herr Pannike,

vorab darf ich Ihnen die besten Wünsche Ihres 87jährigen Altpräsidenten von 1958, meinen psychiatrisch-neurologischen Amtsbruder in Kiel, Herrn Professor G. Störring ausrichten, der sich darüber freut, daß nach Reichardt 1928 die Reihe der Beiträge von Psychiatern und Neurologen heute fortgesetzt wird.

Dabei soll es nicht um einen speziellen Beitrag zur Unfallproblematik gehen, sondern nach dem Wunsch von Herrn Pannike um einen „Festvortrag“, der, nach musikalischer Einkehr, der Besinnung auf Fundamente unseres Berufes gewidmet ist. Zu diesen Fundamenten gehören die Komplexe Kompetenz, Fortschritt und Verantwortung in ihren vielfachen Verflechtungen.

Warum ist Besinnung auf Grundlagen heute so wichtig?

In Kürze: Weil unsere Welt in allen Bereichen im Umbruch steht, dessen Herausforderung auch uns als einzelne Ärzte, wie als Ärzteschaft, vor Handlungszwänge stellt. Handlungszwänge verführen zum kurz gedachten Improvisieren in Richtung der geringsten Widerstände oder der eigenen Vorteile, bei dem das Gemeinwohl, zu dem das Wohl unserer Patienten gehört, hintangestellt wird. Dies fördert und befestigt Fehlentwicklungen genauso wie tatenloses Laufenlassen. Dagegen hilft nur Besinnung auf verpflichtende Werte (die im Praxisalltag unreflektiert bleiben können) und – kluges energisches Eingreifen in Entscheidungsprozesse.

---

* Herrn Prof. G. Störring, Kiel, in Gedenken seiner wegweisenden Arbeit „Besinnung und Bewußtsein“ herzlich zugeeignet.

Hefte zur Unfallheilkunde, Heft 220
Zusammengestellt von K. E. Rehm

Um welche Umbrüche geht es?

Tiefgreifende Veränderungen werden von der Vereinigung Deutschlands in einem zusammenwachsenden Europa ausgehen, dem der Osten friedlich aber kommunistisch ruiniert, zustrebt und das Verantwortungen auch in der Dritten Welt nicht ausweichen kann.

Unsere Freude über diese hoffnungsvollen epochalen Entwicklungen sollten uns helfen die damit verbundenen Lasten zu tragen.

Unausweichliche Schwierigkeiten
Diese gigantischen Handlungszwänge, die neben vielen anderen auch die Unfallheilkunde erreichen werden, vergrößern ältere Schwierigkeiten (auch Altlasten), von denen nur einzelne kurz genannt werden sollten, die ärztliche Angelegenheiten besonders betreffen und deren Überwindung im einzelnen die Orientierung an Grundlagen benötigt. Die folgende Aufzählung soll keine Rangordnung sein!:

Die dramatische Zunahme alter Menschen zwingt Medizin wie Gesellschaft zur Anpassung ärztlicher Kompetenzen und Hilfsmöglichkeiten.

Die zunehmende Neigung zum selbstschädigenden Verhalten im Straßenverkehr, Sport, in Konflikten, im Umkreis der Sexualität, im Mißbrauch von Kalorien, Alkohol, Medikamenten und Drogen führt zu zahlreichen eigentlich vermeidbaren Unfällen, Krankheiten, Todesfällen, Leiden, Depressionen, Verzweiflungen und Selbstmordhandlungen. Diese sind nur eigentlich, aber nicht wirklich vermeidbar, denn Selbstschädigungen können nur durch Überzeugungsarbeit eingedämmt werden, deren Wirkungsgrad angesichts tief verwurzelter und eifersüchtig verteidigter Bedürfnisse gering ist.

Eine tröstliche Kehrseite: Die Opfer der Selbstschädigung sind Zeugen der Freiheit, die wir alle wollen. *Freiheit ist aber nur dort existent, wo man sie mißbrauchen kann.* Da wir Freiheit wollen, müssen wir den Verunglückten auch mit unserer Freiheit solidarisch beistehen.

Große Schwierigkeiten macht die Ausbreitung der egozentrischen zeitgeistigen „Ohne-Mich-Haltung", die unter sozialistischer Unterdrückung genauso gedieh wie im freien Westen (dort von der FAZ als „postmaterialistisches Ruhebedürfnis" treffend bezeichnet).

Die zunehmende Neigung, daß das „Tun für" zu Lasten des „Forderns von" in kleinen und großen Gemeinschaften bzw. das Nehmen zu Lasten des Gebens einzuschränken, erschwert die Lösung dringlicher Gemeinschaftsaufgaben. Unter dieser Zurückhaltung der Leistungsfähigen leiden nicht nur unsere Fachgesellschaften und Kammern, sondern ebenso Vereine, Kirchen, Gewerkschaften und Parteien. Sie alle werden dadurch immer wieder zu leistungsmindernden personellen Verlegenheitsentscheidungen gezwungen.

Der zeitgeistige Anspruch auf möglichst großen persönlichen Vorteil bei möglichst geringen Lasten und Verantwortungen, wird durch die politische Abhängigkeit von Wählerentscheidungen kräftig gefördert. Auch vernünftige Parteien geraten daher in die Versuchung mit Unvernunft um die Stimmen von Unvernünftigen zu werben. Da wir keine Alternative zur Demokratie wollen, müssen wir mit diesem Risiko der „sozialen Entropie" leben. Die Mißstände, die aus der Konkurrenz der Gefälligkeiten und Entpflichtungen erwachsen, sind vielfältig und bedrohen sozialtragende Werte: Wehrdienstverweigerung und praktisch freier Schwangerschaftsabbruch, (der die Hilfspflicht für den nahenden Verwandten durch Tötung annulliert), die Abwendung vom Pflegedienst, (die auch eine Folge der Entwertung des Prestiges der hingebenden Hilfe ist), die Erpeßbarkeit des Staates und die Zunahme eines erpressersichen Geistes ohne Gewissensbremsung, der sich in Ehekonflikten, Selbstmorddrohungen, in wirtschaftlichen Konkurrenzen und in Tarifkonflikten zeigt.

Die Beachtung von Gesundheitsfragen durch unsere Medien, die Politiker zum Handeln treiben, orientiert sich weniger an tatsächlichen volksgesundheitlichen Gewichten, als an selbsterzeugten Emotionen und deren Unterhaltungswert. So liegt z. B. die Zahl der Herointoten in der Größenordnung der im Verkehr getöteten Radfahrer – ein Unfallsegment, das Ihre Gesellschaft angeht – . Haben Sie schon einmal einen Politiker gehört, der seine tiefe Betroffenheit über den letzten toten Radfahrer versichert hat? Die viel gewichtigeren Probleme der Verkehrs-, Alkohol- und Selbstmordopfer werden demgegenüber so verdrängt, wie Carcinom-Elend gegen Aids-Elend.

Oder – Methadon, das nur wenigen Süchtigen helfen kann, wird gegen alle gesicherten Einsichten als Heilmittel hochstilisiert mit dem Erfolg, daß Politiker in die Methadon-Falle gelockt werden, in der die unvermeidliche Enttäuschung über die unverändert schweren Suchtfolgen ihnen als politische Schuld angelastet wird.

Die zunehmende Schwierigkeit, gesundheitspolitische Vernunft gegen parteipolitische Wählerwerbung durchzusetzen, die teils auf Utopien, teils auf Vernebelung unbequemer Tatsachen baut, die jenseits der Legislaturperiode liegen oder die dem emotionalisierenden Mediendruck folgt.

Die zunehmenden Schwierigkeiten, Fortschritte ärztlicher Hilfsmöglichkeiten bezahlbar zu machen.

Die Schwierigkeiten, mißbräuchliches Ausnutzen von Hilfsangeboten zu vermeiden.

Die hausgemachte Verschlechterung der ärztlichen Ausbildung durch ein teueres Massenstudium, das die tatsächlichen Ausbildungskapazitäten um das Doppelte überlastet (die leichte Reduktion der Zulassungszahlen ist noch unzureichend). Zudem wird dadurch ärztliche Arbeitslosigkeit geschaffen, da die bezahlbare Arbeit begrenzt ist.

Die Schwierigkeiten, ohne die Steuerung einer anspruchsvollen Kompetenzbedarfsforschung bedarfsgerechte Inhalte der Aus-, Weiter- und Fortbildung unter Berücksichtigung von Fortschritten zu komponieren.

Die Schwierigkeiten, bedarfsgerechte Grenzen der Gebiete, Teilgebiete und Bereiche in den Spannungsfeldern zwischen spezialistischen und koordinativen Bedürfnissen und den unterschiedlichen Interessen im Kampf um die Verteilung von Honoraren zu ziehen.

Die Schwierigkeiten der notwendigen Qualitätssicherung in der Medizin, die in weiten Bereichen nicht sachgerecht durch Standardisierung gewährleistet werden kann, was durch einen „Mittelwert- und Signifikanz-Fetischismus" von den vielen übersehen wird, die nicht zur Kenntnis nehmen, daß die hohen Varianzen medizinischer Regeln ein individualisierendes und kreatives ärztliches Entscheiden erforderlich machen.

Wo aber Standards nicht möglich sind, muß die Qualitätssicherung ihren Schwerpunkt auf die Qualifizierungssicherung der Kompetenzen legen. Drehpunkte der Qualitätssicherung sind daher die Weiterbildungsermächtigung der Landesärztekammern, die das Interesse künftiger Patienten über das verständliche Interesse einzelner Ärzte stellen müssen, die Anforderungen an die Qualifizierungssicherung möglichst gering halten möchten.

Und nun das vielleicht Wichtigste:
Die Schwierigkeit, Vertrauen und Vertrauenswürdigkeit als Grundlage des liberalen Arzttums in einer Welt zu sichern, die mit dem Zug zur totalen Verrechtlichung Mißtrauen und Kontrolle zu Leitwerten gemacht hat.

Um in diesen Bereichen zu zukunftssicheren sachgerechten und sozial verträglichen Entscheidungen kommen zu können, in denen das Wohl der Ärzteschaft dann am besten gesichert wird, wenn sie das Wohl der Patienten in den Vordergrund stellt, bedarf es der Orientierung an Grundlagen und Grundwerten, die, wie gesagt, wesentlich mit Wechselbeziehungen zwischen den Komplexen Kompetenz, Fortschritt und Verantwortung zusammenhängen.

Vertiefungen

Vertiefungen der Komplexe Kompetenz, Fortschritt und Verantwortung sind zu empfehlen, da sie dem alltäglichen praxisorientierten Bewußtsein zwar als Selbstverständlichkeiten erscheinen, die bei genauerem Zusehen doch vage und vieldeutig sind, so daß sie als Orientierungsmarken nicht weit genug reichen. Die folgenden Anmerkungen mögen daher weiterführende Vertiefungen anregen.

1. Ärztliche Kompetenz

Ärztliche Kompetenz erwächst aus vier unverzichtbaren und unvertretbaren Wurzeln:
Wissen, Können, Erfahrung und spezifisch-ärztliches Verhalten.

Die ärztliche Ausbildung ist, gesteuert durch Prüfungsanforderungen, fast rein wissensorientiert. In der Weiterbildung kommen erfahrungsgestütztes Wissen und Können zu ihrem Recht. Das ärztliche Verhalten wird nur beiläufig durch gute und böse Beispiele geprägt, es fehlt an einer systematischen Kultivierung, die angesichts der Wandlungen von Verhaltensnormen und verbindlichen Werten in der Gefahr des Verkommens ist. Tendenziell wird der Patient immer häufiger als Träger der interessierenden und berufsbegründenden Krankheit, als eigentlich lästiges Beiwerk mißachtet und manipuliert. Kein hier Anwesender tut das und dennoch breitet sich das Übel aus. Es wird weitgehend verkannt, daß ärztliches Verhalten der unvermeidliche Flaschenhals ist, durch den Heilkunde zur Hilfe für den Einzelnen gewandelt wird. Ärztliches Verhalten begründet das Vertrauen des Patienten, damit die Partnerschaft bei einer sinnvollen Krankheitsbehandlung, neuhochdeutsch: Compliance.

Zur Kompetenz des Arztes gehört unverzichtbar seine Vertrauenswürdigkeit, die das Vertrauen des Patienten rechtfertigt.

Vertrauenswürdigkeit muß das bewußte Anliegen des Arztes sein, da ärztliche Hilfe nur um den Preis des Anvertrauens oder der Auslieferung zu erlangen ist. Dies gilt nicht nur für die Zustimmung zu einer Operation, sondern auch für das Vertrauen in eine ambulante Beratung, die Wege zur Heilung eröffnen, aber auch sachwidrig verschließen kann, ohne daß der Patient dies abzuschätzen in der Lage ist.

Vertrauenswürdigkeit muß vielseitig sein: Der Patient muß darauf vertrauen können,

- daß der Arzt seinen Beruf zureichend erlernt hat (was bei Berufsanfängern, die ein Massenstudium absolviert haben, keineswegs selbstverständlich ist).

- Der Patient muß darauf vertrauen können, daß der Arzt seine eigenen Interessen in erkennbaren Grenzen den Interessen des Patienten unterordnet,
- daß er für ihn das Beste in Grenzen der Verhältnismäßigkeit will und durchsetzt,
- daß er Aufklärung und Einwilligung ernst nimmt, aber auch,
- daß er während der Berufsausübung sich nicht von ganz privaten Emotionen, wie sie Partner und Finanzämter aufwühlen können und auch nicht von Ermüdung, Eile, Überdruß und Langeweile ablenken läßt.

Dies alles kann der Patient nicht bemerken, er ist zum Vertrauen gezwungen, daher ist ärztliche Vertrauenswürdigkeit Pflicht.

Eine vertrauenswürdige Kompetenz setzt in vielen ärztlichen Bereichen eine Personenorientierung und eine Ganzheitsorientierung voraus.

Die Personenorientierung gründet sich auf der Fähigkeit, den konkreten Patienten, seiner seelischen und sozialen Individualität wahrzunehmen.

Die Ganzheitsorientierung setzt die Fähigkeit der Wahrnehmung und Beachtung der Funktionszusammenhänge des Gesamtorganismus ggf. auch unter Beachtung psychophysischer Zusammenhänge, voraus. Ganzheitsorientierung ist legitim verzichtbar, bei spezialistischen organorientierten Ansätzen in der Akutmedizin.

Unverzichtbar ist Ganzheitsorientierung und Personenorientierung bei der Behandlung chronisch Kranker und bei Rehabilitationen.

Die Notwendigkeit der Ganzheitsorientierung (die die Väter der internistischen Psychosomatik in ihren Privatpraxen entdeckt haben) wird zwar in vielen Sonntagsreden gefordert, während die Erfüllung dieser Grundsätze im Zuge medizinischer Spezialisierungen selbst in Kliniken und Praxen der Sonntagsredner keine große Rolle spielen.

Schlüssel zur ärztlichen Ganzheitsorientierung
ist die Einsicht, daß jede Behinderung, die wir an einem einzelnen Patienten feststellen, immer eine Interaktion von krankheits- oder unfallsbedingter Störung mit den kompensierenden oder dekompensierenden Kräften der tragenden Person in biologischen, psychischen, personalen und sozialen Bereichen darstellt. *Die Kurzformel: Behinderung = Störung : Kompensation* (biologisch, psychisch, personal, sozial).

Das grundsätzliche Therapiekonzept, das daraus abgeleitet werden kann, heißt: Störungsminderung *und* Kompenstionsverbesserung in allen zugänglichen Bereichen, soweit dies möglich und verhältnismäßig ist.

Ärztliche Ganzheits- und Personenorientierung wird in der Bildung zum Arzt durch die notwendige Ausrichtung auf Regelgewinnung und Regelerlernung erschwert: Seien wir uns doch klar darüber, daß die Regelgewinnung nur um den Preis der Opferung von Individualität möglich ist. Aus vielen höchst verschiedenen Individuen werden die interessierenden gemeinsamen Merkmale herausgefiltert und auf ihre Zusammenhänge untersucht, während die bunte Vielfalt der tragenden Personen, die in allen zugänglichen Bereichen besteht, im Abfallkorb der Statistik landet. Ob die so gewonnene Regel auf den Einzelfall anwendbar ist, hängt sehr weitgehend von der Konstellation jener vielen Bedingungen ab, die bei der Regelgewinnung ausgeblendet worden sind. Dies ist der Grund, warum unsere medizinischen Regeln oft verläßliche Mittelwerte haben, in deren Varianzen sich die zahlreichen Ausnahmen verbergen. Weil dies so ist, steht jeder Arzt mit seinem medizinischen Regelinventar vor dem nächsten konkreten Patienten vor der Frage, wie weit seine Regeln in diesem Falle Geltung haben. Dies ist auch der Grund, warum der Arzt durch sein Verhalten aus Heilkunde, durch Anpassung auf die Besonderheiten der Indvidualität, ein Kunsthandwerk, vielleicht sogar eine Heilkunst machen muß. Eine unvermeidliche Transformation, die unvermeidliche Grenzzonen zur Scharlatanerie hat, deren Vermeidung nur durch gewissenhafte Prinzipientreue möglich ist.

Ärztliche Kompetenzenwicklung steht im Spannungsfeld zwischen Spezialisierung und Koordination.

In der Forschung ist die Spezialisierung die Mutter der meisten Fortschritte. Wo Forschungsgegenstände Koordinationen verschiedener Teildisziplinen erfordern (und dies ist immer der Fall, wenn es um die Aufklärung vieldimensionaler Strukturen geht), sind die Fortschritte eher kümmerlich, gemessen am Wünschenswerten. In den Forschungsorganisationen der Medizin hat sich dabei eine Spezialisierungsautomatik mit außerordentlicher und faszinierender Kraft entwickelt. Spezialisierungen erlauben Höchstleistungen, die zu Habilitationen und Berufungen aus eigener Kraft, ohne hinderliche Überzeugungs- und Einigungszwänge führen und die mit beschützter Lebensarbeit belohnen. Um den Preis des Verzichtes auf die Vertretung eines großen Faches haben in der letzten Universitätsreform viele kompetente Oberärzte die persönliche Freiheit des Abteilungsleiters durch Beschränkung auf eine Spezialität erkauft. Die vertieften Kompetenzen müssen mit Verengungen bezahlt werden, die wiederum zu Kompetenzlücken zwischen den Repräsentanten führen, in die Patienten besonders dann hineinfallen, wenn sie nicht wissen können, welcher Spezialist zuständig und welcher ahnungslos ist.

Koordinative Kräfte für spezialistische Kompetenzen werden aber in der Krankenversorgung, insbesondere in der Ambulanz und in Allgemeinkrankenhäusern dringend gebraucht. Gegenüber dem Spezialisten benötigen „Generalisten" die breitere Übersicht über das Fachwissen, während Können und Erfahrung punktuelle Akzente haben können, deren Einseitigkeiten durch Überweisungen des Patienten auszugleichen sind. Die bewußte Kultivierung des ärztlichen Verhaltens sollte zwar überall gefördert werden, sie ist aber umso dringlicher, je weniger die Spezialisierung die Arzt-Patienten-Beziehung trägt.

Die großen Fächer, die ich für die ambulante Versorgung für unverzichtbar halte, stehen unter einem z. T. aggressiven Spezialisierungsdruck, der davon lebt, daß Spezialisten in ihrem Horizont alles besser können als „Generalisten" und daß die Spezialisten auch meist die wortgewandteren akademischen Meinungsbildner in Fragen der Weiterbildungsordnung stellen. Unter aggressivem Spezialisierungsdruck stehen besonders die Innere Medizin und die Pädiatrie. Das Ringen in der Chirurgie um die Ordnung von Einheit und Vielfalt sehe ich mit großem Interesse. Einen Nonsens-Beschluß des Deutschen Ärztetages von 1988 versuchen wir gemeinsam mit dem Berufsverband und der Deutschen Gesellschaft für Psychiatrie und Nervenheilkunde zu korrigieren: Der Ärztetag, der in der Aufzählung der Gebiete nur noch „Psychiatrie" und „Neurologie" getrennt vorsah, hat nicht bemerkt, daß über 90 % der Niedergelassenen, die Nervenheilkunde als Psychiatrie *und* Neurologie in realer Existenz erfolgreich und praktisch unersetzlich vertreten.

Die Verbesserung der Weiterbildungsordnung, um die in den nächsten Jahren gerungen wird, sollte sich an den empirisch feststellbaren Versorgungsaufgaben und den dafür notwendigen Kompetenzspektren orientieren. Dies kann nicht allein den Gruppeninteressen überlassen werden, die in ihren Horizonten befangen sind. Hier sollte, wie wir schon verschiedentlich vorgeschlagen haben, eine systematische Kompetenzbedarfsforschung eine umfassende Grundlage erarbeiten, die Spezialisierungs- und Koordinationsbedürfnisse sachgerecht vereinigt und deren Notwendigkeit schon durch die AWMF und den Medizinischen Fakultätentag bejaht worden ist. Als Modell könnte unsere „Nervenarzt-Studie“ hilfreich sein, in der repräsentativ-empirisch die psychiatrisch-neurologischen Arbeitsfelder in der freien Praxis ausgeleuchtet worden sind.

Der vergangene und der kommende Streit um die Grenzen von Gebieten, Teilgebieten, Bereichen und Befähigungsnachweisen wird unvermeidlich auch durch Prestige- und Honorierungserwägungen beflügelt, die in vernünftigen Einklang mit der gesundheitspolitischen Gesamtverantwortung gebracht werden müssen.

Ein Grundsatz sollte dabei immer gelten:
Wer kann, der darf
und wer darf, muß gewissenhaft entscheiden, ob es notwendig und verhältnismäßig ist, den zuzuziehen, der es besser kann.

Auf der anderen Seite muß der Grundsatz stehen:
Wer nicht kann, darf nicht.

Die Gültigkeit dieses Grundsatzes droht von Interessenten verletzt zu werden. Beispiel: Tendenz zur primären Zulassung von Diplom-Psychologen zur Psychotherapie, die bei der immer erforderlichen Indikationsdiagnose differentialdiagnostisch zwischen körperlichen Krankheiten, hirnorganischen und endogenen Psychosen sowie neurotischen reaktiven Störungen unterscheiden müssen. Dies haben sie nicht gelernt und wenn ein Bundestag sie dazu ermächtigen sollte, könnte es aus Organisationsverschulden haftbar werden, wenn ein Diplom-Psychologe ein Magenkarzinom, einen Hirntumor oder eine endogene Psychose übersehen hat, die die Ursachen neurotisch anmutender psychischer Störungen sein können.

Ein anderes Beispiel aus meinem Fachgebiet ist die vieldeutige Pseudodiagnose „Borderline-Störung“, für die Psychoanalytiker sich auch dann zuständig halten, wenn es sich um schizophrene oder endogene Psychosen handelt, deren Erkennung und Behandlung außerhalb ihrer Kompetenzen liegt.

2. Medizinischer Fortschritt

Hierzu nur in Kürze, daß der Wissenschaftsbetrieb unter dem Produktionszwang (publish or perish) in immer kürzeren Abständen zur Verdoppelung des Wissensbestandes führt, z.Z. in höchstens 6 Jahren. Der einzelne Wissenschaftler wie der einzelne praktizierende Arzt ist selbst bei fleißigem Lesen außerstande, alle Arbeiten auch nur eines Teilbereichs der Medizin zur Kenntnis zu nehmen.

Die Umsetzung des Fortschrittes in die Lehre bedarf engagierter und wirksamer Filterungsbemühungen, die aus der Flut der Papiere und Kongresse die Werkzeugwerte herausfinden. Werkzeuge, die Einsichten dienen und die die Diagnostik und Therapie mit Prävention und Rehabilitation verbessern helfen.

Das tatsächliche Einbringen in die Lehre stößt immer auf die gleichen Schwierigkeiten, die ich in zahlreichen Kommissionen unserer wissenschaftlichen Gesellschaften, der Ärztekammer und der zuständigen Ministerien erlebt habe:

Alle Versammelten beschwören in der ersten Sitzung die Notwendigkeit der Entrümpelung der Approbationsordnung im allgemeinen. Im speziellen betont jeder einzelne Teilnehmer der Reihe nach, daß in seinem Fach in letzter Zeit viele Fortschritte gemacht worden sind, die dringend der Berücksichtigung bedürfen. Bei Lichte besehen, kann es auch keine nennenswerte „Entrümpelung" der Approbationsordnung geben, da alle Einzelbestimmungen nur Überschriften über zumeist unverzichtbare große Kapitel darstellen, die der Auslegung im Detail bedürfen.

Weil dies so ist, bedürfen die „Richtlinien zur Weiterbildungsordnung" einer besonderen Aufmerksamkeit, die ich auch Ihrer Fachgesellschaft nur empfehlen kann. Auch diese „Richtlinien" können nur auslegungsbedürftige Überschriften sein, deren Auslegung der gewissenhaften Prüfung an den gleichfalls auslegungsbedürftigen Qualifizierungs- und Qualitätssicherungsmaßstäben bedürfen. Hier sind letzten Endes die Landesärztekammern aufgerufen, die verhindern sollen, daß Weiterbildungsrichtlinien in die meist wenig sachverständigen Delegiertenversammlungen in die Strudel punktueller Partialinteressen von Fraktionen geraten. Hess hat meines Erachtens zu Recht festgestellt, daß die Weiterbildungsrichtlinien interne Verwaltungsanordnungen der Landesärztekammern darstellen, über die deren Präsidien zu befinden haben.

Vermutlich wird nur so der Fortschritt der Medizin eine Chance haben, sich dort in realisierbare Hilfen für Patienten umsetzen zu lassen, auch wenn er unbequeme Anforderungen an Aus-, Weiter- und Fortbildung stellt.

Zur Freiwilligkeit oder Zwang in der Fortbildung?

Freiwilligkeit und Vertrauen sind Leitwerte der Ärzteschaft. Dies gilt auch gegenüber ihrer Verpflichtung, sich fortzubilden und die Forbildung ggf. nachweisen zu können.

Aus grundsätzlichen Erwägungen würde ich eine zwangsweise Fortbildung nur dort für erwägenswert halten, wo praktisch unausgebildete Ärzte nach dem Staatsexamen in die eigene Praxis streben müssen. Im übrigen kann auf Selbstverantwortlichkeit in der Fortbildung vertraut werden. Hier gilt allerdings:

Freiheit ist nur existent, wo sie mißbraucht werden kann und die Freiheitlichkeit in einem Beruf setzt ausgleichende Schärfe der Sanktionen gegen Vertrauensmißbrauch voraus. Ein solcher könnte z. B. in Behandlungsfehler-Verfahren berufs-, zivil- oder strafrechtlicher Art gegen Ärzte realisiert werden.

3. Ärztliche Verantwortung

Der Arzt ist persönlich seinem Patienten verantwortlich. Sein Umgang mit dieser Verantwortung ist die Kehrseite seiner Vertrauenswürdigkeit.

In jedem Einzelfall muß er die Verantwortung gegenüber den Patienten mit der Verantwortung gegenüber der ihn tragenden Gemeinschaft in Einklang bringen. Beide Seiten müssen ihm vertrauen können, denn ein Arzt, der als Funktionär nur die Interessen des Staates oder der Kostenträger vertritt, schädigt Patienten und ein Arzt, der nur die Interessen des Patienten vertritt, kann zum Sozialschädling werden.

Die Zukunft des Ärztestandes als eines freien Berufes liegt darin, daß wir für den Einzelpatienten wie für die Gemeinschaft gleichermaßen vertrauenswürdig bleiben. Dies kann gefährdet werden durch wirtschaftliche Abhängigkeit und es wird sicher gefährdet werden durch wirtschaftliche Not von Ärzten.

4. Gesundheitspolitische Verantwortung

Hier sind ärztliche Werte und – Erkenntnisse in die Gestaltung der Rahmenbedingungen ärztlichen Tuns durch vernünftige Förderung von Forschung, Lehre und Krankenversorgung einzubringen. Hier gilt das Primat einer sozialverträglichen Ordnung der Beziehung zwischen Arzt, Patient und Gesellschaft, die zu einer optimalen Realisierung ärztlicher Hilfsmöglichkeiten führt.

Hier ist Gemeinschaftsdienst nötig, um etwas zu empfehlen. Hier sind die Berufsverbände, die Fachgesellschaften, die AWMF und die Körperschaften des öffentlichen Rechtes die wir realisieren dürfen, in den Ärztekammern gefordert, um etwas zu bewegen. Mit Ihrem Präsidenten zusammen versuchen wir in Hessen über die Vereinigung Hippokratischer Ärzte für ärztliche Grundsätze einzutreten, die über den Tellerrand der Gruppeninteressen hinausweisen.

5. Allgemeinpolitische Verantwortung

Hier sind ärztliche Aktivitäten in Landes- und Bundesparlamenten und Gewerkschaften erforderlich, um Einfluß zu nehmen auf angemessene verhältnismäßige sozialverträgliche Einbindung gesundheitspolitischer Anliegen in den gesamtpolitischen Prozeß mit seinen konkurrierenden, insbesondere auch finanziellen Anforderungen.

Zum Abschluß

Unsere Zeit braucht, mit der Besinnung auf Grundlagen und Werte, die Kraft zur Gestaltung verbesserter ärztlicher Hilfsmöglichkeiten durch energisches Engagement in Gesundheitspolitik *und* Politik.

Beachten Sie bitte, keine demokratische Gesellschaft kann besser werden als dies die Mehrheit der Stimmberechtigten versteht und will!

Sorgen Sie dafür, daß auch die traumatologische Vernunft im Interesse unserer Patienten wieder und wieder entscheidungsberechtigte Mehrheiten überzeugt und bewegt.

Dies setzt die Erledigung ihrer Schularbeiten voraus: Fachliche Fortschritte schaffen, die Kompetenzen und Hilfsmöglichkeiten in Kliniken und Praxen verbessern.

Ich wünsche Ihrer Tagung fruchtbare Ergebnisse.

Vertiefende Literatur

Bochnik HJ, Demisch K, Gärtner-Huth C (1989) Sprechende Allgemeinmedizin – Personale Orientierung und psychiatrische Praxis. Deutscher Ärzteverlag, Köln (dort weitere Literatur)

Bochnik HJ, Gärtner H, Richtberg W (1981) Vertrauen – Anvertrauen – Vertrauenswürdigkeit. Liberale Lebenselemente einer humanen und ökonomischen Medizin sind gefährdet. In: Bergener H Psychiatrie und Rechtsstaat. Luchterhand, Neuwied

Bochnik HJ, Gärtner-Huth C, Richtberg W (1983) Blinde Spezialisierung zerstört Bewußtsein der Gemeinsamkeiten, pflegt die Einheit des Arztberufes! Dtsch Ärztebl 80 : 40

Bochnik HJ, Demisch K (1985) Ärztliche Koordinationskompetenzen müssen Spezialisierungen ergänzen. Eine Frage zur Ordnung der praktischen Heilkunde: Sind Internisten, Pädiater und Nervenärzte zukunftsträchtige oder rezente Figuren? In: Festschrift für V. Denecke. Deutscher Ärzteverlag, Köln

Bochnik HJ, Buchholz G, Richtberg W (1983) Lernbehinderungen im Medizinstudium: Dogmatisches Denken – Massenstudium Prüfungsorientierung – ideologisch-dialektische Filterungen. Med Welt 34:959–966
Bochnik HJ, Gärtner-Huth C (1980) Kriterien der Operabilität aus neurologisch-psychologischer Sicht. Chirurg 51:142–149
Bochnik HJ, Gärtner-Huth C (1984) Die Person des Kranken als diagnostisch-therapeutische Aufgabe des Orthopäden. Z Orthop 122:384–392
Hackethal J (1978) Interview mit „Quick". In: Hessisches Ärztebl 8:859
Störring GE (1952) Besinnung und Bewußtsein. Thieme, Stuttgart

I. Geschlossene Gelenkverletzungen (ohne Gelenkfrakturen)

Überprüfung der Indikation zu konservativer/operativer Behandlung auf der Basis von Spätergebnissen (> 10 Jahre)

Vorsitz: D. Havemann, Kiel; S. Weller, Tübingen

Die Bedeutung des Spätergebnisses in der Unfallchirurgie

D. Havemann und U. Rebers

Abteilung für Unfallchirurgie, Klinikum der Universität Kiel, Arnold Heller Straße 7, W-2300 Kiel, Bundesrepublik Deutschland

In den letzten drei Jahrzehnten hat sich bei der Behandlung geschlossener Gelenkverletzungen ein Wandel von der bis dahin überwiegend konservativen zur operativen Therapie vor dem Hintergrund einer wissenschaftlich-experimentell begründeten Erkenntnisvermehrung vollzogen, der bis heute nicht abgeschlossen ist. Ausdruck dieser Entwicklung sind die bestehenden Unsicherheiten in der Stellung der Grundindikation für und wider den operativen Eingriff bei der geschlossenen ligamentären Gelenkverletzung, wie sie in den letzten Jahren zum Beispiel bei der Behandlung der Bandverletzungen am Knie- und Sprunggelenk zum Ausdruck kommen. Letztlich werden die Bemühungen um die Schaffung klarer und nachvollziehbarer indikativer Kriterien von den mit unterschiedlichen Behandlungsverfahren erzielten Resultaten kategorisch bestimmt.

So wenig mißverständlich diese Gegebenheiten auch sein mögen, in der klinischen Praxis wird die reale und aktuelle Situation jedoch von Unsicherheiten bestimmt, die ihre Ursachen nicht zuletzt darin haben, daß sowohl die Erkenntnisvermehrung als auch die Vermittlung der experimentell und klinisch gewonnenen Ergebnisse von Untersuchungen auf routinemäßig geübte Verfahren treffen, die entweder aufgegeben oder modifiziert werden müssen.

Damit verbunden ist notwendigerweise eine Indikationsveränderung, deren Umsetzung in die Bedingungen des klinischen Alltags nur dann vertretbar ist, wenn damit eine Verbesserung des erwarteten Heilerfolges nachgewiesen ist.

Die Progression des Wissenszuwachses verläuft exponentiell, so daß der Wissensstand in immer kürzerer Zeit relativiert wird. Man kann der Ansicht sein, daß in rein theoretisch arbeitenden Bereichen der Medizin damit *zunächst* keine gravierenden Einflüsse auf die Praxis verbunden sein müssen, in der Wirklichkeit jedoch verlöre medizinische Forschung ihren Sinn, wenn nicht schnell aufeinanderfolgende Forschungsergebnisse kritisch auf ihre Anwendbarkeit und ihre Auswirkungen im diagnostischen und therapeutischen Bereich überprüft werden können (Schmit-Neuerburg 1988).

Die Entwicklung der Kommunikationstechnik in der Neuzeit hat auch in der Medizin die stark beschleunigte Verbreitung wissenschaftlicher Erkenntnisse, verbunden mit einer Internationalisierung durch niedrigere Sprachbarrieren, gebracht, deren Umsetzung in die

Hefte zur Unfallheilkunde, Heft 220
Zusammengestellt von K. E. Rehm

Praxis nicht nur an die Akzeptanz der Anwender, sondern auch an deren kritisches Beurteilungsvermögen höchste Anforderungen stellt. Nicht zu selten geraten diese in Konflikt mit der klinischen Routine und den Ansichten, aber auch mit regulären Pflichten, die in immer höherem Ausmaß von administrativen Verordnungen, Erlassen und Gesetzen bestimmt werden.

Nur scheinbar ist mit dem bisher Vorgetragenen eine Abirrung vom Thema eingetreten, weil die Beschleunigung der Wissensverbreitung die unkritische Anwendung neuer Verfahren begünstigt, die nicht durch die Bewertung des Spätergebnisses abgesichert sind. Die Ermittlung und Evaluation von Spätresultalten nicht nur im Gebiet der Unfallchirurgie bei den geschlossenen Gelenkverletzungen unterliegt nach eigenem Verständnis den vorangestellten Problemkomplexen, die an der prinzipiellen Bedeutung des dauerhaft erzielten Ergebnisses für die Anwendung eines Behandlungsverfahrens nichts ändern. Die entscheidende Rolle des Spätergebnisses wird deutlich, wenn es als wissenschaftlich gesicherte Information in den Entscheidungsprozeß der Indikation eingeht. Die Zuverlässigkeit der Aussage über die Leistungsfähigkeit eines Behandlungsverfahrens hängt ab von der objektiven Qualität der Untersuchungsparameter, die eingefügt in standardisierte Untersuchungsverfahren bei Langzeitkontrollen die Vergleichbarkeit sicherstellen und den Mangel kleinerer Probandenzahlen in den Kollektiven verringern. Vergleicht man unter diesem Aspekt die bisher im Laufe der letzten Jahre erschienenen Publikationen über Langzeitergebnisse nach der Behandlung geschlossener Gelenkverletzungen mit Ausnahme der Gelenkfrakturen am Beispiel des Kniegelenkes, so offenbart sich, daß zahlreiche Autoren für aussagekräftige Ergebnisse Nachuntersuchungsintervalle von unter 5 Jahren für ausreichend erachten, um Empfehlungen für die Wahl ihres Behandlungsverfahrens auszusprechen.

Als Mangel stellt sich das Fehlen einheitlicher Beurteilungsschemata, das Überwiegen retrospektiver Studien, die auf der Routinedokumentation in der Klinik beruhen und der Rückgriff auf kleine Fallzahlen dar, die keine statistisch gesicherten Aussagen zulassen. Dem stehen Resultate der wenigen, dafür aber aussagesichereren prospektiven und kontrollierten Studien überwiegend mit Frühergebnissen und die wenigen Langzeituntersuchungen gegenüber, die das Spätergebnis in dem hier thematisch geforderten Rahmen enthalten. Abgesehen davon, daß die Ergebnisse früherer retrospektiver Untersuchungen über die konservative Behandlung von Kniebandverletzungen von anderen als heute üblichen diagnostischen Voraussetzungen ausgingen, die die Wahl des Behandlungsverfahrens entscheidend beeinflußten, sind sie nicht vergleichbar mit den Ergebnissen prospektiver, randomisierter Studien nach operativer Behandlung (Beck 1989), die zum Beispiel zeigen konnten, daß Rupturen von Collateralbändern nach operativer und konservativer Behandlung unter nahezu gleichem Resultat ausheilen (Elsasser et al. 1974; Fetto und Marshall 1978).

Abweichend von der bisher vertretenen Meinung, daß Rupturen des vorderen Kreuzbandes ohne operative Behandlung versorgt zu zunehmender Rotationsinstabilität, Meniskusriß, Chondronekrose und Arthrose führen und daher die Indikation zur Operation obligat zu stellen sei, konnte gezeigt werden anhand der Überprüfung der Spätzustände, daß eine differenzierte Indikationsstellung in Abhängigkeit vom Alter und dem Leistungsanspruch des Verletzten zur konservativen Behandlung erfolgen kann, weil bei isolierter vorderer Kreuzbandruptur des im mittleren Lebensalter stehenden und sportlich wenig aktiven Menschen die Gebrauchsfähigkeit des betroffenen Kniegelenkes nur wenig beeinträchtigt ist (McDaniel und Cameron 1980).

Am Beispiel der fibularen Bandruptur des oberen Sprunggelenkes, der häufigsten geschlossenen ligamentären Gelenkverletzung (Aufranc 1958), deren Versorgung in den vergangenen Jahrzehnten seit etwa 1965 ausschließlich aus Sorge vor der verbleibenden Instabilität mit konsekutiven degenerativen Spätschäden operativ erfolgte, kann ebenso eine „Indikationsumkehr" festgestellt werden, die sich auf prospektiv randomisierte Untersuchungen basierend auf Frühergebnissen gründet (Jacob et al. 1981; Evans et al. 1984; Sommer et al. 1987; Zwipp et al. 1986; v. Laer 1987). Allein in die Untersuchungen von van den Hoogenband – 1987 veröffentlicht – gehen die Resultate einer Kontrolle 5 Jahre nach Beendigung der Behandlung ein, die zeigen, daß zwischen der konservativen und operativen Behandlung der fibularen Bandruptur des oberen Sprunggelenkes im Endergebnis keine Unterschiede bestehen.

Es bleibt bei diesem Beispiel festzustellen, daß auch aus den Resultaten prospektiv randomisierter Studien ohne Spätergebnisse, die die 10-Jahresgrenze erreichten, entscheidende Schlüsse für den Indikationsentscheid gezogen werden, die sich in der Praxis jetzt in dem umgekehrten Extrem niederschlagen, daß Rupturen des fibularen Bandapparates grundsätzlich nicht mehr operativ behandlungsbedürftig angesehen werden, obwohl zahlreiche Untersuchungen der 50iger und 60iger Jahren den Nutzen operativer Behandlungsmaßnahmen überzeugend zu begründen schienen. Der bis heute nicht erbrachte Beweis, daß Spätergebnisse nach operativer Behandlung die Berechtigung für das Verlassen der Operationsindikation belegen, rechtfertigt eine differenzierte Indikationsstellung unter Berücksichtigung der patientenseitigen biologischen und sozialen und psychischen Faktoren, wie sie ablesbar an den Publikationen der letzten Jahre auch erfolgt.

Die aus den veröffentlichten prospektiv randomisierten Studien in die Klinik übertragenen Ergebnisse sind nicht ohne Widerspruch geblieben, weil methodische Schwächen – so das Fehlen von Kontrollgruppen im Versuchsaufbau und der Vergleich mit alternativen Behandlungen – fehlen. Diesem Vorwurf stehen die Schwierigkeiten und ethischen Bedenken entgegen, die anders als im Laborexperiment bei einem *klinischen* Prüfungsinhalt bestehen.

Raskob und Mitarb. (1985) haben für die Durchführung klinischer Studien Richtlinien angegeben, nach denen diese u. a. prospektiv mit einer begleitenden Kontrollgruppe unter Randomisation und entsprechender Gruppenzuordnung erfolgen und die Vergleichbarkeit alternativ behandelter Gruppen bei einer ausreichenden Zahl von Patienten gegeben sein muß.

Als Gründe für die zu frühe Einführung von Behandlungsmethoden, die sich später als nur zeitweise effektiv, nutzlos oder gar schädlich erweisen, werden die kritiklose Übertragung pathophysiologischer Zusammenhänge und von Erkenntnissen aus ausgewählten Einzelbeobachtungen oder Expertenmeinungen genannt.

Die Behandlung von ligamentären Gelenkverletzungen ist in der Indikationsstellung zur Wahl des Therapieverfahrens und in der methodischen Ausführung konträr zu nennenden Schwankungen unterworfen, wie sich aus der Durchsicht der entsprechenden wissenschaftlichen Publikationen der letzten Jahre über das Schulter- und Ellenbogengelenk feststellen läßt. Nur sporadisch wird auf mittelfristige bis zu 5 Jahren und fast gänzlich fehlend auf späte bis zu 10 Jahren zurückgreifende Zeiträume Bezug genommen.

An dieser Stelle muß auf den Begriff der „konservativen Therapie" näher eingegangen werden, in den rein funtkionell wirkende Behandlungsstrategien integriert sind. Definitionsgemäß wird unter dem Begriff „funktionelle Behandlung" die Therapieform verstanden, bei der der betroffene Körperabschnitt entweder nicht oder nur für kurze Zeit und unvollständig ruhiggestellt wird (Tscherne und Wippermann 1989). Für die Bewertung der Resultate, die mit rein funktionellen Behandlungsmethoden erzielt wurden, ist mit Ausnahme des Verbleibens von verletzungstypischen Residuen wie z. B. der Luxation bzw. Subluxation des Acromio-claviculargelenkes oder Laxitäten des Bandapparates am Kniegelenk bisher durch Spätergebnisse, die ein 10-Jahres-Intervall einschließen, wenig bekannt.

Es ist daher gerechtfertigt, die Indikation zur ausschließlich funktionellen Behandlung geschlossener Gelenkverletzungen am Schulter-, Acromio-clavicular- und Ellbogengelenk, um nur diese zu nennen, kritisch zu stellen in Abhängigkeit von der Sicherheit der Diagnose des traumatogenen Folgezustandes, von den Behandlungsbedingungen, zu denen neben der „Compliance" des Verletzten auch die gesicherte kontinuierliche Behandlungskontrolle und vordringlich eine leistungsfähige krankengymnastische Therapie gehören.

Wenn die Bedeutung des Spätergebnisses in dem Nachweis eines definitiven Zustandes nach einem Behandlungsverfahren gesehen wird, so ergeben sich folgende Konsequenzen:

Es erlaubt unter der Voraussetzung eines identisch angewendeten Behandlungsverfahrens eine gesicherte prognostische Beurteilung, deren Relevanz zu den Problemen der Indikation, der Aufklärung des Patienten insbesondere zum erwarteten Heilungsergebnis, der Kosten der Gesamtbehandlung einschließlich gegebenenfalls erforderlich werdender Rehabilitationsmaßnahmen und der sozialen und existentiellen Situation des Verletzten evident ist.

Angesichts der Seltenheit von Langzeitergebnissen unter einer sehr großen Zahl von Publikationen und der Bedeutung des Spätergebnisses muß der Frage nach der Behebung des Mangels nachgegangen werden.

Es kann über umfassende, multizentrisch organisierte Bemühungen gelingen, Untersuchungsmethoden und -kriterien sowie standardisierte Untersuchungsschemata anzuwenden, um den Mangel der Unvergleichbarkeit der Ergebnisse zu beheben. Die Erhöhung der Zahlen in den Untersuchungskollektiven stößt dagegen auf unüberwindlich scheinende Probleme: die Mobilität der Bevölkerung stellt einen Umstand dar, der – selbst wenn entsprechende Mittel vorhanden wären – nur schwer zu beheben ist. Hinzukommt, daß mit fortlaufender Zeit die Neigung des Patienten, sich einer Kontrolluntersuchung zu unterziehen, abnimmt.

In der Praxis erweist sich als wesentliches Hemmnis die Tatsache, daß öffentliche und private Krankenversicherungsträger in Verfolg ihres Auftrages, nur den Krankheitsfall zu versichern, keine Kostenübernahme für Nachuntersuchungen gewähren. Die sich daraus ergebenden Schwierigkeiten sind nur zu bekannt: selbst die Bewertung des postoperativen Zustandes nach dem Ende der stationären Behandlung und des Frühergebnisses durch den behandelnden Klinikarzt ist erschwert, da nach herrschendem Recht bei nicht gesetzlich Unfallversicherten eine kassenärztliche Überweisung erfolgen müßte. Innerhalb Deutschlands erweisen sich lediglich die gesetzlichen Arbeitsunfallversicherungen, d. h. die Berufsgenossenschaften, als ein System der sozialen Sicherung, das auch Spätkontrollen Unfallverletzter zuläßt.

Das Gesundheitsreformgesetz der Bundesrepublik Deutschland vom 2. 12. 1988 verpflichtet die Krankenhäuser zu qualitätssichernden Maßnahmen. Es heißt dazu, daß diese Maßnahmen sich auf die Qualität der Behandlung, der Versorgungsabläufe und der Behandlungsergebnisse zu erstrecken hätten (§ 127 SGB V). Unter Berufung auf diese Gesetzesregelung scheint das Problem der poststationären Kontrolle des Behandlungsergebnisses, da nur dieses für den Patienten von dauerhafter Bedeutung ist, gelöst. Unklar bleibt dabei, wer für die Kosten dieser Gesetzesbestimmung aufkommen wird, so daß bezweifelt werden kann, daß die dringend notwendigen Spätkontrollen, die nach eigenem Verständnis erst die eigentliche Qualitätskontrolle darstellen, überhaupt realisiert werden können.

Literatur

1. Amirault JD, Cameron JC, Mc Intosh DL (1988) Chronic anterior cruciate ligament deficiency. J Bone Joint Surg [Br] 70:662-624
2. Anderson C, Odensten M, Good L, Gillquist J (1989) Surgical or non-surgical treatment of acute rupture of the anterior cruciate ligament. J Bone Joint Surg [Am] 71:965–975
3. Aufranc OE (1958) Ankle injuries in: Cave EF (ed) Fractures and other injuries. The Year Book. Medical Publishers, Chicago
4. Ballmer PM, Jakob RP (1988) The non operative treatment of isolated complete tears of the medial collateral ligament of the knee. Arch Orthop Trauma Surg 107:273–276
5. Beck E (1989) Behandlung von frischen, kombinierten Kniebandverletzungen: konservative Behandlung. Langenbecks Arch Chir Suppl II, 117a:421–423
6. Berentey G, Béres G (1984) Spätergebnisse nach Bandersatz bei antero-medialer Instabilität. Unfallheilkunde 167:473–477
7. Böhler L (1929) Die Technik der Knochenbruchbehandlung. Maudrich, Wien
8. Cross MJ, Powell JF (1984) Long-term follow-up of posterior cruciate ligament rupture: A study of 116 cases. Am Sports Med 12:292–297
9. Mc Daniel JW, Dameron TB (1983) The untreated anterior cruciate ligament rupture. Clin Orth Nr 172, Jan/Feb 1983
10. Elsasser JC, Reynolds FC, Omohundro JR (1974) The non-operative treatment of collateral ligament injuries of the knee in professional footballs players. J Bone Joint Surg [Am] 56:1185–1190
11. Fetto JF, Marshall JL (1978) Medial collateral ligament injuries of the knee: A rationale for treatment. Clin Orthop 147:22–28
12. Havemann D, Schroeder L, Egbers HJ (1981) Definitive Primärversorgung frischer Kniebandverletzungen und ihre Ergebnisse. Zbl Chir 106:1244–1245
13. Havemann D, Egbers HJ, Mollowitz W, Filbinger K (1985) Funktionelle Weiterbehandlung von Kniebandschäden mit Schienen-Schellenapparat und ihre Ergebnisse. Orthop Techn 36:594-597
14. Harter RA et al. (1988) Long-term evaluation of knee stability and function following surgical reconstruction for anterior cruciate ligament insufficiency. Am Sports Med 16, 1988:434–442
15. Hipp E, Gradinger R et al. (1987) Vorderer Kreuzbandersatz mit Semitendinosussehne versus freies Patellarsehnentransplantat. Unfallheilkunde 189:960–963
16. Hoffman R, Zwipp H, Tscherne H, Wippermann B (1987) Frühergebnisse einer prospektiv-randomisierten Studie zur Behandlung der fibularen Bandruptur am oberen Sprunggelenk. Springer, Berlin Heidelberg New York Tokyo (Hefte Unfallheilkunde, Heft 189, S 1009–1012)
17. Hoogenband CR, Moppes FI (1987) Die Behandlung der lateralen Ligamentrupturen des oberen Sprunggelenkes mit der Coumans-Bandage und direkter Mobilisation (eine prospektive Vergleichsstudie). Springer, Berlin Heidelberg New York Tokyo (Hefte Unfallheilkunde, Heft 189, S 1030–1034)
18. Jäger M, Wirth CJ (1978) Kapselbandläsionen. Biomechanik, Diagnostik und Therapie. Thieme, Stuttgart
19. Järvinen M, Kannus P (1985) Clinical and radiological long-term results after primary knee ligament surgery. Arch Orthop Trauma Surg 104:1–6
20. Johnson RJ, Eriksson E et al. (1984) Five-to-ten-year follow-up evaluation after reconstruction of the anterior cruciate ligament. Clin Orth 183, 3:122–140
21. Johnson RJ et al. (1974) Factors affecting late results after meniscectomy. J Bone Joint Surg [Am] 56:719–729

22. Jonasch E (1984) Konservative Behandlung von frischen Knieseitenbandrupturen. Nachuntersuchungsergebnisse von 500 Fällen. Unfallheilkunde 167:191–193
23. Kannus P (1988) Long-term results of conservatively treated medial collateral ligament injuries of the knee joint. Clin Orth 226, Jan 1988
24. Kannus P, Järvinen M (1987) Conservatively treated tears of the anterior cruciate ligament – Long-term results. J Bone Joint Surg [Am] 69:1007–10012
25. Keller E et al. (1984) Behandlungsergebnisse von 102 operativ versorgten frischen Kniebandverletzungen. Unfallheilkunde 244–253
26. Korschil R, Möseneder H (1984) Nachuntersuchungsergebnisse der operativ versorgten Knieinnenbandverletzungen im Unfallkrankenhaus Salzburg. Unfallheilkunde 167:241–243
27. Kroitzsch U et al. (1984) Ergebnisse der Behandlung frischer Bandverletzungen am Kniegelenk. Unfallheilkunde 167:230–234
28. Kwasny O, Schabus R et al. (1987) Stellt die Reinsertion des vorderen Kreuzbandes mit alloplastischer Augmentation bei chronischer Insuffizienz des vorderen Kreuzbandes eine Alternative zum vorderen Kreuzbandersatz mittels autologem Transplantat dar? Unfallheilkunde 189:1105–1108
29. v Laer L (1987) Die Frühprognose nach konservativer und operativer Therapie fibulo-talarer Bandläsionen im Wachstumsalter. Springer, Berlin Heidelberg New York Tokyo (Hefte Unfallheilkunde, Heft 189, S 1023–1025)
30. Lindenmaier H, Kuner EH (1987) Behandlungsergebnisse bei Kapselbandverletzungen des Kniegelenkes. Unfallheilkunde 189:1108–1117
31. Ludolph E, Hierholzer G et al. (1984) Operative Therapie veralteter Kapselbandverletzungen am Kniegelenk. Unfallheilkunde 167:328
32. Lysholm J, Gillquist J (1982) Long-term results after early treatment of knee injuries. Acta Orthop Scand 53:109–118
33. Mockwitz J, Börner M (1984) Ergebnisse nach primär-operativer Behandlung nach frischen Kapselbandverletzungen am Kniegelenk. Unfallheilkunde 167:437–441
34. Mouret P, Zichner L (1987) Langzeitbeobachtungen von dynamischen Bandplastiken bei veralteter antero-medialer Rotationsinstabilität. Unfallheilkunde 189:987–991
35. Müller W (1982) Das Knie. Form, Funktion und ligamentäre Wiederherstellungschirurgie. Springer, Berlin Heidelberg New York
36. Neubert C, Rehm KE et al. (1984) Ergebnisse nach operativer Behandlung frischer Kapselbandverletzungen des Kniegelenkes. Unfallheilkunde 167:258–266
37. Neumann K (1984) Behandlungsergebnisse frischer lateraler Bandinstabilitäten des Kniegelenkes. Unfallheilkunde 167:254–256
38. Noack W, Schleicher G (1984) Ergebnisse von Kreuzbandersatzoperationen. Unfallheilkunde 167:457–460
39. Noyes E, Matthews DS, Pekka A et al. (1983) The symptomatic anterior cruciate-deficient knee. J Bone Joint Surg [Am] 65:163–174
40. Parolie JM, Bergfeld JA (1986) Long-term results of non-operative treatment of isolated posterior ligament injuries in the athlete. Am Sports Med 14:35–38
41. Passl R, Boszotta H et al. (1986) Langzeitergebnisse verschiedener Operationen bei frischen und chronischen vorderen Kreuzbandverletzungen. Unfallchir 89:473–478
42. Pfister U, Garreis V, Keller E, Weller S (1986) Spätergebnisse nach Meniskektomie. Akt Traumatol 16:90–93
43. Povacz F, Povacz P (1989) Spätergebnisse nach operativer Primärversorgung frischer Kniebandläsionen. Zbl Chir 983–990
44. Povacz F (1984) Spätergebnisse nach 100 operierten frischen Bandrissen am Kniegelenk. Unfallheilkunde 167:235–240
45. Ramseier EW (1987) Häufigkeit und Spätresultate von Kreuzbandvereltzungen am Kniegelenk. Unfallheilkunde 189:993–995
46. Raskob GE, Lofthouse RN, Hull RD (1985) Methodological guidelines for clinical trials evaluating new therapeutic approaches in bone and joint surgery. J Bone Joint Surg [Am] 67:1294–1297

47. Rütt J, Hackenbroch MH et al. (1984) Langzeitergebnisse nach Bandplastik am Kniegelenk. Unfallheilkunde 167:453–457
48. Salter RB, Simmonds DF, Malcolm BW, Rumble EJ, Mac Michael D, Clements ND (1980) The biological effect of continuous passive motion on the healing of full-thickness defects in articular cartilage. J Bone Joint Surg [Am] 62:1232–1251
49. Sommer HM, Arza D (1989) Functional treatment of recent fractures of the fibular ligament. International Orthopaedics (SICOT) 23:157–160
50. Scharf W et al. (1984) Behandlung und Behandlungsergebnisse frischer 41 Bandverletzungen des Kniegelenkes. Unfallheilkunde 167:225–230
51. Schmit-Neuerburg KP (1989) Die Halbwertszeit, ein Instrument der kritischen Analyse. In: Hierholzer G und S (eds) Chirurgisches Handeln. Fragen – Überlegungen – Antworten. Thieme, Stuttgart
52. Schreiber A, Dexel M (1979) Spätresultate nach Meniskektomie. Orthop Prax 10:804–808
53. Schreinlechner UP et al. (1984) Sammelbericht über frische Kniebandverletzungen 1973–1978. Unfallheilkunde 167:219–294
54. Steinböck G (1984) Ergebnisse der operativen Behandlung veralteter Kniebandläsionen. Unfallheilkunde 167:463
55. Tiling T, Schmid A et al. (1987) Nachuntersuchungsergebnisse der freien und fettkörpergestielten Kreuzbandersatzplastiken. Unfallheilkunde 189:955-960
56. Tiling T, Schmid A et al. (1987) Therapie der ligamentären vorderen Kreuzbandruptur – Nachuntersuchungsergebnisse in Abhängigkeit von Rißlokalisation und Versorgung. Springer, Berlin Heidelberg New York Tokyo (Hefte Unfallheilkunde, Heft 189, S 1098–1105
57. Tscherne H, Wippermann BW (1989) Standortbestimmung der funktionellen Therapie. Definitionen und Indikationen. Langenbecks Arch Chir Suppl II (Kongreßbericht 1989):465–468
58. Villinger KJ, Böhnel P (1984) Erfahrungen mit 100 dynamischen vorderen Kreuzbandplastiken mit proximal gestielter Gracilissehne (Lindemann). Unfallheilkunde 167:289–296
59. Warren R, Marshall JL (1978) Injuries of the anterior cruciate and medial collateral ligaments of the knee. Clin Orth 136:198–211
60. Wilson WJ, Scranton PE (1990) Combined reconstruction of the anterior cruciate ligament in compatitive athletes. J Bone Joint Surg [Am] 72:742–748
61. Zwipp H, Tscherne H, Hoffmann R, Wippermann R (1986) Therapie der frischen fibularen Bandruptur. Orthopäde 15:446–463

Konservative Behandlung der Schulterluxationen 1969–1980, Ludwigshafener Ergebnisse

M.N. Magin, H. Winkler, K. Molls, D. Jentschura und A. Wentzensen

Berufsgenossenschaftliche Unfallklinik Ludwigshafen, Ludwig-Guttmann-Straße 13, W-6700 Ludwigshafen 25, Bundesrepublik Deutschland

Aus der Zeit zwischen den Jahren 1969 und 1980 wegen einer Schulterluxation stationär behandelter Patienten konnten 274 Patienten mit 281 betroffenen Gelenken erfaßt werden. 75mal war das weibliche, 206mal das männliche Geschlecht betroffen. 148mal war die rechte, 119mal die linke Schulter ausgerenkt. Bei sieben Patienten waren beide Schultern betroffen.

Hefte zur Unfallheilkunde, Heft 220
Zusammengestellt von K. E. Rehm

Die Altersverteilung zeigte bei den Männern einen Häufigkeitsgipfel im jüngeren und mittleren Lebensalter, Folge einer erhöhten Gefährdung durch Arbeits- und Freizeitunfälle. Bei Frauen ist eher das höhere Lebensalter gefährdet, bedingt durch vermehrt aufretende Stürze und die schwächer werdende muskuläre Gelenkführung.

Die traumatische Genese führte mit 202 Fällen in unserem Krankengut, wobei ein Veteilungsgipfel im mittleren Lebensalter zu erkennen ist.

Die Evaluierung betrifft nur diese Gruppe. Nervenläsionen haben sich dabei in 16 % der Fälle gefunden. Bei der Nachuntersuchung nach durchschnittlich 12,2 Jahren haben davon fast noch ein Viertel ein substantielles neurologisches Defizit aufgewiesen. Gefäßverletzungen haben sich in unserem Kollektiv nicht gefunden.

Insgesamt konnten 92 Patienten mit 96 betroffenen Gelenken nachuntersucht werden. Die Ruhigstellung im Brustarmgips nach traumatischer Erstluxation überwog bei den jüngeren und mittleren Altersgruppen, wogegen die funktionelle Behandlung mit Schwerpunkt im höheren Lebensalter indiziert worden ist.

Die Auswertung der Behandlungsergebnisse wurde anhand eines erweiterten Neerscore vorgenommen, bei dem zusätzlich zu den 100 Punkten für die Bewertung von proximalen Humerusfrakturen 60 Punkte für luxationsspezifische Bewertungskriterien vergeben worden sind. Als ausgezeichnet wurden Punktzahlen über 150, als Versager solche unter 120 eingestuft.

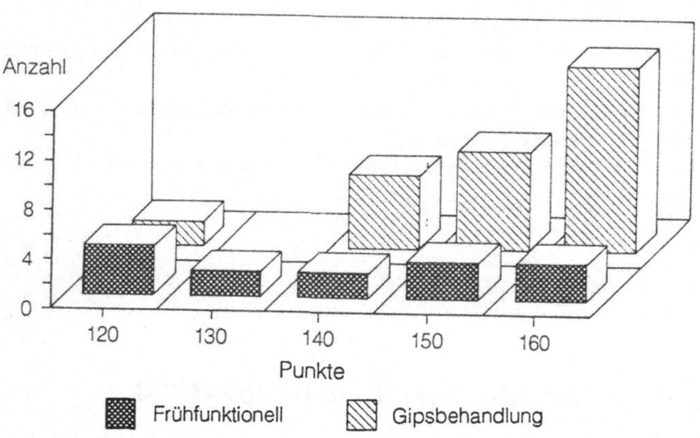

Abb. 1. Ergebnisse traumatischer Luxation (n = 59). Altersmedian 54,3 J.; Altersmedian 36,9 J.

Die Anwendung dieses Scores auf die Behandlungsergebnisse lassen einen hohen Anteil an guten und sehr guten Verläufen nach durchschnittlich vierwöchiger Ruhigstellung im Brustarmgips erkennen. Der hohe Anteil von Therapieversagern bei der funktionellen Behandlung darf indessen das im Mittel höhere Lebensalter in dieser Therapiegruppe nicht unberücksichtigt lassen. Immerhin war es in der Gruppe der Gipsbehandelten in 16 % der Fälle zu einem Luxationsrezidiv gekommen, während die „Out-Casts" zwar luxationsfrei geblieben sind, aber nur in einem Fünftel gegenüber der Hälfte in der anderen Gruppe gänzlich beschwerdefrei waren.

Die Ergebnisse lassen den Schluß zu, daß die Gipsbehandlung der traumatischen Schulterluxation etwas günstiger abschneidet als die frühfunktionelle Therapie. Einschränkungen durch Begleiterkrankungen und Lebensalter einerseits und durch den Übergang in einen rezidivierenden Verlauf andererseits müssen jedoch zugelassen werden.

Einer Kopfimpression kommt nach unseren Befunden für die Entstehung einer erneuten Verrenkung nach traumatischer Erstluxation nicht die überragende Bedeutung zu, die ihr bisher zuerkannt worden ist. Nur 7 von 22 nachuntersuchten Patienten mit einer solchen Läsion hatten ein Luxationsrezidiv, während fast 40 % gänzlich beschwerdefrei geblieben sind. Eine Beziehung zu Einschränkungen der Beweglichkeit hat dabei nicht bestanden.

Die modifizierte Operation nach Max Lange in der Behandlung der posttraumatisch rezidivierenden Schultergelenksluxation. Eine kritische Analyse anhand von Langzeitergebnissen von 18 Jahren bei 70 Patienten

T. Leonhard, E. Schmidt und M. Schiltenwolf

Orthopädische Universitätsklinik, Schlierbacher Landstraße 200a, W-6900 Heidelberg, Bundesrepublik Deutschland

Eine Vielzahl von Operationsmethoden sind Zeichen von unterschiedlichen therapeutischen Denkansätzen.

Die Operation nach Max Lange mit ihrer ventralen Spaneinbolzung wird schon seit Jahren als probate Methode beschrieben. Anhand von 70 Patienten die nach dieser Methode operiert wurden und die wir über einen Zeitraum von 18 Jahren beobachtet haben, gingen wir folgenden Fragen nach.

Stabilität, Funktion, röntgenmorphologische Veränderungen, Veränderungen der Rotatorenmanschette.

Komplette Reluxationen ohne adäquates Trauma traten in 3 % der Fälle auf. Restinstabilitäten diagnostiziert durch einen positiven Apprehension-Test konnten bei 10 % der Patienten nachgewiesen werden. Eine Außenrotationseinschränkung in Abhängigkeit des Alters war bei allen Patienten nachweisbar, sie betrug im Durchschnitt 10 Grad. Röntgenmorphologisch zeigt sich eine deutlich erhöhte Arthroserate bei 40 % der Patienten.

Bei der sonographischen Kontrolle der Rotatorenmanschette konnten bei 60 % der Patienten degenerative Veränderungen der Rotatorenmanschette gefunden werden.

Die röntgenmorphologisch und sonographisch gefundenen Veränderungen korrelieren nicht mit dem klinischen Ergebnis. Die Patienten waren zu 75 % mit der Operation zufrieden und konnten in ihren früheren Beruf wieder eingegliedert werden. 75 % der Patienten nahmen ihre frühere sportliche Aktivität wieder auf.

Hefte zur Unfallheilkunde, Heft 220
Zusammengestellt von K. E. Rehm

Schlußfolgerung

Die Operation nach Max Lange stellt eine gute Methode zur Stabilisierung des Schultergelenkes dar, auch wenn die gefundenen Ergebnisse nicht mit den Restinstabilitäten sowie den röntgenmorphologischen und sonographischen Veränderungen korrelieren.

Spätergebnisse nach operativer Stabilisation bei posttraumatischer rezidivierender Schulterluxation

F. Möller, U. von Deimling und D. Doppstadt

Orthopädische Universitätsklink, Sigmund-Freud-Straße 25, W-5300 Bonn 1, Bundesrepublik Deutschland

Die vorliegende Studie soll eine Beurteilung über Erfolg oder Mißerfolg der operativen Behandlung nach posttraumatischer, rezidivierender Schultergelenksluxation liefern. Zu diesem Zweck wurden 18 Patienten nachuntersucht, die in dem Zeitraum von 1970 bis 1978 an der hiesigen Klinik einer Operation nach Eden-Lange-Hybinette wegen posttraumatisch rezidivierender Schultergelenksluxation zugeführt wurden. Die durchschnittliche Beobachtungszeit betrug 16,8 Jahre. Bei allen 18 Patienten lag ein fortgeleitetes Trauma als Unfallursache vor. Postoperativ wurde eine Ruhigstellung für 6 Wochen im Abduktionsgips sowie eine stationäre krankengymnastische Übungsbehandlung nach Gipsabnahme für durchschnittlich 2 Wochen angeschlossen.

Die Auswertung der Ergebnisse erfolgte erstens nach einem modifizierten Neer-Score. Die in der Original-Arbeit nach Neer enthaltene radiologische Beurteilung wurde unsererseits für den klinischen Score ausgeschlossen und gesondert bewertet, da wir zusätzlich noch eine sonographische Beurteilung vornahmen.

17 von 18 Patienten zeigten dabei sehr gute und gute Ergebnisse, 1 Patientin lag im nicht-zufriedenstellenden Bereich. Das subjektive Ergebnis stimmte mit dem objektiven Befund überein.

Radiologisch zeigt sich in 7 Fällen eine signifikante Arthrose im Seitenvergleich zur unbetroffenen Seite, 16mal wurde der Span nachgewiesen, 15mal davon stand er noch in direktem Kontakt zum ehemaligen Spanlager. Weichteilverkalkungen konnten 4mal nachgewiesen werden.

Sonographisch zeigte sich im Seitenvergleich zur unbetroffenen Seite 2mal ein erhöhter Gleitweg nach ventral, einmal ein erhöhter Gleitweg nach dorsal. Auffällig war, daß 9 von 18mal der Gleitweg nach caudal im Vergleich zur unbetroffenen Seite erhöht war, ohne daß die Patienten selbst ein subjektives Instabilitätsgefühl angaben.

Zusammenfassend ist diese Operationsmethode bei oben genannter Indikation als sehr gut zu bewerten, da nach fast durchschnittlich 17 Jahren bei 17 von 18 Patienten ein sowohl subjektiv als auch objektiv gutes, zum Teil sehr gutes Behandlungsergebnis erzielt wurde.

Hefte zur Unfallheilkunde, Heft 220
Zusammengestellt von K. E. Rehm

Als Diskussionshinweis sei noch hinzugefügt, daß die inzwischen nachträglich bei 10 von 18 Patienten durchgeführte NMR-Untersuchung eine mechanische Wirkung des eingebrachten Spanes nicht betätigen konnte. Vielmehr liegt die Vermutung nahe, daß die stabilisierende Wirkung auf einer biochemischen Umwandlung der Kapsel bzw. des paraarticulären Weichteilgewebes beruht.

Spätergebnisse nach Arthrolyse und Arthroplastik des Ellenbogengelenkes

C. J. Wirth

Orthopädische Klinik der Medizinischen Hochschule Hannover im Annastift, Heimchenstraße 1–7, W-3000 Hannover 61, Bundesrepublik Deutschland

Geschlossene Verletzungen des Ellenbogengelenkes führen durch unzweckmäßige Behandlung wie längerfristige Immobilisation oder zu forcierte Bewegungstherapie und durch Gelenkinfektion nicht selten zur Gelenksteife. In diesem Vortrag sollen Langzeitergebnisse nach Arthrolyse und Arthroplastik des Ellenbogengelenkes die Indikation zur Ellenbogenmobilisation oder Arthrolyse bzw. Arthroplastik darstellen.

Material und Methode

Von 50 zwischen 1958 und 1978 durchgeführten Arthrolysen am Ellenbogengelenk bei posttraumatischen Steifen konnten 45 Arthrolysen nach 10 bis 20,5 Jahren, durchschnittlich nach 13,5 Jahren postoperativ nachuntersucht werden. Die funktionellen Ergebnisse der Arthrolyse wurden als relativer Bewegungsgewinn gewertet. Durch die Arthrolyse konnte fast ausnahmslos eine Besserung der Beuge-/Streckfähigkeit erreicht werden, so daß 2/3 der Gelenke als sehr gut bis gut eingestuft werden konnten. Wesentliche Einflüsse auf das postoperative Ergebnis hatten die Dauer der Ellenbogengelenksteife, die Dauer der Immobilisation nach Arthrolyse, der Schweregrad und die Position der Ellenbogensteife und die postoperative Arthroseentwicklung. Von 19 durchgeführten Arthroplastiken am Ellenbogengelenk konnten 6 Arthroplastiken 10 bis 23 Jahre, im Mittel 14 Jahre, postoperativ nachuntersucht werden. Darunter befanden sich 4 Teilarthroplastiken mit Modellierung nur einer Gelenkfläche. Funktionell gesehen konnten 3 Arthroplastiken als gut, 2 als befriedigend und eine als schlecht eingestuft werden. Die ossären Steifen ergaben schlechtere Endergebnisse als die Teilsteifen.

Hefte zur Unfallheilkunde, Heft 220
Zusammengestellt von K. E. Rehm

Zusammenfassung

45 Arthrolysen und 6 Arthroplastiken bei posttraumatischen Ellenbogengelenksteifen wurde nach mehr als 10 Jahren, im Mittel nach 13,5 bzw. 14 Jahren nachuntersucht. Dabei bringt die Arthrolyse des Ellenbogengelenkes in über 60 % der Fälle ein sehr gutes bis gutes funktionelles Ergebnis. Die Resultate der Arthroplastiken sind im Vergleich dazu generell ungünstiger.

Konservative Behandlung der Ellenbogenverrenkung nach dorsal

L. Bode und P. Hertel

Universitätsklinikum Rudolf Virchow, Augustenburger Platz 1, 1000 Berlin 65, Bundesrepublik Deutschland

Von 1974 bis 1984 wurden in unserer Klinik 46 Patienten mit Ellenbogenluxationen nach dorsal konservativ behandelt. Zwanzig Patienten hiervon konnten wir selbst nachuntersuchen. Von weiteren fünf Patienten erhielten wir Angaben über den Spätverlauf durch einen Fragebogen. Das durchschnittliche Lebensalter bei Unfall betrug 31 Jahre. Der Zeitraum vom Unfall bis zur Nachuntersuchung/Nachbefragung betrug im Durchschnitt 8 Jahre und 3 Monate.

Nur 48 % der Patienten war vollständig schmerzfrei. Ein Viertel der Patienten hatte selten Schmerzen und ein weiteres Viertel hatte häufig oder immer Schmerzen, wobei die letzte Gruppe die Schmerzen dann auch als mittelschwer bis stark angab. 50 % der nachuntersuchten Patienten hatte eine Streckhemmung von 20 bis 50 Grad, bei den anderen Patienten war die Streckhemmung unbedeutend oder die Streckung war seitengleich. Beugehemmung und Hemmung der Unterarmkreiselung waren nicht so häufig.

Bei 13 Patienten konnten wir bei der Nachuntersuchung Röntgenaufnahmen machen. Wir fanden bei 11 Patienten periarticuläre Verkalkungen. In keinem Fall sahen wir eine Myositis ossificans. Etwa die Hälfte der Patienten zeigte röntgenologische Zeichen einer Arthrose, was sich auch klinisch bestätigte.

Wir haben Patienten verglichen, bei denen am Unfalltag intraarticuläre Abschlagfragmente zu sehen waren mit Patienten ohne solche Abschlagfragmente. Hierbei zeigt sich eine Tendenz, daß die Patienten mit den Abschlagfragmenten bei den schlechten Ergebnissen etwas überwiegen. Dies zeigt sich am deutlichsten bei der Minderung der Muskulatur, die als Zeichen einer überdauernden Schonung des verletzten Armes interpretiert wird, und bei der Streckhemmung.

Hefte zur Unfallheilkunde, Heft 220
Zusammengestellt von K. E. Rehm

Fazit

- Ein großer Anteil der Patienten mit Ellenbogenluxationen trägt dauerhafte Schäden davon. Dies sind vor allem Schmerzen, Bewegungseinschränkungen, Muskelminderungen und Arthrosen.
- Das Vorliegen von Abschlagfragmenten ist prognostisch wichtig und sollte als Operationskriterium gelten.
- Konservativ: Stabil reponierte Ellenbogenluxationen ohne Abschlagfragmente.
- Operativ: Alle Ellenbogenluxationen mit Abschlagfragmenten.
- Vor der Reposition sollten Röntgenaufnahmen in mindestens zwei Ebenen vorliegen. Nach der Reposition sollten Röntgenaufnahmen in vier Ebenen durchgeführt werden.

Die traumatische Hüftgelenksverrenkung

B. Niederwieser und Ch. Primavesi

Unfallkrankenhaus Salzburg, Dr. Franz-Rehrl-Platz 5, A-5010 Salzburg, Österreich

Die traumatische reine Hüftgelenksverrenkung ohne röntgenologische Fraktur im Hüftpfannen- oder Kopfbereich ist trotz Zunahme der Beckentraumen durch den Straßenverkehr eine seltene Verletzung. Sie kommt an unserem Krankenhaus bei durchschnittlich 0,1 % aller Verletzungen vor. Im Unfallkrankenhaus Salzburg wurden in den Jahren 1968 bis 1980 insgesamt 60 traumatische reine Hüftgelenksverrenkungen behandelt. Unser Behandlungsschema besteht: 1. in sofortiger Reposition, entweder in Rückenlage, oder in Bauchlage nach Deshanelidze; 2. Immobilisation bis Schmerzfreiheit und danach 3. in Vollbelastung. Eine Ausnahme sind Verletzungen bei Kindern, welche bis zu einem halben Jahr mit Thomassplint entlasten. Es handelt sich in 41 Fällen um eine Luxatio iliaca, 10mal um eine Luxatio ischiadica und 9mal um eine vordere Verrenkung, nämlich eine Luxatio obduratoria. Die Repostition wurde 27mal in Bauchlage nach Deshanelidze und 16mal in Rückenlage durchgeführt, 15mal fanden sich keine Angaben über Repositionsart, 2mal wurde wegen Kapselinterposition offen reponiert, 33mal gelang die Reposition ohne jegliche Betäubung. 22mal wurde meist wegen Zusatzverletzungen in Allgemeinnarkose reponiert und 5mal kam die Lokalanaesthesie zur Anwendung. Alle Luxationen konnten innerhalb der ersten 6 h reponiert werden, wobei das durchschnittliche Zeitintervall zwischen Unfall und Reposition 2 h betrug.

Von den einberufenen 59 Patienten erschienen 21 zur Nachuntersuchung. Das Zeitintervall zwischen Unfall und Nachuntersuchung betrug im Durchschnitt 15,7 Jahre, am kürzesten 10, längstens 22 Jahre. Als Bewertungsschema diente uns der Harris-Hipscore. Bei einer maximal erreichbaren Punktezahl von 100 werden fehlende Schmerzen mit 44 Punkten, fehlende Behinderungen im täglichen Leben mit insgesamt 47 und freie Beweglichkeit mit 9 Punkten bewertet. Von allen Patienten wurde ein Beckenübersichtsröntgen angefertigt. Durchschnittlich erreichten die Patienten nach dem Harris-Hipscore 98,2 Punkte bei einem

Hefte zur Unfallheilkunde, Heft 220
Zusammengestellt von K. E. Rehm

Minimum von 69 und Maximum von 100 Punkten. Im Beckenübersichtsröntgen fanden sich 18mal seitengleiche Hüfgelenke, 2mal eine Coxarthrose und lediglich 1 Kopfnekrose (Fallberichte).

Zusammenfassend läßt sich aufgrund unserer Spätergebnisse folgendes sagen: die traumatische reine Hüftgelenksverrenkung ist eine Verletzung mit guter Prognose, wenn die Luxation innerhalb der ersten 6 h reponiert wird. Eine Extensionsbehandlung oder längere Immobilisation in der Nachbehandlung sind nicht notwendig, da es auch unter Vollbelastung zu keinem vermehrten Auftreten von Kopfnekrosen kommt. Unverzichtbar ist die genaue Analyse des Röntgenbildes nach Reposition, hier wird der vermehrte Einsatz des CT und der Kernspintomographie in Zukunft wertvolle Hilfe leisten.

Traumatische Hüftverrenkung

R. Wölfel, W. Link, F. F. Hennig und H. Beck

Unfallchirurgische Abteilung, Chirurgische Universitätsklinik, Maximiliansplatz, W-8520 Erlangen, Bundesrepublik Deutschland

Die traumatische Hüftgelenksluxation vom Typ I nach Epstein ist ein seltenes Unfallereignis. In einer gemeinsamen Untersuchung der beiden unfallchirurgischen Abteilungen der Universität Erlangen und des Allgemeinen Krankenhauses Hamburg-Altona werden 47 traumatische Hüftverrenkungen dieses Typs aus den Jahren 1965–1985 vorgestellt. In 94 % der Fälle handelt es sich um hintere Luxationen im Rahmen von Rasanztraumen bei jungen Patienten.

Die Reposition erfolgte primär immer geschlossen, viermal mußte offen reponiert werden. Eine 3–4wöchige Extensionsbehandlung sowie langfristige Entlastung (3–4 Monate) schloß sich bei allen Patienten an.

42 Patienten konnten nach 6–20 Jahren nachuntersucht werden. 59 % der verunfallten zeigten ein ausgezeichnetes bzw. gutes Ergebnis. Als zufriedenstellend bzw. schlecht mußte das Spätresultat bei 36 bzw. 5 % der Patienten eingestuft werden (Einteilung nach Epstein).

Partielle Hüftkopfnekrosen traten 2mal auf, die Coxarthroserate lag bei 41 %. Trotz der nicht nachweisbaren Spätergebnisdifferenz innerhalb der für die Reposition stets eingehaltenen 12 Stundengrenze ist die traumatische Hüftverrenkung als chirurgischer Notfall zu betrachten und die schnellstmögliche schonende Reposition anzustreben. Das Arthroserisiko ist für den Individualfall nicht kalkulierbar.

Hefte zur Unfallheilkunde, Heft 220
Zusammengestellt von K. E. Rehm

Spätergebnisse nach traumatischer Kniegelenksluxation

Ch. Primavesi, F. Genelin, W. Moosmüller und B. Niederwieser

Unfallkrankenhaus Salzburg, Dr. Franz-Rehrl-Platz 5, A-5010 Salzburg, Österreich

Die traumatische Kniegelenksluxation stellt eine sehr seltene Verletzung dar. Im Unfallkrankenhaus Salzburg wurden von 1966 bis 1980 24 Patienten mit dieser Verletzung behandelt (Häufigkeit unter 0,1 ‰).

Eine begleitende Gefäßverletzung wurde in 8 Fällen, eine Nervenverletzung bei 3 Patienten gefunden. Da wir sämtliche Patienten mit Gefäßverletzung innerhalb von 6 h operativ rekonstruieren konnten, war eine Amputation nie notwendig.

10 Patienten konnten in einem mittleren Zeitraum von 13,4 Jahren (10–18 Jahre) nach dem Unfall nachuntersucht werden. Von diesen Patienten waren 8 operativ (inkl. 5 Gefäßrekonstruktionen) und 2 rein konservativ behandelt worden. Trotz einer Gipsfixation von durchschnittlich 10 Wochen zeigte sich nur in einem Fall ein Beuge-Streckdefizit von mehr als 20 Graden. 4 Patienten zeigten eine seitengleiche Beweglichkeit. Die Röntgenkontrollen zeigten in 80 % eine stärkere Arthrose des verletzten Gelenkes. Keines der Gelenke war komplett bandstabil. Die KT 2000 Messung zeigte in 4 Fällen eine mäßige, in 6 Fällen eine ausgeprägte kombinierte Kreuzbandlockerung. Die Überprüfung des Gefäßstatus zeigte bei 2 Patienten nach Direktnaht der Arterie einen pathologischen Dopplerindex mit klinischer Claudicatio-Symptomatik. Die Auswertung nach dem Lysholm-Score zeigt die Schwere der Verletzung (10 % sehr gut, 20 % gut, 30 % befriedigend und 40 % schlechte Ergebnisse).

Die traumatische Kniegelenksluxation stellt einen unfallchirurgischen Notfall dar. Bei gleichzeitiger Gefäßverletzung muß eine Rekonstruktion des Gefäßes durch Veneninterposition innerhalb von 6 h erfolgen, um das Bein zu retten und die Blutversorgung auf Dauer zu normalisieren.

Obwohl die primäre Bandrekonstruktion gute Frühergebnisse bringt, muß aufgrund der resultierenden Arthrose in 40 % ein unbefriedigendes Langzeitergebnis (mehr als 10 Jahre nach Unfall) hingenommen werden.

Spätergebnisse nach operativer Versorgung von Bandrupturen des Kniegelenkes

F. Genelin, A. Torst, J. Obrist und Ch. Primavesi

Unfallkrankenhaus Salzburg, Dr. Franz-Rehrl-Platz 5, A-5010 Salzburg, Österreich

In den Jahren 1975 bis 1980 wurden im Unfallkrankenhaus Salzburg 318 Patienten nach Bandverletzungen am Kniegelenk operativ versorgt. Die Mehrzahl der Patienten hat ihre

Hefte zur Unfallheilkunde, Heft 220
Zusammengestellt von K. E. Rehm

Verletzung bei einem Sportunfall erlitten. In unserem Einzugsgebiet überwog bei weitem der Skiunfall.

Unser Behandlungskonzept änderte sich im Laufe dieses Zeitraums auch sukzessive. Anfänglich erfolgte lediglich die Rekonstruktion der peripheren Bandstrukturen, die Kreuzbandverletzungen wurden nicht operativ angegangen. Erst im Laufe der verfeinerten Diagnostik und der neueren Behandlungskonzepte gingen wir auch in unserer Klinik dazu über, neben den peripheren Strukturen auch die Kreuzbandverletzungen operativ zu versorgen.

Im angegebenen Zeitraum erfolgte fast ausschließlich die direkte Naht, bzw. Reinsertion.

Postoperativ wurden alle Kniegelenke in einem Oberschenkelgehgipsverband für 6–8 Wochen ruhiggestellt.

In einer retrospektiven Studie haben wir ca. 100 Patienten zwischen 10 und 15 Jahren nach dem Unfall nachuntersucht. Neben der klinischen Untersuchung erfolgte auch eine Stabilitätsprüfung mit dem KT 2000 in 30 Grad Beugestellung des Kniegelenkes. Außerdem wurden von allen Kniegelenken Röntgenaufnahmen im ap- und seitlichen Strahlengang angefertigt und mit den präoperativen Röntgenbildern verglichen. Die gefundenen objektiven Ergebnisse werden mit den subjektiven verglichen und anhand des Lysholm-Scores und des OAK-Dokumenationsbogens ausgewertet.

Dabei fanden wir objektiv 25 % absolut stabile Kniegelenke und subjektiv 40 % ohne Beschwerden. Gibt man sich mit einem KT 2000 Meßwert von 3 mm zufreiden, so fallen 62 % in diese Kategorie. Im Lysholm-Score fanden wir in 75,5 % über 85 Punkte, im OAK-Bogen dagegen nur in 33 % ein sehr gutes Ergebnis. 14 % waren mit dem Ergebnis unzufrieden. Analysiert man nun die absolut stabilen und beschwerdefreien Kniegelenke, so fiel auf, daß von den 25 % Patienten mit absolut stabilen Kniegelenken nur die Hälfte beschwerdefrei war und von den 40 % beschwerdefreien Patienten lediglich 1/3 ein stabiles Kniegelenk hatten.

Frische Ruptur des vorderen Kreuzbandes – Resektion der Stümpfe, Naht oder Plastik

P. Lobenhoffer, M. Blauth und H. Tscherne

Unfallchirurgische Klinik, Medizinische Hochschule Hannover, Konstanty-Gutschow-Straße 8, W-3000 Hannover 61, Bundesrepublik Deutschland

In der Unfallchirurgischen Klinik der MHH wurden 1979–1983 in kurzer Zeit 3 OP-Methoden bei frischen vorderen Knieinstabilitäten angewandt, die sich in der Behandlung der vorderen Kreuzband(VKB)ruptur unterschieden: 1. Naht der Seitenbandverletzungen, Resektion der VKB-Stümpfe; 2. Naht der Seitenbandverletzungen und transossäre Naht des VKB; 3. VKB-Plastik mit Lig. Patellae (Jones). Aus insgesamt 564 Patienten wurden randomisiert jeweils 25 Personen ausgesucht, deren Befunde präoperativ, intraoperativ sowie bei einer Nachuntersuchung nach 5 und 10 Jahren dokumentiert wurden. Es

Hefte zur Unfallheilkunde, Heft 220
Zusammengestellt von K. E. Rehm

handelte sich überwiegend um junge männliche Patienten, die einen Sportunfall erlitten hatten. Die Gruppen waren hinsichtlich demographischer Parameter vergleichbar. Bei der 5-Jahresnachuntersuchung konnten 73, nach 10 Jahren 54 Patienten nachuntersucht werden.

Ergebnisse

Die Tegner-Aktivitässkala zeigte einen deutlichen Abfall in der Gruppe nach VKB-Naht und Pastik. Die extraarticulär operierte Gruppe wies präoperativ eine niedrigere Aktivität auf, die sich jedoch im Lauf der Zeit nicht veränderte. Der Lysholm-Score betrug in allen Gruppen zwischen 89 und 95 Punkte. Bei der Stabilitätsprüfung 5 und 10 Jahre postoperativ bestand in der extraarticulär operierten Gruppe ein gleichbleibend hoher Anteil positiver Pivot-Shift und Lachman-Zeichen. In der Gruppe mit VKB-Naht bestand eine deutliche Zunahme der Gelenkinstabilität, nach VKB-Plastik eine mäßig vermehrte Instabilität. 3 von 4 sekundären Meniscektomien erfolgten nach VKB-Naht, 3 erneute Rotationstraumen ereigneten sich in dieser Gruppe.

Zusammenfassung

Die Langzeitresultate zeigen eine deutliche Veränderung zwischen 5 und 10 Jahren postoperativ mit einer Zunahme der Gelenkinstabilität nach Eingriffen am vorderen Kreuzband. Die VKB-Naht war bei aktiven Patienten mit einer besonders hohen Instabilitätsquote behaftet. Patienten mit niedriger Aktivität und extraarticulärer Rekonstruktion zeigten eine vergleichsweise gute Kniefunktion. Die besten Gesamtergebnisse waren durch die primäre Jones-Plastik erzielt worden.

Autologer Kreuzbandersatz mit freiem, knöchern armiertem Patellarsehnendrittel

K.-A. Riel, H. Weinhart, G. Rübsaamen und P. Bernett

Klinik und Poliklinik für Sportverletzungen, Technische Universität München, Connollystraße 32, W-8000 München 40, Bundesrepublik Deutschland

In den Jahren 1977 bis 1980 wurde bei 125 Patienten (Durchschnittsalter 27 Jahre) bei veralteter Kreuzbandverletzung ein autologer Kreuzbandersatz mit freiem, knöchern armiertem Patellarsehnendrittel durchgeführt. Postoperativ wurde im Gipstutor für 6 Wochen immobilisiert. 83 Patienten konnten Anfang 1990 klinisch und mit dem KT 1000 Arthrometer bezüglich der Stabilität, mit einem computergesteuerten Kraftanalysegerät hinsichtlich der Beinmuskulaturentwicklung und anhand des Lysholm-Score nach dem subjektiven Befinden und der wiedererlangten Sportfähigkeit untersucht werden.

Hefte zur Unfallheilkunde, Heft 220
Zusammengestellt von K. E. Rehm

Der Lachman-Test zeigte bei 23 % der Patienten ein stabiles Kreuzbandtransplantat, bei 47 % war der Lachman-Test einfach positiv und bei 30 % sogar zwei- bis dreifach positiv. Diese Ergebnisse konnten auch bei Messungen mit der KT 1000 Arthrometer bestätigt werden, wobei 25 % der Patienten eine vordere Laxität von mehr als 3mm im Seitenvergleich aufwiesen.

Die Kraftanalyse ergab einen im Normbereich liegenden Kraftquotienten zwischen Streckern zu Beugern um 3 : 2 bei 69 % der Patienten.

Nur 55 % der Patienten empfanden im Langzeitergebnis die wiederhergestellte Stabilität als gut bzw. sehr gut. Sportfähigkeit wie vor dem Unfall gaben 38 % der Patienten an, bei 58 % war sie schlechter und bei 4 % der Patienten bestand Sportunfähigkeit.

Diese retrospektive Untersuchung macht deutlich, daß der Kreuzbandersatz mit einem freien Patellarsehnendrittel vielfach keine befriedigende Stabilität und wiederhergestellte Sportfähigkeit im Langzeitergebnis erbringt.

Verrenkungen im unteren Sprunggelenk

K. Wenda, J. Degreif, Th. Sennerich und W. D. v. Issendorff

Klinik und Poliklinik für Unfallchirurgie, Johannes-Gutenberg-Universität Mainz, Langenbeckstraße 1, W-6500 Mainz, Bundesrepublik Deutschland

Aus den Jahren vor 1980 konnten insgeamt 92 Luxationen im Bereich des unteren Sprunggelenkes erfaßt werden. Es handelte sich nur in 19 Fällen um isolierte Luxationen, 73mal lag eine Luxationsfraktur vor. Die Aufarbeitung des Materials belegt eindeutig die Notwendigkeit, bei Vehemenztraumen des Sprunggelenk- und Fußbereiches an Fußwurzelluxationen zu denken und diese mit Röntgenaufnahmen des Sprunggelenkes in mindestens drei Ebenen bzw. Aufnahmen des Fußes zu erfassen. In einem Fall wurde eine talonaviculare Luxation erst erkannt, als ein Patient nach operativer Versorgung einer Sprunggelenksfraktur und vorzeitiger Metallentfernung immer noch nicht belasten konnte und deshalb überwiesen wurde. In diesem Fall konnte durch eine Arthrodese des Talonaviculargelenkes Beschwerdefreiheit erzielt werden.

Bei den isolierten Luxationen handelte es sich 13mal um eine Luxatio pedis sub talo und in 6 Fällen um isolierte Verrenkungen des Talonaviculargelenkes. Von diesen Patienten konnten nach 10 und mehr Jahren zehn Patienten nachuntersucht werden. Bei allen Patienten war die Beweglichkeit des unteren Sprunggelenkes deutlich eingeschränkt, in 7 Fällen um ca. die Hälfte, drei untere Sprunggelenke waren völlig steif. Klinisch bestanden vor allem Gangunsicherheit in unebenem Gelände und beim Barfußgehen. Röntgenologisch nachweisbare Arthrosen und Belastungsschmerzen bestanden bei vier der zehn Patienten.

Die Therapie bestand bei allen Patienten in Reposition in Narkose und anschließender Gipsruhigstellung für 5–6 Wochen. Bei 2 Patienten wurde eine temporäre Bohrdrahtfixation durchgeführt. In keinem Fall kam es zur Reluxation.

Hefte zur Unfallheilkunde, Heft 220
Zusammengestellt von K. E. Rehm

Aufgrund der Ergebnisse sind wir in letzter Zeit dazu übergegangen, nach Verrenkungen ohne Zusatzfrakturen lediglich drei Wochen völlig ruhig zu stellen und dann für weitere zwei Wochen vorsichtige Übungen unter krankengymnastischer Anleitung aus einer abnehmbaren Schiene heraus durchzuführen.

Völlig anders ist die Situation nach Luxationsfrakturen. Hier kam es bei 26 nachuntersuchten Patienten zu deutlichen Arthrosen in allen Fällen. Kernspintomographische Verlaufskontrollen in einzelnen Fällen zeigten immer ausgedehnte posttraumatische Marködeme bzw. Zirkulationsstörungen im Bereich von Talus bzw. Calcaneus. Offensichtlich kommt es nach Luxationsfrakturen des unteren Sprunggelenkes infolge der spezifischen Gefäßversorgung insbesondere des Talus immer zu schwerwiegenden Vitalitätsstörungen der Fragmente mit häufig daraus resultierenden ausgeprägten Arthrosen. Bei fünf Patienten mit ausgeprägten Belastungsschmerzen konnte durch Teilarthrodesen des unteren Sprunggelenkes Beschwerdefreiheit erzielt werden.

Freie Vorträge: I. Geschlossene Gelenkverletzungen

Obere Extremität

Vorsitz: U. Heim, Muri-Bern; E. Markgraf, Jena

Bietet die Rekonstruktion der Schultereckgelenksprengung mit resorbierbarem Nahtmaterial Vorteile gegenüber der Osteosynthese? Vergleichende Untersuchung der Spätergebnisse 1976-1988

M. Hahn, K. Neumann und G. Muhr

Berufsgenossenschaftliche Krankenanstalten „Bergmannsheil", Chirurgische Universitätsklinik, Gilsingstraße 14, W-4630 Bochum 1, Bundesrepublik Deutschland

An den BG-Krankenanstalten Bergmannsheil Bochum wurden von 1976 bis 1982 125 Schultereckgelenksprengungen Typ II und Typ III mittels transarticulärer Spickung und Bosworth-Schraube versorgt. 85 Patienten wurden nachuntersucht. In 21 % dieser Fälle kam es zu postoperativen Komplikationen wie Metallwanderung, Metallbruch und Infekt. In 12 % war eine Resektionsarthroplastik wegen therapieresistenter Beschwerden erforderlich.

Seit 1983 wurde daher ausschließlich das coracoclaviculäre Banding mit Nahtmaterial zur Therapie der AC-Gelenksprengung eingesetzt.

Von den 137 Patienten des Zeitraumes 1982 bis 1988 konnten 89 Patienten klinisch, radiologisch und isokinetisch (Cybex 340) nachuntersucht werden. Das Behandlungsergebnis wurde nach dem modifizierten Imatani-Score bewertet [1].

In mehr als 80 % der Fälle wurde in beiden Beobachtungszeiträumen ein objektiv gutes bis sehr gutes Ergebnis erzielt. Im zweiten Behandlungszeitraum traten 10 % weniger mäßige bis schlechte Endergebnisse auf. Eine Resektionsarthroplastik wurde nur noch in 5 % erforderlich.

Die isokinetischen Messungen korrelierten mit den guten Resultaten. In 2 Fällen war es zu einem passageren Wundinfekt gekommen. Subjektiv klagten allerdings 25 % der Patienten über Beschwerden bei vermehrter Belastung wie Überkopfarbeiten und Wurfdisziplinen im Sport.

Es kann daher zusammenfassend gesagt werden, daß das coracoclaviculare Banding mit Nahtmaterial gegenüber der Osteosynthese ein geeignetes und komplikationsärmeres Verfahren zur Therapie der AC-Gelenksprengungen darstellt.

Bei nahezu gleichen Spätergebnissen sollte daher dem komplikationsärmeren Verfahren der Vorzug gegeben werden. Insgesamt sollte die Indikation zur Operation kritisch gestellt werden, zumal es sich gezeigt hat, daß die vertikale Verschiebung keinen Einfluß auf das funktionelle Endergebnis hat.

Das Postulat der Notwendigkeit der operativen Versorgung sollte daher für die Typ IV-, V- und VI-Verletzungen reserviert bleiben [2].

Hefte zur Unfallheilkunde, Heft 220
Zusammengestellt von K. E. Rehm

Literatur

1. Imatani RJ, Hanlon JJ, Cady GW (1975) Acute, complete acromioclavicular separation. J Bone Joint Surg [Am] 57:328–332
2. Rockwood CA, Matsen III FA (1990) The shoulder. W.B. Saunders Company

Die Rekonstruktion des Schultereckgelenks. Vergleich dreier unterschiedlicher Operationsverfahren

M. Pfahler, A. Krödel und H. J. Refior

Orthopädische Klinik, Klinikum Großhadern, Ludwig-Maximilian-Universität München, Marchioninistraße 15, W-8000 München 70, Bundesrepublik Deutschland

Ziel der vorliegenden Arbeit war es, die operativ versorgten Schultereckgelenksprengungen seit Bestehen der Orthopädischen Klinik im Klinikum Großhadern nachzuuntersuchen und die Ergebnisse im allgemeinen zu präsentieren und in Abhängigkeit unterschiedlicher Operationsmethoden darzustellen. Von August 1980 bis Dezember 1989 wurden insgesamt 57 Patienten an einer AC-Gelenksluxation operiert. Es handelte sich um 17 Tossy II und um 40 Tossy III-Verletzungen. Der Nachuntersuchungszeitraum betrug im Mittel 59,16 Monate. Es kamen drei operative Verfahren zur Anwendung; die Zuggurtung – eine Modifikation der Bosworth-Technik – und die Stabilisierung mit einem um Coracoid und Clavicula geführten PDS-Band und temporärer transarticulärer K-Drahtfixation.

Es konnten 36 Patienten nachuntersucht und 12 mit Fragebogen erfaßt werden. Neben der subjektiven Einschätzung wurden der klinische Befund und gehaltene Röntgenaufnahmen als Bewertungskriterien herangezogen und nach dem von Taft u. Mitarb. angegebenen Score verglichen. Es wurde 19mal die PDS-Methode, 23mal die modifizierte Operation nach Bosworth und 13mal eine Zuggurtung durchgeführt. 87,5 % aller untersuchten Patienten waren objektiv bezüglich Funktion und Kraft unauffällig. Röntgenologisch zeigte sich bei 50 % ein regelrechter Gelenksbefund, 39 % hatte eine sichtbare ACG-Arthrose. Der TAFT-Score erreichte einen Durchschnittswert von 9,78.

Im Vergleich der Operationsverfahren erreichte die PDS-Gruppe einen Durchschnittswert von 10,94 nach dem TAFT-Score. Die Zuggurtungsgruppe mit 9,86 und die Bosworthgruppe mit 8,70 lagen deutlich unter diesem Ergebnis.

Hefte zur Unfallheilkunde, Heft 220
Zusammengestellt von K. E. Rehm

Instabilität des Schultergelenks: Wert dynamischer Untersuchungsmethoden

N. Wülker und D. Kohn

Orthopädische Klinik, Medizinische Hochschule Hannover, Heimchenstraße 1–7, W-3000 Hannover 61, Bundesrepublik Deutschland

Schulterinstabilitäten bereiten immer dann diagnostische Schwierigkeiten, wenn der Sportler zwar ein Instabilitätsgefühl, jedoch keine eigentlichen Luxationsereignisse angibt, oder wenn die Luxationsrichtung unklar ist. Fest etabliert in der Diagnostik von rezidivierenden Luxationen sind statische Untersuchungsverfahren, wie spezielle Röntgeneinstellungen (z. B. die Innenrotationsaufnahme zur Darstellung einer Hill-Sachs-Läsion oder der „West-Point View") und die Arthro-Computertomographie, mit denen die Folgen einer traumatischen Luxation gut erfaßt werden können. Bei den konstitutionellen Instabilitäten, die auf einer endogenen Lockerung der Schulter beruhen, liegen solche Veränderungen in der Regel jedoch nicht vor. Hier kann durch dynamische Kraftbelastung der Schulter versucht werden, die Instabilitätsrichtung nachzuvollziehen.

25 Patienten mit rezidivierenden Schulterluxationen wurden prospektiv klinisch, röntgenologisch und sonographisch untersucht. Das Alter reichte von 16 bis 29 Jahren, 29 im Mittel. 5 Patienten waren Sportler, davon 2 in den von uns betreuten Kadern des Bundesleistungszentrums. Bei 12 posttraumatischen Instabilitäten wurde die Luxationsrichtung (ventral bei 9 und dorsal bei 3 Patienten) bei der klinischen Untersuchung nur bei 5, bei der Bildwandleruntersuchung bei 3 und bei der Sonographie bei nur einem Patienten korrekt angezeigt. Bei den 13 Patienten mit konstitutionellen Instabilitäten war die maximale Instabilitätsrichtung anhand der klinischen Untersuchung bei 8 Patienten klar zu ermitteln, durch die Bildwandleruntersuchung bei 11 Patienten. Bei den übrigen 2 Patienten war die Untersuchung so schmerzhaft, daß keine verwertbaren Ergebnisse zustande kamen. Die Sonographie hingegen stimmte mit diesen Ergebnissen in nur 3 Fällen überein.

Während bei posttraumatischen Instabilitäten die Diagnostik mit statischen Untersuchungsverfahren im Vordergrund steht, empfehlen wir bei konstitutionellen Instabilitäten die klinische Untersuchung, mit anschließender Bildwandlerdurchleuchtung, evtl. in Narkose. Die Sonographie ist für eine genaue Ausmessung der Instabilitätsrichtung zu unzuverlässig.

Hefte zur Unfallheilkunde, Heft 220
Zusammengestellt von K. E. Rehm

Sonographischer Nachweis der Gelenkstabilität des glenohumeralen Gelenkes

J. Jerosch, M. Marquardt und M. Schilgen

Heinrich-Heine-Universität, Orthopädische Klinik und Poliklinik, Moorenstraße 5, W-4000 Düsseldorf 1, Bundesrepublik Deutschland

Material und Methoden

In einer prospektiven Untersuchung wurden die Möglichkeiten der sonographischen Diagnostik beim instabilen Schultergelenk evaluiert. Bei 150 schultergesunden Probanden wurde die passive ap-Verschieblichkeit des Humeruskopfes in Relation zur dorsalen Glenoidbegrenzung sowie die inferiore Verschieblichkeit in Relation zum Akromion dokumentiert. Diese Norm-Werte wurden mit den Werten von 23 Patienten mit unidirektionaler und 34 Patienten mit multidirektionaler Schulterinstabilität verglichen.

Ergebnisse

Bei regelrechter Artikulation steht die dorsale Humeruskopfbegrenzung 8 mm bis 10 mm hinter der dorsalen Glenoidkante. Die ant. Verschieblichkeit war bei den Probanden auf der dominanten Seite signifikant größer als auf der nichtdominanten Seite ($p = 0{,}0045$). Patienten mit ant. Instabilitäten zeigten eine deutlich vermehrte ap-Translationsbeweglichkeit. Der Unterschied zwischen betroffener und nicht betroffener Extremität ist statistisch hoch signifikant ($p < 0,0001$). Bei multidirektionalen Instabilitäten erhöht sich der Abstand vom Akromion zum Humeruskopf durch Zug am Arm signifikant im Vergleich zu der Kontrollgruppe ($p < 0,001$). Durch die Möglichkeit zur dynamischen Untersuchung kann der Luxationsvorgang bei willkürlichen oder habituellen Instabilitäten dokumentiert werden. Es können auch knorpelige Hill-Sachs-Defekte oder posttraumatische Ergüsse erkannt werden.

Behandlungskonzept für die traumatische Schulterverrenkung

W. Vosberg, M. Hansis und M. Völter

Berufsgenossenschaftliche Unfallklinik Tübingen, Schnarrenbergstraße 95, W-7400 Tübingen, Bundesrepublik Deutschland

Unter Reflexion auf die im Rahmen der traumatischen Erstluxation möglichen Verletzungsmuster und die sich hieraus ergebenden chronischen Instabilitäten erscheinen uns heute im Rahmen der Diskussion über die Behandlung der traumatischen Schultergelenksluxation

Hefte zur Unfallheilkunde, Heft 220
Zusammengestellt von K. E. Rehm

2 Fragen für wichtig: Zum einen, ob die konventionelle Röntgendiagnostik zur Beurteilung des bei der Erstluxation eingetretenen Schadens ausreicht, und zum anderen, ob über die Immobilisation der betroffenen Schulter für 2–3 Wochen hinaus die primär operative Behandlung im Falle des Nachweises einer Pfannenrandläsion erforderlich ist. Wir haben unser eigenes Behandlungskonzept aus den letzten Jahren mit Blick auf diese Fragen überprüft, entscheidendes Kriterium war die Incidenz von Reluxation in Abhängigkeit vom Alter des Patienten und von der Ruhigstellungsdauer. Eine Multizenterstudie der AO aus dem Jahr 1981 unter Einbeziehung der Fälle unserer Klinik hatte eine auffällige Abhängigkeit der Reluxationshäufigkeit vom Alter des Patienten gezeigt, sie betrug bei den unter 40jährigen 34,1 % und bei den über 40jährigen 3,9 %. In den Jahren 1983–1988 haben wir 93 Patienten mit erstmaliger traumatischer Schulterluxation behandelt. Das Durchschnittsalter betrug 53 Jahre mit 2 Häufigkeitsgipfeln bei den 21–30- und bei den 71–80jährigen. Bei den Luxationsformen überwog die anteriore mit 88 %. Vier Patienten wurden aufgrund von Pfannenrandläsionen primär operativ behandelt, in 3 Fällen hiervon war die Läsion radiologisch erkennbar, in 1 Fall wurde sie arthroskopisch diagnostiziert. Die Behandlung der übrigen 89 Patienten erfolgte durch Ruhigstellung im Desault-Verband, die Mehrzahl wurde für 1–2 Wochen immobilisiert, nur 15 % effektiv für 3 Wochen. 5 Patienten (5,6 %) erlitten ein oder mehrere Rezidive, nur einer hiervon war älter als 40, bei den anderen handelte es sich um sportlich aktive Männer zwischen 19 und 27 Jahren. Bei allen war radiologisch beim Erstereignis keine Pfannenrandläsion erkennbar.

Schlußfolgerung

- Bei der konventionellen Röntgendiagnostik sollte immer eine Darstellung des Schultergelenkes in 2 Ebenen erfolgen (axiale Projektion mit gebogener Platte).
- Die klinische Untersuchung der Gelenkstabilität, ggf. unterstützt durch Bildwandler- und Sonographie-Untersuchung, ist unabdingbar.
- Im Zweifel ist zumindest beim jüngeren, sportlich aktiven Patienten die Arthroskopie zum Ausschluß einer Bankart-Läsion indiziert.
- Ggf. ist die primäre Refixation des Limbus in offener oder geschlossener Technik indiziert.
- Bei konservativer Behandlung sollte zumindest dem Patienten unter 40 die reponierte Schulter für 3 Wochen immobilisiert werden.

Die hintere Schulter-Subluxation: Differenzierte Diagnostik-Therapie

J. Brand, A. Ekkernkamp und K. Neumann

Chirurgische Universitätsklinik, Berufsgenossenschaftliche Krankenanstalten „Bergmannsheil" Bochum, Gilsingstraße 14, W-4630 Bochum 1, Bundesrepublik Deutschland

Die hintere Schulter-Subluxation stellt mit etwa 1 % der Fälle eine Rarität dar. Die Literatur ist spärlich. Bei dem stets direkten Trauma erfolgt die Krafteinwirkung auf das Ellenbogen-

Hefte zur Unfallheilkunde, Heft 220
Zusammengestellt von K. E. Rehm

gelenk oder auf den gestreckten, im Schultergelenk adduzierten und innenrotierten Arm. Es kommt zu dem typischen „Dead-Arm-Syndrom".

Die Pathomechanik des Schultergelenkes ist kompliziert, die dorsale Kapsel ist schwächer ausgebildet als die ventrale.

Die Diagnose kann mit Hilfe klinischer Stabilitäts-Tests, insbesondere durch den hinteren Schubladen-Test gestellt werden. Röntgenaufnahmen und CT sind negativ. Zur Dokumentation empfehlen sich gehaltene Aufnahmen im axialen Strahlengang. Bei abgerissenem Labrum oder bei Defekten am hinteren Pfannenrand empfiehlt sich die Arthroskopie.

Therapie

Fronek erreichte mit alleiniger Physiotherapie eine Erfolgsrate von 63 %. Operativ empfehlen wir die hintere Kapselraffung und Anlagerung eines cortico-spongiösen Spanes bei Entnahme vom hinteren Beckenkamm.

Ausgeschlossen sind „freiwillige Subluxierer", die einem gezielten Muskeltraining oder psychosomatischer Behandlung zugeführt werden.

Postoperativ erfolgt eine kurze Ruhigstellung mit anschließend intensiver Muskelkräftigung und Bewegungsübungen.

Ergebnisse

Im Zeitraum 1980 bis 1987 wurden 12 hintere Subluxationen bei 10 Patienten behandelt. 7mal kam es zu sehr guten bis guten Resultaten. Die 3 schlechten Ergebnisse betrafen eine multidirektionale Instabilität, ein verbliebenes Schnappgefühl sowie eine Bewegungseinschränkung. Nach 6 bis 8 Monaten war volle Sportfähigkeit gegeben.

Quintessenz

Subluxationen müssen in differentialdiagnostische Überlegungen einbezogen werden. Bei gesicherter Diagnose bestehen gute Möglichkeiten der Therapie.

Bankart-Läsionen bei akuter und chronischer vorderer Schulterinstabilität: Arthroskopische Refixation

N. P. Südkamp, P. Lobenhoffer, N. P. Haas und H. Tscherne

Medizinische Hochschule Hannover, Konstanty-Gutschow-Straße 8, W-3000 Hannover 61, Bundesrepublik Deutschland

Einleitung

1890 wiesen Broca und Hartmann auf die Bedeutung einer Läsion im vorderen unteren Bereich des Pfannenrandes hin, die sie als Ablösung der Gelenkkapsel interpretierten. 1906

Hefte zur Unfallheilkunde, Heft 220
Zusammengestellt von K. E. Rehm

definierte Perthes verschiedene Ursachen für die rezidivierende Schulterluxation, u. a. den ventralen Kapsel-Labrumkomplex und Bankart erkannte in dieser Läsion die Hauptursache für das erneute Auftreten einer Luxation. Beide zeigten die Notwendigkeit der Reinsertion der ventralen Kapsel bzw. des Limbus auf. Die Kenntnis der biomechanischen Stabilisatoren im Bereich der vorderen Schulter geht auf systematische Untersuchungen von Turkel im Jahre 1981 zurück.

Indikation

Entsprechend den Untersuchungen von Reeves kommt es bei einer traumatischen Schulterluxation beim jüngeren Patienten überwiegend zu einem Abriß des Labrum am vorderen Glenoid, während beim älteren Menschen lediglich die Kapsel reißt. Rowe, McLaughlin, Simonet, Henry und Wheeler beschrieben entsprechend hohe altersabhängige Reluxationsraten nach adäquatem Trauma von über 90 %. Wir sehen daher die Indikation zur Refixation bei frischen vorderen traumatischen Schulterluxationen bei Patienten bis 45 Jahre und bei chronisch rezidivierenden vorderen Luxationen auf dem Boden einer traumatischen Genese.

Instrumentarium

Neben einer Arthroskopiekamera und einer Spülpumpe werden die folgenden Instrumente benötigt: 30° und 70° Optik, Universalshaver mit Rotationsmesser und Abrader, Tasthaken, Spülkanüle, ein Suture Punch Set (Shutt-Concept), Bohrer, Drill-Guide (Shutt-Concept), Durchziehdrähte (Shutt-Concept) und PDS Nahtmaterial.

Operationstechnik

Über einen dorsalen Zugang im „Softspot“ zwischen M. Infraspinatus und M. Supraspinatus wird in Höhe des Gelenkspaltes das Gelenk mit einem spitzen Troikart in Zielrichtung auf den Processus coracoideus punktiert. Der spitze Troikart wird gegen die 30° Optik ausgetauscht und das Gelenk mit Spülflüssigkeit (isotone Ringer-Lactat-Lösung) aufgefüllt. Zur Orientierung wird das Dreieck, begrenzt durch den Humeruskopf, das Glenoid und die Bicepssehne, eingestellt und die systematische Inspektion des Gelenkes vorgenommen. Besonderes Augenmerk ist auf den Limbus und den Humeruskopf (Hill-Sachs-Läsion) zu richten. Entsprechend der Ausdehnung der Bankart-Läsion ist ein vorderer Arbeitszugang zu schaffen, mit dem das Vorlegen der Nähte und das Bohren der Durchziehdrähte ermöglicht wird. Über die Schleuse erfolgt nun das Abradieren des Glenoidhalses mit einem Abrader oder einer Kugelfräse, die vom Universalshaver angetrieben wird. Dieses Abradieren wird sowohl bei frischer als auch bei chronischer Instabilität im Bereich der Bankartläsion durchgeführt. Nach ausreichender knöcherner Anfrischung des Glenoidhalses wird die Spülkanüle gegen die Suture-Punch- Schleuse ausgetauscht. Danach werden im Bereich der gesamten Bankartläsion PDS-Nähte der Stärke Null vorgelegt und nach ventral ausgeleitet. Über die Schleuse wird anschließend der Drill-Guide eingebracht und in der 2 Uhr-Position direkt unterhalb des Glenoidrandes positioniert. In dorsomedialer Richtung wird der Durchziehdraht durch die Scapula gebohrt und dorsal unterhalb der

Spina scapulae aus der Haut herausgeleitet. Es folgt die Incision der Haut im Bereich der Austrittsstelle. Danach werden die Fadenenden in die dafür vorgesehene Öse des Durchziedrahtes eingefädelt und durchgezogen. Nachdem die Fäden dorsal ausgeleitet sind, werden sie zunächst von Hand gestrafft. Die Refixation der Bankartläsion kann arthroskopisch betrachtet und mit einem von ventral eingebrachten Tasthaken überprüft werden. Ist die erzielte Adaptation zufriedenstellend, wird der Arm von der Extension abgehängt, adduziert, innenrotiert und die Fadenenden auf der Infraspinatusfascie verknotet.

Ellenbogenluxation: Differenzierte Therapie-Ergebnisse

M. Blauth, N. Haas und H. Tscherne

Unfallchirurgische Klinik, Medizinische Hochschule Hannover, Konstanty-Gutschow-Straße 8, W-3000 Hannover 61, Bundesrepublik Deutschland

Einleitung

Luxationen des Ellenbogengelenkes machen 20 % aller Luxationen aus und kommen damit an zweiter Stelle nach dem Schultergelenk. Bei dem für die Ellenbogenluxation am häufigsten angeschuldigten Hyperextensionsmechanismus wird der Unterarm über die Olecranonspitze als Drehpunkt aus dem Gelenk herausgehebelt. Nicht selten kommt es auch zu Gefäß- oder Nervenverletzungen. In über 90 % der Fälle liegt eine dorsale oder dorso-laterale Verrenkung vor.

Behandlungskonzept

Nach Sicherung der Diagnose durch eine klinische und radiologische Untersuchung erfolgt so früh wie möglich die geschlossene Reposition der Luxation in Kurznarkose. Die Stabilität des eingerichteten Ellenbogens muß am noch schmerzfreien Patienten überprüft werden und führt zur Einteilung in stabile, einfach instabile (ulnare oder radiale Aufklappbarkeit), kombiniert instabile (ulnare und radiale Aufklappbarkeit) und komplex instabile (seitliche und vordere/hintere Instabilität) Gelenke. Letztere neigen besonders zur Reluxation. Die Überprüfung von Durchblutung, Sensibilität und Motorik vor und nach der Reposition muß selbstverständlich sein. Bei der dann folgenden Sonographie kann nicht nur ein Hämarthros sicher erkannt werden, mit dynamischen Untersuchungstechniken läßt sich eine zur Instabilität führende Seitenbandläsion nachweisen. Stabile und einfach instabile Gelenke ohne Hämarthros werden mit kurzfristiger Ruhigstellung und frühzeitiger Physiotherapie konservativ behandelt. Liegt ein blutiger Gelenkerguß vor, führen wir eine Arthroskopie durch, um Blutcoagel, Gewebsfetzen (vordere Gelenkkapsel) und Knorpelflakes vollständig entfernen zu können. Operationsindikationen bestehen bei offenen Luxationen, begleitenden Gefäß- und/oder Nervenläsionen, knöchernen Zusatzverletzungen sowie

Hefte zur Unfallheilkunde, Heft 220
Zusammengestellt von K. E. Rehm

bei kombiniert und komplex instabilen Gelenken. Die zerrissenen Bandstrukturen müssen meistens transossär refixiert werden. Abrißfragmente im Bereich der Epicondylen und des Proc. coronoideus werden je nach Größe transossär mit einer Naht, mit Spickdrähten oder mit Schrauben wieder angeheftet. Von außerordentlicher Wichtigkeit für ein gutes Ergebnis ist die frühfunktionelle, nach wenigen Tagen aus dem Gips heraus einsetzende Krankengymnastik. Die gesamte Ruhigstellungsdauer sollte 2 Wochen nicht überschreiten.

Ergebnisse

Zu einer persönlichen Nachuntersuchung erschienen 49 von 60 Patienten (82 %) aus den Jahren 1979–1989 mit einem Durchschnittsalter zum Zeitpunkt des Unfalls von 26 Jahren. Die Behandlung erfolgte – der Verletzungsschwere entsprechend – 14mal konservativ, 17mal arthroskopisch und 18mal operativ. 63 % der Patienten gaben keinerlei Schmerzen an, 26 % leichte und 11 % mäßige. Etwa 60 % wiesen eine freie Streckung und Beugung auf, 26 % zeigten eine Einschränkung bis 5°. Nur bei 4 % lag ein Streckdefizit von über 20 % vor. 90 % und 88 % hatten eine freie Pro- und Supination. Die seitliche Stabilität der Gelenke wurde klinisch im Seitenvergleich bestimmt. Bei 18 % fand sich eine Instabilität der betroffenen Seite von 1+ (bis 5° Aufklappbarkeit), bei 4 % (2 Patienten) von 2+ (bis 10°). Das Gesamtergebnis wurde in einem modifizierten Score nach Andrews bewertet, der neben der Beweglichkeit und Stabilität der Gelenke auch Schmerzen berücksichtigt. Danach fanden wir in 63 % ein sehr gutes, in 25 % ein gutes, in 10 % ein befriedigendes und in 2 % ein schlechtes Resultat. Die Ergebnisse waren weitgehend unabhängig vom Alter des Patienten sowie der Art der Behandlung, Zusatzverletzungen hatten dagegen einen negativen Einfluß. In dieser Gruppe gab es nur 42 % sehr gute aber 26 % befriedigende Ergebnisse. Mit dem vorgestellten Behandlungskonzept ließen sich also in der überwiegenden Mehrzahl der behandelten Ellenbogenluxationen sehr gute oder gute Resultate erzielen. Liegen zusätzliche Läsionen vor, muß die Prognose vorsichtiger gestellt werden.

Ellenbogenluxation – Spätergebnisse

V. Studtmann, H. Rudolph und D. Krauss

II. Chirurgische Klinik für Unfall-, Wiederherstellungs-, Plastische und Gefäßchirurgie, Diakoniekrankenhaus, Elise-Averdieck-Straße 17, W-2720 Rotenburg/Wümme, Bundesrepublik Deutschland

In der Zeit von 1975 bis 1989 wurden an unserer Klinik 412 Patienten wegen einer Verletzung des Ellenbogengelenkes behandelt. In 46 Fällen lag eine Ellenbogenluxation vor. Es handelte sich um 25 weibliche und 21 männliche Patienten mit einem Durchschnittsalter von 31 Jahren. In 16 Fällen war der rechte, in 30 Fällen der linke Arm betroffen.

Hefte zur Unfallheilkunde, Heft 220
Zusammengestellt von K. E. Rehm

Die wichtigste Maßnahme bei Vorliegen einer Ellenbogenluxation ist die schonende Reposition in Narkose.

Mit Reposition und Ruhigstellung wurde bei 25 Patienten behandelt. Knöcherne Absprengungen im Bereich der Epicondylen traten bei 16 Patienten auf. 4 Patienten wurden durch percutane Bohrdrahtfixation versorgt. In 8 Fällen wurde offen reponiert und ebenfalls mit Bohrdrähten fixiert. Absprengungen des Processus coronoideus sahen wir bei 6 Patienten. Eine offene Reposition war bei 3 Patienten erforderlich. Die durchschnittliche Dauer der Gipsruhigstellung bei allen 46 Patienten betrug 19 Tage.

An Komplikationen traten 2 persistierende Medianusteilparesen auf, 3 Patienten mußten wegen freier Gelenkkörper nachoperiert werden.

In einer Fragebogenaktion konnten 36 Patienten durchschnittlich 6,8 Jahre nach Unfall zum jetzigen Zustand befragt werden. 24 waren beschwerdefrei. 7 klagten noch über zeitweilige Beschwerden besonders beim Tragen schwerer Gegenstände. Bei 11 Patienten war eine Bewegungseinschränkung verblieben, die ein Beuge- oder Streckdefizit von bis zu 20° nicht überschritt. Ein Berufswechsel aufgrund der Ellenbogenluxation war bei keinem Patienten erforderlich.

Ellbogenluxationen ohne/mit Begleitverletzungen des Knochens

K. Weise und E. Wernecke

Berufsgenossenschaftliche Unfallklinikik, Schnarrenbergstraße 95, W-7400 Tübingen, Bundesrepublik Deutschland

Luxationen des Ellbogengelenkes sind eine keineswegs so harmlose Verletzung, wie dies lange Jahre vorher angenommen wurde.

Mit 20 % aller Verrenkungen großer Gelenke sind sie relativ häufig und führen insbesondere beim Vorliegen knöcherner Begleitverletzungen nicht selten zu eingeschränkten funktionellen Langzeitergebnissen.

Von speziellem Interesse ist die Frage, inwieweit Instabilitäten und/oder knöcherne Begleitverletzungen zu operativer Rekonstruktion veranlassen sollten, wann der günstigste Zeitpunkt für einen solchen Eingriff ist und wie lange das Gelenk immobilisiert werden darf.

Basierend auf dem von Hierholzer im Auftrag der AO entwickelten Erhebungsbogen wurden im Rahmen einer Dissertation die katamnestischen Daten von 82 Patienten mit Ellenbogengelenksluxationen aus den Jahren 1982–1986 ausgewertet und die Langzeitresultate in 63 Fällen nach einem durchschnittlichen Beobachtungszeitraum von 5,5 Jahren ermittelt. 75 % der Patienten wiesen einen indirekten Verletzungsmechanismus auf, die Luxationsrichtung bewegte sich in 54,8 % nach dorsal und in 11 % nach dorsoradial. 36 Patienten hatten insgesamt 53 knöcherne Begleitverletzungen, vorwiegend am Radiusköpfchen (n = 23), am Processus coronoideus (n = 12) und am Epicondylus ulnaris (n = 8). Osteochondrale Abschlagfragmente wurden in 5 Fällen beobachet. 47 von 82 Pati-

Hefte zur Unfallheilkunde, Heft 220
Zusammengestellt von K. E. Rehm

enten wurden ungeachtet der mehr oder weniger stark ausgeprägten capsulo-ligamentären Begleitverletzungen konservativ behandelt, in 31 Fällen erfolgte die operative Versorgung (reine Bandinstabilitäten n = 8, knöcherne Begleitverletzungen n = 23).

Dabei wurde 14mal eine Bandnaht, 11mal eine Osteosynthese und ebenfalls 11mal eine Radiusköpfchenresektion wegen Trümmerfraktur oder sekundär wegen starker Einschränkung der Unterarmdrehung vorgenommen.

63 Patienten konnten klinisch und radiologisch nachuntersucht werden. Auf der Basis des Linscheid-Score zeigte sich das Gesamtergebnis in 40 Fällen gut und sehr gut, 10mal befriedigend und 9mal schlecht, 4 Fälle fanden wegen nicht ausreichender Vorbefunde keine Berücksichtigung. Alle Gelenke waren ausreichend stabil. Operativ behandelte Fälle mit reiner Bandinstabilität bzw. knöcherner Begleitverletzung und solche mit längerer Immobilisierung wiesen die schlechtesten Langzeitresultate auf. Aus diesen Ergebnissen wurde geschlossen, daß eine operative Rekonstruktion nur bei ausgeprägter Instabilität oder Reluxationsneigung, bei Abrißfrakturen am Kronenfortsatz der Elle, bei Trümmerfrakturen des Radiusköpfchens und bei größeren osteochondralen Abschlagfragmenten zu empfehlen ist.

Die Immobilisierung darf bei konservativer und operativer Therapie 2–3 Wochen keinesfalls überschreiten.

Diskussion

U. Heim, Bern

Aus den Vorträgen geht die Tendenz zur Bevorzugung von resorbierbarem oder jedenfalls flexiblem Fixationsmaterial (PDS-Kordel) gegenüber Metall-Implantaten hervor. Diese stellen in erster Linie ein dynamisches Verfahren dar, lassen eine freie funktionelle Nachbehandlung zu und verzichten weitgehend auf eine exakte Rekonstruktion der gerissenen Bandgruppen. Dabei lockert sich das PDS-Material vielfach etwas, so daß eine exakte Reposition im Spätergebnis nicht erreicht wird, was aber funktionell unwesentlich sei. Bei vorbestehender Arthrose wird die primäre Resektion empfohlen, vor allem bei älteren Patienten. Vereinzelt wird noch die 6,5 mm Spongiosa-Schraube verteidigt, bei welcher es nicht zum Ausriß bzw. zum Bruch komme.

Die Indikation für die primäre Operation wird aber immer enger gestellt und erstreckt sich im wesentlichen auf junge Patienten mit Spitzensportaspiration und solchen mit Überkopfarbeit. Die Frage nach dem Verbleib des Discus articularis bleibt unbeantwortet.

In der Diskussion kommt die Bedeutung der Arthroskopie nach Erstluxation bei jüngeren Patienten stark in den Vordergrund, weil der Ausspüleffekt des Hämarthros schon einen therapeutischen Effekt ausübt wie bei anderen Gelenken und damit gleichzeitig die Diagnostik einer Bankart-Läsion möglich ist. Deren primäre Refixation senkt die Reluxationsrate signifikant. Diese neuen Aspekte können mangels Erfahrung noch nicht generell angewendet werden.

Hefte zur Unfallheilkunde, Heft 220
Zusammengestellt von K. E. Rehm

Bezüglich der Ruhigstellungszeiten nach Erstluxation ist man geteilter Auffassung. Eine längere Ruhigstellung beim jüngeren Patienten führt noch nicht zur Einsteifung der Schulter, während beim über Vierzigjährigen mehr als zwei Wochen funktionell nachteilig sein können.

Das Problem der Verkalkung wird allgemein dahingehend beantwortet, daß diese zwar häufig sind, aber nur bei sehr großer Ausdehnung zu einer Einschränkung der Beweglichkeit und zu Beschwerden führen. Letzteres ist selten.

Primäre Nervenläsionen sind häufig, meist reversibel. Sie betreffen hauptsächlich den Nervus medianus, seltener den nervus ulnaris (sensibel). Sie sind vor allem dann zu befürchten, wenn zwischen Unfall und Reposition längere Zeit verstreicht. Im Vordergrund steht die schonende Reposition in Anästhesie und die unmittelbar anschließende Prüfung der Stabilität.

Die Indikation zur primären Operation wird im wesentlichen knöchernen Begleitverletzungen vorbehalten, seltener schweren Instabilitäten (z. B. bei beidseitigen Collateralbandrissen).

Die Prüfung der exakten Reposition muß klinisch und röntgenologisch erfolgen. Die Ruhigstellung nach Reposition ist möglichst zu verkürzen, vorwiegend nur Schienenverbände aus welchen geführte Bewegungsübungen möglich sind. Höchste Immobilisationsdauer drei Wochen.

Die Resektion des Radiusköpfchens bei Trümmerfrakturen wird freigiebig vorgenommen. Sie erfolgt aber meist erst nach einigen Wochen, dann, wenn sich die Kapselbandstrukturen verfestigt haben (zwischen 3. und 6. Woche). Primäre Prothesen werden vorwiegend abgelehnt. Spätere Resektionen des Radiusköpfchens – dann, wenn die Membrana interossea bereits geschrumpft ist – führen zu einer Verschlechterung der Umwendbewegung.

Bei der Fixation des gebrochenen Processus coronoideus wird zum Teil ein ventraler Zugang durch die tiefen Weichteile, zum Teil ein ulnarer Zugang mit indirekter Verschraubung von dorsal empfohlen. Der ulnare Zugang mit Osteotomie des Epicondylus scheint nur in Frankreich bekannt zu sein.

Im Schlußwort versucht Heim eine Zusammenfassung: Im Vordergrund steht stets die schonende Reposition in Anästhesie wegen der Gefahr der Nebenverletzungen. Die Sonographie ist wertvoll. Die Arthroskopie erlaubt die Entleerung des Hämarthros und dadurch eine Entlastung der Kapsel, was deren rasche Regeneration fördert und die Gefahr von Reluxationen bannt. Eine Rekonstruktion der knöchernen Verletzungen ist, soweit möglich, im Interesse der Erhaltung der Stabilität anzustreben. Die Frage der Spätarthrose ist in dieser Diskussion nicht aufgeworfen worden. Sie ist sicher weniger schwerwiegend als bei der Schulter. Auffallend ist die Häufigkeit der Kraftverminderung nach Ellbogenluxation. Im Vordergrund steht die Verkürzung der Immobilisation und die geführte frühe Mobilisation.

Untere Extremität

Vorsitz: G. Muhr, Bochum; E. Schenk, Magdeburg

Traumatische Verrenkung des Hüftgelenkes, interdisziplinäre Ergebnisprüfung

K.E. Dreinhöfer, S.R. Schwarzkopf, M. Prokop, Ch. Ehrenheim und N. Haas

Unfallchirurgische Klinik, Medizinische Hochschule Hannover, Konstanty-Gutschow-Straße 8, W-3000 Hannover 61, Bundesrepublik Deutschland

Die Hüftluxation beim Erwachsenen entsteht vor allem im Rahmen von Rasanztraumen durch Gewalteinwirkung in Längsachse des Femur (dashboard injury). Dadurch kommt es zu einem Heraustreten des Femurkopfes aus der Pfanne, in den meisten Fällen in dorsocranialer Richtung.

Wir untersuchten retrospektiv 44 Patienten (32 m, 12 w) bei denen eine isolierte Hüftluxation ohne ossäre Beteiligung vorlag.

Mehr als 2/3 der Patienten verunfallten als PKW- bzw. LKW-Fahrer. Alle luxierten Hüften wurden nach primärer Röntgendiagnostik in der Klinik umgehend geschlossen reponiert. Die durchschnittliche Rettungszeit betrug 45 min, das Intervall zwischen Unfall und Reposition betrug im Mittel 92 min. Nach der Reposition wurde mit einer frühfunktionellen Behandlung begonnen. Die Entlastung an zwei Unterarmgehstützen erfolge nur für einen kurzen Zeitraum.

Ergebnisse

37 Patienten (82 %) wurden klinisch, radiologisch und kernspintomographisch kontrolliert. Die mittlere Nachuntersuchungszeit betrug 11,3 Jahre.

Die klinischen Ergebnisse wurden nach dem Merle d'Aubigne-Schema und dem Harris-Score ausgewertet. Hierbei fand sich bei 33 Patienten (89 %) ein sehr gutes/gutes Ergebnis.

Bei den röntgenologischen Untersuchungen zeigten sich bei lediglich 4 Patienten vermehrte Arthrosezeichen an der luxierten Seite im Vergleich zur Gegenseite. Hinweise auf eine Osteonekrose fanden sich bei 2 Fällen, periartikuläre Verkalkungen bei 3 Patienten.

Im Rahmen der kernspintomographischen Untersuchung wurden coronale und transversale Schichtungen vorgenommen. Hiermit ließ sich der Zustand des Femurkopfes exakter analysieren und das Stadium der Hüftkopfnekrose nach Mitchell klassifizieren. Lediglich bei 2 Patienten fanden sich Spätveränderungen im Sinne von fibrotischen Umbauten.

Nur durch frühestmögliche Reposition läßt sich die Arthrose und Nekroserate weiter senken. Ziel muß sein, den durch das Trauma gesetzten Primärschaden nicht durch lange Luxationszeiten und ihre Folgen zu potenzieren.

Hefte zur Unfallheilkunde, Heft 220
Zusammengestellt von K. E. Rehm

Behandlungskonzept und Spätresultate bei Hüftluxationen

W. Schlickewei, E.H. Kuner und B. Elsässer

Abteilung für Unfallchirurgie, Chirurgische Universitätsklinik, Hugstetterstraße 55, W-7800 Freiburg, Bundesrepublik Deutschland

Die Behandlung der Hüftgelenksluxation erfordert höchste Dringlichkeit. Die Reposition muß notfallmäßig durchgeführt werden, um möglichen Spätkomplikationen (aseptische Nekrose des Hüftkopfes, periarticuläre Verkalkungen) vorzubeugen.

Zwischen 1974 und 1987 wurden in der Unfallchirurgischen Abteilung der Universitätsklinik Freiburg 41 Patienten mit einer Hüftluxation behandelt. Das Durchschnittsalter der Patienten war mit 26 Jahren entsprechend der Verletzungsursache (in 2/3 der Fälle Verkehrsunfälle) niedrig. Verrenkungen beim Sport sahen wir ausschließlich bei Skifahrern. Die häufigste Luxationsform war die Luxatio iliaca mit 78 % der Fälle. 60 % der Patienten hatten Zusatzverletzungen: vor allen Dingen Schädel-Hirn-Traumata und Frakturen an den Extremitäten. Die Reposition wurde in der Regel in Vollnarkose durchgeführt, in 40 der 41 Fälle war die Reposition innerhalb der ersten 5 h möglich.

Während in den ersten Jahren regelmäßig eine Extensionsbehandlung für durchschnittlich 14 Tage durchgeführt wurde, wurde in der zweiten Hälfte des Untersuchungsintervalls eine funktionelle Behandlung ohne Extension durchgeführt.

Die Nachuntersuchung wurde im Durchschnitt 8 Jahre nach Unfall durchgeführt. Hierbei zeigte sich bei der klinischen und radiologischen Nachuntersuchung in 90 % der Fälle ein gutes bis sehr gutes Spätresultat. Lediglich bei 3 Patienten waren Einschränkungen festzustellen, ein Patient, bei welchem die Luxation außerhalb verspätet diagnostiziert worden war, zeigte im Spätresultat einen schlechten Befund. Im Spätverlauf konnte zwischen beiden Behandlungsformen kein Unterschied festgestellt werden. Eine Hüftkopfnekrose trat in keinem der behandelten Fälle ein. Zuammenfassend kann gesagt werden, daß die Spätkontrolle der Hüftgelenksluxationen zeigt, daß die isolierte Hüftgelenksluxation eine gute Prognose hat, wenn die Reposition notfallmäßig innerhalb der ersten Stunden nach Unfall möglich ist. In der Nachbehandlung ist eine funktionelle Behandlung ohne Extension möglich. Es kann nach 14 Tagen zunehmend zur Vollbelastung übergegangen werden. Bei diesem Procedere ist nicht mit Spätkomplikationen zu rechnen.

Hefte zur Unfallheilkunde, Heft 220
Zusammengestellt von K. E. Rehm

Behandlung der geschlossenen Verrenkung des Kniegelenkes

F. Barnbeck, H. Böhm und G. Hierholzer

Berufsgenossenschaftliche Unfallklinik Duisburg-Buchholz, Großenbaumer Allee 250, W-4100 Duisburg 28, Bundesrepublik Deutschland

In einem Zeitraum von 10 Jahren wurden 19 geschlossene Kniegelenkluxationen bei 18 Verletzten behandelt. Das Durchschnittsalter der 2 weiblichen und 16 männlichen Patienten betrug 33,1 Jahre (17–60). Ursächlich führten 12 Verkehrsunfälle, 3 Arbeitsunfälle und 3 Sportunfälle zu dem Verletzungsereignis. Die Luxationsrichtung wies 7mal nach ventral, bzw. ventro-medial, 6mal nach dorsal bzw. dorso-lateral, 3mal nach medial und einmal nach lateral. Die Luxation trat bei 11 Patienten isoliert und bei 1 Patienten in Verbindung mit einer Femurfraktur auf. Bei 6 Verletzten stand ein begleitendes Polytrauma im Vordergrund der Erstbehandlung. Des weiteren fand sich bei 6 Luxationen eine irreparable Schädigung des Nervus peronaeus. Die Poplitealgefäße wiesen bei keiner Luxation des Kniegelenkes eine Schädigung auf. Von den insgesamt 18 Patienten konnten 17 nach durchschnittlich 30 Monaten (6–120) nachuntersucht werden. Die Kriterien der Nachuntersuchung richteten sich nach erzielter Stabilität, Funktion und Schmerzfreiheit. Es erfolgte eine Differenzierung zwischen 6 Sofortoperationen (am Unfalltag) und 10 verzögerten Rekonstruktionen nach durchschnittlich 10 Wochen (3–18). Die verzögerte Kapselbandrekonstruktion des Kniegelenks aufgrund längerfristiger präoperativer Immobilisation, zumeist Folge der Behandlungspriorität des Polytraumas, führte zu 2 guten, 4 befriedigenden und 4 schlechten Resultaten (einmal Einstellung zur Arthrodese). Bei sofortiger Rekonstruktion des Kapsel-Band-Apparates waren keine schlechten operativen Behandlungsergebnisse nachweislich. Die Autoren empfehlen daher auch bei Vorliegen eines Polytraumas die komplexe Rekonstruktion des Kapsel-Band-Apparates zum frühestmöglichen Zeitpunkt durchzuführen.

Verrenkungen der Sprunggelenke und der Fußwurzel

H. Zwipp, E. Scola, U. Schlein und D. Riechers

Unfallchirurgische Klinik, Medizinische Hochschule Hannover, Konstanty-Gutschow-Straße 8, W-3000 Hannover 61, Bundesrepublik Deutschland

Neben ligamentären Verletzungen wie der Luxatio cum talo (n = 3), Luxatio pedis sub talo (n =18) und der Luxatio tali totalis (n = 3), sind Luxationsfrakturen des Chopart-Lisfranc-Gelenkes (n = 129) die prognostisch- und therapeutisch-relevanten Läsionen der Sprunggelenke und Fußwurzeln gewesen, die in der Unfallchirurgischen Klinik der Medizinischen Hochschule Hannover 1971–1989 behandelt und retrospektiv analysiert wurden.

Hefte zur Unfallheilkunde, Heft 220
Zusammengestellt von K. E. Rehm

Wesentliche Erkenntnisse waren dabei:

1. Die Luxatio pedis cum talo ist geschlossen reponibel, Bandnähte lateral und medial sind empfehlenswert, die Prognose ist gut.
2. Die Luxatio pedis sub talo (nach medial in 15 von 18 Fällen) ist prognostisch dann günstig, wenn sie sofort, meist unblutig möglich, eingerichtet, bei verbleibender Instabilität passager spickdrahtfixiert wird (6 W) und bei zusätzlichem Abbruch des Processus posterior tali offen reponiert wird, wobei dieser anatomisch stabil verschraubt werden soll.
3. Die Luxatio tali totalis kann bei sofortiger offener Reposition mit Bandnähten und passagere Transfixation eine gute Prognose haben (Talusnekrose nur in 1 von 3 Fällen).
4. Luxationen der Chopart-Gelenklinie sind extrem selten rein ligamentär (unter 1 %). Der Kraftvektor der Luxation kennzeichnet die Luxationsfrakturen als transnaviculare, transtalare, transcuboidale oder transcalcaneare Luxation. Entscheidend ist die exakte Längenwiederherstellung der medialen und/oder lateralen Fußsäule.
5. Lisfranc-Luxationsfrakturen, insbesondere mit begleitendem Kompartment-Syndrom, sollten über eine lange mediane Incision mit Retinaculaspaltung offen eingerichtet werden, bei veralteten Frakturen über 2 parallele dorsale Zugänge. Für die passagere Fixation erscheinen 3.5er Corticalisschrauben sicherer als Kirschner-Drähte.
6. Diagnostisch sind bei Chopart-Lisfranc-Läsionen prä- und intraoperative Röntgenaufnahmen in 3 Ebenen des Fußes: 20 Grad Projektion unerläßlich, Vergleichsaufnahmen empfehlenswert.
7. Operationstaktische Prinzipien bei komplexen OSG-Fuß-Serien-Frakturen sind: Aufbau von proximal nach distal, Minimalosteosynthesen, tibiotarsale Transfixation für 3 Wochen, Kompartmentspaltung, Second-third-look-Operationen mit früher Nachamputation/Weichteildeckung (z. B. Latissimus dorsi-Lappen) innerhalb von 3–5 Tagen.

Diskussion

E. Schenk, Magdeburg

Hinsichtlich der Spätresultate nach traumatischer Hüftluxation besteht Übereinstimmung, daß mit etwa 85 bis 90 % guten und sehr guten Ergebnissen gerechnet werden kann, wenn nach dringlichst durchgeführter Diagnostik eine notfallmäßige Reposition erfolgt. Die früher als notwendig angesehene Extensionsbehandlung nach der Reposition läßt eine weitere Besserung der Ergebnisse nicht erwarten und kann deshalb verlassen werden. Bei Knieluxationen sind Gefäßschäden zu erwarten und im Zweifelsfall durch Angiographie auszuschließen. Die arthroskopische Diagnostik sollte einer sekundären Rekonstruktion der Kapselbandstrukturen vorangestellt werden.

Luxationen der proximalen und auch distalen Fußwurzel sind übereinstimmend seltene Verrenkungsformen und bedürfen einer sehr exakten Röntgentechnik. Die häufig erhebliche

Hefte zur Unfallheilkunde, Heft 220
Zusammengestellt von K. E. Rehm

Weichteiltraumatisierung beschränkt die operative Indikation in Richtung einer Minimalosteosynthese oder Transfixation, wenn ein Erhaltungsversuch gerechtfertigt ist.

Bei Luxationen des oberen Sprunggelenkes und der Fußwurzel sollte sich die Notfallversorgung auf die Versorgung der Weichteile (Dekompression) beschränken.

Untere Extremität – Kniegelenk

Vorsitz: H. Hempfling, Murnau; W. Mutschler, Ulm

Komplikationen der Kniegelenksarthroskopie – prospektive Studie

J. Klein, H. Steffens, D. Rixen und Th. Tiling

Städtische Krankenanstalten, Chirurgische Klinik Köln-Merheim, Ostmerheimerstraße 200, W-5000 Köln 91, Bundesrepublik Deutschland

Komplikationen sind bei der offenen Operation am Kniegelenk in der Literatur häufig beschrieben worden. Die Komplikationsraten werden bei der offenen Meniscuschirurgie bis zu 14,6 % angegeben, wobei tiefe Infektionen mit 0,8 % selten sind. In einer prospektiven Multicenterstudie, an der 21 Arthroskopiker teilnahmen, wird die Komplikationsrate der arthroskopischen Technik mit 1,68 % angegeben.

Über einen Zeitraum von 26 Monaten erfaßten wir alle intraoperativen Komplikationen (n = 1116). In den letzten acht Monaten auch die postoperativen Komplikationen (n = 372) durch standardisierte klinische Untersuchung und Befragung des Patienten drei Wochen nach der Operation. Die statistische Auswertung erfolgte unter der Fragestellung, ob die hypothetischen Risikofaktoren Operationsdauer, Art des arthroskopischen Eingriffs, Operateur und Alter des Patienten das Auftreten intra- und postoperativer Komplikationen beeinflussen (Tabelle 1, 2).

Tabelle 1

Intraoperative Komplikationen	%
Intraarticuläre Blutung	1,2
Instrumentenbruch	0,5
Technische Schwierigkeiten	3,3
Wassertamponade	0,6
Iatrogener Knorpelschaden	11,8
Iatrogene Innenbandruptur	0,4
	17,7

Hefte zur Unfallheilkunde, Heft 220
Zusammengestellt von K. E. Rehm

Tabelle 2

Postoperative Komplikationen	%
Infektion	0,0
Thrombose	0,5
Hämarthros	3,2
Erguß	5,4
Neurologie	0,8
Adhäsionen	0,0
Schmerz	3,8
Wunddehiscens	0,8
Hämatom	1,1
Erfrierung	0,5
	16,2

Diagnostik und Indikationsstellung beim Hämarthros des Kniegelenkes

D. Träger und O. Döring

Orthopädische Klinik, Mönchebergstraße 41-43, W-3500 Kassel, Bundesrepublik Deutschland

Kommt es nach einem entsprechenden Trauma zu einer Kniegelenksschwellung, so handelt es sich hierbei meist um einen blutigen Erguß. Da bei bestimmten Verletzungen möglichst frühzeitig eine operative Wiederherstellung erfolgen muß, um ein optimales Behandlungsergebnis zu erzielen, sollte eine schnelle Abklärung des Hämarthros erfolgen. Durch eine verzögerte Diagnostik kann z. B. der „goldene Zeitraum" zur Primärnaht einer vorderen Kreuzbandruptur versäumt werden.

Anhand eines größeren Patientengutes wollten wir Verletzungsart, Verletzungsursache sowie Zeitspanne zwischen Unfall und Operation bzw. zwischen erster Arztkontaktierung und Operation untersuchen.

An der Orthopädischen Klinik Kassel wurden 100 konsekutive Kniebinnentraumata mit Hämarthros aus dem Jahr 1988 retrospektiv analysiert. Es handelt sich um 75 Männer und 25 Frauen mit einem Durchschnittsalter von 27 Jahren. Als Unfallursache fand sich 68mal eine Sportverletzung. Die meistens aufgeführten Sportarten waren Fußball, Skilauf und Handball. In 87 Fällen erfolgte der erste Arztbesuch am Unfalltag bzw. nach 1–3 Tagen. Durchschnittlich 6 Tage nach Unfall erfolgte arthroskopische Abklärung bzw. entsprechende Operation. Insgesamt fanden sich 48 isolierte und kombinierte Rupturen des vorderen Kreuzbandes. Weiter fanden sich 6 Kapselrisse, 11 isolierte Meniscusläsionen, 6 Rupturen des hinteren Kreuzbandes sowie 21 Patella-Luxationen. Nur in 8 Fällen waren andere kleinere Verletzungen Ursache des Hämarthros. Die präoperativ gestellte Diagnose

Hefte zur Unfallheilkunde, Heft 220
Zusammengestellt von K. E. Rehm

ohne Narkoseuntersuchung war nur in 26 Fällen identisch mit den intraoperativ gefundenen Befunden.

Die Analyse unseres Patientengutes zeigt die Wichtigkeit einer exakten diagnostischen Abklärung eines jeden traumatischen Kniegelenkergusses. Hierzu ist eine Narkoseuntersuchung sowie die Kniespiegelung unerläßlich.

Die Bedeutung der intraarticulären Druckschwankungen für den chondro-synovialen Stoffwechsel

F.G. Machan, E. Trägenapp und D. Giese

Chirurgische Abteilung, Paracelsus-Krankenhaus, Paracelsusstraße 3, O-1830 Rathenow, Bundesrepublik Deutschland

An Probanden und Patienten werden die intraarticulären Druckverhältnisse im Schulter-, Hüft- und Kniegelenk untersucht und ausgewertet. Dabei können folgende Feststellungen gemacht werden:

1. Anatomie und Biomechanik unserer großen Gelenke verursachen bei jeder Gelenkbewegung und -belastung erhebliche intraarticuläre Druckveränderungen.
2. Entsprechend des anatomischen Aufbaus eines Gelenkes können sich die Druckschwankungen unterscheiden.
3. Bei Gelenkstellungen mit hohen intraarticulären Drücken kommt es langsam zum Druckabfall.

Für die Biochemie eines Gelenkes haben diese Erscheinungen eine große Bedeutung, denn

- durch die kontinuierlichen Druckschwankungen wird die Synovia in alle Abschnitte der Gelenkhöhle bewegt,
- diese aktive Synoviabewegung ist ein wichtiger Faktor für den intraarticulären Stoffaustausch,
- die erheblichen physiologischen Druckschwankungen wirken auch selbständig auf den Gelenkstoffwechsel wie ein Wechseldruck-Pumpsystem.

Zu den bekannten statischen Bedingungen für den chondrosynovialen Stoffwechselkreislauf kommen also drei dynamische Faktoren hinzu:

1. Die belastungsbedingte Knorpeldurchwalkung,
2. die aktive Synoviabewegung und
3. das intraarticuläre Wechseldruck-Pumpsystem.

Mit diesen drei dynamischen Bedingungen soll bewiesen sein, daß kein geschädigtes Gelenk bei der Therapie ruhiggestellt werden darf.

Ein Gelenk bleibt nur ein Bewegungsorgan, wenn es in Bewegung bleibt!

Hefte zur Unfallheilkunde, Heft 220
Zusammengestellt von K. E. Rehm

PMN-Elastase und Prokollagen-III-Peptid in traumatischen Kniegelenksergüssen

K.-A. Riel, M. Jochum, P. Bernett und H. Fritz

Klinik und Poliklinik für Sportverletzungen, Technische Universität München, Connollystraße 32, W-8000 München 40, Bundesrepublik Deutschland

Die massive Freisetzung von Proteinasen (Elastase, Cathepsin B, etc.) aus aktivierten Entzündungszellen (PMN-Granulocyten, Makrophagen) und ihre destruierende Wirkung auf das extracelluläre Milieu werden als wesentlicher Faktor im Pathomechanismus einer lokalen Entzündungsreaktion diskutiert. Ziel war es, zu evaluieren, inwieweit traumatische und/oder degenerative Kniegelenkserkrankungen durch den Entzündungsmediator Elastase aus PMN-Granulocyten einerseits, bzw. den Reparationsindikator Prokollagen-III-Peptid (P-III-P) aus Fibroblasten andererseits hinsichtlich der Dauer des bestehenden Entzündungsprozesses charakterisiert werden können. In einer prospektiven Studie wurden die Konzentrationen von PMN-Elastase, P-III-P und Gesamteiweiß in Kniegelenksergüssen von 38 Patienten in Beziehung gesetzt zu Anamnese, Ergußart und -menge sowie den operativ bzw. arthroskopisch diagnostizierten Kniegelenksverletzungen.

- Gruppe A: frische Verletzungen (n = 17): weniger als 72 h alt.
- Gruppe B: veraltete Verletzungen (n = 11): 72 h bis 14 Tage alt.
- Gruppe C: chronische Verletzungen (n = 10): mehr als 2 Wochen alt.

Die biochemische Analyse ergab folgende Werte:

	Elastase (ng/ml)	P-III-P (E/ml)
Gruppe A:	x = 2280 (121–5439)	x = 5,7 (1,8–12,3)
Gruppe B:	x = 125,6 (83–202)	x = 52,1 (13–120)
Gruppe C:	x = 123,9 (60–331)	x = 63,4 (31–133)

Das Gesamteiweiß lag im Mittel bei 4g/100 ml ohne signifikanten Unterschied zwischen den frischen und älteren traumatischen Kniegelenksergüssen. Ergußmenge oder Alter des Patienten zeigten keinen Einfluß auf die nachweisbaren Elastase- bzw. P-III-P-Konzentrationen.

Traumatische Kniegelenkergüsse lassen sich charakterisieren:

- Frische Verletzungen: hohe (> 1000 ng/ml) Elastase – und niedrige (< 20 E/ml) P-III-P-Konzentrationen.
- Ältere und chronische Verletzungen: niedrige (bis 200 ng/ml) Elastase- und hohe (> 50 E/ml) P-III-P Konzentrationen.
  a) Elastase: rascher und hoher Anstieg bis 24 h, gefolgt von schnellem Abfall bis 48 h nach Trauma; ab 7. posttraumatischen Tag keine wesentlichen Veränderungen mehr.
  b) P-III-P: allmähliche, kontinuierliche Zunahme bis zur 3. posttraumatischen Woche.

Die Ergebnisse könnten zukünftig möglicherweise gutachterlich zur Abschätzung der seit einem Trauma vergangenen Zeit und zur Beurteilung von Vorschäden benutzt werden.

Hefte zur Unfallheilkunde, Heft 220
Zusammengestellt von K. E. Rehm

Sonographische Messung der Instabilität des Kniegelenkes

J. Grifka, R. Hillen und R. Ernst

Orthopädische Universitätsklinik, St. Josef-Hospital, Gudrunstraße 56, W-4630 Bochum, Bundesrepublik Deutschland

Die Bandstabilitätsprüfung des Kniegelenkes ist durch klinische Verfahren wie Lachman-Test oder Schubladen-Phänomen nur grob möglich mit erheblichen untersucherabhängigen Beurteilungsunterschieden. Die derzeit üblichen technischen Prüfverfahren wie gehaltene Röntgenaufnahmen, spezielle Meßgeräte (KT 1000), Photo- oder Videovergleich ermöglichen ebenfalls lediglich ungenaue Messungen.

Zur genauen Prüfung der Bandstabilitätsverhältnisse des Kniegelenkes, präoperativ oder für Verlaufskontrollen in der Rehabilitationsphase wurde ein Verfahren zur sonographischen Funktionsprüfung entwickelt. Mit einem speziellen Haltegerät werden Ober- und Unterschenkel in Seitenlage des Patienten spannungsfrei gefaßt (Hersteller: Firma Otto Bock, 3408 Duderstadt). Durch eine definierte Krafteinleitung, die mit 150 Newton gewählt wurde, werden Ober- und Unterschenkel gegeneinander bewegt. Bei dorso-ventraler Verschiebung wird die Bewegung der knöchernen Konturen von Femur und tibia sonographisch dargestellt und gemessen ermittelt. Durch verschiedene, standardisierte Schallkopfpositionen können bei Änderung der Fußstellung auch Rotationsinstabilitäten in ihrem genauen Ausmaß festgestellt werden. Die Meßmethodik ist unabhängig von der Weichteilmasse der Kniekehle und einem starken oder schwachen Anpreßdruck des Schallkopfes.

Die Ultraschall-Darstellung wird mit einem 5-MHz-Linear-Schallkopf vorgenommen. Die Methodik wurde bei Instabilitätsuntersuchungen ausgearbeitet und in der Gültigkeit der Bewertungskriterien bei 84 Patienten überprüft. Neben der Bewertung des Translationsausmaßes im Vergleich zur nicht-betroffenen Gegenseite kann außerdem auf ein Vergleichskollektiv „Bandgesunder" (120 Probanden verschiedener Altersstufen) Bezug genommen werden.

Bei dreimaliger Messung eines jeden Wertes bei 20 Probanden errechnet sich eine Standardabweichung von 0,4 mm. Beim Vergleich der Messung verschiedener Untersucher zeigt sich keine weitere Zunahme der Standardabweichung.

Die besonderen Vorteile dieser Funktionsprüfung liegen darin, daß mit einem einfach zu handhabenden Verfahren exakt quantifizierbare, reporduzierbare Meßwerte ermittelt werden und dadurch eine eindeutige Bewertung der Stabilitätsverhältnisse mitsamt Rotationskomponenten möglich ist. Für Verlaufskontrollen sind somit verläßliche Werte verfügbar, die frei von subjektiven Einschätzungen sind.

Hefte zur Unfallheilkunde, Heft 220
Zusammengestellt von K. E. Rehm

Eine prospektive Untersuchung zur Wertigkeit der diagnostischen Sonographie bei Knieverletzungen

J. Jerosch, M. Schröder und W.H.M. Castro

Heinrich-Heine-Universität, Orthopädische Klinik und Poliklinik, Moorenstraße 5, W-4000 Düsseldorf 1, Bundesrepublik Deutschland

Material und Methoden

Im experimentellen Teil der Untersuchung wurde an 3 Leichenpräparaten versucht, die sonographisch abbildbaren Strukturen darzustellen. Anschließend wurden definierte Verletzungen an den Menisci und Ligamenten gesetzt und die sonographische Darstellbarkeit dieser Verletzungen untersucht. Anschließend wurden 101 Patienten vor einem arthroskopischen Eingriff sonographisch untersucht.

Ergebnisse

Am Präparat ließen sich die folgenden Strukturen gut nachweisen: med. Meniscus, lat. Meniscus, dorsale Kapsel, hinteres Kreuzband, Hoffascher Körper, Lig. Patella. Das vordere Kreuzband war nur nach Entfernung des Lig. patellae eindeutig identifizierbar. Mit dem Skalpell gesetzte Meniscusrisse waren als echoreiche Linien im Ultraschallbild zu erkennen. Ebenso waren die Schnittflächen von durchtrennten hinteren Kreuzbändern darstellbar.

Bei der prospektiven klinischen Untersuchung waren Verletzungen des medialen Meniscus zahlenmäßig am häufigsten. Hier erreichte die Sonographie eine Genauigkeit von 83 % und einen prädiktiven Wert von 91 %. Wegen vieler falsch positiver Befunde lag der prädiktive Wert bei Außenmeniscusverletzungen nur bei 22 %, die Genauigkeit jedoch bei 89 %. Kreuzbandverletzungen konnten nicht sicher nachgewiesen werden. Bei den anderen Erkrankungen zeigte sich die Sonographie hilfreich bei der Beurteilung von Bursitiden, Außenmeniscus-Ganglien und Patella-Spitzen-Syndromen.

Fazit

Zusammenfassend läßt sich sagen, daß die sonographische Meniscus- und Kreuzbanddiagnostik bei der vorhandenen Technik andere bildgebende Verfahren noch nicht sicher ersetzen kann.

Hefte zur Unfallheilkunde, Heft 220
Zusammengestellt von K. E. Rehm

Die sonographische Darstellung der Meniscusläsion und ihre Techniken – Experimentelle Grundlagen am Leichenpräparat

R. Fenkl, P. Barth und L. Gotzen

Klinik für Unfallchirurgie, Klinikum der Philipps-Universität Marburg, Baldingerstraße, W-3550 Marburg, Bundesrepublik Deutschland

Seit 1987 steht die sonographische Darstellbarkeit der Meniscusläsion im Kreuzfeuer der Diskussion. Insbesondere von Sohn et al. propagiert und von nur wenigen Untersuchern bestätigt, wird über eine hohe diagnostische Sicherheit berichtet, die weit über 90 % liegen soll. Andere Untersucher bestreiten diese Zahlen und überhaupt die Darstellbarkeit der Meniscusverletzung im Sonogramm.

Mit der Absicht einer Klärung dieser Streitfrage wurden Untersuchungen an isolierten Leichenmenisken im Wasserbad vorgenommen. Alle vorkommenden Läsionsformen wurden artifiziell angebracht und am isolierten Präparat auf ihre sonographische Darstellbarkeit untersucht. Hierbei zeigte sich, daß alle Läsionen – mit Ausnahme des Quer- oder Radiärrisses – sich uniform anhand eines kräftigen Schallreflexes darstellen ließen.

Bei den Untersuchungen fiel auf, daß mit unterschiedlichem Einfallswinkel der Schallwellen auf die Läsion auch unterschiedlich starke Reflexechos erzeugt werden konnten. Bei einem Einfallswinkel von ca. 10° auf die Läsion ergab sich der schwächste Reflex. Am stärksten war die von der Läsion ausgehende Echoreflexion bei einem Einfallswinkel der Schallwellen von ca. 45°. Allerdings kam es dabei auch zu einer Echoverstärkung der gesamten Meniscus-Binnenstruktur.

Mit diesen Erkenntnissen lassen sich Hinweise zum optimalen technischen Untersuchungsablauf geben. Eine *dynamische* Untersuchung mit Kippung des Schallkopfes über dem Gelenkspalt von cranial nach caudal ist damit Voraussetzung für eine erhöhte diagnostische Treffsicherheit.

Ein Schallkopf mit divergierendem Strahlengang und einer Frequenz von 7,5 MHz wird als notwendig erachtet.

Insgesamt kann aufgrund unserer Untersuchungsergebnisse die Möglichkeit der sonographischen Darstellung von Meniscusverletzungen als erwiesen gelten.

10-Jahresergebnisse nach Innenmeniscus-Korbhenkelresektion unter arthroskopischer Sicht

F. Farid

Privatambulatorium für arthroskopische Chirurgie, Friedrichstraße 94, W-4000 Düsseldorf 1, Bundesrepublik Deutschland

Es ist hinreichend bekannt, daß es nach herkömmlicher offener Innenmeniscusresektion, sei es total oder subtotal, später zu einer medial betonten Gonarthrose kommt. In der Lite-

Hefte zur Unfallheilkunde, Heft 220
Zusammengestellt von K. E. Rehm

ratur ist die Arthroserate, 10 Jahre nach der Arthrotomie, zwischen 30 und 82 % beziffert worden. (Stelli R 1969; Cabot JR 1953 und Johnson et al. 1974). Weitaus weniger Material findet man in der Literatur über die Arthroserate nach arthroskopischer Meniscusresektion (Johnson LL 1986).

Methodik

Um diese Frage beantworten zu können, führten wir im Januar 1990 eine klinische, radiologische, zum Teil kernspintomographische und letztendlich eine arthroskopische sondenpalpatorische Nachuntersuchung derjenigen Patienten durch, bei denen wir in den Jahren 1979 und 1980 eine arthroskopische Korbhenkelresektion des Innenmeniscus durchgeführt hatten.

Ergebnisse

Im o. g. Zeitraum wurden von uns 43 Korbhenkelresektionen unter arthroskopischer Kontrolle durchgeführt. Die damaligen technischen Schwierigkeiten, wegen mangelnder Ausrüstung (Video- und Kameraeinheit, sowie motorbetriebene Instrumente) werden anhand von Diapositiven belegt. 18 Patienten konnten nachuntersucht werden, wobei wir zur objektiven Beurteilung das Lasegue-Schema benutzten.

Darüber hinaus konnte 7mal eine Second-look-Arthroskopie durchgeführt werden.

Die Arthroserate bei uns, 10 Jahre nach dem Eingriff, betrug 19 %.

Zusammenfassung

Unsere Nachuntersuchungen belegen eindeutig die Konkurrenzlosigkeit der arthroskopischen Meniscusresektion, im Vergleich zur herkömmlichen Arthrotomie.

Unter Berücksichtigung der günstigen Arthroserate sollte davon ausgegangen werden, daß die Arthrotomie durch einen para-patellaren Schnitt, zur Resektion eines Meniscusrisses der Vergangenheit angehören sollte.

Radiärriß des Außenmeniscus – Eine biomechanische Studie

D. Kohn, W. Plitz und Th. Muassack

Orthopädische Klinik der Medizinischen Hochschule Hannover im Annastift, Heimchenstraße 1–7, W-3000 Hannover 61, Bundesrepublik Deutschland

Einleitung

Der komplette Radiärriß des Außenmeniscus ist eine seltene Verletzung. Die mechanischen Konsequenzen dieser Läsion sind jedoch theoretischen Überlegungen zufolge erheblich.

Hefte zur Unfallheilkunde, Heft 220
Zusammengestellt von K. E. Rehm

Eine Rekonstruktion erscheint wünschenswert. Im Rahmen einer biomechanischen Studie werden die Auswirkungen des Radiärrisses am Außenmeniscus auf die femoro-tibiale Lastübertragung untersucht.

Material und Methodik

10 Miepräparate wurden in einem Halteapparat montiert und nach Entfernung von Kapseln und Bändern die Kraft-Deformierungsdiagramme und die Hysteresekurven in statischen und dynamischen Kompressionstests aufgezeichnet. Nach radiärer Durchtrennung des Außenmeniscus sowie nach Naht der Läsion erfolgten identische Versuchsserien.

Ergebnisse

Der Radiärriß führte an allen Präparaten zu einer reproduzierbaren Veränderung der Hystereseschleife im Kraft-Verformungsdiagramm sowie zu reproduzierbaren Veränderungen der statischen Kraft-Verformungsdiagramme. Durch Naht des Radiärrisses ließ sich der Zustand des Präparates vor Anlegen der Meniscusruptur nicht wiederherstellen. Relative Dämpfung und permanente Deformation blieben vergrößert.

Diskussion

In statischen und dynamischen Untersuchungen konnte nachgewiesen werden, daß sich durch Naht des Radiärrisses am Außenmeniscus die Meniscusfunktion nicht wiederherstellen läßt. Damit muß vor Belastung des Kniegelenks eine bindegewebige Heilung abgewartet werden. Der komplette Radiärriß ist mechanisch einer totalen Meniscektomie gleichzusetzen. Eine Rekonstruktion sollte aus diesem Grunde unbedingt versucht werden. Die Rekonstruktion in der Klinik errscheint jedoch nur bei nachfolgender Entlastung des Kniegelenks bis zur bindegewebigen Organisation der Rißstelle sinnvoll.

Ersetzt die Kernspintomographie die diagnostische Arthroskopie bei Meniscus- oder Bandverletzungen des Kniegelenkes?

J. Jerosch, A. Lahm und W.H.M. Castro

Orthopädische Klinik und Poliklinik, Heinrich-Heine-Universität, Moorenstraße 5, W-4000 Düsseldorf 1, Bundesrepublik Deutschland

Material und Methoden

In einer prospektiven Studie wurden 108 Patienten mit Verletzungen des Kniegelenkes vor einem arthroskopischen Eingriff kernspintomographisch untersucht. Zum Zeitpunkt

Hefte zur Unfallheilkunde, Heft 220
Zusammengestellt von K. E. Rehm

der Beurteilung hatte der Radiologe keine Information über die Anamnese, die klinische Untersuchung oder des arthroskopischen Befundes des Patienten.

Ergebnisse

	N	Sens. [%]	Spez. [%]	Acc. [%]	ppV [%]	npV [%]
Meniscus	50	86	94	92	81	96
med. Meniscus	36	89	92	91	84	94
lat. Meniscus	14	79	96	94	73	97
Bandverletzungen	21	86	96	94	86	96
vorderes Kreuzband	14	86	97	95	80	98
hinteres Kreuzband	2	100	100	100	100	100
mediales Seitenband	4	75	100	99	100	99
laterales Seitenband	1	100	100	100	100	100

Fazit

Bei hohem negativem Vorhersagewert des Kernspin erscheint das Vorliegen einer Verletzung bei negativem Kernspin sehr unwahrscheinlich. Hierdurch können eventuell diagnostische Arthroskopien reduziert werden. Bei deutlich schlechterem positivem Vorhersagewert ist ein intaktes Gelenk bei pathologischem Kernspin jedoch nicht auszuschließen.

Diskussion

W. Mutschler, Ulm

Die lebhafte Diskussion der Sitzungsteilnehmer bezog sich vor allem auf methodische Fragen. Ein Teil der Referate wies Mängel im Studiendesign auf (z. B. fehlende Kontrollgruppe, fehlende Definition des goldenen Standards).

Die Schlußfolgerungen der Referenten wurden vom Forum daher häufig als spekulativ und noch nicht genügend wissenschaftlich begründet beurteilt.

Begründete Schlußfolgerungen aus den Referaten dieser Sitzungen waren:

1. Die Kniegelenksarthroskopie ist komplikationsträchtiger als bisher angenommen, allerdings handelt es sich um geringfügige Läsionen, die das Endergebnis nicht beeinträchtigen.
2. Sie sonographische Messung der Kniegelenksinstabilität ist möglich, die Aussagekraft ist von der Einspannvorrichtung für das Kniegelenk abhängig.

Hefte zur Unfallheilkunde, Heft 220
Zusammengestellt von K. E. Rehm

3. Die Sonographie der Mensicusverletzungen hat eine niedrigere Treffsicherheit als bisher publiziert. Vor allem bei Außenmeniscusläsionen ist die Sonographie der Arthroskopie noch unterlegen.
4. Die Kernspintomographie ist ein aufwendiges und teueres Verfahren mit hoher Aussagekraft für Meniscus-, vor allem für Bandverletzungen. Der definitive diagnostische Stellenwert ist derzeit noch nicht festzulegen.

Kniegelenk – Kreuzbänder

Vorsitz: U. Holz, Stuttgart; O. Kwasny, Wien

Die Rekonstruktion des vorderen Kreuzbandes – klinisch magnetresonanztomographischer Langzeitverlauf

R. Gradinger, R. Ascherl, Ch. Kinast, M. Scheyerer, H. Rechl und E. Hipp

Orthopädische Klinik und Poliklinik, Technische Universität München, Ismaninger Straße 22, W-8000 München 80, Bundesrepublik Deutschland

Der Wert rekonstruktiver Kreuzbandverfahren ist nach wie vor umstritten. Grundlage der Diskussion sind zumeist kurz- oder mittelfristige Verläufe. Die Literatur hierzu nimmt lawinenartig zu, so verdoppelten sich die Veröffentlichungen im 5-Jahresrhythmus seit 1970. Das hier vorgestellte Krankengut umfaßt 89 Patienten bei einem Nachuntersuchungszeitraum von mindestens 10 a (m : w = 2 : 1; ø 32,5 a). Nachuntersuchungsrate 50 %.

Operationsverfahren

Semitendinosussehne (ST) (n = 14), Jones-Plastik (JP) (n = 24), freies Patellarsehnentransplantat (fPT) (n = 34), Bandnähte (BN) (n = 17).

Die Begutachtungen erfolgten nach James und Karpf (1978).

Subjektive Ergebnisse

Schwellung 10, Schmerz 20, Stabilität 20, Funktion 50.

Objektive Ergebnisse

Funktionsteste 20, Kraft 10, Schwellung 10, Beweglichkeit 10, Stabilität 50. Bei Betrachtung der Geamtpunktzahlen zeigt sich sowohl bei den objektiven, als auch bei den subjek-

Hefte zur Unfallheilkunde, Heft 220
Zusammengestellt von K. E. Rehm

iven Parametern das fPT überlegen, gefolgt von JP, ST und eindeutig am schlechtesten schneiden die reinen BN ab. Der Pivot-Shifttest war bei fPT Grad 1 17,5 %, JP Grad 1 33,3 %, Grad 2 4,2 %, ST Grad 1 14,0 %, BN Grad 1 47,0 %, Grad 2 11,8 %, Grad 3 5,9 %. Dies zeigt das Versagen der BN. Für die p.op. Kontrolle stehen uns die klinische Untersuchung unter Einschluß von Arthrometern, die Arthroskopie und die MR-Tomographie zur Verfügung. Letztere ist als völlig nichtinvasives beliebig wiederholbares Verfahren u. E. zu bevorzugen. Die standardisierte Lagerung sollte in 15 Grad Flexion, 15 Grad Außenrotation durchgeführt werden. Anzufertigen sind sagittal- und gekippt coronare Ebenen in T1- und T2-Sequenzen. Unsere MR-tomographische Typeneinteilung: Typ 1: kräftige Bandstruktur, niedrige homogene Signalintensität, Typ 2: intermediäre Signalintensität im Intercondylraum mit einem verdünnten inhomogenen Band, Typ 3: intermediäre Signalintensität im Intercondyläraum ohne durchgehende Bandstruktur. In einer prospektiven Studie konnte bezüglich der Kreuzbandruptur eine Treffsicherheit (Sensitivität und Spezifität) von 99 % erreicht werden. 5–10 a p.op. ergaben sich im MR folgende Befunde.

MR	Typ 1 [%]	Typ2 [%]	Typ3 [%]
fPT (n = 28)	65	25	10
ST (n = 10)	60	30	10
BN (n = 11)	27(!)	18 (!)	55(!)

Schlußfolgerung

Die klinische Untersuchung ist auch unter Einschluß von Arthrometern nicht zuverlässig und sehr vom Untersucher abhängig. Wir empfehlen deshalb den Einsatz der MR-Tomographie bei Nachkontrollen bei Kreuzbandrekonstruktion, da die MR-Tomographie heute eine Treffsicherheit erreicht hat, die durchaus mit der Arthroskopie zu vergleichen ist.

Ersatz des vorderen Kreuzbandes durch den medialen Anteil des Ligamentum patellae mit schraubenfreier stabiler Verankerung

P. Hertel, M. Bernard, E. Lais und M. Gomez

Abteilung Unfallchirurgie, Universitätsklinikum Rudolf Virchow, Standort Wedding, Augustenburger Platz 1, W-1000 Berlin 65, Bundesrepublik Deutschland

Das vordere Kreuzband erfährt von der Streckung zur Beugung eine physiologische Lockerung, die besonders im posterolateralen Bündel ausgeprägt ist. Eine vollständige Isometrie des vorderen Kreuzbandes ist nicht physiologisch [1, 2]. In den bisherigen Rekonstruktionen des vorderen Kreuzbandes ist wegen seiner annähernd isometrischen Position lediglich

Hefte zur Unfallheilkunde, Heft 220
Zusammengestellt von K. E. Rehm

das anteromediale Bündel des vorderen Kreuzbandes rekonstruiert worden, während der posterolaterale Anteil weitgehend unbeachtet blieb.

In einer neuen Technik wird das mediale Drittel des Ligamentum patellae mit einem flachen patellaren und einem quaderförmigen tibialen Knochenblock entnommen. Das Transplantat wird craniocaudal gewendet. Der tibiale Knochenblock wird im lateralen Femurcon-

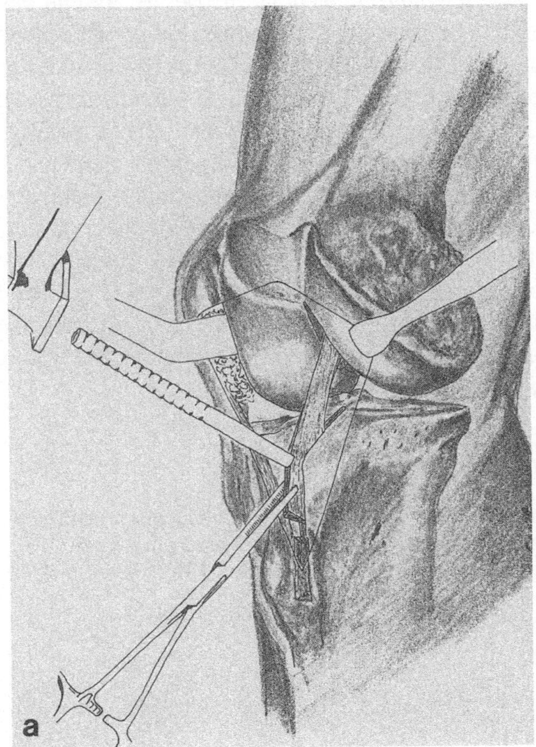

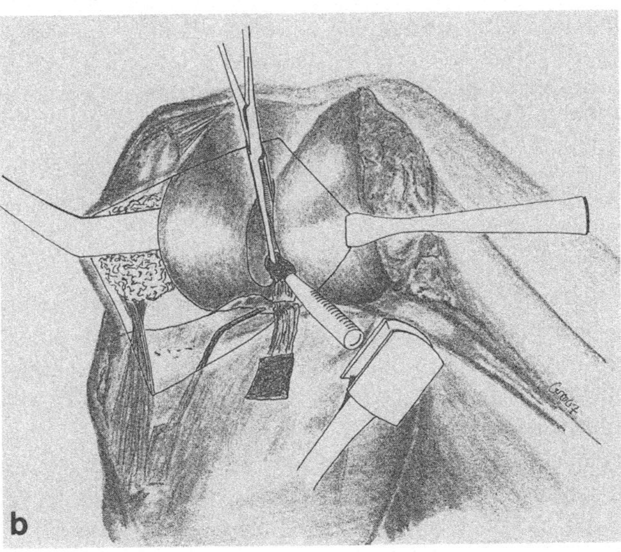

Abb. 1a,b

dylus fixiert, der patellare Knochenblock wird im Tibiakopf verklemmt (Preßfit-Technik). Durch die flächenhafte Ausdehnung des Patellarsehnentransplantates und seine räumliche Anordnung wird ein anteromedialer und ein weitgehender posterolateraler Anteil des vorderen Kreuzbandes nachgebildet. Die Fasern des Ersatzbandes laufen in Streckstellung parallel, in Beugestellung verwunden. Der Hautschnitt ist so groß, wie es für die Transplantatentnahme notwendig ist. Der Hoffasche Fettkörper wird nach lateral abpräpariert, zusätzliche Hautschnitte zur Fixation der Knochenblöcke sind nicht notwendig. Die Technik eignet sich in gleicher Weise für frische intraligamentäre Zerreißungen als auch spätere Rekonstruktionen. Die proximale Verankerung ist immer schraubenfrei, bei unsicherer distaler Verankerung kann zusätzlich eine Kleinfragmentschraube eingebracht werden. Die Nachbehandlung wird mit Bewegungsschiene und Teilbelastung bei Verwendung einer abnehmbaren Kunststoffschiene funktionell gestaltet. Technik, s. Abb. 1a, b.

70 Patienten, die nach 6 bis 30 Monaten nachuntersucht wurden, zeigten in 91 % sehr gute Ergebnisse, in 7 % gute und in 2 % mäßige Resultate (Lysholm-Score). Aktivitätsindex nach Tegner vor der Verletzung 6,4, bei der Nachuntersuchung 6,0. Beweglichkeit seitengleich bei 54 %, Flexions- bzw. Extensionsminderung bis 10° bei 41 %, darüber hinausgehende Bewegungseinschränkung bei 5 %. Lachmanschublade (Stryker) 69 % seitengleich oder vermindert, 24 % 1–2 mm länger, 7 % 3-4 mm länger.

Literatur

Hertel P (1980) Verletzung und Spannung von Kniebändern. Unfallheilkunde 142: 1–94

Sapega A, Moyer R, Schneck C, Komalahiranya N (1990) Testing for isometry during reconstruction of the anterior cruciate ligament. J Bone Joint Surg [Am] 72: 259–267

Kreuzbandruptur – Spätergebnisse

H. Rudolph, V. Studtmann und H.J. Herberhold

II. Chirurgische Klinik für Unfall-, Wiederherstellungs-, Plastische und Gefäßchirurgie, Diakoniekrankenhaus, Elise-Averdieck-Straße 17, W-2720 Rotenburg/Wümme, Bundesrepublik Deutschland

Von 1975 bis Ende 1989 wurden an unserer Klinik 249 Rupturen des vorderen Kreuzbandes operativ behandelt.

Bei 161 Patienten, 64,6 %, führten wir durchschnittlich 16 Monate postoperativ bei Metallentfernung eine Kontrollarthroskopie durch. Arthroskopisch war nur bei 101 Patienten ein vollständig intaktes vorderes Kreuzband, bei 33 Patienten eine Einheilung in deutlicher Lockerung, in 6 Fällen nur noch ein lockerer Synovialschlauch und bei 4 Patienten kein Kreuzbandrest mehr nachweisbar. Bei den plastischen Operationsverfahren fand sich kein signifikanter Unterschied.

Bei Spätkontrollarthroskopien von 18 Patienten, durchschnittlich 34 Monate nach Kreuzbandrekonstruktionen deutlich höher als bei der Kontrolle bei Metallentfernung.

Hefte zur Unfallheilkunde, Heft 220
Zusammengestellt von K.E Rehm

Durchschnittlich 6 Jahre postoperativ konnten wir 65,5 % unserer Patienten mit einer Fragebogenaktion erreichen. 48 Patienten, das sind 29,4 %, klagten noch über zeitweise Schmerzen, knapp 2/3 von ihnen auch ohne außergewöhnliche Belastung. 56 Patienten verspürten ein anhaltendes Gefühl der Instabilität, 72 Patienten verzeichneten noch eine Schwellneigung nach Belastung, 30 Patienten haben den Beruf gewechselt. Nur 35 Patienten haben die vor dem Unfall betriebene Sportart wieder voll aufgenommen.

Belastbarkeit nach freiem Sehnentransfer: Kreuzbandersatz mit der Patellarsehne

P. Lobenhoffer, A. Cassim, N. Haas und H. Tscherne

Unfallchirurgische Klinik, Medizinische Hochschule, Konstanty-Gutschow-Straße 8, W-3000 Hannover 61, Bundesrepublik Deutschland

Läsionen des vorderen Kreuzbandes sind typische Sportverletzungen. die therapeutischen Alternativen bestehen in einer funktionellen Behandlung oder einer Bandrekonstruktion bzw. -ersatz. Der autologe Ersatz mit einem Teil des Lig. Patellae ist bewährt, war aber sicher mit den Nachteilen einer langen Schonung und Bewegungseinschränkung des Gelenkes verbunden, was die Indikation einschränkte. Durch eine verbesserte OP-Technik ist eine frühzeitige Vollbelastung und Bewegungsfreigabe möglich.

Methode

Es erfolgt zunächst eine Arthroskopie, ggf. eine arthroskopische Therapie von Meniscusläsionen. Dann wird eine anteromediale Mini-Arthrotomie sowie eine laterale Incision von jeweils 5 cm durchgeführt. Das Transplantat wird mit 2 Knochenblöcken entnommen. Die Knochenkanäle werden mit speziellen Zielgeräten angelegt. Das Transplantat wird in den Bohrkanälen durch neue groß dimensionierte Imbusschrauben mit einer hohen Primärfestigkeit fixiert. Der Patient kann sofort mit halbem Körpergewicht auftreten und nach 3 Wochen voll belasten. Nur die endgradige Streckung wird primär blockiert. Eine geräteunterstützte Muskelkräftigung wird täglich intensiv durchgeführt. 81 nach dieser Technik operierte Patienten wurden nachuntersucht. Die Nachbeobachtungszeit liegt im Mittel bei 20 Monaten, die Patienten wurden klinisch sowie mit dem KT-1000-Arthrometer untersucht.

Ergebnisse

Der mittlere Lysholm-Score betrug 97 Punkte bei einem Aktivitätsgrad von 5.9 auf der Tegner-Skala. 57 % hatten ein negatives Lachman-Zeichen, 29 % (+), 14 % 1+. 6 % der Patienten wiesen wieder einen Pivot-Shift auf. Die KT-1000 Werte zeigten im Mittel keine

Hefte zur Unfallheilkunde, Heft 220
Zusammengestellt von K. E. Rehm

Seitendifferenz (8,1 vs. 7,7 mm MMD). 91 % der Patienten wiesen einen freien Bewegungsumfang auf. Die Gesamtbehandlungsdauer betrug im Mittel 19 Wochen.

Schlußfolgerung

Der autologe Ersatz des vorderen Kreuzbandes mit der Patellarsehne kann in der beschriebenen Technik mit guten klinischen Erfolgen ohne Entlastung und langwierige Schonung durchgeführt werden. Das Transplantat toleriert nach unseren Ergebnissen Alltagsbelastungen relativ früh.

Nachuntersuchungsergebnisse der Ersatzplastik des vorderen Kreuzbandes mit der distal gestielten Gracilissehne und Augmentationsplastik mittels PDS-Kordel (Polydioxanon)

P.-L. Petersen, U. Mommsen und S. Bredendieck

Klinik für Unfall-, Hand- und Wiederherstellungschirurgie, Städtische Kliniken, Natruper Tor Wall 1, W-4500 Osnabrück, Bundesrepublik Deutschland

In der Unfallchirurgischen Klinik der Städtischen Kliniken Osnabrück wurden in der Zeit vom März 1985 bis Dezember 1987 62 Patienten wegen einer vorderen Kniegelenksinstabilität mit einer vorderen Kreuzbandplastik mittels distal gestielter Gracilissehne und Augmentationsplastik mittels PDS-Kordel (Polydioxanon) versorgt. Davon können 50 Patienten nachuntersucht werden. Der mittlere Nachuntersuchungszeitraum liegt bei 35 Monaten, wobei der kürzeste Zeitraum 20 Monate und der längste Zeitraum 55 Monate beträgt. Für die Stabilitätsuntersuchung werden die klinischen Bandprüfungstests und die KT-1000-Messung sowie der radiologische Lachman-Test ausgewertet. Zusätzlich erfolgte die subjektive und objektive Beurteilung nach dem Marshall-Score. Als stabil werden 33 Kniegelenke bewertet. Sie weisen bei der KT-1000-Messung 3 mm Differenz in der femorotibialen Translation auf und haben keinen Pivot-Shift. Im radiologischen Lachman-Test zeigt sich ein Ausmaß der tibialen Bewegung von weniger als 5 mm. Die übrigen Kniegelenke werden als instabil bewertet. Es zeigt sich eine eindeutige Korrelation zwischen der KT-1000-Messung und dem radiologischen Lachman-Test. Im Mittel ergibt sich für alle nachuntersuchten Patienten bei der KT-1000-Messung ein Wert von 2,4 mm für das Ausmaß der tibialen Bewegung, gemessen mit einer Kraft von 89 Newton, im radiologischen Lachman-Test ein Wert von 3,3 mm für die vordere Schublade. Die Auswertung nach dem Marshall-Score zeigt folgendes Ergebnis:

14 % der Patienten werden mit sehr gut
53 % mit gut und
33 % mit mäßig beurteilt.

Hefte zur Unfallheilkunde, Heft 220
Zusammengestellt von K. E. Rehm

Mit schlecht wird kein Patient bewertet. Die Mittlere Punktzahl liegt bei 42. Die Befragung der Patienten nach ihrem persönlichen Eindruck über den Erfolg der Operation:

86 % zufrieden
14 % nicht zufrieden.

Anhand unserer Nachuntersuchungsergebnisse kann festgestellt werden, daß vordere Kniegelenksinstabilitäten mit gutem Erfolg mit der distal gestielten Gracilissehne und Augmentationsplastik mittels PDS-Kordel versorgt werden können.

Kreuzbandersatz mit heterologen Bindegewebsstrukturen

G. Rosbach, L. Zichner und A. Jäger

Orthopädische Universitätsklinik Friedrichsheim, Marienburgstraße 2, W-6000 Frankfurt a. M., Bundesrepublik Deutschland

Von 1982 bis 1986 wurden an der Orthopädischen Universitätsklinik Friedrichsheim in Frankfurt a. M. in 58 Fällen heterologe bovine Sehnentransplantate zum Kreuzbandersatz implantiert. Im Juli 1990 haben wir 27 Patienten persönlich nachuntersucht (23) oder durch Fragebogen (4) evaluiert (57 %). Zum Zeitpunkt der Operation waren die Patienten zwischen 16 und 46 Jahre alt, im Mittel 26,9 Jahre. Der Nachuntersuchungszeitraum lag zwischen 4 und 7 Jahren mit einem Mittelwert von 5,85 Jahren.

Bei 6 der nachuntersuchten Patienten war das Implantat zwischenzeitlich explantiert oder resorbiert. Von den 17 verbliebenen Patienten geben 10 ein subjektives Stabilitätsgefühl an; objektiv waren jedoch nur 4 Kniegelenke stabil.

13 von 16 Patienten betrieben auch nach der Operation wieder Sport. In 8 von 17 Fällen zeigte die Umfangsmessung der Beine keinen oder nur einen geringen Unterschied. Auch bei der sonographischen Messung fand sich in 10 von 17 Fällen kein oder nur ein geringer Unterschied.

Bei 16 röntgenologisch Nachuntersuchten fand sich 3mal keine Änderung des Arthrosegrades, 9mal stieg er um 1, 3mal um 2 und 1mal um 3 Grade an. Der Lysholmscore ergab Werte zwischen 54 und 100 Punkten mit einem Mittelwert von 87,47 Punkten.

Dies dokumentiert die Zufriedenheit der meisten Patienten mit dem Operationsergebnis; das verwendete Material wird jedoch heute nicht mehr benutzt.

Die objektive Nachmessung zeigt, daß davon auszugehen ist, daß die meisten Kreuzbandplastiken mittlerweile instabil sind. Der Kreuzbandersatz mit heterologen Bindegewebsstrukturen ist als temporäre Bio-Prothese zu verstehen. Die zusätzlich gelenkstabilisierenden Maßnahmen sowie die intensive Krankengymnastik gewährleisten den sowohl subjektiv als auch objektiv zu erhebenden zufriedenstellenden Gesamteindruck.

Hefte zur Unfallheilkunde, Heft 220
Zusammengestellt von K. E. Rehm

Belastbarkeit nach alloplastischem Ersatz im Kniegelenk*

L. Wessel, G. Scheuba und N. Hanhart

Abteilung für Kinderchirurgie, Chirurgische Klinik und Poliklinik, Heinrich-Heine-Universität, Moorenstraße 5, W-4000 Düsseldorf, Bundesrepublik Deutschland

Die vordere Kreuzbandinsuffizienz wie auch -ruptur sind für uns klare Operationsindikationen. Da die Stabilität der Verankerung durch Resorptionsvorgänge auf Dauer gefährdet ist, suchten wir nach einer Möglichkeit, ein 30 cm langes, 10 mm breites Treviraband ohne Metallimplantation zu verankern. Das Knie sollte sofort belastbar sein, um auch ältere Patienten damit versorgen zu können. Durch unseren achtertourigen Bandersatz werden sowohl das anteromediale als auch das posterolaterale Bündel ersetzt. Zuerst wird der tibiale Bohrkanal gelegt, anschließend der transcondyläre. Auf Isometrie wird geachtet. Das Treviraband wird durch beide Bohrkanäle gezogen, over-the-top zurück ins Kniegelenk geführt, wobei es intraarticulär gedreht wird, und dann über eine Rinne, unterhalb des Innenmeniscusansatzes, wieder aus dem Knie ausgeleitet. Beide Schenkel des Bandes werden mit nicht-resorbierbarem Material miteinander vernäht. Im Zeitraum von 1/84 bis 1/89 behandelten wir 38 Patienten; 29 mit chronischer Insuffizienz und 9 ältere mit frischen Verletzungen. Während die Frühergebnisse zunächst vielversprechend waren, enttäuschten jedoch die Langzeituntersuchungen. Der Vergleich des radiologischen Lachman-Testes prä- und ca. 2 Jahre postoperativ zeigte zwar insgesamt eine Besserung, jedoch waren von den 6 nachuntersuchten Patienten mit akuter Verletzung nur 4 besser als vor Op. Die Erfassung des Lysholm-Scores zeigte für alle Patienten mit akuter Verletzung eine Befundverschlechterung. Die wegen chronischer Insuffizienz operierten Patienten zeigten insgesamt eine diskrete Besserung; allerdings wiesen auch hier 7 Patienten eine Verschlechterung auf. Die Nachuntersuchungen zeigten sowohl objektiv als auch subjektiv Befundverschlechterungen. Die Erklärung liegt u. E. in der Achtertour. Der Over-the-top-Schenkel ist biomechanisch ungünstig, da er in der Fossa am Knochen anliegt, zur Knickbildung neigt und zudem nur in 45° Beugestellung stabil ist. Ferner kommt es zur Bandberührung und -reiben mit dem transcondylären Schenkel. Außerdem kommt es durch eine mechanische Belastung der Bohrkanäle zur Ausleierung. Obwohl die Frühergebnisse des achtertourigen Ersatzes für das vordere Kreuzband ermutigend waren, enttäuschten die Nachuntersuchungsergebnisse so sehr, daß diese Methode nicht empfohlen werden kann.

* Aus der Dissertation von N. Hanhart.

Hefte zur Unfallheilkunde, Heft 220
Zusammengestellt von K. E. Rehm

Wesen und Bedeutung der Synovialisreaktionen auf C-Faser- und Goreteximplantate zum vorderen Kreuzbandersatz

H. Schweikert, H.-P. Scharf und W. Puhl

Orthopädische Klinik, Universität Ulm, Oberer Eselsberg 45, W-7900 Ulm, Bundesrepublik Deutschland

Für den Ersatz und die Augmentation des vorderen Kreuzbandes stehen unterschiedliche Materialien zur Verfügung. Während die Wirkung von Kohlenstoffasern und Goretex in Tierexperimenten weitgehend untersucht wurde, liegen nur wenige histologische Untersuchungsergebnisse über die Reaktionen der Synovialis auf beide Implantate vor. Im eigenen Patientengut wurden bei 35 Patienten mit Kohlenstoffaserimplantaten und bei 2 Patienten mit Goreteximplantaten Synolvialisproben entnommen und histologisch untersucht. Neben der z. T. bekannten Kohlenstaubsynovialitis, die ihr morphologisches Korrelat in einer vermehrten Bindegewebsproliferation der Synovialis und cellulären Infiltration mit Makrophagen und Fremdkörperriesenzellen zeigt, waren bei einem Goreteximplantat eine massive proliferierende Synovialitis mit Pannusüberwucherung des Knorpelgewebes nachzuweisen. Auch hier war das histologische Korrelat durch eine entsprechende bindegewebige Proliferation und celluläre Reaktion, inklusive lymphocytärer Infiltration, nachzuweisen.

Da sich offensichtlich auch durch entsprechende bindegewebige Umscheidung Abriebpartikel der Bruchstücke von Fremdmaterialien nicht vermeiden lassen, müssen bei Verwendung von Fremdmaterialien Synovialitisreaktionen erwartet werden. Das Ausmaß dieser Reaktionen ist neben quantitativen Aspekten auch von dem Material selber bestimmt. Dementsprechend zeigt auch die Synovialisreaktion eine uniforme Antwort, die den frustranen Versuch darstellt, diese Gewebspartikel für den Körper abzugrenzen. Die histologischen Ergebnisse begründen erhebliche Bedenken gegen Bandimplantate.

Diskussion

E. Kwasny, Wien

Die Sitzung befaßte sich mit verschiedenen Möglichkeiten der Rekonstruktion des vorderen Kreuzbandes. Der Langzeitbeobachtung sowie der kernspintomographischen Nachuntersuchung wurde besondere Beachtung geschenkt. Aufgrund der kurzen Zeit war leider eine getrennte Diskussion der einzelnen Vorträge nicht möglich. So ist nur eine kurze Zusammenfassung möglich.

Als gemeinsamen Tenor der präsentierten Arbeiten und der Diskussion ist festzustellen, daß nach dem heutigen Wissensstand dem heterologen Bandersatz kaum mehr eine Bedeutung zukommt. Der rein alloplastische Bandersatz hat wohl gute kurz- und mittelfristige Ergebnisse, zeigt aber bei Langzeitbeobachtungen über mehrere Jahre eine deutliche

Hefte zur Unfallheilkunde, Heft 220
Zusammengestellt von K. E. Rehm

Abnahme der Stabilität und schlechte Ergebnisse. Er sollte daher auf die Anwendung bei älteren Patienten und eventuell als „Ultima ratio“ beschränkt bleiben. Die histologischen Synovialisreaktionen auf Abriebprodukte von Kunststoffbändern stellen ein Warnzeichen für die uneingeschränkte Verwendung von Kunststoffbändern dar. Die Augmentation mit resorbierbaren Materialien erscheint zum heutigen Zeitpunkt noch fragwürdig, da die derzeit zur Verfügung stehenden Materialien eine zu kurze Halbwertszeit haben, um einen entsprechenden Schutz des Transplantates während der Umbauphase zu ermöglichen.

II. Muskel-/Sehnentransfer bei Defekt und Fehlheilung an den Gliedmaßen. Heutiger Stand – Neubewertung bewährter Verfahren

Gestielte Lappenplastiken

Vorsitz: H.U. Steinau, Bochum; H. Winkler, Ludwigshafen

Gestielte Lappenplastiken: Entwicklung und heutiger Stand am Beispiel der unteren Extremität

H.U. Steinau

Abteilung für Plastische Chirurgie und Verbrennungskrankheiten, Universitätsklinik, Berufsgenossenschaftliche Krankenanstalten „Bergmannsheil", Gilsingstraße 14, W-4630 Bochum 1, Bundesrepublik Deutschland

Mit der Einführung myocutaner und mikrovasculärer Transplantationstechniken zum Unterschenkel treten konventionelle Haut-Fettlappen zunehmend in den Hintergrund. Ursprünglich erwiesen sich diese lokal begrenzten Eingriffe als vorteilhaft, da sie neben einer kurzen Operationszeit eine günstige Konturierung und passende Hauttextur erlaubten. Im klinischen Alltag entstanden jedoch eine Großzahl von negativen Resultaten: Neben einer großen Anzahl von Spitzennekrosen und dem daraus resultierenden chronischen Infekt verdoppelte sich die ursprüngliche Defektregion auf das mehrfache. Der Hebedefekt mußte im Regelfall mit Spalthaut gedeckt werden, da der straffe Haut-Weichteilmantel des Unterschenkels kaum eine Hautverschiebung erlaubt. Nach Abschluß der Behandlung wurde sekundär häufig der Wunsch nach einer Narbenkorrektur geäußert, da die wannenförmigen Defekte als ästhetisch unbefriedigend von den Patienten empfunden wurden. So erscheint es symptomatisch, daß lokale Lappenplastiken am Unterschenkel in Standardlehrbüchern schlicht ausgelassen werden [6].

Funktionelle Anatomie der Unterschenkelgefäße

Die Ursache für diese hohe Nekroserate blieb zunächst unklar, da lokale Lappenplastiken mit identischem Design in der Gesichtsregion oder am Körperstamm problemlos abheilen. Nach Durchführung sorgfältiger anatomischer Untersuchungen der Gefäßversorgung der Unterschenkelregion läßt sich heute folgende Gefäßarchitektur des Weichteilmantels darstellen [2, 4, 8, 12, 13]:

Die Blutversorgung erfolgt über 3 Gefäßsysteme:

1. Longitudinale fasciocutane Arterie und Begleitvenen
2. Musculocutane Gefäß-„Perforatoren"
3. Septocutane Gefäße

Hefte zur Unfallheilkunde, Heft 220
Zusammengestellt von K. E. Rehm

Die bis über 0,5 mm dicken, aus der Muskulatur und in den Septen verlaufenden Gefäße speisen ein subdermales, subcutanes und suprafasciales Gefäßsystem, deren Ebenen miteinander nur spärlich kommunizieren. Im Bereich der Schienbeinvorderkante dünnen sich diese Netze aus. Darüber hinaus konnte gezeigt werden, daß die dermale Capillardichte im Unterschenkelbereich nur halb so groß wie etwa im Kopf-Hals-Bereich oder ein Drittel der Hände ist [8]. Dies erklärt, warum eine Lappenspitzennekrose eintritt, wenn die entsprechenden versorgenden Gefäße aus der Muskulatur oder den Muskelsepten nicht in den Lappen einmünden oder bei der Lappenhebung durchtrennt werden. Dies trifft bei den sogenannten „Random pattern flaps", deren Dissektionsebene im subcutanen Fettgewebe liegt, in jedem Fall zu.

Klinische Anwendung

Neben diesen anatomischen Ursachen, die eine Lappennekrose im Bereich der Unterschenkelvorderfläche begünstigen, müssen jedoch auch noch „iatrogene" Komponenten benannt werden. Zunächst zählt die Beurteilung hinsichtlich Ausmaß und Tiefe der Kontusion dazu. Liegt eine strumpfförmige Ablederung des Weichteilmantels suprafascial vor (Decollement), wird eine lokale Lappenplastik einem deutlich höheren Risiko unterworfen sein. Als weitere Parameter gelten der Zustand nach Spätrevascularisation mit atypischer Fasciotomie, ausgedehnte phlegmonöse Entzündungen der Weichteile oder eitrige Osteitis, vorbestehende Schnitte nach Operationen und die allgemeinen Faktoren: arterielle Verschlußkrankheit, postthrombotisches Syndrom, Lymphstauung, ausgedünnter Hautmantel (Cortisontherapie). Neben diesen allgemeinen Risiken können Fehler bei Taktik und Technik einer lokalen Lappenplastik ebenfalls zur Spitzennekrose beitragen. So verliert ein Rotationslappen bei einer Verlagerung um nur 90 Grad bereits ein Drittel seiner Gesamtlänge, bei 180 Grad fast die Hälfte. Zum spannungsfeien Wundverschluß muß daher eine sorgfältige Planung erfolgen, insbesondere wenn der Lappen über die vordere Schienbeinkante verlagert werden soll. Daneben müssen sekundär erforderliche osteoplastische Maßnahmen oder Sehnenrekonstruktionen in die Schnittführung einbezogen werden. Grundsätzlich gilt die Regel, daß die aus der funktionellen Gefäßarchitektur gewonnenen Erkenntnisse auch für das Lappendesign genutzt werden sollten.

Ensprechend dem regelmäßigen Vorkommen größerer perforierender Blutgefäße lassen sich am Unterschenkel folgende lokale fasciocutane Lappenplastiken angeben, die eine hohe Sicherheit aufweisen, wenn die obengenannten lokalen Faktoren nicht vorhanden sind [1,4,5,12,13]:

1. Proximal gestielte mediale Saphena-magna-Region
2. Proximal gestielte mediane posteriore Saphena-parva-Region
3. Distal gestielte Innen- und Außenknöchellappen
4. Lateraler Calcaneuslappen
5. Medialer Schwenklappen im Kniegelenksbereich.

Grundsätzlich gilt jedoch, daß die Einbeziehung der Fascie bereits eine deutlich bessere Gefäßversorgung garantiert [1,9].

Die Bedeutung lokaler Schwenklappen am Unterschenkel für den klinischen Alltag liegt heute hauptsächlich bei direkten Traumen mit begrenzter Defektregion.

Eine Verbesserung der Resultate kann außerdem durch die Kombination von Fascien- und Muskellappen im Sinne von lateralen oder medialen Brückenlappenplastiken erzielt werden. Der longitudinale Hebedefekt an der Unterschenkelrückfläche muß dabei ebenfalls mit Spalthaut gedeckt werden. Mit der Einführung des Gewebeexpanders steht ein weiteres Instrument zur Verbesserung der lokalen rekonstruktiven Maßnahmen zur Verfügung. Dem großen Vorteil, Hautlappen identischer Textur zu produzieren, steht ein nicht unbeträchtliches Risiko von Nekrosen, Perforationen und Infektionen gegenüber.

So fand Manders, 1988, bei nur 3 von 13 Patienten keine Komplikationen und bei nur 5 von 11 Patienten unterhalb des Kniegelenkes ein gutes Ergebnis. Ursprünglich wurde dieses Verfahren zur Aufdehnung von Cross-leg-Lappen eingesetzt [11], heute liegt die Hauptanwendung bei ästhetischen Korrekturen ausgedehnter Narbenfelder nach drittgradig offenen Frakturen [7,10] (s. Abb. 1, 2). Auch in die Planung der Hautexpansion und der daraus folgenden Schwenklappenplastiken sollte das Gefäßsystem des Unterschenkelinteguments einbezogen werden. Die Plazierung der Expander erfolgt entweder epifascial, wobei Incisionen am Narbenrand vermieden und ein radiärer Zugang gewählt werden muß. Bei subfascialer Position wird eine technisch schwierige Skarefizierung der Fascie die Aufdehnung erleichtern. Die früher zitierte Gefäßvermehrung und bessere Perfusion durch die Gewebeexpansion hat sich experimentell nicht bestätigt, nachdem insbesondere am Unterschenkel riskante Basis-Lappenlängeverhältnisse mit einem hohen Nekroserisiko belastet

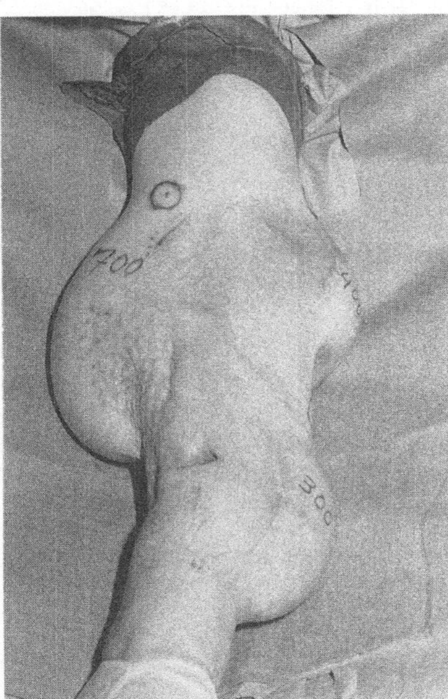

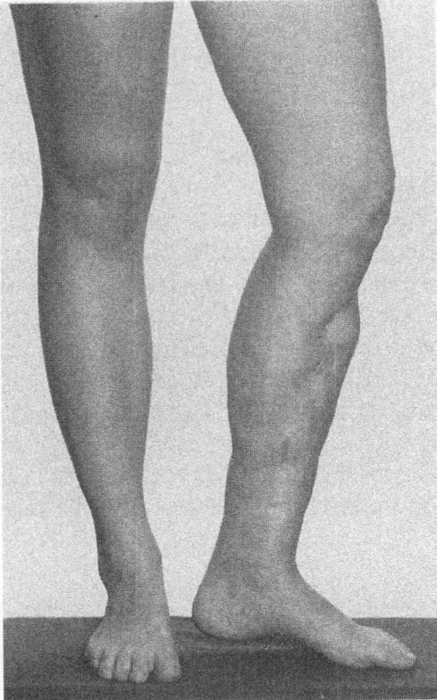

Abb. 1. *Links:* 23jährige Patientin mit Zustand nach drittgradig offener Unterschenkelfraktur. Es resultieren ausgedehnte instabile Narbenfelder, die außerdem durch das Meshgraftmuster einen ästhetisch störenden Eindruck hinterlassen. Einpflanzen von 3 Hautexpandern

Abb. 2. *Rechts:* 1 1/2 Jahre später deutliche Verbesserung der Unterschenkelkontur und der Weichteilbedeckung nach Verschiebe-Schwenklappen und lokalen Vorschiebelappen aus den überdehnten Hautarealen

waren [3, 7, 10]. Die verstärkte Gefäßzeichnung der expandierten Hautareale verspricht daher nur eine trügerische Sicherheit.

Resümee

Lokale fasciocutane oder septofasciocutane sowie kombinierte Muskel-Fascien-Hautlappenplastiken haben auch heute am Unterschenkel ein klares Indikationsspektrum.

Als Grundlage dienen die sorgfältige Beurteilung der Wundumgebung und allgemeine Morbiditätskriterien, die Erfahrung in der Traumatologie der Extremitäten voraussetzen.

Werden aktuelle Erkenntisse über das Gefäßsystem des Haut-Weichteilmantels in die Lappenplanung und das Design integriert, gelten diese lokalen Verschlußmöglichkeiten als sichere und einfache Verfahren.

Literatur

1. Barclay TL, Cardoso E, Sharpe DT, Crockett DJ (1982) Repair of lower leg injuries with fasciocutaneous flaps. Brit J Plast Surg 35 : 12
2. Carriquiry C, Costa MA, Vascones LO (1985) An anatomic study of the septocutaneous vessels of the leg. PRS 76 : 354
3. Fenton O (1988) Complications of soft tissue expansion. Brit J Plast Surg 41 : 249
4. Hong G, Steffens K, Wang FB (1989) Reconstruction of the lower leg and foot with the reverse pedicled posterior tibial fasciocutaneous flap. Brit J Plast Surg 43 : 512
5. Li Z, Liu K, Lin Y, Li L (1990) Lateral sural cutaneous artery island flap in the treatment of soft tissue defects at the knee. Brit J Plast Surg 43 : 546
6. Limberg AA (1984) The planning of local plastic operations on the body surface. Lexington, DC Heath Comp.
7. Manders EK, Oaks TE, Au VK, Wong RK, Furey JA, Davis TS, Graham WP (1988) Soft tissue expansion in the lower extremities. PRS 81 : 208
8. Pasyk K, Thomas S, Hassett C, Cherry G, Feller R (1989) Regional differences in capillary density of the normal human dermis. PRS 83 : 939
9. Ponten B (1981) The fasciocutaneous flap: Its use in soft tissue defects of the lower leg. Brit J Plast Surg 34 : 215
10. Sasaki GH (1984) Extremity soft tissue reconstruction. In: Habal M (ed) Advances in plastic and reconstructive surgery, vol 1. Chicago: Year Book Medical Publishers
11. Seifert KE (1965) Vordehnung eines Cross-leg-Lappens durch Gummiballon. Pers Comm
12. Taylor GI, Tempest MN (1988) Arteries of the skin. Churchill Livingstone, London
13. Taylor GI, Doyle M, McCarten G (1990) The Doppler probe for planning flaps: anatomical study and clinical applications. Brit J Plast Surg 43 : 1

Sartorius-Muskellappenplastik bei Weichteildefekten am Becken

H. Winkler und A. Wentzensen

Berufsgenossenschaftliche Unfallklinik, Ludwig-Guttmann-Straße 13, W-6700 Ludwigshafen/Rh., Bundesrepublik Deutschland

Zur Prävention und Therapie der chronischen Osteitis haben sich neben allen anderen therapeutischen Maßnahmen Muskelplastiken bewährt.

Im Bereich der Hüfte und des ventralen Beckens hat sich uns die Verwendung des Musculus sartorius zur Defektdeckung bewährt.

Durch die alleinige Verwendung und Mobilisation des Muskels sind aufgrund des Verlaufes und des Ansatzes keine Funktionsausfälle zu erwarten.

Nach Untersuchungen von Kaiser und Mitarb. aus dem Jahre 1984 besitzt der Musculus sartorius des Erwachsenen eine Länge von 52 cm ±3,4 cm und eine Breite von 2,5 cm ±0,7 cm und eine Dicke von 0,7 cm ±0,5 cm.

Die gleichen Autoren haben die arterielle Versorgung des Musculus sartorius untersucht und konnten feststellen, daß in der Regel zwei bis vier Äste der Arteria femoralis zum Musculus sartorius ziehen und die Gefäßversorgung gewährleisten.

Die Präparation des Muskels ist gefahrlos bis zur Hälfte von caudal her möglich. Sie beginnt distal oberhalb des medialen Kniegelenkspaltes. Der Muskel verläuft in einer eigenen Muskelscheide, wodurch die Präparation sehr erleichtert wird. Nach Mobilisation über einen streckseitigen Hilfsschnitt läßt er sich subcutan bis zum ventralen Becken oder dem Hüftgelenk transponieren.

Schweiberer hat 1983 diese Präparations- und Vorgehensweise zur Sanierung infizierter Hüftgelenke nach Ausbau von Totalendoprothesen angegeben.

Abweichend von dieser Indikation wurde die Sartoriusmuskelplastik zur Deckung von Weichteildefekten im Hüft- und ventralen Beckenbereich durchgeführt.

Bei 3 polytraumatisierten Patienten mit schweren Beckenverletzungen traten nach Gefäßembolisation und Hämatomentlastung ausgedehnte Weichteildefekte im Bereich des Beckens auf, so daß zur Prophylaxe einer Osteitis Sartoriusmuskelplastiken mit gutem Erfolg zur Anwendung kamen.

Ist die lokale Muskellappenplastik an den unteren Extremitäten heute noch sinnvoll?

H.B. Reith, W. Böddecker und W. Kozuscheck

Chirurgische Universitätsklinik, Knappschaftskrankenhaus, In der Schornau 23–25, W-4630 Bochum 7, Bundesrepublik Deutschland

Bei jeder Extremitätenfraktur mit Weichteilschaden ist eine frühzeitige Rekonstruktion der Weichteildecke anzustreben. Besonders der Unterschenkel, bedingt durch den schwachen

Hefte zur Unfallheilkunde, Heft 220
Zusammengestellt von K. E. Rehm

Weichteilmantel, bedarf der frühzeitigen und großzügigen Sanierung, um eine Voraussetzung zur Knochenbruchheilung und Infektprophylaxe zu schaffen.

Als lokale Muskellappenplastik kommt die Muskeltransposition der benachbarten Muskeln, z. B. M. tibilais anterior und M. vastus lateralis, in Frage. Weiterhin bieten sich die gestielten Muskellappenplastiken von M. gastrocnemius oder M. soleus an.

Trotz der zunehmenden Anzahl freier Muskellappenplastiken in der rekonstruktiven Weichteilchirurgie kommt der lokalen Muskelplastik auch heute noch eine große Bedeutung zu. Neben der Ablehnung einiger Patienten zu „großen Transplantationen", ist je nach Weichteilschädigung auch die direkte Rekonstruktion bei kleineren Defekten oder günstiger Lage (kniegelenksnah) durchführbar. In unserem traumatologischen Krankengut steht häufig die lokale Transposition von Muskellappen im Vordergrund, da die großen Weichteildefekte, die eine primäre freie Lappenplastik erfordern, zahlenmäßig geringer vorkommen. So haben wir in den letzten vier Jahren 34mal den M. tibialis anterior und 28mal M. gastrocnemius oder soleus transferiert. Hinzu kam der lokale M. vastus lateralis-Transfer in 6 Fällen.

Anhand unseres Patientengutes stellen wir die Möglichkeiten der lokalen Muskellappenplastik dar und zeigen auf, daß diese Methoden auch heute noch ihren Stellenwert in der Weichteilrekonstruktion haben.

Der lokale Muskeltransfer bei Defekt- und Fehlheilung am Unterschenkel

U.J. Hesse und K.E. Rehm

Unfall-, Hand- und Wiederherstellungschirurgie, Universitätsklinik Köln, Joseph-Stelzmann-Straße 9, W-5000 Köln 41, Bundesrepublik Deutschland

Defektverletzungen der Weichteile bei offenen Unterschenkelfrakturen bzw. instabile Narben bei chronischen Ostitiden bieten ein schwieriges therapeutisch chirurgisches Problem. In den vergangenen 3 Jahren wurden im eigenen Krankengut 15mal lokale Muskelplastiken zur Deckung von Weichteildefekten nach Frakturen durchgeführt, 4mal wurden instabile Narben als Folge chronischer Ostitiden gedeckt. Die Frakturen waren 2mal 4° offen, 7mal 3° offen, 4mal 2° und 2mal 1° offen. Die Ostitiden mit instabilen Narben waren in 4 Fällen langjährige Folge einer Unterschenkelfraktur. In 13 Fällen war die Fraktur mittels Fixateur externe, bei 2 Patienten mit einer Plattenosteosynthese stabilisiert worden. Zur Weichteildeckung wurde 11mal der M. soleus, 1mal der M. flexor digitorum longus, 1mal der M. tibialis anterior, 4mal der M. soleus und M. gastrocnemius, 1mal M. soleus und M. tibialis anterior und 1mal der M. soleus und hallucis longus verwandt. Bei 10 Frakturen wurde die Muskelplastik primär verzögert, im Schnitt 14,2 (6–27) Tage nach Stabilisierung der Fraktur durchgeführt. Bei 3 weiteren Patienten erfolgte eine späte Deckung 75, 55 und 46 Tage nach der Primärversorgung. In 2 Fällen wurde die Muskelplastik unmit-

Hefte zur Unfallheilkunde, Heft 220
Zusammengestellt von K. E. Rehm

telbar nach Frakturstabilisierung durchgeführt. Die Meshgraft-Deckung der Muskelplastik geschah in einem Fall unmittelbar mit der Muskelplastik, bei den übrigen Patienten im Schnitt 8,8 Tage (0–26 Tage) nach deren Anlage. Bei 4 der insgesamt 19 durchgeführten Muskelplastiken mußte schließlich die Extremität amputiert werden. Bei einem Patienten wurde wegen einer persistierenden Fistel nach Osteomyelitits und Soleusplastik schließlich eine mikrovasculär frei angeschlossene M.-latissimus-dorsi-Plastik durchgeführt. Bei allen übrigen Patienten heilte der Weichteildefekt ab und die Ostitiden kamen zur Ausheilung.

Zusammenfassung

Bei ausgedehnten Weichteilverletzungen des Unterschenkels meist im Rahmen offener Unterschenkelfrakturen kann mittels ortsständigem Muskeltransfer eine suffiziente Deckung des Weichteilmantels erreicht werden. Instabile Narben und Ostitiden können zur Ausheilung gebracht werden.

Gestielte Muskellappenplastiken bei offenen Unterschenkelbrüchen

I. Štraus und J. Prinčič

Traumatologische Klinik, Zaloška 7, Yu-61000 Ljubljana, Jugoslawien

Nach der Wundausschneidung bei offenen Unterschenkelbrüchen resultieren oft im Frakturbereich Weichteildefekte. Da sich dort deperiostierte und schlecht durchblutete Knochenfragmente befinden, ist die Gefahr von Knocheninfektionen sehr groß. Um die Infektion zu verhüten, ist wichtig, den Frakturbereich so schnell wie möglich mit vitalem Gewebe zu decken. Da kontusionierte und decollierte Haut kein geeignetes Lappenmaterial sind, kommen in solchen Fällen unbeschädigte Muskeln aus der Umgebung in Betracht. Seit 1981 haben wir bei 20 offenen Unterschenkelbrüchen II. (12) und III. (8) Grades Weichteildefekte im Frakturbereich mit Muskeln aus der Umgebung gedeckt. Die Defekte waren am proximalen (6) mittleren (12) und distalen (2) Drittel des Schaftes verteilt. Nach Wundausschneidung und Osteosynthese mit Fixateur (16) oder Platte (4) folgte immer die sofortige Deckung mit vitalem Muskelgewebe. Das Risiko der Knochenaustrocknung, Knochennekrose und Kontamination mit Hospitalkeimen steigt mit jedem Tag. Meist geeignete und angewendete Muskeln aus der Umgebung waren M. soleus (11) und M. gastrocnemius (7) und nur ausnahmsweise M. flexor digitorum communis und M. tibialis anterior. Voraussetzung für die Anwendung der lokalen Muskellappen ist eine gute Durchblutung. Bei keinem von unseren Patienten kam es zur posttraumatischen Osteitis, was dafür spricht, daß vitales Muskelgewebe den Frakturbereich sicher vor Infektionen schützt. Die Lappenvitalität war bei zwei älteren Patienten wegen zu distaler Anwendung und großer Nahtspannung gefährdet und endete mit Teilnekrosen. Schlechte und mäßige Sprunggelenkbeweglichkeit ist der früheren Muskelfixationen mit Fixateur und der Schwere der Verletzung zuzuschrei-

Hefte zur Unfallheilkunde, Heft 220
Zusammengestellt von K. E. Rehm

ben. Nach unserer Meinung sind bei offenen Unterschenkelbrüchen II.–III. Grades die gut durchbluteten M. soleus und M. gastrocnemius für sofortige Deckung des exponierten Bruchbereiches am proximalen und mittleren Drittel des Unterschenkels geeignet.

Die genannten Muskellappen sind einfach bei jedem Unfall notfallmäßig auszuführen und sind ein sicherer Infektionsschutz des Bruchbereiches.

Primäre Muskellappenplastiken zur Defektdeckung bei 1.- und 2.-gradig offenen Unterschenkelfrakturen

A. Bettermann, K. Kunze und C. Schnecker

Unfallchirurgische Klinik, Justus Liebig-Universität Gießen, Klinikstraße 29, W-6300 Gießen, Bundesrepublik Deutschland

Weichteildefekte, die primär traumatisch oder sekundär durch septische Wundheilungsstörungen im Zuge der operativen Knochenbruchbehandlung auftreten, stellen immer wieder schwerwiegende Komplikationen dar. Oft verbleiben als Spätfolgen – trotz der Entfernung des Osteosynthesematerials oder eingebrachter Endoprothesen – mehr oder weniger große schlecht heilende Wundhöhlen, die trotz zahlreicher Reinterventionen nicht zur Abheilung gebracht werden können. Zwar wird die mikrovasculär gestielte freie Lappenplastik an zahlreichen Zentren bereits als Routineeingriff durchgeführt, doch erscheint dieses stets operativ sehr aufwendige Verfahren nicht immer den Verhältnismäßigkeitsgrundsätzen entsprechend. Zudem sind die Gefäßverhältnisse in dem durch zahlreiche vorangegangene Eingriffe vorgeschädigten Operationsgebiet nicht selten der limitierende Fakotr für den mikrochirurgischen Erfolg.

Gegen Ende der Operation von 1.- und 2.-gradig offenen Frakturen am Unterschenkel zeigt sich nach fertiggestellter Osteosynthese der Weichteildefekt nach Debridement und Wundrandexcision oft erheblich viel größer als der Ausgangsbefund, so daß die adäquate Weichteildeckung des Osteosynthesematerials große Schwierigkeiten bereitet. Da ein spannungsfreier Wundverschluß für die Weichteilheilung unerläßlich ist, werden in derartigen Fällen, wenn der Kontaminationsgrad dies zuläßt, primäre Muskellappenplastiken zur Defektdeckung durchgeführt und die darüber verbliebenen Hautdefekte baldmöglich mit Spalthaut gedeckt.

Zur Deckung kleinerer Defekte sowohl zur posttraumatischen Primärversorgung als auch nach septischen Komplikationen im Zuge der Frakturenbehandlung am Unterschenkel hat sich das Einschwenken des Musculus soleus in zahlreichen Fällen bewährt. Am proximalen Unterschenkel kommt alternativ auch der Musculus gastrocnemius infrage.

Zweifelsfrei bedarf dieses Vorghen mit der primären Muskellappenschwenkplastik einer besonders strengen und individuellen Indikationsstellung. Erst nachdem 19 derartige Muskellappenplastiken am Unterschenkel nach Sekundärheilungen erfolgreich verlaufen waren, wurde ein erster primärer Muskeltransfer vorgenommen. Inzwischen wurden in den

Hefte zur Unfallheilkunde, Heft 220
Zusammengestellt von K. E. Rehm

letzten 3 Jahren 17 derartige primäre Versorgungen durchgeführt. Lediglich in einem Falle war dieses Vorgehen nicht erfolgreich, wobei es sich um einen Grenzfall zwischen 2.- und 3.-gradig offener Fraktur handelte. Für die 1.- und 2.-gradig offenen Unterschenkelfrakturen konnte durch diesen Ablauf die Zahl der Wundheilungsstörungen um 2 % im Vergleich zum 3-Jahreszeitraum vor Beginn derartiger Versorgungen gesenkt werden. Darüberhinaus wurde die Liegezeit um mehr als 1/3 verkürzt. Funktionelle Beeinträchtigungen durch den Muskelverlust wurden von keinem der Patienten beklagt.

Bei einem Zweiteingriff nach primärer Musculus-gracilis-Plastik im Bereich des Kniegelenkes, das nun nach ausgedehnter Defektfraktur steifgestellt werden muß, konnte der erfolgreich zur Defektdeckung eingeschwenkte Muskellappen wieder abgehoben werden, um corticospongiöses Knochenmaterial einzubringen. Die feingewebliche Untersuchung der hierbei gewonnenen Gewebeproben zeigt die unterschiedliche musculäre Struktur ohne Veränderungen der charakteristischen nutritiv-vasculären Gewebeanteile. Ein bindegewebiger Umbau findet sich lediglich im Bereich der Kontaktfläche zu Knochen.

So erscheint das Verfahren trotz des initialen größeren operativen Aufwandes und der hiermit verbundenen Gefahren – wie z. B. einer überlangen Blutleere – gerechtfertigt, vor allem unter dem Gesichtspunkt der Vermeidung späterhin erforderlicher größerer plastischer Maßnahmen z. B. im Sinne eines freien Lappentransplantates. Die Indikation muß jedoch besonders streng gestellt werden.

Lokale Lappenplastiken am Unterschenkel

W. Knopp, G. Muhr, M.S. Mackowski und H. U. Steinau

Chirurgische Klinik und Poliklinik, Berufsgenossenschaftliche Krankenanstalten „Bergmannsheil", Gilsingstraße 14, W-4630 Bochum, Bundesrepublik Deutschland

Indikation

Die Indikation zur Weichteilrekonstruktion ist gegeben, wenn chronisch rezidivierende Störungen der Wund- und damit auch der Knochenbruchheilung zu erwarten sind. Die Wahl des Verfahrens richtet sich nach Lokalisation und Größe des Defektes.

Behandlungstaktik

Weichteilrekonstruktive Verfahren ermöglichen eigentlich erst, das Prinzip des radikalen Debridementes zu verwirklichen, auch fraglich vitales Weichgewebe muß ungeachtet des entstehenden Defektes excidiert werden. Der Gewebeschaden muß nach ausgiebiger Wundausschneidung – der Kontaminationsgrad ist nur im Zusammenhang mit Weichteilnekrosen wesentlich – und Bruchstabilisierung neu beurteilt werden. In Abhängigkeit der Ausdehnung des entstandenen Defektes ist der weichteilrekonstruktive Eingriff zu planen.

Hefte zur Unfallheilkunde, Heft 220
Zusammengestellt von K. E. Rehm

Behandlungsergebnisse

Der Weichteildefekt beim schwer weichteilgeschädigten Unterschenkelbruch wird seit 1986 routinemäßig primär oder früh sekundär mit Muskellappen gedeckt. Seit 1986 bis August 1990 wurden im Bergmannsheil 140 weichteilgeschädigte Unterschenkelbrüche nach diesem Prinzip behandelt. Nach radikalem Debridement waren natürlich in den meisten Fällen einfache, konventionelle Behandlungsmethoden ausreichend. In 16 Fällen war jedoch eine lokale Lappentransposition erforderlich. Bei ausgedehnten Weichteildefekten war in einer kleineren Anzahl der Fälle ein freier Gewebetransfer notwendig. Entscheidend sind jedoch die Behandlungsergebnisse. Die Infektrate konnte seit konsequenter Durchführung dieses Behandlungsprinzipes auf 2,8 % gesenkt werden.

Isokinetische Messungen

Bei je 10 Patienten (akuter und chronischer Weichteildefekt) mit Gastrocnemius- und Soleus-Transfer, bei denen die Transposition mindestens 3 Jahre zurücklag, wurden isokinetische Messungen bei Winkelgeschwindigkeiten von 60° und 120° durchgeführt. Erstaunlicherweise zeigte sich bei diesen Gruppen eine Einschränkung der Flexionskraft des betroffenen Beines bei einer Winkelgeschwindigkeit von 60° lediglich um 10 %. Also einem Funktionsverlust, der noch im Bereich der physiologischen Norm liegt. Im Gegensatz hierzu zeigten die isokinetischen Messungen der Pro- und Supinationskraft nach Gastrocnemius- und Soleustransfer deutlichere Funktionsminderungen, die beim Soleustransfer in Abhängigkeit der Winkelgeschwindigkeit Funktionseinbußen von 66 % bzw. 89 % erreichten. Zu diesen Kraftminderungen zeigten sich im Kurvenverlauf in allen Fällen mehr oder minder ausgeprägte Koordinationsstörungen, die sich im Kurvenverlauf an der verzögerten Bewegungsumkehr zur gegenläufigen Pro- oder Supinationsbewegung manifestierten. Pathologische Veränderungen im Kurvenverlauf, die bei der Extensions-Flexionsbewegung seltener und nur gering ausgeprägt festzustellen waren.

Schlußfolgerung

Die Prognose des weichteilgeschädigten Bruches ist allein vom Ausmaß der Weichteilnekrosen und der verbliebenen Vascularität des Knochens abhängig. Die logische Konsequenz ist der frühzeitige weichteilrekonstruktive Eingriff. Bei der lokalen Muskellappenplastik ist der M. gastrocnemius weitgehend problemlos einsetzbar. Jedoch sollte die Indikation zum Soleustransfer gerade bei jungen Patienten aufgrund der funktionellen Beeinträchtigung eher zurückhaltend gestellt werden. In diesen Fällen und natürlich auch bei ausgedehnten Weichteildefekten sollte der freie Gewebetransfer vorgezogen werden.

Hefte zur Unfallheilkunde, Heft 220
Zusammengestellt von K. E. Rehm

Regionale fasciocutane, myocutane und Muskellappenplastiken bei der Behandlung offener Unterschenkelfrakturen

N. Südkamp, N. Haas, A. Berger und H. Tscherne

Medizinische Hochsuchle Hannover, Konstanty-Gutschow-Straße 8, W-3000 Hannover 61, Bundesrepublik Deutschland

Indikation zur Weichteilrekonstruktion

Die Indikation zu einer Weichteilrekonstruktion hängt wesentlich von zwei Faktoren ab, zum einen von der Defektausdehnung bzw. Defekttiefe und damit von den Gewebestrukturen, die durch den entstandenen Defekt freiliegen. Zum zweiten hat auch die Lokalisation des Weichteildefektes einen Einfluß auf die Entscheidung, ob eine Weichteilrekonstruktion erfolgen muß oder nicht.

Verfahrenswahl

Bei geringem Weichteildefekt kommen als einfache plastische Maßnahmen die Sekundärnaht einer primär durch synthetische Haut temporär gedeckten Wunde und bei verbleibenden Hautdefekten unterschiedlicher Größe die Spalthautdeckung zur Anwendung. Bestehen tiefere Defekte, kommt man nicht ohne den Einsatz plastisch chirurgischer Techniken aus. In Abhängigkeit von der Defektgröße werden unterschiedliche Verfahren eingesetzt. Bei begrenzter Defektausdehnung an der unteren Extremität kommen Nahlappen in Form von regionalen fasciocutanen, myocutanen und Muskellappenplastiken infrage. Die fasciocutane Lappenplastik wird bei oberflächlichen Defekten angewendet, sie ist wenn möglich anderen Techniken vorzuziehen, da die chirurgische Technik einfach ist und durch diese Form der Defektdeckung die Funktionalität der Extremität nicht beeinflußt wird. Lediglich das Längen- und Breitenverhältnis ist in der Anwendung dieser Lappenplastik zu beachten, um keine Kompromittierung der Durchblutungssituation zu provozieren. Die Muskel- oder myocutanen Lappenplastiken an der unteren Extremität eignen sich für tiefere aber in ihrer Ausdehnung begenzte Defekte im proximalen und mittleren Unterschenkelbereich und werden in Form eines medialen oder lateralen Gastrocnemiuslappens bzw. als Soleuslappen ausgeführt. Sind die distalen Defekte größer oder besteht unabhängig von der Lokalisation eine schlechte Qualität des Empfängerbettes, kommen mikrovasculär anastomosierte freie Gewebetransfers zur Anwendung und werden überwiegend in Form eines Latissimus-dorsi-Lappens durchgeführt.

Zeitplanung

Bezüglich der Zeitplanung für eine Weichteilrekonstruktion kommen drei veschiedene Zeitpunkte in Betracht, dieses sind die primäre, die frühsekundäre und die sekundäre Versorgung.

Hefte zur Unfallheilkunde, Heft 220
Zusammengestellt von K. E. Rehm

Aus unseren Erfahrungen in der Behandlung offener Frakturen an 1524 Verletzungen der letzten 15 Jahre hat sich klar der Vorteil der frühsekundären Versorgung nach 2–5 Tagen herausgestellt.

Nur in den Fällen, in denen der Zustand des Patienten oder instabile Weichteilverhältnisse eine früh-sekundäre Versorgung verbieten, ist eine sekundäre Versorgung erforderlich. Durch geplante wiederholte Revisionsoperationen (Second-look-Operation) wird die Konditionierung der Wunde bis zum Erreichen vitaler Verhältnisse mit abgegrenztem Defekt erwirkt. Danach erfolgt die plastische Deckung, meist als freier Gewebetransfer.

Ergebnisse

Eine Analyse unseres Krankengutes offener Frakturen der letzten 9 Jahre mit 969 Fällen ergab, daß in 56,6 % aller Fälle eine frühsekundäre Weichteilversorgung erforderlich war. Diese Angabe beinhaltet alle Frakturlokalisationen, demgegnüber betrug der Anteil sekundärer Weichteilversorgung bei 434 offenen Unterschenkelfrakturen 74 %. Von diesen frühsekundär versorgten Weichteilen konnte in 81,4 % der Wundverschluß durch eine Sekundärnaht oder Spalthauttransplantation erzielt werden. In 18,6 % der Fälle waren Lappenplastiken erforderlich. Dreiviertel aller Lappenplastiken wurden in Form von regionalen Lappen und ca. einviertel durch freie Gewebetransfers realisiert. 71 % aller Lappenplastiken wurden am Unterschenkel durchgeführt. In 75 % dieser plastisch rekonstruktiven Maßnahmen kamen Nahlappen zur Anwendung, nur in 3,5 % der Fälle wurde ein Fernlappen durchgeführt, in 21,5 % wurden freie Gewebetransfers zur Weichteilrekonstruktion eingesetzt.

Lokaler Muskeltransfer bei Defekt- und Fehlheilung am Unterschenkel

J.E. Müller und M. Hansis

Berufsgenossenschaftliche Unfallklinik Tübingen, Schnarrenbergstraße 95, W-7400 Tübingen, Bundesrepublik Deutschland

Die seit mehr als einem Jahrzehnt entwickelten myocutanen fern- und ortsständigen Lappenplastiken erlauben es heute, die Frakturbehandlung und ebenso die Osteitisbehandlung nicht nur von der knöchernen und damit statischen Behandlungsseite her anzugehen, sondern ein entsprechend gleichwertiges Gewicht auf die Biologie der Weichteile und des Knochens zu legen.

Dies bedeutet, daß das Management der offenen Frakturbehandlung und der Osteitisbehandlung die Weichteilstabilisierung berücksichtigt. Sie stellt den 2. Behandlungsschritt nach der Akut-Versorgung dar. Erst danach kann im 3. Behandlungsschritt die knöcherne Rekonstruktion bzw. die definitiv knöcherne Stabilisierung erfolgen.

Hefte zur Unfallheilkunde, Heft 220
Zusammengestellt von K. E. Rehm

Die Ergebnisse von 72 Muskelplastiken am Unterschenkel seit 1984 in einem durchschnittlichen Untersuchungszeitraum von 4 Jahren mit 10 % Fistelrate, 97 % knöcherner Ausheilung in 6 Monaten für die postprimär und 10 Monate für die sekundär versorgten Patienten belegen die Qualität der frühen Weichteilsanierung als sehr sichere Infektprophylaxe, die späte Weichteilsanierung als sehr sichere Chance der Infektsanierung und damit eines essentiellen Teilschrittes zur knöchernen Stabilisierung.

Die Weichteilsanierung sollte somit nicht durch die eingeschränkte Verfahrenswahl des Unfallchirurgen bestimmt sein. Die ortsständige Lappenplastik und die Indikationsgrenze zum mikrovasculären Gewebetransfer gehört nicht nur zur unfallchirurgischen Kenntnis sondern heute zum Rüstzeug.

Gestielte Muskellappenplastik am distalen Unterschenkel

V. Jirecek und N. Ganzoni

Chirurgische Abteilung, Kantonsspital Schaffhausen, CH-8208 Schaffhausen, Schweiz

Im Kantonsspital Schaffhausen wurden am Unterschenkel seit 1981 122 lokale Muskellappenplastiken durchgeführt. Davon wurden 60 % im distalen Unterschenkel vorgenommen.

Auf der lateralen und anterolateralen Seite sind die Bedingungen mit dem Extensor digitorum longus (17mal angewendet) und dem Peronaeus brevis (32mal angewendet) besonders günstig. Der Peronaeus brevis reicht in 50 % der Fälle bis minimal 1,5 cm an die Spitze des Außenknöchels heran, der Extensor digitorum longus sogar in 75 %. Dies erlaubt z. B., die Indikation für primäre reparative Eingriffe am Skelett auch auf Fälle mit beschädigtem Hautmantel auszudehnen. Läßt sich die Haut ohne zusätzliche Gefährdung nicht mit direkter Naht schließen, dann deckt ein lokaler Muskellappen vorsorglich den Defekt bzw. das freiliegende Metall. Von diesem Vorgehen profitiert die Pilon tibial-Fraktur im besonderen Maße.

Medial sind die Bedingungen ungünstiger. Das verfügbare Muskelgewebe reicht weniger weit nach distal. In Betracht kommen der distal gestielte Soleuslappen (11mal angewendet) und der Extensor digitorum brevis-Insellappen (5mal angewendet).

Was den distal gestielten Soleuslappen anbetrifft, so verwenden wir in der Regel eine Technik, in welcher der Muskel weder in der vollen Breite noch in der vollen Länge benutzt wird. Vorsicht ist geboten, wenn der distale Lappenstiel in der Verletzungszone liegt. In dieser Konstellation haben wir bisher einmal eine Lappennekrose erlebt.

Der Extensor-digitorum-brevis-Insellappen ist überraschend großflächig. Der Muskel wird zusammen mit der A. dorsalis pedis mobilisiert, und der Lappen erreicht den distalen Unterschenkel in seiner ganzen Circumferenz.

Die Vorteile der gestielten Muskellappenplastik sind – gleich wie bei der freien Muskellappenplastik – die hohe biologische Qualität des transportierten Gewebes und – im Gegensatz zu dieser – der geringe technische Aufwand.

Hefte zur Unfallheilkunde, Heft 220
Zusammengestellt von K. E. Rehm

Diskussion

H. Winkler, Ludwigshafen/Rh.

Über die Notwendigkeit der Weichteildeckung des traumatisch geschädigten Knochens besteht Übereinstimmung. Aufgrund der großen zahlenmäßigen Betroffenheit des Unterschenkels und aufgrund seiner Weichteilverteilung stellt sich die Problematik in diesem Extremitätenabschnitt besonders.

Es wird dargelegt, daß die Deckung von Defekten mit gut vascularisierten Weichteilen die Voraussetzung für eine ungestörte Knochenbruchheilung darstellt. Sie dient ebenso zur Prophylaxe und Therapie der Osteitis.

Zur Weichteildeckung können fasciocutane, myocutane und reine Muskelplastiken eingesetzt werden. Sowohl für die Anwendung von fasciocutanen wie auch von Muskelplastiken ist die Kenntnis der Gefäßversorgung und die Beachtung der bekannten präparatorischen Grundprinzipien erforderlich.

Vor der unkritischen Verwendung von Gewebeexpandern zur Vorbereitung fasciocutaner Weichteilplastiken muß aufgrund der sehr hohen Komplikationsrate abgeraten werden. Sie sollten nur erfahrenen Operateuren vorbehalten bleiben, die auch in der Lage sind, die Komplikationen zu beherrschen.

Am Unterschenkel werden der M. tibialis anterior, aber noch wesentlich häufiger der M. gastrocnemius und der M. soleus verwendet. Von allen Vortragenden wird der distale Unterschenkel und der Bereich des Sprunggelenkes als äußerst problematisch für die Deckung mit ortsständigen Weichteilen beschrieben. Distal gestielte Muskelplastiken sind in diesem Bereich zwar möglich, erfordern aber eine besonders sorgfältige präparatorische Technik mit einem erhöhten Risiko des Mißerfolges.

Weitgehende Einigkeit besteht unter den Vortragenden darüber, daß die Weichteildeckung frischer Unterschenkelfrakturen postprimär bzw. frühsekundär durchgeführt werden sollte, da dann das tatsächliche Ausmaß des Weichteilschadens sicherer beurteilbar ist. Die primäre Muskelplastik wird überwiegend kritisch gesehen. Die sekundäre Muskelplastik kommt bei chronischer Osteitis zur Verbesserung der Ernährungssituation am Knochen und zur Verbesserung der Infektabwehr nach Sequestrektomie zur Anwendung.

Die Vorstellung, daß durch Transposition ortsständiger Muskulatur keine funktionellen Defizite verbleiben, muß aufgrund neuerer Untersuchungen revidiert werden. Es ist insbesondere bei Verwendung des M. soleus mit einer geringeren Kraftentfaltung der Unterschenkelbeuger zu rechnen.

Hefte zur Unfallheilkunde, Heft 220
Zusammengestellt von K. E. Rehm

Weichteilersatz bei chronischer Osteitis

Vorsitz: H. Ecke, Gießen; B. Friedrich, Bremen

Ortsständiger Gewebetransfer im Behandlungskonzept der chronischen posttraumatischen Osteitis an der unteren Extremität

W. Mutschler und G. Suger

Abteilung für Unfallchirurgie, Hand-, Plastische und Wiederherstellungschirurgie, Klinikum der Universität Ulm, Steinhövelstraße 9, W-7900 Ulm, Bundesrepublik Deutschland

Im Behandlungskonzept der chronischen posttraumatischen Osteitis hat sich neben den klassischen Prinzipien des Debridements, des knöchernen Defektaufbaus, der Stabilisierung und der lokalen antimikrobiellen Therapie in den letzten Jahren die Wiederherstellung des Weichteilmantels durch Gewebetransfer als eine weitere Therapie-„Säule" etabliert.

Anhand von 67 ortsständigen Gewebetransfers an der unteren Extremität aus den Jahren 1981 bis 1989 wurde retrospektiv untersucht, inwieweit diese Maßnahme einen sicheren Weichteilverschluß gewährleistet und die Rezidivquote der chronischen Osteitis zu senken vermag.

Bei 57 Männern und 10 Frauen mit einem Durchschnittsalter von 40,2 Jahren wurden als ortsständige Muskellappen zweimal der M. gracilis, einmal der M. rectus femoris verwendet; am Unterschenkel kamen 15 fasciocutane Lappen und 49 vorwiegend autochthone Schwenklappen, überwiegend M. gastrocnemius und M. soleus, zur Anwendung.

In 54 Fällen ließ sich ein beständiger Weichteilverschluß erreichen. Bei 6 Patienten wurden weitere ortsständige Gewebetransfers, bei 7 Patienten mikrovasculär angeschlossene Fernlappen notwendig.

Zum Zeitpunkt der Nachuntersuchung (12 bis 88 Monate, durchschnittlich nach 30,6 Monaten) waren von 65 nachuntersuchten Patienten 52 Patienten rezidivfrei (80%). Bei 11 Patienten persistierte ein Knocheninfekt, 2 Patienten mußten sekundär amputiert werden, 2 Patienten waren verstorben.

Die erzielten Ergebnisse belegen u. E., daß bei der chronischen Osteitis der unteren Extremität ein Versuch der Weichteildeckung und Infektsanierung mit ortsständigem Gewebe gerechtfertigt ist. Die Rezidivquote der chronischen Osteitis wird auf 20% gesenkt. Bei einem Mißerfolg, der meist auf eine trauma- oder infektbedingte Minderdurchblutung oder Vernarbung zurückzuführen ist, bleibt die Rückzugsmöglichkeit auf den (aufwendigeren) Fernlappen offen. Mit diesem soll nicht zu lange zugewartet werden.

Hefte zur Unfallheilkunde, Heft 220
Zusammengestellt von K. E. Rehm

Transpositionslappen bei posttraumatischer Osteitis und Defekt

H. Gerngroß und R. Steinmann

Chirurgische Abteilung, BwK München, Cincinnatistraße 64, W-8000 München 90, Bundesrepublik Deutschland

Die ventromediale Fläche der Tibia neigt nach offener Fraktur und Weichteilschaden zur Defektbildung mit Knocheninfektion. Voraussetzung zur Sanierung der Knochen- und Weichteilsituation ist das radikale Debridement nicht vascularisierter Gewebestrukturen, Stabilisation des Knochens mit Fixateur externe, Auffüllung von Defekten und Höhlen im Knochen mit autologer Spongiosa und die Weichteildeckung mittels ortsständiger Muskel- oder Muskelhaut-Lappen. Besondere Probleme ergeben sich dabei bei Defektdeckungen am Innenknöchel.

Bei 52 Patienten mit entsprechender Erkrankung wurden seit 1985 Transpositionslappen am Unterschenkel durchgeführt. Stabilisation, Debridement, Spongiosatransplantationen und Lappentransfer erfolgten in 41 Fällen einzeitig, in 10 Fällen zweizeitig, in 1 Fall in drei operativen Schritten.

45 Patienten konnten im Zuge dieser Maßnahmen „geheilt" werden, 5 Patienten benötigten noch bis zu 3 Eingriffen bis zur Sanierung, 1 Totalnekrose eines Lappens sowie eine Amputation mußten als Komplikationen hingenommen werden.

Dargestellt werden klinische Verläufe, Komplikationsmöglichkeiten und Ergebnisse anhand der Krankheitsverläufe und Nachuntersuchungen.

Das Fazit der Erkenntnisse ergibt, daß die Weichteildeckung mit ortsständigen Muskellappen zu einem effizienten Standardverfahren in der Behandlung der komplizierten Unterschenkelosteitis geworden ist.

Freie Übertragung von Muskel- und fasciocutanen Lappen zur Behandlung der chronischen posttraumatischen Osteitis an der unteren Extremität

M.C. Wüstner, A.K. Hofmann und W. Mutschler

Abteilung für Unfallchirurgie, Hand-, Plastische und Wiederherstellungschirurgie, Universität Ulm, Steinhövelstraße 9, W-7900 Ulm, Bundesrepublik Deutschland

Die freie Übertragung von Muskel- und fasciocutanen Lappen ist in der Behandlung der chronischen posttraumatischen Osteitis neben Debridement, knöchernem Defektaufbau, Stabilisierung und lokaler Antibioticumbehandlung unentbehrlich geworden. Sie verbessert die Durchblutungssituation und dient zur Defektdeckung. Ihr Einsatz erfolgt nach Ausschluß anderer Möglichkeiten wie ortsständiger Muskellappen.

Hefte zur Unfallheilkunde, Heft 220
Zusammengestellt von K. E. Rehm

Zwischen 1981 und Mai 1990 wurden an unserer Abteilung 46 freie Gewebsübertragungen bei chronischer Osteitis am Unterschenkel durchgeführt. Retrospektiv wurde die Rezidivquote, Qualität der Weichteilsanierung, Zahl der Folgeeingriffe am Knochen untersucht.

Bei 37 Männern und 9 Frauen kam insgesamt 25mal der Latissimus-dorsi-Lappen, 14mal der freie Unterarmlappen, 6mal der Scapulalappen und 1mal der Fußrückenlappen zur Anwendung. Bei 7 Patienten waren ortsständige Lappen vorangegangen.

Im Nachuntersuchungszeitraum zwischen 5 und 88 Monaten waren 40 Patienten (87 %) rezidivfrei, bei 4 Patienten (9 %) fand sich eine persistierende Osteitis, eine Unterschenkelamputation wurde in 2 Fällen (4 %) erforderlich. Weitere Eingriffe am Knochen wie Knochentransplantation und Implantatwechsel wurden 25mal erforderlich.

Die freie Gewebsübertragung mit den genannten Vorteilen wie Verbesserung der Durchblutung und stabiler Weichteilverschluß ist in der Lage, die Rezidivquote in der Behandlung der chronischen Osteitis auf etwa 10 % zu senken. Diese Quote ist deutlich besser als bei der Verwendung von ortsständigen Lappen.

Weichteildefektdeckung bei chronischer Osteitis

M.S. Mackowski, W. Knopp, K. Wanner und G. Muhr

Chirurgische Universitätsklinik, Berufsgenossenschaftliche Krankenanstalten „Bergmannsheil“, Gilsingstraße 14, W-4630 Bochum, Bundesrepublik Deutschland

Über 80 % der posttraumatischen Osteitiden sind am Unterschenkel lokalisiert.

Das moderne Behandlungskonzept der chronischen Osteitis ist nur scheinbar eine Rückkehr zur konventionell klassischen Methode. Auch hier wird die Weichteilwiederherstellung vor die knöcherne Wiederherstellung gesetzt. Mit den Techniken der modernen mikroskopischen Chirurgie verfügt sie jedoch über wesentlich bessere Möglichkeiten.

Der Langzeitinfekt verursacht eine fortschreitende Dystrophie der vorgeschädigten Weichteildecke mit Entstehung verhärteter, instabiler Narbenzüge und Fistelungen, die durch avitale Knochenfragmente unterhalten werden.

Die Wahl des entsprechenden chirurgischen Verfahrens ist nicht nur vom Defektausmaß abhängig, sondern muß eine Vielzahl von Faktoren berücksichtigen.

Das Behandlungsergebnis muß über die Infektsanierung hinausgehen.

Das Ziel der Behandlung ist eine knöchern fest verheilte, stabil weichteilbedeckte, fistelfreie Extremität, deren Funktionalität über der eines mit Prothese versorgen Amputationsstumpfes liegen muß.

Eigene Behandlungsmethode wird vorgestellt und an Beispielen erläutert.

In den Jahren 1983–1987 wurden im Bergmannsheil Bochum 47 Patienten wegen einer chronischen Osteitis, die posttraumatisch entstanden war, behandelt. Die Ergebnisse werden zusammengefaßt.

Hefte zur Unfallheilkunde, Heft 220
Zusammengestellt von K. E. Rehm

Analog der Behandlungsstrategie bei offenen Frakturen muß auch in der Behandlung der chronischen, posttraumatischen Osteitis zunächst eine stabile Weichteildecke geschaffen werden.

Das Spätergebnis bleibt hier jedoch hinter dem der sofortigen Rekonstruktion zurück.

Freie und lokale Muskellappen in der Behandlung von chronischen Knocheninfektionen

R. Ketterl, H.U. Steinau, B. Stübinger und B. Claudi

Stadtkrankenhaus Traunstein, Cuno-Niggl-Straße 3, W-8220 Traunstein, Bundesrepublik Deutschland

Bei der Behandlung der chronischen posttraumatischen Osteomyelitis stellt die schlechte Vascularisation des Knochens die häufigste Ursache für eine fehlgeschlagene Therapie und die hohe Rezidivrate dar. die Anwendung von Muskellappen gewährleistet neben der Beherrschung der bei diesen Erkrankungen immer vorhandenen Weichteilprobleme eine Verbesserung der Durchblutung am infizierten Knochen.

Material und Methode

Im Zeitraum 1982–1988 erfolge bei 67 Patienten (19 Frauen, 48 Männer, ø Alter 39 Jahre) mit chronischer posttraumatischer Osteomyelitis der Tibia (ø Anamnesendauer 10,8 Jahre) eine langstreckige Muldung der Tibia in Kombination mit einem Muskellappen. Bei 7 Patienten wurde zusätzlich eine Antibioticaspiegelbestimmung im Knochen und im Serum 60 min nach i. v. Gabe von 1,5 Gramm Cefuroxim durchgeführt. 6 Wochen nach der Muskellappenplastik war bei diesen Patienten ein Reeingriff (Spongiosaanlagerung, Lappenkorrektur) geplant, so daß wir unter den gleichen Voraussetzungen erneut den Cefuroximspiegel im Knochen an einer identischen Stelle bestimmen konnten. Die Antibioticakonzentrationen wurden mit der HPLC gemessen.

Ergebnisse

Bei 88 % der Patienten konnte eine Infektausheilung erzielt werden. In 3 Fällen zeigte sich eine Infektpersistenz und bei 5 Erkrankten mußten wir während eines Nachbeobachtungszeitraumes von durchschnittlich 37 Monaten eine Reinfektion diagnostizieren. Lediglich bei einem Patienten wurde bei Ausbildung eines septisch-toxischen Krankheitsbildes eine Unterschenkelamputation eroforderlich. In nahezu 90 % ergaben sich subjektiv und objektiv gute und zufriedenstellende Spätresultate im Hinblick auf Schmerzen, Funktion und Gebrauchsfähigkeit der betroffenen Extremität. Bei der Antibioticaspiegelbestimmung im Knochen fanden wir 6 Wochen nach Muskellappen bei identischen Serumspiegeln von 84

Hefte zur Unfallheilkunde, Heft 220
Zusammengestellt von K. E. Rehm

bzw. 87 mg/l eine signifikante Erhöhung der Cefuroximkonzentration von 3,7 mg/kg bei der ersten Bestimmung auf 6,9 mg/kg bei der zweiten Operation.

Schlußfolgerung

Im Falle einer manifesten Knocheninfektion bietet die Kombination aus einer langstreckigen Muldung des infizierten Knochens und die Anwendung eines Muskellappens eine effektive Infekttherapie. Mit der verbesserten Durchblutung am infizierten Knochen erhöht sich das Angebot systemisch verabreichter Antibiotica und führt somit zu einer effektiven Infekttherapie.

Diskussion

B. Friedrich, Bremen

In der Behandlung der chronischen Osteitis hat sich neben den klassischen Prinzipien des Debridements, des knöchernen Defektaufbaues und der Stabilisierung in den letzten Jahren die Sanierung des Weichteilmantels durch Gewebetransfer als Therapiekonzept einen festen Platz erobert. Wie weit zum Weichteilersatz primär dem ortsständigen Gewebetransfer der Vorzug zu geben ist vor den sog. freien oder Fernlappen wird von Art und Ausdehnung des Defektes abhängig sein. Es setzt sich aber die Meinung durch, daß zunächst die Weichteildeckung mit ortsständigem Gewebe erfolgen sollte, weil die Möglichkeiten zum Fernlappen immer noch als second line of defense bestehen bleiben. Die Weichteilrekonstruktion durch Gewebetransfer erlaubt prinzipiell ein großzügigeres Vorgehen beim Debridement, ermöglicht die Auffüllung verbliebenen Totraumes mit vitalem Gewebe und garantiert gleichzeitig eine Verbesserung der Vascularisation von Knochen und Weichteilen. Die lokale Antibiose scheint dadurch ein wenig in den Hintergrund zu treten gegenüber einer systemischen Antibioticatherapie, die bei verbesserter Durchblutung wieder bessere Chancen zu haben scheint.

Hefte zur Unfallheilkunde, Heft 220
Zusammengestellt von K. E. Rehm

Sekundärer Transfer bei Muskel-/Sehnendefekten: Obere Extremität

Vorsitz: P. Reill, Tübingen; A. Renner, Budapest

Modifizierte Muskelmobilisation nach Debeyre – Indikation, Technik und Ergebnisse

H. Resch, G. Sperner, K. Golser und H. Thöni

Universitätsklinik für Unfallchirurgie, Anichstraße 35, A-6620 Innsbruck, Österreich

Für primär nicht schließbare Rotatorenmanschettendefekte wurde von Debeyre im Jahre 1965 eine Technik beschrieben, bei der der M. supraspinatus aus seinem Bett mobilisiert und nach lateral verschoben wird. Mit dieser Technik ist neben einer sehr langen Schnittführung eine Osteotomie des Akromions verbunden. Die durch eine Minimalosteosynthese (Drahtnähte) verbundenen Akromionteile führten aber zu einer hohen Pseudarthrosenrate mit Impingementsymptomatik. Entsprechend der eigenen modifizierten Technik wird das Akromion nicht osteotomiert, ebenso ist der Hautschnitt kaum größer als bei normaler Rotatorenmanschettenrekonstruktion.

Eigene modifizierte Technik

Der Zugang zum Subakromialraum erfolgt wie bei allen Rotatorenmanschettenrekonstruktionen über den superoanterioren Zugang. Bei primär nicht spannungsfrei schließbaren Defekten und geeigneter Defektform (queroval) wird ein zusätzlicher, 5 cm langer Hautschnitt am Oberrand der Spina scapulae etwa in seiner Mitte, gezogen. Durch den darunterliegenden M. trapezius wird scharf durchgegangen. Unter Zeigefingerführung wird mit einem gebogenen Raspatorium der Bauch des M. supraspinatus subperiostal aus seinem Bett gelöst. Im lateralen Drittel erfolgt die Mobilisation stumpf mit dem Zeigefinger (N. suprascapularis!). Gleichzeitig wird am Sehnenende mit einer Sehnenfaßzange ein ständiger Zug ausgeübt. Eine Osteotomie des Akromions wird nicht durchgeführt. Bei starker Retraktion kann es erforderlich sein, mit dem geraden Raspatorium von lateral unter der Sehne (zwischen Humeruskopf und Sehne) die Gelenkskapsel teilweise vom Pfannenrand abzulösen. Üblicherweise gelingt ein Längengewinn von 1–1,5 cm, was zur Defektdeckung praktisch immer ausreicht.

Ergebnisse

Seit 1985 wurden insgeamt 33 Patienten mit einem Durchschnittsalter von 52 Jahren (44 bis 70 Jahre) operiert. Die durchschnittliche NU-Zeit betrug 24 Monate (10 bis 50 Monate). Entsprechend dem UCLA Schema erreichten 27 Patienten ein zufriedenstellendes und 6 Patienten ein nicht zufriedenstellendes Ergebnis. 26 Patienten bezeichneten das Ergebnis als

Hefte zur Unfallheilkunde, Heft 220
Zusammengestellt von K. E. Rehm

sehr zufriedenstellend, 6 als zufriedenstellend und nur 1 Patient war unzufrieden. Alle Patienten wurden einer EMG-Untersuchung und 8 Patienten auch einer Cybex-II-Untersuchung unterzogen.

EMG: Nur 4 Patienten wiesen im mobilisierten Supraspinatus keine elektrische Aktivität auf (Nadelelektroden).

Cybex-II-Testung: Die durchschnittliche Kraftminderung (60° pro Sekunde) im Seitenvergleich betrug 45 %. Die durchschnittliche Verminderung der Ausdauer (180° pro Sekunde) im Seitenvergleich betrug 54 %.

Muskel- und Sehnentransfer bei Defekt- und Fehlheilung an der oberen Extremität

A. Berger und P. Mailänder

Klinik für Plastische, Hand- und Wiederherstellungschirurgie, Medizinische Hochschule Hannover im Oststadtkrankenhaus, Podbielskistraße 380, W-3000 Hannover 51, Bundesrepublik Deutschland

Die klassischen Indikationen für die Umsetzung von Muskeln und Sehnen sind Lähmungen nach Läsionen peripherer Nerven, bei denen entweder die Wiederherstellung peripherer Nerven selbst nicht zur Rückkehr der motorischen Funktion geführt hat oder die rechtzeitige Wiederherstellung des Nerven nicht durchgeführt worden ist. In diesen Fällen hat die fehlende Innervation zu einem irreversiblen Schaden der Muskulatur geführt.

Bei schweren Traumen kann es jedoch auch zu einer direkten Zerstörung von Muskulatur kommen. Nach Quetschverletzungen mit später sich entwicklenden Nekrosen, nach drittgradigen Verbrennungen, als Folgezustand nach ischämiebedingten Muskelnekrosen und nach ausgedehnten Tumorresektionen können Muskeldefekte auftreten. Bei degenerativen Erkrankungen können Sehnen aufgebraucht werden. Des weiteren können bei angeborenen Fehlbildungen Muskeln nicht angelegt sein.

Im Folgenden sollen insbesondere solche Fälle besprochen werden, bei denen eine besondere Problematik darin bestanden hat, daß gleichzeitig ausgedehnte Weichteil- und Muskeldefekte behoben werden mußten. Diese besondere Situation erfordert zum einen die stabile Deckung des Weichteildefektes, die eine Grundvoraussetzung für die erfolgreiche Durchführung von Ersatzoperationen ist. Zum anderen muß dann auch noch die Muskelumsetzung erfolgen, um die verlorene Funktion zu ersetzen.

Bestehen Defekte im Bereich von Schulter und Oberarm, bietet sich der M. latissimus dorsi zum einen als Kraftspender für den ausgefallenen Muskel und zum anderen zur Weichteildeckung auch bei großen Defekten an. Die Präparation des Muskels muß unter Schonung des neurovasculären Stieles erfolgen. Während der myocutane Latissimus-dorsi-Lappen erstmals 1896 von dem Italiener Tansini zur Deckung eines Thoraxwanddefektes nach Resektion eines ausgedehnten Lokalrezidives eines Mammacarcinoms benutzt wor-

Hefte zur Unfallheilkunde, Heft 220
Zusammengestellt von K. E. Rehm

den war, beschrieben Lexer 1920 und Lange 1930 den Wert des Muskels als Kraftspender bei Lähmungen. Schottstaedt und Mitarb. beschrieben 1955 die bipolare Umsetzung des Latissimus dorsi für die Wiederherstellung von Beugung und Streckung im Ellenbogengelenk. Bei der bipolaren Umsetzung werden Ursprung und Ansatz versetzt. Hovnanian beschrieb 1956 die monopolare Umsetzung unter Belassen des Ansatzes am Humerus. Zancolli und Mitre zeigten 1973 erstmals ermutigende Ergebnisse in 8 Fällen einer bipolaren Umsetzung.

Handelt es sich aber um ausgedehnte Defekte im Bereich des Unterarmes und der Hand, so ist es häufig nicht mehr möglich, die Defekte durch gestielte Transplantate zu decken. Um einerseits den Weichteilverschluß zu erreichen und andererseits funktionelle Ausfälle zu ersetzen, ist es in speziellen Fällen indiziert, einen Muskel mit seinem neurovasculären Stiel frei zu transplantieren und mikrochirurgisch wiederanzuschließen.

Die freie funktionelle Muskeltransplantation wurde erstmals 1979 von Tamai und Mitarb. im Tierversuch am Hund beschrieben. Harii, Ohmori und Torii beschrieben 1976 die freie Transplantation des M. gracilis für die Behandlung der veralteten Facialisparese. Im gleichen Jahr beschrieben chinesische Chirurgen aus dem legendären Sixth People Hospital in Shanghai und Ikuta und seine Mitarb. aus Hiroshima die freie Transplantation des M. pectoralis zur Rekonstruktion der Fingerbeugung bei Volkmannschen Kontrakturen.

Logan und Mitarb. berichteten 1987 über die freie Transplantation von Teilen des M. serratus anterior zur Deckung eines Defektes der Weichteile und der Muskulatur im Thenarbereich.

Beim gleichzeitigen Vorliegen von Weichteildefekten und Muskeldefekten biete sich im Bereich von Schulter und Oberarm die Umsetzung des myocutanen Latissimus-dorsi-Insellappens zur Behebung von beiden Defekten an. Liegen weiter distal an der oberen Extremität größere Weichteil- und Muskeldefekte vor, so können diese in einigen Fällen nur durch die freie Transplantation eines myocutanen Lappens mit neurovasculärem Anschluß gedeckt werden. Diese technisch schwierigen Operationen sind jedoch nur in solchen Fällen indiziert, wo konventionelle Ersatzplastiken nicht mehr ausreichen.

Modifizierte Perthes-Plastik für den Ersatz der Extensoren des Unterarmes

H. Troeger

Abteilung für Traumatologie, Chirurgische Universitätsklinik, Leninallee 35, O-2500 Rostock, Bundesrepublik Deutschland

Im Zeitraum zwischen 1960 und 1990 wurde der Sehnentransfer im Sinne der Perthes-Plastik zum Ersatz einer vollständig oder teilweise verlorengegangenen Funktion des N. radialis oder der Extensoren des Unterarmes in 42 Fällen angewendet. 37mal war eine Radialislähmung die Ursache, davon 4mal durch ein schwere Weichteilkontusion, in einem Fall ein unklarer musculärer Ausfall.

Hefte zur Unfallheilkunde, Heft 220
Zusammengestellt von K. E. Rehm

Die Operation erfolgte 8 bis 10 Wochen nach dem Trauma, in einigen Fällen bis zu 23 Jahre nach einer Kriegsverletzung. Wir verbinden die Sehne des M. flexor carpi radialis mit den Sehnen der Mm. extensor pollicis brevis und abductor pollicis longus, die Sehne des M. palmaris longus mit der Sehne des extensor pollicis longus und die Sehne des M. flexor carpi ulnaris mit den Sehnen der Mm. extensor digitorum communis und extensor digitorum II, V. Die Sehne wird durch Längsschlitze der Empfängersehnen hindurch gezogen. Dadurch bleibt die urpsrüngliche Verbindung für den Fall einer teilweisen oder vollständigen Funktionsrückkehr. Eine Handgelenkstenodese haben wir bei erhaltener Restfunktion nicht ausgeführt. Die Nachbehandlung erfolgte in einer Schiene für 4 Wochen bei gleichzeitigen Koordinationsübungen. Als Ergebnis fand sich ein vollwertiger Faustschluß bei etwas verminderter Ausdauerleistung. Dazu waren Radial- und Ulnarabduktion bei Patienten mit einer Handgelenkstenodese aufgehoben. Bei diesen Patienten war die Dorsalextension des Handgelenkes gegenüber der gesunden Seite um durchschnittlich 20 bis 30° vermindert. Bei 3 Patienten bestand eine eingeschränkte Abduktionsfähigkeit des Daumens. Bei partiellem Ausfall der Unterarmextensoren durch direktes Trauma erfolgte eine modifizierte „Ein-Sehnen-Plastik“ mit dem Flexor carpi radialis oder ulnaris. Nach Replantation einer Handausrißverletzung erfolgte ein Transfer des allein erhalten gebliebenen M. palmaris longus auf die distalen Stümpfe des M. abductor und M. extensor pollicis, um eine Greifzangenfunktion zu schaffen. Alle Patienten waren subjektiv mit der Funktionsverbesserung durch die Operation zufrieden. Umstellungsprobleme hinsichtlich der Muskelinnervation gab es nur vorübergehend (maximal 2 Jahre).

Nach unserer Auffassung ist die Perthes-Plastik für kooperative Patienten mit einem Ausfall der Extensor-Muskulatur des Unterarmes auch heute noch ein gutes Verfahren für die Rekonstruktion.

Umlagerung des Zeigefingerstreckers zum Ersatz der langen Daumenstrecksehne

U. Albers, D. Buck-Gramcko und U. Bültmann

Abteilung Handchirurgie, Berufsgenossenschaftliches Unfallkrankenhaus Hamburg, Bergedorfer Straße 10, W-2050 Hamburg 80, Bundesrepublik Deutschland

Berichte über Rupturen der langen Daumenstrecksehnen und Behandlungsvorschläge finden sich in der medizinischen Literatur seit über einem Jahrhundert. Das heute gebraüchlichste Verfahren zur Wiederherstellung der Daumenstreckung ist wahrscheinlich die Umlagerung des Extensor indicis (EI). Aber auch die Wiederherstellung der Daumenstrecksehnen mit Hilfe eines Sehneninterponates wird propagiert mit dem Argument, nicht den Zeigefingerstrecker opfern zu wollen. Wir haben deshalb die im Berufsgenossenschaftlichen Unfallkrankenhaus Hamburg durchgeführten EI-Umlagerungen aus den Jahren 1971–1988 nachuntersucht. Es handelt sich um 101 EI-Umlagerungen bei 73 subcutanen Rupturen der langen Daumenstrecksehne und 28 offenen Durchtrennungen. Die subcutanen Ruptu-

Hefte zur Unfallheilkunde, Heft 220
Zusammengestellt von K. E. Rehm

ren standen 44mal in Verbindung mit einer distalen Radiusfraktur und 12mal mit anderen geschlossenen Verletzungen. 47 der operierten Patienten wurden nach Intervallen von 1–18 Jahren nachuntersucht. Am Daumen wurden geprüft: Gesamtbewegungsumfang von Daumengrund- und -endgelenk (durchschnittlicher Verlust $\bar{x}$ = 20 Grad = 14 %), radiale Abduktion (Verlust $\bar{x}$ = 1 Grad), Opposition (Berührung Daumen-Kleinfinger-Kuppe immer möglich), Retropulsion (= Hebung des Daumens über Handflächenebene, Verlust $\bar{x}$ = 1,4 cm), Kraft beim Spitzgriff (Verlust $\bar{x}$ = 17,4 %). Besonderer Wert wurde auf Funktionsverluste am Zeigefinger gelegt. Dort wurden geprüft: Gesamtbewegungsumfang (bei 4 Patienten Beugeeinschränkung im MP 20–30 Grad, sonst keine Einschränkung), isolierte Grundgelenkstreckung bei gleichzeitigem Faustschluß III-V Finger (10 Grad Streckverlust) und Zeigefingerhebung bei aufliegender Handfläche (Verlust $\bar{x}$ = 1,5 cm). Außerdem wurden gemessen: Handspanne (Verlust $\bar{x}$ = 0,8 cm) und grobe Kraft der Hand (Verlust 14 %). Bei einer subjektiven Einschätzung durch die Untersuchten wurde die Wertnote „sehr gut" 14mal, „gut" 21mal, „geht so" 6mal, „schlecht" 2mal gegeben. Die Ergebnisse zeigen, daß die EI-Umlagerung weiterhin als geeignetes Verfahren zum Ersatz des langen Daumenstreckers angesehen werden kann. Die Verluste am Zeigefinger erscheinen uns unwesentlich.

Die Wiederherstellung der Daumenfunktion ist mit geringer Einschränkung möglich.

Transposition des Extensor indicis zur Rekonstruktion der Extensoren-Sehnen des Daumens und der Langfinger

J. Hoch, G.M. Lösch und M. Schrader

Klinik für Plastische Chirurgie, Medizinische Universität Lübeck, Ratzeburger Allee 160, W-2400 Lübeck, Bundesrepublik Deutschland

Die Überbrückung von Sehnendefekten ist durch freie Sehnentransplantation oder durch Sehnentransposition möglich. Mensch (1925) berichtete erstmals über die Rekonstruktion einer posttraumatisch rupturierten Extensor pollicis longus-Sehne mittels Transposition der Extensor indicis-Sehne.

An anatomischen Präparaten wird gezeigt, daß der Transpositionsradius der am Extensorhood des Zeigefingers abgelösten Extensor-indicis-Sehne von der Mitte der Grundphalanx des Daumens bis distal des Grundgelenkes des Kleinfinges reicht. Defekte der Extensoren-Sehnen, die proximal der von dem Transpositionsradius gebildeten Kreislinie liegen, können durch Umlagerung der Extensor indicis-Sehne rekonstruiert werden.

Dieses Verfahren wurde insgesamt 45mal durchgeführt und hat sich, wie unsere Langzeitresultate zeigen, bewährt. In 37 Fällen wurde die Transposition der Extensor-indicis-Sehne zur Rekonstruktion der Sehne des M. exensor pollicis longus angewandt. In 8 Fällen handelte es sich um Rekonstruktionen der Extensor pollicis brevis-Sehne, der Extensoren-Sehnen der dreigliedrigen Finger und um die Korrektur der posttraumatischen Adduktionsschwäche des Kleinfingers. Bei der Nachuntersuchung von 34 Patienten fanden sich 16 sehr gute, 14 gute und 4 befriedigende Ergebnisse.

Hefte zur Unfallheilkunde, Heft 220
Zusammengestellt von K. E. Rehm

Extensor-indicis-Plastik zur Wiederherstellung der Streckfähigkeit des Daumens

St. Kruft und P. Reill

Berufsgenossenschaftliche Unfallklinik Tübingen, Schnarrenbergstraße 95, W-7400 Tübingen, Bundesrepublik Deutschland

Ein Teil der Verletzungen der Hand wird durch den Patienten erst viel später nach dem eigentlichen Trauma aufgrund des Funktionsausfalles bemerkt. Dazu gehört auch die Ruptur der Extensor-pollicis-longus-Sehne. Hier kommt es zu Verlust der vollen Streckfähigkeit des Daumens. Die vorgeschädigte Sehne reißt meist distal des dritten Strecksehnenfaches. Hier ist sie der größten funktionellen Belastung ausgesetzt, nach Engkvist und Lundborg (1979) schlecht durchblutet und weist nach Wilhelm (1978) die geringste Querschnittsfläche auf. Die Genese der Ruptur beruht vorwiegend, wie Peacock (1975) feststellte, auf vasculärer Basis. Differentialdiagnostisch kommen die Tendovaginitis stenosans, der distale subcutane Strecksehnenriß und die Parese in Betracht. Bei der Tendovaginitis stenosans ist die Extension auch passiv erschwert oder aufgehoben. Bei der distalen subcutanen Strecksehnenruptur läßt sich die Sehne noch in der Tabatière tasten. Bei Ausfall durch ein Supinatorlogensyndrom sind alle Finger- und Handextensoren außer dem M. extensor carpi radialis und dem M. brachioradialis von der Parese betroffen. Bei der Verfahrenswahl zur motorischen Ersatzoperation sind einige Faktoren zu berücksichtigen. In diesem Zusammenhang besonders die Zugrichtung und Gleitamplitude. Bunnell (1970) zeigte die Ähnlichkeit der Gleitamplituden zwischen Extensor- pollicis-longus- und Extensor-indicis-Sehne. Ein weiterer Vorteil der Extensor-indicis-Plastik ist auch die gleiche Innervation beider Muskeln durch den Ramus profundus nervi radialis.

Zwischen 1975 und 1988 wurden in der Handchirurgischen Abteilung der Berufsgenossenschaftlichen Unfallklinik Tübingen 145 Patienten aufgrund der unterschiedlichsten Ursachen mit der Extensor-indicis-Plastik behandelt. Das Durchschnittsalter betrug 43 Jahre, das Intervall zwischen Trauma und Ruptur durchschnittlich 8 Wochen. Das operative Verfahren wurde in der allgemein üblichen Weise mit Durchflechtungsnaht nach Pulvertaft und einer dreiwöchigen Gipsruhigstellung durchgeführt. Die Ergebnisse wurden zwei Jahre nach Operation ausgewertet. Angewendet wurde das Bewertungsschema nach Geldmacher (1986), der den einzelnen Daumenfunktionen verschiedene Punkte zuordnete.

Es zeigten sich 69 % sehr gute, 20 % gute und 11 % befriedigende Ergebnisse, was unserer Meinung nach die Extensor-indicis-Plastik als excellente Methode zur Wiederherstellung der Streckfähigkeit des Daumens ausweist.

Hefte zur Unfallheilkunde, Heft 220
Zusammengestellt von K. E. Rehm

Der Indicis-proprius-Transfer im Vergleich zur freien Sehnentransplantation bei Defekten des Extensor pollicis longus

P. Schaller, B. Landsleitner und J. Geldmacher

Abteilung für Hand- und Plastische Chirurgie, Chirurgische Universitätsklinik Erlangen, Maximiliansplatz, W-8520 Erlangen, Bundesrepublik Deutschland

Von 1977–1984 fanden sich bei 1469 Strecksehnenverletzungen 55 Patienten mit isolierter Läsion der Extensor pollicis longus (EPL-Sehne, von denen 39 (71 %) nachuntersucht werden konnten. In der Literatur wird sowohl der Indicis-proprius-Transfer (IPT) als auch die freie Sehnentransplantation (ST) als Methode der Wahl zur Rekonstruktion des EPL beschrieben. Um eine Aussage über die Wertigkeit dieser beiden Methoden treffen zu können, blieben alle diejenigen Patienten unberücksichtigt, die neben einer Läsion der EPL-Sehne weiter Sehnen- oder knöcherne Gelenkverletzungen am Daumen aufwiesen. Bei 22 unserer Patienten war ein IPT, bei 17 eine freie ST durchgeführt worden. Ätiologisch finden sich bei einer Läsion der EPL-Sehne nach Wilhelm und Proksch (1979) vier Gruppen: die offene, traumatische Durchtrennung, die subcutane Ruptur nach Trauma, die subcutane Ruptur als Folge chronischer Mikrotraumen sowie die subcutane Ruptur bei Grundkrankheiten. Bei den Ursachen der subcutanen Ruptur nach Traumen stehen die mechanische Theorie eines direkten Durchscheuerns der EPL-Sehne und die Theorie der gestörten, posttraumatischen Blutversorgung mit konsekutiver Ernährungsstörung und Sehnennekrose im Vordergrund. Die Vorteile des Indicis-proprius-Transfers sehen wir in der größeren Indikationsbreite, da die Degeneration des M. extensor pollicis longus keine Rolle spielt, der besseren Vascularisation sowie der einfacheren Operationstechnik. Nachteil kann eine Schwächung der individuellen Zeigefingerstreckung sein, die jedoch nicht persistieren soll. Bei Durchführung einer freien Sehnentransplantation, die die physiologischere Rekonstruktionsweise darstellt, verwenden wir im allgemeinen die Palmaris-longus-Sehne. Wir streben bei beiden Verfahren den Durchzug der Ersatzsehne durch das 3. Strecksehnenfach an, da u. E. die Umlenkung der Sehne am Tuberculum listeri für die exakte Zugrichtung der Daumenstrecksehne nicht unerheblich ist. Die Nachuntersuchung erfolgte standardisiert nach dem von Geldmacher und Mitarb. (1986) entwickelten Schema.

Ergebnisse

IPT: Mittlerer Abduktionswinkel 47° (35°–65°), Hebedefekt (cm) 1,1 (0–3,0), Oppositionsabstand (cm) 1,3 (0–4,5), Bewegungsdefizit im Grundgelenk 15° (0°–45°), im Endgelenk 18° (0°–45°); freie ST entsprechend 52° (40°–70°), 1,1 (0–3,0), 0,9 (0–5,5), 18° (0°–45°), 21° (0°–50°).

Bewertung der Therapieergebnisse

IPT 14 % sehr gute, 63 % gute und 23 % befriedigende Ergebnisse; ST entsprechend 12 %, 65 % und 23 %. Die genauere Analyse zeigt zusätzlich, daß als befriedigend eingestufte Ergebnisse gehäuft bei Patienten mit ausgedehnten Haut/Weichteilverletzungen vorkamen.

Hefte zur Unfallheilkunde, Heft 220
Zusammengestellt von K. E. Rehm

Bei isolierten Läsionen der EPL-Sehne stellen also der IPT und die freie ST gleichwertige Verfahren dar, das Therapieergebnis ist jedoch abhängig von der präoperativen Ausgangssituation.

Extensor-indicis-Plastik – Besondere Indikationen

M. Trauner und J. Probst

Berufsgenossenschaftliche Unfallklinik Murnau, Prof.-Küntscher-Straße 8,
W-8110 Muranu/Staffelsee, Bundesrepublik Deutschland

Nachdem über die Verwendung des M. extensor indicis zum Ersatz der langen Daumenstrecksehne nach Ruptur derselben bereits ausführlich referiert wurde, möchte ich nun zu einigen anderen Indikationen der Verwendung dieses Muskels sprechen, die sich mir bewährt haben.

Beim M. extensor indicis handelt es sich um eine isolierte Muskelsehneneinheit mit langem Sehnenanteil, relativ kräftigem Muskelanteil und guter Amplitude. Der Aktionsradius ist groß und kann damit auch die Beugeseite der Hand erreichen. Der Funktionsverlust ist gering.

Bei Defekten von Langfingerstrecksehnen, insbesondere wenn auch die Muskelbäuche vernarbt oder verlorengegangen sind, kann der M. extensor indicis allein oder auch in Kombination mit dem schwächeren M. extensor digiti quinti zum Ersatz einer oder mehrerer Langfingerstrecksehnen verwendet werden (Abb. 1).

Eine bekannte Anwendung ist die Opponensersatzplastik mit dem M. extensor indicis, wobei die Sehne um den ellenseitigen Handrand und das Os pisiforme als Hypomochlion herumgeführt und in die Sehne des M. opponens eingeflochten wird (Abb. 2).

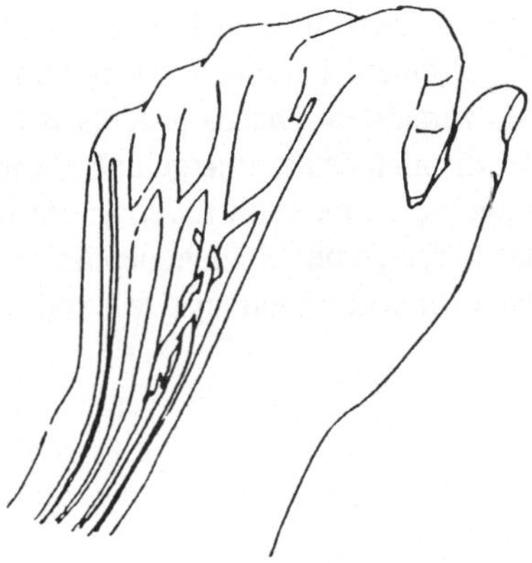

Abb. 1. Transposition des M. extensor indicis zum Ersatz der Strecksehen des Mittelfingers

Hefte zur Unfallheilkunde, Heft 220
Zusammengestellt von K. E. Rehm

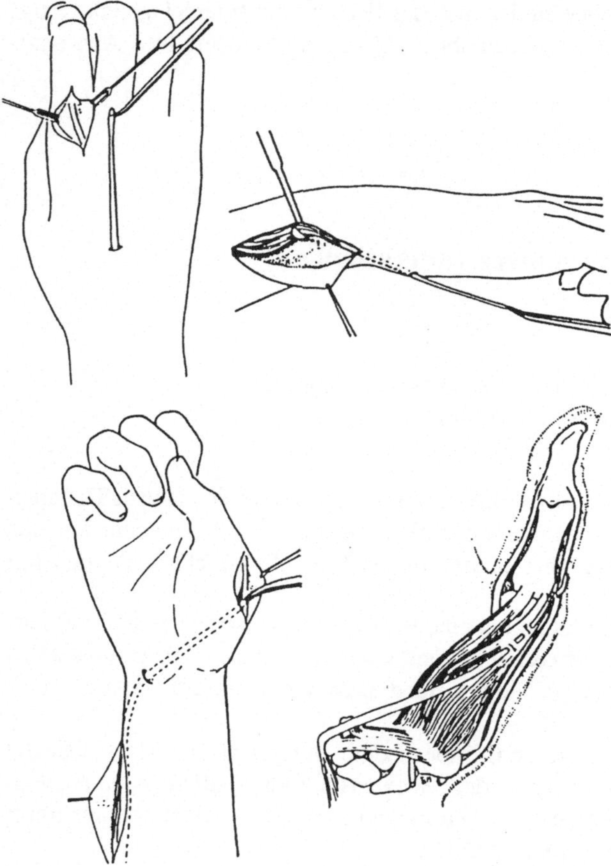

Abb. 2. Extensor indicis-Transposition zur Opponens-Ersatzplastik

Auch die Daumenbeugesehne kann in Ausnahmefällen, falls keine anderen Motoren wie oberflächliche Beugesehne zur Verfügung stehen, durch den M. extensor indicis ersetzt werden. Hierzu wird die Sehne zwischen Elle und Speiche nach beugeseits durchgezogen und mit dem distalen Beugesehnenstumpf vereinigt oder am Endglied inseriert.

Bei einem Patienten mit federnder Elle bei Sprengung des distalen Radioulnargelenks und zerstörtem Discus articularis habe ich die Sehne des M. extensor indicis zur Tenodese des distalen Radioulnargelenkes verwendet, indem die Sehne zur Ellenseite des Unterarmes umgeleitet und dann durch quere Bohrkanäle in Elle und Speiche geführt und am Periost des körperfernen Speichenendes unter starker Spannung befestigt wurde. Hierdurch konnte das distale Radioulnargelenk stabilisiert werden.

Ergebnisse nach Transposition des Extensor indicis zur Wiederherstellung der Daumenstreckung nach Ruptur der Sehne des Extensor pollicis longus

S. Winckler, E. Brug und V. Siebel

Klinik und Poliklinik für Unfall- und Handchirurgie, Westfälische Wilhelms-Universität, Jungeblodtplatz 1, W-4400 Münster, Bundesrepublik Deutschland

Zwischen 1.01.1980 und 31.12.1989 haben wir bei 41 Patienten (Alter zwischen 17 und 69 Jahren) wegen eines Sehnendefektes des EPL die Transposition des EI zur Wiederherstellung der Funktion des EPL durchgeführt.

Nach der Gruppeneinteilung nach Hoch ett al. war ursächlich für den Defekt anzusehen:

1. 9mal Zustand nach offener traumatischer Durchtrennung (Op. 4 Wo. bis 8 Mon. nach Durchtrennung).
2. 21mal die subcutane Ruptur nach Trauma, hierbei 18mal nach Radiusfraktur (Op. 4 Wo. bis 6 Jahre nach Fraktur), 1mal trat die Ruptur nach einer Metacarpale-I-Fraktur auf, 2mal handelte es sich um ein direktes Anpralltrauma. Ähnlich den Literaturangaben betrug das Verhältnis bei den Radiusfrakturen dislocierte/undislociert 1:5. Hinweise sowohl für eine mechanische Genese als auch für eine Genese durch Störung der Blutversorgung lassen sich als Erklärung der Ruptur finden.
3. 7mal die subcutane Ruptur ohne erinnerliches Trauma (Op. 2 Wo. bis 13 Mon. nach Ruptur).

Zusätzlich lag bei 4 Patienten eine subcutane Ruptur bei Grundkrankheit vor (3mal PCP, 1 Kollagenose).

In allen Fällen wurde die transponierte EI-Sehne mit einer Durchflechtungsnaht nach Pulvertaft mit dem distalen Stumpf des EPL vereinigt. Bevorzugtes Anaesthesieverfahren ist der Axillarblock. Die postoperative Immobilisierung im „Auto-Stop-Gips" erstreckte sich über 4 bis 6 Wochen.

Bei der Nachuntersuchung (10,5 Jahre bis 8 Monate nach Operation) wurde das Bewertungsschema nach Geldmacher et al. zugrunde gelegt und die Gesamtfunktion des betreffenden Daumens im Vergleich zur gesunden Seite beurteilt. Eine objektivierbare Bewertung konnte bei 26 Patienten erhoben werden. Summarisch, wobei wir noch die Ergebnisse der einzelnen Gruppen erfaßt haben, konnten wir 13 sehr gute, 10 gute und 3 befriedigende Ergebnisse verzeichnen. Zusätzlich liegen die subjektiven Bewertungen weiterer 7 telefonisch befagter Patienten vor, die Daten sind den objektiv gewonnenen ähnlich. Eine Kraftminderung des Zeigefingers bei der Streckung äußerten 5 Patienten. Zusätzliche Funktionsuntersuchungen wie Oktavgriff oder Zylindergriff gaben über eventuell bestehende Beinträchtigungen im täglichen Leben Auskunft. Wir konnten feststellen, daß der Zeitpunkt der Sehnenumlagerung keinen Einfluß auf die Resultate hatte. Der Transfer des EI hat sich bei uns als gute Methode zur Wiederherstellung der Funktion des EPL bewährt.

Hefte zur Unfallheilkunde, Heft 220
Zusammengestellt von K. E. Rehm

Literatur

Hoch J, Lösch M, Schrader M (1988) Langzeitresultate nach Rekonsktruktion der Sehne des M. extensor pollicis longus durch Transposition der Sehne des M. extensor indicis. Handchir 20 : 93

Nigst H, Linder P (1989) Über die Spontanruptur des Extensor pollicis longus. Handchir Mikrochir Plast Chir 21 : 172

Muskel-Sehnentransfer an der Hand – Technik und Ergebnisse

H. Towfigh

Abteilung für Unfallchirurgie, Hand- und plastische Wiederherstellungschirurgie, Malteser-Krankenhaus St. Josef, Albert-Struckstraße 1, W-4700 Hamm 4, Bundesrepublik Deutschland

Bei traumatischen Verletzungen an den oberen Extremitäten gehen oft Knochen, Muskel und Sehnen als wesentliche Strukturen für die Funktion der Gliedmaßen verloren. Dadurch wird das Zusammenspiel von Bewegungen und somit der Greiffunktion der Hand stark beeinträchtigt. Bei Defektheilungen von Knochen, Muskel und Sehnen, aber auch bei motorischen Nervenstörungen, kommen dann Transfer der Knochen, Muskel und Sehnen zur Wiederherstellung der Funktion infrage. Für eine gute Funktion und Gleitfähigkeit der Sehnen ist ein narbenfreies Sehnenlager erforderlich, wobei zum Transfer eine Sehne ausgewählt werden muß, die eine entsprechende Gleitamplitude besitzt. Die Indikation zur Transfer-Operation wird bei ausgedehnter Zerstörung der Sehnen und Muskel, aber auch bei Fehlen der motorischen Reinnervation nach Nervenverletzungen gestellt. In der Arbeit werden lediglich über die Transpositions-Operationen, nach Sehnen- und Muskelverletzungen mit Defektbildungen bzw. schwerer Handverletzung, berichtet.

Der Transfer der Extensor indicis proprius (42 Fälle) wurde zur Rekonstruktion der langen Daumenstrecker angewendet, wobei hier die Sehne in Höhe des Handgelenkes umgeleitet und der distale Stumpf des Daumens in Pulvertaft-Nahttechnik versorgt wird. Auch die Extensor-indicis- Sehne kann zur Rekonstruktion multipler Strecksehnenverletzungen im Bereich des Handrückens angewendet werden. Die Koppelungs-Operation der distalen Sehnenstümpfe mit einer benachbarten Strecksehne, als einfachste Ersatzoperation bei multiplen Strecksehnenverletzungen im Bereich des Handrückens, wurde in 18 Fällen angewendet. Die Extensor- indicis-proprius- und die Digiti-quinti-proprius-Sehne können auch als motorischer Ersatz für den 3. und 4. Finger Verwendung finden. Die Knopflochdeformität wurde durch den Transfer der medialen Anteile der Seitenzügel der Finger in der Methode nach Hellmann rekonstruiert (36 Fälle), wobei dann die Wiederherstellung der Mittelgelenkstreckfunktion erzielt wurde. Zur Wiederherstellung der Beugefunktion des Daumens und des Kleinfingers kann auch die Superficialissehne des Ringfingers transferiert werden. Hier kann proximal der Teilungsstelle die Sehne durchtrennt, im Handgelenk ausgeleitet, im Sehnenscheiden-Kanal des Empfängerfingers durchgezogen und am Endgelenk reinseriert werden (31 Fälle). Da die Ergebnisse der Superficialis-Beugesehne als gestieltes Transplantat nicht immer befriedigend erscheinen, wurde die Methode bei uns

Hefte zur Unfallheilkunde, Heft 220
Zusammengestellt von K. E. Rehm

nicht mehr angewendet. Die Transposition der Metacarpalknochen und eines Nachbarfingers (20 Fälle) kommt vor allem für den Ersatz eines amputierten Daumens durch einen intakten oder teilamputierten Langfinger infrage, wobei nach Osteotomie der umgelagerte Zeigefinger, entsprechend der Funktion des Daumens, eine Rotation erfahren kann. Auch nach Amputation des 3. und 4. Fingers im Grundglied- oder im Grundgliedbereich kommt es zu Lückenbildungen und zum unvollständigen palmaren Faustschluß und zur gestörten Greiffunktion. Zur besseren Stabilität des Mittelhandgewölbes und guter Greiffunktion ist dann eine Finger-Mittelhandtransposition zu den Nachbarfingern angezeigt. Die Ergebnisse der Transpositionen sowohl der Sehnen und Muskeln als auch ganzer Finger bzw. die Pollicisationen ergeben gute funktionelle Ergebnisse, so daß die Funktionen der Hand als Greiforgan nach schweren Verletzungen befriedigend wiederhergestellt werden können.

Lange Beugesehnentransplantate zur Rekonstruktion veralteter Beugesehnendurchtrennungen. Statische versus dynamische Verbandanordnung

M. Leixnering und W. Hintringer

Unfallkrankenhaus Lorenz Böhler, Donaueschingenstraße 13, A-1200 Wien, Österreich

Aufgrund der guten Ergebnisse der dynamisch nachbehandelten primären Beugesehnenverletzungen haben wir nun auch diese Technik bei der Behandlung sekundärer Beugesehnenrekonstruktionen übernommen.

Für die sekundäre Beugesehnenrekonstruktion mit Transplantaten verwenden wir folgendes Operationsverfahren:

Als Transplantat wird vorzugsweise ein langes Transplantat verwendet. Die besten Ergebnisse konnten mit der Plantarissehne erzielt werden. Distal wurde das Transplantat bisher mit der Nahttechnik nach Sengström inseriert. Damit konnten gute Ergebnisse erzielt werden, wobei jedoch Behinderungen bei der dynamischen Verbandanordnung zu beobachten waren. In letzter Zeit wird das Transplantat an der Basis des Endgliedes reinseriert. Der periphere Stumpf der Profundussehne wird ca. 7 mm belassen, v-förmig eingeschnitten und dann zur Deckung über das Transplantat genäht. Zur Reinsertion wird eine Doppelrechtwinkelnaht verwendet, wobei der Faden mit einer Bunnellnadel transossär geführt wird. Als Nahtmaterial wird 3/0 Ticron verwendet. Der Nagel des betreffenden Fingers und auch die Fingerbeere bleiben somit unbeteiligt und es kann problemlos eine Lederlasche für die Verankerung der Feder am Nagel angeklebt werden.

Proximal wird das Transplantat mit der Profundussehne mit einer Pulvertaftnahttechnik vereinigt. Die Sehne wird mit einer Vorspannung von 1 cm bei der Beugung geknüpft.

Unmittelbar postoperativ wird die vorgefertigte und exakt dem Patienten angepaßte Schiene zur dynamischen Nachbehandlung angelegt. Diese besteht aus einer thermoplastischen Kunststofflonguette und einer semizirkulär um den Unterarm geführten thermoplasti-

Hefte zur Unfallheilkunde, Heft 220
Zusammengestellt von K. E. Rehm

schen 25 cm langen Röhre, in der eine dünne Zugfeder geführt wird. Die meist verwendete Zugfeder weist eine Zugkraft von 0,4–0,8 Newton auf. Durch die Länge der Feder ist die Zugkraft nahezu linear und Co-Innervationen der Beuger durch zu hohe entgegenwirkende Kräfte werden verhindert. Mit dieser Verbandanordnung soll plötzlichen unbeabsichtigten Muskel- und Sehnenanspannungen entgegengewirkt und die Belastungen an den Nahtstellen dynamisch abgefangen werden. Derzeit werden die Finger in den ersten 14 Tagen täglich einmal durch die Physikotherapeutin durchbewegt. Erst nach 2 Wochen wird mit einer aktiven Übungsbehandlung begonnen. Dabei werden die Finger aktiv einmal stündlich gestreckt, die Beugung wird durch die Feder übernommen. Die Verbandanordnung wird 6 Wochen belassen. Bis 6 Monate postoperativ wird jede plötzliche Kraftanwendung untersagt. Ebenso werden Sportarten, die die Beugung der Langfinger erfordern, verboten.

Bis zur Neueinführung unserer modifizierten dynamischen Verbandanordnung wurden lange Transplantate statisch für 6 Wochen ruhiggestellt. Meistens kam es jedoch zu Verklebungen im Gleitlager, die erst durch intensive physikotherapeutische Übungsbehandlungen austrainiert werden konnten.

Sekundärer Transfer bei Muskel-/Sehnendefekten: Untere Extremität

Vorsitz: U.H. Pfister, Karlsruhe; H.J. Refior, München

Sekundäre Wiederherstellung des Kniestreckapparates und gleichzeitige stabile Weichteildeckung durch kombinierte Achillessehnenplastik und M.-gastrocnemius-Lappen

R. Neugebauer

Abteilung für Unfallchirurgie, Krankenhaus der Barmherzigen Brüder, Prüfeninger Straße 86, W-8400 Regensburg, Bundesrepublik Deutschland

Die Berichte über Sehnenverletzungen am Kniegelenkstreckapparat sind in der Literatur sehr dürftig. Insbesondere scheinen die Läsionen der Patellarsehne sehr selten zu sein. Als Wiederherstellungsverfahren werden die direkte Naht, Verstärkung mit Retinaculum, Verwendung von ortsständigem Sehnengewebe wie Gracilis und Semitendinosussehen beschrieben.

Da der Verlust der Patellarsehne zu einer insuffizienten Kniestreckung führt, wird auch die Versorgung oftmals mit Schienenhülsengeräten bzw. alternativ mit einer Arthrodese des Kniegelenkes behandelt. Beim jungen Menschen sollte jedoch immer über die Frage der Wiederherstellung des Streckapparates diskutiert werden.

Bei den uns vorgestellten Patienten handelt es sich einmal um einen posttraumatischen Zustand nach offener Kniegelenksverletzung mit Verlust der Patella und dem Ligamen-

Hefte zur Unfallheilkunde, Heft 220
Zusammengestellt von K. E. Rehm

tum patellae, der mit einem Schienenhülsenapparat versorgt worden war und einer jungen Bäuerin, die sich bei einer traumatischen distalen Unterschenkelamputation im Häcksler auch eine Verletzung des Kniegelenkes mit Verlust des Ligamentum patellae zuzog. Während bei der amputierten Patientin die noch vorhandene Achillessehne im Verbund mit M. gastrocnemius und M. soleus als Ligamentum-patellae-Ersatz problemlos angewandt werden konnte, stellte sich die sekundäre Versorgung bei der Patientin 3 Jahre nach Unfall schwieriger dar.

Nach Abklärung der Funktionstüchtigkeit des M. quadriceps, werden der Rest der Quadricepssehne und die Tuberositas tibiae dargestellt. Danach Präparation des M. gastrocnemius und Entnahme des medialen Bauches, einschließlich eines Drittels der Achillessehne über die gesamte Länge. Die Wiederherstellung der Kontinuität der Quadricepssehne, mit Achillessehne als Gleitlager wurde eine Goretex-Folie eingelegt. Der Muskelbauch bedeckt den neuen Streckapparat. Postoperativ erfolgte Ruhigstellung und funktionelle Behandlung. Nach ca. 1/2 Jahr konnte die Patientin das gestreckte Bein wieder halten.

Zusammenfassend kann gesagt werden, daß die Wiederherstellung des Kniestreckapparates, mit Hilfe einer kombinierten Muskelsehnenplastik, eine lohnenswerte Alternative ist und den Patienten ein normales Gangbild ermöglicht.

Die Peronaeus-brevis-Plastik bei großen Defekten der Achillessehne

J. Hassenpflug und W. Blauth

Orthopädische Universitätsklinik, Michaelisstraße 1, W-2300 Kiel 1, Bundesrepublik Deutschland

Zur Überbrückung von großen Defekten der Achillessehne können mit gutem Erfolg Sehne und Muskel des Peronaeus brevis verwendet werden. Dieses Verfahren wurde vor mehr als 20 Jahren – unabhängig von anderen Autoren – aus einer Notsituation entwickelt, als nach Voroperationen und Infekten eine Defektüberbrückung ohne Fremdmaterial notwendig wurde. Seine Leistungsfähigkeit konnte inzwischen bei 17 eigenen Patienten beobachtet werden. Überwiegend handelte es sich um Patienten mit veralteter, meist verkannter oder konservativ behandelter Ruptur der Achillessehne, aber auch eine frische Ruptur mit schwerster Zerstörung der Sehne. Auch nach Voroperationen war es zu Rerupturen gekommen, überwiegend wegen Infektionen. Zweimal lagen Sehnennekrosen nach Cortison-Injektionen vor, einmal ein Xanthom. Das mittlere Intervall zwischen Unfall oder Ersteingriff und Revision lag bei 6 Monaten (2–48 Monate). Das mittlere Alter war 52 Jahre (18–78 Jahre), 14 Patienten waren männlich, 3 weiblich.

Operative Technik

Längsschnitt lateral der Achillessehne distal nach medial umbiegend. Resektion von degenerierten oder nekrotischen Sehnenenden. Abtrennen der P.-brevis-Sehne nahe ihres An-

Hefte zur Unfallheilkunde, Heft 220
Zusammengestellt von K. E. Rehm

satzes am lateralen Fußrand und Fixation des distalen Stumpfes an der P.-longus-Sehne. Mobilisation von Sehne und Muskel nach proximal. Durchziehen der Sehne durch einen Bohrkanal im Fersenbein von medial nach lateral und vernähen mit sich selbst. Zur Verstärkung Durchflechten des Transplantates mit der Plantarissehne.

Ergebnisse

Beobachtungszeit 1–21 Jahre. Klassifikation nach Trillat (1967): 10 Patienten sehr gut, schmerzfreie Leistungsfähigkeit wie vor Operation.

6 Patienten zufrieden, aber weniger belastbar als vor der Operation, zum Teil lokale Beschwerden und Narbenprobleme.

Ein mäßiges Ergebnis mit Unsicherheit beim Gehen auf unebenem Boden, trotz kräftiger Sehne. Einbeinstand möglich, seelische Überlagerung.

Bei keinem Patienten ein schlechtes Ergebnis ohne Möglichkeit des Einbeinstandes.

Die Peronaeus-brevis-Plastik ist damit ein sehr geeignetes Verfahren zum Ersatz großer Defekte der Achillessehne.

Korrektureingriff bei Kurzfußsyndrom nach Unterschenkeltrauma

E. Peterneck, G. Muhr und M. Cordes

Universitätsklinik, Berufsgenossenschaftliche Krankenanstalten „Bergmannsheil", Gilsingstraße 14, W-4630 Bochum 1, Bundesrepublik Deutschland

Narbige Muskelkontrakturen des Unterschenkels, insbesondere durch Schädigung der tiefen Beugerloge nach Kompartment-Syndrom lassen eine charakteristische Fußdeformität entstehen („Kurzfuß-Syndrom") mit Spitz-Hohlfuß-Stellung und Krallenzehen, häufig begleitet von sensiblen Störungen des N. peronaeus und des N. tibialis (R. calcanearei).

Zur Korrektur der Fußdeformierung wird als reiner Weichteileingriff eine schrittweise Durchtrennung oder/und Verlängerung von Sehnen der tiefen Beugerloge, hinterer Gelenkkapsel, des oberen Sprunggelenkes und der Plantaraponeurose je nach Erfordernis vorgenommen. Der Zugang erfolgt über eine 15 cm lange Hautincision hinter dem Innenknöchel nach proximal entlang der hinteren Schienbeinkante. Das Korrekturergebnis wird mit sprunggelenküberbrückendem Fixateur externe stabilisiert. Von 1978 bis 1987 wurde an 42 Patienten in dieser Technik eine Stellungskorrektur des Fußes und der Zehen vorgenommen, durchschnittlich 5 1/2 Jahre nach Unfall. Davon wiesen 6 Patienten nur Krallenzehendeformierungen auf. Bei den übrigen lag ein ausgeprägtes Kurzfußsyndrom vor.

Subjektiv bewerteten alle Patienten das operative Behandlungsergebnis als deutliche Besserung. Bei der objektiven Beurteilung konnten 39 Patienten zumindest die 0-Grad-Stellung erreichen, eine volle Belastbarkeit des Fußes ohne aufwendige orthopädische Schuhzurichtung wurde in jedem Fall erreicht. In 3 Fällen kam es zu einer erneuten Spitzfußstellung

Hefte zur Unfallheilkunde, Heft 220
Zusammengestellt von K. E. Rehm

zwischen 5–10 Grad. Bei 2 Patienten traten Hautdefekte auf, die eine Spalthautdeckung und eine Schwenklappenplastik erforderlich machten. Bei einem Patienten kam es zu einem Wundinfekt, der sekundär heilte.

Mit dem dargestellten operativen Vorgehen ist bei noch intakten Gelenkflächen eine zufriedenstellende Beweglichkeit und volle Belastbarkeit zu erreichen. Auf orthopädisches Schuhwerk kann größtenteils verzichtet werden. Der Eingriff ist technisch nicht anspruchsvoll.

Die modifizierte Elmslie-Tenodese zur Behandlung der Instabilität des unteren Sprunggelenkes – Langzeitergebnisse

H. Thermann, H. Zwipp und H. Tscherne

Unfallchirurgische Klinik, Medizinische Hochschule Hannover, Konstanty-Gutschow-Straße 8, W-3000 Hannover 61, Bundesrepublik Deutschland

In der Behandlung der chronischen antero-lateralen Rotationsinstabilität (ALRI) des oberen Sprunggelenkes werden zunehmend anatomisch rekonstruierende Verfahren gegenüber Tenodesen favorisiert. Da diese Methoden nur das obere Sprunggelenk stabilisieren, muß der Diagnostik und Behandlung der isolierten und kombinierten Instabilität (USG/USG) des unteren Sprunggelenkes besondere Aufmerksamkeit zukommen. Bei 14,4 % (61/423) unserer Patienten von 1981–1990 mit chronischer ALRI konnte eine isolierte (7,8 %) oder eine kombinierte (6,6 %) Instabilität des USG nachgewiesen werden. Anhand einer Nachuntersuchung der Langzeitergebnisse (> 4 Jahre) sollte die Effizienz der modifizierten Elmslie-Plastik in der Behandlung dieser Verletzung überprüft werden.

Material und Methode

Bei 42 Patienten wurden anhand spezieller gehaltener Röntgenaufnahmen (Zwipp und Tscherne 1984) eine chronische Instabilität des USG (n = 21) oder des OSG/USG (n = 21) diagnostiziert und mit einer modifizierten Elmslie-Plastik versorgt. Bei dieser Technik wird ein distal gestielter 1/2 Peroneus-brevis-Span triangulär durch die Fibula und den Calcaneus zurück an den Sehnenansatz verspannt. Bei der kombinierten OSG/USG-Instabilität wird zusätzlich der Span durch einen Bohrkanal in den Talus geführt. 34 Patienten (80 %) konnten in einem Zeitraum von mehr als 4 Jahren nachuntersucht werden.

Ergebnisse

Alle Patienten zeigten sowohl klinische als auch radiologische Stabilität im oberen und unteren Sprunggelenk. Bei 20 Patienten konnte ein Supinationsdefizit im Mittel von 7,2° festgestellt werden. In einem 100-Punkte-Schema fanden sich bei 13 Patienten sehr gute, bei 18 Patienten gute und bei 3 Patienten befriedigende Ergebnisse.

Hefte zur Unfallheilkunde, Heft 220
Zusammengestellt von K. E. Rehm

Schlußfolgerungen

Die modifizierte Elmslie-Tenodese ist ein technisch anspruchsvolles Verfahren, führt jedoch bei richtiger Indikation und Durchführung zur Wiedererlangung der Stabilität im Sprunggelenk bei teilweise geringem Supinationsdefizit.

Der Flexor-Extensor-Transfer bei posttraumatischen Zehenfehlstellungen

G. Bauer und W. Mutschler

Klinik für Unfallchirurgie, Universität Ulm, Steinhövelstraße 9, W-7900 Ulm, Bundesrepublik Deutschland

Klassische posttraumatische Zehenfehlstellungen nach Verletzungen des Unterschenkels und des Fußes sind die flexibel gebeugte Zehe, die Hammer-, Krallen- und Klauenzehe, die chronisch luxierte und die gespreizte Zehe. Diese Zehenfehlstellungen werden häufig zu spät und zu wenig differenziert behandelt.

Mit unserem Beitrag soll auf Therapieverfahren eingegangen werden, bei denen ein Sehnentransfer an den Zehen erwogen werden soll.

1. Bei der flexibel gebeugten Zehe läßt sich die Fehlstellung durch Druck von Plantar auf das entsprechende MT-Köpfchen ausgleichen. Hier besteht die klassische Indikation für den Flexor-Extensor-Transfer (FET).

Technik: Ablösen und Anschlingen der beiden Enden der Flexor- longus-Sehne, Dorsalführen der Sehnenenden über die Mitte der Grundphalanx und Vernähen der beiden Sehnen in der gewünschten Korrekturstellung.

2. Bei der Krallenzehe kommt zur fixierten Beugestellung im PIP-Gelenk die Dorsalflexion im MT-P-Gelenk hinzu. Nur wenn die Dorsalflexion flexibel ist, verspricht ein FET zusammen mit einer Arthrodese im PIP-Gelenk Erfolg.

3. Die Behandlung der Hammerzehe besteht in der Resektion des distalen Drittels der proximalen Phalanx, die Klauenzehe erfordert bei fixierter Fehlstellung die Resektion der Mittelphalanx.

4. Chronisch dislocierte Zehen müssen nach partieller oder vollständiger Resektion der proximalen Phalanx durch Raffung der Interdigitalräume elastisch fixiert werden. Bei gespreizten Zehen wird genauso vorgegangen, zusätzlich ist noch die Resektion der Lig. intermetatarsalia erforderlich.

Hefte zur Unfallheilkunde, Heft 220
Zusammengestellt von K. E. Rehm

Sehnentransfer bei Extremitätentumoren: Erfahrungsbildung für die Wiederherstellung bei posttraumatischem Defekt und Funktionsverlust

H.U. Steinau, E. Biemer, J. Schaff und B. Claudi

Abteilung für Plastische Chirurgie und Verbrennungskrankheiten, Universitätsklinik, Berufsgenossenschaftliche Krankenanstalten „Bergmannsheil", Gilsingstraße 14, W-4630 Bochum 1, Bundesrepublik Deutschland

Bei der interdisziplinären Behandlung hat die radikale Resektion in Verbindung mit adjuvanten Therapieformen die Indikation zur Amputation bei malignen Extremitätentumoren weitgehend verdrängt. Gleichwohl resultieren durch die Entfernung von Muskelgruppen und Kontinuitätsresektionen von Nervenstämmen schwerwiegende Funktionsbeeinträchtigungen, die durch orthopädische Maßnahmen verbessert werden. Bei gleichzeitiger Radiotherapie führen Orthesen jedoch zu erheblichen Hautproblemen.

Von 1978 Bis 1990 wurden daher bei 143 Patienten (131 Weichgewebssarkome, 12 Chondro- und Osteosarkome) primär Sehnentransfers zur funktionellen Verbesserung an insgesamt 38 Patienten vorgenommen. Drei Patienten erhielten sekundär Sehnentransfers.

Betroffen war die untere Extremität mit 4 Eingriffen zum Quadricepsersatz, 8 Peroneus-Ersatzplastiken und 4 Tenodesen, ferner 4 Gracilisverlagerungen zur Verbesserung der Streckfähigkeit. An der oberen Extremität wurde 8mal eine Streckerersatzplastik der Langfinger und des Daumens notwendig, 2mal ein Bicepsersatz, 2mal ein Tricepsersatz und 6 Tenodesen der Fingerbeuger durchgeführt.

Bei allen Patienten konnte auf zusätzliche orthopädische Hilfsmaßnahmen verzichtet werden, nur die Tenodesen des OSG erforderten spezielle Schaftversteifungen.

Anhand typischer Fallbeispiele werden die funktionellen Ergebnisse an der oberen Extremität präsentiert, und die Gangleistung bei Ersatzplastiken an der unteren Extremität durch Emed-Ganganalysen dokumentiert.

Schlußfolgerungen:

1. Nach Tumorresektion erlauben primäre Sehnentransfers eine bessere und schnellere funktionelle Rehabilitation des Patienten.
2. Die Rekonstruktion sollte im Primäreingriff berücksichtigt werden.
3. Onkologische Gesichtspunktke müssen in die Rekonstruktion einbezogen werden, da z.B. eine postoperative Radiation des Tumorbettes oder ein Lokalrezidiv atypische extraanatomische Verfahren erfordern.
4. Die primäre funktionelle Wiederherstellung stellt einen wesentlichen Baustein bei der multimodalen Therapie maligner Extremitätentumoren dar.

Hefte zur Unfallheilkunde, Heft 220
Zusammengestellt von K. E. Rehm

Diskussion

H.J. Refior, München

Die Darstellung eines Falles, bei dem der Kniestreckapparat wiederhergestellt wurde durch den Transfer einer Achillessehnen-Gastrocnemius-Lappenplastik, wie von Neugebauer vorgestellt wurde, fand dahingehend eine kritische Bewertung, daß es sich hierbei nur um eine Ausnahme handeln könne, und daß die vorgestellte Technik zur Routine nicht geeignet sei.

Die Peronaeus-brevis-Plastik bei großen Achillessehnendefekten wird schon seit langem von W. Blauth in entsprechender Technik durchgeführt. Dies kam auch in der Darstellung der Fälle durch J. Hassenpfug zum Ausdruck.

Die Peronaeus-brevis-Plastik ist zweifellos bei Achillessehnendefekten eine geeignete Technik. Darüber war sich das Auditorium einig.

Die Korrektur bei sogenanntem Kurzfußsyndrom nach Unterschenkeltraumen, vorgestellt von E. Peternek aus der Bochumer Klinik stieß auf Kritik.

Nicht nur, daß der Begriff des Kurzfußsyndroms in der Diskussion als ungeeignet bezeichnet wurde, da es sich im wesentlichen um die Zehenkontrakturen handelte, die das auffällige klinische Bild machen, sondern auch die Empfehlung zur operativen Korrektur erschienen umstritten.

Eine modifizierte Elmslie-Tenodese bei Instabilität des unteren Sprunggelenkes, aus der Hannoveraner Klinik von H. Thermann vorgestellt, beinhaltet, daß der physiologische Bewegungsablauf durch den Tenodese-Effekt eingeschränkt wird. Dies kam in der Diskussion zum Ausdruck, selbst wenn die vorgetragenen Langzeiterfahrungen gute Ergebnisse aufwiesen.

Der von Bauer und Mutschler aus Ulm angebotene Flexor-Extensor-Transfer bei posttraumatischen Zehenfehlstellungen, und hier handelte es sich im wesentlichen um posttraumatische Krallenzehen, wurde in der Diskussion bei zweifelsfrei eindrucksvollen Ergebnissen als letztlich sehr aufwendig dargestellt. Von orthopädischer Seite wurde auf die weniger aufwendigen knochenresezierenden Eingriffe nach Gocht und Hohmann hingewiesen.

Im letzten Referat zum Thema Sehnentransfer bei Extremitätentumoren konnte Steinau die aus diesem Gebiet stammenden Erfahrungen effektvoll für posttraumatische Zustände darstellen. In der abschließenden Diskussion bestand Einigkeit, daß die plastische Chirurgie und die wiederherstellende Chirurgie aus dem Bereich Unfallchirurgie und Orthopädie bei der Behebung von großen Defekten mit Funktionsstörungen zum Wohle der Patienten unbedingt zusammenarbeiten sollten.

Hefte zur Unfallheilkunde, Heft 220
Zusammengestellt von K. E. Rehm

Freie Vorträge: II. Muskel-/Sehnentransfer bei Defekt und Fehlheilung an den Gliedmaßen. Heutiger Stand – Neubewertung bewährter Verfahren

Mikrochirurgie, freie Transplantation

Vorsitz: V. Bühren, Homburg/Saar; J. Rudigier, Offenburg

Der tendofasciocutane Dorsalis-pedis-Lappen: Eine Möglichkeit zur Wiederherstellung der Streckfunktion der Hand bei langstreckigen Sehnendefekten

S. Eren, P. Hahn, O. Paar und R. Hettich

Klinik für Verbrennungs- und Plastische Wiederherstellungschirurgie, Medizinische Fakultät, RWTH Aachen, Pauwelsstraße, W-5100 Aachen, Bundesrepublik Deutschland

Die Wiederherstellung der Streckfunktion der Finger bei langstreckigen Defekten mehrerer Sehnen im Handrücken- und Handgelenkbereich stellt in der rekonstruktiven Chirurgie wesentliche Probleme dar. Befindet sich der Verlust der Strecksehnen oder der Muskulaturen im mittleren oder proximalen Bereich des Unterarmes, stehen bei intakten Beugemuskulaturen motorische Ersatzoperationen durch Sehnen- oder Muskelverlagerungen zur Verfügung. Bei distal liegenden Defekten reichen die verfügbaren Längen der Beugemuskulaturen und Sehnen für motorische Ersatzoperationen meist nicht aus, so daß die Defekte im Handrücken- und Handgelenkbereich nur durch Sehnentransplantate überbrückt werden können. Eine Voraussetzung hierfür ist jedoch ein intakter Hautweichteilmantel. Probleme sehen wir meistens bei komplexen Handverletzungen, die neben dem langstreckigen Verlust mehrerer Strecksehnen auch Weichteildefekte zeigen. Um den Verlust dieser beiden Strukturen zu ersetzen und die Funktionen der Hand wiederherzustellen, wurde der mit Sehnen und Sehnengleitlagern kombinierte Dorsalis-pedis-Lappen als freier mikrochirurgischer Lappen von uns in verschiedenen Fällen nach komplexen Hand- und Unterarmverletzungen angewandt. Es handelt sich hier um einen neurovasculären, tendofasciocutanen Lappen, der mit den Extensoren digitorum longus II bis V zusammen entnommen wird. Der Lappen wird von der A. dorsalis pedis versorgt und der venöse Rückfluß erfolgt über die Begleitvenen der Arterien sowie über die oberflächlichen Fußrückenvenen. Wegen seiner guten Innervation mit oberflächlichen Fußrückennerven kann der Lappen auch mit Nervenanschluß übertragen werden. Dieses Verfahren hat sich von allen anderen gerade bei der primären und früh sekundären Versorgung der komplexen Handverletzungen mit sehr guten funktionellen Resultaten bewährt. Voraussetzung hierfür ist, daß die knöchernen Strukturen im Handrückenbereich eine adäquate Gewebebedeckung haben. Die Gleitlager der mitgehobenen Strecksehnen im Lappen sind unseres Erachtens nicht ausreichend genug, um narbige Verklebungen zwischen Knochen und Sehnen zu vermeiden. Im Falle

Hefte zur Unfallheilkunde, Heft 220
Zusammengestellt von K. E. Rehm

stark vernarbter Transplantatlager sollte zunächst ein Transplantatlager mittels Temporalis-fascia-Lappen oder Thorakalgleitlappen aufgebaut werden.

Zusammenfassend sind die Vorteile des tendofasciocutanen Dorsalis-pedis-Lappen: Die Möglichkeit der frühzeitigen kompletten Rekonstruktion der Sehnen und Weichteile in einer Sitzung, langstreckiger Gefäßstiel, günstige Lappendicke und sensible Anschlußmöglichkeiten. Der Hebedefekt, obwohl er kaum zu Funktionseinschränkungen führt, ist dennoch von Nachteil. Wir haben bei allen unseren 12 Dorsalis-pedis-Lappentransplantationen eine frühere Einheilung und Belastbarkeit des Lappens beobachtet als beim Spalthauttransplantat an der Hebedefektstelle.

Differenzierte Indikationsstellung zur mikrochirurgischen Defektdeckung an der unteren Extremität

J.C. Bruck, R. Büttemeyer und A. Grabosch

Zentrum für Brandverletzte, Abteilung für Plastische Chirurgie, Krankenhaus am Urban, Dieffenbachstraße 1, W-1000 Berlin 61, Bundesrepublik Deutschland

Seit dem ersten elektiven mikrochirurgischen Gewebetransfer in Form des cutanen Leistenlappens durch Taylor und McGregor 1972, wurde ein breites Spektrum von Gewebearealen beschrieben, die selektiv durch ein Gefäß oder Gefäßnervenbündel versorgt werden. Daher muß heute das Ziel mikrochirurgischer Maßnahmen sein, mit einem Minimum an Hebedefekt eine adäquate Defektdeckung zu erzielen. Haut-, Muskel- und Hautmuskellappen weisen durchwegs unterschiedliche mechanische und therapeutische Eigenschaften auf. Hautlappen bestechen durch ihre Elastizität, Stabilität gegen Scherkräfte, Tiefensensibilität auch ohne Nervenanschluß und Ästhetik, Muskellappen durch ihre Geschmeidigkeit, Füllvolumen, überragende antiflammatorische Eigenschaften und die Möglichkeit der Funktionswiederherstellung. Beide Spenderareale sind nach funktionellen und ästhetischen Aspekten zu beurteilen. Neben den unterschiedlichen mechanischen Eigenschaften in der Reaktion auf Druck- und Scherkräfte der Haut- und Muskellappen kann der Nachweis der Ausheilung auch chronischer Infektionen mit dem Muskellappen angetreten werden. Während sich Hautmuskellappen wie z.B. der myocutane Latissimus- oder myocutane Rectuslappen ausschließlich für tiefe Defekte an der oberen Extremität eignen, ist die Indikation zur Deckung von Defekten an der unteren Extremität in Abhängigkeit von funktionellen (Druck und/oder Scherkräfte und Elastizität) und ästhetischen Kriterien zu stellen. Oberflächensensibilität und Zweipunktdiskriminierung transferierter Lappen stehen an der unteren Extremität inklusive Fußsohle im Hintergrund.

Die differenzierte Indikationsstellung zwischen den aktuellen mikrochirurgischen Lappen wie Scapula-, Radialis und Dorsalis-pedis-Lappen als Hautlappen und Latissimus-, Rectus-, Gracilis- und Temporalislappen als Muskel- bzw. Fascienlappen soll demonstriert und ein Weg aufgezeigt werden, um vom Begriff des „Hebedefektes" mikrochirurgischen Gewebes zum Begriff des Spenderareals im Rahmen der Deckung komplexer Defekte zu kommen.

Hefte zur Unfallheilkunde, Heft 220
Zusammengestellt von K.E. Rehm

Mikrovasculärer Muskeltransfer bei Defekt- und Fehlheilung an den Extremitäten

J.E. Müller und M. Hansis

Berufsgenossenschaftliche Unfallklinik Tübingen,
Schnarrenbergstraße 95, W-7400 Tübingen, Bundesrepublik Deutschland

In den vorangegangenen 10 Jahren ist der mikrovasculäre Gewebetransfer zu einer bewährten und sicheren Methode mit nur noch geringen Lappenverlustraten von 3–5 % geworden uns stellt damit eine Methode der ersten Wahl dar.

Somit muß sowohl für die Frakturbehandlung als auch für die Infekt- und Osteitisbehandlung der freie Gewebetransfer herangezogen werden. Der mikrovasculäre Gewebetransfer stellt nicht eine Ergänzung zu ortsständigem Gewebetansfer, sondern eine Erweiterung der Indikationsstellung dar. Dadurch wird die Fraktur und Osteitisbehandlung nicht nur von der knöchernen und damit statischen Behandlungsseite her, sondern mit gleicher Wertigkeit seitens der Biologie der Weichteile und des Knochens angegangen. Ein dreigliedriges Management hat sich sowohl für die Primärversorgung der offenen Fraktur als auch der Infekt-Defekt-Pseudarthrosen bewährt. Für die Akutversorgung gilt das Wunddebridement und die Frakturstabilisierung, bevorzugt mittels Fixateur externe. In der ersten Woche und möglichst früh ist dann die Weichteilversorgung, durch ortsständige oder durch mikrovasculären Gewebetransfer der zweite therapeutische Schritt.

Erst dann erfolgt der Wechsel zur internen Osteosynthese bzw. bei Defektfrakturen durch autologe Knochenaufbauplastik.

Die Erfahrung aus 93 mikrovasculären Gewebetransfers seit 1985, die muskulären Flaps überwiegen, läßt folgende Conclusio zu: Myale Gewebetransfers bieten für nahezu alle Lokalisationen neben der Weichteildeckung, postprimär die Möglichkeit der Revaskularisation devastierter Fragmente, als auch die Möglichkeit des Wechsels zu internen Osteosyntheseverfahren und den raschen und sicheren Aufbau eines Knochendefektes. Sekundär angewandt bietet die Muskulatur nicht nur eine Weichteilbedeckung, sondern eine optimale Vaskulariät mit Steigerung der Immunologie vor Ort und stellt damit die sicherste Form der Infektsanierung bei gleichzeitig gutem Knochenaufbaulager dar.

Hervorzuheben ist, daß bei frischen Frakturen, die innerhalb der 1. Woche weichteilsaniert wurden, die knöcherne Ausheilung durchschnittlich nach 4,5 Monaten, folglich nur 1 Monat nach regulär erwarteter Knochenbruchheilungszeit, erreicht wird. Bei den sekundären bzw. chronischen und infizierten Weichteil- und Knochendefekten wird die durchschnittliche knöcherne Ausheilungszeit nach 9 Monaten erreicht.

Ebenso werden Fuß- und Fußsohlendefekte durch sorgfältig gewählte mikrovasculäre Indikationen erhaltensmöglich und -wert.

Die inzwischen als möglicher Standard anzusehenden Ergebnisse nach der frühen mikrovasculären Versorgung von Weichteil-Defektfrakturen sollen, um Zeitverluste zu meiden, möglichst in einer Hand bleiben.

Hefte zur Unfallheilkunde, Heft 220
Zusammengestellt von K. E. Rehm

Rekonstruktion großer defektbelasteter Fußsohlenareale mit mikrochirurgischem Transfer

C. Braun, A. Olinger, V. Bühren und M. Bauer

Abteilung Unfallchirurgie, Chirurgische Universitätsklinik, W-6650 Homburg/Saar, Bundesrepublik Deutschland

Die Ergebnisse nach Fußrekonstruktion mit freien, nicht vaskularisierten Transplantaten sind unbefriedigend, mit gestielten Lappen können nur kleine Defekte gedeckt werden.

Krankengut mit Rekonstruktion großer Defekte (N = 14):
- 7 Unterarmlappen mit sensiblem Anschluß
- 3 Latissimus-dorsi-Lappen
- 4 Scapulalappen

Ergebnisse
- 1 Lappenverlust
- bei 5 Lappen Reeingriffe nach Venenthrombose (5mal) und Hämatom (4mal)
- sekundäre Korrekturen zur Lappenstraffung bei 2 Latissimus- dorsi-Lappen
  Bei allen Lappen gute, belstungsfähige Fußsohle ohne Druckprobleme.

Vorteile der mikrochirurgischen Rekonstruktion
- Defektgröße limitiert nicht die Indikation
- Transfer von belastbaren auch sensibel innervierten Weichteilen möglich.

Hefte zur Unfallheilkunde, Heft 220
Zusammengestellt von K. E. Rehm

III. Röntgendiagnostik am Unfalltag: Effektivität und Effizienz

Beispiel: Schädel-Hirn-Trauma

Vorsitz: J. Kollath, Frankfurt/M.; R. Lorenz, Frankfurt/M.

Radiologische Diagnostik der Schädelverletzung am Unfalltag: Einführung in die Problematik

J. Kollath

Zentrum der Radiologie, Theodor-Stern-Kai 7, W-6000 Frankfurt 70, Bundesrepublik Deutschland

Der Schädel ist neben der Wirbelsäule in der Notfallmedizin eine der anatomischen Angstregionen bei der Beurteilung. Die Schwere der möglichen Verletzungen und die oft anzutreffenden Schwierigkeiten bei der klinischen Feststellung einer evtl. intrakraniellen Läsion machen die angemessene Untersuchung und Beurteilung gerade dieser Gegend zu einer der schwierigsten Aufgaben für den Arzt in der Notaufnahme.

Zahlreiche Studien haben sich mit dem diagnostischen Wert von Schädelaufnahmen bei Unfallpatienten beschäftigt und festgestellt, daß die Effizienz von Schädelaufnahmen bei verunfallten Patienten außerordentlich gering ist. Bei eigenen Untersuchungen fanden wir nur bei 1,5 % der Fälle Frakturen im Schädelkalotten und -basisbereich. Engt man die Indikation für die Schädelaufnahme in der Notfallmedizin auf bestimmte anamnestische Kriterien und körperliche Untersuchungskriterien ein, so steigt der Prozentsatz der positiven Röntgenbefunde ganz erheblich. Die Kriterien für die Indikation von Röntgenaufnahmen des Schädels nach einem Trauma sollte nicht die genaue Anamneseerhebung und die gründliche körperliche Untersuchung ersetzen. Diese beiden liefern sicher die hilfreichsten Informationen bei der Beurteilung von Schädelröntgenaufnahmen beim traumatisierten Patienten.

Ein weiterer, seltener diskutierter aber nicht minder wichtiger Grund für die Anfertigung von Schädelaufnahmen nach einem Unfall ist der Kunstfehleraspekt. Ein Großteil der medizinisch-juristischen Auseinandersetzung resultiert aus dem Unterbleiben der Diagnose einer Fraktur. Deshalb kann die Berücksichtigung des Kunstfehleraspektes ein wichtiges Teilmotiv sein, um Röntgenaufnahmen vornehmen zu lassen, was natürlich auch weitgehend von der Erfahrung und dem Wissensstand des Arztes, dem Verständnis des Patienten und der Kommunikation zwischen beiden abhängig ist.

Die Angiographie, falls man sie überhaupt am Unfalltage anwenden wird, wird uns diagnostische Hinweise bei der intracerebralen Blutung, bei dem Subduralhämatom und bei dem Epiduralhämatom liefern können, wobei falsch-negative Befunde nicht auszuschließen sind.

Die MRT weist bessere diagnostische Aussagen als der CT bei dem Hirnödem, bei dem Kontusionsherd und bei der Hirnstammverletzung auf. Leider stehen uns aus bekannten

Hefte zur Unfallheilkunde, Heft 220
Zusammengestellt von K. E. Rehm

Gründen nicht genügend MRT-Geräte zur Verfügung und dies trifft im besonderen Maße für die 5 neuen Bundesländer zu.

Die Computertomographie hat die radiologische Untersuchung beim Schädelhirntrauma revolutioniert und ist verständlicherweise eine der Hauptsäulen der Diagnostik beim traumatisierten Patienten geworden. Bei allen Patienten mit Verdacht auf bedeutende intrakranielle Verletzungen sollte die Computertomographie auch zum Einsatz kommen.

Ist ein CT verfügbar, so steht in jedem Fall die CT-Untersuchung an erster Stelle der diagnostischen Maßnahmen, noch vor einer konventionellen Röntgenuntersuchung des Schädels, deren diagnostischer Wert vom Zeitverlust bei der Anfertigung dieser Röntgenaufnahmen weit übertroffen wird.

Effizienz und Konsequenz der Röntgenuntersuchung beim Schädeltrauma

J. Richter und E. Wihsgott

Chirurgische Klinik des Bezirkskrankenhauses Dresden-Neustadt, Industriestraße 40, O-8023 Dresden, Bundesrepublik Deutschland

In den USA werden jährlich mehr als 2,4 Mill. Röntgenuntersuchungen des Schädels von Notfallärzten veranlaßt; in Ostdeutschland betrug der Anteil des Schädels 6 % aller angefertigten Röntgenaufnahmen.

Die Röntgenuntersuchung des Schädels nach Trauma wird von vielen Chirurgen auch heute noch für obligat angesehen. Das erscheint verwunderlich, weil die Anzahl der dabei erhobenen pathologischen Befunde verhältnismäßig gering ist.

In der Chirurgischen Klinik des Bezirkskrankenhauses Dresden-Neustadt kamen 1989 687 Schädeltraumata zur Einlieferung. Nur bei 23 Patienten wurde primär eine Fraktur festgestellt. Durch Zusatzuntersuchungen fanden sich weitere 6. Ein positiver Röntgenbefund lag somit bei 3,4 bzw. 4,3 % der Untersuchten vor. Nur 4 Patienten mußten operiert werden, 6 verstarben an der Schwere der Hirnverletzung.

In einer Sammelstatistik (n = 3736) aus 8 ostdeutschen Kliniken wurden primär bei 3 % und durch weitere Untersuchungen noch bei 1,2 % der Verunfallten Schädelfrakturen gefunden.

Bei einer prospektiven Studie in den USA (n = 7035) wurden die Verletzten nach klinischen Kriterien in Risikogruppen differenziert. Dabei entfielen 3 % der Patienten auf die sogenannte Low Group, 22,9 % wurden der Zwischengruppe zugeordnet und nur 2,4 % der Verletzten waren sogenannte Hochrisikopatienten. Aufgrund dieser Vorauswahl wurden nur bei 57,8 % aller Verunfallten Röntgenuntersuchungen des Schädels durchgeführt. Frakturen fanden sich in der Niedrigrisikogruppe bei jedem 250. Untersuchten, in der mittleren Gruppe bei jedem 25. und in der Hochrisikogruppe bei jedem 5. Die Geamtausbeute betrug 2,3 %.

Hefte zur Unfallheilkunde, Heft 220
Zusammengestellt von K. E. Rehm

Zusammenfassung

1. In allen drei Studien war der Anteil pathologischer Röntgenbefunde gering (2–4 %).
2. Einfache lineare Frakturen der Schädelkalotte sind belanglos und selbst bei Nichterkennung für den Patienten folgenlos.
3. Das Röntgenbild führte nur selten zur Änderung der Behandlungsstrategie. Bedeutung hatten nur temporale Frakturen im Meningea-media-Bereich sowie der freie Luftnachweis im Hirnschädel.
4. Dringliche Eingriffe wurden immer von der Klinik diktiert.
5. Intrakranielle Verletzungen müssen anhand des Verlaufs erkannt werden.

Konsequenzen

1. Die Zahl der Röntgenuntersuchungen kann eingeschränkt werden (Ziel: Reduzierung um 40 %).
2. Zum Schutz von Arzt und Patienten sind allgemein anerkannte Richtlinien erforderlich.
3. Für das spezielle Vorgehen haben Anamnese sowie klinische und neurologische Untersuchungen absolute Dominanz.

Zur Indikation der ambulanten Röntgenuntersuchung des Schädels am Unfalltag (Multizenterstudie)

J. Windolf, R. Inglis und A. Pannike*

Unfallchirurgische Klinik, Theodor-Stern-Kai 7, W-6000 Frankurt/M., Bundesrepublik Deutschland

Eine Bestandsaufnahme der täglichen Praxis im Umgang mit der Indikation zur Röntgendiagnostik bei Kopfverletzungen am Unfalltag stellt die hier vorgestellte prospektive multizentrische Erhebung dar, an der sich insgesamt 12 bundesdeutsche Kliniken beteiligten.

In einer Erhebungszeit von 3 Monaten wurden mit Hilfe eines Beleglesersystems die Daten von 2593 Patienten erfaßt. Die überwiegende Mehrheit der Fälle waren mit 87,6 % (2271) Bagatelltraumen. Die Analyse der vom aufnehmenden Chirurgen erhobenen Befunde zeigte, daß lediglich in 23 % der Fälle (603) eine neurologische Symptomatik vorlag. Allerdings standen 178 (29 %) dieser Patienten unter Alkoholeinfluß. Ein klinischer Frakturverdacht war in nur 330 Fällen (12,7 %) geäußert worden. Deutlich überwogen dagegen in 1153 Fällen (44,5 %) die einfachen Kopfplatzwunden mit sonst unauffälligem

* In Zusammenarbeit mit: U. Inglis (Hanau), U. Gerlach (Hamburg), S. Gottschalk (Frankfurt/M.), J. Kieseleczuk (Berlin), M. Krieger (Darmstadt), H. Langwarea (Karlsruhe), M. Schnabel (Marburg), M. Siemsen (Kiel), V. Studtmann (Rotenburg/Wümme), O. Trentz (Homburg/Saar), Ch. Wendler (Frankfurt/M.), A. Zabel (Hamburg), Th. Zimmermann (Gießen)

Hefte zur Unfallheilkunde, Heft 220
Zusammengestellt von K. E. Rehm

Untersuchungsbefund. 54 % dieser Wunden waren dabei kleiner als 3 cm. 14 % aller Fälle wiesen bei der klinischen Untersuchung überhaupt keinen pathologischen Befund auf.

Insgesamt waren 94 % der Patienten am Unfalltag geröntgt worden. Lediglich 105 der 2360 durchgeführten Röntgenübersichtsaufnahmen des Schädels (4,5 %) zeigten Verletzungsfolgen am Schädelskelett. Dies waren mit 76 Fällen vor allem Gesichtsschädelfrakturen, die in 33 Fällen aber bereits klinisch verifiziert werden konnten. Impressionsfrakturen, die einer chirurgischen Therapie bedurften, lagen demgegenüber nur in 8 Fällen vor. Frakturen der Schädelkalotte ohne begleitende neurologische Symptomatik fanden sich in keinem Fall. Eine direkte klinische Konsequenz – wie etwa die stationäre Aufnahme zur Operation oder intensivmedizinischen Behandlung – hatte eine Röntgenuntersuchung des Schädels nur für 3,2 % (84) aller Patienten. Demgegenüber mußten aber 14,9 % (387) der Patienten trotz negativem Röntgenbefund wegen ihrer neurologischen Symptomatik zur weiteren Therapie stationär aufgenommen werden.

Als Indikation zur Röntgenuntersuchung war nur in 347 Fällen ein Fraktur- oder Fremdkörperverdacht angegeben worden. Demgegenüber wurden 42 % (1103) aller Röntgenuntersuchungen aus „Medicolegaler Indikation" durchgeführt. Ein Einfluß der Röntgenuntersuchung auf das weitere Procedere wurde in 2014 Fällen (77,7 %) verneint und ohne eine Röntgenuntersuchung wären die Kollegen nur in 176 Fällen (6,8 %) anders vorgegangen als mit einer solchen Untersuchung. Bei Einteilung der Patienten anhand der klinischen Befunde in die von Bell und Loop beschriebenen Risikogruppen zeigt sich, daß 76,7 % der im Erhebungszeitraum durchgeführten Röntgenuntersuchungen hätten unterlassen werden können, ohne daß dabei eine klinisch relevante Verletzungsfolge am Schädelskelett übersehen worden wäre (low risk 76,7 %, moderate risk 15,2 %, high risk 8 %).

Schädelhirntrauma: Wert der Röntgenuntersuchung des Schädels in 2 Ebenen

G. Steinau, F.P. Pfingsten, B. Dreuw und O. Paar

Chirurgische Klinik, RWTH Aachen, Pauwelsstraße 1, W-5100 Aachen, Bundesrepublik Deutschland

Aus dokumentations- und forensischen Gründen wird bei Kopfverletzungen die Röntgennativdiagnostik des Schädels häufig durchgeführt. Im unausgewählten Krankengut unserer Klinik im Verlauf des Jahres 1989 sind 569 Röntgen-Schädelaufnahmen durchgeführt worden, hierbei waren in 11 Fällen, gleich 1,8 %, Frakturen radiologisch nachweisbar. Bei den kombinierten chirurgischen und neurochirurgischen Verletzungen der letzten 5 Jahre (n = 363) ist 314mal die Röntgennativdiagnostik durchgeführt worden, hierbei kam es in 81 Fällen, gleich 26 %, zu einem pathologischen Befund.

Die Röntgennativaufnahme des Schädels weist folgende Vorteile auf: Sie kann eine Fraktur nachweisen bzw. ausschließen und sie dient der Dokumentation. Als Nachteile gelten die Zeit für die Aufnahme, die Strahlenexposition und die nur eingeschränkte Betreuung

Hefte zur Unfallheilkunde, Heft 220
Zusammengestellt von K. E. Rehm

des Verletzten während der Durchführung der Röntgenaufnahmen. Aufgrund unserer Untersuchungen sehen wir die Röntgennativaufnahmen des Schädels indiziert bei somnolenten und bewußtlosen Patienten, bei bewußtseinsklaren Patienten jedoch nur bei begründetem klinischem Verdacht.

Fehldiagnostik bei Schädelhirntraumen – forensische Aspekte

H. Bratze und R. Penning

Institut für Rechtsmedizin, Ludwig-Maximilian-Universität München, Frauenlobstraße 7a, W-8000 München 2, Bundesrepublik Deutschland

Vergleicht man die Angaben in der amtlichen Todesursachenstatistik (Bundesrepublik Deutschland) mit Sektionsbefunden, dann ist davon auszugehen, daß in der Klinik Schädelbrüche bei tödlichen Schädelhirntraumen sehr häufig nicht diagnostiziert werden. Aufgrund der amtlichen Angaben beträgt das Verhältnis von Schädelhirntraumen ohne Schädelbruch (ICD N 850–854) zu den Fällen mit Frakturen (ICD N 800–809) 2:1, während in allen bekannten neurotraumatologischen Untersuchungen von Sektionsfällen das Verhältnis umgekehrt und nahezu konstant bei 1:3 liegt. Der Rückgang der klinisch diagnostizierten Schädelbrüche hängt offenkundig mit der Einführung der Computertomographie zusammen. Wird schon von Anfang der klinischen Behandlung an von einer traumatischen Hirnschädigung ausgegangen, dann wird in der Regel der Verlauf computertomographisch kontrolliert und eine konventionelle Röntgendiagnostik in der Primärphase nicht mehr durchgeführt. Da Berstungsfrakturen im CCT kaum zu diagnostizieren sind, werden sie bei tödlichen Verläufen nicht festgestellt und damit auch nicht registriert.

Aus forensischer Sicht ist diese Fehldiagnose ohne Bedeutung, da die Indikation zum operativen Eingriff nicht vom Schädelbruch abhängt, sondern von der rechtzeitigen Erkennung sekundärer Komplikationen (Ödem, Blutung).

Nach wie vor kommt es aber trotz moderner apparativer Ausstattung zu forensisch bedeutsamen Fehldiagnosen, weil bei freien Intervallen die neurologische Symptomatik verkannt wird und bei der Interpretation der Röntgenbilder Fehler unterlaufen. Bei diesen Fällen zeigt sich aus nachträglicher Sicht nur zu häufig, daß der Informationsfluß zwischen primären Zeugen des Geschehens und dem behandelnden Arzt in einem sehr wesentlichen Punkt unterbrochen wurde, indem über die kurzzeitige primäre Bewußtlosigkeit nicht berichtet wird. Die häufig bestehende Alkoholisierung engt zudem differentialdiagnostische Überlegungen ein und gravierende neurologische „Warnzeichen" werden der Diagnose „Trunkenheit" untergeordnet.

An derartigen Fällen mit tödlichen Verläufen (über die im Vortrag berichtet wird) schließen sich nicht selten strafrechtliche Ermittlungsverfahren an, die wegen der nach wie vor hohen Letalität (epidurale Hämatome ca. 10–20 %, subdurale Hämatome bis 65 %) eingestellt werden, da aus medizinischer Sicht die Kausalität zwischen Behandlungsfehler und Tod nicht mit an Sicherheit grenzender Wahrscheinlichkeit zu belegen ist. Zivilrechtlich

Hefte zur Unfallheilkunde, Heft 220
Zusammengestellt von K. E. Rehm

werden jedoch andere Maßstäbe angelegt: Schadenersatzansprüche können anerkannt werden, wenn ein grober Behandlungsfehler vorliegt und es zur „Beweislastumkehr" kommt. Dieses bedeutet, daß nunmehr der Arzt beweisen muß, daß es auch ohne Behandlungsfehler mit Sicherheit zu dem tödlichen Verlauf gekommen wäre. Dieser Beweis ist bei Schädelhinrtraumen mit intervallärem Verlauf aber kaum zu führen.

Verbesserung von Effektivität und Effizienz der Röntgenuntersuchung des Schädels durch Unfallanamnese und klinischen Befund?

E. Scheller, A. Meißner und R. Rahmanzadeh

Abteilung für Unfall- und Wiederherstellungschirurgie, Klinkum Steglitz, Hindenburgdamm 20, W-1000 Berlin 45, Bundesrepublik Deutschland

Ein Schädel-Hirn-Trauma betimmt bei polytraumatisierten Patienten wesentlich die Prognose. Zur Diagnostik von Schädelfrakturen und intrakraniellen Hämatomen werden klinische und radiologische Untersuchungen angewendet.

Die Fragestellung lautete einerseits: Kann durch die Unfallanamnese oder den klinischen Untersuchungsbefund die Effizienz der Diagnostik von Schädelfrakturen und intrakraniellen Hämatomen verbessert werden? Wie sicher ist die klinische Verdachtsdiagnose einer Schädelfraktur oder eines intrakraniellen Hämatoms?

Bei der Auswertung von 435 schwerst polytraumatisierten Patienten sind folgende Einzeldaten erhoben worden. Die meisten Polytraumatisierten waren von PKW angefahrene Fußgänger; darauf folgten die PKW-Fahrer, Motorradfahrer und Suizidpatienten mit 11 % bis 20 %, sowie Fahrradfahrer und Arbeitsunfälle mit je 8 %. 53 % der Patienten waren bei Aufnahme bewußtlos, 34 % waren wach und nur 4 % bis 9 % somnolent bis soporös. 58 % aller Patienten wurden mit Schädelhirntrauma 2. Grades aufgenommen und nur 16 % der Patienten hatten ein Schädelhirntrauma 3. Grades. 81 % aller aufgenommenen Patienten hatten eine Röntgenuntersuchung des Schädels bekommen, bei 47 % dieser Untersuchungen zeigte sich röntgenologisch eine Fraktur. Jeder 3. polytraumatisierte Patient (34 %) hatte bei Aufnahme eine kranielle Computertomographie bekommen, wobei in 35 % der Fälle ein intrakranielles Hämatom diagnostiziert wurde. Mit Zunahme des Schweregrades des SHT zeigten die radiologischen Untersuchungen eine Zunahme in der Häufigkeit intrakranieller Hämatome, wobei keine Fraktur vorlag. Lag beides vor, wiesen Patienten mit SHT 1. Grades häufiger Hämatome und Fakturen auf. Lag eine Schädelfraktur ohne intrakranaielles Hämatom vor, nahm die Häufigkeit mit Zunahme des Schädelhirntraumas ab (55 % zu 21 %).

Die Häufigkeit der durch radiologische Untersuchungen diagnostizierten intrakraniellen Hämatome bei wachen polytraumatisierten Patienten lag bei 1 %. Mit zunehmenden Bewußtseinseinschränkungen stieg die Zahl der intrakraniellen Hämatome ohne Frakturnachweis bis auf 15 % bei bewußtlosen Patienten. Lag eine Schädelfraktur ohne intrakra-

Hefte zur Unfallheilkunde, Heft 220
Zusammengestellt von K. E. Rehm

nielles Hämatom vor, zeigte sich in allen Bewußtseinslagen eine gleichmäßige Verteilung. Alle wach eingelieferten polytraumatisierten Patienten hatten in 29 % eine Schädelfraktur, bewußtlos eingelieferte Patienten nur 32 %.

Die Effektivität und Effizienz des Schädelröntgens können durch Unfallanamnese und klinischen Befund nicht erhöht werden. Die Röntgenuntersuchung des Schädels sollte als Screeningmethode unabhängig vom Schädelhirntrauma und der Bewußtseinseinschränkung erfolgen. Die kranielle Computertomographie sollte als Screeningmethode beim Vorliegen einer Fraktur selbst bei geringgradiger Bewußtseinsstörung durchgeführt werden.

Effektivität von Notfall-CT und konventionellen Röntgenaufnahmen des Schädels beim Schädel-Hirn-Trauma (SHT)

S.A. Beyer-Enke, F. Bäumer, S. Zrinzo, H.-W. Stedtfeld, E. Zeitler und A. Settele

Abteilung Radiologische Diagnostik, Städtisches Klinikum Nürnberg, Flurstraße 17, W-8500 Nürnberg, Bundesrepublik Deutschland

Das Problem bei Patienten mit Schädel-Hirn-Traumata (SHT) ist zum einen die Diagnose aller therapierelevanten Läsionen. Andererseits müssen aus strahlenhygienischen bzw. Kostengründen unnötige Untersuchungen vermieden werden. Zur Beurteilung der Wertigkeit von konventionellen Röntgenaufnahmen des Schädels und der computertomographischen Untersuchung (CT) wurde eine retrospektive Auswertung von 90 Patienten mit SHT, die vom 1. 1. bis 31. 6. 1989 in der unfallchirurgischen Abteilung des Klinikums Nürnberg versorgt wurden, vorgenommen. Hierbei wurden röntgenologische Diagnose und klinische Beobachtungen verglichen. Äußere Kopfverletzungen wiesen 30 % (n = 27) der Patienten, offene SHT 10 % (n = 9) auf. Mit konventionellem Röntgen und CT fanden sich Gesichtsschädelfrakturen in 25 % der Fälle (100 % = 52). Kalottenfrakturen betrafen 46 %, Schädelbasisfrakturen 4 % und kombinierte Frakturen 25 % der Patienten. Bei der primären Frakturdiagnose im Gesichtsschädelbereich war die CT treffsicherer (alleinige Diagnose bei 31 % / n = 4). Kalottenfrakturen wurden häufiger durch die konventionellen Röntgenaufnahmen gefunden. Corticale Läsionen hatten 30 Patienten (5 epidurale, 17 subdurale, 19 subarachnoidale und 26 Kontusionsblutungen). Bei den Patienten mit einem offenen SHT fanden sich 1 epidurales und 5 subdurale Hämatome. Aber auch bei den Patienten ohne äußere Verletzung (n = 50) bestanden 2 epidurale und 9 subdurale sowie 10 Kontusionsblutungen. Bei dem klinischen Befund einer Blutung aus Ohr, Nase oder Mund wiesen nahezu alle (13/15) Patienten eine Fraktur auf. Es fanden sich 4 subdurale Hämatome sowie 7 Kontusionsblutungen. Bei bewußtlosen Patienten (n = 45), lagen 2 epidurale, 13 subdurale Hämatome und 16 Kontusionsblutungen vor. Nicht bewußtlose Patienten wiesen 3 epidurale, 4 subdurale Hämatome sowie 10 Kontusionsblutungen auf. Bei pathologischer Pupillenreaktion (n = 20) fand sich in 55 % der Fälle eine corticale Läsion. Die Ergebnisse zeigen, daß bei Patienten mit niedrigem Risiko einer intrakraniellen Läsion, z. B.

Hefte zur Unfallheilkunde, Heft 220
Zusammengestellt von K. E. Rehm

klinisch unauffällig, keine Verletzungen, keine Röntgen-Diagnostik durchgeführt werden muß. Bei Patienten mit mittlerem Risiko z. B. Blutung (Ohr oder Mund), klinischer Verdacht auf eine Schädelkalotten- oder -basisfraktur sollten konventionelles Röntgen und ggf. CT durchgeführt werden. Bei Patienten mit hohem Risiko, z. B. Bewußtlosigkeit, focalneurologische Ausfälle, offenes Schädel-Hirn-Trauma wird, wenn möglich, vor der OP ein CT angefertigt.

Das Schädel-Hirn-Trauma – Effektivität und Effizienz der bildgebenden Verfahren am Unfalltag

Chr. Reith und H.B. Reith

Neurochirurgische Universitätsklinik, Knappschafts-Krankenhaus, In der Schornau 23–25, W-4630 Bochum 7, Bundesrepbulik Deutschland

In der allgemeinen Unfallstatistik nehmen Zahl und Schwere der Schädelhirntraumata, wie das eigene Patientengut zeigt, in den letzten Jahren kontinuierlich zu. Das therapeutische Vorgehen und die Prognose sind von einer schnellen und umfassenden Diagnostik entscheidend abhängig.

In der Kooperation von Neurochirurgie und Chirurgie an unserer Klinik wurden vom Juli 1989 bis Juni 1990 403 Schädel-Hirn-Traumata aller Schweregrade behandelt. 219 Patienten wiesen eine Commotio cerebri auf. Bei 12,7 % der Patienten lag eine Schädelfraktur ohne Blutungsnachweis vor. Ein epidurales Hämatom lag in 4,7 % vor, ein subdurales Hämatom in 16,6 %. Ein intracerebrales Hämatom, eine Subarachnoidalblutung oder eine Kontusionsblutung konnte bei 24,3 % nachgewiesen werden.

Die CCT nimmt heute bereits den ersten Platz in der Diagnostik des SHT, seiner Komplikationen und Spätfolgen ein. Die schnelle, treffsichere und jederzeit wiederholbare CCT-Untersuchung gestattet heute ein gezieltes, vorausplanbares chirurgisches Vorgehen. Die CCT gibt genaue Auskunft über Lokalisation, Größe und Lagebeziehung, auch multiloculärer Traumafolgen untereinander, sowie zu anderen intracraniellen Strukturen. Probleme bei der Interpretation der CCT können auftreten, wenn z. B. bei sofortiger Durchführung nach dem Unfallereignis traumatische Blutungen noch nicht nachweisbar sind. Vor allem Kontusionsherde oder das Hirnödem können sich erst Stunden nach einem Unfallereignis demarkieren. In diesen Fällen muß die Entscheidung über das weitere Vorgehen von der klinischen Symptomatik abhängig gemacht werden. Gegebenenfalls muß bei begründetem Verdacht eine rechtzeitige Kontrolluntersuchung (CCT) vorgenommen werden. Die Schädelnativdiagnostik (a.p., seitlich, axial) kann selbst bei schwerster SHT-Verletzung für das therapeutische Vorgehen wichtig sein, z. B. bei Vorliegen von Impressionsfrakturen sowie deren Beziehung zum Gesichtsschädel oder zum Sinus.

Die kranielle Notfallangiographie wurde weitgehend durch die CT ersetzt. Sie wird bei speziellen Fragestellungen eingesetzt, vor allem zum Nachweis von Gefäßmißbildungen oder Gefäßabrissen.

Hefte zur Unfallheilkunde, Heft 220
Zusammengestellt von K. E. Rehm

Radiologische Akutdiagnostik bei Schädel-Hirn-Trauma

Vorsitz: W. Buchinger, Horn; P. Knöringer, Günzburg

Frühzeitige CT-Diagnostik bei frontobasalen Schädelhirnverletzungen

P. Knöringer

Neurochirurgische Klinik, Bezirkskrankenhaus, Universität Ulm, Ludwig-Heilmeyer-Straße 2, W-8870 Ulm, Bundesrepublik Deutschland

Frontobasale Schädel-Hirn-Verletzungen werden in ihrer möglichen Folgenschwere noch zu häufig unterschätzt. Dies trifft weniger auf die direkt offenen Verletzungen der frontalen Konvexität als vielmehr auf die indirekt offenen der Basis zu. Besonders dann, wenn es sich um wache oder wenig bewußtseinsgestörte Patienten handelt und das Röntgenbild nur eine frontale Fissur zeigt, wird häufig auf eine weitergehende Diagnostik verzichtet und konservativ vorgegangen. In der Folge können sich dann schwerwiegende Komplikationen wie rhinogene Liquorfistel, Pneumenzephalus, Pneumatozele u. U. mit akuter Hirndrucksymptomatik, Meningitis und Hirnabsceß auch noch nach Jahren einstellen.

Durch eine frühzeitig vorzunehmende craniale CT ist eine entscheidende Verbesserung der Primärdiagnostik erreichbar. Hierdurch wird es nicht nur möglich die Indikation zum konservativen oder operativen Vorgehen zu stellen, sondern auch einen exakt gezielten Eingriff mit entsprechendem Zugangsweg zu planen. Zeigt die CT eine knöcherne Eröffnung der Keilbeinhöhle und ist in ihr Liquor nachweisbar, ist eine gezielte transnasale, transsphenoidale Abdichtung möglich. Ist die Stirnhöhlenhinterwand frakturiert und Luft intrakraniell eingedrungen, wobei auch kleine Mengen genügen oder ist Hirngewebe prolabiert, ist computertomographisch eine indirekt offene Hirnverletzung nachgewiesen. Gleiches gilt für Verletzungen der Siebbeinzellen. Zur Vermeidung der oben genannten Komplikationen ist eine Operationsindikation in der frühen posttraumatischen Phase gegeben. In die Orbita imprimierte Knochenfragmente, die durch Kompression zu Visus- und/oder Augenmuskelstörungen geführt haben, sind gut zu erkennen und somit gezielt entfernbar. Durch eine umgehend ausgeführte Entlastung sind druckbedingte Ausfälle der Hirnnerven II–VI besserbar und Motilitätsstörungen, die durch Einklemmung von Augenmuskeln in Frakturspalten hervorgerufen werden, zu beheben.

Die CT beim frontobasalen SHT muß sowohl in Weichteilfenstereinstellung als auch mit Knochenprogramm erfolgen. In der Regel genügt die Nativdiagnostik. Durch die Weichteilfenstereinstellung kann die intrakranielle Situation (Kontusionsherde, Hirnödem, intracerebrale-, subdurale, epidurale Hämatome, Luft, Fremdkörper, Grad einer etwaigen Massenverschiebung) beurteilt werden. Die Schnittebene soll parallel zur vorderen Schädelbasis verlaufen. Die Schichtdicke wird im allgemeinen 8 mm betragen. Durch das Knochenprogramm ist das Ausmaß der knöchernen Verletzung der frontalen Konvexität und der Basis beurteilbar (Nasennebenhöhlenbeteiligung, Stirnhöhlenbeteiligung, Beurteilung des Canalis opticus). Die Schnittebene soll wiederum parallel zur Schädelbasis verlaufen. Bei

Hefte zur Unfallheilkunde, Heft 220
Zusammengestellt von K. E. Rehm

Orbitbeteiligung kann es zweckmäßig sein, die Schnittebene dem Opticusverlauf anzupassen. Die Schichtdicke beträgt 1 oder 2 mm. Aus den Daten der axialen Schichten können Rekonstruktionen in coronaren, sagittalen und schrägen (Opticusverlauf) Ebenen erfolgen. 1 mm dicke Schichten liefern schärfere Rekonstruktionen als 2 mm dicke. Die Alternative zu Rekonstruktionen besteht in der Untersuchung mit primär coronaren Schnittebenen. Die Darstellung der Strukturen erfolgt schärfer als bei der Rekonstruktion. Da der Kopf bei der coronaren Schichtung retroflektiert werden muß, ist zuvor eine HWS-Verletzung auszuschließen. Ausschnittvergrößerungen und 3-D-Rekonstruktionen können das Verständnis der Verletzung erhöhen, führen jedoch nicht zu zusätzlichen diagnostischen Informationen.

Kranielle Computertomographie in der Akutphase des Schädel-Hirn-Traumas

R. Weinstabl, H. Schurawitzki, F. Kutscha-Lissberg, O. Kwasny und W. Scharf

I. Universitätsklinik für Unfallchirurgie, Alser Straße 4, A-1090 Wien, Österreich

Einleitung

Beim schwer Schädel-Hirn-traumatisierten Patienten liefern neben der ersten neurologischen Beurteilung nach standardisierten Richtlinien, die Anamnese, die klinische Beurteilung von Blut oder Liquoraustritt aus Mund, Nase oder Ohr bzw. das Monokel- oder Brillenhämatom erste Hinweise. Differentialdiagnostisch muß auf das Vorliegen eines SHT oder das Vorliegen eines eventuellen cerebralen Insults geachtet werden. Es soll so rasch als möglich mit einer exakten weiterführenden radiologischen Diagnostik begonnen werden. Der erste Schritt ist das konventionelle Schädelübersichtsröntgen im anterior-posterioren und im seitlichen Strahlengang. Die Auswertung der bisher genannten diagnostischen Mittel ergibt dann die Indikation zur weiteren radiologischen Abklärung. Neben der Computertomographie steht hier die Carotisangiographie zur Verfügung. Bei verfügbarer Computertomographie ist heutzutage kaum noch eine Indikation für die Carotisangiographie gegeben. Die Ausnahme stellt die Hirntoddiagnostik dar. Für die Durchführung der CT hat sich in den letzten Jahren die Indikationsstellung deutlich erweitert. Im Vordergrund stehen intracranielle Blutungen oder Contusionen mit begleitendem Hirnödem sowie traumatische Läsionen der Schädelbasis. In seltenen Fällen, zum Ausschluß von intracerebralen Veränderungen des Gefäßbereiches bei negativem CT oder zur Hirntoddiagnostik, wird additiv von der Angiographie Gebrauch gemacht.

Methodik

Die Computertomographie wird bei uns mit einem Scanner der III. Generation durchgeführt. Die Schichtung erfolgt parallel zur Schädelbasis und bis zur Schläfenbeinober-

Hefte zur Unfallheilkunde, Heft 220
Zusammengestellt von K. E. Rehm

kante mit einer Schichtbreite von 4 mm. Dokumentiert werden Knochen und Gehirn in geeigneter Fenstereinstellung. Es ist nicht nötig intravenöses Kontrastmittel zu applizieren. Die Akutsituation erschwert die Untersuchungsbedingungen.

Durch motorische Unruhe und den unvorbereiteten Patienten können folgende Probleme auftreten:

- Hintere Schädelgrube: Schädelbasisnahe besteht meist eine eingeschränkte Beurteilbarkeit durch Dichtesprungartefakte von Knochen zu Gehirn.
- Durch die motorische Unruhe des Patienten entstehen Bewegungsartefakte. Eine kontinuierliche Schichtung des Gehirnes ist oftmals nicht möglich.
- Bei Patienten mit „Kurzhals“ ist eine Schichtrichtung parallel zur Schädelbasis nicht möglich, wodurch sich eine erschwerte Beurteilbarkeit ergibt.
- Metallische Implantate bzw. Fremdkörper verursachen Artefakte.
- Schädelfissuren im Kalottenbereich sind im CT oft nicht erfaßbar.
- Prinzipiell gemeinsame Beurteilung von Nativröntgen und CT.
- Basale Frakturen sind oft schwer erkennbar! (Indirektes Zeichen: „intrakranielle Luftansammlung“).
- Tentoriumsblutungen sind mitunter problematisch zu erkennen (flächige Verdichtung an der Schläfenbeinkante, lineare Hyperdensitäten).
- Schmale Subduralhämatome können durch „Dichtesprung“ Knochen zum Hirngewebe übersehen werden, wenn nur mit einem Hirnfenster (40:80) dokumentiert wird.
- Bessere Beurteilbarkeit durch größeres Fenster (350:80).

Gut erfaßbar sind:

Frische Blutungen, die immer hyperdens, weiß dargestellt sind.

- Subduralhämatom,
- Epiduralhämatom,
- intracerebrale Blutungsherde meist mit Ödemsaum,
- Subarachnoidalblutung entlang der Sulci, als lineare Hyperdensitäten dargestellt,
- Hirndruckzeichen (basale Zisternen sind nicht erkennbar, die Sulci sind verstrichen und die Ventrikel komprimiert),
- Hirnmassenverlagerung bzw. Mittellinienverschiebungen sind ebenfalls gut darstellbar.

Patientengut

Von 1985–1990 wurden 276 Patienten der I. Univ.-Klinik für Unfallchirurgie einer akuten Computertomographie nach Schädel-Hirn-Trauma zugeführt. 196 Männer und 89 Frauen (Verhältnis 2,4 : 1) hatten ein ø Alter von 37 Jahren (16 Mo – 92 a). 205 konnten genau untersucht werden. 112 von den 205 Patienten hatten ein unauffälliges Nativröntgen und 93 eine Fraktur.

Pathologische Substrate bei 205 Patienten: 43mal intracerebrale Blutung im Sinne einer Contusionsblutung, 38mal Subduralhämatom, 30mal Hirnödem, und 14mal Epiduralhämatom, 14mal Subarachnoidalblutung, 6mal Einklemmungszeichen des Hirnstammes und 4mal Ventrikeleinblutung.

Die Wahrscheinlichkeit einer intracerebralen Pathologie war bei der Gruppe mit Schädelfraktur doppelt so hoch wie bei der Gruppe ohne Schädelfraktur. Von den 205 Patienten wurden 83 Patienten akut operiert, 56mal wurde trepaniert und 27mal nur ein Bohrloch für eine Hirndrucksonde gesetzt. Alle trepanierten Patienten bekamen ebenfalls eine Hirndrucksonde implantiert. 69mal herrschte eine Übereinstimmung zwischen dem CT- und dem intraoperativen Befund. 13mal konnte ein zusätzlicher intraoperativer Befund erhoben werden (Epidural- und 4 Subduralhämatome). Einmal fand sich ein falsch positiver Befund.

Literatur

1. Baker SP, O'Neill B, Haddon W, Long WB (1974) The injuries severity score: A method of describing patients with multiple injuries and evaluating emergency care. J Trauma 14: 187
2. Braisted JH (1930) The Edvin Smith Papyrus University of Chicago, Illinois
3. Oestern H-J, Tscherne H, Sturm J, Nerlich M (1985) Klassifizierung der Verletzungsschwere. Unfallchirurg 88: 465–472
4. Oestern H-J, Sturm J, Lobenhoffer HP, Nerlich M, Schiemann N, Tscherne H (1983) Möglichkeiten zur Klassifizierung von Verletzungen beim Polytraumatisierten. Langenbecks Arch Chir Chir Forum [Suppl] S 93–97
5. Scharf W, Opitz A, Rheisner Th, Binder H (1983) Über den Wert der Computertomographie beim Schädel-Hirn-Trauma. Unfallheilkunde 86: 222–225
6. Schweiberer L, Saur K (1974) Pathophysiologie der Mehrfachverletzung. Langenbecks Arch klin Chir 337: 149
7. Weinstabl R, Kutscha-Lissberg F, Kwasny O, Hertz H: Radiologische Akutdiagnostik bei SHT. 1. Internat. Notfallskongreß der Wr. Rettung, September 1990. Wien (Aeskulap-Verlag, Kongreßband in Druck)

Wertigkeit der Ultra-Low-Field-Magnetresonanz (ULF-MR) – Untersuchung beim akuten Schädel-Hirn-Trauma

A. Janousek, G. Rappold und G. Siakos

Unfallkrankenhaus Lorenz Böhler, Donaueschingenstraße 13, A-1200 Wien, Österreich

Seit Juli 1987 steht im Unfallkrankenhaus Lorenz Böhler ein ULF-MR- Tomograph mit einer magnetischen Feldstärke von 0.02 Tesla in Betrieb. Von 1987 bis 1990 wurden bei 538 Patienten insgesamt 749 Schädeluntersuchungen durchgeführt, fast ausschließlich bei Schädelhirnverletzten.

Für diese Arbeit wählten wir jene 81 Patienten aus, bei denen in den vergangenen 3 Jahren ein sogenanntes akut-MRI, das heißt, eine Schädeluntersuchung am Unfalltag zumeist in den ersten Stunden nach dem Unfall durchgeführt wurde. 31 Patienten mußten wegen insuffizienter Eigenatmung während der Untersuchung beatmet werden. Dies bedeutet jedoch wegen der niedrigen magnetischen Feldstärke keine Kontraindikation für die MR-Untersuchung.

Hefte zur Unfallheilkunde, Heft 220
Zusammengestellt von K. E. Rehm

Die Indikation zum Akut-MRI stellten wir beim Auftreten zentralnervöser Symptome. Insbesondere bei polytraumatisierten Patienten, bei denen zusätzliche Verletzungen eine Operation notwendig machen, gilt es, präoperativ intrakranielle Herde bei entsprechender neurologischer Symptomatik auszuschließen.

Kontraindikationen für eine Akut-MR-Untersuchung waren eine deutlich progrediente Symptomatik die zu einer sofortigen Intervention zwang, sowie allgemeine MR-Kontraindikationen.

Ödem und Contusion stellten sich wie auf dem mit Kochsalzlösung gefüllten Phantom hypointensiv auf den T1-gew. Aufnahmen dar. Frische Hämatome leuchten hell auf den T1-gew. Aufnahmen auf, wie das mit frischem Nativblut gefüllte Phantom zeigt.

Typische Fallbeispiele zeigen das Bild des epi- und subduralen Hämatoms sowie der intracerebralen Blutung, welche sich auf der T2-gew. Aufnahme mit wechselnder Signalintensität und auf der T1 gewichteten Aufnahme deutlich hyperintensiv darstellen. Contusionsherde unterscheiden sich davon insofern, daß sie sich hyperintensiv auf den T2-gew. Aufnahmen und hypointensiv auf den T1-gew. Bildern zeigen.

Bei 52 von 81 Patienten wurden im MR intrakranielle Hämatome bzw. Contusionen festgestellt, wobei sich in dieser Gruppe auch 3 Patienten befinden, bei denen aufgrund der Erstuntersuchung der Verdacht auf einen Contusionsherd geäußert wurde und deshalb routinemäßig 24–48 h nach der Erstuntersuchung in einer zweiten Untersuchung dieser Verdacht bestätigt werden konnte. Bei 29 Patienten konnte im MR eine frische Schädelhirnverletzung ausgeschlossen werden. In dieser Gruppe fanden sich in erster Linie Patienten mit einer Commotio cerebri [11], Delirum tremens [3], transitorischen ischämischen Attacken [2] und anderen Ursachen [13]. 20 Patienten wurden nach der MR-Untersuchung operiert, zwei Patienten wurden wegen der akuten Symptomatik vor der MR-Untersuchung operiert.

Wir sehen einen hohen Stellenwert der MR-Untersuchung beim akuten Schädel-Hirn-Trauma, wenn wie in unserem Haus eine CT-Untersuchung aus organisatorischen Gründen nicht bzw. schwer durchführbar ist. Die Auflösung im Bezug auf die Diagnose kleiner Läsionen und die Untersuchungsdauer von ca. 25 min scheint in Bezug auf die Dringlichkeit der Untersuchung noch verbesserungswürdig. Ein entscheidender Nachteil ist die schlechte Beurteilbarkeit des knöchernen Schädels im MR.

Die CT-Untersuchung steht in der Diagnostik des akuten Schädelhirntraumas nach wie vor an erster Stelle. Die Untersuchung im Ultra-Low-Field-MR stellt jedoch eine wertvolle Alternative dar.

Ziel für die Zukunft wird es sein, neben der Verbesserung der bestehenden Möglichkeiten dahingehend Untersuchungen anzustellen, inwieweit die MR-Befunde auch prognostische Aussagen zulassen.

Diskussion

P. Knöringer, Günzburg

Einhellig betonten Vortragende und Diskussionsredner die Wichtigkeit und die hohe Aussagekraft der computertomographischen Akutdiagnostik beim Schädel-Hirn-Trauma. Da die posttraumatische Phase ein dynamischer Vorgang ist und die Computertomographie nur den Verletzungsbefund des jeweiligen Zeitpunktes wiedergibt, sind je nach klinischem Befund unter Umständen mehrere Kontrolluntersuchungen nötig. Der Untersuchungszeitpunkt muß sich nach der Klinik richten und unterliegt keinen starren zeitlichen Intervallen. Wenn das Erst-CT keinen operationsbedürftigen Befund zeigt, sich jedoch im Verlaufe der Beobachtung die Bewußtseinslage verschlechtert und/oder neurologische Ausfälle auftreten oder vorhandene sich verstärken, ist eine umgehende computertomographische Kontrolle erforderlich. Auch nach operativer Versorgung einer Schädel-Hirn-Verletzung ist eine CT-Kontrolle indiziert, die bei unauffälligem Verlauf routinemäßig am 1. postoperativen Tag, bei Befundverschlechterung nach der Operation jedoch sofort durchgeführt werden soll.

Die Hirndruckmessung sollte beim Schädel-Hirn-traumatisierten Patienten epidural erfolgen. Besonders dann, wenn durch Hirnödem ein enges Ventrikelsystem vorliegt, oder die Hirnkammern durch einen raumfordernden Prozeß verlagert sind, ist eine intraventriculäre Hirndruckmessung mit einem zu hohen Risiko verbunden (mehrere, unter Umständen frustrane Punktionsversuche, zusätzliche Traumatisierung des Gehirns, Gefahr der intracerebralen Blutung durch die Punktion).

Unruhige, nicht kooperationsfähige Patienten müssen zum CT sediert oder meist intubiert werden um Bewegungsartefakte, die die diagnostische Aussage verschlechtern oder verunmöglichen würden, mit Sicherheit zu vermeiden.

In der Regel genügt in der Akutphase des Schädel-Hirn-Traumas die computertomographische Nativdiagnostik. Eine Kontrastmittelgabe kann bei isodensen chronischen Subduralhämatomen die diagnostische Aussage wesentlich verbessern, namentlich dann, wenn es sich um ein doppelseitiges handelt. In diesen Fällen, die ohnehin nicht in das Akutstadium fallen, ist die Kernspintomographie der Computertomographie deutlich überlegen.

In Verdachtsfällen von A. carotis Sinus-cavernosus-Fistel, traumatischen Gefäßverschlüssen bzw. -stenosen ist eine angiographische Abklärung angezeigt. Das gilt auch für computertomographisch gesicherte Subarachnoidalblutung und intracerebrale Hämatome, wenn anamnestisch Unklarheit besteht, ob eine unfallbedingte Hirnverletzung eine traumatische Subarachnoidalblutung/intracerebrale Blutung hervorgerufen hat oder der Unfall durch die spontane Ruptur eines Aneurysmas bzw. Angioms mit nachfolgender Bewußtseinsstörung verursacht wurde.

Als bildgebendes Verfahren in der Diagnostik des zerebralen Kreislaufstillstandes (Hirntodes) ist die Angiographie der Computertomographie ohne und mit Kontrastmititel vorzuziehen.

Im Akutstadium des Schädel-Hirn-Traumas hat die Kernspintomographie zum gegenwärtigen Zeitpunkt weniger Bedeutung als die Computertomographie, da die Untersuchungsdauer deutlich länger ist und noch Schwierigkeiten bei gleichzeitig laufenden Beatmungs- und Reanimationsmaßnahmen bestehen. Ein weiterer Nachteil besteht in der

Hefte zur Unfallheilkunde, Heft 220
Zusammengestellt von K. E. Rehm

noch mangelhaften kernspintomographischen Darstellbarkeit der knöchernen Strukturen des Gehirns- und Gesichtsschädels.

Die Frage, ob beim Schädel-Hirn-Trauma heute noch eine Trepanation ohne bildgebende Diagnostik, also eine sog. blinde Trepanation allein aufgrund klinischer Erscheinungen berechtigt ist, muß in der Regel verneint werden. Dies gilt besonders dann, wenn ein Computertomograph oder Kernspintomograph verfügbar ist. Hier soll auch bei Bewußtlosigkeit und weiter Pupille noch schnellstmöglich das bildgebende Verfahren vorgenommen werden. Bei Bewußtlosigkeit und einseitig weiter Pupille können auch ein einseitiges Hemisphärenödem mit Pancake-Hämatom, multiple Kontusionsherde oder ein kontralaterales Epidural- bzw. Subduralhämatom vorliegen. In diesen Fällen würde eine blinde Trepanation, die dann meist mit Duraeröffnung und intracerebraler Revision verbunden wäre, die Heilungschancen nur verschlechtern.

Freie Vorträge: III. Röntgendiagnostik am Unfalltag: Effektivität und Effizienz

Allgemeine und Radiologische Diagnostik: Schädelhintrauma, Polytrauma, Gefäßverletzung

Vorsitz: E. Linke, Darmstadt; J. Richter, Dresden

Versorgung des schweren gedeckten SHT im Krankenhaus Paul-Gerhardt-Stift, Wittenberg

J. Dörfel

Krankenhaus Paul-Gerhardt-Stift, O-4600 Wittenberg, Bundesrepublik Deutschland

In unserem konfessionellen 600-Betten-Krankenhaus mit einer allgemeinchirurgischen Abteilung von 145 Betten muß die Versorgung der Patienten mit einem schweren gedeckten SHT möglich sein. Von 1978 bis zum heutigen Tag behandelten wir 84 Patienten mit einem schweren gedeckten SHT. Von diesen wiesen 24 eine zusätzliche raumfordernde intrakranielle Blutung auf. Seit 1975 führen wir als erstorientierende Untersuchung die eindimensionale Echoenzephalographie durch. Wir verfügen zur Zeit noch nicht über einen Computertomographen und müssen deshalb in der Lage sein, intrakranielle Blutungskomplikationen auch ohne das CT zu erkennen. Seit 1968 führen wir die percutane cerebrale Notfall-Angiographie durch und diagnostizierten 33 raumfordernde intrakranielle Hämatome. Die Technik der cerebralen Angiographie und die osteoplastische Trepanation zur Operation intrakranieller Hämatome wurde bei Hospitationen in neurochirurgischen Einrichtungen erlernt.

Zur sicheren Diagnostik und korrekten Behandlung des Himödemes können wir seit Anfang dieses Jahres die epidurale Hirndruckmessung mittels Gaeltec-Sonde durchführen. Bei fortlaufender Registrierung des intrakraniellen Druckes und gleichzeitiger blutiger Bestimmung des arteriellen Mitteldruckes können neben optimaler Sedierung und Beatmung antiödematöse Medikamente und Infusionen gezielt nach Hirndruckverhalten eingesetzt werden. Mit Inbetriebnahme des Computertomographen werden wir Anfang 1991 die Carotisangiographieära in unserer Klinik beenden.

Hefte zur Unfallheilkunde, Heft 220
Zusammengestellt von K. E. Rehm

Schädelverletzung beim Polytrauma: Anlaß zur Verlegung in ein Schwerpunktkrankenhaus – Fehlbeurteilung lebensbedrohender Zusatzverletzungen

M. Varney, H. Becker und H.-D. Röher

Klinik für Allgemeine und Unfallchirurgie, Heinrich-Heine-Universität, Moorenstraße 5, W-4000 Düsseldorf, Bundesrepublik Deutschland

Polytraumatisierte bedürfen eines multidisziplinären Management, welches Krankenhäuser der Regelversorgung wegen häufig fehlender notwendiger Ausstattung und nicht zu gewährleistendem personellen Aufwand vor große Probleme stellt. Das Abwägen der Prioritäten bereitet vor allem bei Kopfverletzungen große Schwierigkeiten.

Unter 400 Polytraumatisierten, die zwischen dem 1. 1. 86 und 30. 10. 90 behandelt wurden, fanden sich 41 Patienten, die nach auswärtiger Primärtherapie noch am Unfalltag wegen Kopfverletzungen überwiesen wurden. Als schockrelevante Zusatzverletzungen war 35mal der Bewegungsapparat, 23mal der Thorax, 11mal das Abdomen und 13mal das Becken betroffen. Zusätzlich zu den bekannten Diagnosen fanden sich 5 epidurale, 7 subarachnoidale Blutungen sowie 4 Mittelgesichts- und eine Schädelbasisfraktur. Extrakranielle Zusatzverletzungen waren bei 18 Patienten primär übersehen worden: 5 Leberrupturen, 4 Milzrupturen, je 2 Zwerchfell- bzw. Nierenrupturen, je ein Spannungs- bzw. Pneumothorax, 6mal ein Hämatothorax sowie je eine Unterarm-, Scapula- und Claviculafraktur.

Insgesamt 28 Patienten (68 %) wurden noch am Übernahmetag operiert: 9mal wurde eine intrakranielle Blutung entlastet, 5mal eine Mittelgesichtsfraktur stabilisiert, 9mal erfolgte eine Laparotomie, 1mal eine Thoracotomie, 7mal wurde eine Thoraxdrainage angelegt. Bei einer Gesamtletalität von 29 % verstarben 8 am zentralen Regulationsversagen.

Die Verlegung beim SHT sollte erst nach Ausschluß einer lebensbedrohenden Verletzung des Thorax oder Abdomens erfolgen. Bei frühzeitiger Diagnose hat die Versorgung dieser Verletzung stets Priorität und sollte im Aufnahmekrankenhaus erfolgen.

Schnelle Diagnostik polytraumatisierter Patienten durch digitale Röntgentechnik

D. Büscher, J. Büsselberg, U. Flesch, P. Hertel und H. Witt

Abteilung Unfallchirurgie, Universitätsklinikum Rudolf Virchow, Augustenburger Platz 1, W-1000 Berlin 65, Bundesrepublik Deutschland

Wie am Unfallort ist auch in der Klinik rasches und effizientes Handeln unter Einsatz moderner Hilfsmittel oberstes Gebot, um Zeit bei der Diagnostik für die definitive Versorgung

Hefte zur Unfallheilkunde, Heft 220
Zusammengestellt von K. E. Rehm

einsparen zu können. Als zeitliches Nadelöhr hat sich hier die unabdingbare Röntgendiagnostik erwiesen.

Durch geeignete räumliche und technische Maßnahmen kann dieser Engpaß ausgeschaltet werden. Dazu ist unser Röntgenraum in der chirurgischen Rettungsstelle neben der üblichen intensivmedizinischen Ausrüstung mit einer speziellen Röntgeneinheit ausgestattet. Sie setzt sich zusammen aus einem 100-kW-Generator, einem 40-cm-Bildverstärker mit 1024er Matrix, einem hochauflösenden Zwischenspeicher, einem Laserimager, 2 hochauflösenden Monitoren sowie einer zusätzlichen Blattfilmkamera. Röhre und Bildverstärker sind in 2 Ebenen schwenkbar und erlauben somit ohne Umlagern des Patienten oder das umständliche Anstellen von Röntgenkassetten die Beurteilung im a. p. und seitlichen Strahlengang.

Vorteile der Anlage sind auch die verschiedenen Nachbearbeitungsmöglichkeiten der gespeicherten Aufnahmen.

Als Problem hat sich der konstruktionsbedingt nur geringe Aktionsradius bei der Durchleuchtung erwiesen.

Für eine schnelle Diagnostik von Extremitätenverletzungen oder eine Röntgendiagnostik im Sinne der Differentialdiagnostik ist die Anlage nicht geeignet. Zur raschen orientierenden Untersuchung des Thorax und des Achsenskelettes in zwei Ebenen ist die Röntgeneinheit hervorragend geeignet.

Eine rasche und effiziente Diagnostik setzt jedoch ein sehr gut eingearbeitetes Team von Unfallchirurg, Radiologe und NTR voraus. Dann läßt sich die für die Röntgendiagnostik benötigte Zeit deutlich herabsetzen.

Verbesserung der radiologischen Diagnostik des Polytraumas durch digitale Lumineszenzradiographie

Th. Hilbertz, H. Berger, T. Mittelmeier und G. Lob

Radiologische Klinik und Poliklinik, Klinikum Großhadern, Ludwig-Maximilian-Universität, Marchioninistraße 15, W-8000 München 70, Bundesrepublik Deutschland

Einleitung

Die radiologische Diagnostik des polytraumatisierten Patienten steht oft vor erheblichen Schwierigkeiten. Dem Anspruch auf exakte Darstellung der jeweilig interessierenden anatomischen Strukturen bei guter Bildqualität stehen die fehlende Kooperationsfähigkeit des Patienten, die schlechte Lagerungsfähigkeit sowie die oft nötige freie Belichtungswahl entgegen. Dies führt zu einer hohen Quote fehlbelichteter Aufnahmen, die die Verweildauer des Patienten in der Röntgenabteilung verlängern. Die DLR verspricht besonders in diesem Anwendungsbereich große Vorteile.

Hefte zur Unfallheilkunde, Heft 220
Zusammengestellt von K. E. Rehm

Methode und Patienten

Bei der DLR befindet sich anstelle der konventionellen Film-Folien-Kombination eine Speicherfolie in der Aufnahmekassette. Diese ist universell an allen herkömmlichen Röntgenarbeitsplätzen einsetzbar. Der Speicherleuchtstoff dieser Folien – in der Regel Bariumhalogenide – ist in der Lage, Energie proportional zur aufgetroffenen Röntgenstrahlung zu speichern. Dies geschieht durch Anhebung einzelner Elektronen auf ein semistabiles, höheres Energieniveau. Bei dem anschließenden Auslesevorgang verlassen diese Elektronen nach Anregung durch einen Laserstrahl genau definierter Wellenlänge dieses höhere Energieniveau und senden dabei Lichtquanten aus, die durch entsprechende optoelektronische Verfahren gemessen und in digitale Werte umgewandelt werden. Durch die annähernd lineare Korrelation zwischen aufgetroffener Röntgenstrahlung und erhaltener Signalintensität ist es möglich, in einem weiten Belichtungsbereich qualitativ gute Aufnahmen zu erzielen, wodurch Fehlbelichtungen nahezu ausgeschlossen werden können.

Unser Patientengut bestand aus 40 traumatisierten Patienten, bei welchen insgesamt 89 digitale Röntgenaufnahmen unterschiedlicher anatomischer Region angefertigt wurden. Bei 82 dieser Aufnahmen lagen konventionelle Vergleichsfilme vor, die in der Regel in „Sandwich-Technik“ gewonnen wurden.

Ergebnisse

Alle Aufnahmen wurden von drei unabhängigen Beobachtern hinsichtlich ihrer Bildqualität in drei Gruppen eingeteilt.

Gruppe 1 (sehr gut) wurde definiert als Aufnahme, die bei gutem Bildkontrast alle dargestellten anatomischen Strukturen adäquat darstellte. Gruppe 2 (zufriedenstellend) wurde definiert als eine Aufnahme, die eine weitgehend sichere Beurteilung der dargestellten Skelettabschnitte ermöglichte. Die Kontrastauflösung war in der Regel allerdings deutlich reduziert. Gruppe 3 (nicht ausreichend) lag dann vor, wenn zur sicheren Beurteilung eine Wiederholungsaufnahme bzw. zusätzliche Untersuchungsmethoden eingesetzt werden mußten.

Der Anteil der nicht zufriedenstellenden Aufnahmen konnte durch Verwendung der Speicherfolientechnik signifikant verringert werden (von 15 % auf 4 %). Zusätzlich war ein höherer Anteil an Untersuchungen der Gruppe 1 feststellbar (von 54 % auf 75 %). Besonders war diese Tendenz bei Aufnahmen der HWS, BWS und bei Beckenübersichten festzustellen. Weitere Vorteile der Methode liegen in der Möglichkeit der Bildnachverarbeitung (Skelett- und Weichteilaufnahme). Die Speicherung der Aufnahmen erfolgt digital, Kopien stehen immer in Originalqualität zur Verfügung.

Zusammenfassung

Unsere Ergebnisse zeigen, daß die Speicherfolientechnik in der Röntgendiagnostik des polytraumatisierten Patienten deutliche Verbesserungen der Bildqualität und eine Verringerung der Fehlbelichtungen bringt. Eine weitere Verbreitung der Technik scheint daher wünschenswert.

Moderne bildgebende Diagnostik der traumatischen Carotisdissektion

W. Crone-Münzebrock, U. Grzyska, P.-P. Spielmann und N.M. Meenen

Abteilung für Röntgendiagnostik, Universitätskrankenhaus Hamburg-Eppendorf, Martinistraße 52, W-2000 Hamburg 20, Bundesrepublik Deutschland

Die akute traumatische Carotisdissektion ist zwar ein seltenes Krankheitsbild, ihre rechtzeitige Diagnostik und die damit verbundene adäquate Anticoagulantientherapie kann eventuelle schwerwiegende neurologische Behinderungen für den Patienten vermeiden helfen. Für den Nachweis einer akuten traumatischen Carotisdissektion stehen als moderne bildgebende Verfahren heute die Computertomographie mit Kontrastmittel, die digitale Subtraktionsangiographie (DSA) sowie die Magnetresonanztomographie (MRT) und die Dopplersonographie einschließlich des B-Skan zur Verfügung. Unsere Erfahrungen und Ergebnisse beruhen auf der Untersuchung von 15 Patienten mit der CT, DSA, und MRT. In allen Fällen konnte bei den Patienten mit diesen Verfahren die korrekte Diagnose gestellt werden, des weiteren zeigte sich, daß in allen Fällen auch eine Verlaufsbeurteilung mit diesen 3 Verfahren möglich war. Aufgrund unserer Erfahrungen empfehlen wir folgendes Procedere: Eine eingehende neurologische Untersuchung sollte im Regelfall die Verdachtsdiagnose stellen. Als erster Untersuchungsschritt sollte eine Computertomographie des Halses mit laufender Kontrastmittelinfusion einschließlich einer kraniellen Computertomographie erfolgen. Somit kann in einem ersten Schritt sowohl der Verdacht auf eine Carotisdissektion gestellt werden und gleichzeitig evtl. Komplikation im Gehirn nachgewiesen bzw. ausgeschlossen werden. Die Computertomographie kann die anschließende angiographische Untersuchung nicht ersetzen. Gleiches gilt auch für die B-Skan-Sonographie, die sowohl in der Primärdiagnostik, wie auch in der Verlaufskontrolle in den bisherigen wissenschaftlichen Mitteilungen sich als geeignet erwies. Die Angiographie stellt die Indikation zur Voll-Dose-Heparinisierung, welche im akuten Stadium unter stationären Bedingungen durchgeführt werden sollte. Die MRT-Diagnostik erscheint aufgrund der anderen bildgebenden Alternativverfahren im akuten Stadium nicht unbedingt indiziert, in späteren Verlaufskontrollen kann jedoch thrombotisches Material in den Dissekaten nichtinvasiv sehr gut erkannt werden. Für Verlaufskontrollen unter Anticoagulantien-Prophylaxe erscheint die Computertomogaphie mit laufender Kontrastmittelinfusion ausreichend. Eine angiographische Verlaufskontrolle erscheint sinnvoll 1/4 Jahr nach Anticoagulantientherapie. Komplikationen bei der transfemoralen Angiographie bei traumatischen Carotisdessektionen wurden im eigenen Kollektiv weder in der Primärdiagnostik noch in der Verlaufskontrolle beobachtet. Die Gefährdung der Patienten beruht nicht so sehr in der Carotisdissektion und ihrer Thrombosierung, sondern allein durch die Gefahr späterer cerebraler Embolien.

Hefte zur Unfallheilkunde, Heft 220
Zusammengestellt von K. E. Rehm

Diagnostik vasculärer Begleitverletzungen beim Polytrauma – Katheterembolisation in der Akutsituation

H. Berger, Th. Hilbertz, H. Dienemann und G. Lob

Radiologische Klinik, Klinikum Großhadern, Ludwig-Maximilian-Universität, Marchioninistraße 15, W-8000 München 70, Bundesrepublik Deutschland

Die Incidenz arterieller Begleitverletzungen bei polytraumatisierten Patienten liegt bei ca. 10%. Nach einer Analyse von 718 Patienten verteilen sich die Gefäßverletzungen zu 1,5 % auf die obere Extremität, 3,3 % untere Extremität, 0,5 % supraaortale Gefäße, 1,1 % Beckenregion und 2,8 % auf die thorakale Aorta.

Die konventionellen diagnostischen Verfahren (Angiographie, Computertomographie) sind in den letzten Jahren durch die Digitale Subtraktionsangiographie (DSA), die Duplex-Sonographie (D-US) und die Kernspintomographie (KST) erweitert worden.

In der Diagnostik der traumatischen Aortenruptur bestand nach einer Analyse von 35 Patienten die Primärdiagnostik zu 43 % in der Angiographie und 57 % in der Computertomographie. KST und D-US kamen nur additiv in der subakuten Phase zum Einsatz, insgesamt war bei 83 % der Patienten eine angiographische Untersuchung durchgeführt worden. Die CT hat ihren Stellenwert in der Abklärung weiterer mediastinaler Verletzungen und kann als Ausschlußdiagnostik nur bei optimaler Untersuchungsqualität verwendet werden.

Bei Gefäßverletzungen des Beckens und der Extremitäten ist die angiographische Untersuchung, vorteilhaft in i.a. DSA-Technik, weiterhin unabdingbar. Die diagnostische Sensitivität liegt über 95 %, abhängig vom Zeitintervall nimmt die spezifische diagnostische Aussage über Gefäßspasmus, Intimaläsion, Ruptur, Thrombose usw. ab.

Bei massiver Blutung, vor allem im Becken, kann nach angiographischer Lokalisation als Alternative zur chirurgischen Versorgung eine Katheterembolisation durchgeführt werden. Die superselektive Gefäßocclusion mit Metallcoils oder Partikelembolisat wurde erfolgreich bei 6 Patienten im Stromgebiet der A. iliaca interna und bei drei Patienten in der Niere, Leber und der A. profunda femoris angewandt. Der Vorteil der Embolisationstechniken liegt in der sofortigen Wirksamkeit noch während der Primärdiagnostik, im selektiven gezielten Wirkungsprinzip und in der sequentiellen Kombinationsmöglichkeit mit der operativen Versorgung.

Hefte zur Unfallheilkunde, Heft 220
Zusammengestellt von K. E. Rehm

Röntgendiagnostik am Unfalltag: Fraktur und Gefäßverletzung – Wann ist eine Notfallangiographie indiziert?

W. Schlickewei, E.H. Kuner, G. Spillner und G. Goetze

Abteilung für Unfallchirurgie, Universitätsklinikum, Hugstetter Straße 55, W-7800 Freiburg, Bundesrepublik Deutschland

Die Kombination einer Extremitätenfraktur mit der Verletzung einer großen Arterie ist ein chirurgischer Notfall und erfordert höchste Behandlungspriorität, da bei einer Ischämiezeit über 6 h mit einem schlechten Spätresultat zu rechnen ist.

Die Auswertung der Befunde bei 113 Patienten, welche zwischen 1973 und 1989 in der Unfallchirurgischen Abteilung der Universitätsklinik Freiburg mit der Kombinationsverletzung Fraktur und Gefäßläsion behandelt wurden, zeigt, daß die Lokalisation der Fraktur und der Gefäßverletzung an der oberen Extremität divergieren kann, während an der unteren Extremität in der Regel Fraktur und Gefäßverletzung auf der gleichen Höhe liegen. Diese Tatsache muß in der Notfalldiagnostik berücksichtigt werden.

Aufgrund der diagnostischen Befunde und der Behandlungsverläufe bei den behandelten Patienten kann folgendes festgestellt werden: Wenn bei der klinischen Untersuchung und einer Dopplerkontrolle keine sichere Durchblutung der Extremität festzustellen ist, ist an der oberen Extremität eine Notfallangiographie in jedem Fall präoperativ indiziert, da Verletzungslokalisation (Fraktur und Gefäß) divergieren können. An der unteren Extremität ist eine Notfallangiographie in der präoperativen Phase nur bedingt erforderlich. In der überwiegenden Zahl der Fälle liegen die Gefäßverletzungen auf Höhe der Fraktur, so daß eine zusätzliche diagnostische Maßnahme in der präoperativen Vorbereitung nicht erforderlich ist. Sollte die intraoperative Lokalisierung an der unteren Extremität Probleme bereiten, kann kurzfristig eine intraoperative Nadelangiographie ergänzend durchgeführt werden, während dies an der oberen Extremität wegen der Komplikationsgefahr nicht angeraten ist.

Zusammenfassend kann gesagt werden, daß die Notfallangiographie der oberen Extremität präoperativ indiziert, an der unteren Extremität nur bei Vorliegen besonderer Voraussetzungen zwingend erforderlich ist.

Polytrauma: Primär nicht erkannte Verletzungen des Stütz- und Bewegungsapparates

G. Metak, Ch. Dannöhl und W. Heitland

Abteilung für Allgemein- und Unfallchirurgie, Städtisches Krankenhaus München-Bogenhausen, Englschalkinger Straße 77, W-8000 München 81, Bundesrepublik Deutschland

Bei polytraumatisierten und vor allem bewußtlosen Patienten werden bisweilen verspätet, manchmal erst in der Rehabilitationsphase bis dahin nicht diagnostizierte Verletzungen des

Hefte zur Unfallheilkunde, Heft 220
Zusammengestellt von K. E. Rehm

Stütz- und Bewegungsapparates gefunden. Angewandte Behelfstechniken bei der Erstdiagnostik, nicht konsequent weitergeführte Röntgendiagnostik, fehlende klinische Zeichen oder die scheinbare Zweitrangigkeit bestimmter Verletzungen beim vital bedrohten Patienten können Ursachen dafür sein.

An 323 polytraumatisierten Patienten aus 3 Jahren werden kritisch die primär nicht erkannten Verletzungen des Stütz- und Bewegungsapparates ausgewertet. Besonders gefährdete Regionen sind die untere HWS, der Schultergürtel, das Knie und der Fuß. Die Hälfte der 40 primär nicht gefundenen Verletzungen betreffen ligamentäre Strukturen, z. B. insbesondere am Acromioclaviculargelenk, die von der radiologischen Diagnostik kaum erfaßt werden. Schwere Kniebandverletzungen entziehen sich bei Frakturen der angrenzenden Röhrenknochen, vor allem des Oberschenkels, der klinischen Untersuchung.

Eventuell zum Zeitpunkt der Diagnosestellung bereits in Fehlstellung konsolidierte, periphere Extremitätenverletzungen wie Metatarsale-Frakturen und Zehenluxationen können die Gesamtrehabilitation erheblich behindern.

Nach Stabilisierung und Primärversorgung der Polytraumatisierten ist unbedingt eine erneute exakte klinische Untersuchung mit entsprehend konsequenter Röntgendiagnostik unter Ausnutzung von Spezialverfahren wie Tomographie und CT notwendig. Auch zunächst zweitrangig erscheinende periphere Verletzungen an den Extremitäten müssen jetzt erkannt werden, um später ein funktionell gutes Gesamtergebnis zu erzielen.

Ein besonderes Augenmerk ist auf ligamentäre Verletzungen zu richten. Nach operativer Versorgung großer Röhrenknochen sind noch intraoperativ Bandinstabilitäten der benachbarten Gelenke, insbesondere am Knie, auszuschließen.

Szintigraphische Kontrolle der primären Röntgendiagnostik bei Polytraumatisierten

M. Runkel, H. Steinert, W. Röder und K. Wenda

Klinik und Poliklinik für Unfallchirurgie, Johannes-Gutenberg-Universität, Langenbeckstraße 1, W-6500 Mainz, Bundesrepublik Deutschland

Polytraumatisierte Patienten benötigen eine optimale Behandlung, um den Grad der posttraumatischen Morbidität und Letalität so gering wie möglich zu halten. Zur Überprüfung von Effektivität und Effizienz der Röntgendiagnostik am Unfalltag haben wir bei 46 Polytraumatisierten Knochenszintigramme ein bis zwei Wochen nach dem Trauma angefertigt. Dabei fanden sich immerhin bei 10 Patienten Frakturen, die bis dahin nicht entdeckt wurden. Dies entspricht einer Rate von ca. 22%. Bei einem Teil der Frakturen waren keine therapeutischen Konsequenzen notwendig. Trotzdem muß dem Aufdecken dieser Verletzungen Beachtung geschenkt werden, da Fehlheilungen oder Restbeschwerden möglich und von versicherungsrechtlicher Bedeutung sind. Aufgrund der überraschend hohen Anzahl von nicht erkannten Frakturen nach Röntgendiagnostik am Unfalltag empfiehlt sich in

Hefte zur Unfallheilkunde, Heft 220
Zusammengestellt von K. E. Rehm

ausgewählten Fällen, die Durchführung einer Skelettszintigraphie bei Polytraumatisierten. Die Indikation zur Knochenszintigraphie ist insbesondere gegeben bei

1. primärer bzw. länger dauernder Bewußtlosigkeit
2. Durchgangssyndrom
3. multiplen Weichteilverletzungen (Rasanztrauma).

Einerseits vermag die Szintigraphie klinisch stumme Frakturen aufzudecken, andererseits kann bei Diskrepanz zwischen röntgenologischem und klinischem Befund eine Fraktur bestätigt oder ausgeschlossen werden.

Insgesamt erreicht man durch Anwendung der Knochenszintigraphie eine höhere diagnostische Treffsicherheit, um das wahre Ausmaß der Verletzung zu erkennen. Dadurch wird eine optimale Therapie möglich. Auch im Hinblick auf gutachterliche Fragestellungen wird eine exaktere Einschätzung von Unfallfolgen erreicht. Natürlich ist nicht bei jedem polytraumatisierten Patienten eine Knochenszintigraphie erforderlich. Aufgrund unserer Studie hat sich jedoch erwiesen, daß die nuclearmedizinische Untersuchung entscheidend zur Verbesserung der Diagnostik und Therapie beitragen kann.

Radiologische Diagnostik der Wirbelsäulenverletzung

Vorsitz: L. Kinzl, Ulm; B. Wimmer, Freiburg

Röntgendiagnostik am Unfalltag: Halswirbelsäulenverletzungen bei Schädel-Hirn-Trauma

W. Mutschler, M. Arand und P. Schnarkowsky

Abteilung für Unfallchirurgie, Hand-, Plastische und Wiederherstellungschirurgie, Klinikum der Universität Ulm, Steinhövelstraße 9, W-7900 Ulm, Bundesrepublik Deutschland

Schädel-Hirn-Traumen (SHT) und Halswirbelsäulenverletzungen liegen häufig miteinander vor. Mit einer retrospektiven Untersuchung an 100 aufeinanderfolgenden Patienten mit SHT aus dem Jahre 1989 sollte die Effizienz und Effektivität der röntgenologischen Untersuchung der HWS bei der genannten Verletzungskombination untersucht werden.

Hierzu wurden die 100 Patienten in eine Gruppe mit isoliertem SHT (n = 61) und in eine Gruppe von Polytraumatisierten mit SHT (n = 39) aufgeteilt. Dann untersuchten wir, wann am Unfalltag welche bildgebende Diagnostik am Schädel und an der HWS eingesetzt wurde, welche Diagnosen dabei gestellt werden konnten und welche diagnostischen Konsequenzen folgten.

Hefte zur Unfallheilkunde, Heft 220
Zusammengestellt von K. E. Rehm

Bei *isolierten SHT* wurden in 14 Fällen eine knöcherne Schädelverletzung, in 3 Fällen ein Epiduralhämatom diagnostiziert, in 45 Fällen war das Schädel-CT unauffällig. Begleitend traten 5 HWS-Verletzungen, davon 4 ohne neurologische Ausfälle, auf. Diese wurden in 2 Fällen mit Röntgenübersichtsaufnahmen erkannt, in 3 Fällen erst durch Zusatzaufnahmen, vor allen durch die CT, gesichert.

Bei *polytraumatisierten Patienten* mit SHT (11 knöcherne Schädelverletzungen, 5 Kontusionen) ließen sich 9 Halswirbelsäulenverletzungen diagnostizieren, von denen 6 neurologisch auffällig waren. Durch Übersichtsaufnahmen wurden 6 der Verletzungen nachgewiesen, bei den anderen 3 mußten Tomographie oder CT zur endgültigen Diagnosesicherung durchgeführt werden. Da immerhin 9 der 14 HWS-Verletzungen aus beiden Gruppen die C5/6/7-Region betrafen, wurde dieser Region besondere Beachtung geschenkt. Es zeigte sich, daß in 30 Fällen die untere HWS auf den Erstaufnahmen überhaupt nicht dargestellt war, was in 5 Fällen aufgrund der klinischen Einschätzung keine Konsequenzen, in 11 Fällen eine sofortige Wiederholung der Aufnahme, in 14 Fällen ein CT zur Folge hatte. Ohne diese Zusatzaufnahmen wären 4 der 9 Verletzungen gänzlich unerkannt geblieben.

Schlußfolgerung

Die häufige Kombination Polytrauma mit SHT und HWS-Verletzung zwingt zu einer sorgfältigen Untersuchung der HWS mit bildgebenden Verfahren. Auf den konventionellen Übersichtsaufnahmen waren nur etwa die Hälfte der Verletzungen sichtbar. Zusatzuntersuchungen sind daher, wenn immer möglich, am Unfalltag durchzuführen. Besondere Beachtung verdient dabei die konsequente Darstellung der unteren HWS. Hierfür wird ein Algorithmus für die Diagnostik bei isoliertem SHT und bei Polytrauma angegeben.

Ist die konventionelle Röntgendiagnostik zur Beurteilung von HWS-Verletzungen beim Mehrfachverletzten ausreichend?

H. Hertlein, S. Piltz, A. Stäbler, H. Berger und G. Lob

Chirurgische Klinik, Unfallchirurgie, Klinikum Großhadern, Marchioninistraße 15, W-8000 München 70, Bundesrepublik Deutschland

Im Zeitraum von 10/78 bis 3/90 wurden an der Chirurgischen Klinik und Poliklinik, Klinikum Großhadern 1021 Patienten mit Mehrfachverletzungen behandelt. Gerade bei diesem Patientengut ist es entscheidend, die gesamte HWS exakt darzustellen, um Verletzungen oder Frakturen auszuschließen. Bei der Beurteilung der HWS-Verletzungen stellen sich uns folgende Problemkreise:

1. der cranio-cervicale Übergang
2. der cervico-thorakale Übergang
3. rein disco-ligamentäre Verletzungen
4. Rotations- oder Luxationsverletzungen.

Hefte zur Unfallheilkunde, Heft 220
Zusammengestellt von K. E. Rehm

Bei Frakturen oder disco-ligamentären Verletzungen der HWS ergeben sich im Bereich des cranio-cervicalen und cervico-thorakalen Übergangs besondere diagnostische Probleme. Diese sind bedingt durch Überlagerungen des Schädelskelettes mit der oberen HWS und des Schultergürtels mit der unteren HWS. Exakt zentrierte Standardaufnahmen in 2 Ebenen der oberen HWS mit speziellen transoralen Aufnahmen oder konventionellen Tomographien können oftmals eine exaktere Diagnosestellung als das Computertomogramm liefern. Die am häufigsten übersehenen Wirbelsäulenverletzungen findet man gerade bei Mehrfachverletzten im Bereich des cervicothorakalen Übergangs. Durch axialen Zug an beiden Armen muß versucht werden, diesen Wirbelsäulenabschnitt bis zum 1. Brustwirbel darzustellen. Ist dies nicht möglich, so muß in jedem Fall eine Röntgenaufnahme in Fechter- oder Schwimmerstellung durchgeführt werden, um diesen Wirbelsäulenabschnitt darzustellen. Bei geringstem Verdacht auf disco-ligamentäre Verletzungen läßt sich durch gehaltene Aufnahmen unter Bildwandlerkontrolle eine Instabilität zweifelsfrei nachweisen. Das CT kann bei diesen Verletzungen teilweise falsche Befunde liefern. Bei Verdacht auf Rotations- bzw. Luxationsverletzungen können Schrägaufnahmen der HWS durchgeführt werden, um eine exakte Beurteilung der Neuroforamina zu ermöglichen. Durch Kombination der geeigneten konventionellen Aufnahmetechniken muß und kann die gesamte HWS suffizient beurteilt werden. Bei exakter Durchführung der konventionellen Röntgendiagnostik sollte CT und Kernspintomographie lediglich zielgerichtet zur Beurteilung des Verletzungsausmaßes hinzugezogen werden, nicht jedoch als ihr Ersatz. Dies umso mehr, da diese konventionellen Verfahren kostengünstiger und jederzeit auch in kleineren chirurgischen Einheiten verfügbar sind.

Die CT-Untersuchung bei traumatischer Schädigung der Halswirbelsäule – Eine präoperative Notwendigkeit?

M. Hahn, O. Russe, U. Bötel und G. Muhr

Chirurgische Universitätsklinik, Berufsgenossenschaftliche Krankenanstalten „Bergmannsheil", Gilsingstraße 14, W-4630 Bochum 1, Bundesrepublik Deutschland

In der Zeit vom 1. 1. 83–31. 12. 89 wurden an den BG-Krankenanstalten Bergmannsheil Bochum 1021 Wirbelsäuleneingriffe durchgeführt. Davon betrafen 262 Eingriffe die Halswirbelsäule (25,7 %).

Diagnostik und differenzierte präoperative Planung der Therapie sind nur durch den Einsatz der bildgebenden Verfahren im Rahmen einer Stufendiagnostik möglich.

Bei traumatischer Schädigung der HWS kommt nach Anamnese und klinischem Befund den Nativ-Röntgenaufnahmen in zwei Ebenen die wesentliche Basisinformation zu. Dabei ist darauf zu achten, daß cervico-cephaler und cervico-thorakaler Übergang abgebildet werden. Zielaufnahmen der oberen HWS und Schrägaufnahmen im Bereich der unteren HWS bringen diese Abschnitte besser zur Darstellung.

Hefte zur Unfallheilkunde, Heft 220
Zusammengestellt von K. E. Rehm

Funktionsaufnahmen in Ante- und Retroflexion sind indiziert bei nativ-diagnostisch intakten knöchernen Verhältnissen und Verdacht auf Segmentinstabilität. Sie sind nur unter Durchleuchtung und ärztlicher Aufsicht erlaubt.

Schichtaufnahmen sind bei Verletzungen des cervico-cephalen und cervico-thorakalen Übergangs sowie bei Verletzungen der oberen HWS und Verrenkungsverletzungen unentbehrlich. Sie dienen zur Objektivierung von Facettenverhakungen bei Rotationsluxation der HWS.

Erst nach Feststellung der vorliegenden Verletzung der HWS kommt im Rahmen der präoperativen Planung die Computertomographie zum Einsatz. Die Indikation zur CT-Untersuchung besteht bei HWK 1/2 Ringbrüchen und zur Frakturverlaufsdarstellung bei Berstungsbrüchen und dislocierten Bogenbrüchen. Durch Kontrastmittelgabe und seitliche Rekonstruktionen kann die Aussagekraft der axialen CT-Aufnahmen erhöht werden. Mehr als 10 % der röntgenologisch als stabil beurteilten Frakturen mußten nach Computertomographie als instabil und damit versorgungspflichtig bezeichnet werden.

Zur Darstellung von Weichteilveränderungen bei gleichzeitig bestehendem neurologischen Schaden ist die MRI-Untersuchung vorteilhaft. Sowohl die Knochenläsion als auch das Rückenmark und der Liquor sind sichtbar. Längsschnitte ermöglichen die Darstellung mehrerer Segmente.

Zuammenfassend stellen wir fest, daß Nativ-Röntgenaufnahmen und Schichtaufnahmen zur Feststellung des Verletzungsmusters dienen, während die Computertomographie zur präoperativen Planung bei Bogenbrüchen der oberen HWS und bei Berstungsbrüchen unentbehrlich ist.

Röntgendiagnostik des Wirbelsäulentraumas am Unfalltag: Indikation und Effektivität tomographischer Verfahren

Th. Heuchemer, H. Waidelich, J. Häberle und G. Bauer

Abteilung für Röntgendiagnostik, Universitätsklinik Ulm, Steinhövelstraße 9, W-7900 Ulm, Bundesrepublik Deutschland

Die Abklärung einer Verletzung der Wirbelsäule beim schwerverletzten bzw. polytraumatisierten Patienten steht aufgrund der zentralen Stützfunktion des Achsenskeletts und der Schutzfunktion für das Myelon im Vordergrund und erfolgt nach der Sicherung der lebenswichtigen kardiopulmonalen Funktionen und der Abklärung eines Schädel-Hirn-Traumas vordringlich. Im Zeitraum von 24 Monaten wurde in unserer Abteilung bei 211 Traumapatienten eine CT des Achsenskeletts durchgeführt, wobei sich in 128 Fällen (61 %) eine Verletzung nachweisen ließ. In 83 Fällen (39 %) war ein Wirbelsäulentrauma auszuschließen. Bei den erhobenen Befunden lagen 96 Frakturen, 6 Luxationsverletzungen sowie 24 kombinierte Verletzungen (Luxationsfrakturen) vor. Zwei cervicale Wurzelausrisse und 5 spinale Hämatome konnten gesichert werden. Diese Läsionen waren über die WS-Abschnitte HWS : BWS : LWS wie 62 : 45 : 75 verteilt, wobei Frakturen in der LWS,

Hefte zur Unfallheilkunde, Heft 220
Zusammengestellt von K. E. Rehm

Traumata mit einer Luxationskomponente in der HWS am häufigsten auftraten. Es ergaben sich relative Häufungen für die Übergangszonen der Wirbelsäule: occipito-atlanto-axiales Segment (18 Läsionen/14 %), cervico-thorakaler Übergang (14/11 %) und thoraco-lumbaler Übergang (42/33 %) waren häufiger betroffen als die übrigen WS-Segmente. Die Qualität der zuvor angefertigten Röntgenübersichtensaufnahmen bezüglich ihrer Beurteilbarkeit war für die LWS am höchsten, für den cervico-thorakalen Übergang am schlechtesten. Hier waren nur in 4 % der Fälle, in denen eine CT zum Frakturausschluß durchgeführt werden mußte, die Übersichtsaufnahmen gut oder ausreichend (mittlere HWS: 72 %; BWS: 44 %; LWS: 67 %). 24 Frakturen oder Luxationen der Wirbelsäule, die im CT erfaßt wurden, waren zuvor konventionell radiologisch nicht nachweisbar gewesen, bei 51 Patienten unvollständig erfaßt worden. Somit erbrachte die CT in insgesamt 61 % der Fälle eine relevante Mehrinformation. Bezogen auf den anatomischen Wirbelabschnitt waren vor allem Brüche der Wirbelbogenwurzeln und der Laminae konventionell häufig nicht erkannt worden. Frakturen der Wirbelkörperhinterkante, die auf den Übersichtsaufnahmen nicht zu erkennen waren, ließen sich im CT mit einer Häufigkeit von über 50 % schon dann nachweisen, wenn die begleitende Höhenminderung der Wirbelkörpervorderkante 20 % betrug. Eine Tendenz, das Ausmaß einer Spinalkanalstenose anhand der Übersichtsaufnahmen zu unterschätzen, bestand vor allem bei deutlichen Einengungen des Querschnittslumens von über 50 %. Die nur 12mal erforderliche Myelo-CT steht bei der Abklärung des akuten Wirbelsäulentraumas nicht im Vordergrund. Diese Ergebnisse rechtfertigen den großzügigen Einsatz der CT bei der Diagnosesicherung des akuten Wirbelsäulentraumas.

Diagnostik traumatischer Frakturen der BWS/LWS – Wertigkeit verschiedener bildgebender Verfahren

M. Schax, K.M. Stürmer, K. Koeser und M. Serdarevic

Abteilung für Unfallchirurgie, Universitätsklinikum Essen, Hufelandstraße 55, W-4300 Essen 1, Bundesrepublik Deutschland

Wirbelfrakturen, deren Häufigkeit in der Literatur zwischen 1 und 6 % aller Frakturen angegeben wird, kommt wegen der möglichen neurologischen Schäden eine besondere Bedeutung zu. Zum frühestmöglichen Zeitpunkt sollte deshalb nicht nur die Diagnosestellung „Wirbelfraktur", sondern eine exakte Klassifikation der Verletzungen erfolgen, damit die entsprechende Therapie eingeleitet werden kann.

Unter der Fragestellung, ob zur genauen Beurteilung einer Wirbelfraktur die Röntgenuntersuchung in zwei Ebenen ausreichend ist, oder ob weitere Verfahren, insbesondere die Computertomographie, ergänzend durchgeführt werden müssen, wurden retrospektiv 59 Patienten mit insgesamt 82 Frakturen analysiert. Es erfolgte zunächst die Beurteilung der Röntgen-Nativ-Untersuchung und die Klassifikation der Wirbelfraktur. Dieser Befund wurde dann mit dem Ergebnis der Computertomographie und anhand der Op-Berichte mit dem intraoperativen Befund verglichen.

Hefte zur Unfallheilkunde, Heft 220
Zusammengestellt von K. E. Rehm

Die Klassifikation erfolgte nach der von Magerl, Harms und Gertzbein vorgeschlagenen Einteilung, sowie nach der Einteilung von Wolter.

Eine optimale Belichtung der Röntgenbilder war nur in knapp 50 % der Fälle zu registrieren; die Zentrierung auf den frakturierten Wirbel war bei 50 % der Aufnahmen exakt. Im weiteren wurde analysiert, welche Strukturen des Wirbelkörpers in den Röntgenbildern eindeutig zu beurteilen waren. Relativ unproblematisch war hierbei die Beurteilung der vorderen Wirbelabschnitte (Grundplatte, Deckplatte, Vorderwand 100 %, Querfortsätze 93 %). Eine Stellungnahme zu Achsenabweichungen war in 88 % möglich. Eine sichere Aussage zu den Wirbelzwischengelenken konnte nur in 49 %, zur Bandscheibe in 23,7 %, zur Distraktion in 18,6 % getroffen werden. Während auf den Nativaufnahmen die Hinterwand in 98 % der Fälle beurteilt werden konnte, war das gesamte Ausmaß der Verlegung des Spinalkanals erst im CT sichtbar.

Die Klassifikation der Wirbelfrakturen war in 65 % alleine aus den Nativ-Röntgenbildern möglich. In 30 % erbrachte die Computertomographie zusätzliche Erkenntnisse, die zu einer Änderung der Klassifikation führten. In 5 % ergaben sich intraoperativ Befunde, die weder im Nativ-Röntgen noch im CT präoperativ erfaßt wurden. Hier handelte es sich um dorsale Bandzerreißungen oder Subluxationen der Wirbelzwischengelenke.

Zusammenfassung

Standardverfahren bei der Diagnostik traumatischer Wirbelsäulenfrakturen ist die Röntgenuntersuchung in zwei Ebenen. Bei ausreichender Qualität ist hieraus die Klassifikation von Wirbelsäulenverletzungen in 65 % der Fälle möglich. Ein CT sollte zusätzlich angefertigt werden wenn

1. eine ausreichende Qualität der Röntgenaufnahmen nicht erreicht werden kann (BWS, Begleitverletzungen),
2. nur in einer Ebene geröntgt werden kann (Begleitverletzungen),
3. ein neurologisches Defizit vorliegt (Beurteilung Spinalkanal),
4. geringster Verdacht auf Distraktion oder Rotationsverletzung besteht,
5. operiert werden muß (Spinalkanal: Fragestellung Laminektomie/Hemilaminektomie).

Wird ein Computertomogramm durchgeführt, sollten immer sagittale Rekonstruktionen durch beide Pedikel, wie auch zentral erfolgen, da diese Rekonstruktionsaufnahmen die größte Aussagekraft bezüglich dorsaler Bandzerreißungen, Luxationen und Subluxationen der Wirbelzwischengelenke ermöglichen.

Intraoperative Myelographie, prä- und postoperatives CT. Vergleich der Wertigkeit bei der Sofort- oder Frühversorgung instabiler Brüche der BWS und LWS

O. Russe, U. Bötel und A. Biebach

Berufsgenossenschaftliche Krankenanstalten „Bergmannsheil“, Gislingstraße 14, W-4630 Bochum 1, Bundesrepublik Deutschland

1983 bis 1989 wurden am Bergmannsheil in Bochum 534 instabile Frakturen im thoracolumbalen Bereich operativ stabilisiert, davon die Hälfte mit neurologischen Ausfällen.

Erschien uns die intraopertive Myelographie anfänglich noch als verläßliche Methode Restspinalkanaleinengungen intraoperativ darzustellen, so mußten wir jedoch seit der Möglichkeit der postoperativen Kontroll-Computertomographie feststellen, daß eine Diskrepanz zwischen der intraoperativ dargestellten Restkanaleinengung und der postoperativ dargestellten Einengung durch die Computertomographie vorlag.

Dies veranlaßte uns, eine retrospektive Studie mit operativ versorgten instabilen thoracolumbalen Brüchen durchzuführen, bei denen präoperativ eine Spinalkanalstenose von mindestens 30 % bestanden hat.

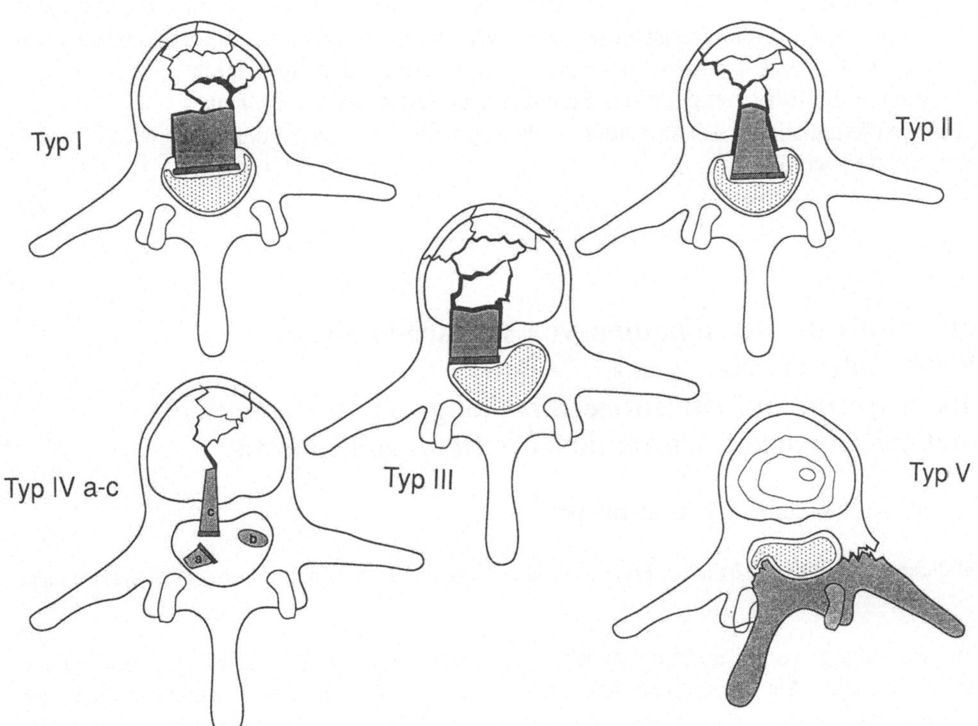

Abb. 1. Gruppeneinteilung der spinalkanaleinengenden Fragmentformen I–V

Hefte zur Unfallheilkunde, Heft 220
Zusammengestellt von K. E. Rehm

Bei 37 Patienten aus den Jahren 1987 und 1988, bei denen sowohl meßtechnisch verwertbare intraoperative Myelographien als auch prä- und postoperative Computertomographien vorlagen, wurden diese ausgewertet.

Dabei konnten 5 typische Gruppen von knöchernen spinalkanaleinengenden Fragmentformen gefunden werden, die sich morphologisch unterscheiden. Gruppe 1 beinhaltet nichtrotierte blockförmige Fragmente, die aus der Hinterwand des Wirbelkörpers in den Spinalkanal vordrangen, Gruppe 2 keilförmige Fragmente.

Die Gruppe 3 umfaßt blockförmige Fragmente, die seitlich aus der Hinterwand des Wirbelkörpers vorsprangen, Gruppe 4 umfaßt abgebrochene Facettenfragmente, freie, rotierte Fagmente, oder stiftförmige Fragmente, die in einem Bruch der Hinterwand eingeklemmt waren. Die Gruppe 5 umfaßt verschobene Bogenbrüche, die von dorsal den Spinalkanal einengten (Abb. 1.).

Entsprechend dieser Einteilung konnte nur für die Gruppe 1 und 2 eine Übereinstimmung der Meßwerte für die durchschnittliche Resteinengung gefunden werden (Gruppe 1: intraoperatives Myelogramm 32 %, postoperatives CT 33 %. Gruppe 2: intraoperatives Myelogramm 41 % Reststenose, postoperatives CT 48 %).

Bei Gruppe 3 und 4 lag keine Vergleichbarkeit der durchschnittlichen Reststenose mehr vor (Gruppe 3: intraoperatives Myelogramm 25 %, postoperatives CT 49 %, Gruppe 4: intraoperatives Myeloglramm 28 %, postoperatives CT 49 %).

Die Gruppe 5 war im Myelogramm nicht faßbar, die Darstellung der Einengung wäre nur durch eine selten erreichbare Prallfüllung möglich.

Aufgrund dieser Meßwerte kann gefolgert werden, daß die intraoperative Myelographie nur bei Gruppe 1 und Gruppe 2 verwertbar ist, bei der Gruppe 3–5 zeigt die intraoperative Myelographie die Reststenose nicht. Wir erachten daher bei Spinalkanalstenosen die Gruppe 3–5 eine primäre Laminektomie als erforderlich, um durch Austasten oder Sonographie die Resteinengung des Spinalkanales feststellen zu können.

Eine Wirksamkeit der Ligamentotaxis als Repositionsmanöver konnte nur bei Gruppe 1 nachgewiesen werden.

Eine klinische Klassifikation von thoraco-lumbalen Wirbelsäulenverletzungen – Eine einfache und eindeutige Einteilung mit therapeutischer Implikation anhand konventioneller Röntgendiagnostik

R. Sambale, P. Metz und V. Echtermeyer

Unfallchirurgische Klinik Minden, Friedrichstraße 17, W-4950 Minden, Bundesrepublik Deutschland

Eine Einteilung von Verletzungstypen soll einfach, eindeutig, vollständig und allgemeingültig sein. Als Klassifikationsmerkmale von Wirbelsäulenverletzungen stehen der Unfallmechanismus, der neurologische Status, morphologische Veränderungen und Kriterien der Stabilität zur Verfügung.

Hefte zur Unfallheilkunde, Heft 220
Zusammengestellt von K. E. Rehm

Die bekannteste Einteilung von Denis, McAfee, Wolter und auch die neueste von Harms, Magerl, Gertzbein orientieren sich sowohl an der Morphologie wie auch dem Unfallmechanismus. Für den routinemäßigen klinischen Alltagsbetrieb sind diese Einteilungen zu komplex, verwirren durch die Fülle an Details und verlieren damit an Trennschärfe. Entscheidungshilfen zur Indikationsstellung und damit therapeutische Implikationen fehlen allen bisherigen Klassifikationen.

Die folgende Einteilung ist aus rein pragmatischen Gründen entstanden, um jeden diensthabenden Kollegen in unserer Klinik eine Richtlinie bezüglich des Managements von thoraco-lumbalen Verletzungen in die Hand zu geben. Sie orientiert sich an der Klinik und der konventionellen Röntgendiagnostik. Anhand der Standardaufnahmen, der seitlichen und ap-Tomographie sowie bei Discusverletzungen der Discographie legen wir fest welche Säulen verletzt sind, wieviele Säulen verletzt sind und welches Ausmaß die Verletzung quantitativ und qualitativ hat. Somit wird der Grad der Stabilität bestimmt und die Therapie festgelegt.

Wir teilen die Wirbelsäulenverletzungen in drei Gruppen ein: Die isolierten Verletzungen einer Gruppe, I; die kombinierten Verletzungen zweier Säulen, II; und die komplette Verletzung aller drei Säulen, III. Die isolierten Verletzungen einer Säule können die ventrale (Ia) oder die dorsale (Ib) Säule betreffen. Sie sind biomechanisch und neurologisch stabil und werden frühfunktionell behandelt.

Die Gruppe II umfaßt die Zweisäulenverletzungen. Wir unterscheiden die kombinierte Verletzung der ventralen und mittleren Säule (IIa), der mittleren und dorsalen Säule (IIb) und der ventralen und dorsalen Säule (IIc). Diese Verletzungen sind prinzipiell instabil, weisen aber noch eine Reststabilität durch eine intakte Säule auf. sie können daher in Abhängigkeit vom neurologischen Status elektiv versorgt werden.

Die Gruppe II bechreibt die Zerstörung aller drei Säulen. Wir unterscheiden Verletzungen ohne Dislokation (IIIa) und mit Dislokation (IIIb). Diese Verletzung ist hochgradig instabil und bedarf daher in der Regel einer sofortigen operativen Versorgung. Die biomechanische Stabilität nimmt von Gruppe I nach Gruppe III ab während die neurologische Instabilität zunimmt.

Diskussion

B. Wimmer, Freiburg

Den Schwerpunkt der Diskussion bildete die Röntgendiagnostik der HWS-Verletzung. Aus den Beiträgen wurde anhand größerer Statistiken ersichtlich, daß vor allem beim polytraumatisierten Patienten die Gefahr besteht, daß Verletzungen des cerviko-thorakalen und cranio-cervicalen Übergangs übersehen werden. Aus den Diskussionsbeiträgen ist festzuhalten:

1. Die HWs muß und kann auch in konventioneller Röntgentechnik dargestellt werden. Häufig notwendige Zusatzaufnahmen sind die transorale Aufnahme von C1 und C2, ge-

Hefte zur Unfallheilkunde, Heft 220
Zusammengestellt von K. E. Rehm

legentlich seitliche Tomographien. Für die Darstellung der unteren HWS und der oberen BWS sind oft Aufnahmen unter Zug an den Armen oder Schrägaufnahmen (in Schwimmer- oder Fechterstellung) erforderlich. Rein discoligamentäre Verletzungen machen Funktionsaufnahmen notwendig. Diese dürfen beim Bewußtlosen auch passiv unter Bildwandler-Kontrolle durchgeführt werden mit beidhändiger Führung des Kopfes.

2. Aufgrund des höheren Auflösungsvermögens und der Abbildungsebene sind Dens-Frakturen besser auf seitlichen Schichtaufnahmen nachweisbar als in der CT. Auch für Luxationen und Subluxationen ist dies die universale Methode, die überall verfügbar ist.

Teilweise unterschiedlich wurde die Rolle der Computertomographie beurteilt. Unbestritten ist ihre Aussagefähigkeit zur Beurteilung der Stabilität einer Fraktur und dem Nachweis von Fragmenten im Spinalkanal, also dem Ausmaß der Verletzung. Hierin ist sie der konventionellen Diagnostik und der intraoperativen Myelographie eindeutig überlegen.

Andere Gruppen setzen die CT aber auch zur Primärdiagnostik ein vor allem im Bereich der überlagerungsträchtigen Übergangszonen, so die Gefahr der übersehenen Fraktur droht.

3. Die Rolle der Kernspintomographie war nicht kontrovers. Sie ist dort indiziert, wo neurologische Ausfälle bestehen, die durch Röntgenbild und CT nicht erklärbar sind. Sie ermöglicht eine direkte Darstellung des Rückenmarks und des Subarachnoidalraumes über mehrere Segmente.

Insgesamt war für die Diagnostik der Wirbelsäulenverletzungen ein gestufter Einsatz der Methoden unumstritten. Unterschiedliche Auffassungen bestanden zum Teil über das diagnostische Vorgehen beim bewußtlosen oder polytraumatisierten Patienten, bei dem notwendige Umlagerungsmanöver (z. B. für Schichtaufnahmen) potentiell gefährlich sind. In der Diskussion wurde klar, daß dort, wo die Computertomographie zur Verfügung steht, sie in solchen Fällen der konventionellen Tomographie vorgezogen wird, vor allem dann, wenn ohnehin eine CT des Schädels durchgeführt werden muß.

Radiologische Diagnostik beim Thoraxtrauma

Vorsitz: H.-P. Busch, Mannheim; V. Vécsei, Wien

Ist die Aussagekraft der konventionellen Thorax-Aufnahme beim Polytrauma ausreichend? – Indikation und Wertigkeit einer weiterführenden CT-Diagnostik

J.H. Langkowski, D. Grossner, K.H. Jungbluth und E. Bücheler

Abteilung Röntgendiagnostik, Universitätskrankenhaus Hamburg-Eppendorf, Martinistraße 52, W-2000 Hamburg 20, Bundesrepublik Deutschland

Die Routine-Liegethorax-Aufnahme beim polytraumatisierten Patienten hat eine hohe Aussagekraft. Steht das Thorax-Trauma bei dem Verletzten nicht im Vordergrund wie z. B.

Hefte zur Unfallheilkunde, Heft 220
Zusammengestellt von K. E. Rehm

beim Schädel-Hirn-Trauma, so haben zunächst zufällig erfolgte, später aber systematisch zusätzlich zur Computer-Tomographie des Hirn- und Gesichtsschädels angefertigte Untersuchungen der Thoraxorgane im CT doch schwerwiegende behandlungsbedürftige Befunde (Pneumothorax, Lungenkontusionen, Gefäßverletzungen, Atelektasen etc.) ergeben.

Auch retrospektive Analysen des Ausgangsthorax ließen häufig diese Verletzungen nicht in jedem Falle erkennen. Die Konsequenzen dieser Erkenntnisse aus den letzten 5 Jahren haben dazu geführt, daß in der Regel z. B. auch bei Patienten mit alleinigem Schädel-Hirn-Trauma zusätzlich zum CCT orientierende CT-Schnitte durch Thorax- und Oberbauchorgane an den Stellen angefertigt werden, die eine hohe Verletzungswahrscheinlichkeit haben. Der dadurch erzielbare Informationsgewinn hat bei ca. jedem 10. polytraumatisierten Patienten zu therapeutischen Konsequenzen geführt. Der zusätzliche Aufwand und die Strahlenbelastung sind dagegen für den Patienten und den Untersucher von untergeordneter Relevanz.

Radiologische Akutdiagnostik des Thoraxtraumas am Unfalltag – Ist die Thoraxübersichtsaufnahme ausreichend?

J. Windolf, S. Gottschalk, R. Inglis und A. Pannike

Unfallchirurgische Klinik, Klinikum der Johann-Wolfgang-Goethe-Universität, Theodor-Stern-Kai 7, W-6000 Frankfurt/Main 70, Bundesrepublik Deutschland

Für die Therapie einer Thoraxverletzung mit oder ohne Rippenfraktur sind neben den subjektiven Beschwerden des Patienten vor allem etwaige zusätzliche Verletzungen der Thoraxorgane oder Begleitverletzungen der parenchymatösen Oberbauchorgane entscheidend. Während letztere bei entsprechender Verletzungslokalisation z. B. sonographisch abgeklärt werden sollten, ist die Diagnostik von Pleura-, Lungen- oder Mediastinalverletzungen eine unbestrittene Domäne der Röntgendiagnostik, die sich an die körperliche Untersuchung stets anschließen sollte.

Um die Effektivität dieser Röntgendiagnostik zu analysieren haben wir in unserer Klinik in einer retrospektiven Studie 997 Fälle von Patienten genauer untersucht, die im Rahmen eines Unfalles ein meist stumpfes Bagatelltrauma des Thorax erlitten hatten. Insgesamt waren am Unfalltag 1327 konventionelle Röntgenuntersuchungen der Thoraxorgane durchgeführt worden, um 346 radiologisch nachweisbare Verletzungsfolgen, das sind 26 %, diagnostizieren zu können. 88,4 % (306) der Befunde konnten dabei primär aus der Thoraxübersichtsaufnahme erhoben werden. Nur in 43 Fällen wurde eine weiterführende radiologische Diagnostik erforderlich. Neben einer Computertomographie und 2 Gefäßdarstellungen zum Ausschluß von Mediastinalverletzungen waren dies in 7 Fällen eine seitliche Aufnahme des Sternums und 33 zusätzliche Aufnahmen des knöchernen Hemithorax zum zweifelsfreien Nachweis von klinisch bereits diagnostizierten Rippenfrakturen meist nach einem Berufsunfall oder aus versicherungsrechtlichen Überlegungen. Eine über die Gabe von Analgetica und Broncholytica hinausgehende Therapie der Thoraxver-

Hefte zur Unfallheilkunde, Heft 220
Zusammengestellt von K. E. Rehm

letzung wie beispielsweise die Einlage einer Thoraxdrainage konnte in allen erforderlichen Fällen bereits aus der Thoraxübersichtsaufnahme abgeleitet werden. In 169 Fällen wurde aber trotz unauffälliger Thoraxübersichtsaufnahme routinemäßig eine zusätzliche seitliche Aufnahme und in 83 Fällen zum Ausschluß einer Rippenfraktur routinemäßig eine zusätzliche Aufnahme des knöchernen Hemithorax angefertigt. Alle diese Aufnahmen waren ohne pathologischen Befund und hatten keine therapeutische Konsequenz.

Als Fazit läßt sich somit aus unserer Untersuchung ableiten, daß die einfache Thoraxübersichtsaufnahme zur Einleitung einer sachgerechten Diagnostik und Therapie bei Patienten mit Thoraxtraumen am Unfalltag völlig ausreichend ist. A priori routinemäßig durchgeführte Zusatzuntersuchungen wie Aufnahmen im seitlichen Strahlengang oder des knöchernen Hemithorax haben für den Patienten meist keine klinische Konsequenz und sollten daher unterlassen werden. Zur Erhöhung der Effektivität der radiologischen Akutdiagnostik sollte zunächst lediglich eine Thoraxübersichtsaufnahme angefertigt werden, die dann bei entsprechendem pathologischen Befund zu weiteren ergänzenden Untersuchungen führen kann. Unter Berücksichtigung dieser Überlegungen hätten in unserer Studie 252 Röntgenaufnahmen ohne Konsequenzen für den Patienten unterlassen werden können, das sind 25 % aller durchgeführten Röntgenuntersuchungen. Dies hätte neben der entsprechenden Senkung der Strahlenexposition eine Kostenersparnis von 15,8 % ermöglicht.

Fehlbeurteilung einer Thoraxverletzung bei der Primärdiagnostik bei Polytraumatisierten

L. Rudig, W. Röder, J. Ahlers und P. Grebe

Klinik und Poliklinik für Unfallchirurgie, Universitätsklinikum Mainz, Langenbeckstraße 1, W-6500 Mainz, Bundesrepublik Deutschland

Ein 54jähriger Patient wird nach einem Sturz aus 2 m Höhe, bei dem er sich Frakturen der Rippen 3 bis 6 links zugezogen hat, wegen zunehmender Atemnot und Entwicklung eines rasch progredienten Hautemphysems in unsere Klinik eingeliefert. Die Röntgen-Thorax-Untersuchung beschreibt einen Mantelpneumothorax links wowie ein ausgeprägtes Hautemphysem. Da es trotz Einlage einer Thoraxdrainage links zur weiteren Zunahme des Hautemphysems kommt und die konventionelle Röntgendiagnostik hierfür keine Erklärung gibt, wird eine axiale thorakale Computertomographie veranlaßt, wo ein ausgedehnter, vor allem ventrobasal gelegener Pneumothorax rechts zur Darstellung kommt. Nach Einlage einer zusätzlichen Thoraxdrainage rechts tritt eine rasche Befundnormalisierung ein.

Das geschilderte Fallbeispiel demonstriert die problematische Bewertung der Röntgen-Thorax-Untersuchung als Momentaufnahme beim liegenden Patienten oder bei Vorliegen eines Hautemphysems. Gelingt es auch durch eine rasche Verlaufskontrolle nicht, fragliche Befunde, kritische Situationen oder eine pulmonale Verschlechterung abzuklären, empfehlen wir die Durchführung einer axialen thorakalen Computertomographie, mit welcher bereits kleinste Luft- und Flüssigkeitsansammlungen sicher diagnostiziert werden können.

Hefte zur Unfallheilkunde, Heft 220
Zusammengestellt von K. E. Rehm

Thorax-Computertomographie am Unfalltag – Nutzen und Risiko

C. Sangmeister, E.M. Walthers und M. Sangmeister

Röntgendiagnostik, Klinikum Minden, Friedrichstraße 17, W-4950 Minden, Bundesrepublik Deutschland

In der Notfalltherapie eines schwer thorax-traumatisierten Patienten müssen Diagnostik und Therapie parallel laufen, um vital bedrohliche Zustände rasch erkennen und bekämpfen zu können. Die akute Thoraxverletzung erfordert weniger die Anwendung spezieller Untersuchungsverfahren, als vielmehr das sofortige Erkennen therapiebedürftiger posttraumatischer Befunde.

Die Röntgen-Thoraxübersicht im anterioren/posterioren Strahlengang stellt von radiologischer Seite die Basisdiagnostik dar und führt in der Mehrzahl der Fälle zur Diagnose der thorakalen Verletzungsmuster. Das Thorax-Röntgenbild ist ein wichtiges Hilfsmittel in der Primärdiagnostik und Verlaufsbeobachtung Thoraxverletzter.

Der hohe Stellenwert der Computertomographie (CT) in der Diagnostik thorakaler Verletzungen ist jedoch unbestritten und ergibt sich aus der Möglichkeit der überlagerungsfreien Darstellung der Pathologica. Pulmonale, pleurale und mediastinale Prozesse, die beim Thoraxtrauma nicht selten nebeneinander vorkommen, werden in der transversalen Schnittebene des Computertomogramms klar differenzierbar. Ungeachtet aller technischen Probleme und des Zeitaufwandes ist daher die computertomographische Thoraxuntersuchung bei speziellen Fragestellungen am kardiopulmonal stabilisierten Patienten die Methode der Wahl, insbesondere bei Kombinationsverletzungen an Thoraxskelett und Thoraxorganen.

Radiologische Strategie bei traumatischen Rupturen der thorakalen Aorta Abschnitt III

Th. Hilbertz, H. Berger, T. Mittelmeier, H. Dienemann und G. Lob

Radiologische Klinik und Poliklinik, Klinikum Großhadern, Ludwig-Maximilian-Universität München, Marchioninistraße 15, W-8000 München 70, Bundesrepublik Deutschland

Einleitung

Die traumatische Ruptur der thorakalen Aorta stellt eine häufige Todesursache bei Patienten mit schweren Thoraxtraumen dar (bis zu 16 %). In einem klinischen Patientengut wird die Incidenz mit 3–5 % geschätzt. Die Bedeutung einer frühen und sicheren Diagnostik läßt sich an einigen Zahlen erkennen: etwa 5 % der Fälle werden beim primären Krankenhausaufenthalt übersehen, 30–50 % dieser Patienten entwickeln später Beschwerden bedingt durch das posttraumatische Aortenaneurysma.

Hefte zur Unfallheilkunde, Heft 220
Zusammengestellt von K. E. Rehm

Patientengut

In einer retrospektiven Studie wurde das diagnostische Vorgehen bei 35 Patienten mit traumatischer Ruptur der thorakalen Aorta Abschnitt III innerhalb der letzten 20 Jahre analysiert.

Ergebnisse

Die primäre röntgendiagnostische Maßnahme stellt die Thoraxaufnahme dar. Hier werden in der Literatur einige typische Hinweiszeichen auf eine Verletzung der thorakalen Aorta angeführt (Mediastinalverbreiterung, Pleuraerguß, Verlagerung von Trachea und Ösophagus nach rechts, u. a.). Diese Zeichen sind nicht regelmäßig und oft nur einzeln nachweisbar, so daß die Thoraxaufnahme zwar eine relativ hohe Sensitivität aber eine geringe Spezifität aufweist. Auch typisch klinische Zeichen wie etwa das Pseudocoarctationssyndrom sind nur in wenigen Fällen nachweisbar. Thorakale Begleitverletzungen wie Rippenfrakturen, Hämato- oder Pneumothorax oder Lungenkontusionen waren im eigenen Patientengut mit 91 % sehr häufig und werden in der Literatur mit 60 bis 80 % angegeben. Als weitere diagnostische Verfahren wurden bei uns die CT in 57 % und die Angiographie in 43 % der Fälle eingesetzt. Nur in 30 % war allerdings die CT als alleiniges diagnostisches Verfahren ausreichend. In allen anderen Fällen wurde eine zusätzliche Angiographie erforderlich. Als weiterführendes diagnostisches Verfahren wurde bei einem Patienten in der subakuten Phase die MRT eingesetzt. Diese Untersuchung ist wegen der begrenzten räumlichen Auflösung und der langen Untersuchungszeiten für den Routineeinsatz derzeit noch nicht geeignet.

Schlußfolgerungen

Die Thoraxaufnahme steht im Mittelpunkt der Diagnostik bei Verletzungen der thorakalen Aorta. Sie verfügt über eine hohe Sensitivität bei leider nur geringer Spezifität. Zusammen mit der klinischen Symptomatik weist sie den Weg für weitere diagnostische Maßnahmen. Beim klinisch stabilen Patienten, der unter Umständen wegen zusätzlicher Begleitverletzungen (SHT, Wirbelsäulenverletzungen, u. a.) ohnehin computertomogaphisch untersucht werden muß, stellt die CT die primäre weiterführende diagnostische Maßnahme dar. Auf die präoperative Angiographie kann zur besseren OP-Planung nur in Einzelfällen verzichtet werden. Sie ist immer bei unklaren CT-Befunden einzusetzen. Besonders beim klinisch instabilen Patienten sollte sie als erstes weiterführendes Verfahren verwendet werden.

Diagnostische Wertigkeit der Sonogaphie im Vergleich zur Röntgenuntersuchung beim Thoraxtrauma

M. Walz und G. Muhr

Chirurgische Universitätsklinik und Poliklinik, Berufsgenossenschaftliche Krankenanstalten „Bergmannsheil", Gilsingstraße 14, W-4630 Bochum 1, Bundesrepublik Deutschland

Das Thoraxtrauma mit seiner erheblichen Bedeutung für die Prognose des Mehrfachverletzten erfordert eine unkomplizierte, aussagekräftige Akutdiagnostik und eine effektive Verlaufskontrolle. Die Sonographie, die in der traumatologischen Diagnostik einen festen Platz besitzt, nimmt hier noch eine Außenseiterposition ein.

Im Rahmen einer prospektiven Studie wurde bei Verletzten mit isoliertem, vorwiegend jedoch einem Polytrauma assoziiertem Thoraxtrauma vor Anfertigung einer Röntgenaufnahme eine Ultraschalluntersuchung durchgeführt. Im weiteren Verlauf wurden in regelmäßigen Abständen sonographische und radiologische Kontrollen vorgenommen. In der Akutdiagnostik galt das Augenmerk den potentiell vital bedrohlichen Komplikationen des Thoraxtraumas.

Beim Hämatothorax besitzt die Sonographie gegenüber der Röntgenuntersuchung eine wesentlich höhere Sensitivität und Spezifität. Insbesondere am liegenden Patienten verfügt man mit der Sonographie über eine uneingeschränkte Beurteilbarkeit. Unter insgesamt 90 Patienten wurde ein Hämatothorax 39mal sonographisch und 22mal radiologisch erfaßt. Unsichere Befunde waren bei der Ultraschalluntersuchung nicht zu verzeichnen. Das Hämatoperikard, das bereits bei geringen Volumina eine vitale Bedrohung bedingt, ist der Sonographie besser zugänglich als der Röntgenuntersuchung. Gerade in der Frühphase lassen sich geringe Flüssigkeitsmengen sicher nachweisen und im Verlauf kontrollieren. Ein Hämatoperikard konnte in zwei Fällen nur sonographisch nachgewiesen werden, unsichere Befunde traten nicht auf. Die Zwerchfellruptur als Komplikationsquelle bei Thoraxdrainagen kann durch die Sonographie rechtzeitig erkannt und iatrogene Komplikationen vermieden werden. Pathognomonisch ist die unmittelbare Nachbarschaft von Lungenparenchym und Darm bzw. der Nachweis epiphrenischer Darmschlingen. Zwei Zwerchfellrupturen waren nur der Sonographie zugänglich, zwei Verdachtsfälle konnten durch Ultraschallkontrollen ausgeschlossen werden. Der Pneumothorax bedingt eine Verstärkung der Wiederholungsechos auf der betroffenen Seite. Eine Totalreflektion parallel zur Thoraxwand mit Aufhebung der Wiederholungsechos ist Zeichen eines ausgeprägten Pneumothorax und rechtfertigt die sofortige Drainage. Drei Pneumothoraces wurden nach der Sonographie primär entlastet, zwei unsichere Befunde ließen sich radiologisch als Mantelpneumothorax verifizieren.

In der Verlaufskontrolle lassen sich röntgenologisch unklare pulmonale Verschattungen in liquide oder organisierte Ergüsse sowie pulmonale Infiltrate differenzieren. Unter Reduktion der Röntgenstrahlenbelastung kann die Effektivität liegender Drainagen beurteilt werden. Gekammerte Ergüsse können als solche erkannt und auch am liegenden Patienten risikoarm und effektiv drainiert werden. Der Vorteil einer ortsungebundenen Untersuchungseinheit macht die Sonographie auch in der Intensivmedizin zu einem wichtigen Diagnostikum.

Hefte zur Unfallheilkunde, Heft 220
Zusammengestellt von K. E. Rehm

Nach unseren positiven Erfahrungen ist der Sonographie beim Thoraxtrauma ein fester Platz einzuräumen. In der Verlaufskontrolle sollte sie zunehmend angewandt werden, um sie auch hier zu etablieren. Die bisherige Strategie in der Versorgung des Thoraxtraumas kann unter Integration dêr Sonographie sinnvoll modifiziert werden.

Diskussion

V. Vécsei, Wien

Die Aussagekraft der konventionellen Thoraxaufnahme ist in 95 % aller Fälle beim Polytrauma eine verläßliche. Ist eine Diskrepanz zwischen dem klinischen und röntgenologischen Bild festzustellen, ist eine weiterführende Diagnostik unter Zuhilfenahme der Computertomographie angezeigt. Wird a priori eine CT-Untersuchung aus anderen Gründen notwendig, so empfiehlt es sich aus gegebener Anzeige Standardschnitte vom Thorax auch anzufertigen.

Eine routinemäßige CT-Untersuchung einer jeden Thoraxverletzung im Rahmen des Polytraumas ist nicht zweckmäßig und über Gebühr kostspielig.

Die Aussagekraft der Sonographie bei Verlaufskontrollen ist hoch, ihr Einstz sollte forciert werden.

Allgemeine und spezielle radiologische Diagnostik: Obere Extremität

Vorsitz: W. Dürr, Koblenz; R. Frahm, Freiburg

Nichterkennung der hinteren Schulterluxation bei der Röntgeneinstellung am Unfalltag

J. Ahlers und G. Ritter

Klinik und Poliklinik für Unfallchirurgie, Universitätsklinikum Mainz, Langenbeckstraße 1, W-6500 Mainz, Bundesrepublik Deutschland

Die Röntgendiagnostik spielt zur rechtzeitigen Erkennung der hinteren Schulterluxation eine wesentlich Rolle, da Fehlbeurteilungen von Röntgenbildern keine Seltenheit sind. Wenngleich die Verletzungen in Bezug auf die vordere Schulterluxation selten ist (bis

Hefte zur Unfallheilkunde, Heft 220
Zusammengestellt von K. E. Rehm

zu fünf Prozent), so ergibt sich, daß Krampfanfälle als häufigste Ursache vielfach vom Patienten verschwiegen werden. Es stehen grundsätzlich fünf Röntgeneinstellungen zur Beurteilung des Schultergelenkes zur Verfügung. Die a. p.-Röntgeneinstellung als Standardaufnahme zeigt normalerweise eine elliptische Überlappungsfigur von Humeruskopf und Pfanne. Diese Standardeinstellung eignet sich zur Beurteilung von knöchernen Verletzungen und groben Dislokationen, nicht aber zur Erfassung einer hinteren Verrenkung. Bei einer hinteren subakromialen Luxation ist diese Figur inhomogener und deutlich kleiner. Eine derartige Röntgeneinstellung kann, wenn sie als alleinige Aufnahme angefertigt wird, in Fehlbeurteilung der Verletzung die hintere Luxation übersehen lassen. Die tatsächliche a. p.-Einstellung, die glenoidal-tangentiale Aufnahme, erlaubt im Normalfall eine klare Trennung von Humeruskopf und Pfanne. Bei einer dorsalen Luxation steht der Kopf hinter der Pfanne. Eine Trennung zwischen beiden knöchernen Strukturen ist daher nicht mehr möglich. Die zweite, seitliche Ebene, dargestellt durch eine transscapuläre Projektion, ergibt eine klare Aussage über die Stellung des Humeruskopfes in Bezug auf die Fossa glenoidalis. Die Aussage über die Luxationsrichtung ist durch diese Einstellung absolut sicher möglich. Die axial-axilläre Einstellung ist die wichtigste Projektion zum Nachweis einer hinteren Luxation. Kriterium ist der tangential getroffene Gelenkspalt. Durch diese Einstellung läßt sich sowohl das Ausmaß der hinteren Luxation als auch ein begleitender knöcherner Schaden im Bereich der Gelenkpfanne bzw. des Humeruskopfes („reversed Hill-Sachs-Läsion“) hervorragend darstellen. Die transthorakale Einstellung als fünfte Projektion eignet sich nicht zur Diagnostik einer hinteren Schulterluxation, sondern dient der Darstellung proximaler Humerusfrakturen.

Zusammenfassend ergibt sich, daß die alleinige a. p.-Einstellung zur Beurteilung einer hinteren Schulterluxation grundätzlich nicht ausreicht. Weitere Projektionen sind zur Diagnosesicherung unbedingt erforderlich. Begleitende knöcherne Defekte im Bereich des Humeruskopfes und der Pfanne lassen sich durch eine axial-axilläre Einstellung hervorragend darstellen. Diese vier Projektionen sind in ihrer Aussagekraft so hervorragend, daß weitere diagnostische Untersuchungen zur Beurteilung einer Fehllage bzw. von knöchernen Verletzungen (z. B. CT) nicht mehr erforderlich sind.

Zusatzinformationen von Kontrastmittel-CT und MR-Tomographie bei Schulterverletzungen

K. Wenda, K. F. Kreitner, J. Grimm und J. Ahlers

Kliniken für Unfallchirurgie, Orthopädie und Radiologie, Johannes-Gutenberg-Universität, Langenbeckstraße 1, W-6500 Mainz, Bundesrepublik Deutschland

Mit konventionellen Röntgenaufnahmen der Schulter können ein Abriß des Labrum glenoidale, Rupturen der Rotatorenmanschette und Verletzungen der Schultergelenkskapsel nicht nachgewiesen werden. In der vorliegenden Untersuchung wurde die Effektivität der CT-Arthrographie und der MR-Tomographie hinsichtlich der Erkennung der Weichteilläsio-

Hefte zur Unfallheilkunde, Heft 220
Zusammengestellt von K. E. Rehm

nen überprüft. Bei nachgewiesener (rezidivierende Luxationen) oder klinisch vermuteter Schulterinstabilität (positiver Apprehension-Test, subjektives Luxationsgefühl) wurde bei 40 Patienten eine CT-Arthrographie durchgeführt. Dazu wurden von ventral 3 ml Kontrastmittel und ca. 15 ml gefilterte Luft in das Schultergelenk injiziert. Bei 35 Patienten konnte eine glenohumerale Instabilität (28 ventral, 2 dorsal, 5 multidirektional) durch Darstellung gerissener oder deutlich ausgestülpter Kapselstrukturen und einen Labrumabriß nachgewiesen werden. 4 Patienten hatten eine isolierte Labrumläsion, ein Patient einen Normalbefund. 15 der 40 Patienten wurden operiert, der CT-arthrogaphische Befund konnte in diesen 15 Fällen bestätigt werden. Rotatorenmanschettenrupturen stellen sich CT-arthrographisch durch einen Kontrastmittelaustritt in die Bursa subacromialis dar. Bei diesen Verletzungen zeigten sich keine Vorteile gegenüber einer konventionellen Arthrographie. Rotatorenmanschettenrupturen lassen sich in der MR-Tomographie am besten erkennen. Grob vereinfacht lassen sich in der MR-Tomographie sogenannte T1-gewichtete Untersuchungen, in denen Fett signalintensiv zur Darstellung kommt, und T2-gewichtete Untersuchungen, in denen Wasser signalintensiv zur Darstellung kommt, unterscheiden. Kriterien der Rotatorenmanschettenruptur sind das Fehlen der normalerweise in mindestens einer coronaren Schnittebene signalarm dargestellten Supraspinatussehne und ein Signalverlust des subakromialen Fettes durch ödematöse Veränderungen im T1-gewichteten Bild sowie der Nachweis kontrastreicher Flüssigkeit im subakromialen Raum und im Bereich des M. supraspinatus im T2-gewichteten Bild. Auch Labrumabrisse lassen sich in der MR-Tomographie durch Unterbrechung der signalarmen Knorpel-Labrum-Kontur nachweisen. Weiterhin kommen auch geringgradige Gelenkergüsse signalintensiv zur Darstellung.

Zusammenfassend kann festgestellt werden, daß die weite Palette der bildgebenden Verfahren eine differenzierte Indikationsstellung aufgrund eingehender klinischer Untersuchung erfordert. Bei frischen Verletzungen mit v. a. Rotatorenmanschettenruptur oder Labrumläsion sollte wenn möglich eine MR-Tomographie durchgeführt werden, bei chronischen Instabilitäten ist die CT-Arthrographie überlegen.

Fettpolsterzeichen und Supinatorfettlinie als indirekte Verletzungszeichen am Ellenbogengelenk

S. W. Dihlmann, N. M. Meenen und K. H. Jungbluth

Abteilung für Unfall- und Wiederherstellungschirurgie, Chirurgische Klinik, Universitätskrankenhaus Eppendorf, Martinistraße 52, W-2000 Hamburg 20, Bundesrepublik Deutschland

Diskrete knöcherne Verletzungen im Bereich des Ellenbogengelenkes sind röntgenologisch häufig schlecht zu erkennen. Auswertungen von 256 (100 Kinder und 156 Erwachsene) seitlichen Ellenbogenröntgenaufnahmen von gesunden Probanden ergaben folgende Ergebnisse zur Beschreibung der Supinatorfettlinie (SFL):

Die konvexe „Balkenfigur“ findet sich bei 55,9 % (Kinder 34,0 % und Erwachsene 69,9 %), die Konfiguration in Form einer „Vogelsilhouette“ tritt bei 41,8 % (Erwachsene

Hefte zur Unfallheilkunde, Heft 220
Zusammengestellt von K. E. Rehm

26,9 % und kindliche Ellenbögen 65,0 %) auf; die als „Bergfigur" beschriebene Darstellung sahen wir bei 2,3 %. Untersuchungen an 121 Patienten mit Frakturen ließen die 3 oben beschriebenen Konfigurationen nur bei 5 % finden. Bei 95 % sahen wir die als „Wellenfigur" von uns bezeichnete Konfiguration der SFL. Durch die lokale Raumforderung (Ödem und Einblutung) wird die SFL verdrängt und bildet eine als bogig zu beschreibende Figur, die bei einer Fraktur zu 75 % nach distal hin abfällt. Im gesunden Kollektiv war der abfallende Verlauf nur bei 7 % zu erkennen. Als signifikantes Zeichen für eine Fraktur kann man die von uns erarbeitete Distanzmessung zwischen verlängerter Tangente der vorderen Humeruscoricalis und dem proximalen Ende der SFL nehmen. Bei Kindern (< 18 Jahre) sind Werte > 13 mm und bei Erwachsenen Distanzen größer als 18 mm höchst suspekt für das Vorliegen einer Fraktur.

Die vorderen und hinteren Fettpolsterzeichen (FPZ) waren durch den begleitenden Gelenkerguß in der Traumagruppe zu 83 % positiv. Beide waren nur bei 4 % wegen ausgedehnter Gelenkkapselzerreißungen negativ. Bei 13 % war lediglich das vordere FPZ positiv.

Nach unseren Ergebnissen läßt sich zusammenfassend feststellen: Findet man bei einem Ellenbogengelenktrauma auf der seitlichen Röntgenaufnahme die positiven Fettpolsterzeichen und eine absteigende Wellenfigur der Supinatorfettlinie ist mit einer Fraktur zu rechnen, auch wenn sich diese nicht direktradiologisch als Fraktur nachweisen läßt.

Radiologische Diagnostik der Monteggiaverletzung am Unfalltag

P. Hertel und M. Bernard

Abteilung für Unfallchirurgie, Standort Wedding, Universitätsklinikum Rudolf Virchow, Augustenburger Platz 1, W-1000 Berlin 65, Bundesrepublik Deutschland

Monteggiaverletzungen werden am Unfalltag relativ häufig übersehen [3]. Klinisch und radiologisch ist streng zwischen den sogenannten volaren Monteggiaverletzungen (Extensionstyp) und den dorsalen Monteggiaverletzungen (Flexionstyp) zu unterscheiden. Knöcherne Verletzungen des Radiusköpfchens bzw. des Capitulum radialis humeri kommen fast ausschließlich bei den dorsalen Monteggiaverletzungen vor. Röntgenologisch ist bei allen dorsalen Verletzungen nach knöchernen Läsionen des Radiohumeralgelenkes zu fahnden [1,2,4]. Ursachen für das primäre Übersehen von Monteggiaverletzungen sind

1. ein hoher Anteil von anderweitigen Verletzungen, häufig Polytraumatisation,
2. unzureichende Röntgendiagnostik, (meist nicht orthograde Einstellungen, selten zu kurze Aufnahmen),
3. unzureichende Interpretation von schlecht exponierten Röntgenaufnahmen.

Alle drei Ursachen lassen sich vermeiden, wenn eine wiederholte und klinisch subtile Untersuchung durchgeführt wird bzw. wenn angrenzende Gelenkabschnitte immer mitgeröntgt

Hefte zur Unfallheilkunde, Heft 220
Zusammengestellt von K. E. Rehm

bzw. das seitliche Ellenbogenröntgenbild einer genauen Analyse unterzogen wird. Auch bei schräg eingestellten seitlichen Ellenbogenröntgenaufnahmen läßt sich die Korrespondenz von Radiusköpfchen und Capitulum radialis humeri an folgenden Kriterien ermitteln:

1. Durch Konstruktion der Stoeren-Linie (die Achse des proximalen Radius trifft in jeder Beugeposition die Mitte des Capitulum radialis humeri, auch bei Kindern).
2. Condylus radialis und Capitulum radialis humeri bilden eine Konturlinie, die der Zahl 6 bzw. einem Krückstock entspricht. Die bauchige Auskrümmung dieser Linie ist dabei zum Handgelenk gerichtet. Die gleichmäßige Schwingung ist lediglich durch den Epicondylus radialis in den Schrägbildern unterbrochen.
3. Der radiale Anteil der Trochlea weist eine Korrespondenz zum Processus coronoideus auf.
4. Der ulnare Anteil der Trochlea weist eine Korrespondenz zur ulnaren ventralen Olecranongelenkfläche auf. Die Verfolgung der Linien nach Punkt 3 und Punkt 4 ermöglicht eine bessere Identifikation der Korrespondenz Radiusköpfchen/Capitulum durch Ausschluß.

Literatur

Bado JL (1962) The monteggia lesions. Ch. C. Thomas, Springfield, Illinois

Boyd HB (1940) Surgical exposure of the ulnar and proximal third of the radius through one incision. Surg Gynec Obster 71:86

Hertel P, Schweiberer L, Burri C, Helbing G, Labitzke R, Luhken D, Oestern HJ, Pfister U, Rehn J, Schweikert CH, Tscherne W, Weller S (1974) Die Ergebnisse nach operativer Behandlung von 48 frischen Monteggia-Verletzungen. Akt Traumatol 4:147–163

Stoeren G (1958/59) Taumatic dislocation of the radial head as an isolated lesions in children. Acta Chir Scand 116:1944

Messung des Knochenmineralgehaltes bei konservativ versorgten Unterarmfrakturen

J. Frohn, J. Jeibmann, J. M. Rueger, R. Inglis, G. Hör und A. Pannike

Abteilung Nuklearmedizin, Zentrum der Radiologie, Klinikum der Johann-Wolfgang-Goethe-Universität, Theodor-Stern-Kai 7, W-6000 Frankfurt a. M. 70, Bundesrepublik Deutschland

Wir untersuchten, inwieweit bei sekundärer Frakturheilung und spontaner konservativer Bruchheilung der Mineralgehalt des neugebildeten Knochens zum Zeitpunkt der Gipsentfernung sein Maximum erreicht hat. Zu diesem Zweck wurde das Profil von Knochenmineralgehaltsveränderungen im Frakturbereich distaler Radiusfrakturen mittels Dual-Photonen-Absorptiometrie (DPA) bestimmt. Konventionelle Röntgenbilder sind zur Beantwortung dieser Frage nur bedingt geeignet, da sie Knochenmineralgehaltsverminderungen erst bei Abweichungen von mehr als 25% sicher erkennen lassen. Es wird über die ersten Er-

Hefte zur Unfallheilkunde, Heft 220
Zusammengestellt von K. E. Rehm

gebnisse dieser fortlaufenden Studie, die von der Ethik-Kommission der Universitätsklinik Frankfurt am Main genehmigt wurde, berichtet.

Zur nichtinvasiven Bestimmung der Knochenmineraldichte (BMD) verwendeten wir das 153-Gadolinium-Dual-Photonen-Absorptiometer Osteotech 300. Hierbei kommt eine umschlossene Strahlenquelle mit dem Element Gadolinium-153 zur Anwendung. Dieses Isotop emittiert Photonen, deren Energiespektrum Bei 44 keV bzw. bei 100 keV Maxima aufweisen. Das unterschiedliche Schwächungsverhalten von Weichteil- und Knochengewebe erlaubt die Abgrenzung der ossären Strukturen. Durch speziell entwickelte Algorithmen wird mit Hilfe eines Computers automatisch der Mineralanteil berechnet. Die Strahlenbelatung einer Untersuchung mit einer Meßzeit von zehn Minuten beträgt weniger als 0,05 mSv.

Wir untersuchten 7 Patienten, 5 Frauen und 2 Männer im Lebensalter von 25 bis 71 Jahren (Median 48 Jahre), die eine typische Radiusfraktur erlitten und konservativ versorgt wurden. Alle Patienten waren Rechtshänder. Sechs erlitten die Fraktur auf der linken, einer auf der rechten Seite. Alle Patienten waren schmerzfrei und hatten einen unkomplizierten Heilungsverlauf. Der Gips wurde 4 bis 6 Wochen (Median 6 Wochen) nach dem Frakturereignis entfernt. Danach wurde der Knochenmineralgehalt im Bereich der Frakturstelle und des korrespondierenden Skelettabschnittes der kontralateralen Seite gemessen und insgesamt fünf Verlaufskontrollen in monatlichen Abständen durchgeführt.

Die Ergebnisse zeigen, daß die Mineraldichte des neugebildeten Knochens nach Gipsentfernung im Verlauf von fünf Monaten keine wesentliche Änderung erfuhr. Dies spricht für einen weitgehend abgeschlossenen Einbau von Calciumhydroxylapatit zum Zeitpunkt der Gipsentfernung und korreliert mit der knöchernen Durchbauung des Frakturspaltes im Röntgenbild. Allerdings wird die alte funktionelle Architektur und Belastbarkeit des Knochens erst durch weiteres „remodelling" erreicht. Die endgültige Frakturheilung ist somit erst nach Wiederherstellung der knöchernen Feinstruktur abgeschlossen. Es bedarf weiterer Untersuchungen, um zu klären, ob osteodensitometrische Messungen für die Beurteilung des Heilungsverlaufes bei Komplikationen, wie der Sudeck-Dystrophie, von Nutzen sein können.

Die frische Scaphoidfraktur – Problematik des radiologischen Nachweises

Th. Kreusser, M. Nägele, E. Euler und K. Wilhelm

Handchirurgische Abteilung, Chirurgische Universitätsklinik Innenstadt, Ludwig-Maximilian-Universität, Nußbaumstraße 20, W-8000 München 2, Bundesrepublik Deutschland

Nach wie vor ist die Scaphoidfraktur mit ca. 90 % die häufigste Fraktur der Handwurzelknochen. Aufgrund der funktionellen anatomischen Gegebenheiten nimmt das Os scaphoideum eine Sonderstellung im Carpalgefüge ein. Bruchform und Lokalisation entscheiden

Hefte zur Unfallheilkunde, Heft 220
Zusammengestellt von K. E. Rehm

über die Prognose der Fraktur. Dabei zeigen Frakturen des proximalen Pols und vertikale Schrägbrüche die schlechteste Heilungstendenz.

Über einen Zeitraum von 5 Jahren (1/85–12/89) haben wir 205 operative Eingriffe am Scaphoid durchgeführt, davon waren 28 frische Frakturen und die restlichen 177 Pseudarthrosen.

Die Gesamtzahl der frischen Scaphoidfrakturen betrug 135, davon wurden 107 konservativ in einem Böhlergips behandelt. Ein Oberarmgips nach Verdan wurde für jeweils 6 Wochen nur bei stabilen Frakturen des proximalen Pols verwendet.

Bei ca. 5000 HG-Patienten wurden 832 Naviculare-Serien angeordnet. Daraus waren 135 frische Scaphoidfrakturen diagnostiziert worden. 11 Fälle waren primär nicht als Frakturen aufgefallen und erst durch wiederholte Röntgen-Kontrollen schließlich nach max. 4 Wochen entdeckt worden. Trotz adäquater Behandlung mußten wir 4 Pseudarthrosen registrieren, die jedoch nach entsprechender autologer Beckenkammspaninterposition unter Herbertschrauben-Kompression durchbauten.

Von den operierten 177 PA konnten 23 Unfallbilder gefunden werden. Hier waren in keinem Fall Frakturen zu erkennen, in keinem Fall waren Naviculare-Serien durchgeführt worden. Die übereinstimmende Diagnose lautete: „Distorsion".

Bis zum Nachweis des Gegenteiles sollte jede Distorsion als Scaphoidfraktur behandelt werden. Der Begriff Distorsion des Handgelenkes sollte aus der Primärdiagnostik gestrichen werden, denn der Großteil der Scaphoidpseudarthrosen ist auf nicht erkannte und nicht behandelte Frakturen zurückzuführen.

Diagnostik der Scaphoidfraktur

E. J. R. van Beek, M. M. M. Tiel-van Buul, A. H. Broekhuizen, E. L. F. B. Raaymakers und A. J. Bakker

Unfallchirurgische Abteilung, Academisch Medisch Centrum, Meibergdreef 9, NL-1105 Amsterdam, Niederlande

Eine Scaphoidfraktur ist nicht immer mit Sicherheit festzustellen. Die Zuverlässigkeit der Röntgendiagnostik wurde geprüft in einer geschlossenen Serie von 60 Patienten mit klinischem Verdacht auf eine Scaphoidfraktur.

Unabhängig voneinander haben je ein Assistent-Radiologe, Chef-Radiologe, Assistent-Unfallchirurg, Unfallchirurg, 134 Röntgenserien des Kahnbeins beurteilt.

Mit Hilfe der Kappa-Statistik wurden die Resultate analysiert und korreliert an die Ergebnisse der Knochenszintigraphie. Diese ergab bei 23 Patienten das Bild einer Fraktur, 37mal war sie negativ. Ungeachtet der Disziplin und Erfahrung überstieg die Vergleichungskappa der Beurteilungen von je zwei Beurteilern nie die 0,40. Nach Verwirkung der szintigraphischen Resultate erhöhten sich die Kappawerte nicht signifikant.

Wir konkludieren, daß die Röntgendiagnostik der Scaphoidfraktur nicht zuverlässig ist.

Hefte zur Unfallheilkunde, Heft 220
Zusammengestellt von K. E. Rehm

Digitale Luminescenzradiographie zur primären Diagnostik von Handwurzelverletzungen

H. J. Kock, B. Buddenbrock, R.-D. Müller, G. Schmidt und M. Voss

Abteilung für Unfallchirurgie, Universitätsklinikum Essen, Hufelandstraße 55, W-4300 Essen 1, Bundesrepublik Deutschland

Über die Möglichkeiten der digitalen Luminescenzradiographie in der traumatologischen Diagnostik liegen bisher nur wenige Erkenntnisse vor. An bisher bekannten Vorteilen bietet die DLR gegenüber herkömmlichen Röntgenfilmen: 1. Einen weitgehend von der Expositionsdosis unabhängigen Bildcharakter. Dadurch wird eine deutliche Senkung der Anzahl fehlbelichteter Aufnahmen erreicht. 2. Die Möglichkeit einer problemorientierten Bildnachverarbeitung aus dem Digitalen Datensatz und unterschiedliche Bildvergrößerungen, ohne daß Zusatzaufnahmen erforderlich sind. Mit der Frage, ob die genannten Vorteile in der traumatologischen Routine zu einer Effektivitätssteigerung führen, wurde die DLR parallel zur konventionellen Röntgendiagnostik mit herkömmlichen Film-Folien-Kombinationen bei Handwurzelverletzungen durchgeführt.

Methode

Zwischen Juni 1989 und März 1990 wurden bei akuten Handwurzelverletzungen zusätzlich zur Routinediagnostik in 39 Fällen Handwurzelaufnahmen mit Leuchtstoff-Speicherfolien angefertigt und später digital nachbearbeitet. In diesem Kollektiv fanden sich 15 frische knöcherne Verletzungen (5 Scaphoid-, 2 Triquetrum-, eine Trapezium- sowie 7 Radius-Gelenkfrakturen). In 24 Fällen konnte keine knöcherne Verletzung dargestellt werden. Die verwendeten Leuchtstoff-Speicherfolien (Fuji) wurden mit dem Digiscan-System (Siemens AG) elektronisch ausgewertet. Die Ausspielungen der digitalen Bilddaten erfolgten jeweils in einer dem konventionellen Röntgenbild angeglichenen und einer frequenzgefilterten „kantenbetonten" Aufnahme. Zusätzlich wurde eine monitorgesteuerte Bildnachbearbeitung mit dem Ziel der optimalen Darstellung der für die Beurteilung der Knochenstrukturen relevanten Beurteilungskriterien (Kompakta, Spongiosa, Frakturnachweis) durchgeführt. Die Auswertung erfolgte durch 4 voneinander unabhängige Betrachter (2 Radiologen, 2 Unfallchirurgen) anhand einer Rangskala.

Ergebnisse

Bei der Auswertung der digital angefertigten Röntgenaufnahmen zeigte sich in Abhängigkeit von der Art der Bildnachbearbeitung im Vergleich zur konventionellen Röntgenaufnahme eine im Mittel deutlich bessere Beurteilbarkeit einzelner Strukturen durch alle Untersucher. Für die Strukturmerkmale Compacta und Spongiosa konnte durch individuelle Nachbearbeitung eine verbesserte Beurteilbarkeit gegenüber den konventionellen Röntgenaufnahmen erreicht werden. Insbesondere durch Kantenanhebung und Inversion der Grauwertpolarität ließen sich erhebliche Verbesserungen bei der Beurteilung dieser Kriterien erzielen. Die frequenzgefilterte „kantenbetonte" DLR-Standardaufnahme zeigte sich

Hefte zur Unfallheilkunde, Heft 220
Zusammengestellt von K. E. Rehm

bei der Weichteildarstellung allen anderen Aufnahmen überlegen. Die diagnostische Aussagekraft bezüglich des Frakturnachweises konnte gegenüber den konventionellen Röntgenaufnahmen bisher nicht gesteigert werden.

Schlußfolgerung

1. Unsere bisherigen Auswertungen ergaben, daß die DLR durch Ausschluß von Fehlbelichtungen eine Steigerung der Effektivität bei der Diagnostik von Handwurzelverletzungen am Unfalltag ermöglicht.
2. Durch die Anwendung der digitalen Bildtechnik ist vor allem bei gezielten Fragestellungen im Bereich der Handwurzel ein Informationsgewinn durch die Bildnachbearbeitung (Verbesserung der Detailerkennbarkeit) möglich.
3. Durch die gleichzeitige diagnostisch verwertbare Darstellung von Weichteilen und Knochenstrukturen läßt sich ein zusätzlicher Informationsgewinn erzielen.
4. Die Strahlenbelastung für den Patienten ist aufgrund der linearen Foliendynamik niedriger als bei konventionellen Verfahren.

Radiologische Grundlagen der Diagnostik frischer Fingerverletzungen

M. Leixnering, A. Schultz und W. Hintringer

Unfallkrankenhaus Lorenz Böhler, Donaueschingenstraße 13, A-1200 Wien, Österreich

Neben einer genauen Erhebung des Unfallherganges und einer gründlichen klinischen Untersuchung ist die exakt durchgeführte Röntgenaufnahme Voraussetzung für eine erfolgreiche Diagnostik von Fingerverletzungen. Eine richtige Diagnosefindung kann weder durch alleinige klinische Diagnostik noch durch alleinige Röntgenuntersuchung erfolgen. Aufnahmen, die nicht in standardisierten Ebenen durchgeführt werden, führen zu Fehldiagnosen. Folgende Grundsätze müssen daher bei der Röntgenuntersuchung beachtet werden. Schmuckgegenstände sollten von den Fingern abgenommen werden. Bei offenen Verletzungen sollen kleine röntgendurchlässige Verbandanordnungen gewählt werden. Es sollte eine exakte Röntgenanweisung mit Angaben über die verletzte Region, den gewünschten Strahlengang und die Positionierung des Zentralstrahles (MP, PIP, DIP) erstellt werden. Hinweise auf eventuell gewünschte gehaltene Aufnahmen zur Prüfung der Bandstrukturen sollten schon primär erfolgen. Um ein gutes Röntgenbild des Fingers erzielen zu können muß der Finger korrekt auf der Kassette positioniert werden. Lagerung und Hilfen zur Schmerzausschaltung sollten dazu verwendet werden. Die verletzte Region muß möglichst kassettennahe und parallel zum Film liegen. Zur Einstellung wird das Lichtvisier verwendet. Es werden Kleinfocusaufnahmen mit Focus in einem Fingerabstand von 1 m und einer Röhrenspannung von 40–50 kV und einer Belichtungszeit von 25 mAs durchgeführt. Prinzipiell sollen Aufnahmen in zwei Ebenen angefertigt werden. Bei Gelenksfrakturen

Hefte zur Unfallheilkunde, Heft 220
Zusammengestellt von K. E. Rehm

werden zusätzlich Schrägaufnahmen und eventuell auch Spezialaufnahmen mit Vergrößerung durchgeführt. Bei Bandverletzungen werden gehaltene Aufnahmen angeordnet. Die häufigsten Fehler bei der Röntgenuntersuchung der Finger entstehen dadurch, daß Übersichtsaufnahmen der ganzen Hand, in der sogenannten Zitherstellung durchgeführt werden. Sie sind in keiner Weise aussagekräftig. Es kann kein Einblick auf die Gelenksstrukturen gewährleistet werden, da der Zentralstrahl nicht genau auf die verletzte Region eingestellt ist. Falsch positive und falsch negative Röntgenbilder können durch Verwendung falscher Lagerungshilfen und passives Überstrecken der Fingergelenke entstehen. Dadurch werden Subluxationen und Streckhemmungen der Gelenke im seitlichen Röntgenbild ausgeglichen und dann übersehen. Die Überprojektion der benachbarten Finger kann verletzte Regionen am Finger verdecken.

Die Kennzeichen guter Fingeraufnahmen sind daher:

1. Exakt dorsopalmar oder palmodorsal und seitlich eingestellte Aufnahme.
2. Der Gelenksspalt muß genau einsehbar sein. Die Konturen der Basis und der Trochlea müssen eindeutig zu erkennen und dürfen nicht überlagert sein.
3. Im seitlichen Röntgenbild sollen sich ulnarer und radialer Condyl decken.

Durch Beachtung dieser Richtlinien zur Anfertigung von Röntgenaufnahmen der verletzten Finger erhält man korrekt eingestellte Röntgenbilder von hoher Qualität und Information. Nur durch standardisierte Einstellung und Projektion werden Vergleiche in der Röntgendiagnostik von Fingerverletzungen ermöglicht.

Diskussion

R. Frahm, Freiburg

Die Arbeitsgruppe Bochum (Vortagender: A. Lies) weist in eindrücklichen Beispielen auf die Wichtigkeit der *präoperativen* Röntgenbildinterpretation auch im Hinblick auf mögliche Differentialdiagnosen hin. Die Notwendigkeit dieses Vorgehens in interdisziplinärer Zusammenarbeit wird in der Diskussion bestätigt.

Die Beiträge der Gruppe Mainz (Vortragender: J. Ahlers, K. Wenda) zeigen die konventionellen Röntgenuntersuchungen sowie die moderne bildgebende Diagnostik bei Schulterverletzungen auf. Besonders die hintere Schulterluxation verlangt die exakte Röntgeneinstellung und zusätzliche Scapula-tangential-(„Y“)-Aufnahme. Knöcherne Traumafolgen an Kopf und Pfanne sind im CT, Rotatorenmanschettenrupturen im MR besser erkennbar. In der Diskussion übereinstimmende Beurteilung des vorgestellten diagnostischen Konzeptes.

Der Hinweis auf die mit zu beachtenden Weichteilveränderungen als Zeichen der Ellenbogenverletzung (besonders im Kindesalter, z. B. path. Ausprägung der Supinatorfettlinie, S. W. Dihlmann) und die Forderung der Darstellung des Hand- *und* Ellenbogengelenkes bei Ulnafraktur (P. Hertel) zum Ausschluß einer Monteggia-Fraktur wird durch die Diskussionsteilnehmer dankbar aufgenommen.

Hefte zur Unfallheilkunde, Heft 220
Zusammengestellt von K. E. Rehm

Die Effizienz der Knochenmineralgehalt-Messung (Arbeitsgruppe Frankfurt, Vortragender: J. Frohn) im klinischen Einsatz muß in weiteren Studien geprüft werden. Hier ergibt sich evtl. ein guter diagnostischer Anatz bei verzögerter Knochenbruchheilung.

Das Aufzeigen der Problematik der radiologischen Diagnostik (Th. Kreusser u. Mitarbeiter, München) und die Studienergebnisse der Gruppe Amsterdam (Vortragender: E. J. R. van Beek), daß ein Drittel bis ein Viertel aller Scaphoidfrakturen radiologisch nicht erkannt werden, führen zur regen Diskussion dahingehend, daß bei fraglichen Befunden oder Diskrepanz zur Klinik zusätzlich die Knochenszintigraphie oder die hochauflösende Computertomographie durchzuführen sei. Trotz aller zur Verfügung stehenden Untersuchungsmethoden kann die Diagnostik der Scaphoidfraktur und sonstiger Handwurzelknochenfrakturen sehr schwierig sein. Für die Behandlung ist dann die Klinik entscheidend.

Die Arbeitsgruppe Essen (Vortragender: J. J. Kock) stellt fest, daß die digitale Luminescenzradiographie bei spezifischer Nachverarbeitung keine zusätzlichen Befunde zur konventionellen Röntgenaufnahme zeigt. In der Diskussion wird auf den zeitlichen und personellen Aufwand hingewiesen.

Die Forderung der Gruppe Wien (Vortragender: M. Leixnering) nach Darstellung der Fingerverletzungen in zwei senkrecht aufeinander stehenden Ebenen sowie der Zentralstrahl – Positionierung auf das betroffene Gelenk – stehen in voller Übereinstimmung mit den Diskussionsteilnehmern.

Abschließend wird die dringliche Notwendigkeit zur interdisziplinären Zusammenarbeit zwischen Radiologen und Unfallchirurgen betont. Die Effizienz der Diagnostik mit adäquater Auswahl der Untersuchungsmethode entsprechend des Verletzungsausmaßes wird hervorgehoben. Es wird auch auf die zusätzliche diagnostische Möglichkeit durch moderne Schnittbildverfahren wie CT und MR bei speziellen Fragestellungen hingewiesen.

Allgemeine und spezielle radiologische Diagnostik: Untere Extremität

Vorsitz: J. Müller-Färber, Heidenheim; N. Schwarz, Wien

Vorteile des Computertomogramms gegenüber der konventionellen Röntgentechnik bei der Beckenringverletzung

W. Röder, K. Wenda, W.-D. v. Issendorff und M. Runkel

Klinik und Poliklinik für Unfallchirurgie, Johannes Gutenberg-Universität, Langenbeckstraße 1, W-6500 Mainz, Bundesrepublik Deutschland

Bei der Behandlung von Beckenverletzungen steht man bei Verletzungen des vorderen Beckenringes vor dem Problem, inwieweit der dorsale Beckenring mitbeteiligt ist. Der übersichtlichen Abbildbarkeit und Beurteilung des Kreuzbeines und der Iliosacralgelenke

Hefte zur Unfallheilkunde, Heft 220
Zusammengestellt von K. E. Rehm

stehen in der konventionellen Röntgendiagnostik die überlagernden Organsysteme und die räumliche Struktur des Beckens entgegen. Die axiale Schichtführung des Computertomogramms erfährt dagegen keine Beeinträchtigung durch die Organstrukturen. Sie bildet überlagerungsfrei Knochen und Weichteile ab. Nur bei Kenntnis, inwieweit es zu einer Fraktur oder Verschiebung im hinteren gewichttragenden Segment des Beckengürtels und damit zu einer Störung der Statik gekommen ist, kann eine Aussage über die Stabilität des Beckens und die damit verbundene Therapieplanung gemacht werden. Sacrumfrakturenwerden in bis zu 30 % in der ersten Untersuchung übersehen. Das Computertomogramm kann in der konventionellen Röntgentechnik nicht sichtbare Frakturen aufzeigen. In unserem Krankengut wurden auch bei Symphysensprengungen mit einer minimalen Dislokation Sacrumfrakturen im CT beobachtet. Vor allen Dingen die Neuroforamina des Os sacrum können mit dem Computertomogramm gut dargestellt werden. Etwaige Dislokationen und dadurch bedingte Nervenkompressionen können anhand des Computertomogramms beurteilt werden. Mit Hilfe der Computertomographie ist eine präzise Einschätzung des Ausmaßes der Verletzung durch die Darstellbarkeit der Tiefe möglich. Nach operativer Therapie liefert die Computertomographie trotz eventueller Metallartefakte wertvolle Hinweise zur Beurteilung der Stellung und der knöchernen Bindung. Eventuelle Spätfolgen, wie z. B. Fehlstellungen, Beckenstarre sowie Verknöcherungen der Iliosacralfuge lassen sich zweifelsfrei beurteilen, was nicht zuletzt für gutachterliche Fragestellungen von Interesse ist. Nach unserer Meinung ergeben sich somit folgende Indikationen zur Computertomographie:

1. Indirekte Vehemenztraumen mit Verletzungen des vorderen Beckenringes.
2. Symphysenrupturen auch mit diskreter Dislokation.
3. Trümmerfrakturen des Beckens.
4. Verletzungen des Os sacrums mit neurologischen Ausfällen.

Diagnoseverzögerung bei Hüftgelenksverletzungen – Ursachen und Prophylaxe

W. Kurock und K. Wenda

Klinik und Poliklinik für Unfallchirurgie, Universitätsklinikum Mainz, Langenbeckstraße 1, W-6500 Mainz, Bundesrepublik Deutschland

Frakturen und Luxationen des Hüftgelenkes treten selten auf. Übersehene traumatische Hüftschäden haben jedoch immer schwerwiegende Folgen für den Verletzten und nicht zuletzt für den behandelnden Arzt.

Unter den Unfallmechanismen bei Hüftgelenksverletzungen stehen die Knieanpralltraumen deutlich an der Spitze. Als weitere Ursachen kommen ein Sturz aus großer Höhe auf die gestreckten Beine oder eine direkte Gewalteinwirkung auf die Trochanterregion infrage. Im Gegensatz zu früheren Jahren sind Armaturenbrettverletzungen bei Insassen von

Hefte zur Unfallheilkunde, Heft 220
Zusammengestellt von K. E. Rehm

Personenkraftwagen wesentlich seltener geworden. Die Mehrzahl der Knieanpralltraumen betrifft heute Fahrer und Beifahrer motorisierter Zweiräder. Das ungeschützte und exponierte Kniegelenk ist bei Kollisionen mit bewegten oder stehenden Hindernissen besonders gefährdet.

An der Klinik und Poliklinik für Unfallchirurgie des Universitätsklinikums Mainz wurden in einem Zeitraum von 13 Jahren 269 Verletzungen des Acetabulums behandelt oder begutachtet. In 24 Fällen war die Diagnose innerhalb der ersten drei Tage nicht gestellt worden. Als Ursache für die Diagnoseverzögerung fanden sich in fünf Fällen sogenannte Bagatellverletzungen. Die Patienten hatten mit augenfälligen, jedoch leichteren Verletzungen der Kniegelenksregion den Arzt aufgesucht. Eine Röntgenuntersuchung des Beckens war nicht gut durchgeführt worden; drei Patienten wurden sogar in ambulante Weiterbehandlung entlassen. Bei acht Patienten standen eindeutige Frakturen von Unterschenkel, Patella oder Femurschaft im Vordergrund. Eine zusätzliche Röntgendiagnostik des Beckens wurde unterlassen. Lebensnotwendige Sofortmaßnahmen zur Stabilisierung von Atmung und Kreislauf bzw. notfallmäßige Versorgungen durch andere Fachdisziplinen standen bei fünf Verletzten im Vordergrund, so daß die begleitenden Hüftgelenksverletzungen erst verspätet diagnostiziert wurden. Schließlich wurde bei drei Patienten die Übersichtsaufnahme des Beckens am Unfalltag fehlinterpretiert.

Hüftgelenksverletzungen können mit uncharakteristischen Symptomen einhergehen oder durch Zusatzverletzungen verschleiert werden. Der Röntgendiagnostik kommt deshalb eine zentrale Bedeutung zu. Bei jeder Fraktur an der unteren Extremität, erst recht bei jedem schwerverletzten oder bewußtlosen Patienten, muß eine Beckenübersichtsaufnahme am Unfalltag als Minimalforderung gelten. Zum sicheren Ausschluß von Hüftverletzungen sind jedoch Spezialaufnahmen notwendig. Eine aussgekräftige Untersuchung stellt dabei die Computertomographie des Beckens dar, die eine genaue Beurteilung der Acetabulumfraktur erlaubt.

MR-Tomographie nach Hüftgelenkstraumen

K. Wenda, G. Ritter, F. F. Kreitner und J. Ahlers

Klinik für Unfallchirurgie und Institut für klinische Strahlenheilkunde, Johannes-Gutenberg-Universität, Langenbeckstraße 1, W-6500 Mainz, Bundesrepublik Deutschland

Die MR-Tomographie hat heute einen festen Stellenwert in der Diagnostik der Hüftkopfnekrose. Avitale Hüftkopfareale stellen sich deutlich durch verminderte Signalintensität dar. Bei der Interpretation der kernspintomographischen Bilder müssen jedoch einige Differentialdiagnosen berücksichtigt werden – insbesondere kann nicht aus einem Signalausfall auf Avitalität geschlossen werden. Grob vereinfacht kann zwischen T1-gewichteter Untersuchungstechnik, in der vor allem Fett signalintensiv zur Darstellung kommt, und T2-gewichteten Untersuchungstechniken, in denen vor allem Wasser bzw. ödematöses Gewebe signalintensiv zur Darstellung kommt, unterschieden werden. Im Vortrag werden Bilder ei-

Hefte zur Unfallheilkunde, Heft 220
Zusammengestellt von K. E. Rehm

nes Patienten gezeigt, der wegen eines Signalausfalles im MR-tomographischen Bild (es wurden lediglich T1-gewichtete Bilder angefertigt) zum endoprothetischen Hüftgelenksersatz überwiesen wurde. Aufgrund fehlender röntgenologischer Veränderungen konnten wir uns dazu jedoch nicht entschließen. Nach dreimonatiger Entlastung hatte sich der MR-tomographische Befund vollständig normalisiert. Durch diese Fehlinterpretation angeregt, wurde in der Folgezeit bei Operationen wegen posttraumatischer Hüftkopfnekrose aus Arealen mit verminderter Signalintensität eine PE gewonnen und histologisch untersucht. Die Untersuchungsergebnisse zeigen, daß mit der MR-Tomographie zwischen Hüftkopfbezirken mit fibrotisch ersetztem Knochenmark und erhaltener Vitalität der Knochenbälkchen und Hüftkopfnekrosen mit fibrotischer Umwandlung der Markes und leeren Osteocytenhöhlen im histologischen Präparat nicht unterschieden werden kann. Ein Signalverlust im T1-gewichteten Bild entsteht durch den Verlust der Integrität des Fettmarkes. Dieser kann durch ein posttraumatisches Ödem oder durch fibröse Umwandlung bedingt sein. Ödem und fibröse Umwandlung können durch die T2-gewichtete Untersuchung unterschieden werden, in der fibröse Umwandlungen signalarm und ödematöse Veränderungen signalintensiv zur Darstellung kommen. Bei fünf von sechs isolierten Hüftluxationen zeigte die MR-Tomographie nach 8 Wochen einen Normalbefund. In einem Fall fand sich ein Signalverlust im T1-gewichteten Bild und eine erhöhte Signalintensität im T2-Bild infolge des posttraumatischen bzw. postischämischen Ödems. Ein entsprechendes posttraumatisches Ödem zeigte sich dagegen bei drei von vier Patienten mit Hüftluxationsfrakturen. Derzeit wird überprüft inwiefern die MR-tomographischen Befunde prognostische Aussagen zulassen. Eine Steuerung des Belastungsaufbaus – d.h. Vollbelastung bei Patienten mit Normalbefund ab der 8. Woche und eine längere Entlastung bei Patienten mit Signalausfall im T1-gewichteten Bild bzw. erhöhter Signalintensität im T2-Bild infolge des posttraumatischen Ödems erscheint möglich.

Die kontrastmittelunterstützte Magnetresonanztomographie zur Kontrolle der Hüftkopfdurchblutung nach Schenkelhalsfraktur

M. Mauz, H. H. Schauwecker, M. Langer und Ph. Lang

Radiologische und Chirurgische Universitätsklinik Rudolf Virchow, Standort Charlottenburg, Freie Universität Berlin, Spandauer Damm 130, W-1000 Berlin 19, Bundesrepublik Deutschland

Die konservative Behandlung einer medialen Schenkelhalsfraktur führt in einer bestimmten Anzahl zu einer Hüftkopfnekrose, was auf eine primäre Durchblutungsstörung des Femurkopfes zurückgeführt wird. Ein derartiges Spätergebnis macht oft Monate nach dem Unfall und langdauernder Behandlung letztendlich doch den Einsatz von Endoprothesen notwendig. Obwohl die Durchblutung des Hüftkopfes nach Schenkelhalsfraktur mit der Szintigraphie untersucht werden kann, ist das Verhältnis der Radionuklidaufnahme zwischen der gesunden und der erkrankten Seite ein unsicheres Maß für die tatsächliche Durchblutung. Wir bestimmten den Wert der mit dem paramagnetischen Kontrastmittel Gadolinium (Gd)-

Hefte zur Unfallheilkunde, Heft 220
Zusammengestellt von K. E. Rehm

DTPA-verstärkten Magnetresonanztomographie bei der Untersuchung der Durchblutung des Femurkopfes bei 13 Patienten mit Schenkelhalsfraktur.

Zur Prüfung der Frage, ob die wenig belastende Untersuchung der MRT schon frühzeitig nach dem Unfall eine Aussaage über die Blutversorgung des Hüftkopfes und damit sein späteres Schicksal zuläßt, wurden 13 Patienten mit Schenkelhalsfrakturen unmittelbar posttraumatisch vor und nach Applikation von 0,1 mmol/kg Körpergewicht Gd-DTPA-prospektiv mit der Magnetresonanztomographie (0,5 T Magnetom; prä- und postkontrast: FLASH, TR = 315 msec, TE = 14 msec, q = 90°; präkontrast: Multiecho, TR = 1600 msec, TE = 30–240 msec) untersucht.

Bei der Auswertung der Untersuchungen wurde als Korrelat für die Durchblutung die Signalintensität (SI) im nativ und kontrastmittelunterstützten MRT über dem Hüftgelenk beurteilt und mit der unverletzten Seite verglichen. Drei Kriterien deuteten wir als eine unzureichende oder fehlende Durchblutung des Hüftkopfes:

1. Eine fehlende SI-Zunahme im Hüftkopf nach KM-Gabe bei normaler SI-Zunahme im Schaft- und Halsbereich des Femurs.
2. Eine deutlich verminderte SI-Zunahme im Femurkopf der frakturierten Seite im Vergleich zur gesunden Gegenseite.
3. Deutlicher SI-Unterschied zwischen den proximal und distal der Fraktur liegenden Knochenmarksabschnitten.

Ein Vergleich mit der selektiven arteriellen DSA erfolgte bei 7. Patienten

Bei der DSA zeigten 2 Patienten eine erhaltene Durchblutung, bei 5 Patienten war ein Gefäßabbruch erkennbar. Bei der MRT-Untersuchung war bei allen Patienten vor Kontrastmittelapplikation der Hüftkopf mit normal hoher SI dargestellt. Nach Gabe von Gd-DTPA fand sich bei den 2 Patienten mit erhaltener Gefäßdarstellung bds. ein homogener SI-Anstieg im Hüftkopf, Schenkelhals und Femurkopf. Die 5 Patienten mit angiographischer Unterbrechung der Durchblutung zeigten nach KM-Gabe keine Steigerung der SI im Hüftkopf, während distal der Frakturlinie die KM-Anreicherung unauffällig war.

Die Ergebnisse deuten darauf hin, daß mittels kontrastmittelunterstützter MRT unmittelbar posttraumatisch Aussagen zur Durchblutung und damit zur Prognose des Hüftkopfes nach Schenkelhalsfraktur gemacht werden können, die für das weitere therapeutische Vorgehen einen wichtigen Stellenwert haben. Der Operateur kann zu einem frühen Zeitpunkt eine sinnvolle Entscheidung zum Einsatz kopferhaltender oder endoprothetischer Maßnahmen treffen.

Diagnostik der frischen Ruptur des vorderen Kreuzbandes durch CT

K. Höcker, N. Schwarz, E. Tipold und W. Zechner

Unfallkrankenhaus Meidling der AUVA, Kundratstraße 37, A-1120 Wien, Österreich

Die Arthroskopie des frisch verletzten Kniegelenkes gilt als ein anerkanntes und auch bei einem größeren Patientenanfall praktikables Verfahren. Die klassische Darstellung des

Hefte zur Unfallheilkunde, Heft 220
Zusammengestellt von K. E. Rehm

vorderen Kreuzbandes in der CT erfolgt im Längsschnitt der zu untersuchenden Struktur; das hat zur Voraussetzung, daß das Gelenk voll gebeugt werden kann. Damit bietet das Verfahren jedoch noch keine Alternative in der Diagnostik der ACL-Verletzung. Zudem verbietet sich beim frisch verletzten Kniegelenk in der präoperativen Phase die Insufflation von Luft oder Kontrastmittel. Bei entsprechend hoher Auflösung kann das Kreuzband aber auch in Streckstellung des Kniegelenkes nach Punktion des Hämarthros dargestellt werden. Wir haben die CT routinemäßig als Alternative zur Arthroskopie des frisch verletzten Kniegelenkes angewandt.

145 Patienten mit frisch verletztem Kniegelenk wurden innerhalb eines Jahres wegen Verdachts auf Verletzung einer Kniegelenksbinnenstruktur computertomographisch untersucht. Die Untersuchung erfolgte nach Punktion in Streckstellung des Kniegelenkes ohne Kontrastmittel oder Luftinsufflation in 1 und 5 mm Schichten. Bei 84 % (36/43) wurde die Diagnose einer vorderen Kreuzbandruptur gestellt, welche im Rahmen der offenen Kreuzbandrekonstruktion verifiziert wurde. Bei 16 % (7/43) war die Diagnose falsch positiv; die Kontrolle erfolgte mittels Arthroskopie.

In einer zweiten Gruppe von 44 Patienten mit Verdacht auf Meniscusverletzung zeigte sich das ACL intakt. Es wurde jedoch in 4 Fällen (9 %) im Rahmen der Arthroskopie eine ACL-Ruptur diagnostiziert. 2 Patienten wiesen eine frische, 2 eine alte Ruptur des vorderen Kreuzbandes auf. In einer dritten Gruppe von 58 Patienten konnte computertomographisch weder ein Hinweis auf eine Meniscus- noch auf eine Bandverletzung gefunden werden. Diese Patienten wurden bei entsprechender Klinik nicht operiert und nun im Rahmen unserer Nachuntersuchung schriftlich kontaktiert; 74 % (43/58) haben geantwortet. 36 Patienten gaben an, daß sie keinerlei Beschwerden haben und auch keiner weiteren Therapie unterzogen worden waren. 2 Patienten wurden auswärts wegen einer Ruptur des vorderen Kreuzbandes operiert. Anamnestisch ließ sich bei diesen Patienten die operierte Verletzung auf den Unfall zurückführen, der die Patienten zur CT geführt hatte. 5 Patienten gaben an, anhaltende Probleme mit ihrem Kniegelenk zu haben, aber keiner dieser 5 Patienten hatte Beschwerden, die ihn veranläßt hätten, die von uns angebotene Untersuchung und Behandlung in Anspruch zu nehmen. Wir sind daher in der Auswertung davon ausgegangen, daß keiner dieser 5 Patienten eine übersehene Ruptur des vorderen Kreuzbandes hat.

Es ergeben sich folgende Resultate: in 7 Fällen wurde eine falsch positive, in 6 Fällen eine falsch negative Diagnose gestellt; das heißt mit anderen Worten, daß in 10 % der Fälle die computertomographische Diagnose des ACL nicht richtig war. Die Sensitivität der Methode betrug 86 %, die Spezifität 92 % bei einer Treffsicherheit von 90 %. Die CT des frischen verletzten Kniegelenkes hat sich bei uns zur Abklärung des Zustandes des ACDL bewährt. Eine ausreichend hohe Sensitivität ist jedoch von der CT alleine nicht zu erwarten; sie darf daher eine exakte Anamnese und exakte klinische Untersuchung nicht ersetzen.

Wert der Röntgendiagnostik nach Supinationstraumen des oberen Sprunggelenkes und Fuß

J. J. A. M. van Raay, Chr. van der Werken und A. V. C. M. Zeegers

Chirurgische Abteilung, St. Elisabeth Krankenhaus, Hilvarenbeekseweg 60, NL-5022 GC Tilburg, Niederlande

Die Rendite systematischer röntgenologischer Untersuchung nach Supinationstraumen wurde prospektiv analysiert. Von August bis Februar 1989 wurde bei 523 Patienten aufgrund der klinischen Untersuchung die Möglichkeit einer Fraktur eingeschätzt als keine, unwahrscheinliche, mögliche oder sichere. Immer wurde Röntgendiagnostik durchgeführt. Wenn eine Fraktur aus klinischen Gründen ausgeschlossen oder unwahrscheinlich erschien, wurden die Röntgenaufnahmen erst später, aber innerhalb von 24 h, durch unabhängige Kollegen beurteilt. Es zeigte sich bei 471 Patienten eine einfache Distorsion oder ein frischer Bänderriß. In 52 Fällen handelte es sich um eine Fraktur, nur 10 davon wurden operativ behandelt, bei den übrigen war die Therapie konservativ, meistens funktionell. In 79 % wurden Röntgenaufnahmen zu recht nicht indiziert geschätzt, in 11 % wurde klinisch eine Fraktur angenommen, die röntgenologisch nicht bestätigt wurde. Bei 15 Patienten (3 %) wurden hinterher Frakturen festgestellt, es handelte sich immer um Minimalfrakturen die funktionell behandelt wurden. Alle Frakturen, die operativer Behandlung bedurften, wurden klinisch erkannt. Weil die meisten Frakturen auf der Supinationslinie einfach symptomatisch behandelt werden können, hatten alle durchgeführten Röntgenuntersuchungen nur in 1,9 % der Fälle wichtige therapeutische Konsequenzen. Lokale Druckschmerzen auf dem Malleolus lateralis und das Unvermögen, das Bein (partiell) zu belasten sind wichtige diagnostische Kennzeichen. Das Maß der Schwellung oder Schmerzen korreliert nicht mit der Schwere der Verletzung. Anhand dieser Kriterien ist es möglich, eine bedeutende Kosteneinsparung zu erreichen.

Zusatzinformationen von MR-Tomographie und Szintigramm bei Talusfrakturen

K. Wenda, L. Rudig, T. Sennerich und W. Kurock

Klinik und Poliklinik für Unfallchirurgie, Johannes-Gutenberg-Universität, Langenbeckstraße 1, W-6500 Mainz, Bundesrepublik Deutschland

Talusfrakturen werden dann, wenn nicht nur Aufnahmen des Sprunggelenkes in zwei Ebenen sondern auch Aufnahmen des Fußes angefertigt werden, mit konventionellen Aufnahmen sicher erkannt. Hinsichtlich der Prognose des in Bezug auf die Blutversorgung der Fragmente besonders gefährdeten Sprungbeines sind jedoch nur vage Aussagen möglich. Mit der MR-Tomographie können osteochondrale Läsionen mit bisher nicht möglicher Sen-

Hefte zur Unfallheilkunde, Heft 220
Zusammengestellt von K. E. Rehm

sitivität erkannt werden. Zusätzlich zeigt sich ein posttraumatisches Knochenmarksödem durch einen Signalausfall im T1-gewichteten und eine erhöhte Signalintensität im T2-gewichteten Bild. Damit besteht die Möglichkeit, Folgen der posttraumatischen Zirkulationsstörung durch ein bildgebendes Verfahren im Frühstadium darzustellen. Größere avitale Talusareale lassen sich auch szintigraphisch durch die verminderte Anreicherung darstellen, die genaue Einschätzung der Ausdehnung und Aussagen über den Erhalt bzw. Läsionen der knorpeligen Gelenkflächen sind jedoch nur mit der MR-Tomographie möglich. Zur Absicherung der Aussagekraft der MR-tomographischen Bilder wurden bei zwölf Operationen wegen röntgenologisch ausgeprägter posttraumatischer Arthrosen und Knochennekrosen Knochenproben aus den Arealen mit einem Signalausfall im T1-gewichteten Bild gewonnen und histologisch untersucht. Ein Signalausfall im T1-gewichteten Bild kann durch ein posttraumatisches Ödem, eine Markfibrose oder eine Knochennekrose bedingt sein. Das posttraumatische Ödem kann mit der T2-gewichteten Untersuchung, in der es durch die vermehrte Wassereinlagerung zu einer ausgeprägten Erhöhung der Signalintensität kommt, sicher identifiziert werden. Besteht jedoch auch im T2-gewichteten Bild ein Signalausfall, so kann nicht zwischen einer Fibrose des Knochenmarkes mit erhaltener Integrität der Spongiosa und einer Knochennekrose mit leeren Osteocytenhöhlen in den Spongiosabälkchen unterschieden werden. Die durch den fest etablierten Nachweis der Hüftkopfnekrose mit der MR-Tomographie implizierte Assoziation Signalausfall-Nekrose ist nicht möglich. Im speziellen Fall eines Signalverlustes im T1- und T2-gewichteten Bild liefert die Szintigraphie wertvolle Hinweise zur prognostisch entscheidenden Vitalität des Knochens. Die diagnostischen Möglichkeiten der MR-Tomographie nach Talusfrakturen generell und der Szintigraphie in speziellen Fällen rechtfertigen den hohen Aufwand. Bei ausgeprägten Belastungsschmerzen, Signalausfall in der MR-Tomographie im T1- und T2-gewichteten Bild und fehlender Anreicherung in der Szintigraphie bleibt nur die Arthrodese. Bei Knochenmarksfibrosen mit Anreicherung im Szintigramm bestehen bei längerfristiger Entlastung mit einem am Tibiakopf abgestützten Gehapparat gute therapeutische Möglichkeiten.

IV. Polytrauma-Scores: Aussagefähigkeit und Vergleichbarkeit

Vorsitz: E. Beck, Innsbruck; H. Tscherne, Hannover

Die Entwicklung von Score-Systemen

J. A. Sturm

Unfallchirurgische Klinik, Medizinische Hochschule Hannover, Konstanty-Gutschow-Straße 8, W-3000 Hannover 61, Bundesrepublik Deutschland

In der Literatur der letzten Jahre nehmen Berichte und Untersuchungen sogenannter „Scores“ einen beträchtlichen Umfang an. Mit unterschiedlichen Zielen wird dabei versucht, Krankheitsbilder zu quantifizieren und möglichst in einem Punktschema zu erfassen.

So gibt es Schwerverletzten-Scores, Intensivstations-Scores, Fraktur-Scores, Scores zur Beurteilung von Schädel-Hirn-Traumen und viele andere mehr.

Für praktisch tätige Chirurgen stellt sich die Frage, inwieweit solche Punktesysteme für ihre tägliche Arbeit Anwendung finden können und Wert haben. Wenn kein direkter Nutzen für die praktische Medizin erkennbar wäre, sollten solche Score-Systeme wenigstens für die Fortentwicklung der Medizin sinnvoll sein.

Im folgenden Überblick sollen 4 Fragen beantwortet werden:

I. Was ist ein Score-System?
II. Wie werden Scores entwickelt?
III. Was kann ein Score-System leisten?
IV. Was leistet ein Score-System nicht?

I. Was ist ein Score-System?

Die Übersetzung des englischen Wortes bedeutet Punktliste, Werte-, Bewertungsskala. Mit Hilfe von Zahlenwerten für einen Gesamtzustand oder mit der Summe einzelner Zahlenwerte für einen Gesamtzustand oder mit der Summe einzelner Zahlenwerte aus Teilinformationen, wird ein Krankheitszustand quantifiziert. Diese Bewertung kann keine vollständig abstrakte Größe sein, sondern muß sich an einem „Wert“ messen. Solche „Meßgrößen“ sind bei der Bewertung Schwerverletzter das „Überleben“ oder „Versterben“; bei der Bewertung von Frakturen die spätere Funktion der jeweiligen Extremität im Vergleich zu einer unverletzten Extremität.

Da solche Wertesysteme den Ausgang der Erkrankung zum Maß nehmen, enthalten sie vor allem einen gewissen Vorhersagewert für den Verlauf der Erkrankung.

Hefte zur Unfallheilkunde, Heft 220
Zusammengestellt von K. E. Rehm

Es gibt Scores, die präklinisch eingesetzt werden, im klinischen Bereich sind die sogenannten Intensivstations-Scores am weitesten verbreitet, teilweise werden Score-Systeme zur Definition und Erfassung einzelner Krankheitsbilder, wie z. B. der Sepsis, herangezogen (Sepsis-Score).

II. Wie werden Scores entwickelt?

Die erste schriftlich überlieferte Bewertung eines Krankheitsbildes in Schweregraden stammt aus dem sogenannten Papyrus-Smith, einem umfangreichen altägyptischen Gesundheitslexikon, das im Jahre 1650 v. Ch. entstand. Bekanntermaßen war die Kunst der Ägypter, Schädelverletzungen zu versorgen, insbesondere bereits Trapanationen durchzuführen, weit entwickelt. Im Sinne einer Stufeneinteilung empfiehlt der altägyptische Autor bei bestimmtem Verletzungsschweregrad eine Versorgung zu unterlassen, in anderen Fällen eine Versorgung auf alle Fälle durchzuführen. Diese Therapieempfehlungen leiten sich von der Prognose des Patienten ab, interessanterweise wurden bereits damals schon juristische Aspekte im Hinblick auf Schadensersatzprozesse der Angehörigen ins Felde geführt, die eine Einteilung der Verletzungen sinnvoll machten.

Nach langer Pause entstand bald nach dem 2. Weltkrieg im Zusammenhang mit dem zunehmenden Straßenverkehr und entsprechendem Anstieg der Verletzungszahlen ein erstes Score-System der American Medical Association (AMA), das durch die Zuteilung von Zahlenwerten für einzelne Verletzungen eine semiquantitative Grundlage zur gemeinsamen Arbeit für Mediziner und Verkehrsingenieure schaffen sollte. Das Ziel sollte die Reduktion von Verletzungsfolgen sein. Dieses erste Score-System wurde Abbreviated-Injury-Score genannt (AIS). Als Bewertungsgröße diente der globale Ausgang der Erkrankung „Verkehrsunfall", also Überleben oder Tod. Dieser erste Bewertungsversuch fand weites Interesse, es stellte sich jedoch bald heraus, daß die zahlenmäßig erfaßte Verletzungsschwere mit dem späteren Ausgang in exponentieller Art zusammenhing (Abb. 1).

Bei geringer Verletzungsschwere war also eine relativ gute Vorhersage des Ausganges möglich, nahm die Verletzungsschwere und damit die Punktzahl jedoch zu, war der Zusammenhang mit dem Ausgang nur schwer abzuschätzen (Beispiel AIS, s. Tabelle 1).

Durch eine Quadrierung der Punktzahlen und eine Beschränkung auf die schwersten Verletzungen dreier Körperregionen, wurde ein linearer Zusammenhang erreicht. Diese Skala

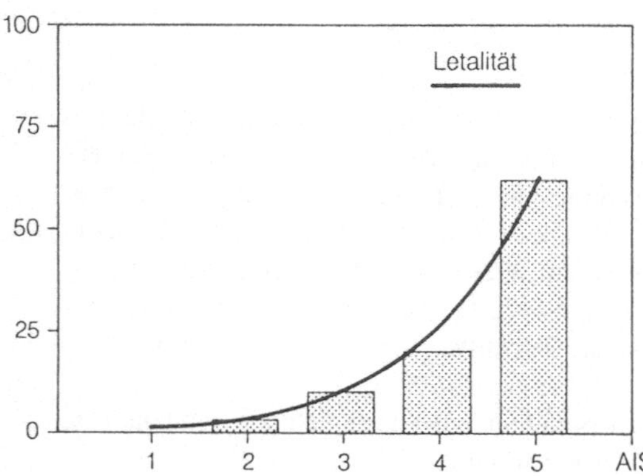

Abb. 1. AIS

Tabelle 1. Beispiele für AIS

AIS	Kopfverletzung	Thoraxverletzung
1	Benommenheit, keine Bewußtlosigkeit	Einzelne Rippenfraktur
2	Bewußtlosigkeit < 15 min	Rippenserienfraktur (> 3 R.)
3	Bewußtlosigkeit > 15 min ohne folgende neurolog. Symptomatik	Pneumothorax
4	Bewußtlosigkeit > 15 min mit neurologischer Symptomatik	Instabiler Thorax
5	Bewußtlosigkeit > 24 h	Ausgedehnte Lungenkontusion

wurde Injury-Severity-Score genannt (ISS), in den 70er und 80er Jahren fortentwickelt und verbreitet angewandt. Im Rahmen von Multicenter-Studien mit einer außerordentlich großen Patientenzahl wurde dieser Score zunehmend validitiert, parallel zu dieser Score-Verbesserung wurde die Aufschlüsselung der einzelnen Verletzungen immer umfangreicher und besteht zwischenzeitlich aus mehr als 1200 Stichworten. Der ISS gilt für stumpfe Traumen. Die spezifischen Anforderungen zur Quantifizierung perforierender Verletzungen, wie sie in Amerika häufig sind, wird durch die gebräuchlichen Diagnoselisten nicht abgedeckt.

An ein Score-System sind 3 Forderungen zu stellen:

Prognostisch aussagefähig
Prospektiv anwendbar
Praktikabel.

Unter dem Gesichtspunkt der Praktikabilität ergibt es sich z. B. von selbst, daß Score-Systeme die komplizierte mathematische Berechnung verlangen, keine weite Anwendung finden.

Aus den anfänglichen Ausführungen zum „Wert", an dem sich eine Quantifizierung und damit auch Qualifizierung eines Krankheitsbildes orientiert, folgert, daß Score-Systeme immer nur retrospektiv erstellt werden können.

Die Bedeutung einzelner Krankheitszustände oder einzelner Verletzungen (die Wertung) wird bei Polytrauma-Scores im Hinblick auf das Überleben oder das Versterben der Patienten analysiert. Diese Analyse geschieht mit Hilfe umfangreicher statistischer Programme, die für die einzelnen Verletzungen oder Erkrankungszustände eine Bewertungszahl vergeben. Die einzelnen Verletzungen werden sozusagen in ihrer Bedeutung abgewogen. Dies geschieht mit Hilfe sogenannter Diskriminanz-Analysen. Die wesentlichen Größen, die aus einer solchen Diskriminanz-Analyse abgeleitet werden, sind mit den Begriffen *Sensitivität – Spezifität* zu beschreiben. Diese 2 Begriffe geben Auskunft über die Qualität der erarbeiteten Analyse im Zusammenhang mit der Zielgröße. Die Sensitivität und Spezifität beschreiben also die Zuverlässigkeit eines Score-Systems im Hinblick auf die gewünschte Aussage, bei Polytraumapatienten im Hinblick auf Prognose „Überleben"–„Versterben".

Gut darstellbar ist dies mit einer sogenannten 4-Felder-Tafel. Die Sensitivität beinhaltet, angewandt auf ein Polytrauma-Kollektiv, wieviel Prozent der Patienten richtig als polytraumatisierte Patienten (Verstorbene = Zielgröße) eingeordnet sind.

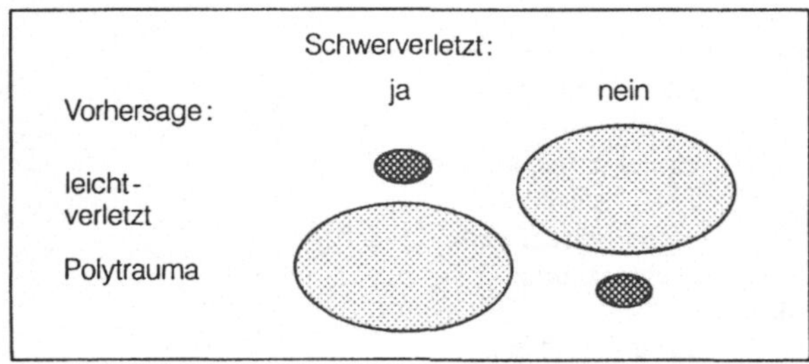

Abb. 2. Zuordnung in Gruppen. Die Spezifität beinhaltet, wieviel Prozent der Patienten richtig als Leichtverletzte (Überlebende = Zielgröße) eingeordnet sind

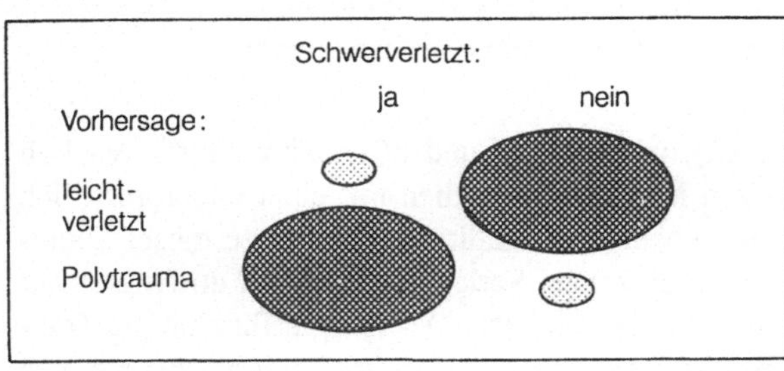

Abb. 3. Keine Vorhersage für den Einzelfall

Die Spezifität zeigt also, inwieweit der Score für die Erfassung des Krankheitsbildes richtig zugeschnitten ist; die Sensitivität zeigt, wieviel Prozent der wirklich interessierenden Patienten, derer, die mit Wahrscheinlichkeit versterben, richtig eingeordnet sind.

Gute Score-Systeme sollen zwischen Sensitivität und Spezifität ausbalanciert sein. Wenn Sensitivität oder auch Spezifität allein sehr hoch ist, die jeweilige Gegengröße jedoch nicht in entsprechender Höhe ist, ist der Score nicht anwendbar. Wünschenswert für die Qualität eines Scores ist eine Sensitivität und Spezifität über 80 Prozent. Werte unter dieser Grenze zeigen, daß ein Score nur sehr eingeschränkt verwendbar ist.

Im wesentlichen können 2 Score-Gruppen unterschieden werden:

1. *Anatomischer Score:*
   Zur Punktebewertung dienen die Verletzungen, ihre Lokalisation und ihre Ausdehnung, z. B. offene Fraktur, Fraktur mit schwerem Weichteilschaden und ähnliches.

2. *Physiologischer Score:*
   Physiologische Meßgrößen bzw. ihre Entgleisung, wie z. B. Blutgaswerte, Blutdruck, Herzfrequenz, Atemfrequenz und anderes, sind die Grundlage für diese Bewertung.

Selbstverständlich kommen Mischformen beider Score-Systeme vor.

3. *Pathobiochemischer Score:*
   Aus neuerer Zeit sind Bewertungen der Verletzungsschwere im Hinblick auf spezielle pathobiochemische Größen, die den Ausgang der Erkrankung bestimmen, bekannt geworden. So gibt es Scores, die sich auf das Enzym Proteinase (Elastase) stützen, Werte der Gerinnungsphysiologie und ähnliches heranziehen. Komplexere Rechengrößen (Parameter, Quotienten) wurden besonders zur Bewertung des Verletzungsausmaßes bzw. zur Eingruppierung intensiv-medizinischer Krankheitsbilder entwickelt.

III. Was kann ein Score-System leisten?

Ein Score-System erlaubt die Gruppierung der Patienten. Angewandt auf polytraumatisierte Patienten können z. B. mit dem sogenannten Hannoverschen Polytrauma-Schlüssel (PTS) 4 Schweregrade der Polytraumatisierten eingeteilt werden. Den jeweiligen Schweregraden I bis IV ist eine erwartete Letalität zugeordnet (Abb. 4).

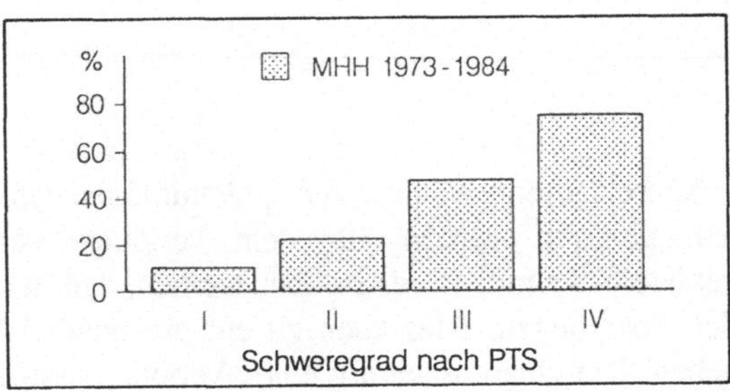

Abb. 4. Prognose. Letalität nach Polytrauma

Diese Einordnung nach Gruppen ist für den Hannoverschen Polytrauma-Score aus dem Patientenkollektiv der MHH abgeleitet. Damit ist die Einteilung in Schweregrad-Gruppen für diese Patientenkollektive von den örtlichen Gegebenheiten bestimmt.

Dennoch kann eine solche Einteilung mit einer erwarteten Letalität durchaus verbreitet zu Ausbildungszwecken herangezogen werden und dem Erfahrungsgewinn jüngerer Assistenten dienen. Die Gruppeneinteilung kann auch Grundlage für Entscheidungshilfen im therapeutischen Vorgehen sein. So konnten wir mit Hilfe des PTS an unserem Patientenkollektiv herausfinden, daß der Erhaltungsversuch mit aufwendigen Rekonstruktionen einer Extremität mit schwerstem Schaden (z. B. dritt- bis viertgradig offene Frakturen) bei polytraumatisierten Patienten der Schweregradgruppe III und IV das Letalitätsrisiko deutlich erhöhte. Bei Patienten dieses Schweregrades (Gruppe III und IV) wird daher eine primäre Amputation eher sinnvoll sein, als ein Erhaltungsversuch. Die Einteilung der Patienten in Gruppen gibt einen Hinweis auf die Prognose der Patienten. Selbstverständlich ist diese Prognose nicht nur abhängig von der Verletzungsschwere sondern auch von der durchgeführten Therapie. Es wird damit klar, daß ein Score-System ganz erheblich von den jeweiligen lokalen Voraussetzungen beeinflußt ist. Fehlerhafte oder verbesserte Behandlung verändert die Prognose der schwerverletzten Patienten.

Da die Bewertung der Verletzungsschwere im Hinblick auf die Prognose damit von der Behandlungsstrategie abhängig ist, kann der direkte Vergleich von Score und Prognose zur Qualitätskontrolle herangezogen werden.

Abbildung 5 zeigt am Krankengut der MHH, daß Verbesserungen in der Therapie im Laufe der letzten Jahre die erwartete Letalität der Schweregradgruppen deutlich senken konnte. Patienten der Gruppe III und Gruppe IV haben heute nicht mehr die Letalitätswahrscheinlichkeit wie bei der ersten Score-Bearbeitung. Wodurch diese Qualitätssteigerung der Versorgung erzielt wurde, ist mit dieser Auswertung nicht erfaßt. Denkbar wäre natürlich auch, daß ein Anstieg der Letalität im Verhältnis zu den statistischen Erwartungen Anlaß zur Fehlersuche geben könnte.

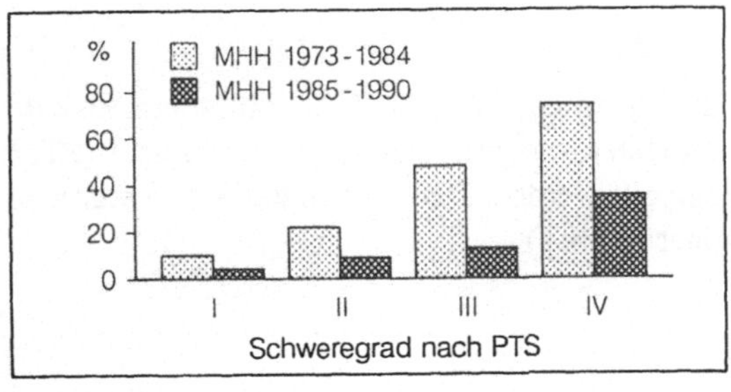

Abb. 5. Qualitätskontrolle. Letalität nach Polytrauama

Score-Systeme können zur epidemiologischen Beschreibung von Verletzten-Kollektiven herangezogen werden. Bei dem Vergleich von Score-Werten unterschiedlicher Krankenhäuser kann z. B. feststellbar werden, daß in einer Region Schädel-Hirn-Traumen deutlich überwiegen. Dies kann zu entsprechenden Überlegungen und Ursachensuche Anlaß geben. Die Quantifizierung eines Verletzungsspektrums einer Region könnte auch theoretisch zu gesundheitspolitischen Überlegungen Grundlage sein.

IV. Was leistet ein Score-System nicht?

Da bei der Aufstellung von Score-Systemen Sensitivität und Spezifität in der Regel 80 bis maximal 90 % der Patienten richtig vorhersagen, ist eine sichere Vorhersage für den Einzelfall naturgemäß nicht möglich. Dies bedeutet, daß mit Hilfe von Score-Systemen keinesfalls mit absoluter Sicherheit therapeutische Entscheidungen für den individuellen Fall abgeleitet werden können.

Die Einstellung oder Fortführung einer Therapie kann nicht von Score-Systemen bestimmt werden.

Score-Systeme können in der Bewertung von Krankheiten oder Verletzungen keineswegs zeitlos in gleicher Weise gelten. Score-Systeme unterliegen einer gewissen Dynamik. Fortschritte in der Therapie, Änderungen in der regionalen Logistik und Struktur, z. B. die Einführung einer Luftrettung mit wesentlicher Verkürzung der präklinischen Zeiten, beeinflussen selbstverständlich den Ausgang von Erkrankungen und damit das Score-System. Ein Score-System muß in regelmäßigen Zeitabständen überprüft und neu berechnet werden. So hat z. B. eine neue Validitierung des Hannoverschen Polytrauma-Schlüssels ergeben, daß die Bedeutung von Extremitätenverletzungen für den Ausgang der Erkrankung „Polytrauma" in ihrer Wertigkeit zurückgetreten ist. Dies kann durchaus so interpretiert werden, daß es im Laufe der letzten Jahre gelungen ist, durch besseres chirurgisches Management und Timing der Versorgung von Extremitätenverletzungen, deren eventuellen Beitrag zu dem letalen Ausgang nach Polytrauma zurückzudrängen. Der Ausgang der Erkrankung „Polytrauma" ist heute mehr von Thoraxverletzungen und intraabdominellen Verletzungen bestimmt. Diese Verletzungen haben daher in dem validitiertem Score eine höhere Punktezahl erhalten (Abb. 6).

Unbenommen der Versuche, Score-Systeme zum Vergleich von Verletzungsschwere unterschiedlicher Regionen (Epidemiologie) oder zum Vergleich der erzielten Behandlungserfolge heranzuziehen (Qualitätskontrolle), muß klar sein, daß Score-Systeme erheblich von den regionalen Strukturen beeinflußt werden.

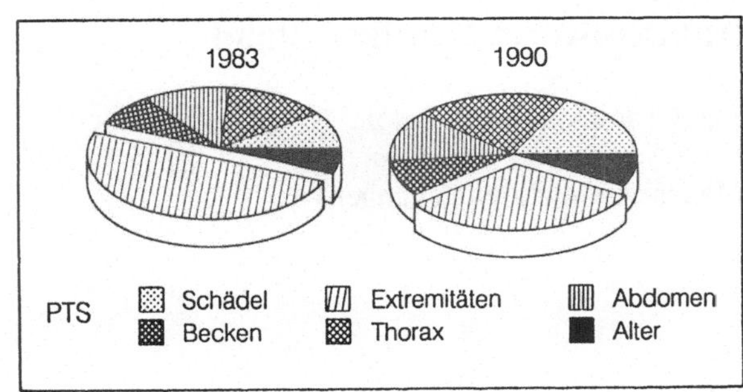

Abb. 6. Keine Berücksichtigung des zeitlichen Wandels – Fortschreibung erforderlich

Score-Systeme sind daher nicht ohne weiteres überregional übertragbar. So ist z. B. das vorhandene Rettungssystem einer Großstadt im Vergleich mit dem Rettungswesen einer ländlichen Struktur nicht ohne Einfluß auf den Ausgang der Erkrankung Polytrauma und damit auf das Score-System. Rettungszeiten, wie sie an der MHH im Mittel von 24 min existieren, können im ländlichen Bereich auf bis zu 1 und 1 1/2 h ansteigen. Solche Einflüsse wirken sich selbstverständlich auf die Prognose der Patienten aus.

Die Leistungsfähigkeit von Score-Systemen eröffnet ein wissenschaftliches und auch praktisch anwendbares Potential. Vor allem ihre Ausbildungsfunktion, Hilfe zur Entscheidungsfindung und Überlegungen zur Entwicklung von Qualitätskontrollen sind Vorteile, die eine Score-Weiterentwicklung und breite Anwendung auch für praktisch tätige Ärzte sinnvoll machen. Da die Aussagekraft der Scores aber immer in gewisser Weise eingeschränkt sein wird, da es sich um statistische Analysen handelt, die sehr stark von unterschiedlichen regionalen Strukturen und sonstigen Besonderheiten (z. B. Altersstruktur eines Gebietes) abhängig sind, ist die Heranziehung solcher Score-Systeme für gesundheitspolitische Entscheidungen nur mit Einschränkung möglich. Die Mittelzuteilung für Krankenhäuser, gemessen an dem Schweregrad der versorgten Patienten, wie es in USA bereits in einzelnen Fällen praktiziert wird, kann aufgrund der begrenzten Allgemeingültigkeit und Leistungsfähigkeit der Scores nicht sinnvoll sein.

Weitere Gefahren in der Anwendung abstrakter Bewertungsskalen von Verletzungen oder Erkrankungen liegen auch in der denkbaren Versuchung für Juristen, die Eingruppierung von Patienten zur Grundlage eines einklagbaren Behandlungserfolges zu machen. Schadensersatzklagen der Art, daß ein Patient der Schweregruppe I im Grunde nicht sterben muß, sondern dafür mit höchster Wahrscheinlichkeit ein ärztlicher Fehler ursächlich sein muß, betrachten wir die gegenwärtige Entwicklung in unserem Land, sind denkbar. Solchen Entwicklungen muß mit massiver Entschiedenheit entgegengetreten werden. Ein Mensch und seine Erkrankung sind eben kein Zahlenhaufen, sondern jeweils ein individuelles Schicksal und damit individuell zu behandeln. Dennoch ist die Fortentwicklung von Scores und die Bearbeitung dieser Fragen mit wissenschaftlicher Methodik für die Fortentwicklung der Medizin sehr dienlich und muß daher verstärkt angepackt werden.

Trauma-Score: Heutiger Stand

H. R. Champion, Washington

(Manuskript nicht eingegangen)

Der Hannoversche Polytraumaschlüssel

H.-J. Oestern, K. Kabus und C. Neumann

Unfallchirurgische Klinik, Allgemeines Krankenhaus, Siemensplatz 4, W-3100 Celle, Bundesrepublik Deutschland

Angesichts der großen Zahl international gebräuchlicher Scores erhebt sich die Frage nach dem Zweck weiterer Schweregradeinteilungen beim Polytrauma. Die Entwicklung prognostischer Indices steht in engem Zusammenhang mit der Organisation und den Strukturen des jeweiligen Rettungssystems. Dies darf bei Betrachtung der amerikanischen Indices nicht unberücksichtigt bleiben.

Unterschiedliche Voraussetzungen für die Erstellung von Scores

Ein derart großes Land wie die Vereinigten Staaten kann nicht mit einem so dichten Netz von Rettungsmitteln besetzt sein wie die Bundesrepublik. Hieraus resultieren im Durchschnitt längere therapiefreie Intervalle und Transportzeiten. Diese Faktoren beeinflussen erheblich die individuelle Reaktion auf das Trauma und werden durch eine rein anatomische Klassifizierung nicht adäquat bewertet.

Weiterhin erfolgt in den USA die präklinische Versorgung durch Rettungssanitäter, die als Entscheidungshilfe vor Ort einen auch von nichtärztlichem Personal leicht zu erhebenden Score benötigen.

Diesen speziellen, durch das amerikanische Rettungssystem bedingten Anforderungen werden in erster Linie einfache physiologische Indices wie der Traumascore [3] gerecht.

Demgegenüber wird in Deutschland die überwiegende Mehrzahl der Polytraumatisierten am Unfallort notärztlich behandelt, im eigenen Patientengut beträgt der Anteil 79%. Frühzeitig einsetzende Therapie und kürzere Rettungszeiten schränken die prognostische Bedeutung einfacher physiologische Parameter und der darauf basierenden Scores ein.

Praktikabilität

Ein weiterer wesentlicher Punkt ist der methodische Aufwand einer Klassifizierung. Der Injury Severity Score [1] ist durch den enormen Umfang der zugrundeliegenden Abbreviated Injury Scale [6] recht unhandlich. Der Trauma Score hat durch die Revision [4] an

Hefte zur Unfallheilkunde, Heft 220
Zusammengestellt von K. E. Rehm

Treffsicherheit und Objektivität gewonnen, die nunmehr erforderliche komplizierte Berechnung ist am Notfallort oder bei Klinikaufnahme kaum möglich. Verfahren zur Ermittlung der Überlebenswahrscheinlichkeit wie TRISS [2] und ASCOT [5] schließlich sind nur als wissenschaftliches Instrument, nicht jedoch zur frühzeitigen Erkennung der Gefährdung eines Patienten geeignet.

Entwicklung des Polytraumaschlüssels PTS

Um einen gleichermaßen praktikablen wie treffsicheren Index zu entwickeln, wurden 1983 an der Medizinischen Hochschule Hannover im Rahmen einer umfangreichen Studie an 696 Schwerverletzten insgesamt über 750000 Daten erfaßt und mittels Diskriminanzanalyse hinsichtlich ihres Einflusses auf die Letalität überprüft.

Die einfachen physiologischen Parameter Blutdruck und Herzfrequenz gestatteten lediglich bei 55 % der Patienten eine korrekte Vorhersage. Nur wenig besser schnitten die Laborparameter ab, so konnten mit Hilfe des Hämoglobinwerts, der Leukocytenzahl sowie der Gerinnungsfaktoren I und V gerade 61 % der Verletzten richtig eingeordnet werden.

Die größte prognostische Bedeutung besaßen die Verletzungsschwere, d. h. Summe und Schweregrad der Einzelverletzungen, und das Lebensalter. Bei Kombination beider Parameter war eine korrekte Zuordnung in 74 % der Fälle möglich. Aus den ermittelten Regressionskoeffizienten aller Einzeldiagnosen und des Alters entstand der Polytraumaschlüssel PTS [8].

Weiterentwicklung des PTS

In den Jahren seit der Erstellung des PTS waren wesentliche Fortschritte in der Behandlung Schwerverletzter zu verzeichnen. Beispiele hierfür sind die Verfügbarkeit leistungsfähiger Respiratoren, der Einsatz der kontinuierlichen Hämofiltration, die Embolisation chirurgisch schwer zugänglicher Blutungen und nicht zuletzt eine subtilere Osteosynthesetaktik.

Ausgehend von der Überlegung, daß verbesserte therapeutische Möglichkeiten zwangsläufig jeden prognostischen Index verändern müssen, wurde der Polytraumaschlüssel 1989 überprüft [9].

Wie erwartet fand sich gegenüber 1983 eine deutliche Senkung der Letalität in den einzelnen Schweregradgruppen (Abb. 1).

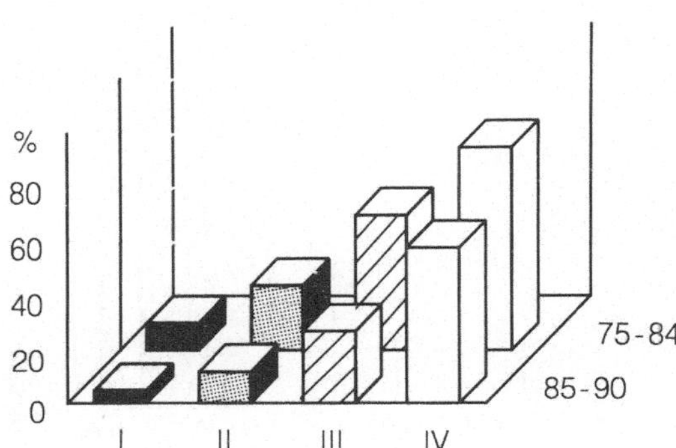

Abb. 1. Rückgang der Letalität innerhalb der Schweregrade I bis IV nach dem PTS 83

Die weitere Analyse ergab, daß die Bewertung zahlreicher Verletzungen im PTS nicht mehr ihrer tatsächlichen Bedeutung entsprach. Insbesondere die meisten Extremitätenfrakturen, das leichtere Schädelhirntrauma und die Lungenkontusion konnten niedriger eingestuft werden (Tabelle 1).

Im Rahmen der Revision des PTS fand sich weiterhin, daß durch Berücksichtigung des base excess und des Quotienten aus p_aO_2 und F_iO_2 bei Klinikaufnahme (Tabelle 2) als

Tabelle 1. Unterschiede der Bewertung (PTS 89 gegenüber PTS 83) am Beispiel einiger Extremitätenverletzungen

	1983	1989
Oberschenkeltrümmerfaktur	12	8
Oberschenkelfraktur (einfach)	8	6
Unterschenkelfraktur	4	2
Patella-, OSG-, Unterarm- und Ellenbogenfraktur, Kniebandruptur	2	1
Gefäßverletzung		
Oberschenkel	8	5
Oberarm	8	4
Unterschenkel, Unterarm	4	2
2° und 3° offene Fraktur	4	3
Große Weichteilquetschung	2	1

Tabelle 2. Bewertung des Quotienten aus arteriellem Sauerstoffpartialdruck und inspiratorischer Sauerstoffkonzentration sowie des base excess im PTS 1989

p_aO_2 / F_iO_2		base excess	
< 50	22	≤–16	26
50– 99	12	–14 bis –15,9	20
100–149	8	–12 bis –13,9	14
150–199	5	–10 bis –11,9	9
200–249	3	– 8 bis – 9,9	5
250–299	2	– 6 bis – 7,9	3
300–349	1	– 4 bis – 5,9	1
≥350	0	≥– 3,9	0

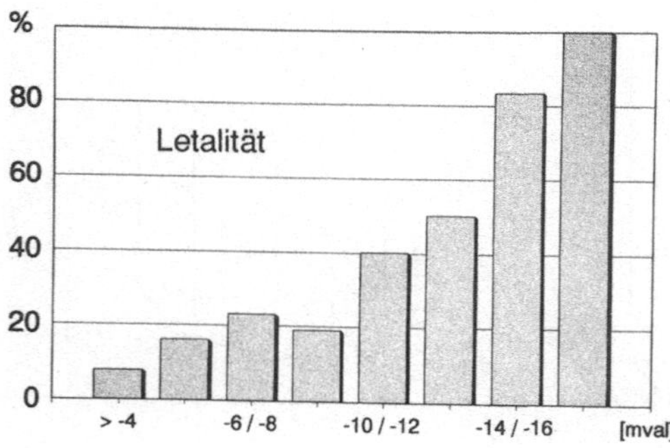

Abb. 2. Base excess und Letalität bei 389 Schwerverletzten

objektive Parameter der Vitalfunktionen Kreislauf und Atmung die Vorhersagegenauigkeit erheblich verbessert werden konnte. Eine besonders hohe Korrelation mit der Letalität wies der base excess auf (Abb. 2).

Der PTS im Vergleich

Der revidierte Polytraumaschlüssel wurde jetzt in einer prospektiven Untersuchung an 155 Schwerverletzten überprüft und bezüglich der prognostischen Treffsicherheit mit dem PTS von 1983, dem Injury Severity Score ISS und dem Revised Trauma Score RTS verglichen (Abb. 3).

Mit 82 % wies der revidierte PTS die höchste Sensitivität auf, bekanntermaßen schlecht schnitt in dieser Hinsicht der ISS ab. Der RTS zeichnet sich durch eine hohe Spezifität aus.

Ergänzend wurde im Rahmen des PTS die Dauer der Bewußtlosigkeit als Kriterium des Schweregrades der Schädelhirnverletzung durch die Glasgow Coma Scale ersetzt. Die

Abb. 3. Korrekte Vorhersagen mit Hilfe des revidierten (PTS 89) und des ursprünglichen Polytraumaschlüssels (PTS), des Injury Severity Score (ISS) und des Revised Trauma Score (RTS)

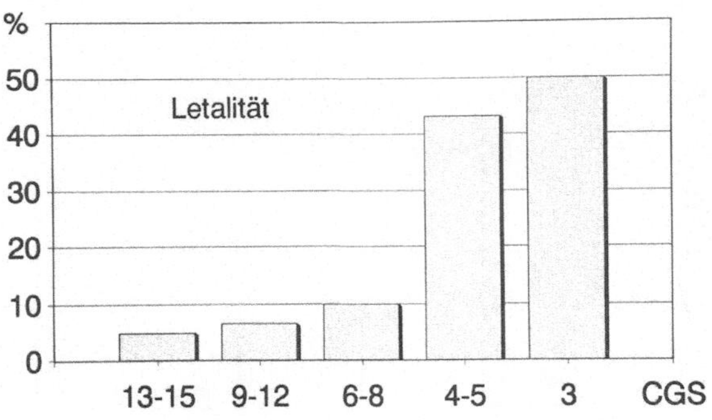

Abb. 4 Glasgow Coma Scale und Letalität bei 110 Schädelhirnverletzten

Tabelle 3. Bewertung der Schädelhirnverletzung durch die Glasgow Coma Scale im Rahmen des revidierten PTS

Glasgow Coma Scale	13–15	0
	9–12	2
	6– 8	4
	3– 5	16

diskriminanzanalytisch ermittelte Bewertung (Tabelle 3) korrelierte gut mit der Letalität (Abb. 4). Die Rate korrekter Vorhersagen blieb mit insgesamt 80 % durch diese Modifikation des Schlüssels unbeeinflußt.

Vergleichbarkeit verschiedener Kollektive

Eines der Ziele des Scoring besteht im Vergleich verschiedener Zentren (Abb. 5.). Dies ist jedoch nur bei Beachtung einiger wesentlicher Voraussetzungen möglich.

Das untersuchte Krankengut muß alle an Unfallfolgen verstorbenen Patienten einer Klinik einschließen und genau definiert sein. Hier bietet sich die Übernahme der Aufnahmekriterien der Major Trauma Outcome Study an [7].

Von großer Bedeutung ist die Zusammensetzung des Patientengutes. Da das schwere SHT mit Abstand die häufigste Todesursache Polytraumatisierter darstellt (Abb. 6), kann ein hoher Anteil Schädelhirnverletzter die Ergebnisse erheblich belasten. Gleiches gilt für die Altersstruktur.

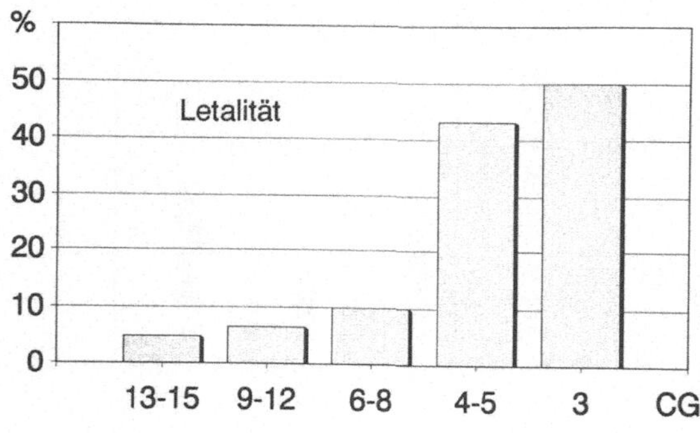

Abb. 5. Vergleich der eigenen Ergebnisse mit der Major Trauma Outcome Study mit Hilfe des Injury Severity Score ISS

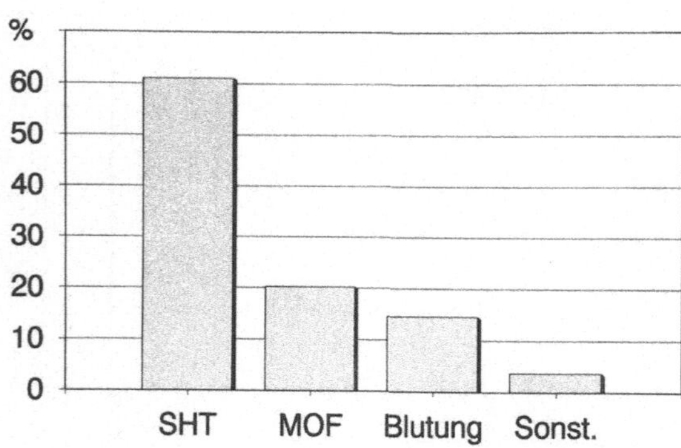

Abb. 6. Todesursachen bei 389 Schwerverletzten

Nicht zuletzt ist auch der Standort einer Klinik zu berücksichtigen. Je ausgedehnter das Einzugsgebiet, desto mehr gewinnt durch das therapiefreie Intervall und den vor allem nachts längeren Transport der Faktor Zeit an prognostischer Bedeutung.

Durch differenzierte Betrachtung der einzelnen Komponenten des PTS, z. B. Alter, Verletzungsmuster und base excess, kann die Vergleichbarkeit verschiedener Kollektive überprüft und so eine Fehlinterpretation vermieden werden.

Der PTS: Praktikabel – transparent – sensitiv

Insgesamt stellt sich der Polytraumaschlüssel als gut praktikabler und transparenter Score mit hoher Sensitivität dar, der unseren Anforderungen an eine Schweregradklassifizierung gerecht wird. Durch das kompakte Format und die einfache Berechnung bei hoher Treffsicherheit ist der PTS sowohl zur frühzeitigen Risikoabschätzung als auch für die wissenschaftliche Arbeit geeignet.

Perspektiven für die Zukunft

Ein prognostischer Score wird niemals endgültig sein. Regelmäßige Überprüfungen und Korrekturen sind erforderlich, um die Auswirkungen neuer therapeutischer Möglichkeiten zu erfassen.

Für die Zukunft ist vor allem eine Verbesserung der präklinischen Versorgung durch die zunehmende Zahl gut ausgebildeter Notärzte und eine weitere Intensivierung des Rettungswesens in technischer und organisatorischer Hinsicht zu erhoffen. Insbesondere eine vermehrte Verfügbarkeit von Nachtflugeinrichtungen dürfte sich günstig auf das therapiefreie Intervall und die Rettungszeiten auswirken.

Ebenfalls aussichtsreich erscheint die Perspektive einer medikamentösen Beeinflussung der Pathomechanismen des Schockgeschehens, vor allem durch Verhinderung von Reperfusionsschäden.

Ein noch nicht befriedigend gelöstes Problem bei der prognostischen Beurteilung Polytraumatisierter stellt die schwere Schädelhirnverletzung dar. In dieser Hinsicht sind eventuell Fortschritte durch eine Modifikation der Glasgow Coma Scale zu erwarten.

Literatur

1. Baker SP, O'Neill B, Haddon W, Long WB (1974) The Injury Severity Score: A method for describing patients with multiple injuries and evaluating emergency care. J Trauma 14:187–196
2. Boyd CR, Tolson MA, Copes WS (1987) Evaluating Trauma Care: The TRISS method. J Trauma 27:370–378
3. Champion HR, Sacco WJ, Carnazzo AJ, Copes WS, Fouty WJ (1981) Trauma Score. Crit Care Med 9:672–676
4. Champion HR, Sacco WJ, Copes WS, Gann DS, Genarelli T, Flanagan ME (1989) A revision of the Trauma Score. J Trauma 29:623–629
5. Champion HR, Copes WS, Sacco WJ, Lawnick MM, Bain LW, Gann DS, Genarelli T, Mackenzie E, Schwaitzberg S (1990) A new characterization of injury severity. J Trauma 30:539–545
6. Committee on Injury Scaling (1985) Abbreviated Injury Scale 1985 Revision. American Association for Automotive Medicine, Arlington Heights, Illinois, 1985
7. Copes WS, Champion HR, Frey C (1988) Major Trauma Outcome Study: Personal Communication. The American College of Surgeons
8. Oestern HJ, Tscherne H, Sturm J, Nerlich M (1985) Klassifizierung der Verletzungsschwere. Unfallchirurg 88:465–472
9. Oestern HJ, Kabus K (1990) Wertigkeit von Score-Systemen. Springer, Berlin Heidelberg New York Tokyo (Hefte Unfallheilkunde, Heft 212, S 71–79)

Glasgow Coma Scale

M. Brock, Berlin

(Manuskript nicht eingegangen)

Scores für posttraumatischen Verlauf, Multiorganversagen und Sepsis

M. L. Nerlich, Hannover

(Manuskript nicht eingegangen)

Hefte zur Unfallheilkunde, Heft 220
Zusammengestellt von K. E. Rehm

Freie Vorträge: IV. Polytrauma-Scores: Aussagefähigkeit und Vergleichbarkeit

Beurteilung der Verletzungsschwere und Vergleichbarkeit der Scores

Vorsitz: H. Oestern, Celle; J. Poigenfürst, Wien

Mathematische Voraussetzungen zum Vergleich der Aussagefähigkeit verschiedener Polytrauma-Scores

R. Friedel, E. Markgraf und J. Schwarz

Klinik und Poliklinik für Chirurgie der FSU Jena, Bachstraße 18, O-6900 Jena, Bundesrepublik Deutschland

Die Schwierigkeit beim Vergleich zwischen verschiedenen Verfahren zur Einstufung der Verletzungen und ihres Schweregrades bei polytraumatisierten Patienten besteht darin, daß sie verschiedene Merkmalsausprägungen berücksichtigen. Die Berechnungsgrundlagen für die jeweiligen Scores sind sehr unterschiedlich, so daß die Zahl der möglichen Werte als auch ihre Größenzuordnung sehr voneinander abweichen. Will man trotzdem zu einer vergleichenden Beurteilung kommen, dann muß man dafür entsprechende Einstufungen am selben Patientengut vornehmen. Es ist möglich, die jeweiligen Scores auf entsprechende Maximalwerte zu normieren, um auf diese Weise eine statistisch vertretbare Vergleichbarkeit zu erzielen. Aus den Daten der Patienten lassen sich Gruppen bilden, deren normierte Scores miteinander vergleichbar werden. Zu diesem Zweck werden Methoden der beschreibenden und vergleichenden Biomedizinstatistik angewendet.

Zur Einschätzung der Leistungsfähigkeit einer Skalierung muß man die Frage beantworten, ob der theoretisch zur Verfügung stehende Wertevorrat in der Praxis auch entsprechend ausgenutzt wird. Weiterhin muß die Frage beantwortet werden, ob ein erhöhtes Risiko bei bestimmten Verletzungen und Verletzungskombinationen durch eine deutlich höhere Einstufung im Verfahren berücksichtigt wird. Unter den oben genannten Gesichtspunkten werden ISS, TI, PTS hinsichtlich wichtiger Kriterien des Polytaumas anhand des eigenen Krankengutes verglichen. Die optimale Score soll nicht nur eine Vergleichbarkeit der Ergebnisse verschiedener Kliniken ermöglichen, sondern auch die Behandlungsstrategie und Indikationsstellung in der Primärphase des Polytraumas erleichtern.

Hefte zur Unfallheilkunde, Heft 220
Zusammengestellt von K. E. Rehm

Prüfung der ISS- und PTS-Aussagen am eigenen Krankengut

U. Obertacke, U. Am Orde, F. Rumler und Th. Joka

Abteilung für Unfallchirurgie, Universitätsklinikum Essen, Hufelandstraße 55, W-4300 Essen 1, Bundesrepulik Deutschland

Verletzungsschweregrad-Scores wurden u.a. zur Ermöglichung von Kollektivvergleichen bei klinischen Studien bzw. bei der Diskussion unterschiedlicher Behandlungsergebnisse entwickelt [1,4,5]. Auch in der eigenen Klinik wurden bei multizentrischen Studien an Polytraumatisierten die Patientengruppen nach den allgemein eingeführten Verletzungsschweregradscores ISS [1] und PTS [4] eingeteilt, um zur späteren Auswertung einheitliche, vergleichbare Patientengruppen zu erzielen. Ob Patientengruppen mit gleichem durchschnittlichen ISS- und PTS-Score-Wert tatsächlich vergleichbar sind, ist nach allem Anschein unbewiesen. Eine eigene Aufarbeitung eines Polytrauma-Patientenkollektivs aus den Jahren 1976–1989 wurde zur Abschätzung der o.g. Fragestellung genutzt.

Methode

Die Diagnosen von 929 Patienten aus dem o.g. Zeitraum wurden – retrospektiv, aber nur durch einen Untersucher – nach den bekannten PTS- und ISS-Scores klassfiziert. Das retrospektive Untersuchungsspektrum insgesamt umfaßte lediglich die Unfalldaten, Alter, Intensivbehandlungstage inklusive Beatmung, Überleben, Verletzungsschwere-Einteilung und die Incidenz zweier Komplikationen (progressives Lungenversagen und akutes Nierenversagen). Die für die Region repräsentative Patientenauswahl hatte nur eine Ausnahme: Patienten mit primär operationsbedürftigen Schädel-Hirn-Verletzungen (aus allen AIS- bzw. PTS-Schweregraden) wurden zu einem Teil organisatorisch getrennt auf der neurochirurgischen Intensivstation behandelt; ihre Daten konnten nicht in diese Untersuchung eingehen.

Ergebnisse

Im Vergleich zu den Daten der Major Trauma Outcome Study (MTOS) [2] und Daten aus früheren Studien von Baker [1], in denen insgesamt über 11000 Patienten zusammengefaßt sind, zeigte unser Patientenkollektiv bezüglich der Vorhersage des Sterberisikos sowohl nach der ISS- als auch nach der PTS-Einteilung eine im Vergleich deutlich geringere Letalität. Die eigenen Ergebnisse bezüglich der Letalitätszahlen für verschiedene Verletzungsschweregrade liegen – insbesondere im klinisch interessanten Bereich der Verletzungsschweregrade von ISS 25 bis ISS 55 – außerhalb der in den o.g. Studien angegebenen Schwankungsbreiten.

Diskussion

Die mittlere Verletzungsschwere der verglichenen Geamtkollektive wurde von den Autoren [1,2,3] nicht angegeben, aus den Daten der MTOS [2] ließ sie sich errechnen, sie lag mit einem mittleren ISS von 10,4 deutlich unter der mittleren Verletzungsschwere von ISS 26,7

Hefte zur Unfallheilkunde, Heft 220
Zusammengestellt von K.E. Rehm

im eigenen Kollektiv. In allen Fällen handelt es sich jedoch gleichermaßen um Verletzungen nach stumpfer Gewalt. In den internationalen Vergleichskollektiven [1, 2, 3] werden nur Daten von Patienten unter 50 Jahren zusammengefaßt, in der eigenen Aufstellung liegt die Altersspannbreite bei 1–95 Jahren. Ein möglicher systematischer Fehler in der eigenen Ergebnis-Zusammenstellung wäre die Überschätzung der Einzel- und Gesamtverletzungsschwere in der retrospektiven Aufarbeitung: Dies erscheint jedoch ausgeschlossen, da im Gegenteil bei der retrospektiven Analyse eine Reihe von unklaren Diagnosen für die Dokumentation ausfiel. Die Erklärung der gefundenen Abweichung durch die teilweise aussortierten Patienten mit operationsbedürftigen Schädel-Hirn-Verletzungen ist ebenfalls ungenügend: Zum einen betreffen sie regionale AIS-Grade von 1–5, zum anderen sind die Schädel-Hirn-Verletzungen, wie die Extremitätenverletzungen, zwar die bei weitem häufigsten in allen Verletzungsschwere-Klassen, die durch die einzelnen Verletzungsregionen bedingte Letalität zeigt jedoch für keine Region (Schädel, Extremitäten, Thorax, Abdomen) eine bedeutsame Abweichung.

Schlußfolgerung

Für einen Kollektivvergleich reicht die alleinige Errechnung der Verletzungsschweregrade nach ISS und/oder PTS nicht aus. Es müssen Durchschnittsalter, Verletzungsarten, Verletzungsmuster, Einzelverletzungsschwere der Körperregion und Gesamtverletzungsschwere der Kollektive angegeben werden.

Literatur

1a. Baker SP, O'Neill B, Haddon W, Long WB (1974) The injury severity score: A method for describing patients with multiple injuries and evaluating emergency care. J Trauma 14 : 187–196

1b. Baker SP, O'Neill B (1976) The injury severity score: An update. J Trauma 16 : 882–885

2. Copes WS, Champion HR, Sacco WJ, Lawnick MM, Keast SL, Bain LW (1988) The injury severity score revisited. J Trauma 28 : 69–77

3. Lauwers LF, Rosseel P, Roelants A, Beeckman C, Baute L (1986) A retrospective study of 130 consecutive multiple trauma patients in an intensive care unit. Intensiv Care Med 12 : 296–301

4. Oestern HJ, Tscherne H, Sturm J, Nerlich M (1985) Klassifizierung der Verletzungsschwere. Unfallchirurg 88 : 465–472

5. Seefelder C, Matzek N, Rossi R (1988) Polytrauma-Bewertungsscalen. Notfallmed 14 : 227–236

Einordnung der Schwerverletzten mit AIS- und ISS-System

Z. Záborszky

Lehrstuhl für Traumatologie, Medizinische Universitätsklinik, Bartok B. u. 4–20, H-Debrecen, Ungarn

In der Beurteilung von Schwerverletzten dienen uns verschiedene Punktesysteme die es erlauben, den Zustand der Verletzten, den Behandlungsplan, die Prognose, die objektive Auswertung der Ergebnisse rasch und zuverlässig in Zahlen auszudrücken.

Hefte zur Unfallheilkunde, Heft 220
Zusammengestellt von K. E. Rehm

An der traumatologischen Universitätsklinik haben wir bei den Schwerverletzten, die frisch zur Behandlung aufgenommen wurden, das TS-, AIS-, ISS-Punktesystem eingeführt. Das ISS-Punktesystem wurde auch noch mit dem Alter der Verletzten +1 Punkt und der Bewertung der Risikofaktoren weiter +1 Punkt erweitert.

Nach unseren Erfahrungen ist bei Punktewerten von über 20 ISS-Werten die Grenze erreicht, wo rasch entscheidende Eingriffe erfolgen müssen, um Spätkomplikationen vorzubeugen.

In einer Beobachtungszeit von zweieinhalb Jahren haben wir 8051 Verletzte in Spitalbehandlung aufgenommen, darunter befanden sich 126 Polytraumatisierte und Schwerverletzte. Es ist offensichtlich, daß eine Korrelation zwischen Zunahme der Punktewerte und der Mortalität besteht. Bei ISS-Werten von über 50 sind alle Verletzten innerhalb einer Woche verstorben, davon 75 % bereits innerhalb 24 h.

Andere bekannte Punktesysteme machen zwar sehr detaillierte Angaben, aber nach unserer langjährigen Erfahrung bietet das einfach anwendbare AIS- und ISS-System exakte Richtlinien zur Beurteilung von Schwerverletzten und verringert die häufige Wahrscheinlichkeit von Fehlentscheidungen.

Vergleich „europäischer“ und „amerikanischer“ Polytrauma-Scores

T. Braunsteiner, M. Brix, J. Látal, P. Šimko

Unfallchirurgische Klinik, Derer Krankenhaus, Limbova ul. 5, CS-833 05 Bratislava, Tschechoslowakei

In letzter Zeit kommt die Problematik des Trauma-Scoring immer mehr in den Vordergrund. Es fehlen jedoch breite vergleichende Studien.

Deshalb untersuchten wir an 130 Patienten 7, vorwiegend auf physiologischen Parametern basierende Systeme, die vor allem der Prognose in der Akutphase dienen: CRAMS-Scale, Trauma Score, Trauma Index (Kirkpatrick), Trauma Index (Ogawa), Trauma Index (Schreinlechner), Schockindex (Allgöwer), Index nach Cibin. Weiter haben wir 3, vorwiegend auf anatomischen Parametern basierende Systeme untersucht, die vor allem der Schweregradbestimmung dienen: Injury Severity Score, Polytraumaschlüssel, Arnoldsches Schema. Bei allen ermittelten wir die Sensitivität, Spezifität, Korrelation mit der Mortalität und der Indexe untereinander.

In unserer Studie erwies sich als bester Index für die Akutphase der Trauma Index nach Schreinlechner und Eber (TI-S) mit Sensitivität und Spezifität von 90 bzw. 92 %. Die Korrelation mit der Mortalität war mit 0,675 hoch. Für die Schweregradbestimmung erwies sich der ISS als gut geeignet (Spezifität 90,9 %, Korrelation mit der Mortalität 0,54). Die Korrelation TI-S/ISS betrug 0,725.

Anhand einer Nachuntersuchung von 3300 Patienten scheint uns die Bewertung der Beckenfrakturen ungenügend. Für eine Verbesserung des ISS empfehlen wir eine höhere Bewertung der Beckenfrakturen, und im Rahmen des Major Trauma Outcome Study die

Hefte zur Unfallheilkunde, Heft 220
Zusammengestellt von K. E. Rehm

Untersuchung anderer Körperregionseinteilungen. Unser Vorschlag ist die Beibehaltung der AIS-Körperregionen mit Zuordnung des Beckens zur Wirbelsäule als „axiales Skelett".

Dank der guten prognostischen Aussagekraft könnte das kombinierte Anwenden der Systeme TI-S und ISS optimal sein.

Einfluß des Untersuchers auf ISS- und PTS-Scores

Ch. Waydhas, D. Nast-Kolb und L. Schweiberer

Chirurgische Klinik Innenstadt, Universität München, Nußbaumstraße 20, W-8000 München 2, Bundesrepublik Deutschland

Der Polytraumaschlüssel (PTS) und der Injury Severity Score (ISS) sind die im deutschen und angelsächsischen Sprachraum am weitest verbreiteten Traumascores. Die beiden Scores wurden auf ihre Untersucherabhängigkeit geprüft. Acht Untersucher (1 Unfallchirurg, 1 Chirurg, 4 Assistenten in der chirurgischen Weiterbildung, 2 AIP) bewerteten 107 Mehrfachverletzte unabhängig voneinander nach dem PTS und ISS. Vier der Untersucher sind mit Traumascoring im Rahmen von Studien befaßt (ST), 4 nicht (nST).

Der mittlere Score für das Patientenkollektiv ist für die acht Untersucher in der Tabelle 1 dargestellt. Der mittlere Schweregrad des Patientenkollektivs variiert in Abhängigkeit vom Untersucher für den PTS von 30,8 bis 39,7 Punkte, für den ISS von 33,1 bis 39,3 Punkte. Die Unterschiede zwischen dem höchsten und niedrigsten Ergebnis sind bei beiden Scores signifikant. Bei allen Untersuchern zeigte sich eine gleichverlaufende Abstufung der Schwergrade, wobei einige gleichmäßig höher bewerteten als andere. Es fällt auf, daß Untersucher, welche mit Traumascoring befaßt sind, sowohl beim PTS tendenziell (37,9 vs. 34,7), als auch beim ISS signifikant (39,1 vs. 33,9) höhere Punktzahlen vergaben. Beim Einzelpatienten variierte die Untersuchungsbewertung beim PTS in einem Bereich von ca. ± 10 Punkte um den Mittelwert, weitgehend unabhängig von der absoluten Höhe des Scores. Beim ISS betrug die Streuung bis zu ± 15 Punkte und war im mittleren Scorebereich zwischen 30 und 50 Punkten am größten.

Tabelle 1

Untersucher	1	2	3	4	5	6	7	8	ST	nST
PTS	38,6	34,9	38,2	39,7	34,5	34,2	39,4	30,8	37,9	34,7
ISS	39,2	38,6	39,2	39,3	-	34,9	33,1	33,8	39,1	33,9

Die Auswertungen zeigen die Untersucherabhängigkeit beider Scoresysteme, für den ISS stärker ausgeprägt als für den PTS. Damit muß bei einem gleich schwer verletzten Patientenkollektiv mit Abweichungen im mittleren Schweregradscore um bis zu 25 % gerechnet werden. In Studien besteht möglicherweise eine Tendenz zur Höherbewertung

Hefte zur Unfallheilkunde, Heft 220
Zusammengestellt von K. E. Rehm

insbesondere beim ISS. Bei der Bewertung einzelner Patienten sind zum Teil erhebliche untersucherabhängige Unterschiede anzunehmen.

Zur Vergleichbarkeit dynamischer Polytraumascores

R. Inglis, J. Windolf, T. Jünger und A. Pannike

Unfallchirurgische Klinik, Klinikum der Johann-Wolfgang-Goethe-Universität, Theodor-Stern-Kai 7, W-6000 Frankfurt a. M., Bundesrepublik Deutschland

Mit oder ohne „Scoring" erfolgt die Beurteilung der Erkrankungsschwere eines Patienten seit Bestehen der Menschheit durch die Beobachtung der Veränderung der erfaßten Parameter in der Zeit, also im Verlauf. Seit der Einteilung nach De Haven (1952) sind bis 1988 zweiundvierzig (42) Indices (Scores, Scales, Rating Tables, Disease Classifications usf.) veröffentlicht worden, die physiologische und/oder pathophysiologische, teilweise zusammen mit anatomischen Parametern erfassen und zur Verlaufsbeurteilung der Erkrankungsschwere eingesetzt werden. Die Unterschiede zwischen einzelnen Scores sind dabei zum Teil nur gering, die Aussagekraft jedes einzelnen Scores nach Angaben der jeweiligen Autoren optimal. Untersuchungen zur Vergleichbarkeit der Score fehlen oder wurden so durchgeführt, daß Krankheitsverläufe nach unterschiedlichen Scores ermittelt wurden (oft von verschiedenen Untersuchern) und dann die Ergebnisse im Hinblick auf ein Zielkriterium („Überleben", „Defektheilung" o. ä.) verglichen wurden. Diese Art, Vergleiche durchzuführen, kann keine statistisch sicheren Ergebnisse liefern, weil die Erhebungskriterien für die Laborparamter und die Untersuchungsbedingungen bei verschiedenen Untersuchern und Untersuchungszeitpunkten nicht gleich sein können und die durch inter-individuelle Untersuchungen bedingten Streuungseffekte nicht erfaßt werden. Aus diesem Grunde haben wir die bestehenden dynamischen Polytraumascores untersucht; dieses erfolgte stufenweise durch folgende Schritte:

1. Liste aller Scores in Datenbank.
2. XY-Tabelle der Parameter.
3. Entfernung der Parameterdoppeleintragungen.
4. Reduktion der Aussagevarianz durch Checklisten; damit gleiche Eingabekriterien für alle verglichenen Scores.
5. Erhebung der Daten schlüsselunabhängig nur mittels Checkliste.
6. Berechnung der Scores aus den Checklistendaten.
7. Vergleiche der Score-Ergebnisse bezüglich maximal erreichten Werten, Aussage über einen Therapieverlauf, Aussage bezogen auf Exitus, Defektheilung, Behandlungsdauer.

Mit diesem Vorgehen konnten wir eine Parameterliste erstellen, aus der alle gebräuchlichen Score errechnet werden können; dennoch erhielten wir aus über bisher 1000 Datensätzen keine statistisch verwendbaren Ergebnisse, da bei einer Parameterzahl von 29

Hefte zur Unfallheilkunde, Heft 220
Zusammengestellt von K. E. Rehm

Daten von 50 000 Patienten für statistisch sichere Aussagen erforderlich sind. Bei allgemeiner Einführung unseres Vorgehens sind multizentrische, vom gleichen Parametersatz ausgehende Untersuchungen möglich und überhaupt erst sinnvoll. Wie bereits Lorentz 1989 in Ostberlin bemerkte, ist derzeit eine Diskussion über die Qualität einzelner Scores deswegen nicht zulässig, weil wir über die dazu nötigen Massendaten bisher noch nicht verfügen. Damit befinden wir uns trotz aller unserer statistischen Verfahren und wegen der schier unendlichen Mengen von nicht normierten Untersuchungsbefunden trotz hochmoderner Techniken mathematisch in der Medizin noch im Stadium des Sammlers.

Fazit also: Gemeinsame Vereinbarungen über alle zusammenzutragenden Parameter, die so ausgewählt werden, daß jeder den von ihm favorisierten dynamischen und auch den statischen Score aus diesen Werten ermitteln kann. Dieses ist die alleinige Voraussetzung für die Lösung aller die Traumascores betreffenden Probleme, denn für einen Vergleich von Therapieformen oder Untersuchungen über Faktoren, die den Verlauf *eines Polytaumas* beeinflussen, sind *Maßstäbe* erforderlich, damit Vergleiche von Vergleichbarem (immer bezogen auf ein bestimmtes Zielkriterium!) möglich werden und zwar ohne Dichtung und Wahrheit.

Diskussion

J. Poigenfürst, Wien

Die Vorträge und die Diskussion kreisten um Versuche, aussagekräftigere Schlüssel zur Bestimmung der Verletzungsschwere einzusetzten. Es wurden dabei sowohl neue Kombinationen, als auch Adaptierungen bereits vorhandener Schlüssel eingesetzt und mit den Ergebnissen anderer Methoden verglichen. Es zeigt sich die bekannte Unzulänglichkeit aller jener Klassifizierungen, bei denen die präklinische Versorgung und der Verlauf nicht miterfaßt werden können oder die schlecht erhebbare Daten einbeziehen, so daß eine Verfälschung in der Gewichtung dieser Angaben eintritt. Eine Verbesserung der Aussagekräftigkeit eines Scores zur Beurteilung der Verletzungsschwere ist dann zu erwarten, wenn Kreislauf- und Atmungsparameter miteinbezogen werden, weil durch diese das Bild zum Zeitpunkt der Behandlungsübernahme – unabhängig von der präklinischen Versorgung – beurteilt wird. Generell sollten einheitliche Scores verwendet werden. Dennoch sind sie zwischen Krankenhäusern verschiedener Kategorie nicht vergleichbar.

Hefte zur Unfallheilkunde, Heft 220
Zusammengestellt von K. E. Rehm

Scores: Triage, Prognostische Beurteilung, Verlaufsbeurteilung

Vorsitz: N. Haas, Hannover; K.-P. Schmit-Neuerburg, Essen

Welche Polytrauma-Scores sind im Notarztdienst einsetzbar?

J. Schmidt, K. Konzel und B. Dillmann

Chirurgische Abteilung, Unfallchirurgie, Evangelisches Krankenhaus, W-6660 Zweibrücken, Bundesrepublik Deutschland

Im anglo-amerikanischen Schrifttum wird die Eingruppierung von polytraumatisierten Patienten in Traumaschweregradbeurteilung bereits vor Ort gefordert. Wir haben verschiedene Polytrauma-Scores auf ihre Praktikabilität untersucht.

In Betracht kommen vor Ort nur physiologisch orientierte Scores. Subjektive Kriterien dieser Klassifizierung, wie Cyanose, Hautbeschaffenheit und Blutverlust, müssen ausgeklammert werden. Nicht oder schwer mittelbare Kriterien, wie verletzte Körperregionen und Verletzungsmechanismus, sowie Ausmaß von Verbrennungen, beeinträchtigen ebenfalls die Durchführbarkeit. Der neurologische Status sollte unseres Erachtens prinzipiell nach dem bewährten Glasgow-Coma-Scale beurteilt werden.

Unter diesen Voraussetzungen bleiben nur 4 physiologisch orientierte Scores übrig, das Rapid-Acut-Physiology-Score, das Revised-Trauma-Score, das Trauma-Score und der Triage-Index.

Wir verwenden das Trauma-Score unter der Voraussetzung, daß zusammen mit dem Injury-Severity-Score und dem Alter, die TRISS-Methode als recht exakte Beschreibung des Zustandes eines polytraumatisierten Patienten gewonnen werden kann. Die Gewinnung des Trauma-Scores ist nach Einführung unserer neuen Notarzteinsatzprotokolle nach den Vorstellungen der DIVI recht einfach.

In Zukunft wird wohl über die Pulsoxymetrie eine noch genauere Beurteilung des Zustandes eines polytraumatisierten Patienten möglich sein.

Hefte zur Unfallheilkunde, Heft 220
Zusammengestellt von K. E. Rehm

Validität, Reliabilität und Vorhersagewert von Trauma-Scores (TS), Injury-Severity-Score (ISS) und TRISS-Auswertung von 2074 Trauma-Patienten 1987 im Kölner Rettungsdienst

R. Schweins, B. Bouillon, Th. Tiling und H. Troidl

Städtisches Klinikum Köln-Merheim, Ostmerheimer Straße 200, W-5000 Köln 91, Bundesrepublik Deutschland

Scoring-Systeme sind in der Medizin inzwischen weit verbreitet und anerkannt. Gerade beim Trauma-Patienten ist eine exakte Beschreibung des Patientengutes zur Beurteilung von Trauma-Management, Therapiekonzepten und Überlebensraten wichtig, wie auch Susan Baker 1983 schon formulierte. Wir unterscheiden für Trauma-Patienten anatomische Scores, physiologische Scores und kombinierte Scores, einige Standard Scoringsysteme beim Trauma sind: Injury Severity Score (ISS), Baker 1974; Glasgow Coma Scale (GCS), Teasdale 1974; Trauma Score (TS), Champion 1981; Revised Trauma Score (RTS), Champion 1989; TRISS, Champion 1981; Prehospital Index (PHI), Köhler 1986; Polytrauma Schlüssel (PTS), Oestern 1985. Um diese, hauptsächlich aus dem angloamerikansichen Raum entwickelten Scoring-Systeme auf ihre Anwendbarkeit an einem nicht selektioniertem Patientengut zu testen, führten wir am 1. 1. 87 bis 31. 12. 87 in Köln eine prospektive Vorort-Studie durch, mit dem Zielkriterium Überleben der Patienten. Von 11 168 1987 in Köln versorgten Patienten waren 2 136 traumatisierte Patienten, von denen 2074 primär versorgt wurden. Alle Patienten mit einem Trauma-Score 15 (n = 464) sowie 10 ermittelt an einer Zufallsstichprobe, wurden in die Studie einbezogen. Der Kliniksverlauf wurde anhand Aktenlage nachuntersucht, sowie die überlebenden Patienten auch 1 Jahr nach Entlassung aus dem Krankenhaus befragt. Bei einer Follow up Rate von 98,5 % bestand die Studienpopulation aus 612 Patienten. Das Ergebnis zeigt Tabelle 1.

Tabelle 1

Score	Sensitivität (%)	Spezifität (%)	Cut-off
TRISS	93,1	93,7	0,85
PHI	90,5	91,5	8
TS	90,5	88,9	11
RTS	89,6	87,3	5.5
GCS	89,1	87,8	6
ISS	87,2	85,2	26
PTS	83,1	83,1	21

Es zeigt sich, daß alle Scoring-Systeme eine ausreichende Sensitivität und Spezifität haben, daß der TRISS beim Cut-off-Punkt von 0,85 eine Sensitivität und Spezifität von über 93 % am besten abschneidet. Praktisch bedeutet dies, daß bei 262 Polytaumen, die von 1984–1987 in Köln-Merheim behandelt wurden, die vorhergesagte Letalität anhand des TRISS mit 35 % errechnet wurde, und wir damit mit der tatsächlich eingetretenen Letalität von 30 % gut im internationalen Vergleich liegen. In Anlehnung an die aus Epi-

Hefte zur Unfallheilkunde, Heft 220
Zusammengestellt von K. E. Rehm

demiologen und Traumatologen zusammengesetzte Woodstock-Konferenz von 1980 zu Qualitätsansprüchen an Scoring-Systeme fassen wir daher wie folgt zusammen:

1. Scoring Systeme sind notwendig zur Klassifizierung von Traumapatienten. Klinische und wissenschaftliche Fragestellungen lassen sich mit ihrer Hilfe objektiver beantworten.
2. Im Härtetest einer prospektiven Validierungsstudie haben sich TRISS Score, der Injury Severity Score und der Traumascore als geeignete Instrumente bewährt und wir ziehen daher folgende Schlußfolgerung:
   a) Es sollten regelmäßig nationale und internationale Standards erhoben und veröffentlicht werden, an denen sich einzelne Kliniken messen können und um die regionale Qualität der Traumaversorgung zu beurteilen.
   b) Veröffentlichungen zu Behandlungsergebnissen von Schwerstverletzten sollten zur besseren Interpretation Standard Scores zur Klassifikation der untersuchten Population verwenden.

Klassifikation der Verletzungsschwere anhand des Traumaindex (TI) von Schreinlechner und Eber

G. Rappold und U.-P. Schreinlechner

Unfallkrankenhaus Lorenz Böhler, Donaueschingenstraße 13, A-1200 Wien, Österreich

Die Schwierigkeit einer exakten numerischen Quantifizierung der Verletzungsschwere konnte bis heute keiner einheitlichen Lösung zugeführt werden.

Die Kenntnis dieser Problematik veranlaßten Schreinlechner und Eber Anfang der achziger Jahre, eigene Überlegungen zur Entwicklung eines Traumaindex anzustellen, wobei die Anwendung eines gemischten, physiologisch-anatomischen Index am sinnvollsten erschien.

In diesem Traumaindex (TI) werden *Region, Verletzung Alter*, das kardiovasculäre System CVS, das respiratorische System RS und das ZNS unmittelbar zum Zeitpunkt der Einlieferung beurteilt.

Jeder dieser 6 Parameter ist in Einzelwerte abgestuft, die entsprechend gewichtet sind. Zur Berechnung wird der jeweils höchste erreichte Punktewert je Kategorie entnommen, diese Werte addiert, und - entsprechend der Anzahl der Bewertungsgruppen – durch 6 dividiert, woraus sich der Teilungskoeffizient des *Traumaindex* ergibt.

Die Graduierung im TI wird anhand eines Fallbeispieles eines polytraumatisierten Patienten dargestellt. Dieser erreicht im Kriterium *Region* 6 Punkte (Cont. cerebri-Gehirn), im Parameter *Verletzung* 4 Punkte (unter 40 a), für CVS 3 Punkte (RR 70 mmHg/P 140) für RS 3 Punkte (Dyspnoe) und für ZNS 6 Punkte (Coma). Die Addition der Punkte-Einzelwerte ergibt 22 –geteilt : 6 = *3,6* als Traumaindex.

Nach den Erfahrungen und der Auswertung von 750 überwiegend polytraumatisierten Patienten wurde die Verletzungsschwere wie folgt klassifiziert:

Hefte zur Unfallheilkunde, Heft 220
Zusammengestellt von K. E. Rehm

Grad	TI	Einstufung VG	Letalität
I	bis 1,8	mittelgradig	unter 10 %
II	bis 2,8	schwer	um 25–30 %
III	über 2,8	lebensbedrohlich	75 %

Bis zu einem Traumaindex von 1,6 überlebten alle Patienten; der höchste je erreichte Indexwert betrug 4,6 – der eines Überlebenden 3,8.

Die Mortalitätsrate nimmt mit steigendem TI nahezu exponentiell zu und bereits bei einem Indexwert von 3,5 ist ein tödlicher Ausgang in über 50 % der Fälle zu erwarten.

Neuere Ergebnisse der letzten beiden Jahre von insgesamt 400 Polytraumata haben die bisherigen, guten Erfahrungen bestätigt, lediglich die obere Indexgrenze der Überlebenden verschob sich von 3,8 auf 4,1 (bessere stationäre Versorgung der Verletzten).

Die Häufigkeitsverteilung der einzelnen Indexgruppen zeigt ein Überwiegen der als „mittelgradig verletzt" (TI bis 1,8) bzw. als „schwer verletzt" (TI bis 2,8) eingestuften Patienten zu etwa gleichen Teilen, die als „lebensbedrohlich verletzt" klassifizierten Patienten (TI über 2,8) machen in unserem Krankengut etwa 15 % der Fälle aus.

Die Verteilung der Gewichtung der Einzelparameter zeigt, daß in 43 % d. F. in der Kategorie *Alter* keine Bewertung erfolgte, die Kategorie RS in 44 % d. F., die Kategorie ZNS in 41 % d. F. zu beurteilen war. Auffallend ist die seltene Bewertung der Kategorie CVS in nur 12 % der Fälle. Dieses Verhalten führen wir darauf zurück, daß eine fachgerechte Primärversorgung am Unfallort (Intubation, Schockbekämpfung, Volumensubstitution) vor allem die Kriterien CVS und RS positiv beeinflussen und damit sich auch nicht so hohe Indexwerte bei der Einlieferung ergeben. Hat allerdings ein Patient trotz korrekter Primärversorgung an der Unfallstelle bei der Einlieferung trotzdem noch einen sehr hohen TI, so hat er eine wesentlich schlechtere Prognose, was seine Überlebenschance anbelangt.

Trotz dieser bisherigen Erfahrungen bleibt die Aussagekraft des TI bezüglich der zu erwartenden Letalität begrenzt. Er besitzt jedoch im Vergleich zu anderen Scores eine sehr hohe Spezifität und Sensitivität. Wir konnten in einer Diskriminanzanalyse eine Sensitivität von 90 % und eine Spezifität von 93 % des TI ermitteln. Insgesamt liegt die Treffsicherheit der prognostischen Vorhersage bei 82 %. Diese Ergebnisse decken sich mit den Erfahrungen anderer Kliniken, an denen der TI zur Anwendung kommt.

Der von Schreinlechner und Eber erstellte Taumaindex zur Bewertung der Verletzungsschwere erfüllt die prinzipiellen Kriterien an einen Traumascore, er ist in seiner Handhabung einfach anzuwenden und eignet sich als Mittel im Rahmen der Triage. Darüberhinaus besitzt er eine hohe Aussagekraft bezüglich der Verletzungsschwere.

Traumaindex nach Schreinlechner und Injury-Severity-Score Vergleich hinsichtlich der Mortalitätsvoraussage

E. Foltin, F. Helml, C. Rodemund und H. Haller

Unfallkrankenhaus der Allgemeinen Unfallversicherungsanstalt, Blumauer Platz 1, A-4020 Linz, Österreich

Für den Vergleich des Traumaindex (TI) nach Schreinlechner und Eber [7] und des Injury Severity Scores (ISS) nach Baker [1] in der deutschen Bearbeitung nach Schneck [3] wurden 234 polytraumatisierte Patienten des Unfallkrankenhauses Linz der Jahre 1985 bis 1987 herangezogen. Die männlichen Patienten überwogen mit 81 % bei weitem. 70 % der Patienten waren unter 50 Jahre alt. Bei 58 Patienten war eine abdominelle Verletzung, bei 124 eine Thoraxverletzung, bei 115 ein Schädelhirntrauma Teil des Verletzungsmusters. 49 Polytraumatisierte hatten keine Verletzung einer der drei Körperhöhlen.

Der TI schwankte zwischen 1 und 5,67; die Verletzungsregion, die Verletzungsart, Alter, Kreislauf, Atmung und Bewußtsein bei Aufnahme in das Krankenhaus werden bewertet. Eine Vorschrift, wie Verbrennungen zu werten sind, fehlt. Der höchste TI, der im vorliegenden Kollektiv bei einem Überlebenden verzeichnet wurde, war 4,17. Der ISS nahm Werte zwischen 9 und 75 an. Vier Patienten überlebten bei einem ISS von 66.

Mit Hilfe der logistischen Regressionsrechnung wurden Funktionen ermittelt, die es gestatten, zu jedem ISS und zu jedem TI aufgrund der vorliegenden Daten eine Sterbewahrscheinlichkeit anzugeben. Eine Darstellung dieser statistischen Methode geben zum Beispiel Breslow und Day [2], das verwendete Computerprogramm ist das von Steinberg [5]. Bei einem ISS von 53 bzw. bei einem TI von 3,75 war die Sterbewahrscheinlichkeit in dieser Datensammlung jeweils 50 %. Man kann nun als Voraussage des Todes definieren, wenn die durch die logistische Regression ermittelte Sterbewahrscheinlichkeit 50 % oder größer ist.

Die Sensitivität, der Anteil der richtig Vorhergesagten unter den tatsächlich Verstorbenen ist für den ISS in diesem Material nur 50 %, die Spezifität, der Anteil der richtig Vorausgesagten unter den tatsächlich Überlebenden ist jedoch mit 95 % recht hoch. Nimmt man einen Korrekturfaktor für Alter unter 65 Jahre dazu, so bessert sich die Voraussage in diesen Daten nicht wesentlich.

Der TI hat in diesem Patientengut eine Sensitivität von 73 % und eine Spezifität von 97 %, die Mortalität läßt sich mit ihm also besser voraussagen als mit dem ISS. Wenn man die Gewichtung der Komponenten des TI modifiziert, läßt sich die Sensitivität noch verbessern.

Literatur

1. Baker SP et tal. (1974) The injury severity score: A method for describing patients with multiple injuries and evaluating emergency care. J Trauma 14 : 187–196
2. Breslow NE, Day NE (1980) Statistical methods in cancer research. Volum 1: The analysis of case control studies. International Agency for Cancer Research, Lyon
3. Schneck HJ et al. (1986) Der Injury Severity Score (ISS) zur Klassifizierung polytraumatisierter Patienten. Zentrabl Chir 111 : 1025–1033

Hefte zur Unfallheilkunde, Heft 220
Zusammengestellt von K. E. Rehm

4. Schreinlechner UP, Eber K (1983) Der Traumaindex. Springer, Berlin Heidelberg New York (Hefte Unfallheilkunde, Heft 156, S 157–170)
5. Steinberg D (1988) Logit: A supplementary module for systat and sygraph. Evanston, Il: Systat, Inc.

Erlauben Polytrauma-Scores prognostische Aussagen zum Langzeitverlauf nach Polytrauma?

R. Kasperk, O. Paar und S. Eren

Chirurgische Klinik, RWTH Aachen, Pauwelsstraße 1, W-5100 Aachen, Bundesrepublik Deutschland

Ziel der Ermittlung von Polytrauma-Scores ist es, aus dem Verletzungsmuster und -schweregrad prognostische Aussagen abzuleiten. Dies gelingt mit akzeptabler Zuverlässigkeit für einen kurz- bis mittelfristigen Zeitraum. Unklar ist bislang, inwieweit diese Scores Aussagen zum Langzeitverlauf gestatten.

Wir untersuchten 104 Patienten 1 bis 6 Jahre nach dem Unfall. 21 waren zum Unfallzeitpunkt jünger als 16 Jahre. Im Gesamtkollektiv war das männliche Geschlecht im Verhältnis 2:1 in der Überzahl. Neben der klinischen Untersuchung wurden die Patienten zum Einfluß des Unfalls auf die Bereiche Beruf/Schule, Freizeit/Sport und alltägliche Verrichtungen befragt. Die Angaben wurden nach einem Punkteschema bewertet und in einem „Befindlichkeits-Score" zusammengefaßt, der mit dem für jeden Patienten bestimmten Polytrauma-Score (Hannoveraner PTS, Pediatric trauma score) in Beziehung gesetzt werden konnte.

Hinsichtlich der subjektiven Einschätzung des eigenen Gesundheitszustandes war bei der Mehrzahl der Patienten eine Verbesserung mit zunehmendem Abstand vom Unfallzeitpunkt zu beobachten. Unabhängig von der primären Verletzungsschwere war bei fast allen Kindern nach subjektiven und objektiven Kriterien ein weitgehender Normalzustand erreicht. Die in der Frühphase prognosebestimmenden Abdominalverletzungen erwiesen sich im Langzeitverlauf als gänzlich unbedeutend. Wesentlichen Einfluß hatten dagegen die Extremitäten – und neurologische Verletzungen. Während unfallbedingte Einschränkungen in den Bereichen Freizeit/Sport sowie bedingt Beruf/Schule noch relativ leicht akzeptiert wurden, bedeuteten Behinderungen in den Verrichtungen des täglichen Lebens eine beträchtliche Belastung. In der Gruppe der 15- bis 30-jährigen finden sich viele Patienten, die sich trotz schwerer Verletzung nur geringgradig behindert fühlen.

Wir folgern, daß die Polytrauma-Scores für den Langzeitverlauf keine Aussagekraft besitzen. Dies ist zum einen bedingt durch die beträchtlichen Unterschiede in subjektiver Einschätzung der jeweiligen Gesundheitsstörung. Zum anderen liegt dies an den im Frühverlauf bedeutsamen abdominellen Verletzungen, denen jedoch langfristig kaum behindernde Wirkung zukommt. Umgekehrt bedeuten neurologische Ausfälle, die in der Akutphase keine vitale Bedrohung darstellen, eine erhebliche langfristige Gesundheitsbeeinträchtigung.

Hefte zur Unfallheilkunde, Heft 220
Zusammengestellt von K. E. Rehm

Die prognostische Aussagekraft biochemischer Parameter im Vergleich zum ISS und PTS beim Polytrauma

D. Nast-Kolb, Ch. Waydhas, M. Jochum und L. Schweiberer

Chirurgische Klinik der Innenstadtklinik, Universität München, Nußbaumstraße 20, W-8000 München2, Bundesrepublik Deutschland

In einer prospektiven Studie wurden 100 polytraumatisierte Patienten (mittl. ISS: 37, mittl. PTS 38 Punkte) ab Klinikaufnahme über einen 14-tägigen Beobachtungszeitraum untersucht. 16 Patienten verstarben sekundär im Multiorganversagen (4.–28. Tag), 47 Patienten überlebten mit und 37 ohne definierte Organfunktionsstörungen.

Bei Klinikaufnahme unterschieden die Serinproteinase PMN-Elastase (ng/ml), die Cysteinproteinase Kathepsin B (mU/l) sowie die AT III-Konzentration (%) signifikant ($p < 0,01$) zwischen Patienten mit und ohne späterem Organversagen. Die später Versterbenden wurden zu diesem Zeitpunkt durch die Serumlaktatspiegel (mg/dl), am 4. Tag auch durch die PMN-Elastase (ng/ml), CRP (mg/dl) sowie Neopterin (mmol/l) von den Überlebenden signifikant ($p < 0,01$) abgegrenzt. Zur Überprüfung der prognostischen Relevanz dieser Mediatoren wurden Sensitivität, Spezifität, positiv und negativ prädiktiver Wert im Vergleich zu den Traumascores ISS und PTS ermittelt (Tabelle 1, 2).

Bezüglich der Vorhersage des Organversagens ergaben die Traumascores sowie die biochemischen Faktoren mit 62–77 % richtigen Aussagen ein annähernd gleiches Ergebnis, wobei der PTS tendenziell am besten abschnitt. Bezüglich späteren Versterbens zeigten die Laborparameter mit 84–90 % richtigen Vorhersagen eine größere Genauigkeit. Die Kombination dieser Mediatoren ließ die Aussagekraft weiter verbessern: Waren mindestens 3 oder

Tabelle 1. Vorhersage von Organversagen bei Klinikaufnahme

Diskriminanzwerte	ISS > 30 (Pkt.)	PTS > 30 (Pkt.)	Elastase > 200 (ng/ml)	Kathepsin B > 190 (mU/l)	AT III < 80 % (%)
Sensitivität	71	82	83	50	79
Spezifität	46	68	44	89	52
Pos. präd. Wert	69	81	73	90	74
Neg. präd. Wert	49	69	58	48	59

Tabelle 2. Vorhersage von Versterben bei Klinikaufnahme* und am 4. Tag

Diskriminanzwerte	ISS > 40 (Pkt.)	PTS > 50 (Pkt.)	Elastase > 500 (ng/ml)	CRP > 20 (mg/dl)	Neopterin > 20 (mmol/l)	Laktat* > 45 % (mg/dl)
Sensitivität	60	47	56	57	77	60
Spezifität	67	86	91	95	80	89
Pos. präd. Wert	24	37	56	67	42	50
Neg. präd. Wert	90	90	91	93	95	92

Hefte zur Unfallheilkunde, Heft 220
Zusammengestellt von K. E. Rehm

4 Faktoren pathologisch, so betrug die Letalität 89 %, waren alle 4 Faktoren unauffällig, so überlebten 98 %. Die Auswertungen zeigen, daß biochemische Meßparameter bei der Prognosebeurteilung den der subjektiven Einschätzung des Untersuchers unterworfenen Traumascores zumindest gleichwertig sind und somit als objektive Kriterien empfohlen werden können.

Bewertung von Vorerkrankungen und Inhalationstrauma für die prognostische Sicherheit von Aufnahme-Scores bei Schwerverbrannten

G. Germann, T. Kuipers und W. Perbix

Klinik für Plastische Wiederherstellungschirurgie und Handchirurgie, Schwerstverbranntenzentrum, Klinikum Köln-Merheim, Ostmerheimer Straße 91, W-5000 Köln, Bundesrepublik Deutschland

Einleitung

Die Präzision der Trauma-Scores werden von den Verbrennungsscores noch nicht erreicht. Ursache vor allem der geringen Spezifität ist möglicherweise die nicht ausreichende oder gar nicht vorgenommene Würdigung von Risikofaktoren, Inhalationstrauma oder Vorerkrankungen (VK) für das „outcome“ der Patienten.

Methodik

An einem Kollektiv von 425 Patienten aus den Jahren 1985–1990 soll daher die Bedeutung der o. g. Faktoren für den Krankheitsausgang gegen einen validierten Score (mod. Baux) untersucht und die Prognosesicherheit des Tobiasen-Scores überprüft werden.

Resultate

Die durchschnittliche (x)KOF betrug 28,8 %!! für das Gesamtkollektiv bei einer kumulativen Letalität von 28 % und einem x-Alter von 38 Jahren. In der Gruppe Tobiasen (TOB) 9 war die Letalität 12,41 %, in der Gruppe > 9, 64 %. x-Alter aller Verstorbenen betrug 48 Jahre bei einer mittleren KOF von 49,9 %, das x-Alter der Lebenden 35 Jahre bei mittlerer KOF 20,3 %. Frauen (n = 95) hatten ein signifikant höheres Letalitätsrisiko (kum. 43,1 %) als Männer (32 %). Patienten mit IHT (n = 161) zeigten in den Baux-Gruppen bis zum „cut off point“ 90–100 ein signifikant höheres (p = 0,01) Risiko (75 %) an einer Verbrennung zu sterben. Bei noch schwerer Verbrannten sind keine erhöhten Risiken bei Vorliegen eines IHT festzustellen. Auch beim IHT gibt es höheres geschlechtsspezifisches Letalitätsrisiko (F = 75 %, M = 43 %).

Hefte zur Unfallheilkunde, Heft 220
Zusammengestellt von K. E. Rehm

Suizidpatienten (n = 32) hatten eine kum. Letalität von 46 % bei x KOF von 45,5 % und x-Alter 37,7 %. 26 Patienten hatten ein IHT, davon *14 der 15 Verstorbenen!* Diese Gruppe stellte allein *12,5 %* aller Verstorbenen.

Das Risiko für Patienten mit einer ALK-NIK-Anamnese ist in der Gruppe bis TOB 8 signifikant erhöht (p = 0,05). 40,8 % aller Patienten mit ALK und 30 % aller Patienten mit NIK verstarben. In der Gruppe TOB > 9 sterben 91 % aller ALK und 90 % mit NIK. Auch weisen 45,6 % aller Patienten bestehende Vorerkrankungen (VK) auf.

Kombinieren sich Risikofaktoren wie ALK oder NIK mit bestehenden VK so potenziert sich das Risiko für den Patienten. Dies trifft auch für die Kombination mit IHT zu.

Schlußfolgerung

Unsere Ergebnisse zeigen in einem Kollektiv schwerverbrannter Patienten ein deutlich erhöhtes Risiko für IHT, für ALK/NIK und bestehende VK gerade in höheren TOB-Gruppen. Die Diskrepanz zwischen der prognostizierten und der tatsächlichen Letalität des Tobiasen-Scores ist nach dieser Studie auf die andere Zusammensetzung des Kollektivs (im Mittel schwerer verbrannt und höhere Inzidenz des IHT), die zu geringe Bewertung des IHT in den mittleren Gruppen (– 8) und die Vernachlässigung von Risikofaktoren zurückzuführen. Neuberechnungen mit anderer Wichtung des TOB zur Erhöhung der Trennschärfe werden derzeit durchgeführt.

Retrospektiv vergleichende Analyse von PTS, TS, TIK, TIS und ISS hinsichtlich der prognostischen Wertigkeit der Aussage

A. Stockinger, K.-P. Benedetto und E. Beck

Universitätklinik für Unfallchirurgie, Anichstraße 35, A-6020 Innsbruck, Österreich

Einleitung

Der Polytraumascore dient der primären Beurteilung der Verletzungsschwere und dem Abschätzen der weiteren Prognose hinsichtlich der Letalität mehrfach verletzter Patienten. Dafür wurden in der Literatur verschiedene Scores unter Berücksichtigung pathologisch-anatomischer und pathologisch-physiologischer Veränderungen erarbeitet. Die vorliegende Studie diente dazu, die Aussagekraft der einzelnen Schlüssel bezogen auf die Mortalitätsrate zu untersuchen und untereinander zu vergleichen.

Hefte zur Unfallheilkunde, Heft 220
Zusammengestellt von K. E. Rehm

Material und Methodik

In der vorliegenden retrospektiven Studie wurden die Scores von 397 polytraumatisierten Patienten erarbeitet und davon 11 160 Werte computermäßig ausgearbeitet. Die Analyse bezog sich auf den

- PTS (Hannoveranischer Polytraumaschlüssel)
- TS (Traumascore nach Champion)
- TIK (Traumaindex nach Kirkpatrick)
- TIS (Traumaindex nach Schreinlechner)
- ISS (Injury severity score)

Da vom PTS eine genau definierte und praktikabel erscheinende Schweregradeinteilung vorlag, diente uns dieser als Vorlage bei der Erstellung ähnlicher Schweregradeinteilung für die restlichen Polytraumaschlüssel, um auch einen Vergleich innerhalb der gleichen Schweregrade zwischen den einzelnen Polytraumaschlüsseln anstellen zu können. Eruiert wurden von jedem einzelnen Polytraumaschlüssel der jeweils niedrigste und höchste Punktewert. Wir teilten diesen Zahlenbereich in jeweils vier gleichgroße Gruppen, die den Schweregraden 1 bis 4 des PTS entsprechen.

Ergebnisse

In einem ersten Schritt errechneten wir die Mortalitätsraten für die einzelnen Schweregrade eines jeden Polytraumaschlüssels. Diese betragen:

Schwere-grad	PTS [%]	TS [%]	TIK [%]	TIS [%]	ISS [%]
I	8,8	2,8	1,9	0,0	8,6
II	23,7	17,8	17,6	14,2	18,1
III	33,7	56,5	37,9	43,6	62,7
IV	54,4	74,0	66,6	90,0	87,5

In einem weiteren Schritt lieferten wir einen direkten Vergleich der Polytraumaschlüssel zueinander betreffend die Gleichwertigkeit ihrer Aussage. Die Durchführung erfolgte mittels einer Kreuztabellenserie durch das statistische Computerprogramm SPSS. Als gleichbleibender Parameter wurde der PTS herangezogen, mit dem die restlichen vier Traumaindices einzeln in der oben erwähnten Methode kombiniert wurden. Dabei zeigte die Gegenüberstellung der PTS mit dem ISS den höchsten Grad der Übereinstimmung der einzelnen Schweregrade.

Schlußfolgerung

Der TIS ist trotz seiner Einfachheit zumindest in unserer retrospektiven Studie für die klinische Prognose der Mortalität praktikabel. Dennoch sollte unter Berücksichtigung des wissenschaftlichen Aspektes eine genauere Aufschlüsselung der Verletzung erfolgen, was insbesondere mit dem PTS durch die Berücksichtigung der pathologischen Anatomie und deren Einfluß auf Pathophysiologie möglich ist.

Beurteilung und Wertung verschiedener Polytrauma-Scores anhand der Verläufe von 268 polytraumatisierten Patienten

H.B. Reith, Ch. Reith, W. Böddecker und W. Kozuscheck

Knappschafts-Krankenhaus, In der Schornau 23–25, W-4630 Bochum 7, Bundesrepublik Deutschland

Anhand einer Analyse von 268 polytraumatisierten Patienten der letzten drei Jahre wurden folgende Polytrauma-Scores simultan angewandt und hinsichtlich ihrer prognostischen Aussage überprüft; der Hannoversche Polytraumaschlüssel (PTS), der Injury Severity Score (ISS), die Abbreviated Injury Scale (AIS), die Schweregradeinteilung nach Schweiberer und die Glasgow Coma Scale (GCS).

Die Konstellation unserer Schwerpunktklinik zeigt an erster Stelle schwere Schädel-Hirn-Traumata bei 83 % der Patienten, in 74 % schwere Extremitätenverletzungen, in 42 % Thoraxtraumata und in 31 % Abdominaltraumen.

Entsprechend der Ergebnisse bei Verwendung des PTS zeigte sich auch in unserer Klinik die größte Übereinstimmung im Hinblick auf die prognostische Aussage. Die Überprüfung mit Hilfe des ISS, AIS und der Schweregradeinstellung nach Schweiberer zeigten keine zufriedenstellenden Übereinstimmungen. Dieses ist in erster Linie dem hohen Anteil schwerer Schädel-Hirn-Traumata zuzuschreiben.

Interessant ist aber die prognostische Einschätzung bei Verwendung der GCS, die speziell für die Schädelhirntraumata entwickelt wurde. Die Schwierigkeiten aller Indices liegen in der Unter- oder Übervorhersage von letalen Verläufen. In erster Linie führte das SHT zu Fehleinschätzungen. Nach unseren Erfahrungen stellt das PTS ein praktikables Score mit ca. 75–80 % prognostischer Vorhersage dar.

Hefte zur Unfallheilkunde, Heft 220
Zusammengestellt von K. E. Rehm

Vergleichbarkeit von Kollektiven polytraumatisierter Patienten: Trauma-Scores versus personalcomputergesteuerte „On-Line“-Erfassung des Krankheitsverlaufs

J. Windolf, R. Inglis und A. Pannike

Unfallchirurgische Klinik, Klinikum der Johann-Wolfgang-Goethe-Universität Frankfurt, Theodor-Stern-Kai 7, W-6000 Frankfurt/Main 70, Bundesrepublik Deutschland

Wichtiger Bestandteil bei Untersuchungen wissenschaftlicher Zusammenhänge in der Medizin ist der Vergleich unterschiedlicher Patientenkollektive. Die Trauma-Scores haben sich in der Vergangenheit als hervorragendes Instrument zur Bewertung der Verletzungsschwere polytraumatisierter Patienten vor allem im Hinblick auf eine bestehende Lebensgefährdung bewährt. Da Scoresysteme aber zu diesem Zweck unkompliziert und rasch anwendbar sein müssen, bestehen sie aus mehr oder weniger abstrakten Zahlencodes, und stellen keine detaillierte Beschreibung des klinischen Zustandsbildes eines Patienten dar. Der Vergleich von Patienten aufgrund ihrer Trauma-Scores *allein* ist somit wegen der damit verbundenen erheblichen Informationsreduktion und der Gefahr der unsachgemäßen Einschätzung ganz unterschiedlicher Krankheitsverläufe problematisch. Zur Vermeidung dieser Fehlermöglichkeit ist es unseres Erachtens erforderlich, bei wissenschaftlichen Erhebungen an Polytraumatisierten über den Vergleich der Trauma-Scores hinaus den gesamten Krankheitsverlauf zu erfassen, um auch Einzelparameter transparent und miteinander vergleichbar zu machen. Da die Wertigkeit der im Einzelnen erhebbaren Befunde und Meßwerte bei dem multifaktoriell determinierten Krankheitsbild Polytraumatisation a priori nicht bekannt ist, müssen hierzu *alle* Einzelparameter erfaßbar sein. Die bei diesem Vorgehen anfallende Datenflut ist allerdings keineswegs mehr so unkompliziert und rasch handhabbar wie ein Score-System. Der Einsatz der elektronischen Datenverarbeitung ist hierbei unverzichtbar. In unserer Klinik wird daher zu diesem Zweck ein beleglesergestütztes Datenverarbeitungssystem zur Anwendung gebracht. Es besteht aus insgesamt 6 Erhebungsbögen, die die prospektive on-line Erfassung sämtlicher Befunde und Meßwerte des Krankheitsverlaufes unserer polytraumatisierten Patienten erlauben. Wir haben auf diese Weise in den vergangenen 7 Monaten die Verlaufsparameter von 32 polytraumatisierten Patienten erfaßt und ausgewertet.

Wie die ersten Auswertungsergebnisse des gewonnenen Datenmaterials zeigen, lassen sich auch vom Trauma-Score unabhängig vergleichbare Patientengruppen identifizieren. Jeder Einzelparameter kann dabei auf seine Auswirkung auf den Gesamtverlauf hin untersucht werden. Für die Überprüfung neuer Therapiekonzepte oder die Eignung biochemischer Verlaufsparameter lassen sich außerdem vergleichbare Kollektive finden, die in ihren Einzelparametern auch tatsächlich von dem jeweils zu untersuchenden Aspekt abhängig sind.

Hefte zur Unfallheilkunde, Heft 220
Zusammengestellt von K. E. Rehm

Der Heidelberger Wachstation-Score (HDWS): Klassifizierungssystem zur Verlaufsdokumentation und Prognosestellung bei polytraumatisierten Patienten

T. Foitzik, I. Göhring, M. Betzler und W. Friedl

Chirurgische Universitätsklinik, Im Neuenheimer Feld 110, W-6900 Heidelberg, Bundesrepublik Deutschland

Einführung

Zur Beurteilung des Zustandes polytraumatisierter Patienten werden mehrmals täglich eine große Anzahl von physiologischen Variablen und Laborwerten erhoben. Da Veränderungen einzelner Parameter hinsichtlich ihrer Auswirkung auf den Gesamtstatus schwierig zu beurteilen sind, werden Scoring-Systeme entwickelt, die eine Vielzahl von Daten zu einem Einzelwert subsummieren. Dieser wird als Indikator für die Schwere und Prognose der Erkrankung bzw. Verletzung herangezogen.

Methode

Der HDWS stellt eine Kombination zweier klinisch validierter Scores (APACHE, TISS) zur Beurteilung der Schwere und Prognose der Erkrankung von Patienten auf Intensivstationen dar. Er berücksichtigt 10 klinische Parameter und 50 therapeutische Maßnahmen in einem abgestuften Punktesystem.

Der HDWS wurde täglich bei 60 konsekutiven Patienten, die im Zeitraum 05/90–11/90 wegen eines Traumas auf der Intensivstation der Chirurgischen Universitätsklinik Heidelberg aufgenommen wurden, erhoben. Die Auswertung erfolgte unter der Fragestellung, ob sich anhand des Scores im initialen Krankheitsverlauf eine Aussage hinsichtlich der Krankenhausmortalität treffen läßt.

Ergebnisse

Von 60 polytraumatisierten Patienten verstarben fünf innerhalb von 48 h nach Aufnahme auf Intensivstation, 31 Patienten konnten nach einer 1- bis 2-tägigen Stabilisierungsphase auf Normalstation verlegt werden. 24 Patienten wurden länger als 48 h intensivmedizinisch behandelt, davon verstarben sechs. Bei der Gegenüberstellung von verstorbenen und überlebenden Patienten zeigte sich, daß *kein Patient, der im Verlauf der ersten 10 Behandlungstage 2 der folgenden 4 Kriterien erfüllte, überlebte:*

1) Score > 40 Punkte am Tag nach der Aufnahme;
2) keine Verbesserung des Scores bis zum 4. Tag nach Aufnahme;
3) Score > 30 Punkte für eine Dauer von mehr als 3 Tagen (d 4–10);
4) Verschlechterung des Scores > 5 Punkte innerhalb von 24 h.

Hefte zur Unfallheilkunde, Heft 220
Zusammengestellt von K. E. Rehm

Ausblick

In der täglichen klinischen Anwendung ist der HDWS trotz seiner Komplexität praktikabel. Er scheint geeignet, den Krankheitsverlauf zu dokumentieren und „cut-off-points“ mit einem hohen prognostischen Aussagewert hinsichtlich der Krankenhausmortalität zu definieren. Derzeit wird der HDWS an einer größeren Patientenzahl validiert und mit etablierten Scores verglichen.

V. Multiorganversagen – Sepsis

Aktuelle Aspekte - Teil I

Vorsitz: E. Encke, Frankfurt/M.; O. Trentz, Zürich

Multiorganversagen und Sepsis nach Polytrauma

O. Trentz, Zürich

(Manuskript nicht eingegangen)

Pathophysiologie des septischen Geschehens nach Trauma

G. Schlag, Wien

(Manuskript nicht eingegangen)

Pathophysiologie der inflammatorischen Akutphasenreaktion nach Trauma

H. P. Friedl und O. Trentz

Departement Chirurgie, Klinik für Unfallchirurgie, Universitätsspital Zürich, Rämistraße 100, CH-8091 Zürich, Schweiz

Themenabgrenzung und Begriffsdefinition

Die im folgenden dargelegten Befunde befassen sich mit der Pathophysiologie und - biochemie der inflammatorischen Akutphasenreaktion nach

- direkten Gewebetraumata und nach
- Ischämie-/Reperfusionsereignissen.

Hefte zur Unfallheilkunde, Heft 220
Zusammengestellt von K. E. Rehm

Die genannten Bereiche werden aus didaktischen Gründen getrennt betrachtet. Übergeordnetes Ziel ist die Darstellung einer pathophysiologisch und pathobiochemisch begründeten Kausalkette, die die Entwicklung klinisch relevanter posttraumatischer Komplikationen – vom Unfallereignis ausgehend – erklärt und Schnittstellen für weiterführende therapeutische Maßnahmen definiert.

Die *„inflammatorische Akutphasenreaktion"* nach hämorrhagisch-traumatischem Schock beschreibt die frühe Abwehrreaktion des Organismus im posttraumatischen Geschehen. Sie umfaßt als Sammelbegriff die komplexe Entzündungsreaktion des traumatisierten Organismus und führt – bei überschießender Aktivierung oder Dekompensation der neutralisierenden Defensivsysteme – über komplizierte und z. T. nur lückenhaft bekannte Pathomechanismen zu lokalisierten und später generalisierten mikrovasculären Permeabilitätsschäden, die über die Ausbildung eines interstitiellen Ödems die schockbedingte Mikrozirkulationsstörung verstärken und letztlich im irreversiblen Zelluntergang münden. Der Begriff der „inflammatorischen Akutphasenreaktion" („inflammatory acute phase reaction" oder „early phase inflammatory response") ist hierbei abzugrenzen gegen den Begriff der „systemischen Akutphasenreaktion", die sich mit systemischen Veränderungen (z. B. Fieber, Proteinkatabolie, Synthese von Akutphasenproteinen in der Leber u. a.) im Verlaufe des protrahierten posttraumatischen Geschehens befaßt [2, 8].

Ischämie-/Reperfusionsschäden sind häufige Folgeerscheinungen der Mikrozirkulationsstörungen in den sog. α-Stromgebieten des Körpers (Niere, Darm, Muskulatur, Haut) im hämorrhagisch-(traumatischen) Schock wie der (therapeutisch durchgeführten) Volumensubstitution, die zur Reperfusion passager ischämischer Areale führt.

Die Ischämie-bedingte Schädigung betroffener Gewebe induziert hierbei ein pathophysiologisches Reaktionsmuster, das in vielen Punkten der inflammatorischen Akutphasenreaktion mechanisch oder thermisch traumatisierter Weichteilgewebe gleicht und letztlich in der Ausbildung mikrovasculärer Permeabilitätsschäden kulminiert.

'Regardless of the nature of the injurious agent,
acute inflammation is more or less stereotypic!'
R. S. Cotran

Einleitung

Der Krankheitsverlauf Polytraumatisierter wird heute in den westlichen Industrienationen nicht mehr so sehr durch die akuten Folgen des hämorrhagisch-traumatischen Schocks und anderer akut lebensbedrohlicher Verletzungen geprägt, sondern hauptsächlich durch die im späteren posttraumatischen Verlauf auftretenden Komplikationen [1, 22, 27].

Als schwere und häufig tödlich endende „Komplikation" steht mit im Vordergrund – häufig unter den Bedingungen eines sekundären, posttraumatisch erworbenen Immundefektsyndroms – das progressive septisch-toxische Multiorganversagen [3] mit einer Letalität von über 70 % [4] trotz erheblich verbesserter klinischer Rahmenbedingungen.

Die Pathogenese des posttraumatischen Immundefektsyndroms ist trotz intensiver Forschung bislang nur lückenhaft bekannt. Wissenschaftliche Bemühungen der vergangenen Jahre konzentrierten sich v. a. auf folgende Punkte:

1. Mediatoren der posttraumatischen Initialphase
2. Mediatoren des cellulären Immunsystems
3. Antigene aus exogenen Quellen (z. B. bakterielle Endotoxine)
4. Immundepressive Nebeneffekte therapeutischer Einflußgrößen.

Zahlreiche Befunde beschreiben – gewissermaßen als gemeinsamer „Nenner" der verschiedenen Forschungsansätze – an der „Nahtstelle" zwischen humoralem und cellulärem Immunsystem ab der Rekrutierung cellulärer Komponenten (Granulocyten, Lymphozyten, Makrophagen) ein kompliziertes systemisches Reaktionsmuster.

Neue therapeutische Ansätze zielen unter diesen Rahmenbedingungen auf eine „De-Eskalation" zu einem möglichst frühen Zeitpunkt des posttraumatischen Geschehens in der Absicht, das „primum movens" im posttraumatischen Verlauf kausal zu fassen. Entsprechend den einschlägigen klinischen Erfahrungen gelten demgegenüber therapeutische Bemühungen in späteren Phasen wegen der Komplexität der involvierten Reaktionsmuster als weniger erfolgversprechend.

Inflammatorische Akutphasenreaktion nach Trauma

Die inflammatorische Akutphasenreaktion nach direktem Weichteiltrauma zeigt klinisch die klassischen Entzündungszeichen:

- Rubor
- Tumor
- Dolor
- Calor und
- Functio laesa.

Sie zeigt aus pathophysiologischer Sicht in der genannten Reihenfolge die Merkmale:

1. Hämodynamische Veränderungen im Bereich der vasculären Endstrombahn traumatisierter Gewebe, d. h. passagere Vasoconstriction und entsprechende Veränderungen des Stromzeitvolumens. Diese Veränderungen sind typischerweise kurzdauernd und reversibel.
2. Veränderungen der mikrovasculären Permeabilität mit Ausbildung eines interstitiellen, proteinreichen, perivasculären Ödems. Diese Veränderungen repräsentieren die ersten morphologisch faßbaren Veränderungen im posttraumatischen Verlauf. Sie bestimmen maßgeblich den weiteren Verlauf und insbesondere das Ausmaß der folgenden, dritten Phase.
3. Celluläres „Recruitment" mit leukocytärer Exsudation und Phagocytose.

Die genannten Phasen treten in der beschriebenen zeitlichen Abfolge auf. Betont werden muß die stereotype und von der Art der traumatisierenden Noxe weitgehend unabhängige Natur dieser phasenhaften posttraumatischen Entwicklung.

Als entscheidender Schritt innerhalb dieses initialen Verlaufes gilt die zweite Phase, d. h. die Veränderungen der mikrovasculären Permeabilität.

Bedeutsam ist, daß ein Teil der involvierten Mediatoren ortsständig, präformiert und ubiquitär in den Geweben vorliegt, während ein anderer Teil reaktiv erst in späteren Phasen gebildet oder translociert wird. Am Beispiel der vasoaktiven Amine (Histamin, Serotonin) als klassischen Vertretern aus der Gruppe der Entzündungsmediatoren wird deutlich, daß Mediatoren einerseits stationär in gewebeständigen Zellen (Mastzellen) vorliegen, andererseits aber auch aus zirkulierenden Blutzellen (Thrombocyten und basophile Granulocyten) freisetzbar sind.

Die Veränderungen der Phase 2 (mikrovasculäre Permeabilitätsänderung) werden unter pathophysiologischen Gesichtspunkten nach Cotran und Mayno [5,6,7] in 3 Unterabschnitte gegliedert:

Stadium 1: „Immediate-transient Response"
Stadium 2: „Immediate-sustained Response" und
Stadium 3: „Delayed-prolonged Response".

Deutsche Synonyma der genannten Begriffe haben sich im deutschen Sprachraum bisher nicht eingebürgert.

Die „Immediate-transient Response" des Stadiums 1 erfaßt lediglich kleine und mittelgroße Venolen mit einem Durchmesser unter 100 μm und zwischen vasculären Endothelzellen vorkommende „gap junctions" mit einer lichten Weite von 0,5 bis 1,0 μm. Der in diesem Stadium verursachte (reversible) Permeabilitätsschaden ist gering [6, 17].

Die pathophysiologisch bedeutsame Entwicklung kulminiert im Stadium 2 („Immediate-sustained Response"). Die hier gefundenen Veränderungen betreffen alle Ebenen der Mikrozirkulation, d. h. Capillaren und Venolen. In diesem Stadium entstehen schwere Endothel- und Permeabilitätsschäden, das Schadenausmaß korreliert direkt mit der Intensität der schädigenden Noxe [7].

Das Stadium 3 („Delayed-prolonged response") tritt typischerweise nur nach intensiver Röntgen-/UV-Bestrahlung sowie bei Typ IV-Hypersensitivitätsreaktionen vom verzögerten Typ auf [5, 14].

Die pathophysiologische Bedeutung des Stadiums 2 („Immediate-sustained Response") erklärt sich somit aus folgenden Gründen:

1. Sie betrifft alle Ebenen des mikrovasculären Endstromgebietes.
2. Sie führt zu schweren morphologischen Permeabilitätsschäden, die direkt mit der Intensität nicht aber mit der Qualität der schädigenden Noxe korrelieren. Endpunkt der pathophysiologischen Entwicklung dieses Stadiums ist die Ausbildung eines proteinreichen, interstitiellen Ödems.
3. Sie stellt – wie im weiteren noch ausführlicher dargestellt – ein wichtiges Bindeglied zu späteren Phasen der eskalierenden pathophysiologischen Kausalkette dar.

Die genannten Phasen und Stadien sind in experimentellen Fragestellungen modellhaft gegeneinander abgrenzbar und einzeln faßbar. In vivo sollte bedacht werden, daß in einer komplexen gewebetraumatisierenden Situation (z. B. beim schweren Weichteiltrauma der unteren Extremität beim Menschen) im Zentrum und in der Peripherie der Verletzung eine zeitliche Überlappung der einzelnen Phasen vorkommt und zu einem Nebeneinander von pathophysiologisch bedeutsamen Reaktionen in unterschiedlicher Intensität führt. Die sich anschließende dritte Phase („Leukocytäre Infiltration und Phagocytose") der inflammatorischen Akutphasenreaktion wird getriggert von den vorgenannten pathophysiologischen Abläufen und ist ebenfalls in einzelne Stadien unterteilbar:

1. Margination
2. Adhäsion
3. Emigration gegen chemotaktische Gradienten
4. Phagocytose und intracelluläre Degradation/„Killing"
5. Freisetzung von intracellulären Syntheseprodukten.

Über nähere Einzelheiten wird an anderer Stelle dieses Bandes berichtet (E. Faist: Neue Erkenntnisse zur Pathogenese des cellulären Immunitätsdefektes bei Multiorganversagen und Sepsis).

Pathogenese mikrovasculärer Permeabilitätsschäden im Rahmen des „Immediate-sustained response"

Die wesentlichen Abläufe des Stadiums 2 führen zu mikrovasculären Permeabilitätsschäden und der Ausbildung eines proteinreichen, interstitiellen Ödems.

Die in (gewebeständigen) Mastzellen gespeicherten vasoaktiven (biogenen) Amine (Histamin und Serotonin) spielen hierbei als Mediatoren und Modulatoren der inflammatorischen Antwort im Stadium 1 wie auch vor allem im Stadium 2 eine bislang weitgehend unterschätzte, aber pathogenetisch äußerst bedeutsame Rolle.

Die vasoaktive, H1-Receptor-vermittelte Wirkung v.a. des Histamins tritt hierbei in der Bedeutung, hier die neu beschriebenen, H1-Receptor unabhängige modulative Wirkung auf radikalbildende humorale Kaskadenenzyme (Xanthindehydrogenase [XD] / Xanthinoxidase [XO]) zurück [12].

In speziellen experimentellen Modellen [28] konnten hierbei – in vitro wie in vivo – die Zusammenhänge zwischen

- der Formierung gewebstoxischer Sauerstoffradikale durch das XD/XO-System [11, 26],
- der modulativen Wirkung des Histamins und von Histamin-Metaboliten auf die katalytische Aktivität des XD/XO-Systems [12],
- der Anaphylatoxin-induzierten Freisetzung von Histamin aus Mastzellen [23, 24],
- der TNF/C5a-induzierten Konversion von XD in XO [13] und
- der irreversiblen Schädigung von vasculären Endothelzellen innerhalb des Stadiums 2 gezeigt werden [7].

Neuere Befunde weisen demnach der gewebsständigen Mastzelle eine wichtige Rolle an der Nahtstelle zwischen lokalem und systemischen Entzündungsgeschehen zu [25].

Die wichtige biologische Funktion erklärt sich hierbei – neben der beschriebenen Rolle für die Ausbildung mikrovasculärer Permeabilitätsschäden, auch durch die vielfältige Einbindung in pathophysiologisch bedeutsame Veränderungen der systemischen Folgephasen, insbesondere auch durch die Interaktion mit Makrophagen und die Triggerung der Arachidonsäurekaskade.

Ischämie-/Reperfusionsschäden nach hämorrhagisch-traumtischem Schock

Ischämie-/reperfusionsbedingte Gewebeschäden sind histologisch als Coagulationsnekrosen faßbar [9]. Die dem Ischämie-/Reperfusionsschaden zugrunde liegenden cellulären und subcellulären Pathomechanismen sind bislang nur teilweise bekannt und vor dem Hintergrund neuer pathophysiologischer Erkenntnisse derzeit Gegenstand intensiver Forschung.

Entgegen der früheren Lehrmeinung, wonach Zell- und Gewebeschäden allein ischämie-, d. h. hypoxiebedingt sind, wissen wir heute, daß die Wechselwirkung zwischen initialem ischämischen Insult und der raschen Reoxygenierung betroffener Gewebe im Rahmen der Reperfusionsphase die offensichtlich pathophysiologisch entscheidende Rolle spielt.

Ischämiebedingte Veränderungen des metabolischen Stoffwechsels – d. h. eine Anpassung des Stoffwechsels von aeroben auf anaerobe Bedingungen, die progressive Verarmung der Zellen an energiereichen Phosphaten, die Akkumulation von Laktat und die fortschreitende Übersäuerung des intracellulären Milieus – schaffen hierbei Voraussetzungen, die im Rahmen der folgenden Reperfusions-, d. h. Reoxygenierungsphase zu den histomorphologisch nachweisbaren Zellschäden führt [10] und sich letztlich auch lichtmikroskopisch unter dem Bild einer Coagulationsnekrose manifestiert [9].

Als ein wesentlicher Pathomechanismus an der Schnittstelle von Gewebeischämie und Reperfusion gilt die Bildung toxischer Sauerstoffradikale durch das XD/XO-System. Die ersten experimentellen Befunde wurden hierzu von Granger, Parks und McCord 1981 [15, 19–21] am ischämischen Darm erhoben und seither für eine Reihe weiterer Organe – Niere, Herz, Pankreas, Leber, Lunge, Skelettmuskulatur und Haut [18, 28] – nachgewiesen.

Biochemie der Xanthinoxidase

Das Enzym: Xanthinoxidase (E.C. 1.2.3.2) katalysiert unter physiologischen Bedingungen die Metabolisierung von Plasma-Purinen, namentlich von Abbauprodukten energiereicher Phosphate (ATP, ADP, AMP, Inosin, Hypoxanthin und Xanthin) zu Harnsäure, die ihrerseits renal eliminierbar ist.

Als Nebenprodukt des terminalen, sauerstoffabhängigen Schrittes von den natürlichen Substraten Hypoxanthin und Xanthin zum Endprodukt Harnsäure entsteht im isomolaren Verhältnis das Superoxid-Anion ($O_2^{\,-}$), das spontan oder in Gegenwart des Enzyms: Superoxid-Dismutase (SOD) zu Wasserstoffperoxid (H_2O_2) dismutiert und in einem weiteren Schritt in Gegenwart eines Transitionsmetalles (Fe^{2+}) zum extrem reaktionsfreudigen Hydroxylradikal ($HO^{\cdot}$) reduzierbar ist:

$$\text{Hypoxanthin/Xanthin} + O_2 \xrightarrow{\text{Xanthinoxidase}} \text{Harnsäure} + O_2^{\dot{-}}$$

$$
\begin{array}{lrcl}
(1.1) & O_2 + e^- & \longrightarrow & O_2^{\dot{-}} \\
(1.2) & 2O_2^{\dot{-}} + 2H^+ & \longrightarrow & O_2 + H_2O_2 \\
(1.3) & H_2O_2 + e^- & \longrightarrow & HO + OH^{\dot{-}} \\
(1.4) & HO + e^- & \longrightarrow & H_2O
\end{array}
$$

Hydroxylradikale reagieren potentiell mit jedem biologischen Gewebe unter Entstehung der entsprechend chemisch veränderten Reaktionsprodukte.

Xanthinoxidase liegt unter physiologischen Bedingungen hauptsächlich in Form von Xanthindehydrogenase vor, die anstelle von Sauerstoff NAD^+ als Kosubstrat im terminalen Schritt des Nucleinsäurenmetabolismus benötigt.

Experimentelle Befunde belegen, daß in ischämischen Geweben eine Konversion von XD zu XO (D-O Konversion) stattfindet [DE Chambers (1985) J Mol Cell Cardiol 17 : 145; TD Engerson (1987) J Clin Invest 79 : 1564; T Rosamond (1987) J Am Coll Cardiol 9 : 186 A].

Die Konversionsreaktion bedingt hierbei einen Verlust der Fähigkeit NAD^+ als Elektronenakzeptor zu benutzen, wodurch Sauerstoff – und somit aerobe Stoffwechselbedingungen – als Kofaktor für den Abbau von Hypoxanthin/Xanthin zu Harnsäure erforderlich wird. Eine weitere Metabolisierung der während der Ischämiephase durch progressiven Abbau energiereicher Adenosinphosphate entstandenen natürlichen Substrate ist somit nur möglich, sofern – im Rahmen der Reperfusionsphase (Reoxygenierung) – Sauerstoff zur Verfügung gestellt wird.

Die Verfügbarkeit von Sauerstoff bedingt somit „im Nebenschluß" die Bildung toxischer Sauerstoffradikale, die zwar primär über biogene antioxidative Enzyme neutralisierbar sind, aber ab einem kritischen Schwellenwert die Neutralisationskapazität der Zellen überfordern und über eine Peroxidation von subcellulären Binnenstrukturen zu den typischen, elektronenmikroskopisch sichtbaren ultrastrukturellen Schäden – vor allem im Bereich der Zellmembran – führen.

Antioxidative Enzyme (SOD, Catalase, Glutathionperoxidase) sind in den verschiedenen Organen und Geweben – ähnlich den Enzymen Xanthinoxidase und Xanthindehydrogenase – in unterschiedlichen Konzentrationen vorhanden und erklären, ggf. über das labile Gleichgewicht von Aggressions- und Defensivpotentialen, die unterschiedliche Ischämietoleranz der verschiedenen Körpergewebe.

Das Xanthinoxidase-abhängig gebildete Superoxid-Anion (O_2^-) ist demnach lediglich in begrenztem Umfang über folgende Reaktionsschritte neutralisierbar:

$$(2.1)\quad O_2^{\dot{-}} + O_2^{\dot{-}} + 2\,H \xrightarrow{\text{SOD}} O_2 + H_2O$$

$$(2.2)\quad 2H_2O_2 \xrightarrow{\text{Catalase}} 2H_2O + O_2$$

$$(2.3)\quad H_2O_2 + 2GSH \xrightarrow{\text{Glutathionperoxidase}} 2H_2O + GSSG$$

$$(2.4)\quad ROOH + 2GSH \xrightarrow{\text{Glutathionperoxidase}} ROH + GSSG + H_2O$$

und wäre mit Überschreiten der Neutralisationskapazität nach den o. g. Reaktionsschritten (1.1)–(1.4) und in Gegenwart von Fe^{2+} zum toxischen Hydroxylradikal ($HO^{\cdot}$) transformierbar.

Auf weitere Details der (D-O)-Konversionsreaktion – z. B. bezüglich des Einflusses von C5a und TNF [13] – und den modulativen Einfluß des Histamins und biogener Histaminmetaboliten auf die katalytische Aktivität der Xanthinoxidase [12] soll an dieser Stelle nicht näher eingegangen werden.

Zusammenfassend läßt sich festhalten daß:

1. Im Rahmen der Ischämiephase eine progressive Verarmung der Zelle an ATP zu einer Akkumulation von Hypoxanthin/Xanthin führt;
2. eine Konversion von XD zu XO im Rahmen der Ischämiephase stattfindet;
3. die Reoxygenierung im Rahmen der Reperfusionsphase Sauerstoff als Kosubstrat der o. g. enzymatischen Reaktion zur Verfügung stellt und
4. mit einer Überschreitung der endogenen Neutralisationskapazität der Zelle aber weitere Reaktionsschritte toxische Folgemetabolite des Superoxid-Anions gebildet werden, die
5. über die Peroxidation ultrastruktureller Komponenten der Zelle die histologisch nachweisbaren Schäden im Sinne einer Coagulationsnekrose bedingen.

Literatur

1. Border JH et al. (1976) Multiple systems organ failure: Muscle fuel deficit with bisceral protein malnutrition. Surg Clin North Am 56:1147
2. Broudy VC et al. (1987) Tumor necrosis factor stimulates human endothelial cells to produce granulocyte/macrophage colony stimulating factor. Proc Natl Acad Sci USA 83:7467
3. Carrico CJ et al. (1986) Multiple organ failure syndrome. Arch Surg 121:196
4. Cerra FB (1989) Multiple organ failure syndrome. In: Bihari DJ, Cerra FB (eds) Multiple organ failure 1:1. Society of Critical Care Medicine, Fullerton, CA
5. Cotran RS, Majno G (1964) A light and electron microscopic analysis of vascular injury. Ann NY Acad Sci 116:750
6. Cotran RS (1967) Delayed and prolonged vascular leakage in inflammation. III. Immediate and delayed vascular reactions in skeletal muscle. Exp Molec Pathol 6:143
7. Cotran RS, Remensnyder JP (1968) The structural basis of increased vascular permeability after graded thermal injury: Light and electron microscopic studies. Ann NY Acad Sci 150:495
8. Dinarello CA et al. (1986) Tumor necrosis factor (cachectin) is a endogenous pyrogen and induces IL-1. J Clin Invest 77:1734
9. Farber JL (1982) Biology of disease: Membrane injury and calcium homeostasis in the pathogenesis of coagulative necrosis. Lab Invest 47:114
10. Fantone JC (1990) Pathogenesis of ischemia-reperfusion injury: An overview. In: Zelenock GB et al. (eds) Clinical ischemic syndromes: Mechanisms and consequences of tissue injury. Mosby, St. Louis 7:137.
11. Friedl HP, Till GO, Ward PA, Trentz O (1989) Role of xanthine oxidase in microvascular damage following thermal injury of skin. In: Hamelmann H et al. (eds) Langenb Arch Chir Forum [Suppl]. Springer, Berlin Heidelberg New York Tokyo, S 59
12. Friedl HP, Till GO, Trentz O, Ward PA (1989) Roles of histamine, complement and xanthine oxidase in thermal injury of skin. Am J Pathol 135(1):203
13. Friedl HP, Till GO, Ryan US, Ward PA (1989) Mediator-induced activation of xanthine oxidase in endothelial cells. FASEB J 3
14. Gabbiani G, Badonnel MC (1975) Early changes of endothelial cells after thermal injury. Microvasc Res 10:65
15. Ganger DN, Rutili G, McCord JM (1981) Superoxide radicals in feline intestinal ischemia. Gastroenterol 81:22
16. Granger DN et al. (1986) Xanthine inhibitors attenuate ischemia-induced vascular permeability changes in the cat intestine. Gastroenterol 90:80
17. Joris I et al. (1987) The mechanisms of vascular leakage induced by leukotriene E4: Endothelial contraction. Am J Pathol 126:19
18. Jarasch ED et al. (1986) Significance of xanthine oxidase in capillary endothelial cells. Acta Physiol Scand [Suppl] 548:39
19. Parks DA et al. (1982) Ischemic injury in the cat small intestine: Role of superoxide radicals. Gastroenterol 82:9

20. Parks DA, Granger DN (1983) Ischemia-induced vascular changes: role of xanthine oxidase and hydroxyl radicals. Am J Physiol 245 : G285
21. Parks DA, Granger DN (1986) Xanthine oxidase: biochemistry, distribution and physiology. Acta Physiol Scand [Suppl] 548 : 87
22. Regel G et al. (1988) Die Bedeutung der Lungenkontusion für die Letalität nach Polytrauma. Chirurg 59 : 771
23. Rother K, Till GO (eds) (1988) The complement system. Springer, New York Heidelberg Berlin Tokyo
24. Till GO et al. (1989) Role of histamine in oxygen radical-mediated acute lung injury. FASEB J3 : A104
25. Till GO, Friedl HP, Ward PA (1990) Mechanisms of phagocytic cell-mediated injury and its relationship to ischemic injury. In: Zelenock GB et al. (eds) Clinical ischemic syndromes: Mechanisms and consequences of tissue injury 19 : 327. Mosby, St. Louis
26. Till GO et al. (1989) Role of xanthine oxidase in thermal injury of skin. Am J Pathol 135(1) : 195
27. Tscherne H et al. (1987) Schweregrad und Prioritäten bei Mehrfachverletzungen. Chirurg 58 : 631
28. Ward PA et al. (1990) Role of oxygen radicals in experimental shock. In: Coran AG, Harris BH (eds) Pediatric Trauma 7 : 50. JB Lippincott Co, Grand Rapids

Neue Erkenntnisse zur Pathogenese des cellulären Immunitätsdefektes – Multiorganversagen und Sepsis

E. Faist, München

(Manuskript nicht eingegangen)

Wundinfektion – Systemische Sepsis – Multiorganversagen

M. L. Nerlich, Hannover

(Manuskript nicht eingegangen)

Incidenz, Verlauf und klinische Interventionsmöglichkeiten bei septischen Komplikationen nach Polytrauma

K. H. Duswald, München

(Manuskript nicht eingegangen)

Hefte zur Unfallheilkunde, Heft 220
Zusammengestellt von K. E. Rehm

Die Bedeutung alveolärer Reaktionen für die Entstehung, Erkennung und Vorhersage des Multiorganversagens

Th. Joka

Abteilung Unfallchirurgie, Universitätsklinikum, Hufelandstraße 55, W-4300 Essen, Bundesrepublik Deutschland

Einleitung

Das klinische Bild des Multiorganversagens bzw. der Sepsis ist den meisten Ärzten wohl bekannt. Hervorstechende Merkmale sind die hyperdyname Kreislaufsituation, der erheblich erniedrigte periphere Widerstand, die Hypo- bzw. Hyperthermie, die massive Sequestration und nicht zuletzt das Organversagen (Abb. 1).

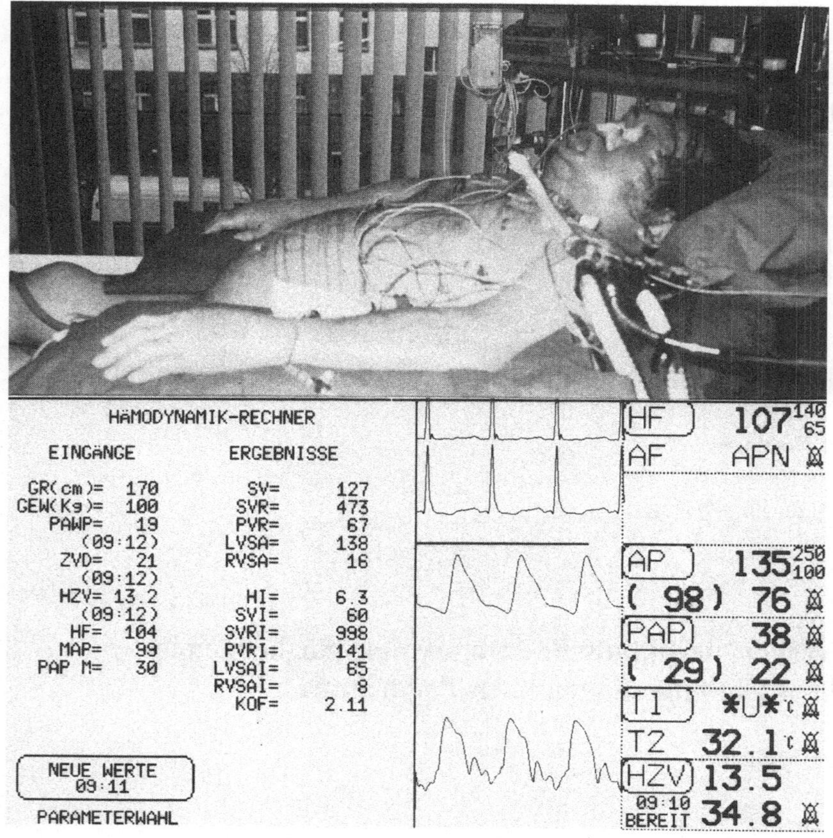

Abb. 1. Polytraumapatient, Multiorganversagen 8 Tage nach Trauma, dazugehöriges Patientenmonitoring mit klassischen klinischen Infektionszeichen

Hefte zur Unfallheilkunde, Heft 220
Zusammengestellt von K. E. Rehm

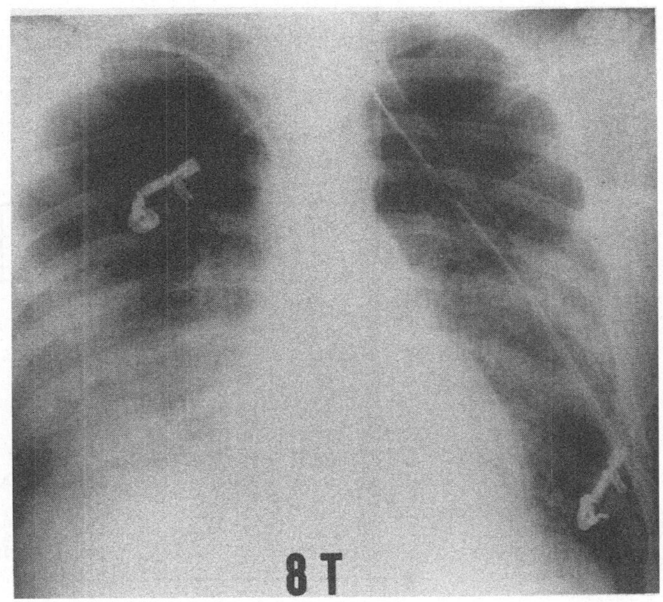

Abb. 2. Röntgen-Thoraxbild eines Polytraumatisierten mit Organversagen Lunge, 8 Tage nach Trauma

Unsere Infektionsstatistik bei allen traumatologischen Intensivpatienten zeigt eine Septikämierate von 10 %. Lediglich bei 20 % konnte der Focus identifiziert und saniert werden. Bei den übrigen fanden wir lediglich das typische Thoraxbild mit den basalen Infiltrationen (Abb. 2) als möglichen Focusherd.

Welche Bedeutung die alveolären Reaktionen für die Entstehung, Erkennung und Vorhersage des Multiorganversagens haben, haben wir mittels der bronchoalveolären Lavage (BAL) [6, 7] bei polytraumatisierten Patienten mit definierten Eingangskriterien und Studienbedingungen untersucht (DFG-II B 6/322239). Alle in der BAL bestimmten Stoffkonzentrationen wurden auf einen internen Standard, das epitheliale lining fluid (ELF), bezogen.

Die Schwere des Lungenversagens wurde nach einem von uns modifizierten ARDS-Score eingeteilt, der sich aus der arterio-alveolären Sauerstoffdifferenz, dem täglichen Röntgenbefund, dem pulmonal-arteriellen Mitteldruck und der Compliance errechnete. Das ARDS bestand, wenn der Score gleich oder größer als 0,6 über 24 h lag [12].

Ergebnisse

Im pathophysiologischen Ablauf nach Trauma (Abb. 3) kommt es durch den Gewebeschaden zur Aktivierung aller Kaskadensysteme. Sowohl im Blut, wie in der Alveole sind in der Frühphase 6. bis 12. Stunde, wie auch um den 4. Tag hohe C3a-Spiegel als Ausdruck der allgemeinen Komplementaktivierung meßbar. Sieht man sich den Quotienten aus Konzentration C3a-Alveole zu C3a-Plasma an, so zeigt sich, daß besonders in der Frühphase die

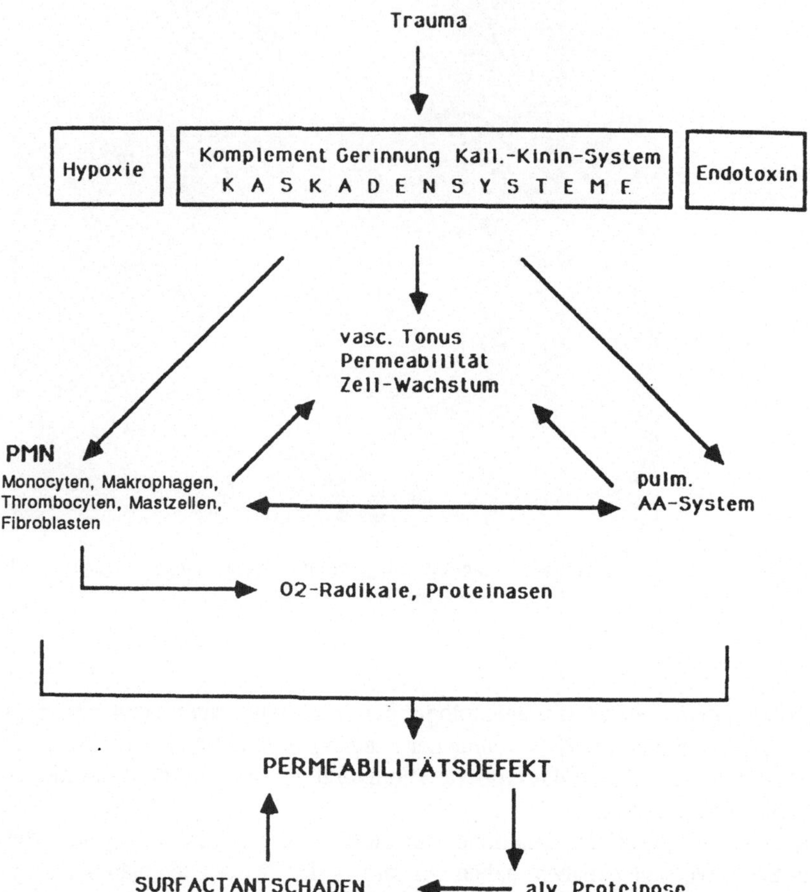

Abb. 3. Pathophysiologische Kette nach Trauma bis zum Organversagen

lokale Generierung in der Alveole 30-fach höher ist als im Plasma. Zur 6. Stunde zeigen sich signifikante Unterschiede zwischen beiden Gruppen. Die Generierung zieht sich bis zum 4. Tag hin, dann fallen beide Gruppen weiter ab.

Durch die Komplementaktivierung werden alle Zellsysteme, insbesondere die neutrophilen Granulocyten aktiviert, es kommt zur Aggregation, zum lokalen Burst, zum Endothelschaden und zum Durchtritt der neutrophilen Granulocyten durch die Endothelmembran, wie es Probeexcisionen aus der Lunge eine Stunde nach Trauma schon nachweisen.

Die einwandernden Granulocyten sind schon 12 h nach Trauma morphologisch in der BAL-Flüssigkeit nachweisbar. Sie steigen im Verlauf bis auf das 10-fache zum Normalwert an. Ein Gruppenunterschied zwischen Patienten mit und ohne ARDS besteht nicht. Alveolarmakrophagen zeigen nach dem 6. Tag einen drastischen Abfall unter den Normbereich, die Lymphocyten sind im gesamten Verlauf supprimiert. Funktionell sind die Granulocyten,

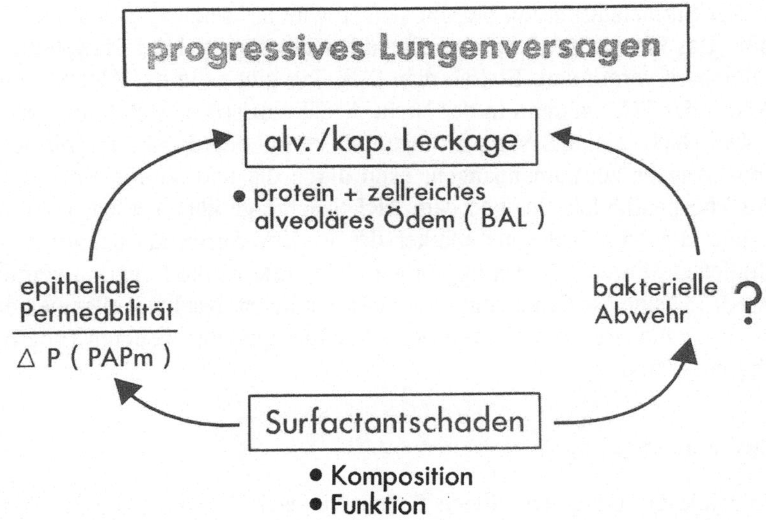

Abb. 4. Pathophysiologische Endstrecke des progressiven Lungenversagens: Wechselbeziehung Protein-Leakage/Surfactantschaden und seine Auswirkungen

dies gilt auch für die Eosinophilen in der Alveole, hoch aktiv nachweisbar an ihren Sekretionsprodukten wie Elastase bzw. Leukotriene C4, besonders in der Spätphase.

Als Folge der unphysiologischen Mediator- und Enzymfreisetzung durch die o.g. Phagocyten, kommt es zum kombinierten Endo- und Epithelschaden. Dieser stellt sich sehr gut dar im Verlauf des Albumins. Auffällig ist der signifikante Unterschied der Permeabilität bei beiden Gruppen in der Früh- und in der Spätphase. In der ARDS-Gruppe ist der Schaden deutlich größer, nach kurzfristiger Besserung kommt es ab dem 5. Tag zu einer erneuten Erhöhung der Permeabilität. Es findet sich ein biphasischer Verlauf. Dagegen findet sich in der Nicht-ARDS-Gruppe in der Frühphase zwar ein Permeabilitätsschaden, aber deutlich geringeren Ausmaßes. Danach schließen sich ab dem 3. bis 4. Tag langsam die Membranen.

Vergleicht man dazu auch die Kinetik von Proteinen mit verschiedener Molekülgröße, so zeigt sich zur 24. Stunde ein ausgedehnter Permeabilitätsschaden in der Gruppe mit späterem ARDS für Proteine bis 800000 Dalton (Alpha II Makroglobulin). Der Schaden in der Nicht-ARDS-Gruppe ist ebenfalls sichtbar, ist aber auf Proteine bis 130000 Dalton Größe beschränkt. Größere Proteine werden noch selektiert.

Am 8. Tag ist der Schaden in der ARDS-Gruppe deutlich zurückgegangen. Proteine bis 130000 Dalton Größe treten noch gegenüber der Normalprobandengruppe in höherer Konzentation durch die Barriere. In der Nicht-ARDS-Gruppe ist der Schaden nicht mehr nachweisbar.

Das beschriebene Protein-Leakage führt zum Surfactant-Schaden (Abb. 4), dessen Mechanismus bisher nur experimentell belegt ist [14]. Morgenroth [9] belegt in einer Biopsie das Eindringen des ausgeprägten interstitiellen Ödems in der Frühphase durch das eröffnete Alveolarepithel in die Alveolarlichtung. Dabei wird der Surfactantfilm abgehoben und zerstört.

Der Surfactantschaden bezieht sich sowohl auf seine Komposition, wie auf seine Funktion. Das Phosphatidylcholin (PC) als Hauptbestandteil der Phospholipide ist schon in der Frühphase vermindert. Erst ab dem 8./9. Tag gibt es in der ARDS-Gruppe einen weiteren Abfall des PC, während in der Nicht-ARDS-Gruppe es sich normalisiert.

Der Nachweis, daß Veränderungen im Phospholipidspektrum mit der Schwere des Lungenversagens zusammenhängen, kann durch die umgekehrte Korrelation zwischen Höhe des Phosphatidylcholins und dem ARDS-Score geführt werden (r = 0,65).

Die Hysteresefläche als Marker der in vitro-Surfactantfunktion zeigt ebenfalls einen ähnlichen Verlauf wie das PC. In der Frühphase ist die Funktion vermindert. Erst ab dem 9./10. Tag sind die Gruppenunterschiede deutlicher. Nach der allgemeinen Verschlechterung in der Frühphase kommt es in der ARDS-Gruppe zur weiteren Progredienz ab dem 8./9. Tag nach Trauma.

Zusammenfassung

Folgende alveoläre Reaktionen finden wir nach Trauma (Abb. 3). Zunächst nachweisbar ist eine lokale Aktivierung der Komplement-Kaskaden. Voraussetzung dafür sind das Vorhandensein von proteolytischen Enzymen bzw. Endotoxin. Erwähnenswert ist, daß C3a in der Alveole keine Inhibitoren hat. Dieses führt zu einer dauernden Aktivierung der Phagocyten, die an der hohen Konzentration von granulocytären Enzymen und Mediatoren nachweisbar ist. Sowohl in der Früh- wie in der Spätphase besteht ein endo- und epithelialer Membranschaden, der über eine alveoläre Proteinanflutung zur Schädigung des Surfactants führt.

Alle Parameter zeigen einen biphasischen Verlauf. Die erste Aktivierung ist sicherlich der Mediatorrelease durch das Trauma selbst. Der zweite Aktivierungshöcker tritt bei den o. g. Parametern ab dem 3.–4. Tag ein. Beim C3a liegt er am 3. Tag, beim Proteinleakage am 5. Tag und beim Surfactantschaden am 8. Tag.

Für die Infektion als Ursache des zweiten Aktivierungshöckers sprechen die klinischen Zeichen, wobei aber der Herd, selbst bei Autopsien [8], häufig nicht gefunden wird. Hier muß die Lunge mit den typischen basalen Verdichtungen als Ausgangspunkt angesehen werden [8, 11, 13]. Endotoxin oder Folgen des Reperfusionsschadens könnten den zweiten Stimulus darstellen [13].

Aufgrund unserer hier dargestellten Ergebnisse sehen wir als Ausgangspunkt der inflammatorischen Reaktion in der Spätphase den „Focus alveole". Ursächlich verantwortlich ist der lokale, nicht inhibierbare C3a-Release, der direkt oder indirekt zum Surfactantschaden führt. Dem Surfactant kommt eine entscheidende Bedeutung zu. Sieht man seine in vitro und tierexperimentell gesicherten Aufgaben (Tabelle 1) in der intakten Alveole, so kann man sich seine Bedeutung in der Entwicklung der Sepsis sehr gut bei entsprechender Schädigung vorstellen. Es kommt zur Steigerung der Oberflächenspannung, was Atelektase bedeutet. Die Abnahme der Beteiligung an endogenen Abwehrmechanismen, die Abnahme der bactericiden Wirkung, die gestörte Interaktion mit Alveolarmakrophagen und die gestörte bronchoalveoläre Reinigung muß unweigerlich zur Infektion durch eindringende Bakterien, zum Organversagen und damit zur Sepsis führen.

Unterstützt wird dies durch den immer nachweisbaren positiven Keimbefall der Lunge bei Intensivpatienten ab dem 6. Tag, die positive Blutkultur nach dem 9. Tag und die identische Keimbesiedlung in Lunge und Blutkultur.

Tabelle 1. In vitro und tierexperimentell gesicherte Funktionen des Surfactants in der intakten Alveole

Reduzierung der Oberflächenspannung	(14)
Beteiligung endogener Abwehrmechanismen	(5)
Direkte bactericide Wirkung	(3)
Interaktion mit Alveolarmakrophagen	(2, 4, 10)
Mechanische broncho-alveoläre Reinigung	(1)

Ziel unserer Untersuchungen war es, anhand eines Modelles vor dem Eintritt des Organversagens gewarnt zu werden. Voraussetzung für unser Modell sind zum einen die Einschätzung unseres ARDS-Score gleich bzw. größer als 0,5 über 24 h, zum anderen die Alpha-II-Makroglobulin-Konzentration in der Alveole über 0,15 mg/ml ELF und die lokale C3a-Freisetzung über 6 μg/ml ELF in den ersten 24 h. Prospektiv wurde dieses Modell an 14 Patienten getestet. Innerhalb 24 h konnte das Organversagen der Lunge damit sicher vorausgesagt werden.

Zum anderen weisen unsere Ergebnisse neue Möglichkeiten auf, das drohende Organversagen rechtzeitig durch die Surfactant-Substitution erfolgreich zu behandeln. Der erwartete Effekt dieser Therapie wäre ein guter Schutz gegen eindringende Organismen und die Veränderung bzw. Besserung des Organversagens Lunge.

Literatur

1. Allegra L, Bossi R, Braga P (1985) Influence of surfactant on microciliary transport. Europ J Resp Dis 67 [Suppl 142] 71–76
2. Baughman RP, Mangels DJ, Strohofer S et al. (1987) Enhancement of macrophage and monocyte cytotoxicity by the surface active material of lung lining fluid. J Lab Clin Med 109: 692–697
3. Coonrod JD, Lester RL, Hsu LC (1984) Characterization of the extracellular bactericidal factors of rat alveolar lining material. J Clin Invest 74: 1269–1279
4. Hoffmann RM, Claypool WD, Katyal SL et al. (1987) Augmentation of rat alveolar macrophage migration by surfactant protein. Am Rev Resp Dis 135: 1358–1362
5. Jarstrand C (1984) Role of surfactant in the pulmonary defence system. In: Robertson, van Golde, Batenburg (eds) Pulmonary surfactant. Amsterdam Elsevier, pp 187–201
6. Joka Th, Obertacke U, Pison U, Neudeck F, Keinecke KO (1985) Die bronchoalveoläre Lavage als Diagnostikum in der Intensivmedizin. Anästh Intensivth Notfallmed 20: 79–83
7. Joka Th, Obertacke U, Herrmann J, Coenen Th, Brand M, Jochum M, Zilow G, Dwenger A, Kreuzfelder E (1988) Beeinflußt die bronchoalveoläre Lavage das Milieu in der Alveole? Prax Klin Pneumol 42: 705–710
8. Montgomery AB, Stager MA, Carrico J, Hudson LD (1985) Causes of mortality in patients with ARDS. Am Rev Resp Dis 132: 485–489
9. Morgenroth K (1985) Endobronchial surface active phospholipids: Morphology, biochemistry, function and therapeutic Aspects. In: van Golde LMG, Widdicombe JG, Vermeire P (eds) Munksgaard, Copenhagen, p 7
10. O'Neil S, Lesperance E, Klass DD (1984) Human lung lavage surfactant enhances staphylococcal phagocytosis by alveolar macrophages. Am Rev Resp Dis 130: 1177–1179
11. Nuytinck JK, Goris R, Redl H, Schlag G, van Munster PJ (1986) Posttraumatic complications and inflammatory mediators. Arch Surg 121: 886–889
12. Obertacke U, Kalotai J, Coenen Th, Joka Th, Schmit-Neuerburg KP (1988) Ein linearer ARDS Schweregrad-Score. Intensivmed Notfallmed 25: 264–268
13. Schlag G, Redl H (1988) Nichtkardiogenes Lungenödem. In: Deutsch E et al. (Hrsg) Pulmonale Probleme des Intensivpatienten. Aktuelle Intensivmed 7, Schattauer Verlag
14. Seeger W, Stöhr G, Wolf HRD, Neuhof H (1985) Alteration of surfactant function due to protein leakage: Special interaction with fibrin monomer. J Appl Physiol 58: 326–337

Aktuelle Aspekte – Teil II

Vorsitz: E. Faist, München; J. A. Sturm, Hannover

Inhalationstrauma – Sepsis – Multiorganversagen

H. E. Mentzel, G. Lorenz und A. Probst

Berufsgenossenschaftliche Unfallklinik, Professor-Küntscher-Straße 8, W-8110 Murnau, Bundesrepublik Deutschland

Die Prognose eines Brandverletzten ist wesentlich vom Ausmaß eines zusätzlichen Inhalationstraumas abhängig. Die vorgenommene Stadieneinteilung des Schweregrades I bis III der Inhalationsverbrennung beschreibt die bronchoskopischen Befunde. Bei thermischen Atemwegsläsionen sind zusätzliche toxische Gaseinwirkung von Bedeutung. Abhängig vom Schweregrad des Inhalationstraumas treten ARDS, septische und bronchopneumonische Komplikationen auf. In dem Bestreben, einen prädiktiven Faktor für derartige Komplikationen zu erfassen, wurde Elastase im Vergleich mit Thrombocyten und Leukocyten bestimmt. Die Elastase ist ein lysosomales Enzym der Granulocyten, welches bei akuten Entzündungsreaktionen eine Konzentrationszunahme erfährt, jedoch beim komplikationsreichen Verlauf des Inhalationstraumas durch die Ausbildung von unreifen Granulocyten nicht mehr mit entsprechenden Anstiegen reagieren kann. Beim Multiorganversagen ist die Organfunktion der Lunge durch das Inhalationstrauma am schwerwiegendsten beeinträchtigt. Die Prognose der Stadien II und III ist nach wie vor äußerst ungünstig.

Trauma-induzierte Mucosa-Dysfunktion: Sepsis – Prävention durch nicht-selektive Darmdekontamination und früh-enterale Ernährung

A. Ekkernkamp, J. Brand, G. Möllenhoff und G. Muhr

Chirurgische Universitätsklinik, Berufsgenoss. Krankenanstalten „Bergmannsheil", Gilsingstraße 14, W-4630 Bochum 1, Bundesrepublik Deutschland

Haupttodesursache polytraumatisierter Patienten ist bis heute das septische Multiorganversagen. Über 150 Originalarbeiten aus den vergangenen 5 Jahren haben den Darm als Schockorgan und Trigger der septischen Makrophagenreaktion in den Mittelpunkt gerückt. Im Schock kommt es aufgrund der alpha-adrenergen Potenz der A. mesenterica superior zur Reduktion des mesenterialen Blutflusses. Ein ischämiebedingter Defekt der Mucosabarriere

Hefte zur Unfallheilkunde, Heft 220
Zusammengestellt von K. E. Rehm

führt zur Bakterientranslokation, zur Endotoxineinschwemmung und zur systemisch- septischen Reaktion. Dieser Mechanismus ist anhand zahlreicher Versuche gut dokumentiert.

Wir führen ein Sepsisprophylaxekonzept durch, welches sich auf die nicht selektive Darmdekontamination stützt. Der Schutz der Mucosabarriere soll durch drastische Keimzahlreduktion erzielt werden. Es wird zum frühestmöglichen Zeitpunkt beim Polytraumatisierten eine ortograde Darmspülung durchgeführt. Zur adäquaten Ernährung der Mucosazelle erfolgt nach 48 h eine früh-enterale Ernährung, einschleichend. In einer prospektiven Studie haben wir 36 Patienten untersucht. Der Durchschnitts-ISS lag bei 30,9 bzw. in der Kontrollgruppe bei 29,3. Protokolliert wurden der sog. MOF-Score nach Marshall, Temperatur, Elastase und CRP.

Bei dem Verlauf von Elastase, CRP und MOF-Score ließ sich eine deutliche Verbesserung der Versuchsgruppe erzielen. In der Versuchsgruppe sank die Gesamtletalität von 21 % auf 17 %, die septischen Komplikationen von 31 % auf 23 %. Ein septisches Multiorganversagen wurde in der Versuchsgruppe 1mal und in der Kontrollgruppe 3mal beobachtet.

Wir hoffen, anhand größerer Zahlen die klinische Effektivität dieses Verfahrens noch deutlicher dokumentieren zu können.

Das Weichteiltrauma und sein Einfluß auf die unspezifische Immunabwehr

A. Seekamp, A. Dwenger, G. Regel, G. Schweitzer und J. A. Sturm

Unfallchirurgische Klinik, Medizinische Hochschule Hannover, Konstanty-Gutschow-Straße 8, W-3000 Hannover 61, Bundesrepublik Deutschland

Fragestellung

Aus klinischer Erfahrung ist bekannt, daß Frakturen mit ausgedehntem offenem oder geschlossenem Weichteiltrauma (WT) ein erhöhtes Risiko für posttraumatische infektiöse Komplikationen und dem Multiorganversagen mit sich bringen. Ursache kann unter anderem eine durch das Weichteiltrauma supprimierte unspezifische Immunabwehr sein.

Methode

An 38 polytraumatisierten Patienten mit einem mittleren PTS von 47 ± 13,3 wurde die Funktion polymorphkerniger Granulocyten (PMNL) Zellzahl (ZZ), Chemiluminescenz (CL), Adhärenz (AD), Opsonierungskapazität (OK)) über 14 Tage alle 12 h untersucht. Zur Differenzierung des WT anhand biochemischer Parameter wurde die CK und die LDH untersucht. Als weitere Parameter zur Verlaufsbeobachtung des WT wurden untersucht: das C-reaktive Protein (CRP), die Elastase, die alkalische Phosphatase, Fibronectin und

Hefte zur Unfallheilkunde, Heft 220
Zusammengestellt von K. E. Rehm

Neopterin. Nach der Hannover Fracture Scale wurde eine Kontrollgruppe (A) und eine Gruppe (B) mit 2.- oder 3.-gradigen offenen oder geschlossenen WT gebildet.

Ergebnis

Von den 38 Patienten erlitten 21 ein WT o. g. Qualität. Der mittlere PTS der B-Gruppe betrug $48,9 \pm 12,4$. Die restlichen Patienten erlitten kein oder ein 1.-gradiges WT, der PTS betrug $40,5 \pm 9,3$. Der PTS Unterschied erklärt sich aus dem unterschiedlichen WT. Die CK erreicht in beiden Gruppen ein Max. von 1600 U/l 24 h nach Trauma, gefolgt von einem kontinuierlichen parallelen Absinken. Die LDH zeigt ab dem 4. Tag einen parallelen Anstieg bis zu 600 U/l. Die PMNL Zahl sinkt initial in der B-Gruppe stärker ab. Die maximale Differenz beträgt $2,7 \times 10^6$/ml 30 h nach Trauma. Ab dem 4. Tag steigt die ZZ der Gruppe B an und liegt am 10. Tag signifikant über der von Gruppe A. Die CL ist nur während der ersten 5 Tage in der B-Gruppe vermindert. Die Elastase zeigt in beiden Gruppen einen initialen Peak von 650 U/l mit folgendem parallelen Absinken. Die AD blieb in der B-Gruppe über den 12. Tag hinaus über die Norm erhöht. Bei initial gleichen Werten der OK in beiden Gruppen steigt diese in der Gruppe B am 8. Tag signifikant an. Das CRP steigt in der Gruppe B ab dem 8. Tag signifikant bis auf 35 mg/dl an. Das Neopterin steigt in beiden Gruppen kontinuierlich bis zu 33 mg/dl an. Die alkalische Phosphatase steigt lediglich in der Gruppe A ab dem 9. Tag kontinuierlich signifikant an. Der Quotient aus Faktor XIIIA und XIIIS nimmt in der Gruppe B ab der 42. h einen signifikant höheren Verlauf. Die allgemeine Infektrate beträgt in der B-Gruppe 65 % in der A-Gruppe 52 %. Die Letalitätsrate beträgt hingegen in der B-Gruppe 57 % gegenüber 23 % in der A-Gruppe. Die mittlere Überlebenszeit aller Verstorbenen betrug in beiden Gruppen 9,3 Tage.

Diskussion

Die CfK und LDH erlauben keine Differenzierung des WT. Das WT per se bewirkt eine erhöhte Aktivierung der PMNL mit anschließender Erschöpfung der Funktion (ZZ↑, CL↑). Erholt sich die PMNL-Funktion nach wenigen Tagen, kommt es als Kompensation des initialen Erschöpfungszustandes zu einer erhöhten OK, Phagocytoseaktivität (CRP↓) und anhaltend hoher Adhärenz. Reparative Vorgänge setzten in Gruppe B erst verspätet ein (anhaltend niedrige alkalische Phosphatase). Der initiale Erschöpfungszustand der PMNL und die damit verspätet einsetzende suffiziente Phagocytose führen zu einer erhöhten Infektrate, welche einen signifikant erhöhten letalen Verlauf nimmt.

Einfluß der Verletzungsschwere auf die Keimbesiedlung in der Folgephase

J. Sauer, R. Inglis, G. Klein, J. Windolf, P. Konold und A. Pannike

Abteilung Traumatologie, Universitätsklinikum, Theodor-Stern-Kai 7, W-6000 Frankfurt/Main Bundesrepublik Deutschland

Nosokomiale Infektionen gehören trotz Fortschritten in Medizin und Hyiene immer noch zur Tagesordnung des klinischen Alltags. Das Problem ist zwar allgemein bekannt, jedoch bis jetzt nur wenig systematisch erforscht. Wir haben deshalb eine klinische Studie mit dem Ziel der Verlaufsdokumentation klinischer Parameter in Verbindung mit Abstrichuntersuchungen durchgeführt. Anhand eines normierten Datenerfassungsbogens, den wir für dieses Projekt modifiziert haben, wurden die Patientendaten erfaßt und EDV-mäßig ausgewertet. Das Patientengut setzte sich aus jeweils 45 Patienten mit infizierten Einfachverletzungen, Injury Severity Score < 10, und 45 polytraumatisierten Patienten, Injury Severity Score > 1010, zusammen. Als Grundlage für diese Analyse dienten die bakteriologischen Routineuntersuchungen, wobei auf unserer Intensivstation regelmäßige Abstrichkontrollen durchgeführt wurden. Die gezielten bakteriologischen Untersuchungen bei einem Infektionsverdacht haben wir außerdem berücksichtigt.

Zusammenfassend läßt sich feststellen, daß bei polytraumatisierten Patienten die Keimverschiebung in Wundabstrichen nach gramnegativ durch Besiedlung des Körpers während der Intensivphase mit Darmflorakeimen erfolgt. Infizierte Einfachverletzungen zeigten demgegenüber selten das Auftreten von Verschiebung in Richtung gramnegativ. In aller Regel handelte es sich hierbei lediglich um eine Keimbesiedlung. Die Isolate des Trachealsekrets sind in der Regel abgestiegene Keime der Mundflora gewesen, wobei durch den Selektionsdruck der Antibioticatherapie ein Überhang gramnegativer Erreger nachzuweisen war. Die Häufung von Staph. aureus Infektionen ist vermutlich auf Kontaminationen durch Personal zurückzuführen. Bei Urinuntersuchungen wiesen wir, bedingt durch die Antibioticagabe, mit Fortdauer der Behandlung eine Keimverschiebung zu multiresistenten Erregern nach. In den einzelnen Abstrichen ist die Pathogenität von Enterokokken, E. coli und Staph. epi. umstritten, jedoch bei Mehrfachinfektionen, Besiedlung oder Erkrankung, oft schwer zu trennen. Der Nachweis von Staph. epidermidis kann einerseits durch Kontamination der Kultur, andererseits durch künstliche Zugänge, die zur Sepsis führten, bedingt sein.

Wenn auch die Fallzahlen keine Auswertung im streng statistischen Sinne zulassen, so haben uns doch die Ergebnisse wertvolle Aufschlüsse über nosokomiale Infektionen gegeben. Überdies sprechen die Resultate dafür, das zunächst nur für Studienzwecke verwendete Programm als standardisiertes Instrumentarium im Routinebetrieb einzusetzten und damit einen wirkungvollen Beitrag zur Prophylaxe und Therapie der gefürchteten nosokomialen Infektionen zu leisten.

Hefte zur Unfallheilkunde, Heft 220
Zusammengestellt von K. E. Rehm

Prädiktive Wertigkeit von Plasmaendotoxin, C3a, Leukocytenzahl und Elastase in der Frühphase der Sepsis hinsichtlich des Überlebens

E. Klar, M. Kieser, G. Zilow, K. P. Becker, H. Buhr und Ch. Herfarth

Chirurgische Universitätsklinik Heidelberg, Im Neuenheimer Feld 110, W-6900 Heidelberg, Bundesrepublik Deutschland

Problemstellung

Plasmaendotoxin, Komplement und Leukocytenelastase sind als mögliche Unterscheidungsgrößen zur Charakterisierung von Patienten mit hoher Mortalität bei manifester Sepsis bekannt. Ziel unserer Untersuchungen war die Bestimmung der prädiktiven Wertigkeit dieser Parameter sowie der Leukocytenzahl im Initialstadium der Sepsis hinsichtlich des Überlebens. Als vergleichbarer septischer Focus wurde die diffuse, eitrige Peritonitis gewählt.

Methodik

In der Studie wurden konsekutive Patienten (n = 44) mit diffuser Peritonitis aufgrund der klinischen Untersuchung, bei denen sich die Diagnose intraoperativ bestätigte, einbezogen. Die Blutentnahmen erfolgten präoperativ, sowie täglich bis zum 3. Tag post OP. Folgende Parameter wurden bestimmt: Leukocytenelastase (kritischer Bereich > 310 ng/ml, IMAC-Test), Leukocytenzahl ($< 7000/\mu l$) Plasmaendotoxin (> 10 pg/ml, kinetischer Limulus Lysat Test) und Plasmakomplement C3a-desARG (> 650 ng/ml, RIA). Gruppenvergleich zwischen überlebenden und verstorbenen Patienten wurden mittels Wilcoxon-Test durchgeführt.

Ergebnisse

Plasmaendotoxin und Leukocytenelastase zeigten an keinem der 4 Untersuchungstage einen signifikanten Unterschied zwischen Überlebenden und Verstorbenen. Die verstorbenen Patienten waren charakterisiert durch eine Leukopenie prae OP ($p < 0,03$) und am 1. Tag post OP ($p < 0,02$) sowie eine Erhöhung des C3a an den postoperativen Tagen 1–3 ($p < 0,001$). Hinsichtlich der Vorhersage des Überlebens besaßen Plasmaendotoxin und Leukocytenelastase an allen betrachteten Tagen keine prognostische Bedeutung. Demgegenüber konnte anhand der präoperativen Leukocytenzahl mit einem prädikiven Wert von 89 % ein Überleben vorhergesagt werden (Sensitivität = 86 %, Spezifität = 63 %). Den höchsten prädiktiven Wert (96 %) zeigte C3a am 1. Tag post OP bei einer Sensitivität von 78 % und einer Spezifität von 86 %.

Hefte zur Unfallheilkunde, Heft 220
Zusammengestellt von K. E. Rehm

Zusammenfassung

1. In der Frühphase der Sepsis sind überlebende und verstorbene Patienten durch Plasmaendotoxin und Leukocytenelastase nicht zu unterscheiden. Signifikante Unterschiede zwischen den Patientengruppen existieren für das Plasma C3a und die Leukocytenzahl.
2. Anhand von Plasma C3a läßt sich ein Überleben mit einem prädiktiven Wert von 96 % bei hoher Sensitivität und Spezifität innerhalb von 48 h nach Klinikaufnahme korrekt vorhersagen.
3. In weiteren Untersuchungen muß eine Validisierung dieser Ergebnisse an polytraumatisierten Patienten erfolgen.

Können polyvalente Immunglobulinpräparationen das Multiorganversagen bei der Sepsis beeinflussen? Experimentelle und klinische Ergebnisse

D. Nitsche, H. Groeper und H. Hamelmann

Abteilung Allgemeine Chirurgie, Chirurgische Universitätsklinik Kiel, Arnold-Heller-Straße 7, W-2300 Kiel, Bundesrepublik Deutschland

Bisher haben klinische Studien kontroverse Ergebnisse über den Wert der Immunglobulingabe bei der Sepsis ergeben. Daher wurden quantitative, experimentelle und klinische Untersuchungen zu der Frage durchgeführt, inwieweit polyvalente Immunglobulinpräparationen die Endotoxinaktivität und die Bakterienzahl im Blut beeinflussen können.

Methodik

a) Polyvalente 7S IgG-Immunglobulinpräparationen (Konz.: 200–1000 mg/dl) mit einem IgM-Anteil von 0 %, 12 % bzw. 21 % wurden mit Endotoxin (0,1–5,0 EU/ml) von E. coli, Pseud. aerug. und S. abortus equi unterschiedliche Zeiten (15–90 min) bei 37 ° C inkubiert. Anschließend wurde die verbliebene Endotoxinaktivität im Überstand bestimmt.
b) Wistar-Ratten wurde in Narkose eine definierte Zahl ($2,3 \times 10^6$ cfu/ml/kg) gramnegativer Bakterien (E. coli, Pseud. aeruginosa) intraperitoneal appliziert. 60 min später wurde ein bactericides Antibioticum i. v. gegeben. Die Therapiegruppe (n = 42) erhielt Albumin. Die Endotoxinkonzentration und die Bakterienzahl im Blut wurden vom Versuchsbeginn an über insgesamt 5 h regelmäßig bestimmt.
c) In einer Pilotstudie wurde septischen Patienten IgM-angereichertes Immunglobulin (12 % IgM) i. v. verabreicht und der Plasma-Endotoxinspiegel im 12-Stunden-Intervall gemessen.

Hefte zur Unfallheilkunde, Heft 220
Zusammengestellt von K. E. Rehm

Ergebnisse

In vitro kann eine konzentrationsabhängige Senkung der Endotoxinaktivität durch polyvalente Immunglobuline nachgewiesen werden, deren Ausmaß sehr stark von der Höhe des IgM-Anteils beeinflußt wird. Eine Erhöhung des IgM-Anteils führt zu einer signifikanten Steigerung der Endotoxinneutralisation. Im Tierexperiment wird der durch das Antibioticum bedingte Endotoxinanstieg im Blut im Vergleich zur Kontrollgruppe durch die 7S-IgG-Präparation um ca. 38 %, durch die mit IgM angereicherten IgG-Präparationen um ca. 64 % (12 % IgM) bzw. um ca. 80 % (21 % IgM) reduziert. Die Bakterienzahl im Blut und in der Peritonealhöhle wird durch das Immunglobulin ebenfalls signifikant gesenkt, wobei dieser Effekt mit steigendem IgM-Anteil zunimmt. Auch bei den Patienten der Pilotstudie war eine deutliche Abnahme des Plasma-Endotoxinspiegels unter der Immunglobulin-Applikation zu erkennen.

Schlußfolgerung

Die experimentellen Daten beweisen, daß die Endotoxinaktivität in besonderem Maße durch die IgM-Fraktion der polyvalenten Immunglobulinpräparationen gesenkt werden kann. Durch eine rechtzeitige und ausreichende Applikation von geeigneten, polyvalenten Immunglobulinpräparationen ist daher auch eine wirkungsvolle Prophylaxe des septischen Organversagens möglich.

Freie Vorträge: V. Multiorganversagen – Sepsis

Aktuelle Aspekte

Vorsitz: B. Claudi, München; Th. Joka, Essen

Der Verlauf von Elastase, Neopterin und TNF-Alpha im Serum polytraumatisierter Patienten

A. F. Hammerle, P. Krafft, O. A. Wagner, R. Jaskulka, J. Winternitz und P. M. Winter

Universitätsklinik für Anästhesie und Allgemeine Intensivmedizin, Spitalgasse 23, A-1090 Wien, Österreich

Als Immunantwort werden bei schweren lokalen und generalisierten Infektionen humorale Faktoren, wie z. B. PMN-Elastase, Neopterin und Tumor Nekrose Faktor-alpha (TNF) durch Granulocyten und Makrophagen freigesetzt. Das Ziel dieser Studie war, die Wertigkeit routinemäßiger Serumspiegel-Bestimmungen der genannten Parameter zur Diagnostik und Verlaufskontrolle lokaler bzw. generalisierter infektiöser Komplikationen zu überprüfen.

Methodik

Wir untersuchten 68 kritisch kranke Patienten, von denen 43 infektiöse Komplikationen – 17 Patienten eine lokale Infektion und 26 Patienten eine systemische Infektion – entwickelten. Die Zuordnung der Patienten erfolgte nach klinischen Gesichtspunkten in drei Gruppen: lokale Infektion, systemische Infektion und Kontrollgruppe. Die Datenanalyse erfolgte mit Hilfe eines Software-Packets (SAS Institut, Cary, NC) und die Angabe der Daten als Mittelwert ± SEM.

Resultate

Die mittleren Serumkonzentrationen von Neopterin waren bei der Patientengruppe mit lokalen Infektionen signifikant höher als bei Patienten ohne infektiöse Komplikationen ($33 \pm 1,9$ vs $14 \pm 0,5$ nmol/l), während die Serumspiegel von TNF bei Patienten ohne Infektionen sowie bei Patienten mit lokalen Infektionen im Normbereich lagen (< 15 pg/ml). Bei allen Patienten kam es unmittelbar posttraumtisch zu einer massiven Erhöhung der PMN-Elastase-Serumkonzentration ($236,9 \pm 30,7$ mcg/l) bei einem Normwert von < 80 mcg/l), die am ersten posttraumatischen Tag in direkter Korrelation mit dem Injury Severity Score steht (Kendall-Korrelationskoeffizient r = 0,76). Eine Entzündungsdiagnostik mit Hilfe dieses Mediators ist daher während er ersten drei posttraumatischen Tage nicht möglich. Bei

Hefte zur Unfallheilkunde, Heft 220
Zusammengestellt von K. E. Rehm

den Patienten, die ein septisches Syndrom entwickelten, waren die mittleren Serumkonzentrationen von Elastase (242,8 ± 19,3 vs 132 ± 12,7 mcg/l), Neopterin (159,7 ± 11,8 vs 33±2 nmol/l) und TNF (74,3±10,6 vs 8,8±0,6 pg/ml) signifikant höher als bei Patienten mit lokalen Infektionen. Während die signifikante Unterscheidung einer lokalen Infektion und eines septischen Syndroms mit Hilfe von Neopterin (152,4±24,6 vs 24,8±4,3 nmol/l) und TNF (77,8 ± 22,2 vs 6,9 ± 0,9 pg/ml) bereits am ersten Tag der Infektion möglich ist, gelingt dies mit Hilfe von PMN-Elastase (244,3 ± 32,2 vs 143,3 ± 20,8 mcg/l) erst am dritten Tag. Die Sensitivität und Spezifität einer einzelnen Serumspiegel-Bestimmung der untersuchten Parameter zur Diagnose einer Sepsis betrugen für PMN-Elastase (> 140 mcg/l): 65 % und 77 %, für Neopterin (> 50 nmol/l): 84 % und 95 % und für TNF (> 30 pg/ml): 54 % und 99 %. Die mittleren TNF- und Elastase-Serumspiegel der verstorbenen septischen Patienten waren bereits am zweiten Tag der Septikämie signifikant höher als die der überlebenden. Diese Differenzierung war mit Hilfe von Neopterin-Bestimmungen erst ab dem 4. Tag der Infektion möglich.

Conclusio

Während Neopterin ein verläßlicher Parameter für Diagnostik und Verlaufskontrolle lokaler Infektionen ist, ist die Bestimmung der PMN-Elastase zumindest bei polytraumatisierten Patienten von eingeschränkter Aussagekraft. Zur Diskriminierung einer lokalen Infektion von einem septischen Syndrom können Neopterin und TNF eingesetzt werden, wobei Neopterin über die höchste Sensitivität und TNF über die höchste Spezifität verfügt. Die Bestimmung der Serumkonzentrationen von PMN-Elastase und TNF ermöglicht eine prognostische Einschätzung des Outcomes septischer Patienten.

Aussagefähigkeit von Serum-Neopterinspiegeln bei Brandverletzten im Rahmen von Sepsis und Multiorganversagen

A. Grabosch

Abteilung für Plastische Chirurgie, Zentrum für Brandverletzte, Dieffenbachstraße 1, W-1000 Berlin 61, Bundesrepublik Deutschland

Makrophagen setzten Neopterin frei, wenn sie durch Gamma-Interferon oder Lipopolysaccharide stimuliert werden. Gamma-Interferon seinerseits wird von aktivierten T-Lymphocyten gebildet. Neopterin bildet somit einen Marker der Stimulation des cellulären Schenkels der Immunantwort.

Bei 25 Brandverletzten, 17 Männern und 8 Frauen, mit einem mittleren Alter von 48 Jahren und einer Verbrennung zwischen 6 % und 82 % KOF (Mittel 28,5 %) wurden täglich Serum-Neopterinspiegel mittels RIA gemessen. 5 Patienten aus dem Kollektiv verstarben.

Hefte zur Unfallheilkunde, Heft 220
Zusammengestellt von K. E. Rehm

Die Serumwerte stiegen nach dem Trauma erheblich an. Eine Abhängigkeit zu systemischen Infekten konnte nicht gefunden werden. Mehrere Tage vor einem septisch bedingten Multiorganversagen mit letalem Ausgang war ein deutlicher Anstieg zu verzeichnen. Eine direkte Abhängigkeit von der Ausdehnung der verbrannten Körperoberfläche fand sich nicht. Allerdings zeigten Patienten mit einer Score-Punktezahl von > 80 nach Bull und Fisher ebenso wie die Gruppe der verstorbenen Patienten schon in der ersten Woche nach dem Trauma deutlich höhere Neopterinwerte als die Vergleichsgruppe. Die Aussagefähigkeit des Serumneopterins bei Brandverletzten wird kritisch diskutiert.

Organversagen und Sepsis nach Polytrauma

G.L. Tüchy, M. Fuchs, E. Tüchy und O. Kwasny

Klinik für Anaesthesie und allgemeine Intensivmedizin, Universität Wien AKH, Intensivstation 41, Spitalgasse 23, A-1090 Wien, Österreich

Einleitung

Polytraumatisierte bedürfen, nach erfolgter Primärversorgung, sehr oft einer Intensivbetreuung. An unserer Allgemeinchirurgischen Intensivstation, die meist zu zwei Dritteln mit septisch chirurgischen Patienten belegt ist, können sie jedoch, aufgrund der räumlichen Gegebenheiten, nicht isoliert werden. Auf die Infektionsgefährdung wurde schon von zahlreichen Autoren hingewiesen [1]. Von unfallchirurgischer Seite wird der Primärversorgung knöcherner Frakturen, vor allem der Röhrenknochen, hohe Priorität eingeräumt. In dieser retrospektiven Analyse sollen die Verletzungen, die Operationen, die Zahl der Organversagen, vor allem auch in Beziehung auf die Organverletzung, die septischen Manifestationen und die Überlebensrate erhoben werden. Den Extremitätenverletzungen, und vor allem den primär vesorgten Röhrenknochen wurde besonderes Augenmerk geschenkt, um zu erkennen, ob damit ein erhöhtes Sepsisrisiko getragen werden muß.

Patienten und Methodik

Im Zeitraum 1.1.1987–1.8.1990 wurden an unserer Intensivstation 133 Patienten, 52 Frauen und 81 Männer, nach einem Polytrauma aufgenommen. Das Durchschnittsalter betrug 35,96 Jahre und reichte von 1–88 Jahren. Die durchschnittliche Aufenthaltsdauer betrug 12,44 Tage, die durchschnittliche Intubationsdauer 10,26 Tage. Alle in diese Analyse inkludierten Patienten wiesen definitionsgemäß ein Polytrauma auf. Der Hannoversche Polytraumaschlüssel verteilte sich wie folgt: 11mal Grad I (8,3 %), 47mal Grad II (35,3 %), 44mal Grad III (33 %) und 31mal Grad IV (23,3 %). Das kollektiv enthält 95 Schädel-Hirn-Traumen (71,4 %). 27mal I°, 30mal II° und 38mal III°. Die 105 Thoraxtraumen (78,9 %) enthalten 71 einseitige und 34 beidseitige schwere Verletzungen. 46 Patienten (34,6 %)

Hefte zur Unfallheilkunde, Heft 220
Zusammengestellt von K. E. Rehm

wiesen ein Bauchtrauma auf. Bei 19 fand sich eine Organverletzung, bei 12 waren zwei Organe verletzt und bei 15 waren drei oder mehrere abdominelle Organe verletzt. Außerdem fanden sich 33 Beckenverletzungen (24,8 %) verschiedenen Ausmaßes und 25 Wirbelsäulenverletzungen (18,8 %). 78 Patienten (58,6 %) wiesen Röhrenknochenverletzungen auf, darunter waren bei 39 Patienten (50 %) offene Verletzungen. 34mal fand sich ein gebrochener, 29mal zwei, 11mal drei, 3mal vier und 1mal 6 gebrochene lange Röhrenknochen. An 105 Patienten (78,95 %) wurden 153 Primäreingriffe durchgeführt, dies umfaßte 52 Operationen an langen Röhrenknochen, 46 Laparotomien, 29 Schädeltrepanationen, 7 Operationen bei instabilem Thorax, 7 kieferchirurgische, 7 Wirbelsäulen- und Beckenoperationen, sowie 4 Thoracotomien bei Trachealruptur. 51 Patienten (38,3 %) mußten sekundär einer Operation unterzogen werden, dabei wurden 19mal eine Osteosynthese, 12mal eine Wirbelsäulen- oder Beckenoperation, 9mal eine kieferchirurgische Versorgung, 7 mal eine Laparotomie, 3mal eine Trepanation und 1mal eine Thoraxverplattung durchgeführt. An 29 Patienten (27,6 % der primär Operierten) mußten 50 Revisionen durchgeführt werden. Dies beinhaltet 8 „second look"-Operationen, 6 Nekrosenabtragungen, 3 Wundrevisionen nach Osteosynthese, 3 Laparotomien bei Ileus, 1 Laparotomie bei sekundär aufgetretenem rupturiertem abdominellem Aortenaneurysma und 29 Revisionen bei abdomineller Sepsis. Bei 72 Patienten (54,1 %) trat ein Organversagen auf. 42mal war ein Organ, 12mal zwei, 9mal drei Organe betroffen und 9mal kam es zu einem Multiorganversagen. 50mal war die Lunge betroffen. 34mal das Abdomen, wobei hier wiederum 15mal eine Peritonitis und in 6 Fällen ein Ileus auftrat, sowie 8mal die Leber und 5mal das Pankreas ein Organversagen zeigten. Bei 13 Patienten trat ein akutes Nierenveragen auf. 26 zeigten bei Schädelhirntrauma ein Organversagen des Gehirns und 22 Patienten ein Kreislaufversagen. Bei 17 Patienten (12,8 %) trat eine Sepsis oder ein septisches Syndrom auf. 6mal war die Lunge der primäre Sepsisherd, 5mal eine Peritonitis, 3mal Pankreatitis, 2mal die Leber und 1mal die Niere Ausgangspunkt einer Sepsis. 22 polytraumatisierte Patienten verstarben im Beobachtungszeitraum. 10mal war ein nicht zu beherrschender Hirndruck, 6mal ein Lungenversagen, je 2mal eine Peritonitis bzw. ein Kreislaufversagen und je 1mal ein Leberausfall bzw. eine Pankreatitis die Todesursache.

Diskussion

Das Verletzungsmuster beeinflußt den Krankheitsverlauf, damit die Intubationsdauer und die Aufenthaltsdauer. Dies spielt vor allem beim Auftreten des Lungenversagens eine große Rolle. Hier korreliert die Zahl der Verletzungen und die Verletzungsschwere des Thorax nicht mit dem Auftreten eines Organversagens oder der Lungensepsis. Das Bauchtrauma wiederum führt in Abhängigkeit von der Schwere der Verletzung, gemessen an der Zahl bzw. der Art der verletzten Organe, zu einer höheren Zahl an septischen Komplikationen. Der Ausgangspunkt der keiner primären Organverletzung zuzuordnenden Infektion ist weiterhin unklar. Die Ausbildung einer Sepsis mit faßbarem infiziertem Herd oder eines septischen Syndroms, ohne auffindbaren Herd aber klinisch eindeutigen Befund, dürfte sich auf der Basis des primären Schockgeschehens entwickeln. Die höhere Incidenz des Auftretens abdomineller Infektionen und septischer Syndrome nach Laparotomien ohne Eröffnung des Darmes und das Auftreten bestimmter bakterieller Infektionen, verursacht durch Keime, die bei Gesunden nur im Stuhl nachweisbar sind, als Ursache einer pulmonalen Sepsis erhärten die Theorie der Einschwemmung dieser Keime über die, durch den

Schock geschädigten, weitgestellten und durchlässigen Mesenterialgefäße [1]. Die Infektion nach Primärversorgung der Röhrenknochen ist selten, stellt jedoch in keinem Fall den Ausgangspunkt einer Sepsis dar.

Literatur

1. Allgöwer M et al. Infection and trauma. Surg Clin North [Am] 60:133

Verlaufsmessungen der alveolären Proteindurchlässigkeit nach Polytrauma durch serielle bronchoalveoläre Lavage

U. Obertacke, Th. Joka, E. Kreuzfelder und K. P. Schmit-Neuerburg

Abteilung Unfallchirurgie, Universitätsklinikum Essen, Hufelandstraße 55, W-4300 Essen 1, Bundesrepublik Deutschland

Das posttraumatische progressive Lungenversagen ist im klinischen Verlauf nur ungenügend frühzeitig zu erkennen, differentialdiagnostisch abzugrenzen, bzw. vorhersehbar. Notwendig erscheint aus klinischer, wie aus grundlagenwissenschaftlicher Sicht zum einen ein objektivierbares und zuverlässiges *Monitoring* des pathophysiologischen Verlaufs in der Lunge. Zum anderen wäre ein *Prädiktor* anzustreben, der möglichst frühzeitig nach dem initialen Schadensereignis die Entwicklung zum progressiven Lungenveragen anzeigt [4, 5]. Hierbei ist entscheidend, daß die Einflußgrößen des Monitorings und des Prädiktors keine unspezifischen Indikatoren sind (z. B. Alter, Verletzungsschwere und -muster, Granulocyten, freigesetzte Zellmediatoren, Acidose etc.), sondern möglichst am Zielorgan bzw. dem Erfolgsorgan des progressiven Lungenversagens gemessen werden [5].

Methode

Neben experimentellen Studien und klinisch aufwendigen nuklearmedizinischen Untersuchungsmethoden wurde in den letzten Jahren zunehmend der Versuch unternommen, den alveolären Permeabilitätsschaden mit Hilfe der Methode der bronchoalveolären Lavage in klinischen Studien zu bestimmen [1, 2, 3].

Täglich einmal – beginnend wenige Stunden nach dem Unfall – wurde in einer prospektiven klinischen Studie bei beatmeten polytraumatisierten Patienten (PTS > 30 Punkte) eine bronchoalveoläre Lavage (BAL) durchgeführt. Im BAL-Überstand wurden Albumin und weitere Proteine bestimmt. Paralleluntersuchungen erfolgten im Blut. Unter Verwendung von Harnstoff als internem Standard erfolgte die Rückrechnung der BAL-Albumin-Konzentration auf die reale alveoläre Oberflächen-Albumin-Konzentration nach dem Verfahren von Rennard [6]. Die *alveoläre Proteindurchlässigkeit* wurde dann durch Bildung

Hefte zur Unfallheilkunde, Heft 220
Zusammengestellt von K. E. Rehm

eines Quotienten aus der alveolären und der plasmatischen Konzentration des Markerproteins (Albumin) erreicht [3].

Ergebnisse

Die alveolo-capilläre Durchlässigkeit für Albumin zeigte sich nach Polytrauma grundsätzlich erhöht; sie gab eine zuverlässige Unterscheidung der Patientengruppe mit und ohne progressives Lungenversagen („biochemisches Monitoring") und sie war weiterhin innerhalb der ersten 24 h nach Trauma als Prediktor des weiteren individuellen Patientenverlaufs hinsichtlich der späteren Ausbildung eines progressiven Lungenversagens nutzbar („Prädiktormodell"). Die beschriebenen Veränderungen der alveolären Albumindurchlässigkeit und auch ihre ggf. spontane Rückbildung sind unabhängig von hämodynamischen Einflüssen aus dem kleinen Kreislauf. Unter Hinzunahme von Proteinen höherer Molekulargrößen kann das Ausmaß des alveolo-capillären Membranschadens weiter differenziert werden.

Literatur

1. von Eiff M, Klein M, Schneider M, Roos N, van de Loo J (1989) Alveolar-capillary injury in patients with pneumonia. Europ Respir J 2:761
2. Hällgren R, Samuelson T, Modik J (1987) Complement activation and increased alveolar-capillary permeability after major surgry and in adult respiratory distress syndrom. Crit Care Med 15:189–193
3. Holter JF, Weiland JE, Pacht ER, Gadek JE, Davis WB (1986) Protein permeability in the adult respiratory distress syndrom. J Clin Invest 78:1513–1522
4. Murray JF, Matthay MA, Luce JM, Flick MR (1988) An expended definition of the adult respiratory distress syndrom. Am Rev Respir Dis 138:720–723
5. Petty TL (1988) ARDS: Refinement of concept and redefinition. Am Rev Respir Dis 138:724
6. Rennard SI, Basset G, Lecossier D, O'Donnell KM, Pingston P, Martin PG, Crystal RG (1986) Estimation of volume of epithelial lining fluid recovered by lavage using urea as marker of dilution. J Appl Physiol 60:532–538

Stress-Cholecystitis bei polytraumatisierten Patienten: Ergebnisse einer prospektiven sonographischen Studie

J. Raunest, K. P. Thon, M. Imhof und Ch. Ohmann

Abteilung für Allgemeine und Unfallchirurgie, Zentrum für Operative Medizin I, Heinrich-Heine-Universität, Moorenstraße 5, W-4000 Düsseldorf 1, Bundesrepublik Deutschland

Die akute steinfreie Cholecystitis ist eine bekannte, wenngleich seltene Komplikation in der intensivmedizinischen Behandlung nach ausgedehnten operativen Eingriffen. In Bezug auf polytraumatisierte Patienten gründen sich die bisherigen Kenntnisse zur Incidenz und zum Verlauf einer sog. „Stress"-Cholecystitis auf kasuistische Beobachtungen und retrospektive

Hefte zur Unfallheilkunde, Heft 220
Zusammengestellt von K. E. Rehm

Analysen. Hiermit sind Aussagen zur tatsächlichen Incidenz und verläßliche Faktorenanalysen zur Klärung der kausalen Pathogenese nicht möglich, da subklinische Verläufe naturgemäß nicht erfaßt werden können. Ziel der vorliegenden Studie ist eine prospektive Erfassung morphologischer Gallenblasenveränderungen bei polytraumatisierten Patienten durch tägliche sonographische und klinische Screening-Untersuchungen sowie eine Analyse und Kontrolle der pathogenetisch bedeutsamen Einflußfaktoren.

Material und Methodik

In die Studie einbezogen wurden alle, im Bezugszeitraum von Januar 1989 bis Juni 1990 in der Intensiveinheit behandelten polytraumatisierten Patienten, deren Verletzungsmuster einen Injury Severity Score (ISS) von über 25 Punkten ergab. Patienten mit primärer Gallenblasenverletzung bzw. vorangegangener Cholecystektomie waren von der Studie ausgeschlossen. Ferner waren alle Fälle mit einer Beobachtungsdauer < 5 Tagen (Exitus, Verlegung) als drop-out definiert. Die einbezogenen Patienten wurden täglich mit einem 3,5 MHz Real-Time Scanner sonographisch untersucht. Als morphologische Kriterien für eine „Stress"-Cholecystitis definierten wir die Kombination von Hydrops, eine Wandverdickung von $> 3,5$ mm sowie Nachweis von Sludge.

Ergebnisse

In 8 von 45 Fällen (17,8 %) konnte eine akute akalculöse Cholecystitis nachgewiesen werden. 29 Patienten wiesen sonographisch passagere Gallenblasenveränderungen, wie Wandverdickung oder Sludge auf, welche nicht vollständig den geforderten Kriterien zur Diagnose einer Cholecystitis entsprachen. In 2 Fällen wurde aus der sonographischen Diagnose die Indikation zur Cholecystektomie abgeleitet. Bei 6 Patienten kam es unter konservativen Behandlung zur vollständigen Rückbildung der entzündlichen Veränderungen.

Schlußfolgerung

Die Incidenz einer Cholecystitis bei polytaumatisierten Patienten ist höher als bisherige retrospektive Beobachtungen vermuten lassen. Unter konservativer Therapie ist in der Mehrzahl der Fälle eine Restitution zu erzielen. Ein routinemäßiges sonographisches Monitoring eröffnet die Möglichkeit zur frühelektiven Cholecystektomie und kann dazu beitragen, die Komplikations- und Letalitätsrate zu senken.

Die Bedeutung abdomineller und pelviner Verletzungen für die Incidenz des Multiorganversagens nach Polytrauma

A. Seekamp, G. Regel, U. Bosch und J. A. Sturm

Unfallchirurgische Klinik, Medizinische Hochschule Hannover, Konstanty-Gutschow-Straße 8, W-3000 Hannover 61, Bundesrepublik Deutschland

Fragestellung

Die kombinierte Verletzung der Becken- bzw. Bauchorgane führt nach klinischer Erfahrung zu einer erhöhten Letalität nach Polytrauma. Die schlechtere Prognose dieser Patienten wird mit einem progredienten Organversagen (MOV) im späten Verlauf (nach dem 6. Tag) in Zusammenhang gebracht. In einer prospektiven Untersuchung an polytraumatisierten Patienten wurde der Frage nachgegangen, welche Art von Beckenfrakturen gehäuft zu intraabdominellen Begleitverletzungen führen und ob die Kombination von Becken- und Bauchtrauma eine erhöhte Komplikationsrate im Sinne eines MOV mit sich bringt.

Methode

An 842 polytraumatisierten Patienten wurde eine Gruppierung nach Bauchtrauma, bzw. Beckentrauma, oder der Kombination aus beiden in 3 Gruppen vorgenommen. Neben den verschiedenen Kombinationen von Becken- und intraabdominellen Verletzungen wurde die erhöhte MOV-Rate (nach den Kriterien von Goris 1987) bei den Kombinationsverletzungen untersucht.

Ergebnisse

Von den 842 Patienten erlitten 229 (27,2 %) eine Beckenverletzung (Gruppe 1), 211 Patienten (25,1 %) hatten eine Beteiligung intraabdomineller Organe (Gruppe 2). 123 Patienten (14,6 %) erlitten eine Verletzung von Bauch und Becken (Gruppe 3). In Gruppe 1 handelte es sich zu 68,4 % um stabile Beckenfrakturen und nur zu 18,2 % um instabile Frakturen, während es sich in Gruppe 3 zu gleichen Teilen um instabile (46,3 %) und stabile (48,1 %) Frakturen handelte. Offene Beckenfrakturen lagen in beiden Gruppen unter 5 %. Bei Patienten ohne Beckenfrakturen (Gruppe 2) waren zu 79,7 % die oberen Bauchorgane und nur zu 20,3 % die Beckenorgane verletzt. Der Häufigkeit nach waren verletzt die Leber, die Milz, das Intestinum sowie große Gefäße und die Nieren. In Gruppe 3 waren nur zu 64,8 % die oberen Bauchorgane und zu 35,2 % die Beckenorgane betroffen. Der Häufigkeit nach waren verletzt wiederum die Leber, die Milz, das Intestinum, sowie die Blase und große Gefäße. Die häufigste Kombinationsverletzung des oberen Abdomens ging mit stabilen Beckenfrakturen (52,7 %) einher, zu 42,5 % mit instabilen und nur zu 4,8 % mit offenen Frakturen. Verletzungen des unteren Abdomens waren zu 54,8 % von instabilen Beckenfrakturen, zu 31,1 % von stabilen und zu 15,1 % von offenen Frakturen begleitet. Die MOV-Rate der Gruppe 1 ist mit 28 % der von Gruppe 2 mit 32,6 % nahezu identisch. In der Gruppe 3 steigt die MOV-Rate auf 67,2 %.

Hefte zur Unfallheilkunde, Heft 220
Zusammengestellt von K. E. Rehm

Diskussion

Die erhöhte Incidenz des MOV nach Polytrauma bei begleitenden intraabdominellen Verletzungen könnte auf eine Perfusionsstörung des Intestinums durch o. g. Gefäßverletzungen und einen profunderen Kreislaufschock erklärt werden, 3-fach erhöhte initiale Blutinfusionsmenge in Gruppe 2 und 3 (9250–9700 ml) gegenüber Gruppe 1 (3250 ml). Eine Erhöhung der Darmwandpermeabilität mit resultierender Translokation intestinaler Bakterien führt zum generalisierten Capillarschaden. Zugleich führen Verletzungen der Leber zu einer Störung der Funktion des reticulo-endothelialen Systems und zur Verstärkung des MOV. Andererseits führen ausgedehnte und schwer zugängige Hämatome im Retroperitoneum bei pelvinen Verletzungen nachweislich zu einer Aktivierung humoraler und cellulärer Systeme (innerhalb der ersten 48 h) signifikant abgeschwächte Opsonierungskapazität in Gruppe 2 und 3) und somit gleichermaßen zu einer erhöhten MOV Incidenz.

Vergleichende Statistik zur Letalität langzeitbeatmeter, polytraumatisierter Patienten

F. Rumler, U. Am Orde, U. Obertacke und Th. Joka

Abteilung für Unfallchirurgie, Universitätsklinikum Essen, Hufelandstraße 55, W-4300 Essen, Bundesrepublik Deutschland

An einem Kollektiv von 928 polytraumatisierten Patienten der Jahre 1975 bis 1989 wurden die morphometrischen Daten dieser Patienten herangezogen, um Hintergründe der in den letzten Jahren auffälligen, z. T. extrem langen Beatmungszeit zu analysieren.

Es fand sich, bei einem mittleren Alter von 35,83 Jahren, ein durchschnittlicher Verletzungsschweregrad, gemessen am Injury Severity Score (ISS) von 26,67 Punkten, entsprechend einem Polytrauma Score Hannover (PTS) von 25,27 Punkten. Das Verletzungsmuster zeigte Kombinationsverletzungen mit 68,21 % Schädel-Hirn-Traumen, 46,55 % Thoraxtraumen, 22,84 % Abdominaltraumen, 35,56 % Beckenverletzungen und 83,41 % Extremitätenverletzungen, bei im Mittel 2,57 betroffenen Körperregionen. Die Letalität betrug im Durchschnitt 19,61 %, die Beatmungszeit war mit 15,24 Tagen relativ lang und stieg seit 1983 an. Demgegenüber fand sich eine im gesamten Zeitraum gleichbleibende Verletzungsschwere unter einer Verschiebung, in Zunahme von Incidenz und Schweregrad der Thoraxtraumen und Beckenverletzungen.

In Betrachtung der langzeitbeatmeten Patienten sahen wir eine große Gruppe mit Beatmungszeiten über 50 Tagen. Zum einen stellten wir hier ein ansteigendes Durchschnittsalter von 35 bis auf 47 Jahre fest, zum anderen fanden wir unter den „ultralangzeitbeatmeten Patienten" einen insgesamt deutlich höheren Gesamtverletzungsschweregrad von 35 ISS-Punkten. Zum dritten fand sich hier eine überproportionale Zunahme der Thoraxverletzungen von 71 %, bei gleichzeitig deutlich höherer Verletzungsschwere dieser Region. Im einzelnen waren dies in 63 % Rippenserienfrakturen, in 55 % ein Hämato-Pneumothorax,

Hefte zur Unfallheilkunde, Heft 220
Zusammengestellt von K. E. Rehm

in 40 % eine Lungenkontusion, in 13 % ein instabiler Thorax, in 6 % ein Bronchusabriß und in 6 % eine Herzkontusion. In der Analyse der einflußnehmenden Faktoren auf die Langzeitbeatmung fand sich hier in 80 % der Fälle eine nachweisbare Sepsis, festzumachen an einer Kombination von Thrombocytopenie, Leukocytose oder -penie, septischen Temperaturverläufen, positiven Blutkulturen, positiven Flüssigkeitsbilanzen, oder kreislaufwirksamer Reaktionen. Die Incidenz des Organ-/Multiorganversagens betrug 48 %, davon lag in 33 % ein Lungenversagen vor. Sepsis und/oder Multiorganversagen konnten letztlich bei allen Patienten dieses Kollektivs angenommen werden. Ein Focus der Sepsis konnte in 58 % der Fälle nachgewiesen werden. Wir sahen hier in großer Zahl Abscesse der Lunge, Pleuraemphyeme und Thoraxwandabscesse, sodann Abscesse der Extremitäten nach ausgedehnten Weichteilverletzungen sowie in geringer Anzahl peritonitische Formen nach Perforationen des Darmes, Abscesse der Milzloge nach Ruptur und eine kleine Anzahl an septischen Embolien. Die Letalität in diesem Kollektiv betrug jedoch nur 27 %.

Wir folgern, daß wir hier ein unter extrem langen Beatmungszeiten neu überlebendes Patientengut finden, welches durch ein durchschnittlich höheres Alter oder höheren Verletzungsschweregrad, insbesondere aber durch eine höhere Verletzungsschwere in der Thoraxregion gekennzeichnet ist, und Sepsis oder Multiorganversagen in großer Zahl überlebt.

Zusammenfassung der Diskussion – Sitzung zum Thema: Multiorganversagen/Sepsis: Aktuelle Aspekte

Th. Joka, Essen

Diese Untersuchung beschäftigt sich mit der Wertigkeit von PMN-Elastase, Neopterin und TNF-Alpha als Frühparameter infektiöser Komplikationen bei polytraumatisierten Intensivpatienten. Die Fragestellung ist sicherlich für die Klinik sehr interessant. Die allgemeine Definition der infektiösen Komplikationen und die Interpretation der gefundenen Befunde stößt auf erhebliche Kritik. Zweifel bestehen darüberhinaus an den Meßwerten, besonders der PMN-Elastase und des Neopterin, die zu Vergleichswerten insgesamt sehr niedrig ausfallen.

Diese Untersuchung beschäftigt sich mit der Aussagefähigkeit von Serum-Neopterinspiegeln bei Brandverletzten im Rahmen von Sepsis und Multiorganversagen. Im Gegensatz zum Vortrag 379 findet diese Untersuchung keine Beziehung zwischen septischen Komplikationen und erhöhten Neopterinwerten in seinem Patientenkollektiv. Sie zeigt lediglich auf, daß das Multiorganversagen mit deutlichen Anstiegen einhergeht und der Neopterinspiegel unmittelbar nach dem thermischen Trauma prognostische Bedeutung besitzt. Kritisch beurteilt werden muß der Umfang des Patientengutes mit Verbrennungen von 6 bis 82 % KOF, da die unterschiedliche Ausdehnung der Verbrennung verschiedene Behandlungsmaßnahmen nach sich zieht (z. B. Beatmung), die selbst zu verschiedenen Aktivierungen führen.

Hefte zur Unfallheilkunde, Heft 220
Zusammengestellt von K. E. Rehm

In dieser retrospektiven Untersuchung nach der Sepsisursache bei Polytraumapatienten fällt zum einen die hohe Rate der Re-Eingriffe (30 %) in diesem Kollektiv auf, zum anderen eine ungewöhnlich hohe Letalität trotz Identifizierung der Sepsisquelle (ca. 65 %). Die Definition der Sepsis und des Multiorganversagens bleibt auch in diesem Vortrag unklar.

Diese Untersuchung zeigt anhand der Daten von Polytraumatisierten sehr schön die enge Verknüpfung von Letalität und Ausprägung des Multiorganversagens. Während bakteriologische Befunde nicht wesentlich für die Entwicklung des Multiorganversagens sind, stellt die Funktion der Phagocyten mit initialer Überaktivierung und sekundärer Dysfunktion (Reaktion des Organismus) einen entscheidenden Faktor dar.

In diesem Vortrag wird ein neues biochemisches Monitoring zur Bestimmung des Ausmaßes des Membranschadens bei Organversagen Lunge vorgestellt, das durch weitere Entwicklung in Zukunft klinisch praktikabel erscheint.

Dieser Vortrag beschäftigt sich mit der frühen sonographischen Diagnosestellung der akuten Cholecystitis nach Polytrauma. In 20 % der Fälle kann der Nachweis einer akuten Cholecystitis gestellt werden. Lediglich in 2 Fällen wird aus der sonographischen Diagnose eine Cholecystektomie abgeleitet. Die Diskussion zeigt, daß die beschriebenen Gallenblasenphänomene normalen inflammatorischen Veränderungen der Gallenblase nach Trauma entsprechen, die wir ähnlich in anderen Organen beobachten. Die seltene Konsequenz der operativen Intervention spricht für diese These.

Diese Untersuchung beschäftigt sich mit der Bedeutung abdomineller und pelviner Verletzungen für die Incidenz des Multiorganversagens nach Polytrauma. Es wird gezeigt, daß Beckenverletzungen, ebenso wie abdominelle Verletzungen in gleichem Maße zum Multiorganversagen führen (28 %). Bei der Kombination von abdominellen und Beckenverletzungen steigt die Rate des MOV auf 66,3 %. Neben den im Vortag erwähnten Ursachen des Multiorganversgens bei den verschiedenen Verletzungen (Mediatoren, Störung des RES) muß auf jeden Fall als Ursache das nicht adäquate präoperative Management des protrahierten Schockes infolge Unterschätzung des Traumaausmaßes in Erwägung gezogen werden.

Diese vergleichende Statistik von Polytraumapatienten der letzten 15 Jahre zeigt interessante Entwicklungen in der Behandlung auf. Die Prognose des Polytraumapatienten ist in den letzten Jahren, auch bei alten Patienten, verbessert worden. Letalität und Incidenz des ARDS sind zurückgegangen, obwohl das Patientenkollektiv sich hinsichtlich Thoraxtrauma und Alter der Patienten deutlich verändert hat. Die Beatmungszeit hat dagegen deutlich zugenommen.

Den Abschluß dieser Sitzung „Multiorganversagen/Sepsis“ bildet ein wichtiges Thema, nämlich das Schicksal der überlebenden Polytraumapatienten. Erfreulich ist das Ergebnis dieser Studie, die zeigen kann, daß die Überlebenden eines Polytraumas eine große Chance haben, wieder ein weitgehend normales Leben zu führen. Dieses Ergebnis steht im Gegensatz zu Untersuchungen anderer Autoren.

VI. Krankenhaushygiene: Aktuelle Aspekte

Infektionsprophylaxe im Operationstrakt

Vorsitz: H. Rudolph, Rotenburg; J. Sander, Hannover

Bauliche Voraussetzungen: Schleusen, Ein-/Ausleitung, Ver-/Entsorgung, Belüftung

G. Hierholzer und S. Hierholzer

Berufsgenossenschaftliche Unfallklinik, Großenbaumer Allee 250, W-4100 Duisburg 28, Bundesrepublik Deutschland

Der Traumapatient unterliegt einem erhöhten Infektionsrisiko [5]. Dieses ergibt sich aus dem Unfall selbst und aus dem betroffenen Substat: bei der traumatischen Wunde, also der durch Gewalteinwirkung entstandenen Weichteil- und Knochenwunde, ist es mehr oder weniger ausgeprägt zu einer Gewebequetschung mit Zerstörung von Zellen und des Capillarsystems gekommen. Hämatome, Gewebenekrose, knöcherne Instabilität, Mikrozirkulationsstörung und Permeabilitätssteigerung führen zu einem circulus vitiosus mit Bakterienwachstum, verminderten *lokalen* Infektabwehrmechanismen, Entzündungsreaktion bzw. -infektion. Zusätzlich sind Operationen mit Einbringung von Fremdmaterial am Knochen und an Gelenken (Osteosynthese, Gelenkersatz) aufgrund einer erhöhten bakteriellen Adhärenz an Implantatmaterialien mit einem erhöhten Infektionsrisiko verbunden. Darüber hinaus gilt der Traumapatient aufgrund einer durch das Trauma selbst bedingten Immundefizienz als besonders infektionsgefährdet. Da eine einmal entstandene Knocheninfektion zu erheblichen Komplikationen, psychosozialen Problemen für das Individuum und zu volkswirtschaftlichen Belastungen der Solidargemeinschaft führen kann, sind alle geeigneten Mittel einzusetzten, die der Infektionsprophylaxe dienen.

Für die Gesetzmäßigkeiten der Infektionsprävention und der Reduzierung der Infektionsrate haben auch aus der klinischen Sicht die Keimquellen (Tabelle 1) und die Wege der Keimübertragung eine vorrangige Bedeutung (Tabelle 2) [6,7]. Das Ziel besteht in einer möglichst niedrigen Keimbelastung des eigentlichen Operationsgebietes. Dieses bedeutet, daß bei Herstellung und Bewahrung der Asepsis – also der Keimfreiheit – die chirurgische Infektion auszuschließen ist. Dieses entspricht bekanntlich nicht den Realitäten, widerlegt aber nicht das Prinzip, Maßnahmen zur Herstellung und Erhaltung der Asepsis mit allen geeigneten Mitteln unabdingbar zu verfolgen.

Tabelle 1. Infektion über Kontaktwege

Patienten
Personal
Geräte

Hefte zur Unfallheilkunde, Heft 220
Zusammengestellt von K. E. Rehm

Tabelle 2. Infektion über Luftwege

⟶ Primäre Luftkeime (Klimaanlage, Zuluft)
⟶ Sekundäre Luftkeime Kontaktkeime ↓ Staubkeime ↓ Luftkeime

Man hat in den letzten Jahren erkannt, daß zur Herstellung und Bewahrung der Asepsis (Tabelle 3 und 4) [6]

- *bauliche Voraussetzungen und eine differenzierte Raumlufttechnik,*
- *alle Maßnahmen zur Sterilisation und Desinfektion,*
- *operationsraumgerechtes Verhalten des Personals, Personaldisziplin*

notwendig sind. Alles wird mit dem Terminus „moderne Asepsis" zusammengefaßt. Jeder Punkt steht gleichgewichtig neben dem anderen, kein Punkt wird durch einen anderen ersetzt.

Tabelle 3. Moderne Asepsis

Bauliche Voraussetzungen, differenzierte Raumlufttechnik
Konventionelle Asepsis
Operationsgerechtes Verhalten

Tabelle 4. Konventionelle Asepsis

Personal: Erziehung, Verhalten, Schulung
Geräte: Sterilisation, Desinfektion
Flächen: Wischdesinfektion

Das Bundesgesundheitsamt hat über die Arbeitsgruppen „Funktionell-bauliche Maßnahmen" der Hygienekommission bzw. der „Kommission für Krankenhaushygiene und Infektionsprävention" eine Gliederung des Krankenhauses in Funktionsbereiche und Funktionsstellen herausgegeben [10, 11]. Danach beinhalten die baulichen Voraussetzungen die Bereitstellung eines vom stationären Bereich getrennten Operationstraktes, der „Funktionsstelle Operation" (Tabelle 5), die aus verschiedenen Funktionseinheiten besteht, nämlich: Personalschleuse, Patientenschleuse, Ver- und Entsorgungsschleuse für Material, Geräteaufbereitung, Operationsfunktionseinheit bestehend aus eigentlichem OP, Einleitungs-, Ausleitungsraum, Waschraum, Nebenräume und gesondert hiervon eine Sterilgutaufbereitungsanlage. Dabei gilt insbesondere für Krankenhäuser der Maximalversorgung und für Schwerpunktkrankenhäuser mit entsprechend hohen Operationszahlen die vollständige Trennung des septischen Operationsbereiches vom aseptischen mit allen Beiräumen. Die Sterilgutaufbereitungsanlage kann gemeinsam genutzt werden.

Tabelle 5

Personalschleuse
Patientenschleuse
OP-Funktionseinheit:
Ein-, Ausleitung, Waschraum
Materialschleuse
Geräteaufbereitung, Nebenräume

Grundgedanke für die Trennung aseptischer/septischer OP-Trakt ist, daß bauliche Einrichtungen die notwendigen organisatorischen Maßnahmen zwangsläufig unterstützen [4, 6, 13, 14]. Damit sollen insbesondere Wegkreuzungen zwischen dem im aseptischen bzw. septischen OP arbeitenden Personal und den aseptischen bzw. septischen Patienten vermieden werden. Allerdings ist es in einer Zeit der Kostenexplosion im Gesundheitswesen juristisch opportun und auch öffentlichkeitswirksam, mit dem Argument der Kosteneinsparung Zugeständnisse an die bauliche Ausstattung erwirken zu wollen.

Das Bundesgesundheitsamt hat neue Richtlinien für die bauliche Gliederung der OP-Bereiche herausgegeben: Hier wird nunmehr nur noch die bauliche Angliederung des septischen OP's an den aseptischen OP gefordert mit einer Tür zwischen beiden Bereichen und gemeinsamer Nutzung des Aufenthaltsraumes und der Ausschleusung (Abb. 1a, b) [10, 11]. Die Folgen sind derzeit noch nicht absehbar, da bei der bestehenden Personalknappheit durch diese Tür eine *Personalfluktuation* mit entsprechend häufigen *Wegkreuzungen* zwischen im aseptischen bzw. septischen Bereich Tätigen eintreten wird. Wir haben Befürchtung, daß nunmehr dem Anspruch des Patienten auf Schadensabwendung nicht mehr Rechnung getragen wird.

Personalschleuse

Der Zutritt zum Operationstrakt erfolgt über eine Personalschleuse (Abb. 2). Sie ist wegen der Keimverstäubung beim Ab- und Anlegen der Klinikkleidung der Ort der höchsten Luftkeimzahlen. Die bauliche Anordnung muß gewährleisten, daß die Dienstkleidung in einem „unsauberen" Bereich abgelegt werden kann. Nach Händedesinfektion betritt man über eine nur in eine Richtung sich öffnende Tür den „sauberen" Bereich. Die Türöffnung zwischen „unsauberem" und „sauberem" Bereich sollte an einen Händedesinfektionsvorgang gekoppelt sein, da nach dem Entkleiden die Hände besonders keimbelastet sind. Im „sauberen" Bereich wird die frische Operationskleidung angelegt. Nur von hier aus wird der OP-Flur betreten. Er wird verlassen über eine getrennte Tür in einen „halbsauberen" Bereich, in dem die Operationskleidung abgelegt wird. Damit müssen nach jedem Verlassen und Wiederbetreten des Operationstraktes, z. B. zur Toilette, Hände desinfiziert und frische Kleidung neu angelegt werden.

Patientenschleuse

Die Patientenschleuse hat zu gewährleisten, daß eine klare Trennung von Außen- und Innenbereich – also von Stations- und Operationsbereich – erzwungen wird. In keinem Falle darf die Patientenschleuse als Personalschleuse verwendet werden. Ebenfalls muß die

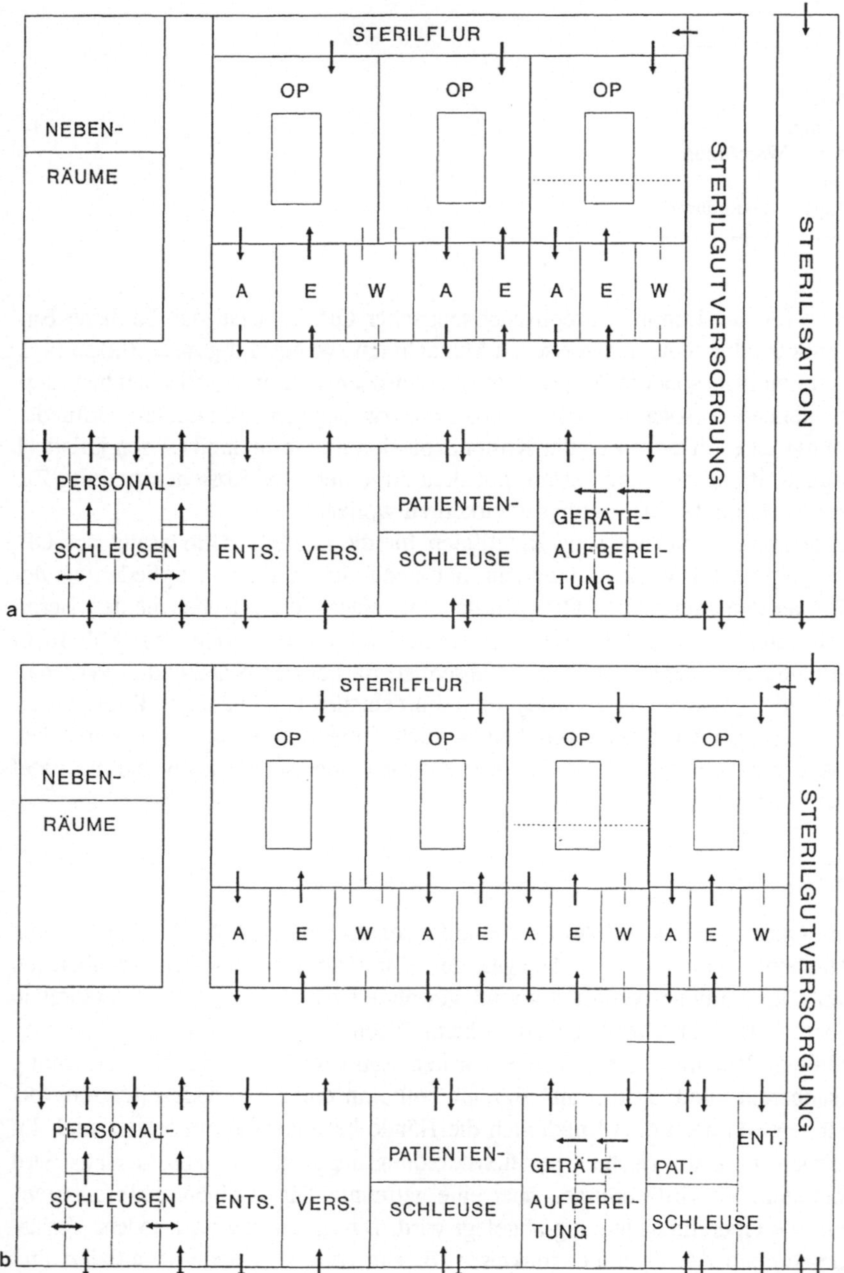

Abb. 1a, b. Funktionsstelle Operation. Vollständige Trennung zwischen septischem und aseptischem Bereich (a). Angliederung des septischen Operationssaales an den aseptischen Bereich mit gemeinsamer Nutzung der Personalschleuse und damit verbundenen Wegkreuzungen des im aseptischen und septischen Bereich areitenden Personals

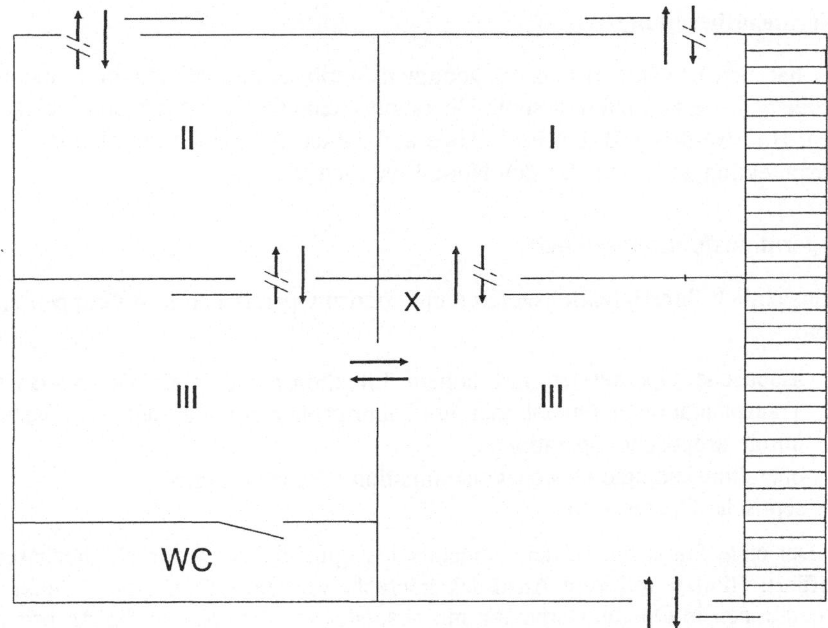

Abb. 2. Die bauliche Anordnung einer dem OP-Trakt vorgeschalteten Personalschleuse. *III:* unsauberer Bereich, in dem die Dienstkleidung abgelegt wird. *x:* Notwendigkeit zur Händedesinfektion nach Ablegen der Dienstkleidung. *I:* sauberer Bereich, in dem Operationskleidung angelegt wird; Ein-Weg-Türen in diesen Raum sowie in den Operationsflur. *II:* Raum, in dem die getragene Operationskleidung abgelegt wird, Toilette

Trennung der Wegführung aseptischer und septischer Patienten vor der Patientenschleuse erfolgen. Das gleiche gilt für die Personalschleuse.

Personalaufenthaltsraum

Ein wichtiger Operationsbereich ist das Aufenthaltszimmer des Personals, das in der Regel auch Frühstückszimmer ist. Auch bei Beachtung aller lebensmittelrechtlichen Vorschriften sind sämtliche Lebensmittel als kontaminiert zu betrachten. Daher ist die Positionierung dieses Raumes außerhalb des OP-Traktes anzustreben. Der grundsätzlich wünschenswerte Wechsel des Operationsanzuges nach dem Aufenthalt im Frühstückszimmer wird wohl an der Akzeptanz scheitern. In jedem Falle ist er nach dem Aufsuchen der Toilette – wie vorher erwähnt – über einen Rundgang durch die Personalschleuse gegeben. Kopf- und Gesichtsmaske sind dagegen nach jedem Eingriff zu wechseln.

Materialschleuse

Am günstigsten erfolgt die Sterilgutversorgung aus der zentralen Aufbereitungsanlage über fahrbare Wagen, die die Container für Operationssets und Implantate transportieren. Die Einschleusung in den Sterilflur des OPs erfolgt über eine von der Entsorgung getrennte Tür.

Geräteaufbereitung

Es hat sich bewährt, neben der zentralen Sterilisationsabteilung in kleineren Funktionsbereichen – z. B. Funktionsstelle Operation – eine Geräteaufbereitungsanlage zu installieren. Hier werden z. B. die Endoskope aufbereitet. Aber auch die thermische Reinigungs-Desinfektion sollte hier für den Notfall möglich sein.

Operationsfunktionseinheit

Hinsichtlich ihrer Infektionsgefährdung können Operationen in 4 Gruppen eingeteilt werden:

1. aseptische Operationen mit hohem Infektionsrisiko, z. B. Gelenkersatzoperationen, Transplantationen, Operationen mit Einbringen von Fremdmaterial (Osteosynthesen),
2. übrige aseptische Operationen,
3. operationsbedingte Gewebekontamination (Colonchirurgie),
4. septische Operationen.

Der erste Punkt hat zu dem semantisch unglücklichen Ausdruck „hochaseptischer OP" geführt. Hierbei soll zum Ausdruck gebracht werden, daß die unter Punkt 1 genannten Operationen in Operationsräumen mit besonderem Anspruch an die Asepsis durchgeführt werden.

Diesem abgestuften Infektionsrisiko entspricht auch eine abgestufte bauliche Einrichtung.

Einleitungs-/Ausleitungsräume
Für Operationen mit besonders hohem Infektionsrisiko ist eine Operationsfunktionseinheit mit einem eigenen Einleitungs-, Ausleitungs- und Waschraum für das Personal wünschenswert. Damit sind Wegkreuzungen von Personal und Patienten ausgeschlossen. Die hinsichtlich der Infektionsgefährdung weniger risikoreichen Operationen können in Operationseinheiten durchgeführt werden, die Waschräume für zwei Operationsräume oder auch gemeinsame Ausleitungsräume vorhalten. In jedem Falle muß ein Einleitungsraum vor jedem OP-Raum vorgeschaltet sein. Narkoseeinleitung und Lagerung des Patienten dürfen sowohl aus Gründen der Asepsis als auch der Ruhe und des Arbeitsablaufes nicht im Operationsraum selbst erfolgen. Ein gemeinsamer Einleitungsraum für zwei Operationsräume führt zu nicht erwünschten Wegkreuzungen vor der Operation und damit zur potentiellen zusätzlichen Keimübertragung.

Operationsraum

Den Operationen mit abgestuftem Infektionsrisiko entspricht ebenso eine abgestufte Klimatechnik in den Operationsräumen. In großen, interdisziplinär genutzten Operationstrakten ist eine Zuweisung fester Operationsräume an die einzelnen Fachgebiete wünschenswert. Dabei läßt sich organisatorisch regeln, daß die Operationsräume mit besonderer Raumlufttechnik den Operationen mit erhöhtem Infektrisiko vorbehalten werden. Wie anfangs dargelegt, ist der Traumapatient sowie das taumatisierte Gewebe besonders infektionsgefährdet. Diese Besonderheit mag ein Grund dafür sein, daß es unter den verschiedenen ärztlichen Personengruppen ein nicht einheitliches Asepsisverständnis gibt.

In großen Operationstrakten ist ein gesonderter Unfall-OP anzustreben, der auch dem erweiterten räumlichen Anspruch (Röntgenbildwandler, OP-Sets) Rechnung trägt. Es stört empfindlich die Ruhe und Asepsis, wenn Instrumente erst von außen eingebracht werden müssen. Im übrigen ergibt sich eine Sonderstellung auch aus der ständigen Einsatzbereitschaft.

Raumlufttechnik

Die konventionelle Asepsis beinhaltet eine Klimatisierung der Operationssäle, die der neugefaßten Norm DIN 1946/4 entspricht [9]. Hierbei ist die in den OP eingeführte Luft steril, der Luftstrom aber nicht groß genug, um sekundäre Luftkeime zu eliminieren. In Operationssälen mit derartigen konventionellen raumlufttechnischen Anlagen lassen sich die Luftkeimzahlen nur unter strengster Personaldisziplin niedrig halten. Hier sind Operationen mit erhöhtem Infektionsrisiko – wie größere Osteosynthesen oder gar Gelenkersätze – nur dann zulässig, wenn durch geeignete Messungen eine durchschnittliche Luftkeimbelastung von weniger als 25 KBE/m^3 (*K*olonie*b*ildende *E*inheiten) Luft im Durchschnitt gesichert ist. Derartige Operationssäle bieten sich an für alle Operationen außer denjenigen mit erhöhtem Infektionsrisiko.

Ein höherer Luftreinheitsgrad läßt sich mit vertretbarem Kostenaufwand auch in konventionellen Operationssälen durch Einbau raumlufttechnischer Anlagen (RLT-Anlage) und vorbestimmter Luftführung erzielen (Tabelle 6, 7) [15]. Sie beinhalten neben einer besonderen Klimatisierung mit zentriertem Luftstrom eine räumliche Trennung zwischen dem hygienisch bevorzugten eigentlichen Operationsbreich und der hygienisch weniger bevorzugten Anaesthesieseite (Abb. 3). An der Stirnseite des Operationssaales befinden sich Luftdurchlässe, aus denen durch vorgeschaltete Luftfilter ein gerichteter Luftstrom in definierter Geschwindigkeit fließt. Die Trennwand teilt den gesamten Operationssaal. Die einen relativen Überdruck verursachende Zugluft wird auf die Anaesthesieseite weggedrückt, dort nehmen die am Boden befindlichen Öffnungen die Abluft auf.

Tabelle 6

Eingriff	Klimatechnik
Hohes Infektionsrisiko	Zuluft mit Stützstrahl
Aseptisch	DIN 1946/4
Kontaminiert	DIN 1946/4
Septisch	DIN 1946/4

Tabelle 7. Luftführungssysteme

Klimatechnik	Luftkeimkzahl KBE/m^3
DIN 1946/4	> 200
Stützstrahl und Atemluftabsaugung	5–25
Reinraumkabine und Atemluftabsaugung	> 5

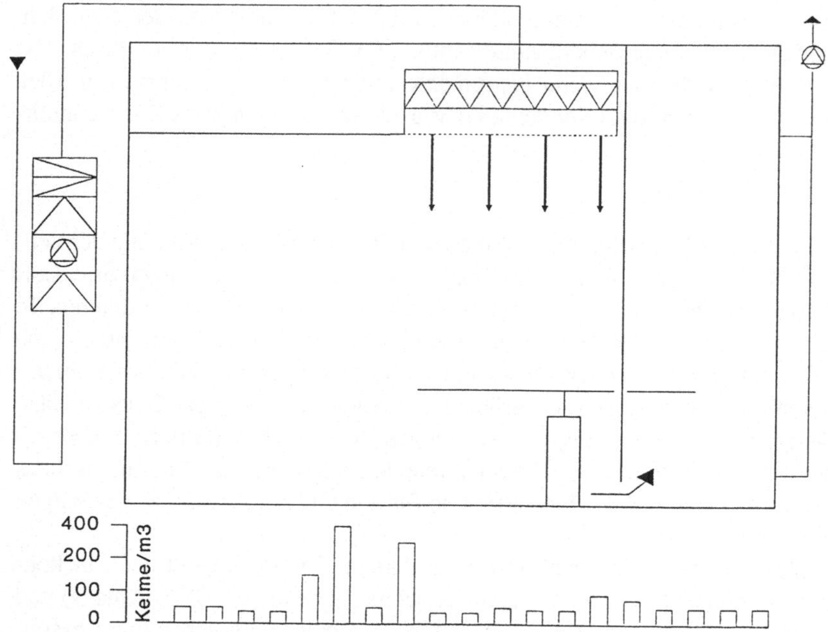

Abb. 3. Luftführungssystem in einem OP mit hygienisch bevorzugtem und weniger bevorzugtem (Anaesthesieseite) Bereich. *Unteres Schema:* Luftkeimzahlen erhöht bei bestimmten Manipulationen (z. B. Patientenabdeckung)

In Operationssälen mit derartigen raumlufttechnischen Anlagen liegt die Luftkeimbelastung mit bis 40 bis 50-fachen Luftwechseln pro Stunde und entsprechender Fließgeschwindigkeit unter zusätzlicher Atemluftabsaugung des Operationsteams im Schnitt bei 5–25 Keimen/m^3. Aber auch hier können die Luftkeimzahlen bei bestimmten Manipulationen, wie z. B. beim Abdeken oder bei gröberen Manipulationen während des operativen Eingriffs, in gefährliche Bereiche steigen.

Ein Höchstmaß an Luftreinheit bietet die Reinraumkabine (Abb. 4), in der – je nach Art – in vertikaler oder horizontaler Richtung Luftströme mit hohen Geschwindigkeiten Staubpartikel oder Keime mit sich reißen. Bei dieser Ventilationsanordnung kann man davon ausgehen, daß die Luft im Operationsbereich bei zusätzlicher Atemluftabsaugung über die Helme steril ist, vorausgesetzt, daß auch hier das reinraumgerechte Verhalten gewährleistet wird. Daß die Infektionsrate z. B. nach Gelenkersatzoperationen, die in der Reinraumkabine operiert wurden, zu senken ist, hat Lidwell [12] nachgewiesen. In multizentrischen Studien wurde die Infektionsrate nach Totalprothesenoperationen sowohl durch die Senkung der Luftkeimbelastung in der Operationsraumluft, als auch durch Spezialkleidung und perioperative Antibioticaprophylaxe reduziert.

Im Ausland – z. B. in USA oder in der Schweiz – sind Orientierungswerte für die OP-Luftqualität angegeben. So sind in Amerika bei infektionsgefährdeten Eingriffen während des Betriebes höchstens 35–70 KBE/m^3 Luft im Durchschnitt zulässig. Das Schweizerische Krankenhausinstitut fordert bei arbeitsgerechtem Verhalten im kritischen Bereich maximal 10 KBE/m^3 Luft z. B. für Gelenk- und Knochenoperationen. Vor diesem niedrigen

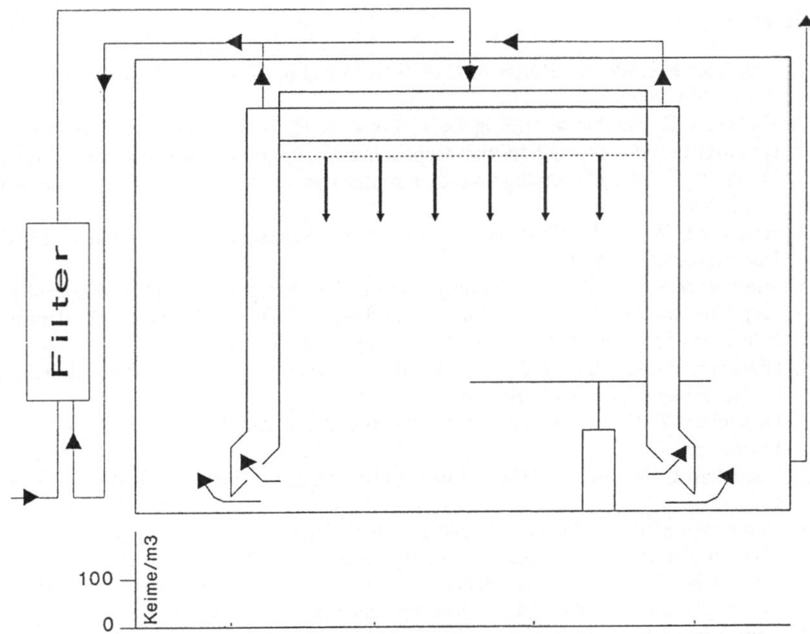

Abb. 4. Luftführungssystem in einer Reinraumkabine. *Unterer Abschnitt:* die Luftkeimzahlen sind bei reinraumgerechtem Verhalten sehr niedrig

Luftkeimzahlniveau ist die Forderung nach Aufhebung der Trennung von aseptischem und septischem Operationssaal sinnwidrig [1, 2, 3], wenn *gegen* die Trennung mit Untersuchungen argumentiert wird, die ähnliche Luftkeimzahlen in der Größenordnung von 700–800 KBE/m^3 [2] sowohl für den aseptischen als auch für den septischen OP-Bereich ergaben. In einer anderen Untersuchung werden entsprechende Werte von 200–300 KBE/m^3 [16] Luft angegeben, also im Vergleich zum geforderten Standard unvertretbare hohe Keimbelastungen. Die durch die Kommission für Krankenhaushygiene und Infektionsprävention durch das Bundesgesundheitsamt neugefaßte Richtlinie für die Anforderungen der Hygiene an die funktionell-bauliche Gestaltung von Operationsabteilungen läßt den Personalaustausch zwischen septischer und aseptischer OP-Abteilung zu (Abb. 1b). Alle OP-Nebenräume einschließlich Personalschleuse und Aufenthaltsraum sind gemeinsam zu nutzen. Welche Folgen sich hieraus für die besonders hohen hygienischen Ansprüche und die besondere Infektionsgefährdung des Traumapatienten, im speziellen des traumatisierten Gewebes ergeben, läßt sich derzeit noch nicht abschätzen. Seitens des Hauptverbandes der gewerblichen Berufsgenossenschaften wurde bereits mit Nachdruck gefordert, der statthaften gemeinsamen *Personaleinschleusung* eine getrennte *Personalausschleusung* und *verhinderte* Rücktrittsmöglichkeit vom septischen zum aseptischen Bereich zuzuordnen. Hierfür reichen Verhaltensmaßregeln nicht aus, vielmehr müssen Wegeführungen zwangsweise erfolgen.

Literatur

1. Daschner F, Rüden H, Rotter M (1989) Kostendämpfung durch Krankenhaushygiene. Dt Ärztebl 86, 6:246–249
2. Daschner F, Bassler M, Bönig G, Langmaack H, Brobmann G (1984) Luft- und Bodenkeimspektren in einer septischen und aseptischen Operationseinheit. Akt Chir 19:17–20
3. Daschner F (1989) Trennung zwischen septischen und aseptischen Operationsräumen. Chir Praxis 41:29–30
4. Hansis M, Weller S (1990) Ist ein gesonderter Septischer OP notwendig? DGU-Mitteilung und Nachrichten 22:25–31
5. Hierholzer S (1990) Die Pathophysiologie der Verletzung – Herausforderung an einen hohen Hygienestandard. In: Hierholzer G, Hierholzer S (Hrsg) Hygieneanforderungen an operative Einheiten. Springer, Berlin Heidelberg New York Tokyo
6. Hierholzer G, Hierholzer S (1990) Hygieneanforderungen an operative Einheiten. Springer, Berlin Heidelberg New York Tokyo
7. Hierholzer S, Hierholzer G (1990) Die Bedeutung der Asepsis für die Unfallchirurgie. Z OP-Journal 3
8. Kappstein I, Daschner F (1989) Infektionsprophylaxe: Fakten und Mythen. Z Orthop 127:467–470
9. Kommission für Krankenhaus- und Praxishygiene der Sektion Hygiene und Gesundheitswesen (III) der Deutschen Gesellschaft für Hygiene und Mikrobiologie (DGHM) (1989) Empfehlungen zur hygienischen Abnahmeprüfung und zu hygienischen Kontrollen nach DIN 1946 Teil 4 Raumlufttechnische Anlagen in Krankenhäusern. Hyg Med 14:168–170
10. Kommission für Krankenhaushygiene und Infektionsprävention (1990) Eine Bekanntmachung des Bundesgesundheitsamtes. DGU-Mitteilungen und Nachrichten 22:34–37
11. Labryga F (1990) Operationsfunktionseinheit aus baulicher Sicht In: Hierholzer G, Hierholzer S (Hrsg) Hygieneanforderungen an operative Einheiten. Springer, Berlin Heidelberg New York Tokyo
12. Lidwell OM, Elson R, Lowbury E, Whyte W, Blowers R, Stanley S, Lowe D (1987) Ultraclean air and antibiotics for prevention of postoperative infection. Acta Orthop Scand 58:413
13. Probst J (1990) Operationsfunktionseinheiten aus chirurgischer Sicht und aus der Sicht des Beratenden Arztes eines Landesverbandes. In: Hierholzer G, Hierholzer S (Hrsg) Hygieneanforderungen an operative Einheiten. Springer, Berlin Heidelberg New York Tokyo
14. Probst J (1990) Zur Sache ... . DGU – Mitteilungen und Nachrichten 22:33
15. Schäffler A, Jeromin H, Beckert J (1989) Vergleichsuntersuchung von Deckenluftführungssystemen für Operationsräume mit deckenbündigem und mit abgehängtem Einbau. Hyg Med 14:318
16. Weist K, Krieger J, Rüden H (1988) Vergleichende Untersuchungen bei aseptischen und septischen Operationen unter besonderer Berücksichtigung von S. aureus. Hyg Med 13:369–374

Infektionsprophylaxe im Operationstrakt – Organisatorische Voraussetzungen

H. Rudolph

II. Chirurgische Klinik für Unfall-, Wiederherstellungs-, Gefäß- und Plastische Chirurgie, Diakoniekrankenhaus, Elise-Averdieck-Straße 17, W-2720 Rotenburg, Bundesrepublik Deutschland

Nichts kennzeichnet die Entwicklung des Hygienebewußtseins besser, als die Entstehung und Entwicklung des Deutschsprachigen Areitskreises für Krankenhaushygiene [15]. Es

Hefte zur Unfallheilkunde, Heft 220
Zusammengestellt von K. E. Rehm

war an dieser Stelle hier im November 1985, auf der 49. Jahrestagung von Günter Hierholzer, als wir bei der Hygienesitzung als Kliniker festellen mußten, daß von einigen Hygienikern eine Entwicklung eingeleitet worden war, die zum großen Teil völlig an den Realitäten des Klinikalltags vorbeiging [13]. Zugegebenermaßen bestand aber auch ein großes Desinteresse an allen Fragen der Krankenhaushygiene in den Reihen der Kliniker. Damals wurde uns hier klar, daß Krankenhaushygiene eine Angelegenheit aller im Krankenhaus Tätigen sein muß.

Diesem Gesichtspunkt, eine Krankenhaushygiene zu praktizieren, die sinnvoll, finanziell-organisatorisch-personell tragbar ist und dem Klinikalltag Rechnung trägt, hat der Arbeitskreis all seine Empfehlungen untergeordnet. Dabei haben die dort vertretenen Fächer in den Jahren der Zusammenarbeit durch diese Zusammenarbeit und bei heftigen Diskussionen sehr viel voneinander gelernt und das zum Wohl unserer Patienten und Mitarbeiter.

Ohne Frage gibt es verschiedene Voraussetzungen, die erfüllt sein müssen, um den wichtigsten Punkt einer erfolgreichen Infektionsprophylaxe, nämlich die Disziplin im Operationssaal, zum Tragen zu bringen [9, 11, 12, 15, 18]. Lassen Sie mich einige dieser wichtigen Voraussetzungen und typische Fehlerquellen im Operationssaal aufzeigen.

Schleusen sind heute in einem Operationstrakt unverzichtbar [16]. Sie haben vor allen Dingen das Ziel, daß das Personal vor Betreten des Operationsbereiches Operationsunterwäsche und -schuhe anzieht und nicht in Stations- oder Straßenkleidung und -schuhen den Operationssaal betritt. Dazu sind eine entsprechende Kopfbedeckung und Gesichtsmaske anzulegen, die Hände zu desinfizieren und *vorher* Uhren und Schmuck abzulegen.

Es hat sich bewährt, in den verschiedenen Operationsbreichen verschiedenfarbige Operationskleidung zu tragen, um undiszipliniertes Hin- und Hergelaufe zu verhindern.

Ein Overall aus atmungsaktivem Kunststoff, der textilen Unterkleidung überlegen, hat sich aus finanziellen sowie Entsorgungsgründen bisher nicht durchsetzten können.

Selbstverständlich haben unbedeckte Haare im Operationsbereich nichts zu suchen. Langes Haar gehört zusammengebunden, das Aufsetzen einer Kopfbedeckung allein reicht meist nicht aus.

Eine Kopfbedeckung im OP-Bereich soll keinen schmückenden Charakter haben, sondern muß die *Haare* verbergen. Die Gesichtsmaske und nicht der *Mundschutz* hat Nase und Mund vollständig zu bedecken.

Einlagige Gesichtsmasken sind bereits nach wenigen Atemzügen durchfeuchtet, geben nicht den geringsten Schutz und sollten weder hergestellt noch gekauft werden.

Hervorstehendes Haar ist ein Keimträger 1. Ordnung und muß daher durch Kopfhaube und Gesichtsmaske stets vollständig bedeckt werden.

Ich habe ein gewisses Verständnis dafür, wenn einige Männer im Zeichen der Quotenregelung und Gründung von Frauenministerien auf einen Bart nicht gern verzichten. Nur hat dieses männliche Zierat im Operationsbereich unter 2 oder, wenn es sein muß, unter 3 Gesichtsmasken zu verschwinden.

Eine gravierende Sünde ist das Freilassen der Nase. Jede Gesichtsmaske, auch die mehrlagige, muß nach mindestens 2–3 h ersetzt werden, da sie dann im Bereich von Mund und Nase durchfeuchtet und damit keimdurchlässig geworden ist.

Eine besonders gefährliche Angewohnheit ist der ständige Griff mit den Händen an die Gesichtsmaske. Ursache dafür ist meist das zu feste Anziehen des oberen Maskenbändchens und das Nichtausformen eines kräftigen Stegs um die Nase. Aus diesem Grunde kommt es rasch zum chronischen Reizzustand der Nasenschleimhaut und damit zum permanenten Griff zur Gesichtsmaske, die hochgradig kontaminiert ist.

Derartige Verstöße dürfen in keinem Fall geduldet werden. Sollte jemand wirklich zur Gesichtsmaske greifen, hat er sich sofort die Hände zu desinfizieren, *bevor* er mit seinen kontaminierten Händen die noch dazu meist resistenten Keime seiner Gesichtsmaske auf die Umgebung verteilt.

Wer seine Gesichtsmaske nach Gebrauch herunterhängen läßt, wie man es vielfach in allen Operationssälen der Welt und natürlich auch in den Abbildungen der Massenmedien sehen kann, hat ein gestörtes Verhältnis zur Hygiene und gehört nicht in einen Operationstrakt.

Wer ohne Gesichtsmaske und in „handsteriler" Kleidung einen Operationstisch deckt, hat ebenfalls im Operationssaal nichts zu suchen. Die Fußbekleidung, oft zu Unrecht als Operationsschuh bezeichnet, zeigt meist nur die ganze Vielfalt der Leistungsfähigkeit der Schuhindustrie. Überzüge aus Kunststoff sind eine Farce und gehören nicht in einen Operationssaal.

Zahlreiche Schulungsveranstaltungen für nichtärztliches leitendes Operationspersonal in den letzten Jahren haben immer wieder gezeigt, daß in den Op.-Sälen von Kreiskrankenhäusern und Universitätskliniken oft Zustände herrschen, die mit einer einwandfreien Asepsis nichts zu tun haben. Sollte Ihnen dieses bisher in ihrer eigenen Klinik nicht aufgefallen sein, empfehle ich Ihnen, einmal mit *offenen Augen* alle Arbeitsbereiche Ihres Hauses zu kontrollieren.

Viele Schuhe haben Nähte und Spalten, in denen das Blut verbleibt. Diese Schuhe können damit auch nicht wirkungsvoll desinfiziert werden, da Schmutz die Wirkung der Desinfektionsmittel mindert oder gar aufhebt. Die Bemühungen schönheitsbeflissener Mitarbeiter, derartige Verunreinigungen mit weißer Schuhcreme oder Zahnpasta zu überdecken, verschlimmern die Situation nur. Nach hinten offene Schuhe bieten keinen Schutz bei Verunreinigungen im Fußbodenbereich.

Auch Schuhe mit festsitzenden Stoffeinlagen können nicht gründlich gereinigt werden und bieten gleichzeitig mit den durchbrochenen Oberteilen und ohne hochgezogenem Hinterteil keinen Schutz. Operationsschuhe müssen in 1 Arbeitsgang maschinell desinfizierend gereinigt werden und dürfen keine Verstecknischen für Schmutz bieten.

Bei starker Verunreinigungsgefahr (Unfallchirurgie, Gefäßchirurgie) durch umherspritzendes Blut auch auf dem Boden bieten nur allseits hochgezogene Schuhkanten den größtmöglichen Schutz. Diese an Gummigaloschen vergangener Zeiten erinnernden Schuhe haben eine herausnehmbare Kunststoffsohle und sind maschinell zu desinfizieren und zu reinigen.

Daß nach Desinfektion die Schuhe nach Größen geordnet in einem sauberen Schuhbord zu stehen haben und nicht einen unordentlichen Haufen bilden, bedarf wohl keiner weiteren Erläuterung.

Eines der wesentlichen Handschuhprobleme beruht auf der Tatsache, daß *mindestens* bei jeder 2. Operation der Handschuh defekt wird, sei es durch ein spitzes Instrument oder durch scharfe Fragmente mit Ablösung von Handschuhteilchen, welche

1. den Operateur gefährden und
2. beim Verbleiben im Körper des Patienten zur Infektion führen können.

Personal- und Patientenschutz müssen auch hier Hand in Hand gehen. Es sei daran erinnert, daß beim Knüpfen mit dünnen Fäden bei intaktem Handschuh Schnittwunden an den Fingern der Operateure entstehen können. Wenn dann der Handschuh ebenfalls defekt wird, kommt es zum Kontakt zwischen der Haut des Operateurs mit dem Blut des Patienten und das oft über einen längeren Zeitraum hinweg.

Haut und Schleimhaut sind im Zweifelsfall niemals intakt. Auch mikroskopisch kleine Läsionen von Haut- und Schleimhaut sind stets potentielle Eintrittspforten für Viren.

Gerade die HIV-Problematik hat unsere Sinne in den letzten Jahren erheblich geschärft. Zahlreiche Hygienemaßnahmen sowie ein gesteigertes Hygienebewußtsein konnten in letzter Zeit durchgesetzt werden. Wir dürfen nicht vergessen, daß die HIV-Infekte permanent zunehmen und damit auch die Gefährdung für das Personal in Kliniken und hier ganz besonders im Operationssaal. Ich darf daher noch einmal an die Grundprinzipien der HIV-Infektionsprophylaxe erinnern:

Grundprinzip Nr. 1: Jeder direkte Kontakt zwischen Körperflüssigkeit des Patienten und Haut oder Schleimhaut des Personals sind zu vermeiden.

Grundprinzip Nr. 2: Alle Körperflüssigkeiten sind infektiös. (Besonders gefährlich ist für uns das Blut).

Aus diesem Grunde plädieren wir auch für das Tragen von 2 Paar Handschuhen [2]. Dem Einwand einiger praxisfremder Hygieniker [8], es lohne sich nicht 2 Paar Handschuhe zu tragen, weil diese ja doch meist defekt seien, muß schärfstens entgegengetreten werden, da das Tragen von 2 Paar Handschuhen ohne jede Frage einen höheren Schutz gibt als das Tragen von 1 Paar.

Sollte es zu einer Verletzung mit Blutkontakt gekommen sein, muß sofort eine Desinfektion mit 70 %igem Äthanol erfolgen. Werner vertritt die Meinung, daß vor der Desinfektion erst eine mechanische Reinigung der Wunde erfolgen sollte, Gürtler aus München, daß die Wunde vorher excidiert werden sollte, wenn ein Kontakt mit einem HIV-positiven Patienten nachgewiesen ist.

Selbstverständlich ist bei allen Verletzungen sofort ein Durchgangsbericht zu erstatten und eine HIV-Testung sofort, nach 3 Monaten und nach 1 Jahr dringend anzuraten [2]. Wir verdanken es speziell der HIV-Problematik, daß inzwischen Schutz von Personal und Patient Hand in Hand gehen.

So darf es zu keinem Kontakt zwischen den Körperflüssigkeiten des Personals bzw. den dort seßhaften Keimen und denen der Patienten kommen.

Es ist heute unbestritten, daß bei Eingriffen, wo Körperflüssigkeit umherspritzt, Augen und Gesicht geschützt werden müssen.

Eine Brille ist dabei besser als keine Brille. In der rekonstruktiven Gefäßchirurgie, aber auch bei arthroskopischen Operationen im flüssigen Milieu, kann es zum Verschmutzen der Haut neben Brille und Gesichtsmaske kommen. Aus diesem Grunde propagieren wir das Tragen von Gesichtsschilden, die das *gesamte* Gesicht und in Kombination mit einem Kittel auch den Halsbereich schützen.

Noch einmal sei betont:
Haut und Schleimhaut sind im Zweifelsfall niemals intakt. Auch mikroskopisch kleine Läsionen von Haut und Schleimhaut sind potentielle Eintrittspforten für Erreger.

Aus diesem Grunde fordern wir bereits seit 1986, daß grundsätzlich vor jedem invasiven Eingriff ein HIV-Test bei unseren Patienten indiziert ist.

Dies nicht nur zum Schutz des Personals und anderer Patienten, sondern auch bei den HIV-Infizierten sehen wir eine andere Indikationsstellung bei Planeingriffen mit Langzeitwirkung als beim Gesunden [2].

Dies ist aber keine Erkenntnis der letzten 4 Jahre, sondern war schon unseren Altvorderen bei Infizierten mit Tuberkulose, Syphillis oder den Krebspatienten bekannt. Obwohl heute der *Listersche* Karbolspray aus dem Jahr 1882 nicht mehr gang und gäbe ist und moderne Operationssäle ein gewandeltes Bild bieten, sind alle kostspieligen Maßnahmen überflüssig, wenn nicht diszipliniert gearbeitet wird.

Dazu die Erinnerung an einige Grundbegriffe: Woher kommen die Keime?

Wir haben in Anlehnung an Christiansen und aufgrund unserer eigenen Untersuchungen dieses Männchen konstruiert und mit der Warnfarbe rot die Körperpartien angezeigt, von denen die höchste Keimabgabe erfolgt [7, 12].

Das sind die Stirn-Haar-Grenze, der Sternalbereich und ganz besonders zu beachten die Axilla. Leisten- und Analregion spielen von Seiten des Operateurs keine so große Rolle beim Operieren. Schon aus diesem Grunde ist es nicht vertretbar, wenn bereits die Unterwäsche durchnäßt wird und damit ungehindert Keime abgeben und aufnehmen kann. Textile Kleidung in Operationssälen, wo viel mit Flüssigkeit gearbeitet wird, ist keine Keimbarriere, sondern bietet eine freie Passage in beiden Richtungen.

Aus diesem Grunde verlangen wir heute flüssigkeitsdichtes Material an der gesamten Vorderseite des Kittels und über die gesamte Armlänge. Derartige Kittel sind auch über mehrere Stunden hinweg flüssigkeitsundurchlässig.

Immer wieder kommt dann die Frage, wer soll das bezahlen, unsere Verwaltung lehnt das doch ab. Dazu muß man ganz eindeutig sagen, daß Krankenhausträger und leitende Ärzte die Verantwortung für wirksame Präventivmaßnahmen tragen.

Die Berufsgenossenschaft hat längst vor der AIDS-Aera im April 1986 bei der Unfallverhütung VBG 103 § 7, Abschnitt 1–3 im Gesundheitsdienst verfügt, daß der Unternehmer den Beschäftigten geeignete Schutzkleidung zur Verfügung zu stellen hat, wenn mit Krankheitskeimen zu rechnen ist. Er hat sie zur Verfügung zu stellen und nicht, er kann sie zur Verfügung stellen.

Sie können also auf derartiger Schutzkleidung bestehen. Bei allen Operationen mit hohem Flüssigkeitsanfall (Arthroskopie, Urologie etc.) ist flüssigkeitsdichtes Abdeckmaterial zwingend erforderlich [1, 4–6].

Wenn bei derartigen Wasserspielen die textile Kleidung durchlässig wird, oder ein körperlich schwer arbeitender oder seine Unterkleidung nicht wechselnder Operateur unter der Axilla schwitzt, werden alle teuren Maßnahmen ad absurdum geführt, denn dann wird die Asepsis dort gefährlich durchbrochen. Aus diesem Grunde ist es auch verboten, daß sich steriles Personal im Opertionssaal mit gekreuzten Armen und mit behandschuhten sterilen Händen in der Axilla aufstellt. Die Hand hat in der eigenen Achselhöhle nichts zu suchen [9, 12].

Auch fröhliche Unterhaltungsrunden im Operationssaal sind ein Verstoß gegen die Disziplin. Vor der Operation und nach dem Decken des Tisches müssen die Instrumente mit einem sterilen Tuch abgedeckt werden, damit sie nicht durch Luftkeime oder durch das Personal kontaminiert werden können. Das Decken des Tisches hat unter strikter Asepsis zu geschehen und die entsprechende Kontrolle einer erfolgreichen Sterilisation ist stets genauestens durchzuführen. Ein wesentlicher Grundsatz ist, daß *feuchtes Sterilgut unsteril ist und es kein steriles Kondenswasser gibt.*

Das aus der Bohrmaschine hervorsprühende Kondenswasser ist unsteril und diese Geräte haben sofort mit der gesamten Charge in die Zentralsterilisation zurückgebracht zu werden. Der sogenannte dezentralisierte „Blitzsteri" ist nur für die Sterilisation eines für den Fortgang einer Operation zwingend erforderlichen Instrumentes einzusetzen, (z.B. heruntergefallene Instrumente), niemals aber für ein planmäßiges Sterilisieren von Instrumentensätzen.

Vorsicht ist bei der Arthroskopie am hängenden Bein des Patienten geboten. Erstens gehört der Fuß nicht in die Axilla des Operateurs und zweitens muß aufgepaßt werden, daß beim Rangieren des Fußes nicht unterhalb der Nabellinie gearbeitet wird, weil wir hier in Bereiche kommen, in denen die Asepsis nicht mehr garantiert werden kann. Derartige Mängel in der Asepsis können auch durch die Gabe von Antibiotica nicht ausgeglichen werden.

Gelenkspunktionen sind Eingriffe an großen Gelenken und streng aseptisch durchzuführen. Ein Vorgehen mit unbehandschuhten Händen und Uhr und Geschmeide am Arm sowie ohne sterile Unterlage ist nicht zu vertreten. Das sind eindeutig Behandlungsfehler mit allen juristischen Konsequenzen [17].

Gefährlich für das Einhalten der Asepsis ist immer das Hantieren mit Bildverstärker und Bohrdrähten. Eine hohe Quote von Bohrdrahtinfekten weist nicht auf die Schwäche des Verfahrens, sondern auf ein unsauberes Vorgehen der Behandler hin.

Eine weitere Schwierigkeit bietet sich bei der Benutzung von Bildverstärkern bei großen Eingriffen an Knochen und Gelenken. Hier muß selbstverständlich so gearbeitet werden, daß wegen eines guten Bildes nicht die Asepsis gefährdet wird. Wir haben dann zwar hervorragende Röntgenbilder, aber einen Infekt. Nicht nur aus Gründen der Infektionsprophylaxe ist das indirekte Arthroskopieren mit Kamera und Monitor sicherer.

Lampen stehen häufig in direkter Abhängigkeit von der Belüftung. Die großen OP-Lampen haben vor allem die Nachteile, daß sie das Operationsgebiet meist nur unvollkommen ausleuchten und ständig von nichtsterilem Personal nachgestellt werden müssen. Besser sind 2–3 kleine Leuchten, die noch dazu vom Operateur mit sterilen Griffen bewegt und reguliert werden können.

Einen deutlichen Hinweis auf die Einstellung des Operateurs zur Infektionsprophylaxe zeigt die Auswahl des Nahtmaterials. Wer mit grobem Material Weichteile und Hautwunden verschließt, beherrscht nicht die Weichteilschonung als wichtige Infektionsprophylaxe.

Verunreinigungen und heruntergefallene Materialien im Operationssaal haben nach jedem Eingriff sofort entfernt zu werden. Desgleichen muß eine desinfizierende Flächenreinigung nach jedem Eingriff erfolgen. Am Ende des Operationstages sind auch die Lampen und oberen Flächen im Raum zu desinfizieren.

Dabei gibt es keine Unterscheidung zwischen septischen und aseptischen Eingriffen. Jeder Patient hat den Anspruch auf einen sauberen Operationssaal. Gerade der septische Patient ist durch eine Kontamination mit anderen Keimen besonders gefährdet [15]. Wer in seinen Operationsräumen Fliegen duldet, braucht sich nicht zu wundern, wenn er zuerst mit dem Patienten und später dann mit dem Gutachter und Richter in Konflikt kommt.

Ebenfalls sehr häufig zu sehen ist in vielen Operationssälen, Schleusen oder Umkleideräumen auf dem Boden herumliegende benutzte Kleidung. Wo es so aussieht, besteht mit Sicherheit ein gestörtes Verhältnis zur Asepsis und Disziplin. Auch Röntgenschürzen haben ihren festen Platz nach der Säuberung. Gleiches gilt für die entsprechenden Sterilgutlager.

Wer undiszipliniert spitze Einmalartikel in Plastiksäcke wirft, so daß sie perforieren und das Transportpersonal verletzen können und im schlimmsten Fall mit einer tödlichen Infektionskrankheit enden, handelt vorsätzlich gewissenlos [2].

Grundsätzlich haben alle blutverschmutzten Gegenstände stets vor jeder Reinigung erst desinfiziert zu werden. Dieses hat am besten maschinell zu geschehen, und nicht manuell. Wir müssen darauf achten, daß derartige Verstöße nicht möglich sind, denn wir sind für die Sicherheit unserer Mitarbeiter verantwortlich.

Handschuhe und Gummischürze stellen nur einen Minimalschutz bei der Reinigung dar. Sie schützen nicht vor Spritzern auf unbekleideter Haut und es sei noch einmal daran erinnert, daß die Haut grundsätzlich nie als intakt angesehen werden darf.

Wenn mit Bürsten gearbeitet wird, sollte man sich mit flüssigkeitsdichter Kleidung und im Zweifelsfall sogar mit einer Brille schützen. Ganz besonders schlimme Verstöße findet man immer noch beim Endoskopieren. Wenn sich Ihnen Ihr behandelnder Endoskopiker ohne Handschuhe nähert, sollten Sie ihm mit gehörigem Mißtrauen begegnen. Bei jeder Gefahr einer Verunreinigung ist eine entsprechende Schutzkleidung auch für das Personal zu fordern.

Die manuelle oder halbautomatische Aufbereitung von Endoskopen und insgesamt von allem Material ist höchst unsicher. Nur die Reinigung und Desinfektion in automatisch gesteuerten Maschinen garantiert eine hohe Sicherheit für Personal und Material. Dies ist heute uneingeschränkt möglich.

Noch ein Wort zu den Endoskopen. Endoskope mit rotem Pfeil und einer Kennzeichnung, die dringend vor Feuchtigkeit warnt, können nicht desinfiziert werden und sind damit eine Gefahr für den Anwender, ganz besonders aber für die Patienten. Infektionen durch derartige Endoskope sind bewiesen.

Ich darf noch einmal an das Grundprinzip Nr. 1 der Infektionsprophylaxe erinnern: Jeder direkte Kontakt zwischen Körperflüssigkeit von Patient und Personal ist zu vermeiden und eine der gefährlichsten Körperflüssigkeiten ist Blut.

Durch eine hohe Operationsdisziplin können wir eine Reduktion der Luftkeime erreichen. Die Luftkeime allein sind aber nicht alles [4, 5, 6, 10, 11, 13, 14]. Entscheidend ist die strikte Disziplin im Operationssaal, weil wir nur damit Erfolg haben können und bei Verstößen dagegen alle anderen Maßnahmen ad absurdum führen.

Dies ist nur möglich durch eine permanente Kontrolle. Kontrolle heißt, daß jeder für jeden verantwortlich ist. Gleichzeitig sind regelmäßig Abstrichkontrollen in unregelmäßigen Abständen von Kleidung und Körperoberfläche des Personals durchzuführen. Darüber müssen die vom Bundesgesundheitsamt vorgeschriebenen Hygienefachkräfte wachen, von denen es aber leider in den Krankenhäusern noch viel zu wenige gibt. Wenn es sie aber gibt, stehen sie oft als belächelte Einzelkämpfer auf verlorenem Posten.

Aus diesem Grunde ist es notwendig, auch die vorgeschriebene Hygienekommission so zu besetzen, daß alle Entscheidungsgremien des Krankenhauses dort vertreten sind. Vorsitzender dieser Hygienekommission *darf* mit Sicherheit nicht der schwächste Mann des Hauses, sondern *muß* der stärkste Mann des Hauses sein. Nur dann lassen sich die aufwendigen und unpopulären Hygienemaßnahmen auch durchsetzten.

Literatur

1. Arbeitskreis für Krankenhaushygiene (1988) Infektionsprophylaxe bei Arthroskopie und arthroskopischen Operationen. Hyg Med 13 : 4
2. Arbeitskreis für Krankenhaushygiene (1987) AIDS-Prophylaxe in Krankenhaus und Praxis. Hyg Med 12 : 129
3. Bernau A, Heeg P (1989) Hautdesinfektion. ML Verlag, Uelzen
4. Buchholz HW, Gartmann HD (1972) Infektionsprophylaxe und operative Behandlung der schleichenden tiefen Infektion bei der totalen Endoprothese. Chirurg 43 : 336
5. Charnley J (1972) Wrightington Internal Publication, 38
6. Charnley J (1979) Low friction arthroplasty of the hip. Springer, Berlin Heidelberg New York
7. Christiansen B (1988) Die physiologische Hautflora und ihre stufenweise Verminderung durch Wasch- und Desinfektionsmittel. In: Timm BM (Hrsg) IV. Internationales Ulmer Hygienesymposium, Infektionskontrolle im Krankenhaus, 21.–23. 09. 1988. Ulmer Universitätsdruckerei, S 28–37
8. Habel H, Haller J, Knappstein I, Sommer C, Daschner F (1989) Operieren mit doppelten OP-Handschuhen. Klinikarzt 18 : 243–245
9. Kuderna H (1980) Infektionsprophylaxe in der Poliklinik. In: Rudolph H Die Prophylaxe chirurgischer Infektionen. V. Rotenburger Symposium für Klinik und Praxis, Sasse, Rotenburg/W., S 29–34
10. Lidwell OM (1971) Hospital uses of uni-directional („laminar") air flow. In: Brachmann PS, Eichhoff TC (eds) Proceedings of Internal Conference on Nosocomial Infection, Chicago. American Hospital Association, p 207
11. Realismus in der Krankenhaushygiene. Hyg u Med, 2. Internationale Arbeitstagung 1981 (Mai 1982)
12. Rudolph H (1989) Der Kliniker. Springer, Berlin Heidelberg New York Tokyo (Hefte Unfallheilkunde, Heft 207, S 341–346)
13. Rudolph H (1985) Belüftung des Operationstraktes – Technik und Probleme. Springer, Berlin Heidelberg New York Tokyo. Hefte Unfallheilkunde, Heft 181, Teil 2, S 650–657
14. Rudolph H (1985) Belüftungssysteme im OP. In: Rudolph H (AH) Die Prophylaxe chirurgischer Infektionen. V. Rotenburger Symposium. Sasse, Rotenburg, S 53
15. Rudolph H, Werner H-P (1986) Arbeitskreis für Krankenhaushygiene. Hyg Med 7–8
16. Rudolph H, Werner H-P (1988) Die Trennung von Operationsbereichen durch Schleusen. Hyg Med 13 : 256
17. Rudolph H, Werner H-P, Rompe G (1989) Empfehlung zur Durchführung intraartikulärer Injektionen und Punktionen. Chirurg 825–828
18. Waterman F (1980) Hygieneanforderungen an Operationsabteilungen. Hyg Med 5 : 633

Desinfektionsverfahren: Hände, Haut

E. Beck

Universitätsklinik für Unfallchirurgie, Anichstraße 35, A-6020 Innsbruck, Österreich

Wer heute noch gegen die Prinzipien der Hygiene verstößt und damit seine Patienten und das Personal gefährdet, handelt zumindest grob fahrlässig und macht sich damit zivil- und zuweilen sogar strafrechtlich verantwortlich.

Hefte zur Unfallheilkunde, Heft 220
Zusammengestellt von K. E. Rehm

Händedesinfektion

Der chirurgischen Händedesinfektion für operative Eingriffe kommt trotz des Tragens von Operationshandschuhen, das von Hallstedt vor 100 Jahren in den Operationssaal eingeführt wurde, große Bedeutung zu.

Nach verschiedenen Statistiken kommt es bis zu 50% zu einer Perforation der Operationshandschuhe, im Durchschnitt etwa 25%. Aber auch unverletzte Handschuhe zeigen schon vor Beginn der Operation eine gewisse Keimdurchlässigkeit. Die bisher verwendeten Operationshandschuhe können nicht mit Sicherheit gewährleisten, daß keine Keime durch sie durchdringen. Trotzdem stellt die Verwendung von Operationshandschuhen eine Barriere zwischen der Hand des Chirurgen und der Operationswunde dar. Der Keimgehalt der Haut ist in verschiedenen Körperregionen unterschiedlich und hängt auch mit der Zahl der Talgdrüsen zusammen. In Regionen mit viel Talgdrüsen ist der Keimgehalt deutlich höher (s. Tab.). Zu unterscheiden haben wir *resistente* Keime, das sind Keime, die regelmäßig die Hautoberfläche besiedeln und *transiente* Keime, die durch Kontamination auf die Haut gelangen. Gerade hier sind Hände von Operateuren häufig Überträger solcher Keime.

Ziel der Händedesinfektion soll die Verminderung der Keimzahl an der Hand sein. Voraussetzung für Chirurgen und Operationspersonal ist eine gewisse Hygiene, das heißt Fingernägel sollten nicht erst im Operationssaal geschnitten werden. Entzündliche Prozesse an der Hand verbieten eine Tätigkeit im Operationssaal. Man muß sich im klaren sein, daß vorhergehendes Duschen oder Baden zu einer Austrocknung der Haut führt und daher die Abgabe von Schuppen und damit von Keimen wesentlich erhöht wird und durch Fetten der Körperhaut wiederum reduziert werden kann.

Untersuchungen von Horn und Machmerth haben ergeben, daß eine unbekleidete Person bis zu 40000 Keime pro Stunde freigibt. Nach Duschen steigt diese Keimzahl auf 79000 pro Stunde an und beim Einfetten mit Hautcreme sinkt diese wiederum auf Werte zwischen 1800 und 3600 Keime pro Stunde ab.

Bei Betreten des Umkleideraumes in der Operationsschleuse sollte eine *hygienische Händedesinfektion* durchgeführt werden. Diese kann wiederum mit einem alkoholischen Desinfektionsmittel erfolgen, wobei die Einwirkzeit von 1/2 min genügt.

Die *Chirurgische Händedesinfektion* beginnt mit dem Waschen der Hand mit Seife oder einem Seifenpräparat, wobei eine sterilisierte Kunststoffbürste verwendet wird. Die Reinigung mit der Handbürste sollte sich auf die Reinigung des Nagelfalzes beschränken. Ein Bürsten der übrigen Haut führt zu Epithelläsionen und damit zu einer Keimvermehrung. Ein längeres Waschen ist nicht sinnvoll, weil es damit zur Aufquellung der Epidermis und evtl. vermehrter Keimabgabe kommt. Anschließend wird die Hand getrocknet.

Nun beginnt die eigentliche Chirurgische Händedesinfektion. Dazu stehen uns alkoholische Präparate wie Ethanol, Isopropanol, n-Propanol, J-Präparate wie P-V-P und andere Präparate zur Verfügung. Zahlreiche Untersuchungen (Werner 1986; Heeg 1986) haben eine Überlegenheit der alkoholischen Präparate gegenüber den Jodophoren gezeigt. In letzter Zeit hat sich daher die Verwendung von n-Propanol durchgesetzt, wobei hier hautpflegende Zusätze verwendet werden sollen, einerseits um die Haut nicht besonders austrocknen zu lassen und andererseits um zu verhindern, daß durch diese Austrocknung eine vermehrte Schuppenabgabe und damit Keimabgabe erfolgt. Die Chirurgische Händedesinfektion sollte für mindestens 5 min erfolgen. Aus didaktischen Gründen sogar besser 6 min, nämlich mit 2 min Desinfektion des ganzen Unterarmes bis zum Ellbogen, 2 min Einreiben des Desinfektionsmittels bis Mitte des Unterarms und 2 min Einreiben des Desinfektionsmittels an der Hand. Wenn man die zwei Minuten für das Waschen der Hand dazunimmt, hat man eine leicht zu merkende Zweierregel.

Untersuchungen von Bahr und Mitarb. haben ergeben, daß das Anbehalten der Operationshandschuhe während der Operationspause für das Desinfektionsergebnis keine Rolle spielt. Bei Operationen die nicht länger als eine Stunde dauern, genügt die neuerliche Händedesinfektion von 5 min. Ein kurzdauerndes Überdesinfizieren nach Ausziehen der Handschuhe ist nicht ausreichend. Bei länger andauernden Operationen als einer Stunde sollte eine neue Chirurgische Händedesinfektion, einschließlich der Waschphase, durchgeführt werden.

Hautdesinfektion

Die Hautdesinfektion des Patienten vor operativen Eingriffen hat zum Ziel, die Keimzahl auf der Hautoberfläche zu reduzieren und zwar sowohl der transitorischen als auch die resistenten Hautkeime. Zu beobachten ist, daß in talgdrüsenreichen Hautbezirken wie Stirne, behaarter Schädel, Rücken, Axilla und Genitalregion der Desinfektionserfolg in Bezug auf resistente Hautflora vergleichsweise gering ist. Es hat sich außerdem gezeigt, daß alle Präparate, wie Alkohole und Jodophoren eine lang anhaltende Wirkung zeigen, die bewirken, daß die ursprüngliche Keimzahl erst nach 1–3 Tagen wiederum erreicht wird. Es ist außerdem erwiesen, daß für die Hautdesinfektion nur die ausreichende Benetzung wesentlich ist. Es ist daher gleichgültig, ob die Haut angestrichen, betupft oder besprüht wird. Alkoholische Präparate zeigen eine gute Wirksamkeit gegen sämtliche Bakterien und Pilze, nicht jedoch gegen Sporen und nur zum Teil gegen Viren. Jodophore Präparate sind mit dieser Wirkung vergleichbar, haben aber einen langsameren Wirkungseintritt. Die übrigen Präparate haben heute keine so große Bedeutung mehr.

Bisher ist nicht geklärt, ob durch Aufbringen von Desinfektionsmittel am Vortag die Keime wesentlich reduziert werden können. Die Desinfektion im Einleitungsraum hat aber den Vorteil, daß keine Keime von der Haut des Patienten in den Operationssaal eingeschleppt werden. Eine Rasur am Vortag erhöht die Keimbesiedelung beim Patienten enorm und sollte daher unterlassen werden. Eine Rasur des Operationsgebietes vor Beginn der Operation ist dann durchzuführen, wenn die Haut stark behaart ist und die Haare daher die Operation stören würden. Die Haare können aber auch mit Enthaarungscreme entfernt werden. Ist die Behaarung gering, ist eine Rasur nicht erforderlich. Zur Desinfektion der Haut sollte diese mindestens dreimal mit einem alkoholischen Präparat bestrichen werden, wobei die Desinfektion weit über das geplante Operationsgebiet hinaus erfolgen sollte. Gefärbte Präparate haben den Vorteil, daß die lückenlose Benetzung der Haut optisch erkannt werden kann. Im Anschluß an die Hautdesinfektion muß ein steriles Abdecken erfolgen, wobei normale Tücher im allgemeinen ausreichend sind, weil Keime an sich nicht, obwohl sie dies sehr leicht könnten, durch die Tücher durchdringen, sondern nur im Verein mit Epithelschuppen der Körperoberfläche. Wenn eine stärkere Blutung oder Benetzung mit Flüssigkeit zu erwarten ist, hat sich flüssigkeitsdichte Einmalwäsche bewährt. Die Operationsfolie die häufig nicht am Wundrand kleben bleibt, hat keinen gesicherten Wert zur Infektionsprophylaxe. Sie ist aber sinnvoll, wenn eine stärkere Benetzung mit Blut oder anderen Flüssigkeiten zu erwarten ist oder wenn Hautläsionen in Nähe des Operationsgebietes abgedeckt werden sollen.

Dieser kurze Überblick über Hände- und Hautdesinfektion sollte ein praktischer Hinweis eines an Hygieneproblemen interessierten Unfallchirurgen sein.

Sterilisationsverfahren

P. Heeg

Universitätsklinikum, Calwer Straße 7, W-7400 Tübingen, Bundesrepublik Deutschland

Aufgabe der Sterilisation ist die Abtötung von Mikroorganismen einschließlich der Bakteriensporen bzw. die irreversible Inaktivierung von Viren an oder in einem Gegenstand. Steril bedeutet demnach Freisein von allen vermehrungsfähigen Mikroorganismen. Eingeschränkt wird der Sterilitätsbegriff jedoch insoweit, als Keimfreiheit nur mit einer bestimmten Wahrscheinlichkeit erzielt werden kann. Sterilisation bedeutet im erweiterten Sinne nicht nur die Keimfreimachung eines Gegenstandes, sondern umfaßt auch alle erforderlichen Verfahrensschritte vor und nach dem Sterilisieren z. B. die Verpackung des Sterilisiergutes und die Lagerung des Sterilgutes.

Als *Sterilgutverpackung* kommen feste Sterilisierbehälter mit Filter oder Ventilen (Container) infrage, ebenso Klarsichtsterilierverpackungen (Papier-Folien-Kombination) und Sterilisationspapier. Ungeeignet sind dagegen textile Materialien (Tücher, auch in mehrfacher Lage), Kunststoffschlauchverpackungen und Metall- oder Glasbehälter mit lose aufsitzendem Deckel.

Die *Dampfsterilisation* beruht auf der Einwirkung von reinem gesättigtem Wasserdampf von 121 °C bei 20 min Einwirkzeit bzw. 134 °C bei 10 min Einwirkzeit. Die sog. „Blitzsterilisation" mit häufig nur 1 min Einwirkzeit ist demnach nicht zulässig. Die wesentlichen technischen Probleme der Dampfsterilisation bestehen in der Gewährleistung der erforderlichen Dampfqualität, der ausreichenden Entlüftung insbesondere bei porösen Sterilisiergütern und der Vermeidung übermäßiger Kondensatbildung. Grundsätzlich gilt die Dampfsterilisation als das sicherste Verfahren, das Priorität gegenüber allen anderen Sterilisationsverfahren genießt.

Bei der *Heißluftsterilisation* werden Mikroorganismen durch die Einwirkung von trockener Hitze von mehr als 160 °C bei mindestens 30 min Einwirkzeit abgetötet. Textilien, Papier, Kunststoffe und Gummi können mit diesem Verfahren nicht behandelt werden. Weitere Faktoren, die die Sicherheit der Heißluftsterilisation beeinträchtigen, sind die langsame Durchwärmung des Sterilisierguts, die Gewährleistung einer ausreichenden Luftzirkulation in der Sterilisierkammer, die Sterilisiergutverpackung und die Gefahr der Rekontamination beim Öffnen des Gerätes. Angesichts der gegebenen technischen Möglichkeiten erscheint die Heißluftsterilisation in der Klinik – auch für Mikroinstrumentarium – entbehrlich.

Die Wirkung der Gassterilisation mit Ethylenoxid beruht auf der Alkylierung chemischer Strukturen in den Zellen der Mikroorganismen. Die zur Verfügung stehenden Verfahren arbeiten im Unterdruck- oder im Überdruckbereich. Die erforderlichen Arbeitstemperatu-

Hefte zur Unfallheilkunde, Heft 220
Zusammengestellt von K. E. Rehm

ren liegen bei allen Verfahren unter 60 °C. Ethylenoxid ist giftig, brennbar, bildet mit Luft explosible Gemische und ist im Tierversuch nachweislich cancerogen. Als krebserzeugender Arbeitsstoff unterliegt es der Gefahrstoffverordnung. Für den Umgang mit Ethylenoxid gelten strenge Arbeitsschutzbestimmungen, so z. B. weitreichende bauliche und technische Auflagen, das Vorliegen einer Begasungserlaubnis, der Nachweis der erforderlichen Sachkunde, Beschäftigungsbeschränkungen (z. B. für Jugendliche und Schwangere) und die arbeitsmedizinische Überwachungspflicht des Arbeitgebers. Ethylenoxid verfügt über eine ausgeprägte Permeationsfähigkeit: Es dringt in Gummi und Stoffe ein, wird dort durch intermolekulare Kräfte festgehalten und nur sehr langsam wieder abgegeben. Als Mindestforderung für die Nachbehandlung des Sterilgutes gilt eine 10-stündige Desorption im temperierten Sterilisator mit alternierender Vakuum-Druckspülung. Bei Verwendung von Desorptionsschränken (beheizt, mit kontinuierlicher Luftspülung) darf eine Desorptionszeit von 24 h nicht unterschritten werden. Die Ethylenoxid-Sterilisation sollte äußerst restriktiv und nur für thermolabiles Material angewandt werden; eine regionale Zentralisierung wird empfohlen.

Bei der *Gassterilisation mit Formaldehyd* wirkt ein Wasserdampf-Formaldehyd-Gemisch bei Temperturen von über 60 °C auf das Sterilisiergut ein. Da sich Formaldehyd in Gummi oder Kunststoffen nicht löst, sondern nur oberflächlich wirkt, stellt es hinsichtlich der Rückstandsproblematik für die meisten thermolabilen Sterilisiergüter eine Alternative zur Ethylenoxidsterilisation dar. Seit kurzem unterliegt jedoch auch die Formaldehyd-Sterilisation den Einschränkungen der Gefahrstoffverordnung, so daß, nach einer Übergangsfrist, Ende 1992 ähnliche einschränkende Betimmungen wie bei der Ethylenoxidsterilisation wirksam werden.

Die *Überprüfung der Sterilisation* umfaßt die betriebsinterne Kontrolle der Verlaufsparameter (Temperatur, Druck, Einwirkzeit), die Produktkontrolle mit Hilfe chemischer Indikatoren, eine Chargendokumentation sowie die Überprüfung mit biologischen Indikatoren (Testsporen), mindestens in halbjährlichem Abstand oder nach 400 Chargen. Einzelheiten sind in einem umfangreichen Regelwerk des Deutschen Instituts für Normung (DIN) festgelegt. Die Prüfdokumente sollten 10 Jahre lang aufbewahrt werden.

Teilweise sehr kontrovers werden die *Lagerzeiten* für Sterilgut diskutiert. Dabei ist davon auszugehen, daß bei unverändert keimdichter Verpackung Sterilgut unbegrenzt lange steril bleibt und eine Kontamination nur von außen erfolgen kann. Sterilgut, dessen Verpackung geöffnet oder beschädigt wurde, verstaubt oder feucht ist, muß als unsteril betrachtet werden. Die in der DIN angegebenen Lagerzeiten zwischen 24 h und 5 Jahren gelten nur als Richtwerte. Im einzelnen ist die Lagerdauer von den äußeren Bedingungen der Lagerung abhängig. In der Praxis hat sich eine 3- bis 6-monatige Lagerung sowohl für einfach wie für doppelt verpacktes Sterilgut bewährt.

Um einen Überblick über die umfangreiche Normung auf dem Gebiet der Sterilisation und Sterilgutversorgung zu erhalten, empfiehlt sich für jede Klinik die Anschaffung einer Sammlung der einschlägigen Normen (DIN-Taschenbuch Nr. 169, 2. Aufl. 1988, Beuth-Verlag, Berlin Köln).

Diskussion

H. Rudolph, Rotenburg

In Übereinstimmung mit dem Präsidenten der Gesellschaft eröffnet der Vorsitzende die Diskussionsrunde mit einem Hinweis, der das Auditorium über den nachfolgenden Sachverhalt informiert:

Im Juni 1990 wurde Herr Daschner, Freiburg, zur Teilnahme an der Podiumsdiskussion über Infektionsprophylaxe im Operationstrakt eingeladen. Herr Daschner nahm diese Einladung unter der Bedingung an, einen Vortrag mit dem selbstgewählten Thema „Sinnvolle und nicht sinnvolle Maßnahmen" halten zu dürfen. – Eine Woche vor Kongreßbeginn teilte Herr Daschner mit, daß er seine Teilnahmezusage nur aufrechterhalten werde, wenn die DGU seine Reise- und Übernachtungskosten in voller Höhe übernähme. Für die DGU war diese Forderung um so befremdlicher, als ihr bekannt war, daß Herr Daschner am Vortag der Diskussionsrunde bei der DGU ein Referat für die ebenfalls in Berlin stattfindende Mitgliederversammlung der Deutschen Gesellschaft für Krankenhaushygiene übernommen hatte.

Vollends unverständlich blieb der DGU in diesem Zusammenhang, daß Herr Daschner einem Mitarbeiter des Präsidenten erklärte, er werde den anderen Teilnehmern an der Diskussionsrunde unter Hinweis auf die fehlende Kostenübernahme durch die DGU empfehlen, ihre Zusage für die Teilnahme an der geplanten Hygienesitzung zurückzunehmen.

Nach dieser Erklärung äußern zahlreiche Teilnehmer aus dem Auditorium ihren Unmut darüber, daß sich Herr Daschner auch der unter dem Aspekt der Qualitätssicherung dringend gebotenen Sachdiskussion mit den Klinikern erneut entzogen hat und zu fürchten ist, daß die erforderliche Meinungsbildung in dieser für alle Kliniken entscheidenden Frage weiterhin durch fachinkompetente Publikationen in den Massenmedien belastet bleibt.

Nach diesem ungewöhnlichen Auftakt werden die Vorträge en bloc diskutiert. Es besteht Einigkeit, daß die Reduktion von Luftkeimen nur *ein* Faktor bei der Infektionsprophylaxe im Operationstrakt ist, dessen Bedeutung in der Vergangenheit überschätzt wurde.

Der ausschlaggebende Faktor bei der Infektionsprophylaxe im Operationstrakt ist ohne Frage die allgemeine Disziplin, die bei entsprechender Einhaltung automatisch auch zu einer Reduktion der Luftkeime durch geringere Personalbewegungen, Vermeiden von unnötigem Sprechen, etc. führt.

Es wird allgemein beklagt, daß der Einfluß der Hygienekommission in den Krankenhäusern zu gering ist und die Hygienekommissionen oft auch nicht die entsprechende fachkompetente Besetzung aufweisen. Es herrscht Einigkeit darüber, daß die Krankenhaushygiene ganz besonders die Kliniker der operativen Fächer interessieren muß und daß hier ein deutlich größeres Engagement beim Management der Krankenhaushygiene von Seiten der Kliniker erforderlich ist. Weiterhin ist es unbedingt notwendig, mehr und bessere Hygienefachkräfte in den Krankenhäusern einzustellen. Bezüglich der Händedesinfektion wird auf den Unfug des Vorwaschens mit Wasser, Seife und Bürste hingewiesen, wenn nachfolgend die üblichen Desinfektionsmittel benutzt werden. Dieses Vorgehen ist ruinös für die Haut und verschlechtert die Bedingungen einer normalen Hautflora. Ausführlich wird über die Auswirkungen der neuen Empfehlungen des Arbeitskreises für Krankenhaushygiene diskutiert, die feucht oder gar naß aus dem Sterilisator kommendes Sterilgut als unsteril

Hefte zur Unfallheilkunde, Heft 220
Zusammengestellt von K. E. Rehm

deklarieren. An die Industrie ist die dringende Forderung zu stellen, daß die Bedienung und Zuverlässigkeit insbesondere der Dampfsterilisatoren verbessert werden muß.

Trennung der Operationsbereiche – ein Anachronismus?

Vorsitz: G. Hierholzer, Duisburg; P. Heeg, Tübingen

Aktuelle Aspekte der Krankenhaushygiene. Stellungnahme des Chirurgen und Beratenden Arztes eines Landesverbandes der gewerblichen Berufsgenossenschaften

J. Probst

Berufsgenossenshaftliche Unfallklinik Murnau, Prof.-Küntscher-Straße 8, W-8110 Murnau/Staffelsee, Bundesrepublik Deutschland

Die Frage, ob die Trennung der OP-Bereiche ein Anachronismus sei, beantwortet sich eigentlich von selbst aus dem Umstand, daß das Bundesgesundheitsamt (BGA) im Juni 1990 die Neufassung der „Anforderungen an die funktionell-bauliche Gestaltung von OP-Abteilungen, von Einheiten für kleine operative Eingriffe sowie von Untersuchungs- und Behandlungsräumen für operative Fachgebiete“ herausgegeben hat.

Richtlinien eines Bundesamtes sind mehr als Empfehlungen, auch wenn sie nicht ausdrücklich als Vorschrift anzusehen sind und keine Rechtsverordnung mit gesetzesgleichem Charakter darstellen. Sie besitzen jedoch zweifelsfrei Verbindlichkeit für öffentliche Bereiche und Aufgabenstellungen und könnten doch wohl Beurteilungsgrundlage eines Ermittlungsverfahrens sein, wenn ein Schadensfall eingetreten ist und die Vermutung aufkommt, daß diese Richtlinien nicht beachtet worden sein könnten. Diese Betrachtungsweise ist wohl kaum zu beanstanden, wenn der Gegenstand Leib und Leben sind, Rechtsgüter, die unsere Verfassung schützt. Die Richtlinie des BGA hat aber noch dadurch an Gewicht gewonnen, daß sie von einer Expertengruppe erarbeitet worden ist, an der neben Hygienikern und Mikrobiologen auch Kliniker des operativen Bereiches und klinische Praktiker beteiligt waren. Umso mehr erstaunte es, daß bereits kurze Zeit später eine scheinbar (!) verkürzte Wiedergabe der Richtlinien von der Deutschen Krankenhausgesellschaft (DKG) und einigen Landes-Krankenhausgesellschaften verbreitet wurden, die Zweifel erregte. Das BGA hat an dieser Veröffentlichung nicht mitgewirkt. – Wie immer die verkürzte Wiedergabe gemeint sein mag: sie ist falsch und sie ist nicht maßgeblich. Maßgeblich ist allein der volle Wortlaut der Richtlinie des BGA, der auch in den „Mitteilungen und Nachrichten“ Nr. 22 der Deutschen Gesellschaft für Unfallheilkunde von uns *ohne* Abstriche veröffentlicht worden ist.

Hefte zur Unfallheilkunde, Heft 220
Zusammengestellt von K. E. Rehm

Die fortschwelende Frage findet ihre Nahrung offenbar in der von einzelnen Hygienikern vertretenen Auffassung, bauliche Maßnahmen, um die es sich hier hauptsächlich handelt, seien nur als flankierend bei der Bekämpfung von Krankenhausinfektionen anzusehen, „aus hygienischer Sicht seien sie nicht erforderlich", die Lösung sei vielmehr in der vermehrten Beschäftigung von Hygienefachpersonal zu suchen; auch mit den besten Methoden der Krankenhaushygiene seien nämlich nur 30–40 % aller Krankenhausinfektionen zu verhüten.

Die Ursache für den Dissens ist wohl in dem Umstand zu sehen, daß auf der einen Seite klinischer Sachverstand und die Wahrnehmung der aus der Garantenstellung des Operateurs erwachsenden Fürsorgepflicht eine Abwehrstellung errichtet, die ersichtlich nicht nur unspezifisch ist, sondern eine echte Vorfeldfunktion ausübt, die auch die Fragwürdigkeit aller spezifischen Bekämpfungsmittel berücksichtigt und sich ganz eindeutig als Unterstützung des Disziplinanspruches versteht, während die andere Auffassung eine unrealistische Beweissituation aufbaut, die im übrigen das Problem des menschlichen Fehlverhaltens unberücksichtigt läßt. Es ist aber auch die erklärte Auffassung der Mehrheit der Hygieniker, daß der klinischen Betrachtungsweise der Vorzug zu geben ist.

Ausgangspunkt der Beratungen des BGA waren ursprünglich nicht diese unterschiedlichen Auffassungen gewesen, sondern die Überlegung, ob durch Veränderung baulicher Anordnungen oder Zuordnungen Einsparungen erwirkt werden könnten. Um diese Überlegung zu verstehen, ist ein Rückblick in die Vergangenheit nötig.

Die aus der Zeit vor dem 2. Weltkrieg überkommene Struktur der OP-Abteilung kannte das Nebeneinander von aseptischen und septischen OP-Sälen, meist getrennt nur durch den mitten dazwischen angeordneten Sterilisationsraum; es gab aber keine Zwangsführungen, die den direkten Übertritt von dem einen Bereich in den anderen hinderten. Meist gab es für beide Säle zwar getrennte Waschräume, aber keine Patienten- und keine Personalschleusen. Später wuchs der Bedarf an OP-Kapazität und vielerorts wurde der septische OP umgewidmet und dem aseptischen Betrieb als weitere aseptische Einheit hinzugefügt. Der nunmehr fehlende septische OP wurde an ganz anderer Stelle neu errichtet.

Aus dieser Situation erwuchs die Überlegung der Unterbringung des septischen OP an anderer Stelle, ohne zu berücksichtigen, inwieweit überhaupt eine Entfernung des septischen OP aus der „aseptischen Bannmeile" nötig sei. Die Richtlinien des BGA und die Anforderungen der Berufsgenossenschaften haben die Unterbringung des septischen OP an anderer Stelle des Krankenhauses übernommen. In der Praxis hat sich dies so ausgewirkt, daß der septische OP im räumlichen Verbund mit der Nothilfe oder dem Ambulanzbereich angesiedelt wurde. Diese Anordnung ist daher heute vielfach so anzutreffen und hat sich im großen und ganzen und auch unter baulich-ökonomischen und betriebsökonomischen Gesichtspunkten bewährt.

An dieser Stelle sind die klinischen Gesichtspunkte, über die von einigen Hygienikern völlig hinweggegangen wird, kurz zu beleuchten. Die Unfallchirurgie betreffen mit fallender Tendenz ca. 60 % Programmoperationen, mit steigender Tendenz ca. 40 % Notfalloperationen, wobei auch deren Schwere und Dauer zunimmt.

Inzwischen liegen eindeutige Beweise dafür vor, daß die traumatische Wunde hinsichtlich ihrer pathophysiologischen Weiterentwicklung Zeitablaufbedingungen unterliegt, die das historische Friedrichsche Wundmodell durchaus bestätigen; das allein ist schon ein Grund, klinischen Sachverstand nicht gering zu schätzen! Heute wissen wir sehr viel mehr darüber, was innerhalb der 6-Stunden-Grenze geschieht, kennen den Hintergrund des

Wundödems und die Bedeutung des *sofort* einsetzenden cellulären Infiltrats. Die Sofortversorgung offener Frakturen ist also schon von der Wundpathophysiologie her begründet.

Es geht hier aber ferner um das nosokomiale Problem, nämlich um das nosokomiale Risiko, das ein völlig anderes ist als beim iatrogenen chirurgischen Trauma. Unfallwunde und chirurgische Wundsetzung sind *nicht* miteinander gleichzusetzten. Mit zunehmender Traumatisierung steigt das nosokomiale Risiko des Polytraumatisierten steil an, es bilden sich Defizitbilanzen bei Immunkörpern und Komplementfaktoren sowie lymphocytäre Defizite. Zur integumentalen Situation parallel entwickelt sich ebenfalls, viel schneller als bisher angenommen, die spezifische ossäre Risikosituation, die wie eine Zeitbombe in der Tiefe ihren eigenen Ablauf in Gang setzt.

Der Traumapatient ist also durch ein erhöhtes Infektionsrisiko belastet, das bei der geplanten Operation in dieser Form nicht auftritt. Wenn dementsprechend ein traumaspezifisches Infektionsrisiko besteht, so *muß* hieraus die Konsequenz abgeleitet werden, die mögliche und nicht vollständig ausschaltbare bakterielle Kontamination durch präventive Maßnahmen, z. B. solche der Raumanordnung und der Raumnutzung, so weitgehend wie möglich einzudämmen.

Die Untersuchungsergebnisse an polytraumatisierten, d. h. mehrfachverletzten und zugleich im traumatischen Schock befindlichen Patienten, haben des weiteren die chirurgische und zugleich die berufsgenossenschaftliche Forderung bestätigt, daß dieser Patient im sog. hochaseptischen OP = OP A der Richtlinie des BGA, der nur dem Unfallchirurgen zur Verfügung steht, zu versorgen sei. Diese Forderung hat den Sinn, die Versorgung sofort, unverzüglich aufnehmen zu können *und* optimale hygienische Verhältnisse vorzufinden. Auch insoweit hat klinischer Sachverstand sich bestätigt.

Die kleine, allerdings sehr clamorante Gruppe von Hygienikern mit abweichender Auffassung hat diese Gesichtspunkte zu keiner Zeit berücksichtigt, damit aber auch wesentliche Faktoren des Bündels von Bedingungen, unter denen die Behandlung des Verletzten abläuft, außer acht gelassen.

Daß hier ein tiefes Mißverständnis besteht, geht auch aus der Forderung dieser Hygieniker hervor, daß der septische OP (C) unter völlig gleichen Bedingungen wie der sog. hochaseptische OP (A) gehalten werden müsse, d. h. daß der septische OP (C) nur bei erstmaliger Benutzung an einem Tage die geforderten optimalen Verhältnisse aufweise, danach deswegen nicht mehr verwendbar sei und folglich schon dem zweiten Patienten nicht mehr zugemutet werden dürfte.

Hier wird nicht Vergleichbares miteinander verglichen: der septische Patient, wenn man ihn so bezeichnen will, unterliegt wie der zur Plan-OP kommende Patient nämlich *nicht* den Wirkungen des traumatischen Schocks und nicht den Bedingungen der traumatischen Wunde.

Nach alledem besteht kein vernünftiger Zweifel daran, daß die chirurgische Forderung der Bereithaltung verschiedener OP-Einheiten zu Recht erhoben worden ist. Dem hat das BGA in seiner neuen Richtlinie zugestimmt.

Es war nun zu klären, ob die Trennung der aseptischen (A/B) von den septischen OP-Einheiten (C) in der bisher praktizierten Form aufrechterhalten werden müsse. Insbesondere hat sich Labryga vom Institut für Krankenhausbau der Technischen Universität Berlin unter dem Eindruck der Baukosten mit dieser Frage befaßt und den Lösungsansatz vorgetragen, die Einheiten strikt zu trennen, das getrennte Nebeneinander der Einheiten jedoch zu gestatten, um auf diese Weise unnötige bauliche Kubaturen einzusparen.

Diesem Vorschlag brauchte im Endergebnis nicht widersprochen zu werden, nachdem sich herausgestellt hatte, daß am Erfordernis der getrennten Funktionsabläufe nicht gerührt worden ist.

Kurz zusammengefaßt laufen die Richtlinien auf folgendes hinaus:

1. Die septische OP-Einheit (C) ist den aseptischen OP-Einheiten (A/B) zwar unmittelbar benachbart, gleichwohl ist sie vollkommen von ihnen getrennt.
2. Hierzu verfügt die septische OP-Einheit (C) über ein eigenes Patienten-Ein- und Ausschleusungssystem.
3. Der Personal*zugang* erfolgt über die eine Personalschleuse für die Gesamt-OP-Abteilung mit Einbahnstraßen-Regelung zur septischen Einheit (C). Die Personal-Ausschleusung erfolgt für A/B einerseits, C andererseits getrennt.
4. Personalintensive Notfallmaßnahmen innerhalb des OP-Betriebs sind zwar möglich, unterliegen aber dem Prinzip der sofortigen Wiederherstellung der Trennung der Einheiten.

Die Richtlinien des BGA sind ausdrücklich unter den Vorbehalt gestellt worden, Mindestanforderungen zu sein; das BGA gibt daher auch Hinweise auf die baulichen Zweckmäßigkeiten in großen OP-Abteilungen. Die berufsgenossenschaftlichen Anforderungen hat die Kommission des BGA ausdrücklich nicht infrage gestellt. Damit ist ein Höchstmaß an Übereinstimmung herbeigeführt worden, das bei den jeweiligen Krankenhausverhältnissen eine individuelle, sehr wohl aber an den Erfordernissen ausgerichtete Ausstattung ermöglicht.

Ich bin aufgefordert worden, zu diesen Problemen auch aus der Sicht der Erfahrungen als Beratender Arzt eines Landesverbandes Stellung zu nehmen:

1. Der Beratende Arzt eines Landesverbandes ist zunächst der Berater seines Landesverbandes. Er ist ein Berater und er ist nicht etwa ein Überwacher und er übt auch keine hoheitlichen Funktionen aus; es sei denn, der Landesverband überträgt ihm die Aufgabe, an einer bestimmten Stelle solchermaßen tätig zu werden. Es ist aber in dieser meiner fast 20jährigen Tätigkeit noch nicht geschehen, wir haben andere Wege zu gehen verstanden. Das Allerwichtigste ist vielmehr, daß man in der Lage ist, Gespräche zu führen, zunächst einmal mit den Kollegen, also mit den Chefärzten, aber auch mit den Chefärzten anderer Abteilungen, des weiteren mit dem Krankenhausträger, was immer ganz wichtig ist. Eine wichtige Zielgruppe in den Gesprächen sind die Architekten. Ganz besonders wichtig ist es bei Neubaumaßnahmen, rechtzeitig diese Gespräche aufzunehmen, was zunächst eine Angelegenheit des Landesverbandes ist. Damit wird dem Beratenden Arzt frühzeitig Möglichkeit gegeben, die Neubaupläne kennenzulernen und diese mit dem gesamten beteiligten Personenbereich zu erörtern, um Hinweise und Anregungen zu geben, aber auch festzustellen, was notwendig, was nicht notwendig oder was unter den besonderen Verhältnissen dieses Krankenhauses zweckmäßig oder aber unzweckmäßig bzw. mit Richtlinien und Anforderungen nicht zu vereinbaren ist.

2. Bei Besichtigungen von Krankenhäusern findet man die Bemühungen um die Raumbeschaffung an erster Stelle. Alle Krankenhäuser leiden unter Raumnot. Das ist das Ergebnis einer medizin-technischen Entwicklung, die eben nicht genügend vorgeplant

werden konnte, weil man gar nicht hat wissen können, was später im Laufe der folgenden 20 oder mehr Jahre auf uns zugekommen ist. Das Bedrückendste in allen Krankenhäusern ist immer die sog. Flursituation. Es wird meistens in den Zugangsbereichen, sog. Ambulanz, Nothilfe usw., ein Raum nach dem anderen umfunktioniert und es herrscht dann eine drangvolle Enge. Hier kommt der Leitende Arzt sehr leicht in die Schwierigkeit, seine Nothilfe-Räume, die vielleicht zunächst in ausreichender Zahl vorhanden waren, einengen, umwidmen oder gar hergeben zu müssen für andere Zwecke. Auch sind Türendurchgänge bekannte Schwachstellen. Auf solche Fälle muß ein Beratender Arzt sein Augenmerk richten; aber er muß auch immer wieder seinen Kollegen Chefarzt fragen, was dieser für Probleme habe. Nur so kommt er hinter wichtige Einzelheiten. Ich habe auch Krankenhäuser gesehen, in denen Zustände herrschen, die keinem niedergelassenen Arzt als Durchgangsarzt abgenommen würden. Das allerdings muß man dann auch sehr deutlich und mit gewissen Ermahnungen dem Krankenhausträger sagen; insofern ist es immer gut, wenn man den Landrat und Oberbürgermeister oder in Großstädten den Krankenhausreferenten konfrontierend dazu veranlassen kann, Farbe zu bekennen, d. h. vor allem selbst zu erscheinen und an den Erörterungen teilzunehmen. Man muß auch eine klare Sprache reden; denn dem Politiker fehlt natürlicherweise der sachliche Einblick in die Bedingungen der chirurgischen Arbeit. So meinen Ortspolitiker nicht selten, der Chefarzt benötige gewisse Räume nur, um sich zu profilieren. Solchen Gedankengängen kann der Beratende Arzt mit sachlich überzeugenden Argumenten entgegentreten.

Nicht selten sind auch Probleme mit anderen Fachkollegen zu regeln, ich nenne hier insbesondere den Urologen, aber auch den HNO-Arzt, die für die unfallchirurgischen Asepsisprobleme erklärlicherweise kein Verständnis haben; man muß ihnen die besonderen Anforderungen klarmachen. Und wiederum muß auch dem Träger klargemacht werden, daß die urologische Situation eine völlig andere ist als die unfallchirurgische.

Ein großes Problem ist das unterschiedliche Asepsis-Verständnis bei Baubehörden und Architekten. Wir haben heute schon etwas gehört über die sog. Beruhigungszeit zwischen zwei Operationen. Architekten gehen in aller Regel von völlig falschen Zeitvorgaben aus, weil ihnen das Problem des interoperativen Patientenwechsels nicht bekannt ist. Architekten zählen die Operationen, bilden daraus einen Durchschnitt und bestimmen (!), ob z. B. – typisch für die Unfallchirurgie – auch viele mittlere Eingriffe anfallen, etwa aufgrund größerer Zahlen von Implantatentfernungen. Diese Eingriffe verursachen aber sehr viel mehr „Zwischenzeiten" zwischen den Eingriffen und dabei summieren sich Zeitwerte, die weit über diejenigen des eigentlichen Eingriffs hinausgehen. Ich darf in diesem Zusammenhang auf die Personalanalyse unserer Gesellschaft hinweisen, die nachgewiesen hat, wie stark wir von Zwischen- und sonstigen Nebenzeiten beengt werden.

Für die Krankenhausangelegenheiten sind im wesentlichen die Arbeits- und Sozialministerien zuständig. Wenn man längere Zeit mit dem zuständigen Ministerialbeamten gearbeitet hat, entwickelt sich in aller Regel ein gegenseitiges Verständnis, welches gestattet, viele Fragen im Vorfeld zu beantworten. Bei den Kultusministerien, die für die Universitätskliniken zuständig sind, gestaltet sich dies wegen der fehlenden Krankenhauserfahrung in diesem Ressort meist weniger einfach. Ich habe mir damit geholfen, daß ich die Verbindungsaufnahme zwischen Kultus- und Arbeitsministerium angeregt habe.

Das Verständnis der politischen Entscheidungsgremien ist im übrigen, wenn es um sachliche Forderungen geht, meist vorbestimmt von den Lieblingsideen der Politiker. Die muß man erkennen und ihnen Brückenfunktionen zuweisen. Schwierigkeiten mit Hygienikern habe ich in Krankenhäusern nie gehabt, vielleicht deswegen, weil sie zu den entscheidenden Gesprächen und Beratungen nicht erschienen sind. Das ist aber nicht die Regel; ich habe auch manches fruchtbare Chirurgie-Hygiene-Gespräch geführt und erfreute mich meist einer sehr interessanten Beratung.

Die Erfahrungen des Beratenden Arztes sind, nimmt man alles nur in allem, keineswegs negativ, freilich ist die Aufklärungsarbeit mitunter etwas mühsam; aber gerade diese Funktion kann niemand außer dem Beratenden Arzt selbst ausfüllen.

Trennung der Operationsbereiche – ein Anachronismus? Stellungnahme aus Sicht des OP-Pflegers

M. Hilbert

II. Chirurgische Klinik für Unfall-, Wiederherstellungs-, Gefäß- und Plastische Chirurgie, Diakoniekrankenhaus, Elise Overdieck-Straße 17, W-2720 Rotenburg/Wümme, Bundesrepublik Deutschland

Die vom Bundesgesundheitsamt bisher vorgegebene bauliche Trennung in aseptische und septische Operationsbereiche ist aus unserer Sicht als Idealfall anzusehen [1, 2]. Die Realität sah aber anders aus. Besonders in kleinen Häusern mit nur 2–3 operativen Disziplinen und relativ wenigen Operationen bestanden erhebliche Probleme. Bei strenger Trennung war der aseptische OP-Bereich total überlastet, der andere Bereich strahlte idyllische Ruhe aus.

Nun ist es zwar unstrittig, daß Luftkeime nicht die große Bedeutung haben wie früher angenommen [6]. Weiterhin wurde inzwischen erkannt, daß nach septischen Eingriffen keine Sprühdesinfektion sondern nur eine gründliche Scheuer-Wisch-Desinfektion sichere Ergebnisse liefert [5, 8]. Es ist also nicht notwendig, nach einem septischen Eingriff den Saal durch eine Sprühdesinfektion für einige Zeit lahmzulegen.

Bei funktionstüchtiger Klimaanlage ist auch nicht davon auszugehen, daß Keime aus einer septischen Wunde in Saal A selbständig über Flure und Nebenräume in das aseptische Operationsfeld eines anderen Patienten fliegen [4].

All diese Erkenntnisse und Überlegungen führten dazu, daß von der strikten Forderung nach konsequenter Trennung zwischen „septisch und aseptisch“ abgegangen wurde [3].

Aus unserer Sicht sind allerdings einige Faktoren zu bedenken, die ich Ihnen an einigen Beispielen aus der Praxis verdeutlichen werde [7].

Als Beispiel sei ein OP-Trakt mit fünf Sälen genannt. Eine bauliche Trennung in aseptischen und septischen Bereich gibt es nicht. Es besteht trotzdem die Regelung, daß septische Eingriffe vornehmlich in den hinteren Sälen, aseptische Eingriffe vornehmlich in den vorderen drei Sälen durchzuführen sind. Es gibt für den septischen Bereich sogar getrennte Sterillagerräume und Waschräume.

Hefte zur Unfallheilkunde, Heft 220
Zusammengestellt von K. E. Rehm

Soweit die Situation, die durchaus den neuen Erkenntnissen entspricht und auch gewisse organisatorische Vorgaben gibt. Wenn das OP-Programm in allen fünf Sälen auf Hochtouren läuft, gibt es Gründe genug, die gedachten Organisationsschranken zu durchbrechen.

Das OP-Personal ist chronisch unterbesetzt. Deshalb ist es wohl nie auszuschließen, daß der Springer aus Saal 3 auch „mal" den septischen Saal 4 mitbedient; und sei es nur, während die dortige Kollegin mal eben zur Toilette oder „was essen" ist.

Im OP-Alltag ist es oftmals unvermeidlich, zwei oder gar drei Säle durch einen Springer zu versorgen. Und da die wenigen eingearbeiteten Kollegen natürlich am Tisch stehen und instrumentieren müssen, wird die Funktion des Springers von den „jungen" Kollegen wahrgenommen. Aber gerade die jungen, neuen Kollegen sind es auch, die noch viele zusätzliche Wege benötigen, um alles Notwendige zu finden. Sie werden auch häufig bei den Kollegen im anderen Saal nachfragen müssen.

In der Anaesthesie ist die Situation nicht anders. Wegen der chronischen Unterbesetzung wird die Narkose bei dem „Appendix" in Saal 2 und der „Absceßspaltung" in Saal 5 von jeweils einem neuen jungen Kollegen durchgeführt. Fällt einer der beiden Oberärzte z. B. durch Krankheit aus, muß der verbleibende Oberarzt zwischen septischem und aseptischem Bereich springen. Kommt es dann gerade während der Extubation des Intensivpatienten von Saal 4 zu akuten Problemen bei der Hüfte in Saal 1, ist ein schneller Wechsel von Saal zu Saal unvermeidlich.

Ähnliches läßt sich selbstverständlich auch für die Chirurgen vorstellen. Man denke z. B. an einen Chirurgen, der „zwischen zwei Hüften" in Saal 1 seinem Kollegen in Saal 4 „mal eben über die Schulter schaut", weil er auch gerne sehen möchte, ob es sich tatsächlich nur um „normalen Eiter" handelt oder sich der Verdacht auf Gelenk-Tuberkulose erhärten läßt.

Eine schwierige Situation birgt auch ein Unfallpatient, der, gerade schwerverletzt aus dem Straßengraben gezogen, aus Dringlichkeitsgründen zwischen zwei Hüften in Saal 1 dazwischengeschoben werden muß, weil alle anderen Säle gerade blockiert sind.

Zu Fehlern verleitet wird auch die Putzfrau, die zwar ihre Mops grundsätzlich nach jedem Gebrauch wechselt, nur nach der „Absceßspaltung" in Saal 5 nicht dazu kommt, weil es nach „Hüfte" und vor dem „Unfall" in Saal 1 ja so schnell gehen muß und sowieso alle so aufgeregt sind.

Gerade die Reinigungskräfte sind oft ohne medizinische Vorkenntnisse. Ihnen fehlt meist jedes Verständnis, warum ein OP-Saal anders betrachtet werden muß als ein anderer, obwohl beide gleich aussehen. Häufig herrschen zudem Meinungen vor, die Mops seien doch sowieso „steril", weil sie in Desinfektionsmittel getränkt sind. Die Tatsache, daß Reinigungsfrauen mitunter aus anderen Bereichen zur Aushilfe in den OP geschickt werden, vertärkt die Problematik.

Das Sterilgutlager im septischen Bereich, aus dem sich die OP-Schwester „nur mal eben" ein Grundsieb für den Saal 1 holen muß, weil ausgerechnet dieses vorn nicht nachgefüllt worden ist, bildet einen weiteren Gefahrenpunkt.

Und allen ist bekannt, daß die teuren Instrumente nicht in unbegrenzter Menge vorhanden sind. Außerdem lagern im Sterilgutlager zwar sterile Instrumente, die Außenverpackungen werden aber oft von Personen angefaßt, die mal eben etwas holen oder suchen und sich sicher selten die Hände desinfizieren. Ein Sterilgutlager ist nie als steril zu betrachten.

Auch der Aufenthaltsraum ist nicht unbedenklich. Man ist ja schließlich *ein* Team und sitzt in einer ruhigen Minute gern bei Kaffee und Brötchen im gemeinsamen „Kaffee-Stübchen" zusammen um Gedanken – und Keime – auszutauschen.

Alle diese Beispiele sind praxisnaher Alltag von Flensburg bis Konstanz, von Aachen bis Frankfurt/Oder. Alle Fehler und Personen lassen sich beliebig austauschen und kombinieren. Das Hauptproblem aber ist, so denke ich, deutlich geworden:
die Disziplin.

Nur mit absoluter Disziplin, die auch den sog. militärischen Drill noch übertreffen muß, ist ein für den Patienten sicherer Betrieb möglich.

Eine solche Disziplin kann aber bei allem Optimismus höchstens dann erwartet werden, wenn der gesamte Operationstag in völliger Planbarkeit, Ruhe und mit genügend Personal in allen Disziplinen ablaufen kann. Da das nicht der Fall ist, muß eine Sicherung des Betriebes auf anderer, also baulich/organisatorischer Ebene, gewährleistet werden.

Zusammenfassend ist festzuhalten:
Das Fallenlassen der strikten Forderung nach konsequenter baulicher Trennung in aseptische und septische Operationsbereiche erspart insbesondere kleineren Krankenhäusern mit wenigen operativen Eingriffen einige Probleme.

Auch die Krankenhäuser, die mit absoluter Sicherheit gewährleisten können, daß alle Personen immer und überall im OP die notwendigen Regeln beachten und einhalten und es keine Ausnahmen gibt, können auf eine bauliche Trennung verzichten. Es ist allerdings nicht anzunehmen, daß es ein solches Krankenhaus gibt.

Daher sollte in allen mittleren und großen Krankenhäusern, die jährlich mehrere tausend Operationen in fünf, acht, zehn oder mehr Sälen durchführen, unbedingt weiterhin an einer Trennung festgehalten werden. Zur Unterstützung und Kontrolle der Disziplin sollte die Trennung sichtbar werden durch getrennte geschlossene Bereiche mit

1. eigenen Schleusen einschließlich eigener Entsorgung,
2. eigenen Nebenräumen,
3. eigenen Geräten und Instrumenten und
4. farblich unterschiedlicher Bekleidung.

Nur dadurch kann die Personalfluktuation und damit die Hauptgefahr der Erregerübertragung zwischen den Bereichen begrenzt werden.

Auch wenn bauliche Trennungen nicht mehr vorgeschrieben werden, so sind sie deshalb nicht verboten. Sie sind trotzdem noch immer eine sinnvolle Ergänzung zur Erhöhung der Sicherheiten für den Patienten. Unter vielen Bedingungen werden sie sogar auch weiterhin Voraussetzung für einen sicheren und einwandfreien Operationsbetrieb bleiben.

Literatur

1. Arbeitskreis für Krankenhaushygiene (1986) Trennung von aseptischen und septischen Operationsbereichen. Hyg Med 86 : 271
2. Bundesgesundheitsamt (1979) Anforderungen der Hygiene an die funktionelle und bauliche Gestaltung von Operationsabteilungen. Bundesgesundheitsbl Nr. 10/79, 183

3. Bundesgesundheitsamt (1990) Anforderungen der Hygiene an die funktionell-bauliche Gestaltung von Operationsabteilungen, von Einheiten für kleine operative Eingriffe sowie von Untersuchungs- und Behandlungsräumen für operative Fachgebiete. Bundesgesundheitsbl Nr. 6/90, 270
4. DIN 1946 Teil 4, Ausgabe Dezember 1989, Raumlufttechnische Anlagen in Krankenhäusern. Beuth, Berlin
5. Fachkonferenz über Formaldehyd (1986) Hyg Med [Jahrgang 1988] 2:65
6. Rudolph H (1986) Belüftung des Operationstraktes – Technik und Probleme. Springer, Berlin Heidelberg New York Tokyo (Hefte Unfallheilkunde, Heft 181, S 650)
7. Rudolph H (1990) Beeinflussung des Wundinfektionsrisikos durch Disziplin und Technik. Referate vom 4. Fortbildungskongress Hannover. Schliehe, S 135
8. Martiny H, Rüden H (1990) Desinfektion und Reinigung im Operationssaal, Referate vom 4. Fortbildungskongreß Hannover. Schliehe, S 156

Freie Vorträge: VI. Krankenhaushygiene: Aktuelle Aspekte

Vorsitz: M. Hansis, Tübingen; G. Wewalka, Wien

Nutzen der Operations-Incisionsfolie – Perioperative, quantitative und qualitative Keimanalyse

B.-D. Katthagen, P. Aeckerle und H. Mittelmeier

Orthopädische Universitätsklinik, Paul-Meimberg-Straße 3, W-6300 Gießen, Bundesrepublik Deutschland

Operations-Incisonsfolien werden heute noch in der Chirurgie des Bewegungsapparates zur Hautabdeckung benutzt. Der Wert dieser Folien zur Infektionsprophylaxe wird neuerdings bestritten und bei gleichzeitig hohen Kosten infrage gestellt (Jackson et al. 1971; Cruse und Foord 1973; Daschner 1982; Alexander et al. 1985). Ziel dieser Arbeit ist die quantitative und qualitative Hautkeimanalyse perioperativ mit und ohne Folienbenutzung. Bei insgesamt 100 Hüftoperationen (50 mit und 50 ohne Folie) wird die Keimzahl im Operationsgebiet vor und nach Operation ermittelt. Die Abstriche werden standardisiert in einem 25 cm^2 großen Hautbezirk für 30 s mit einem in Suspensionslösung getränkten Wattestäbchen entnommen, der Suspensionslösung wurde gegen die benutzte Desinfektionslösung (alkoholisches PVP-Jod) gerichtete Inaktivierungssubstanz zugesetzt, die Abstriche auf Blut-Agar-Platte ausgestrichen, 0,1 ml mit der Suspensionslösung auf Brucell-Agar-Platte verteilt und aerob und anaerob bebrütet. Insgesamt wurden 450 Abstriche quantitativ und qualitativ ausgewertet.

Ergebnisse

Nur bei 69 % der Abstriche bestand zu Operationsbeginn Keimfreiheit, die beiden Gruppen mit und ohne Folie zeigten statistisch keine Unterschiede. Am Ende der Operation herrschte *auf der Folie* bei 41 Fällen völlige Keimfreiheit, 6mal wurden zwischen 1 und 5 und 3mal zwischen 6 und 10 Keime gefunden.

Postoperativ wurde *auf der Haut ohne Folie* 44mal völlige Keimfreiheit festgestellt, 4mal wurden zwischen 1 und 5, einmal zwischen 6 und 10 Keime und einmal zwischen 21 und 50 Keime gefunden. Zu Operationsende wurden auf der Haut ohne Folie weniger Keime gefunden als zu Operationsbeginn. *Unter der Folie* herrschte nur in 46 % der Fälle völlige Keimfreiheit, in 54 % der Fälle wurden z. T. erhebliche Bakterienzahlen gefunden, in 23 Fällen mehr als 10 Bakterien im Meßbezirk. Bezüglich der Bakterienart handelte es sich hauptsächlich um Staphylokokken, in einem kleineren Anteil um Streptokokken, Mikrokokken und coryneforme Bakterien.

Hefte zur Unfallheilkunde, Heft 220
Zusammengestellt von K. E. Rehm

Mit unseren Untersuchungsergebnissen muß der Wert der Incisionsfolie zur Infektionsprophylaxe erneut infragegestellt werden, bei Ablösung ist sie sogar von Nachteil. Der Hauptnutzen dürfte in der Abgrenzung des Operationsgebietes von keimbehafteten Problemzonen liegen, dieses Ziel ist aber auch mit wasserdichten Abdecktüchern zu erreichen.

Unsere Untersuchungen rechtfertigen, auf die Benutzung der Incisionsfolien zu verzichten.

Kontinuierliche bakteriologische Kontrolle in der Unfallchirurgie – Ergebnisse einer prospektiven 9-Jahres-Studie

M. Hansis

Chirurgische Universitätsklinik, Sigmund-Freud-Straße 25, W-5300 Bonn 1, Bundesrepublik Deutschland

Die „kontinuierliche bakteriologische Kontrolle" ist definiert als die lückenlose differenzierte Erfassung aller während eines Berichtszeitraums innerhalb einer klinischen Einheit (Abteilung oder Klinik) eingehenden bakteriologischen Befunde. Sie werden unmittelbar nach Eintreffen einer zentralen Registrierstelle zugeleitet, dort mit den Daten zur Diagnose, Entnahmeort und Infektionsart sowie Hinweisen für Resistenzverhältnisse versehen in einem PC mittels eines handelsüblichen Datenverwaltungsprogrammes eingegeben. Die zentrale Registrierstelle gibt halbjährlich Informationen über den Keimbestand, Resistenzverhältnisse, Änderungen der Keimflora sowie zur Anzahl postoperativer Infektionen heraus.

Während des Zeitraums von November 1981 bis Oktober 1990 (9 Jahre) wurden an der Berufsgenossenschaftlichen Unfallklinik Tübingen ca. 8000 positive bakteriologische Proben registriert. Es ließen sich hier eine Anzahl von Gesetzmäßigkeiten zur Wundkeimbesiedlung finden – die vorherrschende Besiedlung frischer Infekte durch Staphylococcus aureus und Staphylococcus epidermidis, die (relativ) bevorzugte Besiedlung von Wunden an der Hand durch beta-hämolysierende Streptokokken, der regelmäßig stattfindende Keimwechsel in den Wunden nach offenen Verletzungen usw.

Ziele der kontinuierlichen bakteriologischen Kontrolle:

a) Sie bildet die Grundlage für eine vernunftorientierte, eng angelegte antibiotische Prophylaxe und Therapie.
b) Resistenzentwicklungen können erkannt werden, so z. B. infolge einer Vermehrung des Antibioticaverbrauchs oder während des Behandlungsverlaufs einzelner Patienten.
c) Nur durch die Zusammenschau von Klinik und Keimbesiedlung kann eine sorgfältige Differenzierung zwischen Kontamination und Infektion getroffen werden.
d) Nur die gleichzeitige Kenntnis des Wundkeimbestandes einerseits und der einzelnen klinischen Verläufe (insbesondere bei Problempatienten) andererseits an einer einzelnen

Hefte zur Unfallheilkunde, Heft 220
Zusammengestellt von K. E. Rehm

zentralen Registrierstelle ermöglicht es, von dort aus normierend auf die Mitarbeiter einzuwirken – sowohl im Sinne der konventionellen Krankenhaushygiene als auch im Sinne einer Optimierung der operativen Indikationsstellung und Technik. Nur wenn die operative Technik und die Hygiene im engeren Sinne gleichzeitig und von einer Seite aus überwacht werden, ist in chirurgischen Fächern eine optimale Infektionskontrolle im Sinne einer integrierten Infektionskontrolle möglich. Die Kenntnis der Wundkeimflora bietet hierzu einen gedanklich hervorragenden Ansatz und eine gute argumentative Hilfe.

Verfolgung bakterieller Kontaminationswege im hochaseptischen Operationssaal (Reinraumkabine)

H. Freick, B. Friebe und T. Lehners

Krankenhaus „Bethanien", Virchowstraße 4, W-4600 Dortmund 30, Bundesrepublik Deutschland

Um unter den Bedingungen eines Reinraumsystems bakterielle Kontaminationswege und damit potentielle Infektionsquellen aufzuspüren, wurden in einer prospektiven Studie bei 40 elektiven Hüftgelenkersatzoperationen während der einzelnen Operationsschritte Keimnachweise durch Abklatschproben mit Biotest-Nährböden von

1. OP-Feld nach Hautdesinfektion,
2. Rückseite einer Probefolie,
3. OP-Feld nach Probefolienabzug,
4. Handschuhaußenfläche des Operateurs nach Pfannenverankerung,
5. OP-Feld nach Folienabzug bei OP-Ende,
6. Folienrückseite bei OP-Ende,
7. Mundschutzinnenseite von Operateur, 1. und 2. Assistenten geführt.

Über einen RCS-Luftkeimsammler ließ sich die Anzahl der KBE aus 30 cm OP-Feld-Abstand gewinnen; Proben der intraoperativen Spülflüssigkeit (Ringerlösung) und der Redondrainageflüssigkeit vom 2. p. o. Tag wurden zur bakteriologischen Differenzierung eingeschickt.

Die Auswertung belegt, daß ausschließlich das OP-Team als potentielle Infektionsquelle wirkt. Die der Sterilkabine keimfrei entströmende Luft wird in erster Linie durch Keime kontaminiert, die aus dem Nasen-Rachenraum bzw. von der Hautoberfläche der Operateure stammen. Unter insgesamt 75 090 KBE nahm Staph. epidermidis mit 87 % die Spitzenposition ein, gefolgt von Staph. aureus mit 5,0 %. Auf dem Luftweg und über verschmierte Handschuhe bzw. verschmierte Instrumente gelangen primär apathogene Keime (z. B. coagulasenegative Staphylokokken) in die Wunde, wo sie in der Anwesenheit von Implantaten an Pathogenität gewinnen und zu einer sog. polymer-assoziierten Früh- oder Spätinfektion führen können. Demgegenüber treten die auf der Hautoberfläche des Patienten gefundenen

Hefte zur Unfallheilkunde, Heft 220
Zusammengestellt von K. E. Rehm

Keime in den Hintergrund, wenngleich sie in 10 Fällen vereinzelt (zu 50% wiederum Staph. epidermidis) nachgewiesen werden konnten.

Schlußfolgerung

Reinraumbedingungen allein bewahren nicht vor intraoperativ induzierten Infektionen. Die Kombination mit

1. Atem- bzw. Körperluftabsaugung oder
2. gezielter perioperativer Antibioticagabe bei selbstverständlicher Aufrechterhaltung strengster Disziplin (Sprechverbot, mehrfacher Handschuhwechsel, Instrumentensäuberung) des OP-Teams muß als Konsequenz aus den gewonnenen Erkenntnissen gefordert werden, um die Rate von Früh- oder Spätinfektionen mit der Folge septischer Implantatlockerung weiter zu senken.

Staphylokokken – Hospitalismusgefahr in der operativen Orthopädie?

K. Kluge, H. W. Neumann und W. Witte

Klinik für Orthopädie, Medizinische Akademie Magdeburg, Leipziger Straße 44, O-3090 Magdeburg, Bundesrepublik Deutschland

Die modernen Untersuchungstechniken der Mikrobiologie ermöglichen eine Differenzierung der Staphylokokkenspecies.

Die besondere Bedeutung dieser verschiedenen Differenzierungstests liegt vor allem darin, daß sich mit ihnen epidemiologische Zusammenhänge innerhalb eines lokal begrenzten Infektionsgeschehens erkennen lassen.

Aus Untersuchungmaterial der Klinik für Orthopädie der Medizinischen Akademie Magdeburg wurden 166 Staphylokokkentypisierungen durchgeführt.

Ergebnisse:

- nur 2 Stämme zeigen das typische Reaktionsbild epidemisch-virulenter Hospitalstämme;
- in 9 Fällen konnten wir bei den Wundinfektionen übereinstimmende Reaktionsmuster mit prästationären Abstrichergebnissen der Patienten finden;
- implantiertes Fremdmaterial begünstigt eine endogene Infektion;
- ein endemisch verbreiteter Staphylokokkenstamm war in der Klinik nicht vorhanden;
- ein Zusammenhang zwischen Luft- bzw. Oberflächenkeimkontamination und den Wundinfektionen wurde nicht nachgewiesen.

Hefte zur Unfallheilkunde, Heft 220
Zusammengestellt von K. E. Rehm

ASA-Antibiogramm-Struktur-Analyse – eine Methode zur EDV-gestützten Erkennung nosokomialer Infektionen auf Intensivstationen

H. M. Seipp, H. Knaepler und L. Gotzen

Hygieneinstitut, Universität Gießen, Friedrichstraße 16, W-6300 Gießen, Bundesrepublik Deutschland

Die nosokomiale ist die häufigste Infektionskrankheit in der Bundesrepublik Deutschland. Seit ca. 15 Jahren stehen dem Hygieniker und Mikrobiologen elektronische Datenverarbeitungs-Systeme zur Verfügung, um retrospektiv die Antibioticaresistenzen quantitativ zu ermitteln und daraus Empfehlungen für die perioperative Antibioticaprophylaxe abzuleiten. Die individuelle Resistenzlage von einzelnen, gefährdeten Patienten wurde bisher jedoch *qualitativ-EDV gestützt* noch nicht in Bezug zur Resistenzlage anderer Mitpatienten gesetzt. Zielsetzung der Antibiogramm-Strukturanalyse (ASA) ist es, das Abgleich-Verfahren zur Untersuchung der Einheitlichkeit von Resistenzmustern zu automatisieren und mit dieser Methode das Auftreten multiresistenter Erreger als potentielle Infektionsquelle frühzeitig epidemiologisch zu erfassen und die Erreger-Persistenz zu verfolgen.

Mit der beschriebenen Methodik wird ein Lösungsansatz zur EDV-gestützten Erfassung der *„Einheitlichkeit von hochresistenten Erregern eines Biotypes"* mit gleichzeitiger Fehlerbetrachtung und Kompensationsansatz vorgestellt. Mit dem gleichen Kompensationsansatz kann auch die Bereinigung der Datenbanken von Mehrfachbefunden einzelner Patienten ohne Verlust wesentlicher Informationen mathematisch korrekt realisiert werden.

Hygienestandard bei der Behandlung Brandverletzter

K. Plogmeier und A. Grabosch

Abteilung für Plastische Chirurgie, Zentrum für Brandverletzte, Krankenhaus „Am Urban", Dieffenbachstraße 1, W-1000 Berlin 61, Bundesrepublik Deutschland

Der Brandverletzte ist aufgrund seiner mehr oder weniger zerstörten Körperoberfläche und seiner gestörten Infektabwehr extrem anfällig für Infektionen. Die Sepsis stellt die häufigste Todesursache dar. Durch Behandlung in räumlich und apparativ speziell ausgestatteten Abteilungen wird versucht, dieses Risiko zu minimieren.

Ausschlaggebend ist jedoch ein Hygienekonzept, an das sich jedes Mitglied des Behandlungsteams mit äußerster Disziplin zu halten hat. Die Maßnahmen am Patienten, die keineswegs nur für den schwer Brandverletzten zu fordern sind, werden unter dem Aspekt der Infektprophylaxe dargestellt.

Hefte zur Unfallheilkunde, Heft 220
Zusammengestellt von K. E. Rehm

Ein engmaschiges bakteriologisches Monitoring, Abstrichuntersuchungen, aber auch quantitative bakteriologische Analysen in definierten Abständen, ermöglichen ein aktuelles Bild und den Verlauf der Kontaminationssituation des Patienten zu erstellen. Sie sind für die Wahl des weiteren Vorgehens beim Auftreten systemischer Infekte ausschlaggebend.

Bakteriologische Untersuchungen der Umgebung des Patienten – Zimmer, Station, OP etc. – und des Personals ergänzen das Bild der bakteriologischen Situation.

Die Auswertung der Kontaminationsrate von Patienten bei Aufnahme zeigte, daß primär auswärtig behandelte Brandverletzte stärker kontaminiert waren und die Hospitalkeime überwogen. Eine höhere Infektionsrate war trotz geringerer Verbrennungsausdehnung auffällig.

Unsere Forderungen lauten daher, Einhaltung der Hygienemaßnahmen bereits am Unfallort und direkter Transport in eine Spezialabteilung.

VII. Qualitätssicherung in der interdisziplinären Akutversorgung des Schwerverletzten

Vorsitz: K. H. Jungbluth, Hamburg; H. Kuderna, Wien

Die interdisziplinäre Behandlung des Polytraumatisierten: Möglichkeiten und Grenzen

J. L. Hughes, Jr.

Department of Orthopaedic Surgery, University Medical Center,
Jackson-Mississippi MS 39216-4505, USA

Als ich über die Aufgabe, für die ich ausgewählt wurde, nachzudenken begann, wurde mir bald bewußt, daß bei den im Zusammenhang mit unserem Thema entstehenden Gedanken und Überlegungen zwei grundsätzliche Kategorien unterschieden werden können. Unsere Gedanken können als behutsam zu hegende Samenkörner für eine gedeihliche Entwicklung oder als dogmatisch harte und allein der eigenen Zielsetzung verpflichtete Forderung angelegt sein. Ich hoffe, daß Sie meine hier vorgetragenen Gedanken im Sinne unserer gemeinsamen Arbeit als Samenkorn der künftigen Entwicklung aufnehmen und nutzen werden.

Bei der Bearbeitung meines Themas entschied ich mich für die induktive Beweisführung, bei der es erforderlich ist, Makroskopie und Mikroskopie, das Allgemeine und das Besondere zu erfragen. Dieses Vorgehen eröffnet die Möglichkeit, jede sachdienliche und im gegebenen Zusammenhang wesentliche Frage im geeignet erscheinenden Zeitpunkt aufzugreifen und zu behandeln. Darüberhinaus erlaubt dieses Vorgehen die Entwicklung eines geordneten Gedankenganges, dem ich im weiteren zu folgen versuchen werde.

Bei Durchsicht der Veröffentlichungen zu unserem Thema war ich beeindruckt, wie häufig der Begriff „System" in Verbindung mit der Behandlung der polytraumatisierten Verletzten eingesetzt wurde. Das führte mich zu den Fragen:
„Was ist ein System?"
„Warum benötigen wir ein System?"
„Unter welchen Voraussetzungen ist ein System einsetzbar?"

Diese Fragen eröffnen einen methodologisch systematischen Zugang zum Feld des „Traumas". Graphisch ist dieses Vorgehen in dem Sinne darstellbar, daß eine bekannte Eingangsvorgabe (Input) über bekannte Prozeßfaktoren zu einem geplanten Ergebnis (Output) geführt werden kann, das wiederum mit der Eingangsvorgabe verbunden bleibt und über einen entsprechenden Rückkoppelungsmechanismus auf diese zurückwirkt.

Abbildung 1 stellt eine solche Systemanalyse dar und beschreibt zugleich die Inhalte eines „Trauma-Systems". Die spezifischen Merkmale eines Systems müssen definiert sein, damit eine einheitliche Betrachtung und Wertung des Systems möglich wird. Jedes System

Hefte zur Unfallheilkunde, Heft 220
Zusammengestellt von K. E. Rehm

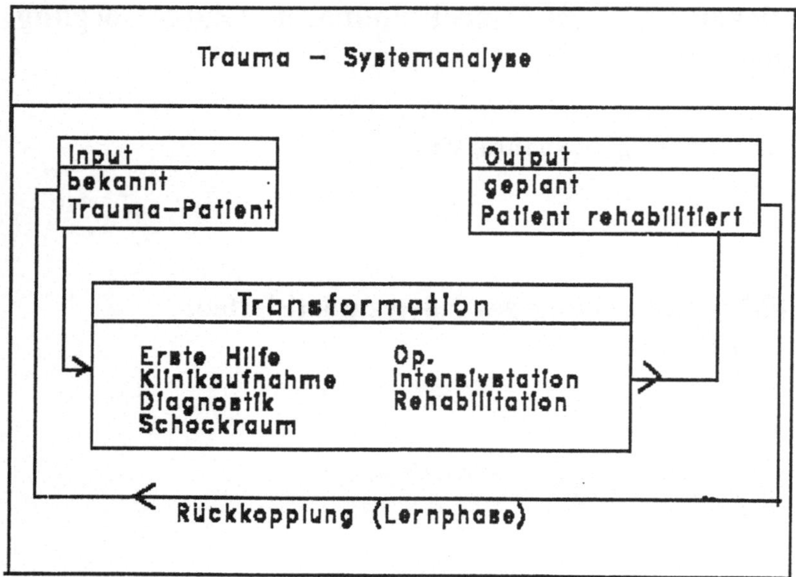

Abb. 1. Organigramm eines Trauma-Systems

bedarf einer Zielvorgabe, seine Qualität wird bestimmt durch die Wechselwirkung der Einzelfaktoren, aus denen das System zusammengesetzt ist und erfordert einen prozessualen (Anfang-zu-Ende) Funktionsablauf.

Erste Ansätze zur Entwicklung eines „Trauma-Systems" finden sich bereits in der Ilias, die erste Berichte über eine organisierte Trauma-Versorgung enthält, bei der verwundete griechische Soldaten vom Schlachtfeld zu den Zelten oder zu den Schiffen verbracht wurden. In späterer Zeit verfügte das Römische Imperium im Verlauf seiner Grenzen über 25 Hospitäler, in denen sowohl verwundete Soldaten als auch die regionale Bevölkerung behandelt werden konnten. Napoleons Chefchirurg, Baron Larrey, gründete die „Fliegende Ambulanz", durch deren Einsatz die Zeit, welche die verwundeten Soldaten ohne Hilfe auf dem Schachtfeld ausharren mußten, erheblich verkürzt werden konnte. Darüberhinaus versuchte Larrey, die Verbandsplätze in der Nähe der Kampflinie zu konzentrieren, um die chirurgische Versorgung der Verletzten ohne weitere zeitliche Verzögerung durchführen zu können. In den späteren Weltkriegen wurde das Konzept des „Trauma-Systems" in Anlehnung an dieses historische Vorbild entwickelt und verbessert.

Ende der 70er Jahre wurde in den USA erkannt, daß nicht nur im Kriegsfall großer Bedarf für ein militärisches Trauma-System besteht, sondern auch in Friedenszeiten für die Zivilbevölkerung ein System für die Behandlung von Vielfachverletzten dringend erforderlich ist. Diese Auffassung wurde gestützt durch die seinerzeitige Feststellung, daß das Trauma die Haupttodesursache zwischen dem 1. und dem 44. Lebensjahr war. In der Tat verzeichnete die Statistik des Jahres 1985 in den USA 2,1 Millionen Verletzte, die Kosten von 11,4 Milliarden Dollar verursacht hatten. Über dieses schwerwiegende monetäre Defizit hinaus verlor die von der arbeitenden Bevölkerung getragene Volkswirtschaft in diesem Zusammenhang im genannten Zeitraum 4 Millionen mögliche Arbeitsjahre. Die

Gesamtsumme der durch Unfallfolgen verursachten Kosten wurde in den USA für das Jahr 1985 mit 135 Milliarden Dollar beziffert. Ungeachtet der durch Unfalltod entstandenen Kosten wurde festgestellt, daß bei den Überlebenden zwei bleibende Behinderungen zu Kosten von 227 Millionen Dollar pro Tag geführt hatten.

Vor diesem Kostenhintergrund entstand die Orange-County-Studie (Kalifornien), bei der nachgewiesen wurde, daß Unfallverletzte mit vergleichbarer Verletzungsschwere (ISS) bei Behandlung in besser ausgerüsteten Krankenhäusern überlebten, während sie bei Aufnahme in das nächstgelegene Krankenhaus wesentlich ungünstigere Behandlungsverläufe hinnehmen mußten, was sich in einer Zunahme der bleibenden Behinderungen und einem Anstieg der Todesrate widerspiegelte. 1980 konnte der Tod als Unfallfolge in Orange County mit Einführung des dortigen „Trauma-Systems" auf 9 % gesenkt werden. Dieses Phänomen wurde nicht allein in den USA beobachtet, auch in Berichten des British Journal of Surgery wurde die Notwendigkeit zur Einführung eines „Trauma-Care-Systems" in gleicher Weise dokumentiert.

Um das Jahr 1970 wurde die Notwendigkeit der Einführung eines „Trauma-Systems" auch in Deutschland (ehemalige Bundesrepublik) erkannt. Seit dieser Zeit hat sich das deutsche Unfallrettungssystem zum „Gold Standard" entwickelt, an dem alle anderen Systeme gemessen werden. 1982 bezeichnete Donald J. Trunkey in seiner Präsidentenrede vor der „Society of the University Surgeons" das deutsche Rettungssystem als das Beste der Welt. Die Vorzüge des deutschen Rettungssystems werden an der Tatsache erkennbar, daß jeder Unfallverletzte innerhalb von 30 min in ein größeres Trauma-Zentrum verbracht werden kann. Dies wird gewährleistet durch ein flächendeckendes Transportsystem und ein ausgezeichnetes Alarmierungssystem. Beispielsweise verzeichnete das Transportsystem der Medizinischen Hochschule Hannover in einer Achtjahresperiode 8 238 Hubschrauberflüge, von denen 88 % Primäreinsätze zum Unfallort waren. Die durchschnittliche Alarmierungszeit betrug 1,4 min, die durchschnittliche Entfernung zwischen Klinik und Unfallort 20,8 km. 4 000 Verletzte wurden bei Eintreffen des Notarztes in tiefem, 532 in irreversiblem Schock, aufgefunden. Von 62 Verletzten, die nach Herz-Kreislaufstillstand am Unfallort oder während des Transportes in die Klinik erfolgreich wiederbelebt werden konnten, haben 20 überlebt und konnten später aus stationärer Behandlung entlassen werden; weitere 19 Überlebende konnten wieder eine berufliche Tätigkeit aufnehmen.

Wenn man dieses System als methodologisches Modell betrachtet, ist es angezeigt zu fragen: „Woran ist der Erfolg des deutschen Rettungssystems erkennbar?" – Seit Einführung des Rettungssystems (NAW, RTW, RHS) konnte die Zahl der Verkehrstoten im Jahr von 16 000 auf 12 000 gesenkt werden, das ist eine Verbesserung der Überlebensrate um 25 %. Wenn wir davon ausgehen, daß jeder gerettete Patient zu einer mit 10 000 Dollar Jahresverdienst vergüteten Arbeitsleistung zurückfinden würde, so würde dies bedeuten, daß er oder sie (in den USA) 2500 Dollar jährliche Steuern aufbringen würde. Allein hierdurch stiege das jährliche Bruttosozialprodukt um 220 Millionen Dollar, von denen 55 Millionen Dollar den Steuereinnahmen des Staates direkt zufließen würden.

Der Schlüssel zum Erfolg des deutschen Rettungssystems liegt darin, daß es ein „Komplett"-System ist. Das System beinhaltet nicht nur eine integrierte und interdisziplinäre Unfallversorgung im Krankenhaus mit der 24-Stunden-Bereitschaft eines „Trauma-Teams" und notfallmäßiger Zusammenarbeit zwischen Schockraum-Operationsabteilung und Intensivstation, sondern schließt auch die weiterführende allgemeine Rehabilitation des Unfallverletzten mit ein. Gut organisierte und ausgebildete Tauma-Teams aus Unfallchirurgen, Neurochirurgen und Anästhesisten stehen bereit, alle Spezialdisziplinen können notfallmäßig beigezogen werden, wenn ihre Hilfe benötigt wird.

Aufbauend auf den bisher dargelegten Grundvoraussetzungen eines „Trauma-Systems" und dem in Deutschland (alte Bundesländer) praktizierten System können wir uns nun eingehender einer methodisch systematisierten Analyse des Traumas und seiner Behandlung zuwenden. Wenn wir den Unfallverletzten in unserer Systemanalyse als bekannte Eingangsvorgabe (Input) betrachten, stellen wir fest, daß die „transformation box" (s. Graphik) die vorstationäre Rettungsleistung, die stationäre unfallmedizinische Versorgung und die weiterführende Rehabilitation als Prozeßfaktoren einschließt. Das System führt also von einer bekannten Ausgangssituation zu einem geplanten Ergebnis (Output), das ist der rehabilitierte Patient. Bei näherer Betrachtung dieses analytischen Ansatzes erkennen wir, daß das System gut definiert ist und einen klaren prozessualen Ablauf beinhaltet. Personelle, räumliche und materielle Voraussetzungen werden an jeder Stelle des Systems benötigt, Ressourcen wie Material, Geld und Arbeitsleistung werden verausgabt. Die Meßgrößen der prozessualen Umsetzung im System sind Kosten, Leistung und Zeit. Es ist folgerichtig und nützlich, daß das System eine für die Qualitätssicherung einsetzbare Rückkoppelung einschließt. Das schafft die Voraussetzung für eine kontinuierliche Verbesserung des Systems. Nach unserer Auffassung gibt es bestimmte Faktoren, die einen methodisch systematisierten Ansatz für die Bewältigung des Traumas und seiner Folgen zwingend notwendig machen; es sind dies zuerst die herausgehobene Komplexität des Aufgabenspektrums und ein der Komplexität der Aufgaben angemessener Bedarf an intellektuellem Engagement. Darüberhinaus erzwingt auch der hohe und kostenwirksame Personalbedarf eines solchen Systems einen effizienten und rationalen Einsatz der Mittel. McMurtry hat ein Trauma-Zentrum definiert als ein in sich geschlossenes und komplettes Behandlungssystem. Das gesamte System gewinnt seine Kraft und Vitalität aus der grundsätzlichen Zielsetzung, optimale Behandlungsergebnisse anzustreben. Die am Unfallort wie in der gesamten präklinischen Phase zu gewährleistenden Anforderungen beinhalten, daß hier notfallmedizinisch qualifiziertes Personal mit einer den Erfordernissen angemessenen technischen Ausrüstung eingesetzt werden muß. Bodengestützte wie luftgestützte Rettungsdienste müssen notfallmäßig einsetzbar und für die Akutversorgung Schwerstkranker und Schwerstverletzter ausgebildet sein. Rettungsleitstellen koordinieren die Rettungsdienste über ein unabhängiges Alarmierungs- und Kommunikationssystem. Im Hinblick auf die Erfordernisse der Traumazentren und Akutkrankenhäuser ist festzustellen, daß die Vorhaltung spezieller Notfalleinrichtungen als Notwendigkeit betrachtet werden muß und nicht als Luxus diskreditiert werden darf. Zum festen Bestand einer solchen Notfalleinrichtung gehört ein speziell trainiertes und notfallmäßig verfügbares Trauma-Team ebenso wie die räumlichen und apparativen Voraussetzungen für eine qualifizierte Röntgen-, Computer- und Kernspindiagnostik. Es erübrigt sich, festzustellen, daß diese diagnostischen Möglichkeiten jederzeit zugänglich und jederzeit betriebsbereit sein müssen.

Neben der vorgenannten Ausstattung sind Einrichtungen für die weiterführende Rehabilitation (Krankengymnastik, Physikalische Therapie, Ergotherapie usf.) für eine systematische Unfallversorgung außerordentlich wichtig. Auch diese Einrichtungen müssen mit speziell ausgebildetem Pesonal besetzt sein und über Behandlungsmöglichkeiten für ambulante und stationäre Patienten verfügen. Die soziale Wiedereingliederung ist für die Verletzten ebenso wichtig wie deren Rückführung in das Arbeitsleben, um ihnen wieder zu einer differenzierten Lebensqualität zu verhelfen, aber auch, um ihre Rückkehr in das häusliche und berufliche Umfeld zu ermöglichen.

Alles bisher Gesagte verlangt eine interdisziplinäre System-Lösung. Die Einrichtung eines Trauma-Systems muß daher als Verpflichtung verstanden werden, Gruppen speziell trainierter und und qualifizierter Fachpersonen zusammenzuführen und miteinander am Verletzten und für den Verletzten arbeiten zu lassen. Entsprechend den Erfordernissen der Unfallmedizin ist die Arbeit dieser Gruppen eindeutig interdisziplinär angelegt. Verbindendes Element sind der im Mittelpunkt aller Bemühungen stehende Patient und die Arbeit für das gemeinsam angestrebte Ziel: den voll wiederhergestellten Unfallverletzten. Wenn man die Definition der Interdisziplinarität in unserem Fall etwas näher betrachtet, erkennt man, daß sie zwei oder mehr akademische, wissenschaftliche oder anderweitig spezialisierte Gruppen einbezieht. Dies motiviert in besonderer Weise dafür, miteinander auf ein gemeinsames Ziel oder Ergebnis zuzuarbeiten. Darüberhinaus sind bestimmte Faktoren zu berücksichtigen, die interdisziplinäres Zusammenwirken bei der Behandlung des Traumas und seiner Folgen geradezu erzwingen. Die genannten Faktoren ergeben sich aus der Komplexität der Aufgaben und der Wissensfülle, die als Grundlage des Verständnisses für die vielfältige Problematik des Gesamttraumas erforderlich ist. Zudem verlangen die herausgehobene technische Komplexität der Aufgaben wie die bei ihrer Bewältigung entstehenden Kosten den koordinierten Einsatz zahlreicher hochqualifizierter Fachpersonen. Ebenso erzwingen die vielgestaltigen Begleitprobleme, denen der Polytraumatisierte ausgesetzt ist, interdisziplinäre Zusammenarbeit. Zu bedenken ist auch, daß der Ausfall eines Teammitgliedes ein ernsthaftes Problem für das Gesamtteam auslösen kann. Die „Prozeßqualität" der Teamarbeit wie des Systems hängt ab von der Motivation und Zuverlässigkeit des einzelnen Team-Mitgliedes, von seiner Grundintelligenz, seiner Trainingsqualität wie auch vom Verständnis des einzelnen für seine Aufgabe. Darüberhinaus muß jeder Mitarbeiter des Teams motiviert sein, uneigennützig zu arbeiten und im Interesse der Aufgabe auf alle erdenkliche Weise zu kooperieren. Die nächste Frage, die wir zu stellen haben, lautet: „Welche Hemmnisse gibt es für die Einführung einer systematischen Betrachtungsweise des Traumas und die Durchsetzung systematisierter Strukturen für die Behandlung des Traumas und seiner Folgen?" Allgemein betrachtet lassen sich in diesem Zusammenhang äußere und innere Einschränkungen unterscheiden.

In der Graphik des Modells, mit dem wir arbeiten, umschließt eine gepunktete Linie die gedachte Systemlösung. Die punktierte Linie symbolisiert hierbei das immer präsente allgemeine (sive öffentliche) Gesundheitsbewußtsein; das sind die Politiker und die Bürger. Beide benötigen Wissen, speziellen Sachverstand und Klugheit, um erfordernisentsprechend handeln zu können. Das wiederum ist als idealisierte Wunschvorstellung zu werten. In der Realität finden wir häufig Ignoranz, Vorurteile, Meinungsverschiedenheiten und auch politischen Druck. Erkannt und bestätigt wurde inzwischen, daß die genannten Faktoren real wirksam sind. Dies zeigt unter anderem ein aktueller Leitartikel, in dem über die ernstzunehmende wirtschaftliche Bedrohung der Trauma-Zentren in den USA berichtet wird. In Los Angeles haben 12 von 23 Trauma-Zentren schließen müssen, in Chicago 4 von 10, in Houston 2 von 3 und in Florida 20 von 33. Zusätzlich wurde berichtet, daß die Traumaeinheit des „Washington Hospital Center" 1988 ein finanzielles Defizit von 225 Millionen Dollar zu beklagen hatte. Wenn man verstehen will, warum diese Zentren schließen mußten, ist es notwendig, auf die sozio-ökonomischen Realitäten zu schauen. 1985 waren 2% der Patienten, die in Nofalleinheiten behandelt wurden, an Aids erkrankt. Dem steht gegenüber, daß die Zahl der Aids-Patienten in den Notfallambulanzen bis zum Jahr 1987 auf 44 % angestiegen war. Zusätzlich hatte die Abhängigkeit von illegalen Drogen wie Crack oder Heroin, aber auch die Abhängigkeit von legalen Drogen wie Alkohol und nicht verschreibungspflichtigen Pharmazeutica die Unfallhäufigkeit dramatisch ansteigen lassen.

In Verbindung mit dieser Problematik finden sich Anzeichen einer Steuerverdrossenheit, die sich in der Gesellschaft auszubreiten beginnt. Steuerverdrossenheit meint hier, daß die Gesellschaft Kosten verursacht, deren Rechnung sie nicht zu tagen bereit ist. Im Ergebnis muß diese Einstellung dazu führen, daß jedes System zusammenbrechen wird, wenn ausreichende Finanzmittel fehlen und getätigte Ausgaben nicht durch neue „Ressourcen“ ausgeglichen werden. Wenn dies eintritt, wird sich das soziale Leben im Lande regressiv entwickeln, die Trümmer des zusammenbrechenden Systems werden zuerst die sozial Schwachen unter sich begraben bis schließlich die gesamte soziale Sicherung zugrunde geht.

In diesem Zusammenhang sollte nicht übersehen werden, daß man sich im Bereich des öffentlichen Gesundheitswesens durchaus auch zu der Notwendigkeit bekennt, soziale Mittel im angemessenen Umfang für die Prävention einzusetzen. Wenn wir bedenken, daß 30–50 % der Unfälle vermeidbar wären, so konnte es nicht überraschen, daß die Zahl der Todesfälle durch motorisierte Verkehrsmittel in Australien um 20 % zurückging, als dort die Gurtpflicht eingeführt wurde. In Mississippi, dem amerikansichen Bundesstaat in dem ich lebe, ist das Tragen des Sicherheitsgurtes gesetzlich vorgeschrieben. Allerdings sieht das Gesetz keinerlei Strafe vor, wenn gegen diese Pflicht verstoßen wird. Eine Studie zeigte, daß 60 % der tödlichen Unfälle durch Alkohol verursacht werden. Wenn man die Rehabilitationsprogramme für Alkoholiker unter diesem Aspekt durchsieht, zeigt sich, daß psychologisch strukturierte Programme nur geringen Erfolg gebracht haben. Zwischen 1967 und 1976, d. h. in der Zeit als in den USA die Schutzhelme für Motorradfahrer gesetzlich vorgeschrieben waren, ging die Zahl der Unfalltoten unter diesen Verkehrsteilnehmern um 50 % zurück. Nach 1976, als die Schutzhelmpflicht (in den USA) bundesweit außer Kraft gesetzt wurde, stieg die Todesrate um 40 %. In den USA befinden sich über 60 Millionen Handfeuerwaffen im Besitz der Bevölkerung. Dies hat in Verbindung mit dem Drogenmißbrauch im San Francisco General Hospital im Laufe von 15 Jahren zu einem Anstieg der unverschuldet zu Schaden Gekommenen von 40 % geführt. Das in unserer Systemanalyse angestrebte Ziel, der vollrehabilitierte Patient, ist durch die genannten Entwicklungen in weite Ferne gerückt. Es scheint, als müßten wir den bisher so erfolgreichen Weg der Unfallmedizin noch einmal von vorne beginnen.

Angesichts dieser deprimierenden Fakten stellte Dr. A. Linton im Canadian Medical Journal fest, daß heute kein Land mehr in der Lage ist, jedem Bürger alle nach dem Stand der Wissenschaft und Technik möglichen Maßnahmen der Gesundheitsförderung und Gesundheitswiederherstellung uneingeschränkt und jederzeit zur Verfügung zu stellen. Dies macht die Notwendigkeit zur Beschränkung evident. Die kanadische Regierung hat diese Erkenntnis bereits in ihre aktuelle Praxis aufgenommen, d. h. sie kontrolliert die Gesundheitskosten, kürzt die Krankenhausbudgets in Absprache mit den Ärzten und kontrolliert den Zugang zu neuer und kostenaufwendiger Technologie. Als flankierende Maßnahme hat die kanadische Regierung zusätzlich begonnen, auch den Personalzuwachs in der Medizin zu kontrollieren.

Als wir am Anfang unserer Diskussion Fragen zum wissenschaftlichen Zugang zu unserem Problem stellten, sprachen wir von der Notwendigkeit, sowohl spezielle als auch allgemeine Gesichtspunkte zu berücksichtigen. In diesem Sinne blicken wir jetzt auf die elementare Keimzelle der medizinischen Versorgung: auf den Patienten und seinen Arzt. Organisatorisch betachtet sollte die Bürokratie (Administration) dieser Grund-Einheit unterstützend und helfend zur Seite stehen. Die Realität zeigt jedoch, daß die Bürokratie in diese Einheit eingedrungen ist und sie, ähnlich dem zerstörerischen Einfluß des Carcinoms auf die biologische Zelle, zunehmend gefährdet.

Wenn man die historische Entwicklung nach ihrem Abbild in der Literatur verfolgt, wird ein dramatischer Fortschritt zwischen den Jahren 1970 und 1987 erkennbar, als viele Ärzte mit zahlreichen Organen und Gruppen der Gesellschaft zusammenarbeiteten, um die Qualität der unfallmedizinischen Versorgung der Bevölkerung zu verbessern. Große Fortschritte wurden erzielt, bis sich die Bürokratie 1987 für die Kosten der unfallmedizinischen Versorgung zu interessieren begann und zugleich ihre aus diesem Interesse vermeintlich gewonnene Weisheit zum Dogma erhob.

Dr. Uwe Rhinehart, ein Ökonom, prägte eine Formel, die er den „B-Faktor" nannte. Das ist die Relation zwischen den durch die Bürokraten des Gesundheitswesens verursachten Kosten und den Gesamtkosten des Gesundheitswesens. Der Bürokrat des Gesundheitswesens kann nach Rhinehart definiert werden als eine Person, deren Lebensaufgabe darin besteht, hinter einem Schreibtisch zu sitzen und Papiere zu produzieren. Leistungsträger des Gesundheitswesens sind die Ärzte, Schwestern und Pfleger, die Therapeuten und die Apotheker, die Hersteller und die Lieferanten usf.. Wenn wir den sog. „B-Faktor" betrachten, so stellen wir fest, daß die Gesamtausgaben für das Gesundheitswesen in den USA zwischen 1980 und 1986 um 85% gestiegen sind. Als Maßnahme zur Kontrolle des Ausgabenanstiegs wurde eine Vermehrung der Zahl der „Bürokraten" notwendig. Der „B-Faktor", stieg im selben Zeitraum auf 185% bzw. von 9,2 Milliarden Dollar auf 24,5 Milliarden Dollar. Unter dem Eindruck dieser Zahlen war die „Gesundheitsbürokratie" alsbald bereit und bemüht, die durch die voranschreitende Systematisierung der unfallmedizinischen Versorgung eben erst erarbeiteten Standards aufzugeben („Reduzierung des Leistungsangebotes"). Jetzt wird die Durchsetzung einer systematisierten Unfallversorgung zunehmend erschwert bzw. unmöglich, sofern nicht ausreichende Geldmittel bereitgestellt bzw. zweckgebunden eingesetzt werden können und darüberhinaus personelle, räumliche und materielle Ressourcen verbraucht, aber nicht ersetzt werden.

Wir richten unsere Aufmerksamkeit nunmehr auf ein anderes Hemmnis, daß sich der Einführung eines „Trauma-Systems" entgegenstellt. R. A. Altergott stellte im Journal of Trauma fest, daß viele Systemlösungen Überschneidungen zeigen, die zu interdisziplinären Verwicklungen Anlaß geben. Dieses Problem kann nach unserer Auffassung in einem multidisziplinären System durch eine vertikale Strukturierung der Verantwortung bewältigt werden. Wenn irgendein Ausfall und Zusammenbruch der Koordination innerhalb des Systems entsteht, kann sich das System durchaus selbst zerstören. Es ist leicht vorstellbar, was geschehen wird, wenn irgendeine Gruppe innerhalb des Systems die eigenen Interessen über die Ziele des Systems stellt. Wenn z. B. der Orthopäde den „kleinen Knochen", für den er sich zuständig fühlt, ausschließlich der eigenen Kompetenz vorbehalten möchte und darauf besteht, daß entweder nach von ihm bestimmten Regeln verfahren oder auf seine Mitarbeit verzichtet werden müsse, und andere, wie Anaesthesisten, die Neurochirurgen usf., für ihre Bereiche in ähnlicher Weise argumentieren, muß dies zum Zusammenbruch des gesamten Systems führen.

Im Buch der Weisheit steht geschrieben: „Das Auge kann nicht zur Hand sagen: Ich brauche Dich nicht, auch nicht der Kopf zum Fuß: Ich brauche Dich nicht.“ Alle sind wesentlich. Wenn wir unsere Frage im Bereich der biologischen Zelle ansetzten lassen, müssen wir die zugrunde liegende Pathologie berücksichtigen, um zu erkennen, wo die Ursachen eines Problems zu suchen sind. Die Wurzel bestimmt immer die Frucht. Der Krankheitsprozeß beginnt in der Regel mit dem Fehlverhalten einer Zelle, die sich dann zur Gefahr für das Organ oder den Wirt selbst entwickelt. Die einzige Komponente oder Zelle, die beides, interne und externe Zwänge aufzubauen vermag, ist der Mensch, sind wir: Sie und ich. Wenn in einem Trauma-System ein Ausfall zu verzeichnen ist, so ist die Ursache hierfür in der Regel im menschlichen Fehlverhalten, weniger in technischen Mängeln zu suchen. Wir sind uns der technischen Fehlschläge durchaus und sicher bewußt, dennoch müssen wir uns ebenso klar sein über die vielfältigen und differenzierten Defizite menschlichen Verhaltens.

Nachdem wir die Dynamik der Gruppe betrachtet haben, gilt unsere Aufmerksamkeit nunmehr dem „Trauma-Leader“ und dem Problem der „Leader-Ship“ in unserem Trauma-System. Wir erkennen zwei Kategorien von „Teamchefs“. Der eine Führungstypus wird repräsentiert durch Drako, den athenischen Staatsmann, der einen strengen Gesetzeskatalog entwarf. Der „drakonische“ Chef ist dadurch charakterisiert, daß er die Dinge und die Welt nach den Begriffen Richtig und Falsch strukturiert, so daß sein Weltbild bei dieser Vereinfachungstaktik unbestimmt und verschwommen bleiben muß. Sein Handeln setzt voraus, daß ihn jedermann unterstützt und er vermag nicht zu glauben, daß andere anderer Meinung sein könnten als er selbst. Sein Denken und Reden ist angefüllt mit: „Sie sollten ...“ und er sieht aus der vermeintlich unangreifbaren Sicherheit seiner Rechtsauffassung auf jedermann herab. Im Ergebnis schafft er das Umfeld, in dem jedes menschliche Streben verkümmert. Sogar diejenigen, die sich nach Kräften bemühen, in dem System und für das System zu arbeiten, werden durch diesen Führungstypus erdrückt.

Bei der Betrachtung von Führungseigenschaften muß man sehr sensibel sein für jegliche Erscheinungsform der Macht. Es wurde einmal gesagt „Jede Macht korrumpiert und absolute Macht korrumpiert absolut“. Meines Wissens ist diese Aussage nie wiederlegt worden. In einer humorigen Charakterisierung des Problems hat Senator John Stennis aus meinem Heimatstaat Mississippi neugewählte Senatsmitglieder mit den Worten begrüßt: „Manch einer kommt hierher und wächst, andere gewinnen lediglich an Umfang“.

Wenn wir fortfahren, in jeder Ebene Fragen zu stellen, können wir an diesem Punkt fragen: “Welche Merkmale können als Hinweise auf die Angreifbarkeit und den korrumpierenden Einfluß der Macht gewertet werden?“

Diese Frage kann wie folgt beantwortet werden: es sind dies Merkmale, die derjenige erkennen läßt, der Macht sucht, in der Absicht, Macht zu sichern; Merkmale derjenigen, die Macht gebrauchen, um andere zu kontrollieren und zu manipulieren; wie auch Merkmale derjenigen, die ihrer Macht gewiß sind und großen Stolz aus dem Besitz der Macht ziehen. Darüberhinaus Merkmale, die derjenige erkennen läßt, der Macht mit anderer Absicht und für andere Ziele einsetzt als die, für die sie bestimmt ist. Dr. Ralf Crawshaw sieht das Bild des Arztes nicht gefährdet durch die Abhängigkeit von Alkohol und anderen Drogen, sondern durch den Hunger nach Macht, Wohlstand und Ruhm.

Die „Trauma-Team-Leader" sind charakterisiert durch typische Eigenschaften: sie führen durch ihr Vorbild und zeigen eine stark ethisch geprägte Einstellung zu ihrer Arbeit. Ein solcher Team-Leader muß über ein breit angelegtes Fachwissen verfügen und durch eine den Aufgaben angemessene Ausbildung ausgewiesen sein; er muß ein guter Organisator sein und „Gefolgsleute" motivieren können. Ein „Trauma-Leader" erreicht seine Stellung nicht einfach durch einen akademischen Titel. Er erreicht seine Stellung weder durch die Manipulation von Macht oder Politik, noch durch die expansive und invasive Übernahme seiner Position auf Basis der formalen Zertifikation fachspezifischer Zuständigkeit. Der echte „Leader" zeichnet sich aus durch das, was ich den „dienenden Leader" nenne. Die fachliche Orientierung dieses Leaders wird bestimmt von dem Bemühen, Sachverhalte durch das Sammeln von Informationen zu sichern und auf diesem Wege zu Entscheidungen zu gelangen, die konkret und begründbar sind. Sein Denken und Reden ist stets offen für die Diskussion der Frage: „Wie können wir dieses Problem lösen?" Der „Leader" schafft eine Atmosphäre, in der die offene Diskussion und alle Bemühungen, sich menschlich zu engagieren, gefördert werden. Der vorausschauend nach oben gerichtete Blick des Leaders sieht den Patienten auf dem höchsten Punkt und im Brennpunkt der allgemeinen Aufmerksamkeit. Die Analyse des „dienenden Leaders" zeigt einen Mann, der umfassend ausgebildet ist und über eine gesicherte Wissensbasis in allen Bereichen der Traumatologie verfügt. Dieses Individuum wird geprägt von einer berufserprobten und gleichsam „wetterfest" gewordenen Arbeitsauffassung, er ist ein Meister in seinem Fach und überblickt den gesamten Weg vom Unfall bis zur definitiven Rehabilitation. Darüberhinaus sollte er oder sie an der Forschung interessiert und zur Lehre befähigt sein.

Wenn wir alle dargelegten Elemente eines Trauma-Systems betrachten, könnten wir versucht sein, mit Stolz auf das zu schauen, was wir erreicht haben und uns begeistern für das Ziel, dem wir zustreben. Dennoch gibt es Anlaß zur Sorge. Gerhard Schröder, deutscher Bundesminister in den 50er Jahren, äußerte Gedanken, die diesen Punkt betreffen: Schröder erinnerte daran, daß es eine stimulierende Überzeugung unserer Großväter und der gesamten zivilisierten Welt war, zu glauben, der technische Fortschritt werde zu einer dauerhaften Verbesserung der Welt führen. Nur wenige Denker jener vergangenen Zeit hatten es gewagt, diesen Optimismus als naiv zu kritisieren. Heute gelten diejenigen als große Propheten, die die derzeitige Krise vorausgesagt haben. Wie Schröder seinerzeit hervorhob, begannen Philosophen, Historiker und Dichter verschiedenster Nationalität in den 50er Jahren zunehmend zu erkennen, daß der Glaube an den Fortschritt der Welt ein Irrtum gewesen und der Optimismus vergangener Zeiten inzwischen einem dunklen Pessimismus gewichen war. Die Probleme der Menschheit waren und sind vielschichtig und vielgestaltig. Wenn wir diese Gedanken auf unsere methodologische Systemanalyse übertragen, können wir Gedanken aufgreifen, die Dr. Werner L. Grose in seine Buch „Managing Risk" dargelegt hat. Dr. Grose zeigte, daß eine Systemlösung an Praktibilität verliert, wenn zugleich ein Erkenntniszuwachs bei den Sozialwissenschaften festzustellen ist. Wenn ein Projekt wie das, einen Menschen auf den Mond zu schicken, realisiert wird, ist die methodologisch systematische Betrachtung und Analyse des Vorhabens sehr nützlich. Die zur Verbesserung der Sicherheit von Kraftfahrzeugen unter Berücksichtigung aller verfügbaren Meßwerte realisierte Entwicklung von Sicherheitsgurten ist ebenfalls außerordentlich nützlich. Dennoch bleibt diese mit großem intellektuellen und materiellen Aufwand gewonnene Sicherheit in vielen Fällen ungenutzt, da niemand gezwungen werden kann, den Gurt auch tatsächlich einzusetzten. Die fatalen Folgen eines Unfalles können in unserem

Beispiel nur dann verhütet werden, wenn alle beteiligten Elemente in gemeinsamer Zielsetzung praktisch wirksam werden. Am Bild von Dr. Grose erkennen wir, daß mit dem Erkenntniszuwachs in den Sozialwissenschaften auch die (erkannten) Probleme zunehmen und der Systemlösung im wahren Sinne des Wortes Grenzen gesetzt sind. Wie hätte man z. B. das Niederreißen der Berliner Mauer durch ein methodologisch systematisiertes Vorgehen verhindern wollen, nachdem der Wunsch nach Freiheit das gesamte deutsche Volk erfaßt hatte?

Ich schließe mit dem Hinweis auf eine Feststellung Immanuel Kants. Als er gefragt wurde, worauf er seinen Erfolg zurückführe, kehrte Kant die Frage um und sagte: „Das Geheimnis liegt darin, zu fragen 'Was kann ich wissen? – Was kann ich tun? – und was darf ich hoffen?'". Jeder von uns muß seine eigene Antwort finden auf die heute und hier als Samenkorn eingebrachten Ideen.

Zusammenfassend kann festgehalten werden, daß wir anhand eines Arbeitsmodells über ein Trauma-System nachgedacht haben. Darüberhinaus haben wir kurz die Möglichkeiten der Planung und Verwirklichung eines solchen Systems diskutiert und versucht, die Hindernisse und Zwänge zu verstehen, die sich einem solchen System von außen wie von innen entgegenstellen können.

Abschließend möchte ich an Sie, als die in der Welt führenden Traumatologen, appellieren: Lassen Sie nicht nach, die Basis Ihres Wissens ständig zu erweitern; geben Sie Ihre Kenntnisse und Erfahrungen weiter; vor allem aber: Wählen Sie Ihren Weg in die Zukunft mit Weisheit und frei von der Frage, wer den Dank für Ihre Arbeit ernten wird.

Fachinternistische Untersuchung und interdisziplinäres Konsil

E. H. Kuner und St. Eichinger

Abteilung Unfallchirurgie, Chirurgische Klinik, Universität Freiburg, Hugstetter Straße 55, W-7800 Freiburg/Brsg., Bundesrepublik Deutschland

Das Polytrauma ist das Paradebeispiel dafür, daß ein so komplexes und schweres Verletzungsbild nur in engster Kooperation mit den Fachgebieten optimal behandelbar ist, in deren Kompetenz schon natürlicherweise krankheits- und verletzungsbedingte Veränderungen an Organen und Organsystemen auch sonst fallen würden. So sind mit den verschiedenen chirurgischen Disziplinen vor allem Anaesthesie und Radiologie regelmäßig gefragt und in speziellen Fällen muß u. a. auch die fachinternistische Untersuchung und das interdisziplinäre Konsil erfolgen.

Da Chirurgie und Innere Medizin zunächst einmal den gleichen pathophysiologischen Hintergrund haben und über dieselben klinischen, laborchemischen und apparativen Untersuchungstechniken (z. B. Sonographie, Endoskopie u. a.) verfügen, stellt sich die Frage nach der fachinternistischen Untersuchung nicht regelmäßig, sondern dann, wenn interni-

Hefte zur Unfallheilkunde, Heft 220
Zusammengestellt von K. E. Rehm

stische Krankheitsbilder entweder vorbestehen und bekannt sind, oder wenn sich aus dem Trauma heraus tiefgreifende Funktionsstörungen an bestimmten Organen manifestieren.

An unserer Klinik wurden im Kalenderjahr 1989 u.a. 263 Polytraumen und 417 Monotraumen bei Patienten, die älter als 65 Jahre alt waren, behandelt. Ein internistisches Konsil war beim Polytrauma in 18,2 % und beim Monotrauma der älteren Patienten in 20,1 % der Fälle für notwendig erachtet worden. Unsere Studie zeigt auch, daß beim polytraumatisierten Patienten das Konsil in keinem Fall vor der Notfallversorgung erfolgte, sondern in einem Viertel der Fälle vor den noch anstehenden sekundären Eingriffen bzw. einer Definitivversorgung. Drei Viertel der Konsilia wurden während des postoperativen Verlaufes erbeten. Im Gegensatz dazu wurde der Internist beim Monotrauma des älteren Menschen über zwei Drittel der Fälle (67 %) vor einer Operation konsultiert.

Das internistische Konsilium hatte in den meisten Fällen therapeutische Konsequenzen. Auf den Operationszeitpunkt wirkten sie sich nur beim Monotrauma und den sekundären Operationen beim Polytrauma aus. Um mehr als drei Tage mußte in keinem Fall die Operation aufgeschoben werden.

Im Zusammenhang mit der fachinternistischen Untersuchung interessierte vor allem die Diagnose, welche dazu Anlaß gegeben hatte. Beim Polytrauma ergibt sich folgende Auflistung:

- Contusio cordis 17,1 %
- Herzrhythmusstörungen, z.B. absol. Arrhythmie, supraventriculäre Tachykardie, ventriculäre Extrasystolie u.a. 16,8 %
- Pneumonie/Aspiration 14,8 %
- Hypertonie 7,8 %
- pathologische Leberwerte, Alkohol-Delir/Drogen 8,6 %
- Niereninsuffizienz, -versagen 7,9 %
- respiratorische Insuffizienz, chron. Bronchitis, Emphysem 7,0 %

Für das Monotrauma des älteren Menschen (pertrochantere und Schenkelhalsfrakturen) finden wir folgende Diagnosen:

- absolute Arrhythmie, supraventriculäre Tachykardie, Extrasystolie, AV-Block 2. und 3. Grades 16,8 %
- Herzinsuffizienz, kardiale Dekompensation 12,0 %
- Hypertonie 11,5 %
- Asthma bronchiale, asthmatoide Bronchitis, chron. Bronchitis 10,1 %
- Diabetes mellitus 9,4 %
- Niereninsuffizienz 5,8 %
- Koronarinsuffizienz, KHK 5,2 %
- Phlebothrombose, Embolie 3,7 %
- Fragen vorliegender Medikation, Medikamentenentrümpelung u.ä. 6,9 %

Aus dieser Zusammenstellung läßt sich ablesen, daß es in der ersten Gruppe vor allem traumabedingte Funktionsstörungen und Lungenkomplikationen, aber auch pathologische Veränderungen an Leber und Niere waren, die das internistische Konsil notwendig machten. Aber auch beim Monotrauma des älteren Menschen stehen die Herz-Kreislauf-Affektionen und Erkrankungen der Lunge ganz im Vordergrund dieser Fragestellung.

Aufgrund der bei der Bearbeitung dieses Themas gewonnenen Erkenntnisse und Einblicke in die selbst veranlaßten Konsiliargesuche, sollen im folgenden einige wesentliche, durch Trauma und/oder Krankheit bedingte Störungen aufgeführt werden, die im Einzelfall Anlaß für eine fachinternistische Untersuchung, Beratung oder Mitbehandlung sein können.

Der Verdacht auf *Herztrauma* besteht u. a. bei

- Sternumfraktur,
- parasternale Rippenserienfrakturen,
- Rippenserienfrakturen links mit instabiler Thoraxwand,
- Medialstinalhämatom,
- Compressio cordis.

Es ist darauf hinzuweisen, daß ein Viertel aller stumpfen Herzverletzungen nicht mit begleitenden Rippenfrakturen einhergehen. Direkte Hinweise für das Vorliegen einer stumpfen Herzverletzung ergeben sich durch:

- Auskultation (oft normal: gel. Perikardreiben),
- Herzinsuffizienzzeichen,
- Herzvergrößerung/Lungenstauung (Thorax-Rö.),
- Anstieg des ZVD (Cave: Herztamponade),
- EKG (rasch wechselnde Veränderungen möglich),
- Herzrhythmusstörungen (Vorhofarrhythmie, evtl. Extrasystolen; selten Schenkelblock oder atrioventriculäre Überleitungsstörungen),
- Enzymbestimmungen (CK-MB-Isoenzyme bei Verdacht auf Infarkt).

Die Sonographie ist die Untersuchungsmethode der Wahl zum Nachweis eines Hämatopericards oder eines Pericardergusses.

Eine Coronarangiographie ist in der Akutphase nur dann indiziert, wenn im EKG ein transmuraler Infarkt erkennbar ist, der ein operatives Eingreifen erforderlich macht. Coronarangiographie und Abklärung mittels Herzkatheter haben spezielle Indikationen, die durch die internistische Untersuchung und das Konsil im Einzelfall zu entscheiden sind.

Eine zentrale Rolle spielt das internistische Konsil vor allem auch beim *Thoraxtrauma*. Es ist klinische Erfahrung und nachgewiesen, daß die Letalität Polytraumatisierter mit gleichzeitigem Thoraxtrauma deutlich größer ist, als bei anderen mit vergleichbarem Schweregrad ohne Thoraxtrauma [5]. Der Lungenkontusion kommt dabei gravierende Bedeutung zu. Sowohl die initiale Schockphase, wie der direkte Parenchymschaden führen zu einer verstärkten Aktivierung cellulärer und humoraler Systeme, die wahrscheinlich über eine Permeabilitätsstörung an der Endothelmembran der pulmonalen Endstrombahn und damit zum interstitiellen und respiratorisch wirksamen Ödem der Lunge führen [1,5]. Von einer erhöhten Infektionsgefahr ist dabei auszugehen.

Die Behandlung der Lungenkontusion setzt die frühzeitige Erkennung voraus. Klinische Zeichen sind Thoraxprellmarken, Rippenfrakturen und Hämoptysen sowie im Standard-Röntgenbild sichtbare Veränderungen der Lunge. Sie reichen von klein- bis großfleckig, aber nicht konfluierend und bis zu großfleckig konfluierenden strahlendichten Arealen. Die Ausbreitung partiell oder in eine bzw. beide Lungenhälften spielt dabei eine große Rolle.

Die bronchoskopische Untersuchung mit Absaugung führt am sichersten zur Diagnose. Dabei ist vor allem auf Petechien, submucöse Einblutungen, intrabronchiale Schwellung und frische intraluminäre Blutungen zu achten.

Regel und Mitarb. (1988) konnten zeigen, daß bei Lungenkontusion vermehrt mit dem Auftreten einer respiratorischen Insuffizienz (ARDS) gerechnet werden muß. Da eine kausale Behandlung bisher noch nicht möglich ist, kommt der Vermeidung von Aspiration und Atelektasenbildung durch bronchoskopische Absaugung, der raschen Beseitigung eines eventuell bestehenden Hämatopneumothorax durch großzügige Pleuradrainage und der Vermeidung einer pulmonalen Infektion große Bedeutung zu. Diese Maßnahmen sind in der Lage, die ARDS-Quote zu senken.

Es soll im Zusammenhang mit der akuten respiratorischen Insuffizienz noch darauf hingewiesen werden, daß zu den extrapulmonalen Ursachen heute ganz besonders der Drogenmißbrauch und die Schlafmittelintoxikation gehören, die zu schweren Störungen des Atemzentrums führen.

Bei einem schweren Thoraxtrauma ist neben der Verletzung von Herz und Lunge primär auch an die mehrzeitige Aortenruptur zu denken. Die Verletzung der thorakalen Aorta zählt zu den häufigsten Organverletzungen beim stumpfen Trauma. Der vollständige Einriß der Aortenwand führt durch Verbluten in wenigen Minuten zum Tode. Bei der mehrzeitig verlaufenden Ruptur sind zunächst nur die inneren Wandschichten betroffen und der Einriß verläuft bis unter die Adventitia. Diese kann die Verletzung für Minuten, Stunden oder auch Tage abdecken [3]. Der Verdacht auf eine derart folgenschwere Verletzung muß bei jedem Thoraxtrauma bestehen, das infolge Brustkorbkompression und Deceleration entstanden ist. Klinische Hinweise ergeben sich aus Bluthochdruck an der oberen und erniedrigtem Druck an der unteren Körperhälfte, zusammen mit Einblutungen in die linke Pleurahöhle. Gleichzeitig besteht im Röntgenthoraxbild eine Mediastinalverbreiterung.

Die rasch notwendige Diagnose wird mit Hilfe der Angiographie gestellt. In diesem Fall liegt der Schwerpunkt des interdisziplinären Konsils beim Radiologen und Anästhesisten. Erst sekundär könnte eine fachinternistische Untersuchung und Beratung hilfreich sein.

Von seiten des *Kreislaufs* steht beim Polytrauma regelmäßig zunächst der hämorrhagische Schock im Vordergrund. In diesem Zusammenhang soll nicht unerwähnt bleiben, daß der Schock an sich kein Grund für ein internistisches Konsil ist, jedoch verlangen sekundäre Schockfolgen an Niere, Leber und Magen nicht selten den internistischen Rat.

Die *Niere* reagiert bereits nach 1–2 h sehr empfindlich auf eine verminderte Durchblutung. Beim posttraumatischen Nierenversagen ist deshalb das frühzeitige internistische Konsil wichtig. Die Zeichen für das akute Nierenversagen sind:

- Oligurie infolge Abnahme der glomerulären Filtration, Anstieg von Harnstoff (normal: 10–50 mg/100 ml) und Creatinin (normal: 0,50–1,10 mg/100 ml).

Das internistische Konsil konzentriert sich auf:

- Erkennung der Störung und der Ursache,
- Absetzen nephrotoxischer Medikamente,
- Behandlung der metabolischen Acidose,
- Überprüfung der Ausscheidungsbilanz, evtl. Indikation für Dopamin in Nierendosis (1,4 μg/kg KG/min),
- Beobachtung des Serum-Kaliumwertes (normal: 3,6–5,4 mmol/l),

- Prüfung der Indikation für extracorporale Eliminationsverfahren (Hämofiltration, Hämodialyse, Peritonealdialyse),
- Ein- und Ausfuhr werden mit Hilfe des ZVD kontrolliert.

Eine Lasix-Medikation sollte ebenfalls nur in Abstimmung mit dem Internisten erfolgen. Bei instabiler Nierenfunktion muß auf mögliche Medikamentenkumulation geachtet werden. Dies trifft besonders auf Antibiotica und die nichtsteroidalen Antiphlogistika (Indometacin-Amuno oder Diclofenac-Voltaren u. ä.) zu. Es müssen adaptierte Dosierungen festgelegt werden.

Die *Leber* und der portale Kreislauf können ebenfalls von der schockbedingten Zentralisation betroffen sein. Es kann der sog. „postaggressive" Ikterus auftreten [1]. Auffallend sind die pathologischen Fermente der LDH (Lactat-Dehydrogenase), der SGOT (Serum-Glutamat-Oxalacetat-Transaminase) sowie der SGPT (Serum-Glutamat-Pyruvat-Transaminase). In einem späteren Stadium sind auch die „Stasefermente" – die gamma-GT (gamma-Glutamyl-Transferase) sowie die alkalische Phosphatase erhöht.

Bei der Leberkontusion (stumpfes Oberbauchtrauma) gilt es, laborchemisch die Funktion zu überwachen bzw. die celluläre Integrität, die Exkretionsfähigkeit und die Stoffwechselleistung der Leber zu beurteilen und eventuelle Funktionsstörungen nach Ursache, Art und Schwere zu differenzieren.

Auch die *Blutgerinnung* bzw. Hämostaseprobleme können Anlaß zu einem internistischen Konsil sein. Muß beispielsweise ein Verbrauch substiutiert werden, wird es nicht beim Konsil bleiben, sondern es ist die Mitbehandlung erwünscht.

Die *akute gastroduodenale Läsion* kann ebenfalls Anlaß sein, den fachinternistischen Rat einzuholen. Die hämorrhagische Gastritis bzw. das Stressulcus stellt eine Schädigung der Magenschleimhaut infolge einer Mikrozirkulationsstörung dar. Sie hat ihre Ursache in einem Schockzustand unterschiedlicher Genese (Polytrauma, Sepsis, Verbrennungen usw.), der mit einer Störung der Mikrozirkulation einhergeht. Infolge der Ischämie der Magenwand kommt es unter dem Einfluß der vorhandenen aggressiven Faktoren (Säure, Galle) zu oberflächlichen (Erosionen) oder zu tieferen Gewebsdefekten (Ulcus) der Magenwand mit der Gefahr der Blutung und Perforation. Die akuten Schleimhautläsionen treten fast ausschließlich multipel auf und sind vor allem in Fundus und Corpus des Magens sowie im ersten Drittel des Duodenums lokalisiert. Die Diagnose wird in der Regel durch eine Gastroduodenoskopie gestellt. Die Endoskopie gehört bei uns zu den Aufgaben der allgemeinen Chirurgie. Dort wo sie vom Internisten durchgeführt wird, ist die Konsiliaruntersuchung angesagt.

Wesentlich beim Stressulcus des Risikopatienten ist die Vorbeugung. Sie erfolgt heute mit H_2-Receptor-Antagonisten und Antiacida. Ist jedoch bereits die konservative Therapie erforderlich, dann ist die enge internistische Mitbehandlung erwünscht.

Unter dem *Postaggressionssyndrom* versteht man die Reaktion des Körpers auf die Störung zahlreicher physiologischer Regelkreise durch Trauma und Narkose. Es kommt dabei zu einer überschießenden und lang andauernden Catecholamin- und Glucocorticoidausschüttung mit erhöhtem Blutzuckerspiegel und Zuckerverwertungsstörung. Dem hat die Infusionssubstitution (parenterale Glucosezufuhr nur 100–150 g/die) und die nach wenigen Tagen schrittweise Umstellung auf eine normo- bzw. hochcalorische Ernährung Rechnung zu tragen. Dem Schmerz kommt in diesem Zusammenhang große Bedeutung zu, da die Stress-Situation mit einer Ausschüttung von Stresshormonen (Catecholamine, Cortison, Hydroxycortison) verbunden ist. Diese verursachen einen verzögerten Heilverlauf mit erhöhter Gefahr für die Wundheilung. Die Schmerzen führen besonders nach Thorax- und Abdominaltraumen zu einer Verschlechterung der Atmung. Deshalb ist eine ausreichende Schmerzbekämpfung nach Trauma oder postoperativ ganz wesentlich. Beim Vorliegen bestimmter Grunderkrankungen oder Verletzungskonstellationen kann der fachinternistische Rat für die Wahl eines speziellen Schmerzmittels notwendig sein. Die Gefahr einer Atemdepression durch Analgetica ist wesentlich geringer als die Gefahr einer unzureichenden Atmung aufgrund von Schmerzen.

Ein besonderes Problem stellt der *Alkoholismus* dar, vor allem wenn ein solcher Patient polytraumatisiert wurde. Das Zuammentreffen derartig schwerer Gesundheitsstörungen macht die fachinternistische Untersuchung und das interdisziplinäre Konsil obligat. Aus Frankreich berichten Herveé und Mitarb. (1986) über ein vorwiegend aus Alkoholikern bestehendes Polytraumakollektiv, das bei der Aufnahme einen Alkoholspiegel von über 1,2‰ hatte. Die Sterblichkeit des chronischen Alkoholikers mit Polytrauma beträgt rund 60 % und liegt damit um das Vierfache höher als beim Gelegenheitstrinker. Da in diesen Fällen damit gerechnet werden muß, daß bereits mehr oder weniger starke Organschäden an der Leber vorliegen, ist die internistische Untersuchung vordringlich.

Das Risiko von *Thrombose und Embolie* im Zusammenhang mit einem Trauma und besonders dem Polytrauma ist hoch. Die Angaben über Thrombosehäufigkeit sind in der Literatur sehr unterschiedlich und variieren zwischen 20 und 80 %, während die Häufigkeit von Lungenembolien beim Traumapatienten zwischen 4 und 22 % liegt [9]. In diesen Zahlen sind auch Embolien bei Patienten mit Monotrauma, z. B. ältere Patienten mit Hüftfrakturen und paraplegische Patienten enthalten, die sowieso ein hohes Thromboserisiko haben. Die tatsächliche Rate von Phlebothrombosen und Thromboembolien bei jungen, vor dem Trauma gesunden Menschen ist nicht bekannt.

Risikofaktoren für ein thromboembolisches Geschehen sind [10]:

- Übergewicht,
- Alter über 45 Jahre und Immobilisierung (Bettruhe länger als 3 Tage und/oder Gipsverband),
- venöse Vorschäden (Varicosis, postthrombotisches Syndrom),
- hormonelle Kontrazeptiva (Pille) und Nikotin,
- Becken- und Hüftfrakturen,
- Frakturen der unteren Extremität,
- Wirbelfrakturen,
- komplexe Verletzungen der unteren Exremität,
- Operationen an größeren Venen der unteren Extremität,
- Tetra- und Paraplegie,
- Patienten im Coma.

O'Malley und Mitarb. (1990) finden in einer prospektiven Studie eine Korrelation zwischen Lebensalter bzw. Schweregrad der Verletzung und der Häufigkeit einer Lungenembolie. Der Studie zufolge haben Patienten mit Beckenfrakturen oder ernsthaften Verletzungen des Thorax, des Abdomens oder des Schädels ein erhöhtes Risiko. Überraschenderweise fanden die Autoren kein erhöhtes Risiko einer Lungenembolie bei Patienten mit Frakturen der langen Röhrenknochen. Sie führten diese Feststellung möglicherweise auf die meist sofortige stabile Osteosynthese und die damit verbundene frühe Mobilisierbarkeit zurück. Wegen der komplexen Wechselwirkung bei schweren Verletzungen mehrerer Organsysteme und der Minderperfusion ist es sehr schwierig, die genaue Entstehungsrate thromboembolischer Komplikationen zu quantifizieren.

Während die Häufigkeit von Lungenembolien und die Effektivität von prophylaktischen Maßnahmen bei bestimmten Patientengruppen sehr gut definiert ist, ist sehr wenig über die genaue Häufigkeit bei Patienten mit schweren und multiplen Verletzungen bekannt, bei denen bestimmte prophylaktische Maßnahmen oftmals nur schwierig oder gar nicht anwendbar sind. Dabei denke ich beispielsweise an Kompressionsstrümpfe, die bei einer Fixateur externe-Osteosynthese oder bei Extensionsverbänden überhaupt ausscheiden.

Auch Patienten mit Schädel-Hirn-Trauma oder Verletzungen des Rückenmarks scheiden zumindest in der Frühphase für die low-dose-Heparin-Prophylaxe aus, weil gerade hier eine Blutung katastrophale Auswirkungen haben müßte [7]. Sonst aber gehört die Thromboseprophylaxe mit niedermolekularem Heparin heute zum Standard in der chirurgischen Intensivmedizin. Bei bereits vorbestehender Anticoagulation z. B. aus angiologischen oder kardiologischen Gründen ist der internistische Rat dringend gefragt.

Gelegentlich können trotz Prophylaxe Thrombosen und auch Embolien auftreten. Patienten, die sediert und beatmet werden, haben keine Möglichkeit, ihre subjektiv empfundenen Beschwerden zu äußern. Sie fallen in dieser Situation meist durch eine geringgradige Änderung der Lungenfunktion auf, die sich z. B. in einem Abfall der arteriellen Sauerstoffsättigung wiederspiegelt. In dieser kritischen Krankheitsphase muß dann auch an eine Lungenembolie gedacht werden. Sie muß so schnell wie möglich ausgeschlossen bzw. gesichert werden. Die pulmonale Angiographie ist z. Zt. das einzige spezifische Verfahren zur Identifikation einer Lungenembolie. Sie gestattet den zweifelsfreien direkten Nachweis der Füllungsdefekte im Stamm der Lungenarterie und in ihren Verzweigungen. Bei Verdacht auf das Vorliegen einer akuten massiven Lungenembolie soll nicht zugewartet werden, da die lebensrettende Therapie von der Richtigkeit der Diagnose abhängt und keinen Aufschub duldet. Das Risiko der Untersuchung ist klein außer bei schwerer Rechtsherzinsuffizienz oder Jodallergie. Mit der digitalen Subtraktionsangiographie (DSA) läßt sich die Notwendigkeit einer selektiven Kontrastmittelinjektion in die Lungenarterie umgehen. Ihr Auflösungsvermögen ist heute für den Nachweis einer zentralen Lungenmbolie oftmals ausreichend. Diagnostik und Therapie der Lungenembolie sind ein weiteres Beispiel für eine enge Zusammenarbeit mit dem Kardiologen.

Abschließend sei noch ein Hinweis auf die Beziehung zwischen Thrombose bzw. Lungenembolie und der Anwendung von Subclaviakathetern erlaubt. In einer Studie konnten O'Malley und Mitarb. (1990) zeigen, daß 25 von 30 Patienten mit einer Lungenembolie in dieser Phase bereits einen Subclaviakatheter liegen hatten. Thrombosen sind hier klinisch selten nachweisbar, wurden aber in 30–40 % autoptisch nachgewiesen. Auflagerungsthromben entstehen trotz moderner Kathetermaterialien in wenigen Stunden [8].

Ich habe versucht, im Rahmen der Qualitätssicherung in der interdisziplinären Akutversorgung des Schwerverletzten einige Akzente zu setzten, welche zum Teil generell, zum Teil in vielen individuellen Situationen eine fachinternistische Untersuchung mit einschließen sollten. Zweifellos hat der Internist nicht den gleichen Zugang zu vielen chirurgischen Krankheitsbildern. Dies gilt natürlich auch im umgekehrten Sinne. Durch viele gemeinsame Arbeitsgebiete jedoch – ich denke da z. B. an den Gastroenterologen und den

Abdominalchirurgen, an den Kardiologen und den Herzchirurgen, den Angiologen und den Gefäßchirurgen – ist das gegenseitige Verstehen und Verständnis sehr gewachsen. Dies gilt übrigens auch ganz allgemein für den Internisten und den Unfallchirurgen.

Literatur

1. Allgöwer M (1982) Allgemeine und spezielle Chirurgie. Springer, Berlin Heidelberg New York
2. Hervé Ch, Gaillard M, Roujas F, Huguenard P (1986) Alcoholism in polytrauma. J Traum 26:1123–1126
3. Kuner EH, Schlosser V (1988) Traumatologie. Thieme, Stuttgart
4. O'Malley KF, Ross St E (1990) Pulmonary Embolism in Major Trauma Patient. J Traum 30:748–750
5. Regel G, Sturm JA, Friedl HP, Nerlich M, Bosch U, Tscherne H (1988) Die Bedeutung der Lungenkontusion für die Letalität nach Polytrauma. – Möglichkeiten der therapeutsichen Beeinflussung. Chirurg 59:771–776
6. Richardson JD, Adams L, Flint LM (1988) Selective management of flail chest and pulmonary contusion. Ann Surg 196:481
7. Scheld HH, Oehler G (1987) Die Venenthrombose und ihre Komplikationen. In: Reifferscheid M Grundlagen der Chirurgie. Demeter, Gräfelfing
8. Schwarzhoff W, Falke K (1987) Der zentralvenöse Katheter. – Punktionstechniken, Pflege und Komplikationen. In: Reifferscheid M Grundlagen der Chirurgie. Demeter, Gräfelfing
9. Shackford SR, Moster KM (1988) Deep venous thrombosis and pulmonary embolism in trauma patients. J Intensive Care Med 3:87–98
10. Shackford SR, Davis JW, Hollingsworth-Fridlund P, Brewer NS, Hoyt DB, Mackersie RC (1990) Venous thromboembolism in patients with major trauma. Am J Surg 159:365–369

Fachneurologische Untersuchung und interdisziplinäres Konsil

H. Kuderna, Wien

(Manuskript nicht eingegangen)

Gemeinsame Akutversorgung mit dem Anaesthesisten

J. A. Sturm

Unfallchirurgische Klinik, Medizinische Hochschule Hannover, Konstanty-Gutschow-Straße 8, W-3000 Hannover 61, Bundesrepublik Deutschland

Es ist aus wissenschaftlichen Untersuchungen neuerer Zeit bekannt, daß die Überlebenschance schwerstverletzter Patienten besonders innerhalb der ersten Stunden der Versorgung bestimmt wird. Auch später auftretende Komplikationen wie das Multiorganversagen

Hefte zur Unfallheilkunde, Heft 220
Zusammengestellt von K. E. Rehm

(MOV) können auf pathogenetische Prozesse der Initialphase zurückgeführt werden. Es ist daher von besonderer Bedeutung, daß gerade in den ersten Stunden nach Polytrauma eine optimale Behandlung gewährleistet ist. Zur Erreichung dieses Zieles müssen die Fachdisziplinen, die die Versorgung im wesentlichen tragen – Anaesthesie und Unfallchirurgie – Hand in Hand zusammenarbeiten. Treten in dieser Phase Koordinierungsschwierigkeiten auf, wird der Patient unweigerlich darunter leiden.

Die Zusammenarbeit in der Initialphase der Polytraumabehandlung ist allerdings wegen der Komplexität und Dramatik des Geschehens nicht einfach. Die fachliche Problemstellung ist der anderer großer chirurgischer Aufgaben wie z. B. Operationen am offenen Herzen durchaus vergleichbar.

Die Koordination der unmittelbar lebensrettenden Maßnahmen sowie der anschließenden Diagnostik und Therapie unter Beteiligung einer Vielzahl von Fachdisziplinen und Personen ist außerordentlich schwierig.

Aus prospektiven Untersuchungen unserer Klinik wissen wir, daß in den ersten Stunden nach Polytrauma im Schnitt 5,5 Fachdisziplinen mit bis zu 12 Personen gleichzeitig tätig werden. Die Versorgungsnotwendigkeit eines breitgefächerten Verletzungsspektrums mit 7 Einzelverletzungen im Mittel macht dies erforderlich. Anaesthesist und Unfallchirurg sind von Anfang an simultan tätig, der Neurochirurg nimmt zur Intervention bei einer Schädelverletzung Stellung, der Kieferchirurg, der HNO-Arzt stillt eine Blutung aus dem zerstörten Mittelgesicht, Röntgenfachärzte sind zur Durchführung spezieller Untersuchungen wie Computertomogramm oder Angiographie hinzugezogen.

In einer solchen angespannten Situation in der nur konzentrierte Arbeit zum Erfolg führt, sind auch „kleinere“ Probleme von großer Bedeutung. Am Beispiel der besonders geforderten Fächer Anaesthesie und Unfallchirurgie seien solche störenden Faktoren aufgelistet.

Unfallchirurgie

1. Klinische Untersuchung ohne Rücksicht auf gleichzeitige Maßnahmen der Anaesthesie.
2. Röntgenuntersuchung ohne Ankündigung und Rücksprache.
3. Gefährdung von Tubus- und Zugangslage durch diagnostische oder therapeutische Maßnahmen.
4. Mangelhafte, nicht spontane Hilfsbereitschaft bei krisenhaften Situationen im Fachbereich des Partners.
5. Zu viele „interessierte“ Personen am Anfang.

Anaesthesie

1. Wenig Rücksichtnahme auf Verletzungen bei Kathetereinbringung.
2. Hemmung des Zeitablaufs durch aufwendiges Monitoring, das in der Anfangsphase noch nicht unbedingt erforderlich ist.
3. „Verliebt“ sein in Katheter und Tubus, Fixierung bzw. Beschriftung.
4. Mangelndes Verständnis für Schwierigkeiten bei Entscheidungsfindung und Organisationentscheidung (z. B. Röntgen-Spezialaufnahmen).

Solche „kleineren“ Probleme können den Ablauf erheblich stören und die Arbeitsatmosphäre belasten. Durch ein geringes Maß an persönlicher, gegenseitiger Rücksichtnahme sind solche Dinge vermeidbar.

Wesentlich schwerer als die „kleinen“ Probleme, die vor allem in der Persönlichkeit einzelner begründet sind, sind strukturelle oder fachbezogene Probleme zu lösen.

Aus einer nicht repräsentativen Umfrage bei einer Reihe von Anaesthesisten seien solche *strukturellen Probleme* aufgelistet:

1. Chirurg interessiert sich nur für den verletzten Körperteil, für dessen Versorgung er persönlich spezialisiert sein mag.
2. Keine Beurteilung und genügende Berücksichtigung des Gesamtzustandes.
3. Ungenügendes Wissen um Auswirkungen operativer Maßnahmen, sowohl im positiven aber auch negativen Sinne (Pathophysiologie) (z.B. Oberschenkelmarknagelung bei Lungentrauma).
4. Chirurg verschwindet bis zur Operation, der Anaesthesist steht bei weiterer Diagnostik ggf. fachspezifischer Therapie allein.

Übergeordnete Probleme, eventuell klinikspezifisch:

1. Operationsindikationen und Durchführung der Operationen bleiben unkoordiniert. Ungenügende Kommunikation.
2. Diagnostische Prioritäten werden nicht geklärt. Unklarheiten über Ablauf der Diagnostik. Ggf. muß die Diagnostik für therapeutische Notmaßnahmen unterbrochen werden. Ist ein Schädel-CT vor der Angiographie notwendig? Oder hat das CT nur deswegen hohe Priorität, weil der Neurochirurg seine Enscheidungen niederlegen will.

Solche „größeren“ strukturellen Probleme finden erste Lösungsansätze in einer Anwesenheitspflicht eines kompetenten Anaesthesisten und Chirurgen während der gesamten Diagnostik und Therapie!

Es ist zu fordern, daß diese andauernde Zusammenarbeit auf der Basis eines standardisierten, gemeinsamen Vorgehens ruhen. Die Standardisierung der Diagnostik und Therapie ist bei komplexen Vorgehensweisen nicht einfach. Dennoch lassen sich zumindest für Teilbereiche Fließdiagramme erstellen, die der logistischen und personellen Situation angepaßt sind. Die Erstellung solcher Entscheidungsbäume erfordert Abstraktion des Geschehens und zwingt zur konsequenten Erwägung von Unwägbarkeiten.

Eine solche Vorausplanung hat neben einem hohen Ausbildungs- und Trainingseffekt Einfluß auf die Zuverlässigkeit (Qualität) der Entscheidungen, auf die Ruhe im Ablauf und die Fähigkeit problematische, unerwartete Entwicklungen zu beherrschen. Algorithmen wie sie beim sog. „ersten Blick“ bei der Polytrauma Behandlung bewährt sind, beginnen für den Anaesthesisten mit der Überprüfung der Vitalfunktionen, für den Chirurgen mit der klinischen und neurologisch orientierenden Untersuchung.

Ähnliche Fließdiagramme liegen vor, bzw. sind für die jeweilige Situation zu entwickeln, z.B. für Thoraxtrauma, Bauchtrauma in Zusammenhang mit Schädelhirntrauma usw. Der jeweilige Impetus kann dabei herausgearbeitet werden. So wird ein Unfallchirurg vor einer Marknagelung eines Oberschenkels immer mit dem Anaesthesisten über Schwere bzw. Beteiligung eines Thoraxtraumas und dessen Einfluß auf die Gesamtsituation zu sprechen haben. Ist bei einer offenen Fraktur eine osteosynthetische Versorgung unbedingt angezeigt, muß gegebenenfalls das Osteosyntheseverfahren entsprechend ausgewählt werden? (z. B.: Fixateur externe; Platte anstatt Nagel).

Die gemeinsame Erarbeitung eines Diagnose- und Therapiekonzeptes kann vor dem Hintergrund erfolgen, daß der Anaesthesist verantwortlich für die Vitalfunktionen und die Schockbehandlung ist, bei chirurgischen Interventionen soll er beratend mitwirken. Der Unfallchirurg ist der verantwortliche Koordinator der chirurgischen Maßnahmen in Diagnostik und Therapie. Überschneidungen und Doppelfunktionen sind gut denkbar, im Grunde auch akzeptabel. Die Schwierigkeit der medizinischen Aufgabe ist für eine Person in der Verantwortung allein nur mit Mühe zu lösen.

Es ist klar, daß diese Forderungen nicht überall erfüllt werden können. Lokale, historisch gewachsene Situationen und die Verteilung der Aufgaben sehen vielleicht auch ganz anders aus. Solche besonderen Bedingungen sind bei der gemeinsamen Planung zu berücksichtigen und zu akzeptieren.

Bei der oben dargestellten Problematik kommt den Universitätskliniken eine besondere Aufgabe zu. Es ist ihre Aufgabe in gemeinsamer, wissenschaftlicher Arbeit ungelöste Fragen der interdisziplinären Zusammenarbeit, in unserem Beispiel bei der Polytraumaversorgung, zu lösen. In klinischen und/oder experimentellen Untersuchungen kann zum Beispiel die Frage bearbeitet werden, inwieweit besondere, operative Verfahren bei Frischverletzten allgemeine Auswirkungen haben, inwieweit gegebenenfalls andere Narkoseverfahren oder differenzierte Steuerung der Zirkulation erforderlich ist. Wann ist vor dem Hintergrund der Gesamtentwicklung des Patienten mit Anzeichen einer MOV-Entwicklung welches operative Verfahren angezeigt? Haben bestimmte Volumentherapeutica Auswirkungen auf die Wundheilung u. ä.?

Eine solche gemeinsame wissenschaftliche Arbeit zur Lösung dieser Fragen mit entsprechender Fortbildungswirkung ist den beteiligten Fachgesellschaften und ihren Mitgliedern vor Ort dringend ans Herz zu legen.

Dies würde der Qualitätssicherung bei der Versorgung Schwerverletzter durch Teilnahme an dem Wissen des anderen Faches, durch *vergleichbares* Wissen weit mehr dienen als die Beschwörung eigener Positionen und Zuständigkeiten. Besonders gemeinsame Bemühungen um eine Standardisierung von Diagnostik und Therapie stellen die Grundlage für eine harmonische Zusammenarbeit dar.

Qualitätssicherung in Wissenschaft und Klinik

Vorsitz: W. Lorenz, Marburg; M. E. Müller, Bern

Klassifikation als Grundlage der Evaluation: Dargestellt am Beispiel der Frakturklassifikation

M. E. Müller, Bern

(Manuskript nicht eingegangen)

Qualitätssicherung und Sorgfaltspflicht in der ärztlichen Begutachtung von Verletzungsfolgen

G. Hierholzer und E. Ludolph

Berufsgenossenschaftliche Unfallklinik, Großenbaumer Allee 250, W-4100 Duisburg 28, Bundesrepublik Deutschland

Einleitung

Die Approbation als Arzt beinhaltet die öffentliche Bestellung zum Therapeuten und Gutachter [4]. Die Verbindung dieser zwei konträren Rollen in einer Person ist auch für die Praxis zwingend. Bestrebungen, die ärztliche Begutachtung in selbständigen Abteilungen, sog. Gutachterstellen, zu konzentrieren, erklären sich in dem Bemühen, ihre Qualität anzuheben. Dies ist nicht der richtige Weg. Nur derjenige, der die Problemfälle in ihrem gesamten Spektrum behandelt, kann sie auch kritisch begutachten. Die Rückkoppelung zwischen Erkenntnissen ex post und Entscheidungen ex ante ist unabdingbare Voraussetzung für den Standard ärztlichen Handelns in Therapie und Begutachtung.

Die Auswahl des Gutachters

Die Einheit von Therapie und Begutachtung definiert die Kriterien zur Auswahl des Gutachters. Zuständig für die Beurteilung von Unfallfolgen ist zunächst der Chirurg. Diese schlichte Aussage wird in der Praxis keineswegs befolgt. Eine unzureichende Qualifikation des Gutachters ist eine u. U. folgenschwere Fehlerquelle. Die zunehmende Spezialisierung erschwert für den Auftraggeber die Wahl des Gutachters. Während der Orthopäde häufig zu Unfallverletzungen beauftragt wird, äußert sich der Unfallchirurg zu Altersveränderungen.

Hefte zur Unfallheilkunde, Heft 220
Zusammengestellt von K. E. Rehm

Unfallverletzungen, also Folgen von Gewalteinwirkungen, und degenerative Veränderungen folgen in der Begutachtung ebenso wie in der Behandlung unterschiedlichen Regeln, auch wenn sie die gleichen Gewebsstrukturen betreffen. Zunehmend zu beobachten ist die Beauftragung von Neurologen und Neurochirurgen z. B. zur Frage des Kausalzusammenhanges zwischen möglicher Gewalteinwirkung und Bandscheibenvorfall und/oder Halswirbelsäulen-Beschwerden. Beiden Fachgebieten fehlt die traumatologische Ausbildung und Erfahrung. Die Nennung des Pathologen und Rechtsmediziners mag in diesem Zusammenhang überzogen wirken. Im Bemühen um Perfektion werden auch diesen Fachrichtungen Fragen zu Behandlungsabläufen und zu Kausalzusammenhängen gestellt. Sie sind dazu jedoch nicht kompetent.

Die Auftragserteilung ist grundsätzlich an die Person des benannten Gutachters gebunden [1]. Die Rechtsprechung zieht die Grenzen, innerhalb derer Aufgaben delegiert werden können, zunehmend enger. Einzelfallentscheidungen lassen die Tendenz erkennen, daß z. B. die körperliche Untersuchung als Kernbereich der Begutachtung eigenhändig zu erfolgen hat. Mit der Zahl der Unterschriften unter einem Gutachten wächst die Skepsis zur Urheberschaft des eigentlich Beauftragten und Verantwortlichen.

Der Sachverhalt

Die entscheidende Grundlage eines Gutachtens ist die Aufbereitung des Sachverhaltes. Darunter ist nicht zu verstehen ein Aktenauszug wie dies in einigen Sachbüchern vertreten wird [4], hierfür ist der Gutachter weniger qualifiziert als andere am Verfahren Beteiligte. Unnötige Passagen lenken zudem vom Wesentlichen ab. Der Sachverhalt ist chronologisch, nicht der Seitenzahl folgend, darzustellen. Der Umfang und Inhalt im einzelnen richtet sich nach der Fragestellung. Ein Gutachten z. B. für die Gutachterkommissionen für ärztliche Behandlungsfehler und/oder Schlichtungsstellen hat den Behandlungsablauf ausführlicher darzustellen als ein Gutachten zu bestimmten Verletzungsfolgen oder zu Zusammenhangsfragen.

Ein Grundsatz ist als Leitmotiv stets zu beachten: der Sachverhalt hat alle Informationen zu enthalten, die für die Beurteilung erheblich sind. Er hat sich aber auch auf diese zu beschränken. Jede Überinformation ist fehlerhaft, sie verdeckt das eigentliche Problem.

Die Dokumentation als Grundlage des Sachverhaltes

Der Sachverhalt stützt sich auf die ärztliche Dokumentation, insbesondere die schriftlichen Krankenunterlagen. Der Umfang der Dokumentation ist ein Thema, das insbesondere bei der Begutachtung von Behandlungsfehlern der intensiven ärztlichen Diskussion und der inhaltlichen Bestimmung bedarf. Die Anforderungen an die Dokumentation sind umstritten. Da ein Dokumentationsmangel zur Umkehr der Beweislast führen kann, ist der insoweit geschuldete Standard von entscheidender Bedeutung [3,9]. Denn bei der Begutachtung ex post darf nur das erwartet werden, was ex ante geschuldet wird. Nur solche Dokumentationsmängel können also zur Beweislastumkehr führen, die dem behandelnden Arzt vorwerfbar sind.

Einigkeit besteht darüber, daß die Dokumentation Teil der dem Patienten geschuldeten Behandlung ist [5, 6, 12). Streitig ist, ob über therapiesichernde Daten und Informationen hinaus auch alle zur Rechenschaftslegung und Beweissicherung erforderlichen Daten eigenständiger Teil der dem Patienten geschuldeten Leistung sind [10]. Ist die Dokumentation allein durch die Bedürfnisse der Therapie bestimmt, ist sie zwangsläufig ex post lückenhaft. Sie ist aus sich heraus nicht stets verständlich, da z. B. therapeutische Überlegungen als Entscheidungsgrundlage fehlen.

Die Forderung, die Dokumentation müsse die lückenlose Überprüfung des Behandlungsablaufs erlauben, kann eine allein therapieorientierte Dokumentation nicht erfüllen. Andererseits leidet die Dokumentation als Grundlage der Behandlung unter der Überflutung mit behandlungsfremden Ausführungen. Ein Behandlungsschritt wird nicht deshalb richtig, weil ihm die ärztlichen Überlegungen beigefügt sind [7]. Auch hier kann Überinformation Desinformation sein und den Blick dafür verdecken, welche wesentlichen Daten im Krankenblatt zur Kommunikation aller an einer Behandlung Beteiligten zur Sicherung der Behandlung übermittelt werden müssen. Es mag, vergleichbar vielen anderen Rechtsgebieten – z. B. aus Gründen der Sorgfalt in eigenen Angelegenheiten, der Befundsicherung als vertragliche Nebenpflicht der Beweissicherung, geboten sein, Abläufe und Vorfälle zu notieren, Zeugen zu vermerken, mögliche Beweisstücke zu verwahren (z. B. Metallbruch). Dies ist aber kein Problem speziell der ärztlichen Dokumentation und sollte ihre therapiesichernde Funktion nicht im Sinne einer Defensivdokumentation überlagern.

Fragen der Dokumentation wird deshalb im Rahmen dieses Beitrages ein Schwerpunkt eingeräumt, weil die Anforderungen der Gutachten ex post deren Inhalt für die Zukunft bestimmen. Wir als Ärzte sind aufgerufen, den Standard der Dokumentation mitzuprägen [11]. Sie ist ebenso wie die Aufklärung unselbständiger Teil der dem Patienten geschuldeten Behandlung und nicht Vorbereitung auf einen Rechtsstreit.

Befunderhebung

Während die Therapie bei einem möglichen Schaden einsetzt, verlangt die Begutachtung den postitiven Beweis. Zwei Beweismittel stehen zur Verfügung: der positive krankhafte Befund und die gesicherte ärztliche Erfahrung. Die Aussagekraft der zu erhebenden Befunde differiert je nach Abhängigkeit von der Mitarbeit des zu Untersuchenden. Befunde, die der Mitarbeit des Patienten bedürfen, wie z. B. Beweglichkeit der Gelenke, Kraftentfaltung der Extremitäten, sind anhand der sog. harten Daten, z. B. der Umfangmaße, der Beschwielung, des Kalksalzgehaltes im vergleichenden Röntgenbild, zu überprüfen. Diese sind vorrangig aussagekräftig.

Aussagen aufgrund ärztlicher Erfahrung haben gesicherten Erkenntnissen zu entsprechend. Es reicht nicht aus, daß z. B. Restbeschwerden möglich sind. Sie müssen den gesicherten Erfahrungen aus einer Vielzahl von Verläufen entsprechen. Orientierungspunkt ist das gesamte Verletzungsspektrum. Versuche, unerklärliche subjektive Beschwerden mit Hilfe der Psychiatrie und Psychologie zu objektivieren, sind zum Scheitern verurteilt. Der Schmerz ist weder objektivierbar noch meßbar. Sein Erscheinungsbild erlaubt keinen sicheren Rückschluß auf eine organische Ursache [8].

Beurteilung

Die Beurteilung der Kausalitätsfragen und die Einschätzung von verletzungsbedingten Funktionseinbußen hat bezogen auf die einzelnen Rechtsgebiete auf der Grundlage der herrschenden Meinung zu erfolgen [4]. Dies steht in nur scheinbarem Widerspruch zu dem Grundsatz der persönlichen Verantwortung des Gutachters für den Inhalt seines Gutachtens. Die Begutachtung ist integriert in unsere Rechts- und Gesellschaftsordnung, die wesentlich auf Gleichbehandlung und Rechtssicherheit basiert. Die dem Gutachter gestellte Frage zielt daher stets ab auf die herrschende Meinung. Das heißt nicht, daß die Begutachtung wider besseres Wissen zu erfolgen hat. Eine solche Anforderung ist mit ärztlicher Standesethik unvereinbar. Eine Außenseitermeinung ist aber als solche zu kennzeichnen, die herrschende Meinung ist zu benennen, da nur sie in aller Regel vom Auftraggeber erfragt ist.

Ein Gutachten ist nicht dazu aufgefordert, einer Außenseitermeinung zum Durchbruch zu verhelfen. Die Zahl der Literaturzitate dient weder der Überzeugungskraft eines Gutachters noch weist es dieses als wissenschaftliches Gutachten aus. Zitate sind dienlich, wenn sie die Möglichkeit zur Vertiefung der gutachtlichen Aussagen geben. Dies ist dem Auftraggeber mangels erforderlicher Sachkunde nur in Ausnahmefällen möglich.

Schluß

Wir leben in einer therapieskeptischen Gesellschafts- und Rechtsordnung. Die Einsicht, daß Krankheit und Sterben schicksalhaft sind, ist schwer mit Erfolgsmeldungen der modernen Medizin vereinbar [12]. Ein vermeidbares Leiden, also ein Leiden, das Folge eines Fehlers Dritter ist, wiegt unter dieser Prämisse besonders schwer. Der ärztlichen Begutachtung insbesondere zum Behandlungsfehler kommt deshalb eine herausragende sozialpolitische Bedeutung zu.

Literatur

1. Baumbach/Lauterbach (1988) Kommentar zur ZPO, § 404, Anm. 1, 46. Aufl. Beck'sche Verlagsbuchhandlung, München
2. BGH in NJW (1985) 1400
3. BGH in NJW (1989) 2330
4. Fritze E (Hrsg) (1990) Die ärztliche Begutachtung, 3. Aufl. Steinkopf, Darmstadt
5. Giesen D (1990) Arzthaftungsrecht. 3. Aufl. Mohr, Tübingen
6. Hierholzer G, Besig K (1990) Dokumentation als eine Grundlage der chirurgischen Therapie. In: Hierholzer G, Ludolph E, Hamacher E (Hrsg) Gutachtenkollogium 5. Springer, Berlin Heidelberg New York Tokyo
7. Ludolph E (1990) Behandlungsfehler – Schaden – Kausalität. In: Hierholzer G, Ludolph E, Hamacher E (Hrsg) Gutachterkollogium 5. Springer, Berlin Heidelberg New York
8. Ludolph E (1989) Differenzierung von Beschwerden ohne „morphologisches Substrat" bei Indikationsstellung und Begutachtung. In: Schriftenreihe Unfallmedizinische Tagungen der Landesverbände der gewerblichen Berufsgenossenschaften, Heft 70
9. Palandt (1990) Bürgerliches Gesetzbuch, 49. Aufl. Beck'sche Verlagsbuchhandlung, München
10. Peter J (1989) Das Recht auf Einsicht in Krankenunterlagen. Heymanns, Köln Berlin Bonn München
11. Weissauer W (1990) Aufklärung, Therapie, Dokumentation aus juristischer Sicht. In: Hierholzer G, Ludolph E, Hamacher E (Hrsg) Gutachtenkollogium 5. Springer, Berlin Heidelberg New York Tokyo

12. Roegele OW (1990) Der öffentliche Anspruch, das öffentliche Interesse. In: Hierholzer G, Ludolph E, Hamacher E (Hrsg) Gutachtenkollogium 5. Springer, Berlin Heidelberg New York Tokyo

Qualitätssicherung im Krankenhaus

Vorsitz: F. Beske, Kiel; K. Welz, Cottbus

Qualitätssicherung im Krankenhaus – Rechtsgrundlagen und Problemanalyse

F. Beske

Institut für Gesundheits-System-Forschung, Weimarer Straße 8, W-2300 Kiel-Wik, Bundesrepublik Deutschland

Rechtsgrundlagen

Seit dem 1. Januar 1989 ist in der Bundesrepublik Deutschland Qualitätssicherung für die ambulante und stationäre Versorgung gesetzlich vorgeschrieben. Für die stationäre Versorgung heißt es hierzu in § 137 SGB V, daß alle für die Krankenhausversorgung zugelassenen Krankenhäuser sowie die Vorsorge- und Rehabilitationseinrichtungen, die von den Krankenkassen einen Versorgungsauftrag haben, verpflichtet sind, sich an Maßnahmen zur Qualitätssicherung zu beteiligen. Die Maßnahmen sind auf die Qualität der Behandlung, der Versorgungsabläufe und der Behandlungsergebnisse zu erstrecken. Sie sind so zu gestalten, daß vergleichende Prüfungen ermöglicht werden. In den hierzu zwischen den Landesverbänden der Krankenkassen und der Landeskrankenhausgesellschaft oder mit den Vereinigungen der Krankenhausträger im Land abzuschließenden Verträgen ist auch zu regeln, in welchen Fällen Zweitmeinungen vor erheblichen chirurgischen Eingriffen einzuholen sind. Der für die Vorschriften zur Qualitätssicherung im Krankenhaus übergeordnete Versorgungsauftrag ergibt sich aus § 2 SGB V, dessen Abs. 1 lautet: „Qualität und Wirksamkeit der Leistungen haben dem allgemein anerkannten Stand der medizinischen Erkenntnisse zu entsprechen und den medizinischen Fortschritt zu berücksichtigen." Diskutiert kann damit nicht mehr die Frage werden, ob Qualitätssicherung im Krankenhaus sinnvoll ist oder nicht, sondern nur noch die Frage, wie die Qualitätssicherung durchgeführt werden soll, wobei sich die Qualitätssicherung an den Vorschriften des Gesetzes zu orientieren hat, das heißt, sie muß sich auf die Qualität der Behandlung, der Versorgungsabläufe und der Behandlungsergebnisse erstrecken und so gestaltet sein, daß vergleichende Prüfun-

Hefte zur Unfallheilkunde, Heft 220
Zusammengestellt von K. E. Rehm

gen ermöglicht werden. Vorgeschrieben ist also sowohl die interne als auch die externe Qualitätssicherung.

Entwicklung im internationalen Bereich

Die Qualitätssicherung in allen Bereichen des Gesundheitswesens, besonders aber im Krankenhaus, gewinnt weltweit an Bedeutung. In den USA ist die Qualitätssicherung im Krankenhaus seit der Einführung von Medicare und Medicaid in den 60er Jahren in fast allen Krankenhäusern etabliert. Sie hat mit der überwiegenden Finanzierung von Krankenhausleistungen nach DRG's an Bedeutung gewonnen. Die Joint Commission on the Accreditation of Healthcare Organizations akkreditiert nur Krankenhäuser, die ein umfangreiches Programm zur Qualitätssicherung nachweisen. Diese Akkreditierung ist in aller Regel nicht nur Voraussetzung für die Finanzierung von Krankenhausleistungen durch Medicare und Medicaid, sondern auch von Leistungen privater Krankenversicherungsgesellschaften. In den Niederlanden beteiligen sich die meisten Krankenhäuser an qualitätssichernden Maßnahmen.

Die Länder der Europäischen Region der Weltgesundheitsorganisation haben 1985 ein gesundheitspolitisches Konzept für Europa unter dem Titel „Gesundheit 2000" verabschiedet [1]. Darin heißt es: „Bis zum Jahre 1990 sollte es im Gesundheitsversorgungssystem jedes Mitgliedsstaates effektive Verfahren zur Qualitätssicherung in der Patientenversorgung geben." Die Bundesrepublik Deutschland, Mitglied der Europäischen Region der Weltgesundheitsorganisation, hat sich damit verpflichtet, die Qualitätssicherung zu einem integrierten Bestandteil der gesundheitlichen Versorgung zu machen.

Entwicklung in der Bundesrepublik Deutschland

Die in der Bundesrepublik Deutschland am weitesten verbreitete qualitätssichernde Maßnahme ist die Perinatalerhebung, die 1975 in München begann und heute rund 80 % der Geburten erfaßt. Daneben gibt es im wesentlichen in Form von Pilotstudien qualitätssichernde Maßnahmen in der Chirurgie, der operativen Gynäkologie und der Herzchirurgie [2]. In Schleswig-Holstein läuft seit dem 1. September 1989 ein Pilotprojekt „Qualitätssicherung in Krankenhäusern Schleswig-Holsteins", an dem sich zwölf Krankenhäuser beteiligen. Gegenstand dieses Pilotprojektes sind qualitätssichernde Maßnahmen in den Disziplinen Chirurgie, Innere Medizin und Gynäkologie/Geburtshilfe sowie disziplinübergreifend bei nosokomialen Infektionen und bei der Hämotherapie sowie in der Krankenpflege [3].

Zur Durchführung der Qualitätssicherung gibt es Kooperationsvereinbarungen. So haben die Bundesärztekammer und die Deutsche Krankenhausgesellschaft 1986 eine „Kooperationsvereinbarung zur Qualitätssicherung" abgeschlossen. Die Krankenhausgesellschaft und die Ärztekammer Baden-Württemberg haben sich zu einer „Arbeitsgemeinschaft Baden-Württemberg – Qualitätssicherung ärztlicher Leistungen im Krankenhaus" zusammengeschlossen. 1989 ist eine Kooperationsvereinbarung über die Durchführung externer Qualitätssicherungsmaßnahmen zwischen der Krankenhausgesellschaft Nordrhein-Westfalen, den Landesverbänden der Krankenkassen und der Ärztekammer Nordrhein vereinbart worden. Auf Bundesebene wird zwischen den Bundesverbänden der gesetzlichen Krankenkassen, der Deutschen Krankenhausgesellschaft und der Bundesärztekammer über einen Rahmenvertrag zur Durchführung qualitätssichernder Maßnahmen im Krankenhaus verhandelt.

Formen der Qualitätssicherung

Nach Donabedian wird zwischen drei Formen der Qualitätssicherung unterschieden: Strukturqualität, Prozeßqualität und Ergebnisqualität [4]. Als Strukturqualität ist dabei die Summe der Ressourcen zu bezeichnen, die Voraussetzung sind für die Möglichkeit zu einer qualitätsgerechten medizinischen Versorgung. Hierzu gehören personelle Voraussetzungen nach Zahl und Qualifikation, räumliche Voraussetzungen, apparative Voraussetzungen und Finanzmittel. Von daher können qualitätssichernde Maßnahmen Rückwirkungen auf die personelle und technische Ausstattung eines Krankenhauses haben. Unter Prozeß- oder Verfahrensqualität werden sämtliche Maßnahmen im diagnostischen und therapeutischen Bereich verstanden. Die Ergebnisqualität, Outcome oder Output, beurteilt das abschließende Ergebnis der Behandlung.

Es wird weiter zwischen interner und externer Qualitätssicherung unterschieden. Als interne Qualitätssicherung werden qualitätssichernde Maßnahmen bezeichnet, die ausschließlich in der Verantwortung eines einzelnen Krankenhauses liegen und von diesem Krankenhaus eigenständig durchgeführt werden, gegebenenfalls mit externer fachkundiger Beratung. Die externe Qualitätssicherung beinhaltet den Vergleich mehrerer Krankenhäuser untereinander in quantitativer und qualitativer Beziehung, also etwa in der Häufigkeit bestimmter Eingriffe oder in der diagnosebezogenen Verweildauer als quantitativer Vergleich und in Komplikationsraten als qualitativer Vergleich. Die externe Qualitätssicherung erfordert die Erhebung von Daten nach einheitlichen Kriterien und damit anhand vereinbarter Dokumentationsinstrumente. Die Koordinierung und Auswertung erfolgt zweckmäßigerweise durch medizinische Fachgesellschaften oder wissenschaftliche Institute.

Die fünf Schritte eines Qualitätssicherungsprogrammes

Der Sachverständigenrat für die Konzertierte Aktion im Gesundheitswesen hat in seinem Jahresgutachten 1989, aufbauend auf dem Regelkreis eines Qualitätssicherungsprogrammes nach Selbmann, fünf Schritte für ein Qualitätssicherungsprogramm definiert [5]:

1. Beobachtung ärztlichen Handelns.
2. Erkennen von Qualitätsproblemen und Setzen von Prioritäten.
3. Suche nach Lösungen für ausgewählte Probleme.
4. Umsetzung der Problemlösung in den Alltag.
5. Überprüfung, ob das Qualitätsproblem beseitigt worden ist.

Dokumentation

Qualitätssicherung setzt valide Daten voraus. Die Qualität der Datenerhebung und deren Dokumentation ist damit für jede Form qualitätssichernder Maßnahmen von grundlegender Bedeutung. Während die Qualitätssicherung mit Erhebungsbögen begann, die von Hand ausgefüllt wurden, liegen heute auch schon EDV-gestützte Programme zur Qualitätssicherung vor. In dem von unserem Institut begleiteten Pilotprojekt zur Qualitätssicherung in

Krankenhäusern Schleswig-Holsteins wird für die Chirurgie EDV-gestützt dokumentiert und ausgewertet. Die Ausdehnung auf alle operativen Fächer ist in Vorbereitung.

Schon mittelfristig dürfte die Qualitätssicherung in den meisten Disziplinen nur noch EDV-gestützt durchgeführt werden. Diese Entwicklung wird dadurch gefördert, daß die moderne Betriebsführung eines Krankenhauses auf ein computergetütztes Krankenhausinformationssystem angewiesen ist, das neben dem Verwaltungsbereich den ärztlichen Bereich und den Pflegebereich umfassen wird. Änderungen in der Krankenhausfinanzierung mit einer in Kürze zu erwartenden erweiterten Zahl von Sonderentgelten und damit einer Entwicklung in Richtung auf leistungsbezogene Entgeltformen werden diese Entwicklung fördern.

Viele Maßnahmen der Qualitätssicherung sind diagnosebezogen. Damit kommt der Diagnosestellung eine besondere Bedeutung zu.

Bemerkungen zur Einführung qualitätssichernder Maßnahmen im Krankenhaus

Die Qualitätssicherung ärztlichen Handelns ist eine ärztliche Aufgabe. Die Verantwortung für die Datenerhebung und für die Auswertung der Daten muß damit in ärztlicher Hand verbleiben. Für die Qualität von internen und externen qualitätssichernden Maßnahmen ist es daher erforderlich, daß sich alle Ärzte eines Krankenhauses mit der Qualitätssicherung identifizieren. Qualitätssicherung, die im Grunde genommen ein Wesensbestandteil ärztlicher Tätigkeit ist, muß insbesondere auch von leitenden Ärzten nicht nur akzeptiert, sondern auch getragen und gefördert werden. Die häufig zu beobachtende Zurückhaltung der Qualitätssicherung gegenüber mag verständlich sein, birgt jedoch die Gefahr in sich, daß die Entscheidungsfreiheit über Art, Umfang und Auswertung qualitätssichernder Maßnahmen dem Krankenhausarzt entzogen und fremdbestimmt wird.

Die Qualitätssicherung in der Krankenpflege ist Aufgabe des Krankenpflegepersonals.

Für die Einführung qualitätssichernder Maßnahmen in einem Krankenhaus erlauben Sie mir abschließend fünf Bemerkungen.

1. Es sollte nicht mit komplizierten Verfahren, sondern mit einfachen Problemstellungen begonnen werden, verbunden mit einer schrittweisen Ausdehnung von Art und Umfang der Qualitätssicherung.
2. Qualitätssicherung erfordert die Akzeptanz aller Beteiligten und damit eine umfassende Information über Notwendigkeit, Verfahren, Ziele und Ergebnisse der Qualitätssicherung. Erforderlich ist also auch ein umfassendes „feedback".
3. Qualitätssicherung braucht eine Organisation. Hierzu empfehlen sich fachübergreifende und damit ein ganzes Krankenhaus umfassende Kommissionen sowie disziplinspezifische Ausschüsse.
4. Aufwand und Erfolg müssen in einem vertretbaren Verhältnis zueinander stehen. Dies erfordert eine sorgfältige Problemanalyse, eine begründete Prioritätensetzung sowie eine Orientierung an häufigen und nicht an seltenen diagnostischen oder therapeutischen Maßnahmen.
5. Qualitätssicherung kostet Geld. Sie erfordert zusätzlichen Zeitaufwand und damit zusätzliches Personal, zusätzliche Sachmittel und Mittel für die externe Auswertung. Qualitätssicherung ist daher nicht mit den heute vorhandenen Ressourcen zu erbringen. Durch die Vorschriften des SGB V sind qualitätssichernde Maßnahmen in jedem

Krankenhaus gesetzlich vorgeschrieben. Die Kosten für diese Maßnahmen sind damit pflegesatzwirksam. Es besteht für mich kein Zweifel, daß dies von den Krankenkassen so gesehen und damit auch honoriert wird.

Literatur

1. Weltgesundheitsorganisation, Regionalbüro für Europa: Einzelziele für „Gesundheit 2000". Kopenhagen, 1985
2. Beske F, Niemann F-M, Horn G-T (1988) Qualitätssicherung im Krankenhaus in der Bundesrepublik Deutschland. Kiel, Selbstverlag
3. Beske F, Brecht JG, Niemann F-M, Keuchel L (1990) Pilotprojekt „Qualitätssicherung in Krankenhäusern Schleswig-Holsteins". Krankenhaus 82: 140–141
4. Donabedian A (1980) The definition of quality and approaches to its assessment. Health Administration Press (Explorations in Quality Assessment and Monitoring; Vol I), Ann Arbor
5. Sachverständigenrat für die Konzertierte Aktion im Gesundheitswesen: Qualität, Wirtschaftlichkeit und Persepktiven der Gesundheitsversorgung. Jahresgutachten 1989. Nomo, Baden-Baden 1989

Das Krankenblatt – Anmerkungen zur ärztlichen und juristischen Problematik

Th. Köhler und K. H. Müller

Ferdinand-Sauerbruch-Klinikum, Arrenberger Straße 20, W-5600 Wuppertal 1, Bundesrepublik Deutschland

Das Krankenblatt beinhaltet heutzutage eine Fülle von Informationen, die es einem nicht ermöglichen, eine schnelle Orientierung über den Patienten zu bekommen. Dies liegt einerseits an der Zunahme der Untersuchungen, andererseits aber auch an der Notwendigkeit, aus forensischen und versicherungsrechtlichen Gründen eine umfangreiche Dokumentation durchzuführen. Um eine sachgerechte Dokumentation zu erstellen, sollte stets nur der Arzt sowie die 1. Stationsschwester zur Führung des Krankenblattes berechtigt sein. Die Dokumentationspflicht, die aus dem Behandlungsvertrag nach § 611 BGB hervorgeht, beinhaltet die Aufzeichnung körperlicher Befunde sowie die Aufklärungsdokumentation über verschiedene Untersuchungen und Operationen. Dies ist umso notwendiger, als die Anträge über vermeintliche Behandlungsfehler deutlich zunehmen. Dabei sollte man sich sicherlich vor einer Überdokumentation hüten, denn ein noch mehr an Dokumentation kann etwaige Behandlungsvorwürfe auch nicht entkräften. Die Eintragungen im Pflegeverlauf, die ebenfalls ein rechtskräftiges Dokument darstellen, sollten lediglich pflegeorientierte Daten beinhalten. Der Einsatz von Computer-Technik bei der Führung des Krankenblattes hat sowohl aus finanziellen als auch aus technischen Gründen noch keine Verbreitung auf den Krankenstationen finden können, so daß auf das Krankenblatt in der heutigen Form noch nicht verzichtet werden kann.

Hefte zur Unfallheilkunde, Heft 220
Zusammengestellt von K. E. Rehm

Problemorientierte Datenerfassung als Grundlage der Qualitätssicherung in der Unfallchirurgie

Ch. Veit, A. Tecklenburg und F. Hennig

Abteilung für Unfall- und Wiederherstellungschirurgie, Allgemeines Krankenhaus Altona, Paul-Ehrlich-Straße 1, W-2000 Hamburg 50, Bundesrepublik Deutschland

Im Januar 1989 wurde in der Unfallchirurgischen Abteilung des AK Altona, Hamburg, eine interne Qualitätssicherung begonnen. Im gleichen Jahr wurden insgesamt 1420 Operationen an 1116 Patienten erfaßt. Auf diesen Erfahrungen aufbauend wurde im Rahmen eines übergreifenden Pilotprojekts ein umfassendes Qualitätssicherungskonzept entwickelt und dieses wird jetzt stufenweise eingeführt.

Im Vergleich mit bisherigen Standardmethoden wird die Schärfe der Detailabbildung und der Problemfocussierung durch neue, problemorientierte Analysemethoden verbessert. Durch Anwendung kausaler Netze kann so eine Risikobereinigung von Komplikationsstatistiken unter Berücksichtigung von Abhängigkeiten der einzelnen Faktoren untereinander durchgeführt werden. Die Abkehr von bisherigen diagnose- oder therapieorientierten Analysen zu problemorientierten Auswertungen bewirkt eine größere Aussagekraft der klinischen Indikatoren bei gleichzeitig verbesserter statistischer Signifikanz.

Das Gesamtverfahren gliedert sich in die drei Stufen Qualitätsscreening, Qualitatsmonitoring und die resultierenden qualitätsverbessernden Maßnahmen. Allgemeingültige Standards sind dabei vollständig eingebunden, so daß externe Anforderungen innerhalb des gesetzlichen Rahmens ohne Zusatzaufwand bedient werden können.

Bei der Einführung dieses Verfahrens stand neben den inhaltlichen Weiterentwicklungen vor allem auch die ökonomische Einbindung in den bisherigen Organisationsablauf der medizinischen Versorgung im Vordergrund. Sich überschneidende parallele Erhebungsprozesse werden zusammengeführt, so daß die zur Qualitätssicherung notwendige Datenerhebung im Rahmen der primären medizinischen Dokumentation erfolgt. Sie verwirklicht daher eine weitestgehende Ökonomisierung des gesamten administrativen Arbeitsablaufs.

Großer Wert wurde darauf gelegt, daß das zugrunde liegende EDV-Programm so offen und flexibel ist, daß es ohne großen Aufwand sich an unterschiedlichste Datenerhebungsanforderungen anpassen läßt und durch den Benutzer selbst ohne Progammieraufwand modifiziert werden kann.

Der gleichzeitige Einsatz entsprechender, einander direkt ergänzender Verfahren in den anderen operativen Bereichen sowie in der Anästhesie gestattet eine fachübergreifende Problembearbeitung, wie wir sie für eine umfassende Qualitätssicherung für notwendig erachten.

Qualitätssicherung wird primär gesehen als ein Feedback-Werkzeug, das den am Prozeß der medizinischen Versorgung Beteiligten in ihrer Arbeit hilft.

Darüberhinaus wird Qualitätssicherung auch verstanden als Mittel, den Begriff medizinischer Qualität zu operationalisieren, um ihm damit in der Diskussion um Ökonomie und Effizienz der medizinischen Versorgung wieder ein stärkeres Gewicht zu geben.

Hefte zur Unfallheilkunde, Heft 220
Zusammengestellt von K. E. Rehm

KIDS, ein EDV-System zur Verarbeitung von Patientendaten in der Unfallchirurgie

M. Fleck und H.-J. Oestern

Unfallchirurgische Klinik, Allgemeines Krankenhaus, Siemensplatz 4, W-3100 Celle, Bundesrepublik Deutschland

Einleitung

Von der Vielzahl angebotener Patientendatendokumentationssysteme sind nur wenige für den Einsatz in der Unfallchirurgie geeignet.

Material und Methode

In 6-jähriger Entwicklungszeit wurde das *K*linische *I*nformations- *D*okumentations- *S*tatistiksystem KIDS 4.1 entwickelt, welches mit Hilfe der relationalen mehrplatzfähigen Datenbank „DATAFLEX" auf MS-DOS-Rechner realisiert wurde. In dem vorgestellten System werden Diagnosen, Befunde, Therapiedaten und beliebige Angaben zum Patienten mit einem definierten Wortschatz oder in Klartext dargestellt. Dieser Wortschatz wird einem frei definierbaren zweidimensionalen Tesaurus entnommen. Bemerkenswert an dem vorgestellten System ist der minimierte Datenerfassungsaufwand durch Anwendung von standardisierten Erfassungsformularen und Digitalisiertablett. Tesaurusbegriffe und Klartextangaben können beliebig gemischt werden. Das Konzept der Datenerfassung und Datenstruktur orientiert sich an der geforderten Weiterverwendung der Patientendaten. Zum einen gestaltet KIDS die ständige aktuelle Abfrage der Daten im Sinne eines Informationssystems. Zusätzlich können selektive Ausgaben wie Einbestellisten, Visitenpräsentationen, Belegungspläne und OP-Buch erstellt werden. Mit Hilfe einer leistungsfähigen Textsynthese lassen sich trotz der in Tesaurussprache vorliegenden Daten alle Arztberichte mit ansprechender Formulierung automatisch erstellen. Die standardisierten und strukturierten Patientendaten können zwecks Qualitätskontrolle durch einfach zu programmierende Datenerfassungsformulare zur statistischen Analyse aufbereitet werden, nachdem Patienten oder fallbezogene (z. B. pro Operation) Selektionskriterien gewählt wurden. Auch Abrechnungsalgorithmen und eine praxisbezogene Buchführung sind mit eingeschlossen. Die patientenbezogene Verarbeitung von statischen Bildern (Arthroskopie, Röntgen etc.) ist jetzt durch den Einsatz der optischen Speicher möglich geworden.

Ergebnisse

Eine umfassende elektronische Verarbeitung von Patientendaten mit dem System KIDS ist praktikabel. Es wurde besonderer Wert auf gute Ergonomie bezüglich der Dateneingabe bei möglichst globaler Verwertbarkeit der gespeicherten Daten bezüglich Qualitätssicherung und Klartextausgabe gelegt.

Hefte zur Unfallheilkunde, Heft 220
Zusammengestellt von K. E. Rehm

Schlußfolgerung

KIDS ermöglicht eine kostengünstige leistungsfähige Dokumentation in Klinik und Ambulanz. Bei großer Systemflexibilität können auch bei einheitlichem Tesaurus andere medizinische Abteilungen integriert werden. Im Netzwerkbetrieb ist KIDS als Abteilungsrechner einsetzbar. Eine Ausweitung zum kompletten Krankenhausinformationssystem ist denkbar.

Fallklassifikation als Voraussetzung der Qualitätssicherung: Überprüfung der Patienten-Management-Categories (PMC) bei chirurgischen Patienten

H. Bauer und G. Neubauer

Kreiskrankenhaus, Vincenz-von-Paul-Straße 10, W-8262 Altötting, Bundesrepublik Deutschland

Überlegungen zur Qualitätssicherung ärztlicher Leistungen im Krankenhaus wurden bisher vorwiegend unter ärztlich-medizinischen Aspekten und auf freiwilliger Basis angestellt. Sie beschränken sich auf einzelne Fachgebiete und sind überwiegend behandlungs- (z. B. Operationen) und nicht krankheitsartenorientiert, d. h die gesamte Krankenhausbehandlung betreffend. In der Regel sind bestimmte Behandlungsformen oder Diagnosen (sog. Tracerdiagnosen) ausgewählt, die Systematik in den verschiedenen Krankenhäusern ist uneinheitlich. Fallgruppierungssysteme können als Basis für eine allgemein anwendbare Qualitätssicherung dienen, falls sie eine umfassende einheitliche Abgrenzung der zu betrachtenden Erkrankungen (Fallgruppen) über alle Fachgebiete hinweg ermöglichen. Es ist damit der Übergang zu einer Qualitätssicherung des gesamten Behandlungsverlaufes im Krankenhaus möglich. Geeigneter als das bisher gebräuchliche ICD- oder darauf aufbauende DRG-System erscheinen die Fallgruppeneinteilungen mit den Patient-Management-Categories (PMC), wobei es sich um nach Krankheitsarten differenzierte Fallgruppen handelt, die von fachärztlichen Arbeitsgruppen in den USA entwickelt wurden. Es handelt sich somit um eine Expertenentwicklung und nicht um nur statistisch ermittelte Gruppierungen. Die PMC's, eingeteilt in 47 Krankheitsarten-Hauptgruppen (Module), versuchen, den typischen Diagnose- und Behandlungsablauf eines Patienten durch das Krankenhaus nachzuvollziehen. Sie sind dabei mit sog. Diagnose- und Behandlungsleitlinien gekoppelt. Die Multimorbidität ist im PMC-Konzept dadurch gekennzeichnet, daß Patienten 2 oder mehreren PMC's aus verschiedenen Modulen zugeordnet sind und außerdem innerhalb der Gruppen Schweregrad-Hierarchien bestehen. In einer vom Bundessozialministerium geförderten Studie wurde die Brauchbarkeit der PMC's am Krankengut einer allgemeinchirurgischen Abteilung überprüft. Dieses Fallgruppierungssystem scheint geeignet zu sein, die Patienten einer chirurgischen Abteilung bei vertretbarem Aufwand exakt genug zu beschreiben. In Kombination mit den PMC's eines eigenen Komplikationsmoduls sind damit auch einheitlich vergleichbare Überprüfungen im Sinne einer Qualitätssicherung möglich.

Hefte zur Unfallheilkunde, Heft 220
Zusammengestellt von K. E. Rehm

Aussagen einer Leistungserfassung in der Unfallchirurgie für die Organisation von Leistungsstufen

K. Welz

Unfallchirurgische Klinik, Bezirkskrankenhaus, Thiemstraße 111, O-7500 Cottbus, Bundesrepublik Deutschland

In einem Zeitraum 1984 bis 1989 wurden in den 13 chirurgischen Einrichtungen des Verwaltungsbezirkes Cottbus 200 125 stationär behandlungsbedürftige Verletzte erfaßt. Die über 6 Jahre gewonnenen Informationen dienten der konzeptionellen Entwicklung einer abgestuften Leistungsstruktur um eine qualifizierte Behandlung Verletzter zu sichern. Die Aussagen sind an 3 Beispielen zu verdeutlichen.

Vorrangig wurde die Position der Unfallchirurgie im Territorialgebiet definiert. Unter rund 200 000 stationären Patienten des Fachgebietes Chirurgie wurden rund 73 000 Verletzte behandelt. Ein durchschnittlicher Betreuungsanteil von 36,5 % unterstreicht, daß die Leistungsanforderungen durch die Versorgung Verletzter nicht als chirurgischer Anhang zu bewältigen sind. Die stetige Steigerung an Betreuungsanteilen der Unfallchirurgie gipfelt derzeit im Erreichen der 40 %-Marke.

Weiterhin interessierten Erkenntnisse zu strukturbestimmenden Betreuungsfaktoren. In einem in gleicher Weise von städtischer wie industrieller Ballung als auch landwirtschaftlicher Nutzung bestimmtem Gebiet mit rund 900 000 Bewohnern ergeben sich eindeutige Kulminationspunkte für die Behandlung Verletzter und Polytraumatisierter. 50 % aller Verletzten wurden durch 4 von 13 Einrichtungen versorgt. Noch ausgeprägter spiegelt sich die Berechtigung nach struktureller Gliederung mit Bildung von Unfallabteilungen in der Übersicht der operativen Leistungen wider. Wiederum haben 4 Einrichtungen zwei Drittel der Operationen realisiert. – Schließlich sind an der Detailanalyse erfaßter Operationen allgemeine Qualitätsaspekte abzulesen. Die sehr unterschiedlichen Anteile operativen Vorgehens, die zwischen 20 bis 65 % zum jeweiligen Krankengut betrugen, offenbaren differente Auffassungen zu Behandlungsindikationen sowie einen unterschiedlichen Stand an Voraussetzungen zu anspruchsvollen operativen Verfahren. So wurden heutige Möglichkeiten der funktionellen Wiederherstellung nur teilweise genutzt.

Die Analyse war geeignet, zur Organisation einer flächendeckenden, von fachlicher Kompetenz getragenen Struktur beizutragen.

Hefte zur Unfallheilkunde, Heft 220
Zusammengestellt von K. E. Rehm

Implementierung kliniksspezifischer Basisdokumentationssysteme in der Unfallchirurgie

M. Schnabel, M. Künneke, R. Schlenzka, H. Knaepler und L. Gotzen

Klinik für Unfallchirurgie, Klinikum Lahnberge, Philipps-Universität Marburg, Baldinger Straße, W-3550 Marburg, Bundesrepublik Deutschland

Motive zur Datendokumentation sind vielfältig. Neben forensischen Verpflichtungen und dem § 5 der Bundespflegesatzverordnung gewinnen Qualitätssicherung, Leistungserfassung und Planung zunehmend an Bedeutung.

Die Klinik für Unfallchirurgie Marburg erfaßt seit Mai 1989 stationär behandelte Patienten über ein eigenes Basisdokumentationssystem, mit dem bisher rund 3000 Behandlungsfälle (ca. 90 % unserer Patienten) registriert wurden.

Anhand unserer Erfahrungen haben wir ein Konzept zum Aufbau von computergestützten Dokumentationssystemen erarbeitet. Das Vorgehen läßt sich sinnvoll in fünf Phasen unterteilen:

1. Vorbereitungsphase: Ihr kommt die größte Bedeutung zu, zumal hier die Grundsteine für den späteren Erfolg oder Mißerfolg gelegt werden. Am Anfang steht die Bildung der Dokumentations-Arbeitsgruppe, die mindestens einen Facharzt einschließen muß. Die Arbeitsgruppe beschreibt im Rahmen der Problemanalyse das zu lösende Problem unter Berücksichtigung der Umgebungsbedingungen. Den Kern der Problemanalyse bildet die Erstellung der Anforderungsdefinition. Sie legt fest, welche Daten wie, wann und wo erfaßt werden, wie datenschutzrechtlichen Belangen Rechnung getragen wird, wie die Akzeptanz des Systems sichergestellt werden soll und welche Soft- und Hardware Verwendung finden soll. Außerdem müssen Logistik, Datensicherung, die Erstellung eines Manuals und die Mitarbeiterschulung berücksichtigt werden.

2. Entwicklungsphase: Im zweiten Schritt werden die Punkte der Anforderungsdefinition umgesetzt. Die Datenbank sollte wichtigen Daten sowohl verschlüsselt als auch im Klartext dokumentieren. Nur so kann die spätere Richtigkeitskontrolle erfolgen. Die Verschlüsselung trägt zur Standardisierung der Informationen bei. Die Eindeutigkeit der Information, die computerinterne Transformation in einen anderen Schlüssel, sowie die Auswertbarkeit werden erleichtert. Wir verwenden einen eigenen Diagnose- und Therapie-Schlüssel auf modularer Basis mit Integration der AO-Klassifikation.

3. Erprobungsphase: Im nächsten Schritt wird das gesamte System unter Kliniksbedingungen getestet. Dabei werden insbesondere die zu erhebenden Daten und damit verbunden der Schlüssel, das Programm sowie die Logistik beobachtet und auftretende Schwierigkeiten in einer Mängelliste festgehalten.

4. Korrekturphase: Zur Verbesserung des Dokumentationssystems wird die Mängelliste ausgewertet und die Lösungsvorschläge werden in das Dokumentationssystem integriert.

Hefte zur Unfallheilkunde, Heft 220
Zusammengestellt von K. E. Rehm

5. *Anwendungsphase:* Der erfolgreiche Einsatz des Dokumentationssystems in der Klinik setzt voraus, daß Hard- und Software laufend gewartet werden, ebenso wie der Schlüssel und das Manual. Außerdem müssen neue Kollegen informiert und instruiert werden.

Aufgrund unserer eigenen Erfahrungen, Probleme und Fehler ziehen wir folgendes Resumee:

1. Es dürfen nur wenige wichtige Daten erhoben werden.
2. Wichtige Daten sind sowohl verschlüsselt als auch im Klartext zu dokumentieren.
3. Allgemeinegültige Richtlinien zur Qualitätssicherung sind dringend erforderlich.
4. Sowohl für Hard- als auch für Software sind Wartungsverträge notwendig.
5. Für die Klinik ist ein Dokumentationsassistent mit medizinischen Fachkenntissen und Informatik-Fachkenntnissen zu fordern.

Qualitätssicherung durch prospektive Datenerfassung: Modell A. K. St. Georg

J. Grüber, C. Mella-Schmidt und Ch. Eggers

Abteilung für Unfall- Wiederherstellungs- und Handchirurgie, Allgemeines Krankenhaus St. Georg, Lohmühlenstraße 5, W-2000 Hamburg 1, Bundesrepublik Deutschland

Die Erfolgskontrolle ärztlicher Tätigkeit bekommt in Zukunft eine neue Dimension, weil wir durch den gesetzgeberischen Auftag verpflichtet sind, eine Qualitätssicherung durchzuführen und weil die modernen Techniken der Datenverarbeitung große Datenmengen einfach verknüpfen und auswerten. Die vergleichenden Prüfungen mit anderen Kliniken bedingen in vielen Bereichen einheitliche Dateistrukturen. Diagnosen, Therapien, Risikofaktoren und Störungen des Heilungsverlaufes müssen nach einheitlichen Schlüsseln erfaßt werden. Anerkannte Therapie- und Diagnoseschlüssel können trotz einiger Probleme mit geringen Modifikationen übernommen werden. Risikofaktoren und Komplikationen müssen einheitlich definiert werden. Die bisher üblichen Qualitätssicherungsprogramme beschränken sich auf Ergebnisse nach operativer Behandlung. Operationsindikation und Verfahrenswahl, sicher wesentliche Bestandteile chirurgischer Arbeit, werden in diesen Systemen ebensowenig erfaßt wie die konservativen Therapien.

Das System der Qualitätskontrolle im A. K. St. Georg besteht aus 2 verschiedenen Eingabe-Komponenten:

1. dem OP-Buch, das als Datenbank on line geführt wird,
2. den zusätzlichen Eingaben, ICD Schlüssel und Störungen des Heilungsverlaufes, die off line über Beleglesebögen erfolgen.

Hefte zur Unfallheilkunde, Heft 220
Zusammengestellt von K. E. Rehm

Das computerunterstützte OP-Buch unterscheidet sich nur unwesentlich von einem handgeschriebenen. Alle Diagnosen, Operationen und Implantate werden in Klartext eingegeben. Erweitert werden die Eingaben durch die Verschlüsselung der Risikofaktoren und dem VESKA-Schlüssel. Die Eingaben erfolgen täglich durch die OP-Schwester.

Die Komplikationserfassungg erfolgt über Beleg und Lesegerät. In diesem Beleg werden die Störungen in intraoperative und postoperative Störungen sowie in allgemeine und spezielle Störungen aufgegliedert.

Die Erfassung der Diagnosen im ICD-Schlüssel wird ab 1. Januar 1991 über einen Beleg erfolgen.

Die vergleichende Prüfung ist innerhalb des Bereiches der Ärztekammer Hamburg möglich, da die Daten nach dem Hamburger Standard erhoben werden.

Computergestützte Dokumentation und Qualitätskontrolle in der Abteilung für Traumatologie des Bezirkskrankenhauses Suhl

F. Recknagel

Bezirkskrankenhaus Suhl, Albert-Schweitzer-Straße, O-6013 Suhl, Bundesrepublik Deutschland

Seit 10 Jahren werden im Bezirkskrankenhaus Suhl operative Leistungen statistisch erfaßt und ausgewertet. Der erste Schritt der computergerechten Dokumentation war die Erstellung eines Operationsbeleges. Es zeigte sich, daß die alleinige Dokumentation dieser Daten nicht ausreichend war. Im Rahmen einer Arbeitsgruppe wurde eine Anschlußdokumentation erarbeitet. Sie beinhaltet ausgewählte Krankheitsbilder der Allgemeinchirurgie und die operative Knochenbruchbehandlung.

Dieses Dokumentationsblatt wurde von 1986–1988 verwandt. Nach einer erneuten Umarbeitung dieses Beleges wird das jetzt vorliegende Dokumentationsblatt seit 1.1.89 in allen Krankenhäusern (7 Kreiskrankenhäuser und 2 Bezirkskrankenhäuser) des ehemaligen Bezirkes Suhl und in der Unfallchirurgischen Abteilung der Charité angewandt.

Es beinhaltet im ersten Teil die Personendaten, zeitliche Angaben, Unfallursachen und Risikofaktoren. Um die Vergleichbarkeit der Ergebnisse zu ermöglichen, erfolgt die codierung der Diagnose nach der IKK und der AO-Klassifikation der Frakturen.

Die Erfassung des Weichteilschadens geschieht in Anlehnung an das Schema von Tscherne. Beim Vorliegen eines Polytraumas mit mehreren Frakturen wird für jede Fraktur ein Extrabeleg ausgefüllt.

Die Therapie wird in konservative und operative Therapie aufgeteilt. Um eine einheitliche Erfassung der operativen Behandlung zu gewährleisten, wurde ein Operationskatalog geschaffen. Die Grundlage bildete der WHO-Katalog der Operationen. Dieser wurde von Vertretern der unterschiedlichsten operativen Fachdisziplinen ergänzt und umgestaltet.

Im zweiten Teil unseres Beleges werden wichtige Qualitätskriterien erfaßt. Codiert werden Aussagen zum Repositionsergebnis, zum postoperativen Stabilisierungsgrad, zum Ver-

Hefte zur Unfallheilkunde, Heft 220
Zusammengestellt von K. E. Rehm

schluß der Wunde und zur medikamentösen Zusatztherapie. Mit Abschluß der staionären Behandlung werden alle lokalen und allgemeinen Komplikationen dokumentiert.

In der Zeit vom 1.1.89–30.6.90 wurden mit diesem Beleg insgesamt 2644 Frakturen erfaßt.

Da diese Dokumentation ausschließlich Daten stationär behandelter Patienten enthält und dadurch ein endgültiger Aufschluß auf die Qualität der Behandlung nicht möglich ist, wurde eine ambulante Anschlußdokumentation erarbeitet. Auf getrennten Belegen für Verletzungen der oberen und unteren Extremitäten werden die Patienten nach 1 Jahr und 2 Jahren nachuntersucht.

Zusammenfassung

Mit unserer Dokumentation, bestehend aus Operationsbeleg, Dokumentationsblatt für operative und konservative Knochenbruchbehandlung und der ambulanten Anschlußdokumentation wurde ein durchgängiges System der Datenerfassung geschaffen, welches sich in der Praxis bewährt hat.

EDV-Einsatz in einer zentralen Operationsabteilung

R. Salm, P. Münster und F. Heinemann

Allgemeine Chirurgie mit Poliklinik, Albert-Ludwigs-Universität, Hugstetter Straße 55, W-7800 Freiburg, Bundesrepublik Deutschland

Die zentrale Operationseinheit der Chirurgischen Universitätsklinik Freiburg umfaßt 11 Säle. 4 Fachabteilungen führen hier mehr als 8000 Operationen/Jahr durch. Die Organisation erfolgt durch eine Leitstelle, die die OP-Planung unterstützt, Funktionspersonal und Geräte zuweist, den reibungslosen Ablauf überwacht und dokumentiert. Da kommerziell verfügbare EDV-Programme den Anforderungen nicht entsprachen, wurde ein eigenes System entwickelt, das seit Anfang 1988 im Routineeinsatz ist.

Die OP-Anmeldungen werden am PC unter Rückgriff auf die im lokalen Netzwerk verfügbaren Patientendaten sowie Datenbanken mit Geräten, Arztnamen, Diagnosen usw. erfaßt. Aus diesem vorläufigen OP-Plan wird in Absprache mit Anaesthesie und OP-Leitstelle der endgültige Plan für den Folgetag. Das Programm sieht auch längerfristige Anmeldungen vor, damit hinsichtlich OP-Zeiten, Personal- und Geräte-Einsatz ausgewogene OP-Pläne erstellt werden können.

Am Computer der OP-Leitstelle wird das laufende OP-Programm ähnlich einem Fahrplan dargestellt. Durch Markierungen ist der aktuelle Ablauf ersichtlich. Zeiten des Patientenabrufs von Station, der Einschleusung, des Narkosebeginns, des Operationsbeginns sowie die jeweiligen Endezeiten werden dabei ständig registriert. Der Plan wird bedarfsweise um Notfalleingriffe ergänzt oder um abgesetzte Operationen aktualisiert. Auch ein

Hefte zur Unfallheilkunde, Heft 220
Zusammengestellt von K. E. Rehm

Wechsel des OP-Saales oder der beteiligten Personen wird registriert. Damit kann zukünftig bei geeigneter EDV-Ausstattung auf den Stationen der Ablauf des Operationsbetriebes auch von dort „am Bildschirm" eingesehen werden und erspart so eine Vielzahl lästiger, telefonischer Rückfragen.

Mit dem Ausschleusen des Patienten werden neben den genannten administrativen Daten auch die Daten der medizinischen Dokumentation (Diagnosen, Operationen, Implantate u. a. m.) erfaßt. Dies kann mittels Klartext oder unter Einsatz eines Schlüsselverzeichnisses erfolgen. Das so entstehende „elektronische OP-Buch" erlaubt vielfältige Auswertungen für betriebswirtschaftliche und medizinische Fragestellungen auf Knopfdruck. Die OP-Berichte werden diktiert und im medizinischen Schreibbüro an Personal Computern (ebenfalls in einem lokalen Netzwerk) geschrieben.

Alle Funktionen des Programmes sind durch „Fenstertechnik" unterstützt und leicht bedienbar. Die Dateneingabe unterliegt umfangreichen Plausibilitätsprüfungen. Die Programmierung erfolgte mit Clipper unter Novell-Netware. Schutzwürdige Daten sind gegen unbefugten Zugriff zusätzlich codiert.

Berechnung der individuellen Behandlungskosten bei Patienten auf der Intensivstation durch Gewichtung? – Der Frankfurt-Weighted-Cost-Score (FWCS)

R. Inglis, J. Windolf und A. Pannike

Unfallchirurgische Klinik, Klinikum der Johann-Wolfgang-Goethe-Universität, Zentrum der Chirurgie, Theodor-Stern-Kai 7, W-6000 Frankfurt/Main, Bundesrepublik Deutschland

Die Abrechnung der Behandlungskosten auf der Intensivstation erfolgt wie bei Patienten in allgemeiner Behandlung über den Pflegesatz der Klinik. Bisher war es nicht möglich, eine individuelle Kostenrechnung aufzustellen, weil die kostensteigernden Einzelfaktoren nicht sicher zu ermitteln waren. Seit mit dem Frankfurt Intensive Intervention Scale aus den Krankenblättern der individuelle Behandlungsaufwand sicher festzuhalten ist, können Pflegeleistungen und Medikamentenverbrauch für jeden Einzelfall individuell ermittelt werden, die Voraussetzung für eine spezifische Kostenrechnung. Bei der Analyse der mit FiiS erhobenen Daten ergab sich, daß der Medikamentenverbrauch beim Einzelpatienten während der intensivmedizinischen Behandlung sich nicht kontinuierlich ändert, sondern in Stufen. Grund hierfür besteht in der Tatsache, daß das Behandlungsregime täglich während der Routinevisiten festgelegt wird. Zwischen diesen Visiten erfolgt eine Therapieänderung nicht aktiv auf Veranlassung des jeweiligen Dienstarztes, sondern nur als Reaktion auf Veränderungen im Befinden des einzelnen Patienten! Bei der Analyse der FiiS-Daten ergaben sich Änderungen in der Medikamentenbehandlung in Stufen, die hervorgerufen wurden durch Therapieänderungen ganzer Funktionsgruppen; das aber bedeutet, daß eine Medikamentengruppe (Summe) (ausschließlich in der Intensivmedizin) statistisch gese-

Hefte zur Unfallheilkunde, Heft 220
Zusammengestellt von K. E. Rehm

hen aus vorwiegend gleichen Einzelmedikamenten und Dosierungen besteht! Gelingt die Zuordnung der Einzelmedikamente und ihrer Dosierungen zu den Gruppen, dann sind unabhängig von der Diagnose, und somit auch unabhängig vom Grund für die Intensivtherapie die Kosten für diese Therapie individuell berechenbar. Es zeigte sich weiter, daß die im FiiS gezählten Verrichtungen am Patienten tags und nachts unterschieden werden können in Routinemaßnahmen und zusätzliche Aufwendungen. Wird die Menge der Routinemaßnahmen von der Summe der Verrichtungen während einer Dienstzeit subrahiert, so kann die in der Intensivmedizin erforderliche Menge an zusätzlichen Maßnahmen am einzelnen Patienten berechnet werden. Anhaltszahlen für den Zeitbedarf von Einzelmaßnahmen am Patienten sind bekannt, nach ihnen wird (noch) der Stellenschlüssel der Intensivstationen berechnet. Bei den Maßnahmen am Patienten hat sich nach Analyse des FiiS ebenfalls gezeigt, daß der Einzelaufwand sich wie die verabreichte Medikamentenmenge ebenfalls nicht kontinuierlich sondern in Stufen ändert, wobei ebenfalls die Art der Maßnahmen typisch ist für deren Summe. Mit der Berechnung der Zeitsummen für die einzelnen Gruppen ist bei für statistische Analysen ausreichenden Fallzahlen der zeitliche Gesamtaufwand ebenfalls individuell erfaßbar und im Ergebnis für Pflegesatzverhandlungen oder Verhandlungen über die fallspezifische Abrechnung von Sonderaufwendungen geeignet. Anhand von 1049 Datensätzen des FiiS (Stand 25.3.90) von 40 Polytraumapatienten und einer gleich großen Zahl von Patienten mit unfallchirurgischen Operationen bei erheblichen Zusatzerkrankungen (diese machten die Intensivtherapie erforderlich) wurden Medikamentenpreis und Pflegezeit je Dienstschicht für 24 h am Tag errechnet . Unsere Annahme, daß der intensivmedizinische Aufwand nicht diagnoseabhängig ist sondern nur von der Schwere des Krankheitsbildes (unabhängig von dessen Art) bestimmt wird, wurde bestätigt. Dieses Ergebnis erfordert für künftige Kostenverhandlungen ein völliges Umdenken und beweist erstmals, daß eine Bezahlung der Behandlung über diagnosespezifische Fallkosten nicht nur nicht möglich sondern auch nicht sinnvoll ist, weil der Bezug zur Realität fehlt.

Diskussion

K. Welz, Cottbus

Die Gesprächsrunde spiegelte das Bemühen wider, durch praktikable Konzepte einer Dokumentation und Verarbeitung von Patientendaten die erforderlichen Voraussetzungen einer Qualitätssicherung der Patientenbetreuung zu schaffen. Es bestand Einigkeit, daß eine Qualitätsverbesserung der Betreuungsleistungen durch permanente kritische Wertung von Behandlungsverläufen und -ergebnissen zu erreichen ist und Qualitätskontrollen als ärztliche Aufgabe und Verpflichtung ein Erfordernis darstellen. Unter Berücksichtigung der landesweiten Sicherstellung einer qualitativ hochwertigen unfallchirurgischen Patientenbetreuung beinhalten die Vorschriften des Sozialgesetzbuches V künftig auch für Einrichtungen der

Hefte zur Unfallheilkunde, Heft 220
Zusammengestellt von K. E. Rehm

Neubundesländer die verpflichtende Aufgabe, sich Maßnahmen der Qualitätssicherung zu stellen.

Leistungszahlen und Qualitätssicherungsprogramme verdienen als Grundlage ökonomischer Entscheidungen und der Gestaltung von Betreuungsstrukturen größte Beachtung. Darüberhinaus ist einer umfassenden und sorgfältigen Dokumentation von Patientendaten auch aus forensischer und Gutachtersicht ein entscheidender Stellenwert einzuräumen. Aufgrund zahlreicher Diskussionsbemerkungen konnten die durch Vortragende zum Teil eindrucksvoll ausgewiesenen Konzepte rechnergestützter EDV-Systeme nicht darüber hinwegtäuschen, daß einer verbreiteten Anwendung noch Schranken gesetzt sind. In Deutschland zeigen sich gegenwärtig deutliche Unterschiede der Projektentwicklung zur Qualitätssicherung unter den verschiedenen Fachdisziplinen einerseits und den Bundesländern andererseits. Als erschwerender Faktor wurde auch eingeschätzt, daß der Routinebetrieb die Frage des Aufwandes zusätzlich belastender Datenerfassungen und Dokumentation zu dem zu erwartenden Nutzen analytischer Wertungen aufwirft. Dennoch ist aus der Aussprache festzuhalten, daß die Bedeutung der Materie Qualitätssicherung – Qualitätsverbesserung stetige Beschäftigung mit der Thematik rechtfertigt. Das Fazit aus den Vorträgen und der Diskussion kann daher nur heißen, den Einstieg in das Thema als anerkennenswerten Beitrag zum Erreichen der Zielstellung „Qualitätsverbesserung“ zu werten und auf bereits bewährten Systemen interner Qualitätssicherung einiger Institutionen aufzubauen. Künftig sind alle Initiativen zu stützen, die einer Verbreitung und praktikablen Lösung der zweifellos vielschichtigen Problematik dienen.

Qualitätssicherung im Krankenhaus: Befunddokumentation – Evaluation

Vorsitz: R. Schunk, Pforzheim; E.-G. Suren, Heilbronn

Einordnung und Ergebnisprüfung bei der Behandlung Schwerstverletzter – Ein neuer methodischer Ansatz

E. Reichle, Ch. Eggers und D. Wolter

Abteilung für Unfall-, Wiederherstellungs- und Handchirurgie, Allgemeines Krankenhaus St. Georg, Lohmühlestraße 5, W-2000 Hamburg 1, Bundesrepublik Deutschland

Das Polytrauma wird offensichtlich unterschiedlich definiert: Ein Literaturstudium ergab eine durchschnittliche Verletzungszahl zwischen 2,6 und 6,5 je Patient bei einer Letalität zwischen 16 und 55 %. Wegen dieser Heterogenität müssen wesentliche Erfolgskriterien in Relation zu der durchschnittlichen Verletzungsschwere der behandelten Polytraumen

Hefte zur Unfallheilkunde, Heft 220
Zusammengestellt von K. E. Rehm

gebracht werden. Zur Beurteilung der interdisziplinären Versorgungsleistung ist außerdem eine nach Körperregionen bzw. Organsystemen differenzierte Ergebniskontrolle erforderlich.

Dazu bedarf es einer Einteilung, welche folgenden Kriterien genügen sollte:

1. Einfache Handhabbarkeit
2. Gute Differenzierungsmöglichkeit in Körperregionen bzw. Organsysteme
3. Möglichkeit der Bildung eines Gesamtscores, welcher gut mit dem ISS korrelieren sollte.

Bei der neuen Einteilung STAWEBB wird in 7 Merkmalen differenziert: 1. *S*chädel, 2. *T*horax, 3. *A*bdomen, 4. *W*irbelsäule, 5. *E*xtremitäten, 6. *B*ecken, 7. *B*egleiterkrankungen/Alter. Jedem Merkmal wird ein Verletzungsschweregrad zwischen 0 und 3 zugeordnet. Der Gesamtscore VSI (Verletzungsschwereindex) resultiert aus der Addition und nachfolgendem Quadrieren der Schweregrade. Setzt man den durchschnittlichen VSI aller Patienten in Bezug zum Behandlungserfolg, erhält man den Therapieergebnisfaktor (TEF). Dieser Rechenvorgang kann analog für jedes Merkmal des STAWEBB durchgeführt werden, und ist so Grundlage einer differenzierten Ergebniskontrolle.

In einer Studie über 200 polytraumatisierte Patienten mit insgesamt 1058 Verletzungen und einer Gesamtletalität von 28,5 % konnte nachgewiesen werden, daß der STAWEBB gleich hoch signifikant wie der ISS zum Überleben der Patienten korreliert (Irrtumswahrscheinlichkeit $< 0,05\,\%$). Dabei betrug der durchschnittliche ISS 39 und der durchschnittliche VSI 52. Der TEF betrug 1,83.

Weiterhin konnte gezeigt werden, daß die Schwere der Verletzungen abhängig von der Körperregion/dem Organsystem unterschiedlich gut zum Überleben korreliert.

Zusammenfassung

1. STAWEBB ist eine Einteilung für Schwerverletzte, die zum Überleben vergleichbar signifikant, wie der ISS korreliert.
2. Sie ist aussagekräftig im Hinblick auf eine ständige differenzierte Ergebniskontrolle.
3. STAWEBB kann schnell und einfach eingesetzt werden.

EDV-unterstützte Patientendokumentation – Erfahrungsbericht über 3000 unfallchirurgische Patienten

J. Hettfleisch, H. Schöttle, F. Herrmann und W. Beck

Abteilung Unfallchirurgie, Krankenhaus Nordwest, Steinbacher Hohl 2–26, W-6000 Frankfurt/Main 90, Bundesrepublik Deutschland

Die EDV-unterstützte Patientendokumentation stellt innerhalb der Traumatologie eine relativ neue Entwicklung dar. Seit Anfang 1987 erfolgt an unserer Unfallchirurgischen Abteilung eine computergestützte Basisdokumentation.

Unser EDV-Konzept besteht aus einer zentralen Rechnereinheit mit Zugriff auf die Patientenstammdatei. Die Datenbearbeitung kann wahlweise an einem Terminal oder PC-Arbeitsplatz mit der Möglichkeit der graphischen Darstellung und Textverarbeitung erfolgen. Das Betriebssystem des Rechners ist „Standard MUMPS". „MUMPS" steht für „Massachusetts General Hospital Utility Multiprogramming System" und ist gleichzeitig auch Programmiersprache. Die Software ist eine Eigenentwicklung der Klinik und in „MUMPS" abgefaßt.

Auf einem Dokumentationsbogen werden nach Beendigung des stationären Aufenthaltes vom behandelnden Arzt unter den einzelnen Rubriken aus insgesamt 580 sinngemäß geordneten Merkmalen die jeweils zutreffenden ausgewählt und dreistellig verschlüsselt. Die auf dem Bogen erfaßten Daten werden manuell in den Rechner eingegeben. Patientenstammdaten werden automatisch der Stammdatei entnommen und in das Dokumentationssystem übertragen.

Eine Qualitätskontrolle der erfolgten Therapiemaßnahmen ist über die unter den entsprechenden Rubriken aufgelisteten Komplikationen rasch und zuverlässig möglich. Da die Patienten sehr differenziert erfaßt werden, können umschriebene Gruppen unter wissenschaftlichen Fragestellungen ohne Zeitaufwand dem Datenpool entnommen werden. Für Verhandlungen mit Organen der Ärztlichen Selbstverwaltung, Kostenträgern und Krankenhausleitung können die notwendigen Argumentationshilfen zügig errechnet werden.

Ein großes Problem aller Dokumentationssysteme liegt in deren Fehleranfälligkeit, beginnend bereits bei der Dateneingabe. Im Rahmen der Datensuche können sich ebenfalls Fehler einschleichen. Da das Programm nur mit logischen Verknüpfungen arbeiten kann, ist eine sorgfältige Formulierung der Fragestellung durch einen mit dem System Vertrauten unabdingbar.

Die Qualitätskontrolle der Dokumentation kann anhand der Sensitivität und Spezifität einer Recherche erfolgen. Als Beispiel mag die Suche nach allen zwischen 1987 und 1989 mit Dynamischer Hüftschraube versorgten Patienten dienen. Bei dieser einfachen, klaren Fragestellung lag die Spezifität der Recherche bei 100 %, d. h. von 86 aufgefundenen Patienten waren alle mit DHS versorgt worden. Die Sensitivität betrug lediglich 90 %, neun der 95 mit DHS versorgten Fälle wurden nicht mehr aufgefunden.

Dies soll andeuten, daß unter dem Aspekt der Vollständigkeit des Zahlenmaterials auf die Durchsicht von OP-Büchern und Krankenblättern unter Umständen nicht vollständig verzichtet werden kann.

Hefte zur Unfallheilkunde, Heft 220
Zusammengestellt von K. E. Rehm

Qualitätssicherung bei der medialen Schenkelhalsfraktur

O. Scheibe

Thüringer-Wald-Straße 33, W-7000 Stuttgart 30, Bundesrepublik Deutschland

Die Qualitätssicherung Chirurgie, wie sie Schega und Selbmann 1980 bis 1983 in Nordrhein-Westfalen zuletzt an 180 Kliniken in einer Phase-3-Studie entwickelt haben, wird seit 1987 in Baden-Württemberg flächendeckend angeboten. Diese Qualitätssicherung wird vorerst an 4 Traserdiagnosen durchgeführt, sie verzichtet auf eine basisdokumentationsähnliche Leistungserfassung aller chirurgischen Diagnosen. Eine dieser Traserdiagnosen ist die mediale Schenkelhalsfraktur, da sie an unfallchirurgischen und allgemein-chirurgischen Kliniken gleichermaßen geübt wird. Die Dokumentation ist auf Erhebungsbögen, aber auch on line bei vorhandener EDV-Anlage möglich. Nach einem Jahr erhält jede teilnehmende Klinik eine Sammelstatistik, aus allen Kliniken (im Jahr 1989 2511 Patienten) eine Klinikstatistik und ein Profil; letzteres läßt ohne statistische Kenntnisse ablesen, ob sich die Klinik in ihren qualitätsrelevanten Merkmalen im auffälligen oder unauffälligen Bereich bewegt.

Für die interne Qualitätssicherung werden der Klinik eine Auflistung ihrer im Auffälligkeitsbereich liegenden Krankenakten überreicht. Die Anonymität von Patienten, aber auch Klinik ist garantiert.

Explorative Datenanalyse zur Beurteilung der Schraubenosteosynthese bei Schenkelhalsfrakturen

G. Helbing und U. Schmid

Unfallchirurgische Klinik, Krankenanstalten des Landkreises Ludwigsburg, Posilipostraße 49, W-7140 Ludwigsburg, Bundesrepublik Deutschland

Die von Böhler angegebene Fixation der Schenkelhalsfraktur mit bis zu vier Hohlschrauben ist als den Hüftkopf erhaltendes Verfahren prinzipiell attraktiv und gilt bei alten Patienten als wenig belastend. Bietet die Methode therapeutisch aber auch genügend Sicherheit, um als Standardverfahren empfohlen zu werden?

154 ausreichend dokumentierte Fälle aus den Jahren 1982 bis1988 wurden retrospektiv einer Analyse unterzogen, um die Qualität der Schenkelhalsverschraubung zu evaluieren.

Die bei allen kopferhaltenden Hüfteingriffen übliche Forderung nach sofortiger Reposition und Fixation erwies sich als unrealistisch, weil ein Drittel der Patienten erst mehr als sechs Stunden nach dem Unfall in die Klinik kam. Die Mehrzahl der alten Patienten war bei Aufnahme auch nicht narkosefähig.

Hefte zur Unfallheilkunde, Heft 220
Zusammengestellt von K. E. Rehm

Die postoperativ erreichte Reposition hing, auch das ist nachvollziehbar, direkt mit dem Frakturtyp zusammen, je stärker die Dislokation, desto geringer der relative Anteil korrekt, d. h. annähernd anatomisch reponierter und fixierter Frakturen.

Für die definitive Auswertung konnten 86 Fälle analysiert werden, bei denen die folgenden vier Möglichkeiten dokumentiert waren: Knöcherne Heilung in korrekter Stellung, knöcherne Heilung in nicht korrekter Stellung, Pseudarthrose oder Kopfnekrose.

Von erheblicher Bedeutung für den Erfolg, d. h. die knöcherne Konsolidierung, ist der Operationszeitpunkt: Bei den primär Operierten lagen Pseudarthrose- und Kopfnekrose-Incidenz unter 10 %, bei den sekundär Operierten immerhin bei 33 %.

Die Schraubenlage war bei den 13 Kopfnekrosen zweimal exzentrisch, dreimal fand sich eine Schraubenperforation (als Folge der Nekrose) und zweimal eine ebenfalls sekundäre Schraubendislokation.

Bei den Pseudarthrosen korrelierte die Schraubenlage deutlich mit der Komplikation: In mehr als der Hälfte der Fälle waren die Schrauben exzentrisch eingebracht, alle vier beobachteten Schraubenbrüche fielen in die Gruppe der Pseudarthrosen, desweiteren vier Schraubenperforationen und fünf Schraubenlockerungen.

Bei Frakturen vom Typ I oder II nach Garden ist die Schraubenosteosynthese dann ein zu tolerierendes Verfahren, wenn Konsolidierungen in Fehlstellung hingenommen werden. Bei Frakturen vom Typ III nach Garden ist die Incidenz an schlechten Ergebnissen oder gar Komplikationen zu hoch, um das Verfahren empfehlen zu können. Miserable Ergebnisse bringt sie bei Schenkelhalsfrakturen vom Typ Garden IV mit 70 % Pseudarthrosen und nur 15 % knöchernen Heilungen.

CAD-unterstützte Planung von Osteotomien an der unteren Extremität

F. Ullrich und F. Schauwecker

Unfallchirurgische Klinik, Städtische Kliniken, Ludwig-Erhard-Straße 100, W-6200 Wiesbaden, Bundesrepublik Deutschland

Zur Planung der Korrektur von Fehlstellungen einer Extremität müssen maßstabsgerechte Zeichnungen angefertigt werden. Diese Zeichnungen sind entsprechend der Beinlänge großformatig, und umständlich zu handhaben. Das zeichnerische Einpassen von Implantaten erfordert umständliche Berechnungen, bis Vergrößerungsfaktor des Röntgenbildes und der Implantatschablone übereinstimmen.

Mit Hilfe der EDV ergibt sich eine einfache, zeitsparende und handliche Lösung des Problems: An einen PC wird ein Grafiktablett angeschlossen, die Software-Anpassung erfolgt durch ein kurzes Programm. Das Röntgenbild wird an seinen wesentlichen geometrischen Punkten mit dem Cursor erfaßt. Für eine untere Exremität sind dafür ca. 100 Bildpunkte ausreichend, die als Koordinatenpaare in einer Datenbank gespeichert werden. Die digita-

Hefte zur Unfallheilkunde, Heft 220
Zusammengestellt von K. E. Rehm

len Werte werden rechnerisch bearbeitet und in ein vom Grafikprogramm lesbares Format umgeschrieben werden. Der Zeitaufwand für die Bilderfassung liegt bei ca. 8 min. Die folgende Bildbearbeitung geschieht in einem Grafikprogramm am Bildschirm mit Hilfe einer Maus.

Ohne mit meterlangen Papierstreifen zu hantieren wird die vorhandene Achse eingezeichnet, die gewünschte Achse markiert, vom Programm der Korrekturwinkel berechnet und in die Zeichnung eingetragen. Die Konstruktionsbilder werden auf DIN A 4 ausgedruckt, dienen als übersichtliche OP-Planungsunterlage und verbleiben zur Dokumentation im Krankenblatt.

Auch die Frage nach der günstigsten Lokalisation der Osteotomie läßt sich in kurzer Zeit übersichtlich auf dem Bildschirm klären. Durch das kleine Format sind die Gelenkwinkel mit einem Blick sichtbar, in Sekunden kann an jeder beliebigen Stelle theoretisch die Osteotomie simuliert werden.

Sollen Implantate eingezeichnet werden, kann man die Implantate beliebig stufenlos zoomen, bis Maßstab des Röntgenbildes und Maßstab der Schablone zur Deckung gebracht sind. Aus einer Symboldatei wird das Implantat mit dem Mauszeiger ausgewählt und in die Konstruktionszeichnung maßstabgerecht eingepaßt.

Nach unserer Erfahrung ist die CAD-unterstützte präoperative Planung von Osteotomien schneller, genauer und flexibler als konventionelle Konstruktionen.

Dokumentation arthroskopischer Befunde beim degenerativen Meniscusschaden

P. D. Platzek, Th. Köhler und K. H. Müller

Klinik für Unfall- und Wiederherstellungschirurgie, Ferdinand-Sauerbruch-Klinik, Arrenberger Straße 20, W-5600 Wuppertal 1, Bundesrepublik Deutschland

In Anbetracht der volkswirtschaftlichen Bedeutung eines degenerativen Meniscusschadens bekommt die adäquate Dokumentation einen besonderen Stellenwert. Neben den arbeitstechnischen Voraussetzungen ist die feingewebliche Diagnose entscheidendes Kriterium für das Anerkennungsverfahren. Die Aussagekraft des pathologischen Befundes bezüglich unterschiedlicher Schweregrade degenerativer Meniscusveränderungen von arthroskopisch entfernten Meniscuspräparaten ist, wegen des häufig nicht repräsentativen Untersuchungsgutes, jedoch deutlich eingeschränkt. Zudem kann nur der lokale Befund beurteilt werden, da eine vergleichende Beurteilung zum verbliebenen Restmeniscus entfällt. Dadurch verliert die pathologisch anatomische Begutachtung als alleinige Befunddokumentation ihre unangefochtene zentrale Wertigkeit. Das Entstehen dieser Problematik impliziert die Forderung nach einer objektiven Befunddokumentation des gesamten Meniscus, die jederzeit verfügbar ist. In Betracht kommen die Kernspintomographie, die Sonographie, die Arthrographie, sowie die Arthroskopie. Jedes dieser Verfahren ist erst anwendungsbezogen sicher,

Hefte zur Unfallheilkunde, Heft 220
Zusammengestellt von K. E. Rehm

wenn die Trefferquote nach adäquater Ausbildung annähernd 100 % beträgt. Schon allein aus diesem Grunde kommt als Methode der Wahl derzeit nur die Arthroskopie in Betracht. Folgerichtig wird die Bedeutung und Forderung nach objektiver arthroskopischer Befunddokumentation größer. Wir benutzen seit März 1990 einen Farbvideoprinter. Auf jedem ausgedruckten Bild können nach persönlicher Wahl 1, 4 oder 9 Befunde dokumentiert werden. Wir erheben einen kompletten Kniegelenksstatus in einer definierten Reihenfolge, in der Regel auf 9 Bildern. Die Archivierung der gedruckten Bilder ist mühelos. Bei uns gelangt ein Auszug in die Krankenakte und einer in das abteilungsinterne Archiv. So kann das Printbild des arthroskopischen Befundes den gleichen Stellenwert einnehmen wie ein Röntgenbild. Demnach sollten auch diese gedruckten Bilder wie Röntgenbilder in Ergänzung zum arthroskopischen Operationsbericht schriftlich befundet werden. So scheint es vorstellbar, daß die Anerkennung eines BK durch Meniscusschaden auch ohne die Trophäe der feingeweblichen Untersuchung durch diese Dokumentationsform möglich ist. So könnte der Zwang der feingeweblichen Untersuchung um ihrer selbst Willen im Einzelfall entfallen.

Wert der Röntgenuntersuchung bei ligamentären Verletzungen des oberen Sprunggelenkes

C. Wendler, R. Inglis, J. Windolf, D. Liermann, J. Kollath, und A. Pannike

Unfallchirurgische Klinik, Klinik der Johann-Wolfgang-Goethe-Universität, Theodor-Stern-Kai 7, W-6000 Frankfurt/Main, Bundesrepublik Deutschland

Zu den häufigsten Verletzungen, die einen Patienten zum Arzt oder in eine Klinik führen, gehören Verletzungen im Bereich des oberen Sprunggelenkes. Die gesamte Bandbreite der Verletzungen, vom einfachen Bagatelltrauma bis zur offenen Fraktur, kann der Grund für die Vorstellung beim Arzt sein. In einer retrospektiven Untersuchung wurden insgesamt 1480 Patienten einer chirurgischen Poliklinik mit Verletzungen des oberen Sprunggelenkes untersucht. Die Daten stammen aus den Jahren 1987 bis März 1990. Von den insgesamt 1480 Patientenunterlagen konnten 298, das sind 20 % (!) wegen völlig unzureichender Befund- und Therapiedokumentation nicht ausgewertet werden. Die verbleibenden 1182 Patienten wurden mit Hilfe eines markierungsbeleglasergestützten Datenerfassungssystems untersucht. Erfaßt wurden neben den Diagnosen und anamnestischen Daten der Erstbefund, diagnostische Maßnahmen und die Therapie.

Es wurden 699 männliche und 483 weibliche Patienten untersucht. Die Altersverteilung zeigt vor allem bei den männlichen Patienten einen Gipfel zwischen 16 und 40 Jahren. Bei den Patientinnen ist dieser Gipfel weit weniger deutlich ausgeprägt. Die Verteilung ist zwischen 16 und 60 Jahren gleichmäßiger. Im Kindes- und Jugendalter ergibt sich kein geschlechtsbezogener Unterschied. Die anamnestischen Angaben der Patienten zum Unfallhergang ergeben ein überdeutliches Überwiegen von Supinationstraumen. Dagegen wurden nur von 0,3 % der Patienten Pronationstraumen beschrieben, was im deutlichen

Hefte zur Unfallheilkunde, Heft 220
Zusammengestellt von K. E. Rehm

Gegensatz zu der Anzahl der Frakturen vom Typ Weber B und C steht. Ein Sturz war in 20,1 % und ein Anpralltrauma in 8,4 % die Ursache. Quetschungen kamen nur in 1 % der Unfälle vor. Immerhin 8,3 % der Patienten konnten keine genauen Angaben zum Unfallmechanismus machen. Bei der Erstuntersuchung fand sich in 939 (79,4 %) Fällen eine Schwellung im Bereich des oberen Sprunggelenkes. Die Schwellung war in 658 Fällen (70,1 %) nur gering ausgeprägt mit noch gut sichtbaren Gelenkkonturen. In 30 % der Befunde fand sich eine deutliche Schwellung mit aufgehobener Konturierung des Gelenkes. Bei allen Patienten wurde routinemäßig das obere Sprunggelenk in 2 Ebenen geröntgt. Zusätzliche Aufnahmen des Fußes (199), des Unterschenkels (106) oder Schrägaufnahmen des Sprunggelenkes (8) waren teilweise notwendig. Gehaltene Aufnahmen wurden in 78 Fällen nur bei klinischem Verdacht auf eine Bandläsion durchgeführt. Bei 51 Patienten wurde der Verdacht bestätigt, eine Operationsindikation jedoch nur in 7 Fällen gestellt. Zur stationären Aufnahme kamen 15,1 % der Patienten. 125, das sind 70 %, dieser Patienten wurden operativ versorgt, die meisten nach Rückgang der Schwellung 4 oder mehr Tage nach dem Unfall. Die Entscheidungen gegen eine Operation wurde bei sicherer Bandruptur entweder auf Wunsch des Patienten, wegen Risikofaktoren oder Begleitverletzungen getroffen. 47 % der ambulanten Patienten wurde funktionell behandelt. Bei insgesamt 1182 Patienten die alle routinemäßig geröntgt wurden, bestand in 281 Fällen eine deutlich ausgeprägte Schwellung mit Aufhebung der Gelenkkonturen und damit der Verdacht auf eine erhebliche Verletzung. In 214 Fällen war die Fraktur auf der Routineröntgenaufnahme zu diagnostizieren.

Die Bedeutung der Routineröntgenaufnahmen in zwei Ebenen für Dokumentation und Therapie liegt allein im sicheren Frakturausschluß und hat außerdem forensische Gründe. Besonders wichtig ist die Tatsache, daß 20 % der Krankenunterlagen wegen unzureichender Dokumentation nicht auswertbar waren. Dies wirft die Frage auf, wie für die Zukunft solche Lücken in Krankenakten, die jede Poliklinik betreffen, vermieden werden können. Gute Voraussetzungen zum Aufbau einer suffizienten Dokumentation bieten standardisierte maschinenlesbare Erfassungsbögen. Sie verbinden die Möglichkeiten einer Checkliste mit Möglichkeiten zur weitreichenden Dokumentation und sind dabei den individuellen Bedürfnissen des Anwenders (Poliklinik, Station) leicht anzupassen. Gleichzeitig könnte ein solches Konzept zur Qualitätssicherung beitragen indem es zur normierten Befunderhebung bereits bei der Erstuntersuchung zwingt.

Das Patienten-Monitoring-System: PAMOS

W. Schneider und K.-W. Hartmann

Klinik für Plastische-, Hand- und Wiederherstellungschirurgie, Medizinische Hochschule Hannover, Podbielskistraße 380, W-3000 Hannover 51, Bundesrepublik Deutschland

Das System stellt Funktionen zur Unterstützung der Informations- und Dokumentationsaufgaben im Bereich der Plastischen Chirurgie/Verbrennungs-Intensivmedizin bereit.

Die automatische Aufzeichnung von Monitordaten und der rasche Zugriff auf diese und übrige Patientendaten können unmittelbar die Patientenversorgung unterstützen.

Durch die Präsentation von Übersichten und die Auswertung einzelner Behandlungsperioden können verbesserte Informationen zum Behandlungsverlauf bzw. zur Therapiestrategie gewonnen werden.

Statistische Auswertungen des Datenmaterials können unterschiedliche Aspekte zu klinischen Fragestellungen erhellen, die standardisierte Dokumentation eröffnet den Weg zu Qualitatssicherungsmethoden.

Die Einzelaufgaben der Aufzeichnung der Monitordaten, der Verwaltung der Benutzereingaben, der Darstellung der Informationen bis hin zur Weiterleitung der Daten an Statistikprogramme sind in PAMOS integriert. Gleichzeitig soll sich die Benutzung des Systems in die tägliche Routine des klinischen Betriebes integrieren. Einheitliche Bildschirmdarstellungen und möglichst einfache Systemabläufe unterstützen die Arbeit am System.

PAMOS ist aus einzelnen Modulen aufgebaut.

- PAMOS/S ist die zentrale Systemsteuerung, der „Kopf" des Ganzen. Es regelt alle Zugriffe und kann durch Pass-Worte verschiedene Benutzer unterschiedlich steuern.
- PAMOS/R ist ein Modul zur automatischen Aufzeichnung der Daten von den bettenseitigen Monitoren. Es regelt selbständig die Kommunikation mit den Geräten und speichert die Daten.
- PAMOS/C ist für die Übernahme der Labordaten aus der EDV der klinischen Chemie verantwortlich.
- PAMOS/M sorgt für die Übernahme der Mikrobiologiedaten aus einer entsprechenden EDV-Anlage.
- PAMOS/DB schließlich ist das Hauptmodul zur Verwaltung aller Daten. Es speichert, ändert oder löscht die gewünschten Daten, die alle in unterschiedlichen Datenbanken gespeichert werden.

Hefte zur Unfallheilkunde, Heft 220
Zusammengestellt von K. E. Rehm

Datenbank zur Qualitätssicherung und Statistik bei der primären und sekundären operativen Behandlung handverletzter Patienten

M. Schrader und G. M. Lösch

Klinik für Plastische Chirurgie, Medizinische Universität, Ratzeburger Allee 160, W-2400 Lübeck, Bundesrepublik Deutschland

In unserer Klinik sind 2729 Behandlungsfälle mit Verletzungen der oberen Extremitäten mit einem Dokumentationsschlüssel erfaßt worden, der mit der Absicht, einen Beitrag zur Qualitätssicherung und Statistik zu leisten, 1983 eingeführt worden war. Die erkrankten bzw. verletzten Körperregionen werden nach der Einteilung von Feneis (1974) definiert. Vierstellige feste und variable Schlüssel dienen der Erfassung der Diagnose und der sie charakterisierenden Besonderheiten. Erfragt werden allgemeine Risikofaktoren, deren Auflistung nach Vossschulte (1982), Zittel (1979), Bolt und Schälmerich (1977) und eigener klinischer Erfahrungen erfolgte. Erfaßt werden spezielle Risikofaktoren, die in Relation zur augenblicklich behandelten Verletzung ein zusätzliches Risiko darstellen. Weitere Schlüssel geben Auskunft über Fotodokumentation, Primär- bzw. Sekundärbehandlung und Berufsunfall. Schlüssel geben Auskunft über die angewandten Grundtechniken der Operation und über spezifische Operationsmethoden. Die Gliederung und Benennung der Eingriffsarten erfolgte unter Berücksichtigung der anerkannten Standardwerke „Handchirurgie". Seit Einführung des Dokumentationsprogrammes konnte ein Grundstock an relevanten Daten erstellt werden, die für die Verarbeitung nach verschiedenen Fragestellungen zur Verfügung stehen.

Die computerisierte Auswertung der Daten der 2729 Patienten ergab, daß bei Berücksichtigung von drei speziellen Risikofaktoren (Quetschverletzung, Fleischverletzung, stark verschmutzte Wunde), die die Qualität der Resultate nach der operativen Versorgung hätten beeinflussen können, 19 % unserer Patienten so belastet waren. Als Folgerung daraus könnte sich u. a. z. B. ergeben, daß für die Qualitätssicherung ein besonderes Augenmerk auf eine Verbesserung der Therapiemöglichkeiten bei dieser Risikogruppe unserer Patienten gerichtet werden müßte. Bei Weiterverfolgung dieser Problematik anhand der gezeigten Datenbank entsteht eine Matrix zur Bestimmung der Dringlichkeit von qualitätssichernden Maßnahmen.

Hefte zur Unfallheilkunde, Heft 220
Zusammengestellt von K. E. Rehm

Computerunterstützte Datenerfassung und Analyse von septischen Komplikationen in der Traumatologie

M. Leixnering, Th. Öhner und M. Ben Mokhtar

Unfallkrankenhaus Lorenz Böhler, Donaueschingenstraße 13, A-1200 Wien, Österreich

Seit 1985 werden im Unfallkrankenhaus Lorenz Böhler in Wien alle septischen postoperativen Komplikationen statistisch erfaßt und analysiert. Dazu wurde im Rahmen eines Forschungsprojektes ein eigenes Dateneingabe- und Analyseprogramm entwickelt. Grundidee war, alle Daten des Operationsbuches in eine Datenbank zu übernehmen, dort statistisch bearbeiten zu können und im Falle einer septischen Komplikation einer Operation diese sofort in ein septisches Statistikprogramm übertragen zu können. Unfallursache, Diagnose, Klassifizierung des Weichteil- und Frakturschadens und Risikofaktoren werden zusätzlich zu den Daten aus dem Operationsbuch eingegeben, und anschließend der zeitliche Verlauf der Erkrankung schrittweise dokumentiert. Dabei werden auch Revisionen, Fieberschübe und Labordaten wie Leukocyten und Senkung, sowie Keimspektrum und Antibioticatherapie eingegeben. Sind einmal die Grunddaten des Patienten eingegeben, kann der zeitliche Verlauf zu jedem Zeitpunkt ergänzt und erweitert werden. Korrekturen können durchgeführt werden. All diese Daten über einen sog. septischen Patienten können anschließend ausgedruckt werden und der Krankengeschichte beigelegt werden. Es kann das Antibiogramm extra ausgedruckt werden.

Die computerunterstützte Datenerfassung septischer Komplikationen ist heute im modernen Spitalsbetrieb unumgänglich. Es war daher die Idee und das Ziel, mit Hilfe des von uns entwickelten Systems eine frühzeitige Datenanalyse zu ermöglichen. Nur durch exakte Dokumentation der Operationsdaten, des Verletzungsmusters, der Vorerkrankung und des Zeitpunktes des Auftretens der Infektion können Rückschlüsse auf die Ursache der Entstehung der Infektion bezogen werden. Durch straffe Organisation im Operationsbereich, durch einwandfreie Hygiene und eine regelmäßige Information der Ärzte und Schwestern über die Infektrate versuchen wir, unser Infektionsrisiko so niedrig wie möglich zu halten. Bisher erfolgt die Information der Ärzte, der Schwestern und des Pflegepersonals einmal jährlich. Für die Zukunft ist eine quartalsweise Information geplant. Eine gezielte Antibioticatherapie, abgestimmt auf unser Resistenzverhalten, wird bereits jetzt berücksichtigt. Einer unserer wichtigsten Pläne für die Zukunft ist die Anwendung dieses Infektionsüberwachungsprogrammes in allen Krankenanstalten der Allgemeinen Unfallversicherungsanstalt. Dadurch können anschließend die Daten der unterschiedlichen Häuser vor allem im Rahmen unterschiedlicher Operationsverfahren verglichen werden. Das System ist so aufgebaut, daß Grunddaten über Operationen und Infektionen getrennt unserem Analyseprogramm entnommen werden können und einem anderen Datenanalyseprogramm zugeführt werden können. Speziell wurden diese Daten bereits einer Pilotstudie der WHO zur Verfügung gestellt. Die Daten aus dem Unfallkrankenhaus Lorenz Böhler konnten einwandfrei in das DANOP DATA-System übernommen werden.

Hefte zur Unfallheilkunde, Heft 220
Zusammengestellt von K. E. Rehm

VIII. Vorlesungen

A. Verlust und Wiedererlangung des „Körperbildes“ nach peripheren Verletzungen

H. W. Delank

Dahlhauser Straße 77a, W-4320 Hattingen-Ruhr, Bundesrepublik Deutschland

Problematik

Körperbildstörungen nach peripheren Verletzungen? Was könnte das sein? Was soll man darunter verstehen? So werden sich manche von Ihnen fragen und dabei wohl am ehesten an die bekannten Phantomerlebnisse nach Extremitäten-Verletzungen denken.

Doch die Störbilder, denen ich mich hier zuwenden möchte, sind anderer Art. Sie treten in der frühen Rehabilitationsphase auf. Ihnen gehen kein Gliedmaßenverlust, keine Defektheilung und insbesondere auch keine klinisch erkennbaren Nervenläsionen voraus. Ihr wesentliches Kennzeichen ist vielmehr das organisch nicht begründbare Mißverhältnis zwischen einer defektfrei ausgeheilten Extremitäten-Verletzung und einer dennoch fortbestehenden schweren Funktionseinbuße. Einem solchen Funktionsdefizit begegnet der Unfallchirurg fast regelhaft mit argwöhnischer Ungeduld und auch mit Unmut, zumal ja auch der konsultierte Neurologe keine nervale Beeinträchtigung, allerdings auch keine ursächlich relevante Psychodynamik feststellen kann. So darf es kaum verwundern, wenn die Gebrauchsunfähigkeit der Extremität dann einer Gebrauchsunwilligkeit des Patienten angelastet und – da einfach nicht erklärbar – kurzerhand doch als „psychogen“ und damit als Simulation abgetan wird.

Nun, unbestreitbar können verschiedenartig motivierte psychiche Einflüsse die Funktionsleistungen nach Extremitäten-Verletzungen erheblich und keineswegs selten behindern. Zu fragen bleibt aber, ob in einer solchen unfallneurotischen Fehlverarbeitung stets und ausschließlich die Ursache dieser Beschwerdebilder zu suchen ist. Vielleicht zunächst einige kurze Fallschilderungen:

Nach einer anatomisch korrekt rekonstruierten und ausgeheilten Beugesehnenverletzung der Hand kommt ein Patient zur ersten Übungsbehandlung und muß nun feststellen, daß er den Gebrauch seiner Hand offensichtlich völlig verlernt hat. Die Bewegungen seiner Finger scheint er völlig vergessen zu haben. Ein aktiver Faustschluß ist ihm unmöglich und bei seinen frustranen Bemühungen betrachtet er verzweifelt seine Hand als einen fast fremden Gegenstand, der ihm nicht mehr zu gehorchen, ja nicht einmal mehr zu gehören scheint. Seine kunstvoll wieder hergestellte Hand erscheint ihm unbrauchbar und nutzlos.

Hefte zur Unfallheilkunde, Heft 220
Zusammengestellt von K. E. Rehm

Da steht ein anderer Patient nach einer chirurgisch ideal verheilten Oberschenkelhalsfraktur erstmals frei in der Laufkatze. Doch jetzt kann er sich einfach nicht mehr vorstellen, wie er gehen soll, wie er seinen Fuß vorsetzen muß. Ängstlich, ja hilflos ist sein Blick auf diesen Fuß fixiert und je länger er ihn betrachtet um so fremder wird er ihm. Trotz aller Ermunterungen durch die Krankengymnastin will sich das Bein nicht vom Erdboden lösen lassen.

Über ähnliche Beobachtungen nach peripheren Traumen dürfte jeder Unfallchirurg aus seiner Alltagspraxis zu berichten wissen. Abortive, sehr kurzfristige Erscheinungsformen dieser Symptomatik lassen sich sogar recht häufig, und zwar unmittelbar nach der Abnahme von Verbänden, die eine Extremität längere Zeit ruhigstellen mußten, beobachten.

Besonders eindrucksvoll hat kürzlich der englische Neurologe Oliver Sacks seine eigenen Erlebnisse als Patient nach einem Quadriceps-Sehnenriß (in seinem Buch: „Der Tag, an dem mein Bein fortging") geschildert. Er berichtet, wie diese Verletzung „rein chirurgisch" betrachtet, rasch, gut und anatomisch korrekt heilte, er aber dennoch sein Bein bei aller Willensanstrengung nicht bewegen konnte. Darüber hinaus mußte er feststellen, daß er jeglichen inneren Bezug zu seinem Bein verloren hatte – ein für ihn zutiefst bedrückendes, fast unwirkliches Gefühl. Skotomartig erschien das Bein ihm aus seinem Leben ausgeblendet. Auf unerklärliche Weise war es aus seinem Körperbild ausgelöscht, eben „fortgegangen". Dieser Zustand steigerte sich schließlich zu einem Gefühl der existentiellen Leere und mit seinen reflektierenden Gedanken erinnerte er sich an S. Freud, der „das Ich stets und vor allem als ein körperliches Ich" gewertet habe. Als er dann nach wenigen Wochen intensiver physiotherapeutischer Bemühungen fast überraschend die Funktionsfähigkeit seines Beines wiedergefunden hatte, fühlte er sich erlöst und befreit von einem unheimlichen Leiden.

Literarischer Rückblick

Ein Blick in die ältere Literatur zeigt, daß die geschilderten oder ähnliche Funktionsdefizite in der Rekonvalescenz nach peripheren Traumen durchaus schon früher beobachtet worden sind. Ihre Beschreibungen finden sich dort allerdings unter sehr verschiedenartigen Bezeichnungen.

So sprach Babinski von einem „Syndrome physio-pathique" und führte dieses auf eine schockbedingte Hemmung spinaler und peripherer Mechanismen zurück, etwa analog der von P. Horn beschriebenen traumatischen „Schockneurose".

O. Foerster unterstellte diesen posttraumatischen Funktionsblockierungen eine neuropathische und psychopathische Diathese und Strumpell prägte den Begriff der „lokalen traumatischen Hysterie". Binswanger sprach von hysterosomatischen Krankheitserscheinungen. Auch die Bezeichnungen Reflex- oder dynamische Lähmungen haben dabei Verwendung gefunden unter der Annahme einer falschen Verteilung von Innervationsimpulsen, gewissermaßen einer falschen motorischen Weichenstellung (O. Kalischer).

Trotz unterschiedlicher Krankheitsbezeichnungen und auch differierender pathophysiologischer Konzepte bestand bei allen genannten Autoren wenigstens in einem Punkt weitgehende Übereinstimmung: In der vordergründigen Bedeutung psychischer Bedingungen. Der von Charcot geprägte Oberbegriff der „traumatischen Hysterie" fand allgemeine Zustimmung und mit der Annahme einer letztlich doch ideagenen Entstehung dieser Krankheitsbilder entsprach man der schon im Mittelalter vorgelegenen Erkenntnis, daß „fortis imaginatio generat casum" – eine starke Einbildung bringt das Ereignis hervor – , nachzulesen in den Essays von Michel de Montaigne 1572/73.

Es war dann wohl das Verdienst Hermann Oppenheims, der hier in Berlin zu Anfang dieses Jahrhunderts an der Charité als Neurologe lehrte, erstmals erkannt zu haben, daß der Begriff der traumatischen Hysterie keineswegs bei allen organisch nicht deutbaren Funktionsstörungen nach Extremitäten-Verletzungen zutreffende Verwendung finden kann. „Auch ohne Vermittlung der Psyche" – so schrieb er schon 1892 – können derartige Störbilder auftreten und er bestritt damit ihren ausschließlich hysteriformen Charakter. Bei seinen sorgfältigen klinischen Beobachtungen war Oppenheim aufgefallen, daß – Zitat – „in vielen dieser Fälle den Patienten die Fähigkeit der zweckmäßigen Innervation einfach abhanden gekommen ist, ... Daß sie vergessen haben, wie sie es anfangen müssen, um die Hand- oder Fingerbeuger kraftvoll zu gebrauchen oder mit dem Bein zu gehen." – Zitatende. Oppenheim sprach bei einem solchen Verlust der Erinnerungsbilder für den Bewegungsvorgang in wohl treffender Weise von einer „Akinesia amnestica", ein Begriff, der heute offenbar weitgehend in Vergessenheit geraten ist.

In dem bekanntlich heftigen Disput um die „Kriegsneurosen" des 1. Weltkrieges hat Oppenheim seine Auffassung insbesondere gegenüber Max Nonne vehement verteidigt, konnte aber mit seinen gewiß obskuren, „molekulartraumatischen" Deutungsversuchen die damals führenden Neuropsychiater – wie Bonhoeffer, Liebmann, Redlich und Gaupp – kaum überzeugen.

Gedanken zum pathogenen Geschehen

Soweit dieser kurze literarische Rückblick. Doch nun zu der Frage: Wie, vor allem auf welchen funktionalen Ebenen könnten wir uns heute das pathogene Geschehen bei den geschilderten Krankheitsfällen vorstellen ohne eine Psychogenie im herkömmlichen Sinn annehmen zu wollen? Eine Antwort hierauf kann sicherlich nur von hypothetischen Konzepten ausgehen. Zu deren Entwicklung sollten wir uns zunächst nochmals die wesentlichen Merkmale der vorliegenden Störbilder in Erinnerung rufen:

Tabelle 1. Merkmale des gestörten „Körperbildes" nach peripheren Verletzungen

A:	Ausgeheilte Extremitätenverletzung ohne organischen Restschaden
B:	„Entfremdung" der Extremität
C:	Motorische Behinderung der Extremität
	a) durch Verlust der willentlichen Einflußnahmen
	b) durch Fehlen motorischer Erinnerungsbilder

In allen Krankheitsfällen sind Extremitäten-Verletzungen vorausgegangen, die nach chirurgischer Behandlung und einer mehr oder weniger kurzfristigen Ruhigstellung defektfrei ausheilten. Das eigentliche Beschwerdebild wird dann geprägt von einem gestörten Wiedererkennen der Extremitäten mit einem eigenartigen Entfremdungserleben und insbesondere von einer motorischen Behinderung, welche vom Patienten selbst mit dem Verlust einer willentlichen Einflußnahme auf die Bewegungen oder mit dem Fehlen motorischer Erinnerungsbilder begründet wird.

Ausgehend von dieser Beschwerdesymptomatik wird man die funktionellen Störfelder bei unseren Patienten wohl am ehesten im Bereich der körpereigenen Wahrnehmungen und/oder der willkür-motorischen Steuerungen zu suchen haben.

Körperbildstörung?

Im klinischen Sprachgebrauch wird die geschilderte Symptomatik oftmals als eine Beeinträchtigung des sog. Körperschemas oder als „Körperbildstörung" interpretiert. Aber was läßt sich mit diesem so häufig benutzten und so viel diskutierten Begriff des „Körperschemas" eigentlich aussagen?

Die von Head und Hollmes 1911 aufgestellte und später vor allem von Schilder weiterentwickelte Körperschemahypothese ging von Beobachtungen bei Patienten mit Großhirnläsionen aus. Sie definierte „Körperschema" als das räumliche Körpererleben, mit dem wir uns selbst wahrnehmen und reflektierend identifizieren. Dieses erlebte Körperbild hat eine Vielzahl von taktilen, optischen, kinästhetischen und auch motorischen Bestandteilen. Störungen des Körperbildes können daher sehr unterschiedliche Erscheinungsformen bieten, insbesondere sich auch auf einzelne Körperteile begrenzen. Das Körperbild verarmt dann gewissermaßen um das Bild eines Gliedes.

Langgehegte Erwartungen, dem hypothetischen Körperschema eine bestimmte, umschriebene cerebrale Repräsentation – etwa analog anderen neuropsychologischen Leistungen – zuschreiben zu können, haben sich als irrig erwiesen.

Große Mißverständnisse und Verwirrungen resultieren nun daraus, daß der Begriff der Körperschemastörung auf eine Vielzahl verschiedener klinischer Phänomene unkritisch ausgeweitet worden ist. Eine Reihe neuropsychologischer Symptome, die Phantome der Amputierten und schließlich sogar ein gestörtes Leiberleben in endogenen und exogenen Psychosen wurden subsummierend als „Körperschemastörungen" aufgefaßt und damit dem notwendigen Bemühen um eine nosologische Differenzierung entzogen. Auf einen solchermaßen belasteten Körperschema- oder Körperbild-Begriff möchte die klinische Neuropsychologie heute möglichst ganz verzichten. Und auch auf die hier zu erörternden Funktions- und Erlebnisstörungen nach peripheren Traumen sollte das Etikett der Körperbildstörung tunlichst keine und wenn, dann nur eine eingeschränkte Anwendung finden, d.h. ohne damit konkrete neurophysiologische oder neuropsychologische Sachverhalte beinhalten zu wollen. Vielleicht ließe sich besser rein deskriptiv von einem passageren Funktionsverlust, einer passageren Funktio perdita nach wiederhergestellten Extremitäten-Verletzungen sprechen.

Apraktische Störungen?

Wenn man unsere Patienten recht allgemein eine „Gebrauchs- und Nutzungsunfähigkeit" ihrer Gliedmaße klagen hört, wird man rein phänomenologisch an apraktische Störungen erinnert. Auch in der Vergangenheit ist sicherlich zu recht viel über die Nähe bestimmter Körperbildstörungen zu den Agnosien und Apraxien diskutiert worden. Insbesondere die sog. ideatorische Apraxie ist hier in Betracht zu ziehen. Geht man nun davon aus, daß für diese Apraxieform ebenfalls kein umschriebener hirnlokaler Bezug gesichert ist, sondern auf einer „höheren Ebene“ ein pathologischer Funktionszustand in der konzeptuellen Organisation von Handlungen angenommen wird (Poeck), könnte diese Sichtweise auch bei der Funktio perdita unserer Patienten analoge Vorstellungen nahelegen.

Allerdings lehrt die klinische Erfahrung, daß die meist bei Prozessen der sprachdominanten Hemisphäre anzutreffende ideatorische Apraxie regelhaft mit aphasischen Störungen und auch anderen neurologischen Herdsymptomen kombiniert ist. Insofern dürfte hier doch schon befundmäßig eine Abgrenzungsmöglichkeit bestehen.

Störungen der Propriozeption?

Wenn unsere Patienten angeben, „den inneren Bezug“ zu ihren verletzten Gliedmaßen verloren zu haben, drängt sich die Frage nach einer möglichen Relevanz proprioceptiver Störungen auf.

Die Propriozeption ist jener Informationsfluß aus der Peripherie, mit dem wir Auskünfte über Lage und Stellung der Gliedmaßen im Raum erhalten und so – im echten Wortsinn: Property = „Besitz“ unseres Körpers erlangen. Sie bringt auch wesentliche Afferenzen für alle koordinierten, willkürlichen Bewegungsabläufe, ist also auch ein wesentlicher Faktor in den motorischen Steuerungssystemen. Motorik ist immer Sensomotorik.

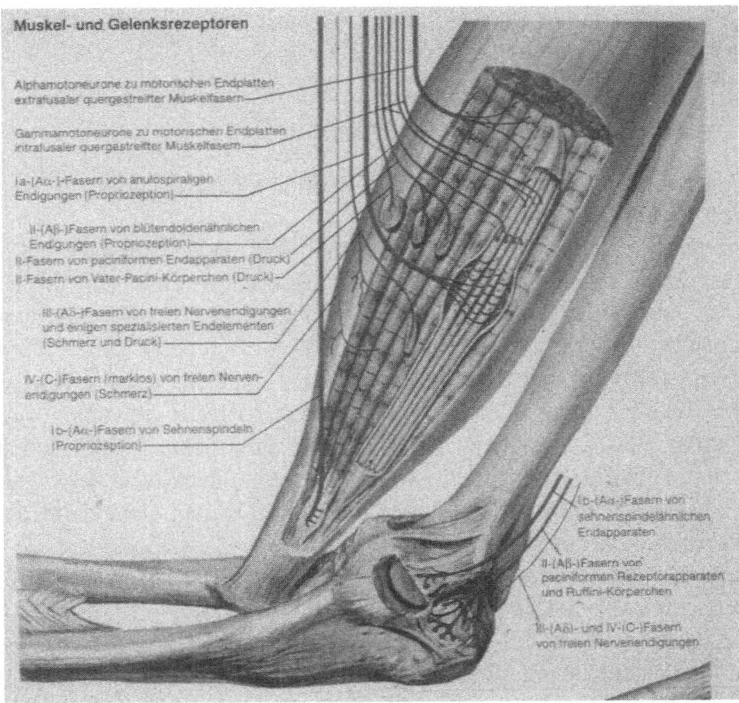

Abb. 1. Muskel- und Gelenkrezeptoren. (Aus: F. M. Netter, Farbatlas der Medizin, Thieme, Stuttgart New York

Das Receptororgan für die Propriozeption, die Proprioceptoren, finden sich in Form verschiedener Receptorelemente in den Muskeln, Sehnen und Gelenkkapseln. Sicherlich wird man nun davon ausgehen können, daß dieses periphere proprioceptive Feld bei jedem stärkeren Extremitäten-Trauma mit verletzt wird. Dann liegt wohl der Gedanke nahe, daß in einer solchen Läsion doch ein organ-pathologisches Substrat für die nachfolgenden „Körperbildstörungen" gesucht werden könnte – auch wenn ein Nachweis hierfür mit unseren begrenzten neurophysiologischen Untersuchungsmethoden bislang nicht zu erbringen ist. Dieses Konzept einer Auswirkung von geschädigten proprioceptiven Feldern insbesondere auf die willkürlichen Bewegungsabläufe wird vor allem von russischen Neurologen – wie Leon'tev und Zaparothets – vertreten. Sie sprechen von einer gleichsam „inneren Amputation" der Extremität nach traumatischer Schädigung der proprioceptiven Felder.

Doch aus der klinischen Erfahrung spricht manches gegen diese Hypothese, insbesondere die schon von Foerster und Wexberg gemachte Beobachtung, daß die proprioceptive Gelenkempfindung erst nach Ausfall aller versorgenden Nerven deutlich beeinträchtigt wird – also z.B. an den Fingergelenken nur bei kombinierten Nervus ulnaris- und Nervus medianus-Verletzungen. Wenn somit der Stellenwert einer peripheren proprioceptiven Leitungsstörung im Krankheitsgeschehen bei unseren Patienten doch zweifelhaft bleibt, so könnte vielleicht noch nach einer Störung der „höheren, proprioceptiven Sensibilität" gefragt werden. Eine solche, zentrale Funktionseinbuße der Proprioception vermutet O. Sacks dort, wo ein Körperteil längerfristig von Handlungsaktivitäten – aus welchen Gründen auch immer – ausgeschlossen gewesen ist. Aber auch diese Hypothese ist lediglich eine bisher nicht belegbare Vermutung.

Störungen der motorischen Willkürlichkeit?

Kommen wir zu einem weiteren denkbaren Störbereich bei unseren Patienten: der willkürlichen Steuerung motorischer Leistungen.

Bewegungsorgane sind Werkzeuge. Schon Aristoteles definierte den lebendigen Körper als das „Soma organikon", als einen mit Werkzeugen ausgestatteten Körper. Im Gegensatz zur autoregulativen Vitalmotorik ist uns mit dem Besitz und dem Können unserer Gliedmaßen – solcher „Werkzeuge" – deren Gebrauch nicht vorgeschrieben. Dieser ist uns hier freigestellt. Beispiel: Das Ballen der Faust einerseits und der Herzschlag andererseits. Jeder willkürlich motorischen Tätigkeit, jedem subjektiv gewollten Tun geht ein auf ein bestimmtes Bewegungs- bzw. Handlungsziel ausgerichteter Wille voran. Der Philosoph Hans Jonas spricht von dem „Gewollten" als der subjektiven Vorwegnahme, der vorstellenden Antizeption für jedes menschliche Handeln und sieht darin das Wesenhafte der Willkürlichkeit in unserer Motorik.

Doch was ist dieser subjektive Wille, vor allem wie, auf welchen Wegen erfolgt seine Einflußnahme auf die Motorik?

Die Basishypothese der modernen Hirnforschung besagt, daß alle geistigen und seelischen Phänomene, somit auch die Willensbildung, an das materielle Substrat des Gehirns gebunden sind. So gesehen wäre die Willkürlichkeit in unseren motorischen Leistungen das Produkt einer komplexen Informationsverarbeitung im Hirn und würde allein aus einer Fülle von neuronalen Aktivitäten auf vielfältigen strukturellen und funktionellen Ebenen resultieren. Ohne Zweifel haben ständig wachsende mikrobiologische Erkenntnisse und vor allem auch Analysen der phylogenetischen und ontogenetischen Hirnentwicklung zur Auf-

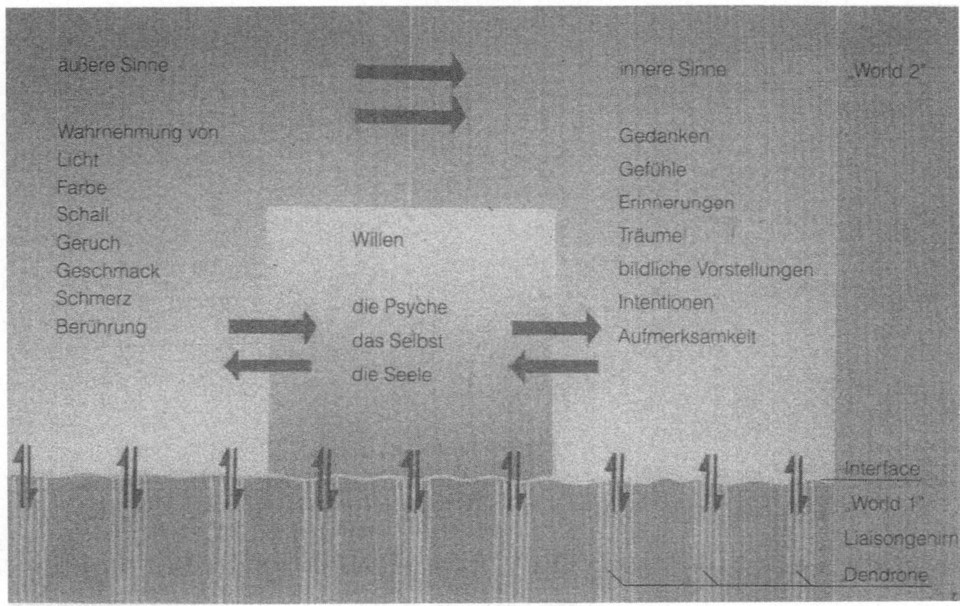

Abb. 2. Informationsflußdiagramm für die Gehirn-Geist-Interaktion. [Aus J.C. Eccles (1990)]

deckung immer feinerer Subsysteme in den zentralen Regulations- und Steuerungsmechanismen geführt. So konnte z. B. nachgewiesen werden, daß bereits die Intension, bestimmte Bewegungshandlungen auszuführen, mit spezifischen Aktivitätsänderungen umschriebener Nervenzellpopulationen einhergeht.

Engste Korrelationen zwischen mentalen Vorgängen und neuronalem Substrat können heute als erwiesen gelten und werden von der Mehrheit der Hirnforscher für die Legitimität ihrer materialistisch-monistischen Betrachtungsweise angeführt. Doch unbewiesen ist bislang die völlige Identität mentaler und neuronaler Ereignisse. Diese bleibt weiterhin eine noch ferne Zielvorstellung der neurobiologischen Forschung.

Alternativ zum psycho-physischen Monismus stehen seit altersher dualistische Interpretationen. Am bekanntsten geworden ist in jüngster Zeit die dualistisch-interaktionistische Theorie von Eccles und Popper. Sie geht aus von der Annahme immaterieller Bewußtseinszustände, einem „selbstbewußten Geist", in einer sog. Welt II. Dieser, an kein materielles substrat gebundene „selbstbewußte Geist", der eine freie Willensbildung einbezieht, übt – nach der Auffassung von Eccles – kontrollierende und interpretierende Funktionen in seinen wechselseitigen Bezügen zu den neuronalen Ereignissen in der materiell und energetisch strukturierten Welt I aus. Die hypothetischen Interaktionen zwischen selbstbewußtem Geist und Hirn glaubt er in spezialisierten Zonen der Großhirnhemisphäre, den sog. Liaison-Zentren, lokalisieren zu können. Mit der modularen Organisation der neocorticalen Rinde und dem Konstrukt einer dort befindlichen Koppelung von immateriellen Psychonen und materiellen Dendronen versucht Eccles dann, die Kardinalfrage des psychophysischen Parallelismus, nämlich „wo denn der Geist in die Ganglienzelle fährt" zu beantworten.

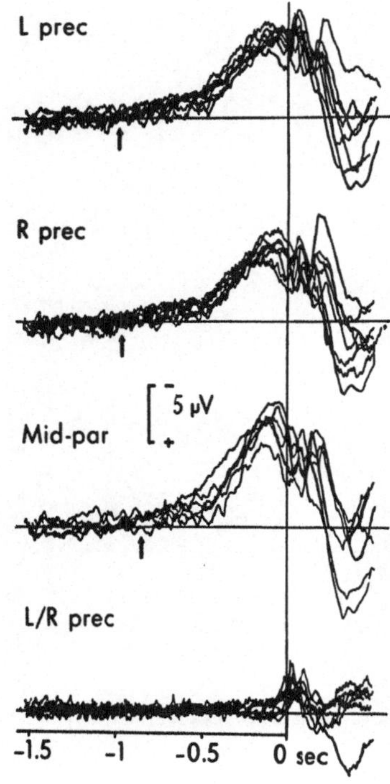

Abb. 3. Bereitschaftspotentiale, die von den gekennzeichneten Orten auf dem Schädeldach abgeleitet wurden, Anworten auf willkürliche Bewegungen des Fingers. Der Zeitpunkt 0 ist das Einsetzen der Bewegung, die vorausgehenden Potentiale wurden durch Rückwärtsberechnung des Mittelwertes von 250 Antworten gewonnen. *L prec*, links-präzentral; *R prec*, rechts-präzentral; *Mid-par*, Mittelparietal; *L/R prec*, Ableitung links-präzentral gegen rechts-präzentral. Weitere Beschreibung im Text (Kornhuber [1974])

Eine wesentliche neurophysiologische Stütze seiner Theorie sieht Eccles bekanntlich in den von Kornhuber aufgedeckten sog. Bereitschaftspotentialen, jenen elektrophysiologisch am Cortex nachweisbaren Aktivitäten, die den eigentlichen motoneuronalen Impulsentladungen sehr kurzfristig vorausgehen. Diese Bereitschaftspotentiale könnten – so Eccles – als die neuronale Konsequenz des Willenskommandos aus der immateriellen Welt II interpretiert werden.

Vertreter der klassischen Neurophysiologie hingegen bestreiten, daß diese Bereitschaftspotentiale Beweiskraft für die dualistische Theorie besitzen und glauben, daß lediglich unsere begrenzten meßtechnischen Möglichkeiten noch nicht ausreichen um die neuronale Komplexität des „motorischen Willensaktes" zu erfassen. Vor allem aber könne aus einer noch nicht gefundenen Substratbeziehung nicht auf eine erwiesene Substratungebundenheit geschlossen werden.

Nun, weder monistische noch dualistische Positionen im Streit um das Wirken unseres „Geistes" sind bislang schlüssig beweisbar. Möglicherweise beruht ihre Gegensätzlichkeit auch nur auf einer Inkongruenz von Beschreibungssystemen der Geisteswissenschaften und jenen der Naturwissenschaften. Letztlich bleibt hier wohl die Standortbestimmung zunächst noch einer metaneurologischen, eher „neurophilosophischen" Einstellung des einzelnen überlassen.

Unbezweifelbar ist aber die Erfahrung, daß ein subjektiver – mehr oder weniger bewußter – Wille allen willkürmotorischen Aktionen vorausgeht, gewissermaßen als unerläßlicher Generator bei jedem motorischen Handeln fungiert. Eine wie auch immer strukturierte Kommunikation unseres Willens mit unserer motorischen Hirnrinde ist existent. Vor dem

Hintergrund dieser Erkenntnis ist sicherlich dann auch die Frage berechtigt, ob vielleicht im Bereich dieser Willensübertragung, d. h. in einer funktionell gestörten Transponierung des „Gewollten" auf das motorische Geschehen ein pathogener Faktor bei unseren Patienten zu suchen ist? Die Funktio perdita wäre damit Folge einer blockierten Willensvermittlung.

Und noch ein interessanter Aspekt der Willkürmotorik sollte wenigstens kurz Erwähnung finden: Ihre hohe Irritabilität.

Schon das Wort „Willkür" hat ja für unser feines Sprachempfinden zwei eigenartig differierende Bedeutungsakzente: Einerseits kann es eine subjektiv-willentliche Steuerung, andererseits aber auch eine völlig unverständliche, zufällig erscheinende Einflußnahme zum Ausdruck bringen wollen.

Nun, auch ein eindeutig ziel- und handlungsgerichteter Bewegungswille und ein dann doch völlig unverständliches, ungeordnetes Bewegungsbild können bisweilen sehr eng beieinander liegen. Wir können das fast alltäglich als motorische Fehlleistungen erleben.

Einige kurze Beispiele:
Wenn wir aufgefordert werden, die ausgestreckten Zeigefinger beider Hände parallel hin- und herzubewegen und dann diese Bewegungen zu beschleunigen, schlagen die Finger plötzlich entgegen unserem Willen völlig unkoordiniert. Wir stehen vor einem ungeordneten Bewegungsbild trotz unseres eindeutigen Bewegungswillens.

Offenbar zeigt sich hier, daß schon systemimplizite Gegebenheiten bei der Motorik das Einbringen eines motorischen Programms oder eines motorischen Willens begrenzen können. Wie uns die moderne Chaos-Forschung lehrt, haben alle komplizierten biologischen und auch physikalischen Systeme eine extreme Empfindlichkeit und ein letztlich unberechenbares Verhalten.

Auf ein weiteres Beispiel hat mich kürzlich ein golfspielender Freund und Kollege gebracht: Es sind die Schwierigkeiten, mit denen die Golfspieler bei den sog. Puttschlägen

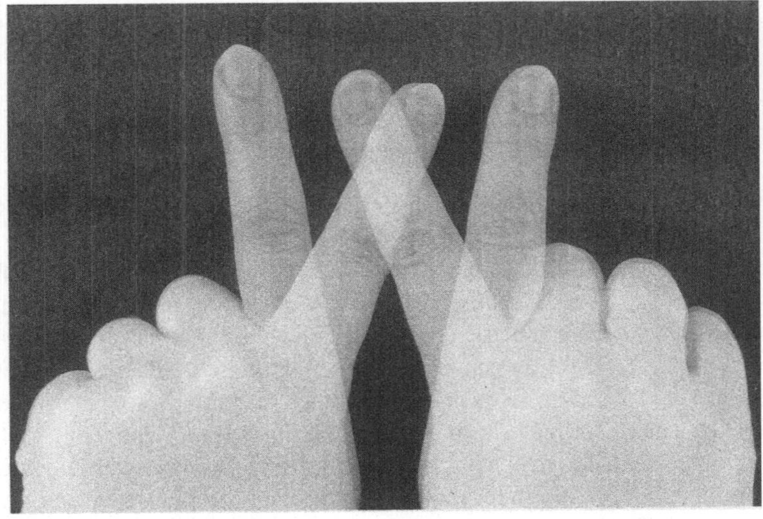

Abb. 4. Synergetik-Finger-Experiment

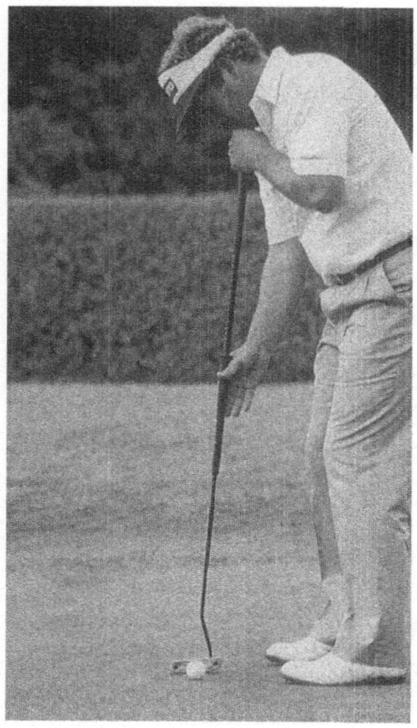

Abb. 5. Überlanger Golf-Putter

auf dem kurzen Weg zum Loch zu kämpfen haben, und zwar zu kämpfen gegen eine – wie sie sagen negative Geisteshaltung (Versagensängste? Vorbeischlagtrieb?). Überlange Putter, deren Ende von einer Hand gegen das Kinn gedrückt wird, sollen ihnen dabei helfen, eine unkoordinierte Motorik beider Hände zu verhindern.

Nun, diese kurzen Schilderungen sollten lediglich verdeutlichen, wie leicht störbar das Überbringen des „gewollten" auf einen motorischen Handlungsablauf ist. Auch diese Erkenntnis könnte zum Verständnis der Funktio perdita bei unseren Patienten beitragen.

Störungen des motorischen Gedächtnisses?

Doch nun noch zur Frage nach der potentiellen Bedeutung verlorengegangener Bewegungsbilder bei unseren Patienten. „Ich weiß nicht mehr wie ich mein Bein, meine Hand bewegen muß, ich habe es einfach vergessen" – so klagen unsere Kranken ja häufig.

Ein kinetisches Gedächtnis erwirbt der Mensch gewöhnlich in seinen ersten Lebensjahren. Es ist dann einfach präsent, so selbstverständlich, daß es garnicht mehr als ein spezieller Erinnerungsvorgang wahrgenommen wird. Wir greifen, gehen oder laufen ohne uns bewußt zu werden, daß diesen motorischen Leistungen erlernte Bewegungsbilder zugrunde liegen. Das Gedächtnis für motorische Fertigkeiten – Popper spricht vom „implizierten" Gedächtnis – unterscheidet sich hinsichtlich seiner Funktionsweise und der Lokalisation seiner morphologischen Substrate von dem komplexer strukturierten und weniger beständigen kognitiven Gedächtnis. Wesentliche Voraussetzung für jedes Erinnern ist die dauerhafte Aufzeichnung des Erlernten, eine „Gedächtnisspur".

Neurophysiologisch wird das kinetische Gedächtnis in der Leistung einer verzweigten Vielzahl neuraler Schaltungen gesehen, an denen insbesondere das praemotorische Feld, Kleinhirn und Basalganglien beteiligt sind. Wie jedoch letztlich die Komplexität der koordinierten Motorik aus dieser Datenbank gesteuert wird, das ist eine weitgehend offene Frage.

Völlig andere Vorstellungen zum kinetischen Gedächtnis haben wiederum die dualistischen Theorien entwickelt. So sieht Eccles hier zwar auch die vordergründige Relevanz cerebellarer Funktionen, glaubt aber beim motorischen Lernen auch an die Einflußnahme mentaler, und damit immaterieller Ereignisse.

Noch ausschließlicher ist das dualistische Konzept des Biochemikers Ruppert Shaldrake, das in den letzten Jahren vor allem in der angelsächsischen Welt sehr kontrovers diskutiert wurde. Shaldrake bezweifelt grundsätzlich die Existenz von materiellen Erinnerungsspuren im Gehirn. „Niemand habe je eine Gedächtnisspur im Gehirn gesehen oder zweifelsfrei nachweisen können."

Seine Gedächtnistheorie, die sich auf eine Reihe interessanter experimentell-psychologischer Beobachtungen stützt, geht von der Hypothese sog. immaterieller morphischer Felder aus – etwa vergleichbar den elektromagnetischen Feldern. Diese morphischen Felder würden sich – so Shaldrake – kumulativ aus persönlichen und artspezifischen Gewohnheiten, früheren Erfahrungen und Verhaltensweisen im Laufe längerer Zeiträume aufbauen und gewissermaßen die „gesammelte Information aller Vergangenheiten" enthalten. In derartigen morphischen Feldern lägen u. a. auch „Gewohnheitserinnerungen" an das motorische Verhalten. Motorisches Gedächtnis beruhe demnach auf der Fähigkeit zu diesen morphischen Feldern in einer Art Resonanzbeziehung zu stehen. Dem Gehirn komme dabei lediglich eine Vermittlerrolle zu – vergleichbar einem Fernsehempfangsgerät, das, wie jeder weiß, ja auch keine Informationen selbst enthält, sondern diese nur aus einem fernen Fernsehstudio übermittelt.

An anderer Stelle bringt Shaldrake zur Verdeutlichung seiner Theorie eine Computer-Metapher und vergleicht das Nervensystem mit einer Hardware, die über die Software –

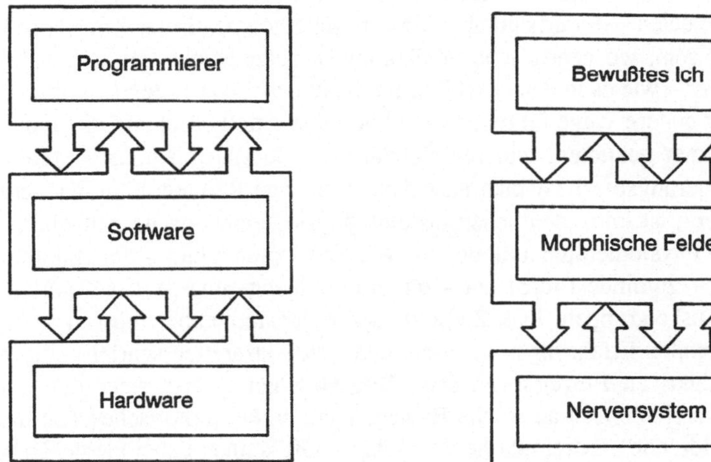

Abb. 6. Computer-Analogie für die Wechselwirkung von Geist und Gehirn (Nach R. Sheldrake)

morphische Felder – zum Programmierer – dem „Bewußten Ich“ – in Wechselbeziehung steht.

Nun, solche modernen Theorien mögen faszinierend sein. Doch der naturwissenschaftlich bemühte Mediziner bleibt dabei zweifelnd. Mit König Karl in der „Jungfrau von Orleans“ möchte man fragen: „Von wannen kommt dir diese Wissenschaft?“. In kritischer Bescheidenheit sollten wir feststellen, daß unser Wissen über Art und Funktion des kinetischen Gedächtnisses noch völlig unzureichend ist, um eine Akinesia amnestica in den Störbildern unserer Patienten klarer verstehbar werden zu lassen. Aber, daß rein funktionelle Blockierungen in dem, wo und wie auch immer, strukturierten Bereich eines Erinnerungsvermögens für Bewegungsabläufe möglich sind, davon können wir wohl ausgehen.

Prognose und Therapie

So hypothetisch, ja streckenweise spekulativ meine Ausführungen zur Pathogenese der sog. Körperbildstörungen nach peripheren Traumen bleiben mußten, so klarer und kürzer kann über die Behandlung dieser Krankheitsbilder berichtet werden. Denn hierzu läßt sich auf reichliche Erfahrungen zurückgreifen.

Die Prognose der geschilderten „Körperbildstörungen“ nach Extremitäten-Verletzungen ist in aller Regel gut. Die Störungen dauern häufig nur Tage oder wenige Wochen an. Länger persistierende Residualerscheinungen treten kaum auf, so daß sich auch schwierige gutachterliche Probleme selten ergeben. Der Genesungsprozeß verläuft meist nicht langsam, schleppend, sondern ziemlich rasch, bisweilen sprunghaft. Plötzlich scheint der Patient wieder zu wissen, wie er seine Hand, sein Bein zu gebrauchen hat. Fast spontan ergreift er wieder „Besitz“ von seiner ihm fremd und verloren gewesenen Extremität.

Doch dieser Heilungsverlauf ist ganz wesentlich von der Umfeldresonanz und den Hilfen abhängig, die der Patient in seiner frühen Rehabilitationsphase erfährt.

Nun, welche Behandlungsmöglichkeiten stehen uns hier zur Verfügung?

Grundvoraussetzung ist eine verständnisvolle Zuwendung des Arztes, mit welcher er sich aller Schwierigkeiten des Kranken ernsthaft annimmt und dabei freihält von jeder unbegründeten Vorwurfshaltung. Eine psychotherapeutische Konsiliarhilfe kann nur dort sinnvoll sein, wo neurotische Fehlhaltungen aufzudecken und aufzuarbeiten sind. Fehlen diese aber – wie es in den geschilderten Fällen vorauszusetzen ist – muß das therapeutische Konzept andere Wege führen. Es muß von der hypothetischen Grundvorstellung einer, wie auch immer gearteten, rein funktionellen Blockierung in höheren zentralen Regulations- und Steuerungsmechanismen ausgehen. Hier eine Reintegration der verletzten Extremität zu fördern, ist im wesentlichen als eine physiotherapeutische Aufgabe anzusehen.

Diese Physiotherapie muß um das Wiedererlernen motorischer Handlungen bemüht sein, weniger – zumindest nicht nur – um ein krankengymnastisches Training einzelner betroffener Muskelgruppen. Das Zielfeld dieser Physiotherapie müssen – wie Leont'ev nach seinen großen Erfahrungen in russischen Kriegslazaretten schrieb – die zweckgerichteten, die produktiven Bewegungen sein. Viel Geschick gehört sicherlich dazu, den Kranken möglichst spielerisch an solche Bewegungen, an ein motorisches Tun unter Einbezug seiner „verlorenen“ Extremität heranzuführen. Oft können dabei kleine Tricks und etwas List nachhelfen. So läßt man ihn z. B. Tätigkeiten ausüben, bei denen er „unbeabsichtigt“ seine gestörten Gliedmaßen einzusetzen hat, welche dann durch das zwangsläufige Mitwirken an dem Handlungsablauf sozusagen „überlistet" wird.

Vor allem gilt es, Freude und Engagement des Patienten bei solchen produktiven Bewegungen zu wecken. Ballspiele, rhythmische Tanzübungen und nicht zuletzt handwerkliche Betätigungen können hierbei häufig hilfreich sein. So bestehen vielfältige, stets individuell auszuwählende Möglichkeiten für eine gezielte physio- und ergotherapeutische Behandlung. Eine rasche Genesung läßt darunter nicht lange auf sich warten. Voll Dankbarkeit findet der Kranke seine Funktio perdita wieder.

Das mir gestellte Thema habe ich als eine Herausforderung zum Nachdenken gesehen, denn mehr nachdenklich sollten uns schon die funktionellen Störbilder nach peripheren Traumen machen.

Eine wesentliche Erkenntnis scheint mir zu sein, daß diese Krankheitsbilder sicherlich keine Krankheitseinheit darstellen. Und ganz gewiß werden wir Ärzte diesen Kranken nicht gerecht mit der voreiligen oder gar ausschließlichen Unterstellung einer psychogenen Fehlhaltung im Sinne von tendenziösen Wunsch- und Zweckreaktionen.

Geht man von einer Beschwerdeanalyse dieser Patienten aus, so lassen sich einige psycho-physische Steuerungs- und Regulationssysteme aufzeigen, *wo* das pathogene Geschehen gesucht werden könnte. Unklar bleibt, *wie* wir uns hier rein funktionelle Blockierungen, ein passageres „Gestörtsein" vorzustellen haben. Doch dürfte deutlich geworden sein, daß unser herkömmliches Psychogenie-Verständnis bei diesen Krankheitsbildern nicht ausreicht, vielmehr eine breitere Fassung erfordert, nicht zuletzt um bessere und gezieltere Behandlungswege gehen zu können.

Literatur

Canavan AGM, Sartory G (1990) Klinische Neuropsychologie. Enke, Stuttgart

Charcot JM (1878) Klinische Vorträge über Krankheiten des Nervensystems. Dt. Übers. A. Bonz u. Comp.-Verlag, Stuttgart

Eccles JC (1989) Die Evolution des Gehirns. Piper, München Zürich

Eccles J (1990) Gehirn und Seele. In: Aus Forschung und Medizin 1'90. Schering AG, Druckhaus Hentrich, Berlin

Gleich J (1987) Chaos – making a new science. Viking, New York

Jonas HJ (1987) Das Prinzip Verantwortung, 7. Aufl. Insel, Frankfurt/Main

Kornhuber HH (1974) Cerebral cortex, cerebellum and casal ganglia: An introduction to their motor functions. In: Schmitt und Worden (eds)

Lange J (1936) Agnosien u. Apraxien In: Bumke O, Foerster O (Hrsg) Handbuch der Neurologie. Springer, Berlin

Leont'ev AN, Zaparozhets AV (1960) Rehabilitation of hand function. Pergamon Press, Oxford London New York Paris

Liepmann (1905) Über Störungen des Handelns bei Gehirnkranken. Karger, Berlin

de Montaigne M (1953) Essais. Dt. Übers. Manesse-Verlag, Zürich

Netter FH (1987) „Farbatlanten der Medizin" Bd 5 (Nervensystem I). Thieme, Stuttgart New York

Oppenheim H (1892) Die traumatischen Neurosen, 2. Aufl. Karger, Berlin

Oppenheim H (1916) Die Neurosen infolge von Kriegsverletzungen. Karger, Berlin

Oppenheim H (1926) Lehrbuch der Nervenkrankheiten, 6. Aufl. Karger, Berlin NW 6

Poeck K (1989) Klinische Neuropsychologie, 2. Aufl. Thieme, Stuttgart New York

Popper KR, Eccles JC (1982) Das Ich und sein Gehirn, 2. Aufl. Piper, München Zürich

Sacks O (1989) A leg to stand on (1984, London); Dt. Übersetzung: Der Tag, an dem mein Bein fortging. Rowohlt, Hamburg

Schilder P (1923) Das Körperschema I. Springer, Berlin

Senior P (1950) Der lange Lulatsch. In: Golfmagazin 5/90. Jahr, Hamburg
Sheldrake R (1990) Das Gedächtnis der Natur. Scherz, Bern München Wien
Singer W (1950) Das Ziel der Hirnforschung. In: Gehirn und Kognition. Spektrum der Wissenschaft, Heidelberg

B. Ersatzoperationen bei irreparablen Verletzungen peripherer motorischer Nerven an der oberen Extremität

D. Buck-Gramcko, Hamburg

(Kein Manuskript)

Hefte zur Unfallheilkunde, Heft 220
Zusammengestellt von K. E. Rehm

Freie Vorträge zu Vorlesung B

Obere Extremität

Vorsitz: P. Brüser, Bonn; A. K. Martini, Heidelberg

Muskelersatzplastiken bei posttraumatischer Läsion der oberen Anteile des Plexus brachialis

M. Wiedemann, A. Rüter und A. Narakas

Abteilung für Unfall- und Wiederherstellungschirurgie, Zentralklinikum Augsburg, Stenglinstraße 2, W-8900 Augsburg, Bundesrepublik Deutschland

Verletzungen der oberen Anteile des Plexus brachialis (C5/6 – erweiterte Läsion einschließlich C7) erfordern zunächst die Revision und Versorgung der Verletzung mittels Nervennaht, Interposition, Neurolyse oder Neurotisation. Nach Ablauf eines Jahres ist der Endzustand einer Reinnervation oder Regeneration von Muskelgruppen erreicht; fehlen weiterhin Abduktion und Anteversion im Schultergelenk sowie eine Beugung im Ellbogengelenk werden Muskeltranspositionen, je nach vorliegendem Lähmungsmuster, erforderlich.

Zur Erzielung einer ausreichend guten Beweglichkeit in der Schulter ist als erster Schritt die Arthrodese in der Methode der AO angezeigt. Empfohlene Winkel: Scapulohumeraler Winkel 60°, Anteversion 30°, Innenrotation 20°. Die Arthrodese erfordert allerdings eine suffiziente Schultergürtelmuskulatur, vor allem Trapezius und Serratus anterior, sowie intaktes ACG und SCG.

Nach stabiler Ausheilung der Schulterarthrodese folgt die Muskeltransposition zur Erlangung einer Beugung im Ellbogengelenk, wodurch die motorisch und sensibel intakte Hand adäquat eingesetzt werden kann. Berichtet wird über Erfahrungen mit dem Triceps-Transfer und der Steindler-Plastik, wobei beide Verfahren zwar ausreichende Beugung im Ellbogengelenk erbringen, allerdings entweder unter Verlust der aktiven Streckung oder mit zu geringer Kraft. Vom theoretischen Ansatz erscheint deshalb die Transposition des Latissimus dorsi erfolgversprechender.

Hefte zur Unfallheilkunde, Heft 220
Zusammengestellt von K. E. Rehm

Erstzoperationen bei irreparablen Verletzungen des Plexus brachialis

A. Berger, H.-J. Bargmann und A. Feichter

Klinik für Plastische, Hand- und Wiederherstellungschirurgie, Krankenhaus Oststadt, Medizinische Hochschule Hannover, Podbielskistraße 380, W-3000 Hannover 51, Bundesrepublik Deutschland

In den meisten Fällen kann eine endgültige Prognose über den Erfolg einer Nervenrekonstruktion durch Neurolyse, Nervennaht bzw. Nerventransplantation erst nach ca. 2 Jahren mit einiger Verläßlichkeit gestellt werden. Die Limitierung von Ersatzoperationen richtet sich in allen Fällen folglich nach dem Ausmaß der primär geschädigten Plexusanteile und dem Umfang einer erfolgten nervalen und musculären Regeneration. Motivierbarkeit und hohe Kooperationsbereitschaft des Patienten sind wichtige Voraussetzungen von Ersatzoperationen. Bei Patienten, welche sich später als ca. 2 Jahre nach dem Unfall einer Behandlung unterziehen, kann es sich dann um regenerierte und teilregenerierte Muskeln handeln, welche als primär geschädigt anzusehen sind und nur in Ausnahmen ihre volle Funktion erfüllen. Wir unterscheiden statische von dynamischen Ersatzverfahren. Statische Maßnahmen sind Handgelenks-Tenodesen und Arthrodesen, statische Oppositionsplastiken und Daumen- sowie Fingergelenks-Arthrodesen. Schulter-Arthrodesen müssen selten durchgeführt werden. Am Ellenbogengelenk neigen wir ebensowenig zur Arthrodese. Einfache Sehnenumsetzungen, Transpositionen ganzer Muskeln bis hin zu freiem Muskeltransfer können hier funktionsverbessernde, dynamische Maßnahmen darstellen. An der Schulter dient der Deltoideus-Ersatz der Verbesserung der Abduktion des Armes. Durch Umsetzung des cranialen Anteiles des M. Trapezius kann so eine Abduktion von bis zu 20° erreicht werden. Am Ellenbogengelenk wurde die Umsetzung des M. Pectoralis major nach Clark von uns zugunsten der Umsetzung des M. Lat.-dorsi wegen der besseren Kraftentfaltung und Steuerbarkeit verlassen. Dieses ist als neurovasculär gestielter oder als freier Muskel-Transfer möglich. Auch die Steindlersche Operation mit Verpflanzung der

Tabelle 1. Motorische Ersatzverfahren nach Läsion des Plexus brachialis (1981-1990) (139 Operationen an insgesamt 85 Patienten, nach insgesamt 202 Plexus-Rekonstruktionen)

Deltoideus-Ersatz: n = 13 (85)		Radialis-Ersatz: n = 42 (85)	
Schulter-Arthrodesen	1	Merle d'Aubigné (u. a.)	28
Trapezius-Transfer	10	Tenodesen	9
Lat. dorsi-Transfer, gestielt	1	Arthrodesen	5
Lat. dorsi-Transfer, frei	1		
		Ulnaris-Ersatz: n = 11 (85)	
		Zancolli-Verfahren (u. a.)	11
Biceps-Ersatz: n = 50 (85)		Medianus-Ersatz: n = 32 (85)	
Triceps-Umsetzung	16	Oppositionsplastiken, statisch	11
Steindler-Verfahren	3	Oppositionsplastiken, dynamisch	9
Lat. dorsi-Transfer, gestielt (incl. bifunktionaler Transfer)	12	Gracilis-Transfer, frei	3
		Lat. dorsi-Transfer, bifunkt., frei	9

Hefte zur Unfallheilkunde, Heft 220
Zusammengestellt von K. E. Rehm

Beugerursprünge nach cranial ist noch gebräuchlich. Die Umsetzung einer funktionierenden Tricepssehne wird ebenfalls genutzt. Ein funktionierender Motor-Nerv für den freien Muskeltransfer kann entweder durch sekundäre Rekonstruktion des Plexus, durch Anschluß an weniger bedeutende Motor-Nerven der Schulterregion, durch Intercostalis-Transfer oder durch Kombination mit Anschluß an einen vascularisierten N. Ulnaris erzeugt werden (Tabelle 1).

Muskel-Sehnentransfer bei unvollständiger Plexusrekonstruktion

R. Henke

Medizinische Akademie Erfurt, Klinik und Poliklinik für Chirurgie, Nordhäuser Straße 74,
O-5010 Erfurt, Bundesrepublik Deutschland

Von 1975 bis 1990 sind von 320 vorgestellten Plexusverletzungen 260 operativ behandelt worden. Nicht in jedem Falle konnte bei dem Rekonstruktionsversuch von C5 und C6 ein funktionell brauchbarer Bicepsmuskel erzielt werden. Von 260 Patienten mit einer Nervenrekonstruktion waren 23 Bicepsersatzplastiken möglich. In 21 Fällen wurde ein funktionstüchtiger M. triceps mit Erfolg auf die Sehne des M. biceps transferiert. Die Indikation besteht für diesen Eingriff immer dann, wenn ein ausreichend kräftiger Tricepsmuskel vorhanden ist und für die tägliche Arbeit nicht absolut notwendig ist. Eine besondere Indikation besteht bei der sog. synonymen Reinnervation der beiden Oberarmmuskeln nach Nervenrekonstruktionen, bei denen eine Funktionstrennung sowohl physiotherapeutisch als auch psychotherapeutisch nicht zu erzielen ist. Allein 5mal mußte diese Indikation gestellt werden. Der operative Eingriff ist relativ einfach. Der Tricepsmuskel wird nach Ablösung von Ansatz unter Schonung des Gefäßnervenbündels auf die Innenseite des Oberarmes verlagert, um dann im Bicepssehnenanteil eingeflochten zu werden. Die Muskelspannung ist bereits durch die Ventralverlagerung vorgegeben. Die Ruhigstellung muß für mindestens 3 Wochen erfolgen. Die Verwendung des M. pectoralis major nach Clark ist wegen der geringen Funktion nicht empfehlenswert. Nach Plexusläsionen sind Perthesteilplastiken sehr stark von der Muskelfunktion abhängig. Liegt eine vollständige Funktion der Beuger am Unterarm vor, so ist die vollständige Plastik nach Buck-Gramcko zu empfehlen. Zumindest sollten 2 Sehnenverlagerungen möglich sein, um die Handöffnungsfunktion erzielen zu können.

Hefte zur Unfallheilkunde, Heft 220
Zusammengestellt von K. E. Rehm

M. biceps und M. triceps als Kraftträger zur Wiederherstellung der Beuge- und Streckfunktion der Hand bei komplettem Muskelverlust

S. Eren und R. Hettich

Klinik für Verbrennungs- und Plastische Wiederherstellungschirurgie, Medizinische Fakultät der RWTH Aachen, Pauwelsstraße, W-5100 Aachen, Bundesrepublik Deutschland

Während motorische Ersatzoperationen als standardisierte Operationstechniken vom Zustand der benachbarten Kraftspender abhängen, welche gestielt transplantiert werden müssen, wird bei der freien Muskeltransplantation ortsfremde Muskulatur in ein Empfängergebiet verpflanzt, dessen Muskulatur irreparabel zerstört ist. Voraussetzung für eine motorische Ersatzoperation ist das Vorhandensein der Sensibilität der Hand. Sie wird gewöhnlich zur Wiederherstellung der einseitig ausgefallenen Funktion, nämlich der Streck- und Beugefunktion, vorgenommen.

In unserem Fall ergaben sich jedoch erhebliche Probleme aus der Konstellation und Kombination der Verletzungen, die ein unorthodoxes Vorgehen erforderlich machten. Es handelte sich um einen 24jährigen Patienten, der bei einer Explosion folgende Verletzungen erlitt: Beide Oberschenkel waren amputiert, so daß der Patient auf einen Rollstuhl angewiesen war. Problematisch waren die Verletzungsfolgen des rechten Armes. Das Ellenbogengelenk war durch eine Trümmerfraktur in ca. 80°iger Beugestellung steif bzw. ankylotisch. Der gesamte Unterarm war stark verkürzt. Die A. brachialis war bei der Primärversorgung durch ein Veneninterponat versorgt worden. Die A. ulnaris, die A. interossea sowie der N. ulnaris zeigten einen langstreckigen Defekt. Die Streck- und Beugemuskulaturen am Unterarm waren bis in Handgelenkhöhe komplett verletzt und zeigten nur eine derbe Narbenplatte. Die aktive Beugung und Streckung war nicht möglich. Die Fingergelenke waren passiv frei beweglich. Die Sensibilität der Hand war im Innervationsgebiet des N. medianus und des N. radialis vollständig vorhanden. Aufgrund der fehlenden Kraftspender sowohl volar- als auch dorsalseitig war keine Stabilität der Hand vorhanden. Der Patient war auf den Rollstuhl angewiesen und eine stabile Griffunktion der Hand war unbedingt erforderlich. In diesem speziellen Fall haben wir den M. biceps und M. triceps als Kraftträger für die Beuge- und Streckfunktion benutzt. Die Überbrückung zwischen den distalen Stümpfen der Beuge- und Streckmuskelsehnen und den Biceps- bzw. Triceps-Ansätzen erfolge durch die distalen Reste der Superficialis-Beugesehnen sowie die linksseitigen Palmaris-longus-Sehnen als Sehneninterponat. Die Rekonstruktion der Beuge- und Streckfunktion erfolgte in zwei operativen Sitzungen. Fünf Monate nach dem ersten Eingriff verfügt der Patient über einen kräftigen groben Griff mit akzeptabler Beuge- und Streckfunktion bei stabilem Halt der Hand.

Hefte zur Unfallheilkunde, Heft 220
Zusammengestellt von K. E. Rehm

Lokale und freie Muskelersatzplastiken als optimierende Maßnahme nach Rekonstruktion peripherer Nerven an der oberen Extremität

H.-J. Bargmann, A. Berger, E. Schaller und P. Mailänder

Klinik für Plastische, Hand- und Wiederherstellungschirurgie, Krankenhaus Oststadt, Medizinische Hochschule Hannover, Podbielskistraße 380, W-3000 Hannover 51, Bundesrepublik Deutschland

Unser Konzept zur Rekonstruktion nach peripheren Nervenläsionen setzt sich zusammen aus Maßnahmen der direkten Rekonstruktion der verletzten Nerven durch Nervennaht, Neurolyse und Nerventransplantation, sowie aus sekundären Maßnahmen, wie Sehnen- und Muskeltransfers, freie Muskeltransfers, Tenodesen, Arthrodesen und sensible Ersatzoperationen, eingebettet in ein krankengymnastisches und ergotherapeutisches Übungsprogramm. Verbesserte Operationstechniken haben bei der direkten Rekonstruktion verletzter peripherer Nerven heutzutage die Erfolgsaussichten auf über 80% anwachsen lassen. In Fällen nach erfolgloser Nervenrekonstruktion und in Fällen, in denen eine Verbesserung durch Nervenrekonstruktion nicht zu erwarten ist, sind motorische Ersatzoperationen angezeigt.

Die in unserer Klinik angewandten Methoden zur Rekonstruktion folgen im wesentlichen den bekannten Konzepten. Lassen wir an dieser Stelle einmal die Rekonstruktion nach Plexus brachialis-Verletzungen außer acht, so haben wir es im wesentlichen mit Radialis-, Medianus- und Ulnaris-Ersatzmaßnahmen zu tun. Bei der Rekonstruktion nach N. radialis-Verletzungen wenden wir bei kompletten hohen Läsionen vorwiegend das Verfahren nach Merle d'Aubigné mit seinen Abwandlungen an. Hier gilt es vor allem, die Extension des Handgelenkes und das Öffnen der Hand mit der Extension des Daumens zu erreichen. Bis zur definitiven Ersatzoperation sollte vom Patienten allerdings eine Radialis-Schiene getragen werden, um Gelenkverformungen und Einsteifungen zu vermeiden. Bei der Rekonstruktion nach N. medianus-Verletzungen muß ebenfalls zwischen proximalen und distalen Verletzungen unterschieden werden. Die dynamische Daumen-Oppositionsplastik, die Verbesserung der Handgelenksbeugung sowie eine Rekonstruktion der Fingerbeuger ist hier anzustreben. Bei N. ulnaris-Läsionen geht es vor allem um die Rekonstruktion der Hand nach Ausbildung einer Krallenhand mit Hyperextension in den Grundgelenken. Hier haben sich in unserer Klinik die einerseits statischen, andererseits dynamischen Verfahren nach Zancolli bewährt. Weitere Rekonstruktionen betreffen bei der N. ulnaris-Läsion die Verbesserung der Daumen-Adduktion und der Zeigefinger-Abduktion. In Fällen mit kombinierten Lähmungen besonders nach sehr alten Verletzungen kann es erforderlich werden, zusätzlich Motoren in den Bereich des Unterarmes zu transferieren. Bei überwiegendem Ausfall im Medianus-Bereich erfolgt in unserer Klinik dann ein freier Transfer eines M. gracilis. Hiermit kann die Flexion des Handgelenkes wie auch die Beugung der Finger verbessert werden.

Insgesamt wurden in unserer Klinik seit 1981 53 motorische Ersatzoperationen an der oberen Extremität durchgeführt (ohne Plexus). Hierzu gehörten 24 Radialis-, 7 Ulnaris- und 22 Medianus-Rekonstruktionen.

Hefte zur Unfallheilkunde, Heft 220
Zusammengestellt von K. E. Rehm

Die Steindler-Plastik bei Lähmung der Ellenbeuger

A. K. Martini

Sektion Handchirurgie, Orthopädische Klinik und Poliklinik, Universität Heidelberg, Schlierbacher Landstraße 200a, W-6900 Heidelberg, Bundesrepublik Deutschland

Zur Wiederherstellung der aktiven Beugefähigkeit des Ellenbogengelenkes stehen uns zahlreiche Verfahren zur Verfügung. Die Auswahl der Operationstechnik ist vor allem vom Befund, der Ausdehnung der Lähmung und der Zielsetzung abhängig. Steindler ging 1918 von der Überlegung aus, durch die Verlagerung der Ursprünge am Epicondylus humeri ulnaris nach proximal, die Beugewirkung der Vorderarmmuskulatur am Ellenbogengelenk zu verstärken. Es ist selbstverständlich, daß für die Steindler-Plastik nur Patienten mit inkompletter Armlähmung infrage kommen, bei denen eine aktive Hand- und Fingerbeugung sowie nutzbare Sensibilität an der Hand vorhanden ist.

In der Zeit von 1975 bis 1988 haben wir 13 Patienten nach dieser Methode operiert. Bei 7 Patienten lag eine posttraumatische Plexusparese vor, bei 4 Kindern handelt es sich um Arthrogryposis multiplex congenita und bei weiteren 2 Kindern um den Zustand nach Poliomyelitis.

Während Steindler nur kräftige Vorderarmbeuger verwendet, haben wir auch schwächere Beugemuskeln, wie bei den Kindern, verlagert und eine Verbesserung des Befundes erreicht. Wir sind der Meinung, daß auch eine ganz schwache aktive Ellenbeugung die Trickbewegungen dieser Patienten unterstützt und damit einen funktionellen Gewinn bringt. Bei Erwachsenen konnten wir ein durchschnittliches Bewegungsausmaß von 0/10/90 Grad erreichen mit einer Beugekraft von durchschnittlich 1 Kilogramm.

Die Vorteile der Steindler-Plastik sind:

1. Der Eingriff ist relativ klein und hinterläßt nur eine kleine Narbe und keinen auffälligen Weichteildefekt.
2. Durch die Muskelverlagerung wird keine weitere Funktion geopfert.

Als nachteilig betrachten wir zum einen,

- daß die erreichte Beugekraft relativ schwach ist und zum anderen,
- daß eine Beugekontraktur zurückbleiben kann.

Ist der Deltamuskel ebenfalls gelähmt, so empfiehlt sich vor der Durchführung der Steindler-Plastik eine Schulterarthrodese vorzunehmen. Dadurch kann der Effekt der Steindler-Plastik gesteigert werden.

Hefte zur Unfallheilkunde, Heft 220
Zusammengestellt von K. E. Rehm

Biceps-Ersatzoperationen durch Transposition des M. latissimus dorsi oder M. pectoralis major

P. Brüser

Malteser Krankenhaus, von-Hompesch-Straße 1, W-5300 Bonn 1, Bundesrepublik Deutschland

Wie bei allen motorischen Ersatzoperationen stehen auch bei den Biceps-Ersatzoperationen unterschiedliche Muskelgruppen zur Verfügung, um die Beugefähigkeit des Ellenbogengelenkes wieder herzustellen. Theoretisch müßte der Muskel die beste Voraussetzung bieten, der 1. eine vergleichbare Arbeitsmöglichkeit besitzt, 2. eine vergleichbare Lage der wirksamen Muskelrichtung zur Gelenkachse ermöglicht und 3. die Möglichkeit einer Funktionsumkehr bietet. Die 1. und 3. Voraussetzung treffen bei allen zur Transposition verwandten Muskelgruppen zu, eine vergleichbare Hebelarmfunktion jedoch nur bei den Mm. latissimus dorsi oder pectoralis major, verlagert mit Ursprung und Ansatz als Inseltransplantate. Die Nachuntersuchung unserer Fälle ergab hierbei, daß der Latissimus dorsi ein Gesamtbewegungsausmaß von median 120° ohne Streckdefizit bei einer Kraftentwicklung von 1,2 kg ergab. Diese Zahlen wurden in Sammelstatistiken bestätigt. Bei der M. pectoralis major-Transposition fand sich ein Gesamtbewegungsausmaß von im median 120° bei einem Streckdefizit von 20°. Demgegenüber zeigte sich bei der z. Zt. noch am häufigsten vorgenommenen Operation nach Steindler bei einem Gesamtbewegungsausmaß von im median 100° ein Streckdefizit von 20°, das in Einzelfällen bis 90° reichte.

Zusammenfassend ergab die Latissimus dorsi-Transposition die besten Ergebnisse.

Die Wiederherstellung der Pronation des Unterarmes

A. K. Martini

Sektion Handchirurgie, Orthopädische Klinik und Poliklinik, Universität Heidelberg, Schlierbacher Landstraße 200a, W-6900 Heidelberg, Bundesrepublik Deutschland

Bei einer Schädigung des unteren Armplexus überwiegt die supinierende Wirkung des Biceps und des Musk. supinator über die Pronatoren, die oft vollständig ausfallen. Im typischen Fall steht die Hand in voller oder gar übertriebener Supinationshaltung bei gleichzeitiger Dorsalflexion des Handgelenkes. Liegt diese Deformität lange Zeit zurück, so schrumpft die Membrana interossea und verhindert eine passive Pronierbarkeit des Untrarmes. Bei Kindern entsteht außerdem eine handrückwärtige Verbiegung beider Vorderarmknochen.

Zancolli u. Mitarb. haben 1977 eine Operation zur Beseitigung der Supinationskontraktur propagiert. Hierbei wird die membrana interossea in ihrer Gesamtlänge gespalten, außerdem wird die Bicepssehne z-förmig verlängert. Ihr distaler Anteil, der an der Tubero-

Hefte zur Unfallheilkunde, Heft 220
Zusammengestellt von K. E. Rehm

sitas radii gestielt belassen wird, wird zwischen beiden Vorderarmknochen zur Streckseite verlagert, um den Radiushals herumgeführt und schließlich zur Ellenbeuge zurückgeführt und mit dem proximalen Stumpf vernäht.

In der Zeit von 1976 bis 1988 haben wir die Operation bei 21 Patienten durchgeführt. Bei der überwiegenden Zahl der Patienten (16mal) lag eine geburtstraumatische Plexusparese zugrunde. Bei den übrigen 5 Patienten handelte es sich um Querschnittgelähmte. Bei den Letztgenannten war die Spaltung der Membrana interossea nicht erforderlich, hier mußte jedoch die Bicepssehne durch Sehnentransplantat verlängert werden, außerdem wurde eine Arthrolyse und Myotomie zur Beseitigung der Beugekontraktur des Ellenbogengelenkes vorgenommen. Bei sämtlichen geburtstraumatischen Plexuslähmungen war eine Capsulotomie des distalen und proximalen Radioulnargelenkes notwendig um die Supinationskontraktur zu beseitigen. Trotzdem konnte intraoperativ eine völlige passive Pronierbarkeit nicht immer erreicht werden, wegen der Verbiegung der Unterarmknochen. Postoperativ haben wir die Kinder mit einem Lähmungsapparat versorgt, dadurch konnte die Pronierbarkeit vervollständigt werden.

In keinem Fall wurde eine postop. Wundheilungsstörung beobachtet, zusätzliche neurologische Schäden traten nicht auf. In sämtlichen Fällen war ein Funktionsgewinn nachweisbar, auch subjektiv waren die Patienten mit dem Resultat zufrieden. Die Pronationsfähigkeit war allerdings in der Endpahse dieser Bewegung gehemmt, bzw. schwach. Nach unseren Erfahrungen kann die supinierende Kraft des Biceps auch gar nicht in eine äquivalente pronatorische Kraft umgewandelt werden. Die Operation sollte auf jeden Fall mit der Klumpschen Lähmung bereits im Kleinkind- oder Vorschulalter vorgenommen werden, bevor Wachstumsstörungen oder eine Verbiegung der Unterarmknochen auftreten. Auch bei Querschnittgelähmten empfiehlt sich, die Operation frühzeitig vorzunehmen, bevor eine Beugekontraktur des Ellenbogengelenkes entsteht.

Mehrsehnenplastik bei Nervus radialis-Paresen: Indikation und Ergebnisse

P. Brüser und A. Schink

Malteser Krankenhaus, von-Hompesch-Straße 1, W-5300 Bonn 1, Bundesrepublik Deutschland

In der internationalen Literatur wurden bis 1989 421 Fälle von N. radialis-Ersatzoperationen publiziert, wobei aufgrund fehlender exakter Angaben lediglich 45 Fälle ausgewertet werden konnten. Die Analyse ergab, daß mit und ohne Transfer des M. pronator teres zur Handgelenkstabilisierung vergleichbare Handgelenkextensionswerte erreicht wurden, wobei der M. digitorum superficialis dem Flexor carpi ulnaris überlegen war.

Die Analyse der eigenen Fälle (n = 24) zeigte bei Transposition des Flexor carpi ulnaris auf den Extensor digitorum communis mit Verlagerung des Pronator teres eine Streckfähigkeit des Handgelenkes von 40/0/25°, ohne Pronator teres ebenfalls 40/0/25°. Eine Wirk-

Hefte zur Unfallheilkunde, Heft 220
Zusammengestellt von K. E. Rehm

samkeit des zusätzlichen Pronator teres Transfers ergab auch hierbei keine Funktionsverbesserung.

Alle Fälle mit einer isolierten Radialisschädigung ohne Zusatztraumatisierung (n = 15) wiesen aus der Neutral-O-Stellung des Handgelenkes heraus eine vollständige Streckung der Langfingergrundgelenke auf, 14mal wurde ein vollständiger Faustschluß erreicht.

Motorische Ersatzoperation bei irreversibler Radialislähmung

M. Maeß

Traumatologischer Bereich, I. Chirurgische Klinik im Klinikum Buch, Hobrechtsfelder Chaussee 100, O-1115 Berlin, Bundesrepublik Deutschland

Die irreversible Radialisparese mit dem typischen klinischen Bild der „Fallhand" führt beim Betroffenen immer zur völligen Gebrauchsunfähigkeit. In der Unfallchirurgie des Bucher Klinikums haben 9 Unfallkranke mit dieser Erkrankung behandelt werden können. 23 Monate sind im Mittel vom Unfall bis zur Versorgung vergangen. Die Verzögerung kommt zum Teil durch mikrochirurgische Voroperationen zustande. Ursachen irreversibler Lähmungen sind Schußverletzungen, offene Frakturen sowie Stich- und Schnittwunden. Iatrogene Schäden finden sich nach AO-Osteosynthesen des Humerus und blutigen Repositionen oder Extirpationen des Radiusköpfchens. Im deutschsprachigen Raum hat sich als Ersatzoperation bei Unfallchirurgen das Verfahren nach Merle d'Aubigné und Jones weitgehend durchgesetzt. Orthopäden verwenden ältere Verfahren. Das Verwenden des M. pronator teres für die radialen Handgelenksstrecker ermöglicht die kräftige Dorsalextension (Buck-Gramcko). Der M. flexor carpi ulnaris wird als Strecker aller Langfinger umgesetzt (Verdan). Der M. palmaris longus dient dem M. extensor pollicis brevis und dem M. abductor pollicis longus als Kraftspender. Der M. flexor carpi radialis soll als Handgelenksstabilisator möglichst nicht verpflanzt werden (Zachary). Ein Drittel unserer Patienten hat Schußverletzungen erlitten. Eine iatrogene Schädigung ist bei zwei Drittel vorausgegangen. Fünfmal ist erfolglos mikrochirurgisch interveniert worden. Die Nachuntersuchung hat achtmal eine gute bis ausreichende Streckfunktion und Greiffunktion ergeben. Einmal ist sie mäßig bis schlecht. Spitzgriff, Daumenabduktion und -opposition sind neunmal gut bis ausreichend. Subjektiv sind alle Patienten zufrieden. Die grobe Kraft bleibt bei allen deutlich eingeschränkt.

Hefte zur Unfallheilkunde, Heft 220
Zusammengestellt von K. E. Rehm

Untere Extremität

Vorsitz: O. Čech, Prag; E. B. Trojan, Wien

Tibialis posterior-Transfer nach schwerer Knieverletzung und Zerreißung des N. peronaeus

G. Berentey und G. Béres

Lehrstuhl für Traumatologie, Semmelweis Med. Univ. Péterfy Krankenhaus, Unfallchirurgie, Peterfy Sandor u. 4, H-1441 Budapest, Pf. 76, Ungarn

Zwei, während eines Judokampfes unter gleichen Umständen zustande gekommene, seltene und schwere Sportverletzungen, gingen mit einem akut nicht rekonstruierbaren Nervus peronaeus-Riß einher, welcher den Tibialis posterior-Transfer notwendig machte. Dem einen Patienten ersetzten wir nach Weichteilrekonstruktion im zweiten Sitz den geschädigen Nerventeil aus dem Nervus suralis, dessen Erfolg den Tibialis posterior-Transfer jedoch nicht umgänglich machte. Am Fuß erreichten wir ohne Arthrodese ein entsprechendes Muskelgleichgewicht, welches dem Patienten die Gehfähigkeit und die Möglichkeit zum Hobbysport gab. Im zweiten Fall verspätete die postoperative, septische Komplikation den Sehnentransfer und den Nervenersatz unterließen wir hier. Bei guter Knie- und ausreichender Sprunggelenkfunktion arbeitet er heute als Judotrainer. In den vorgestellten Fällen begründete die akut nicht rekonstruierbare schwere N. peronaeus-Verletzung den funktionsverbessernden Sehnentansfer. Nach mehr als vier Jahren Folgezeit können wir das erreichte Ergebnis als dauerhaft betrachten.

Wir glauben, daß die modernen Verfahren die alten Operationen der wiederherstellenden Chirurgie nicht überflüssig machen. In erster Linie können die frühzeitige Rekonstruktion und die mikrochirurgischen Techniken die Funktionen verbessern, auch im Falle mehrfacher, schwerer Verletzungen, aber immer bleiben solche Fälle, bei denen die alten, bewährten Operationstechniken zum entsprechenden Rehabilitationsergebnis führen.

Der Tibialis posterior-Transfer nach Kompartment-Syndrom oder Peroneusparese

K. P. Benedetto und G. Sperner

Universitätsklinik für Unfallchirurgie Innsbruck, Anichstraße 35, A-6020 Innsbruck

Das ventrale Kompartment-Syndrom am Unterschenkel stellt eine häufige Komplikation im Rahmen von Quetschtraumen dar, welche in den meisten Fällen von einer US-Fraktur

Hefte zur Unfallheilkunde, Heft 220
Zusammengestellt von K. E. Rehm

begleitet sind. Insbesondere bei gedeckten Stabilisierungsverfahren der Unterschenkelfraktur entwickelt sich aus einem präoperativ latenten Kompartment-Syndrom postoperativ ein manifestes, wenn nicht intraoperativ eine begleitende Fasciotomie durchgeführt wird. Es resultiert eine Muskelnekrose und Fibrose mit einem Defizit der Dorsalflexion des Fußes.

Bei der klinischen Untersuchung imponiert die Schwellung, der Schmerz, die motorische Muskelschwäche sowie eine Hyposensibilität, die bei verstärktem Ausmaß des Kompartment-Syndroms bis zu einem kompletten Sensibilitätsausfall gehen kann. Objektiv wird der Befund eines Kompartment-Syndroms durch eine gezielte Logendruckmessung verifiziert.

Die Indikation zum Tibialis posterior-Transfer nach Kompartment-Syndrom oder Peroneusparese ist gegeben bei fehlender oder deutlich abgeschwächter aktiver Dorsalflexion des Fußes und gleichzeitig freier passiver Beweglichkeit des Sprunggelenkes. Die präoperative Abklärung umfaßt neben der klinischen Untersuchung eine EMG- und NLG-Untersuchung des N. tibialis zur Verifizierung der intakten neurologischen Situation des M. tibilais posterior.

Material und Methodik

Wegen der abgeschwächten oder fehlenden Dorsalflexion haben wir bei insgesamt 8 Patienten einen Posticustransfer durchgeführt. 5 Patienten waren männlichen, 3 weiblichen Geschlechts. Die Altersverteilung lag zwischen 18 und 37 Jahren (24,6 Jahre). Der Nachuntersuchungszeitraum betrug 6 Monate bis 7 Jahre. Bei 5 Patienten lag eine primäre posttraumatische Peroneusparese vor, welche nach konservativer Behandlung keine Remission zeigte. Die Ursache bei 3 weiteren Patienten war ein vorangegangenes Kompartment-Syndrom, bei dem die chirurgische Intervention zur Logenspaltung zu spät erfolgt war.

Technik

Nach Ablösen der Tibialis posterior-Sehne mit einer Knochenschuppe vom Os naviculare pedis wird die Sehne nach dorsal hochgezogen und anschließend nach Anlegen einer ventralen Hilfsincision zur Tibialis anterior-Loge durchgezogen. Die Fixation erfolgt am Os cuboideum und Cuneiforme laterale mit einer Kleinfragmentschraube und Krönchen, nachdem die Tibialis posterior-Sehne unter das Retinaculum extensorum durchgezogen wurde, welches als Hypomochleon dient. Postoperativ erfolgt eine Immobilisierung für 6 Wochen im Unterschenkelgispverband.

Bei der Nachuntersuchung wurde in allen Fällen ein aktives Bewegungsausmaß von mindestens 0–5–30 gemessen. 6 Patienten wiesen ein normales Gangbild auf, bei 2 Patienten (Peronaeusparese) fand sich gelegentlich noch ein leichter Steppergang. 6 Patienten waren zum Laufsport zurückgekehrt.

Diskussion

Der Tibialis posterior-Transfer ist indiziert beim Funktionsausfall der aktiven Dorsalflexion, wenn der M. tibialis posterior intakt ist – mit normalem EMG und normaler NLG.

Voraussetzung für ein gutes Ergebnis ist zum Zeitpunkt der Rekonstruktion ein passiv frei bewegliches Sprunggelenk – ohne Kapselkontraktur.

Tibialis posterior-Transfer bei N. peronaeus-Lähmung

H.-W. Ulrich und W. Blauth

Orthopädische Universitätsklinik, Michaelisstraße 1, W-2300 Kiel, Bundesrepublik Deutschland

Der vollständige oder auch nur teilweise Ausfall des N. peronaeus stellt für die Betroffenen eine erhebliche Beeinträchtigung dar und erfordert die Versorgung mit orthopädischen Hilfsmitteln.

Alternativ kommen Muskelersatzoperationen infrage, die dann indiziert sind, wenn Maßnahmen zur Nervenwiederherstellung entweder fehlgeschlagen sind oder als aussichtslos angesehen werden.

Hierfür stehen verschiedene Operationsverfahren zur Verfügung. Ober beschrieb 1933 eine Operationsmethode, bei der die kräftige Sehne des Tibialis posterior auf den Fußrücken verpflanzt wird. In der Folgezeit sind verschiedene Modifikationen dieser Technik veröffentlicht worden.

Von 1974 bis 1990 wurden an der Orthopädischen Universitätsklinik Kiel 12 Patienten mit Peronaeuslähmung operiert. Dabei verpflanzten wir die Sehne des Tibialis posterior durch ein Fenster in der Membrana interossea auf die Sehne des Tibialis anterior und die der Zehenstrecker. Mit dem Eingriff wurde eine Tenodese der Sehne des Tibialis anterior am Schienbein kombiniert. Bei inkompletter Peronaeuslähmung wurde zusätzlich die Sehne des M. peronaeus brevis auf die Zehenstrecker versetzt. Voraussetzung für ein gutes funktionelles Ergebnis ist eine genaue Operationstechnik, wobei eine gleichmäßige Spannungsverteilung auf die Empfängersehnen angestrebt werden soll, um späteren Imbalancen vorzubeugen.

Alle Patienten waren mit der Operation zufrieden und nicht mehr auf orthopädische Hilfsmittel angewiesen. Die Hälfte von ihnen erreichte sogar eine aktive Beweglichkeit im oberen Sprunggelenk von 20 bis 25 Grad.

Die operative Behandlung der Peronaeuslähmung durch Verpflanzung des Tibialis posterior ist nach unseren Erfahrungen ein empfehlenswerter Eingriff, der den Kranken ein beschwerdefreies Gehen ermöglicht und sie von der Versorgung mit äußeren Hilfen unabhängig macht. Bemerkenswert erscheint uns, daß in keinem Fall eine subtalare Arthrodese erforderlich war.

Hefte zur Unfallheilkunde, Heft 220
Zusammengestellt von K. E. Rehm

Der M. tibialis posterior-Transfer als Ersatzoperation bei N. peronaeus-Läsionen und posttraumatischen Läsionen

J. Schweitzer und F. Shahidi

Klinik für Unfall-, Hand- und Wiederherstellungschirurgie, Krankenhaus Nordstadt, Haltenhoffstraße 41, W-3000 Hannover 1, Bundesepublik Deutschland

In den zurückliegenden 10 Jahren konnten wir in unserer Klinik 82mal den M. tibialis posterior-Transfer als Erstzoperation durchführen. Die Indikationen dazu waren proximale Plexusläsionen oder distale N. peronaeus-Schäden, posttraumatische Defektheilungen am Unterschenkel nach rekonstruierten offenen Frakturen, erfolglose Kabeltransplantate am N. peronaeus. Bis 1984 war das operationstechnische Vorgehen so, daß die Tibialis posterior-Sehne medial an der Tibia zu den Fußwurzeln geführt wurde. Die funktionellen Ergebnisse blieben unbefriedigend, da die Patienten ein unzureichendes Extensionsausmaß im oberen Sprunggelenk erreichten und dieses gleichzeitig mit einer Supinationsbewegung assoziiert war, die in der Gebrauchsstellung des Fußes nicht erwünscht war. Seit 1984 wird die Tibialis posterior-Sehne mit einem knöchernen Chip abgelöst und retrotibital und durch die Membrana interossea und das Retinaculum extensorum geführt. Die Fixierung erfolgt in der Basis von Metatarsale III oder in der Verlängerung in der distalen Fußwurzelreihe knöchern durch eine Schraubenosteosynthese. Wenn das vorliegende Verletzungsmuster gleichzeitig den Ausfall des M. extensor hallucis longus bot, wurde der distale Sehnenanteil des Extensor hallucis longus so in die Schraubenosteosynthese einbezogen, daß die Großzehe aus ihrer flektierten Fehlhaltung in Neutralstellung fixiert ist. Bei den Indikationsstellungen zu diesem operativen Eingriff wird darauf geachtet, daß eine ausreichende motorische Funktion des M. tibialis posterior vorliegt und daß das obere Sprunggelenk bis zu einer Extension von 0° passiv frei beweglich ist. Die Nachbehandlungsdauer nach der 6wöchigen Gipsruhigstellung ist variant und reicht von 2 Tagen bis zu 6 Wochen, median 3 Wochen. In unserem Patientengut betrug das durchschnittliche Alter der Patienten 31 Jahre und bei der Geschlechtsverteilung überwogen männliche Patienten. Schadensverursachend war in 64,7 % der Fälle isolierte Nervenläsionen und in 34,1 % der Patienten posttraumatische Muskelsubstanzdefekte. 91,5 % der Patienten haben ein funktionell gutes Bewegungsausmaß erreicht, d. h. eine Extensionsfähigkeit im OSG von 0° und dieses ausreichend kraftvoll gegen einen leichten Widerstand. Bei den verbleibenden 8,5 % waren Komplikationen eingetreten wie Ruptur der distalen Sehnenanteile, die durch einen Zweiteingriff erfolgreich rekonstruiert werden konnten. In 2 Fällen kam es zu einem Infekt mit Zerstörung der Sehnenanteile. Diese Patienten mußten dann auf einen orthetischen Ersatz zurückgreifen. Wir betrachten den M. tibialis posterior-Transfer als Ersatzoperation am Fuß als sehr erfolgreich und empfehlenswert.

Hefte zur Unfallheilkunde, Heft 220
Zusammengestellt von K. E. Rehm

Muskeltransposition bei inkompletter und kompletter Peroneusparese – Technik – Ergebnisse

A. Georgoulis und P. Hertel

Abteilung Unfallchirurgie, Universitätsklinkum Rudolf Virchow, Standort Wedding, Augustenburger Platz 1, W-1000 Berlin 65, Bundesrepublik Deutschland

Bei irreparabler Peronaeusparese ist die Muskeltransposition eine gute Möglichkeit, die Gangstörung zu bessern. Beim Ausfall der Peronaeusmuskeln wird durch Lateralisierung der Tibialis anterior-Sehne verhindert, daß der Patient beim Gehen den Außenrand des Fußes zuerst aufsetzt. Bei inkompletter Peronaeusparese mit intakter Peronaeusmuskulatur kann man den M. peronaeus brevis als Ersatz für den inaktiven M. tibialis anterior verwenden. Um ein gutes klinisches Ergebnis zu erreichen, sollte man den M. peronaeus brevis möglichst proximal mobilisieren. Bei kompletter Peronaeusparese wird die Sehne des M. tibialis posterior durch eine Fensterung der Membrana interossea nach ventral gezogen und auf der Mitte des Fußrückens fixiert. In unserer Klinik wurden in den letzten vier Jahren 4 Patienten mit einer Peronaeusparese durch eine Muskeltransposition behandelt. Bei 3 Patienten war das Ergebnis gut, bei einem Patienten kam es postoperativ zu einem Weichteilinfekt und unbefriedigendem Ergebnis.

Tibialis posterior-Transfer zur Kompensation des ausgefallenen N. fibularis

E. Appelt

Chirurgische Universitätsklinik, Leninallee 35, O-2500 Rostock, Bundesrepublik Deutschland

Der Ausfall des N. fibularis stellt für den Betroffenen eine erhebliche Beeinträchtigung dar. Er bewirkt die Unmöglichkeit der Dorsalflexion von Fuß und Großzehe. Diese Behinderung erforderte bisher in den meisten Fällen eine orthopädische Versorgung durch Fibulariszügel oder Fibularisfelder.

Seit 1986 verwenden wir in der Chirurgischen Universitätsklinik Rostock den Transfer der Sehne des M. tibialis posterior zur Behandlung des irreversiblen Ausfalls des N. fibularis.

Von Januar 1986 bis zum heutigen Tage wandten wir dieses Verfahren bei 10 Patienten an. Die Ursachen der Nervenschädigung waren 3 Tibiakopffrakturen, 2 Acetabulumfrakturen, 2 Kniegelenksluxationen, 1 Durchtrennung des Nerven beim Sturz in eine Glasscheibe und 2 iatrogene Durchtrennungen des N. fibularis bei operativen Eingriffen am Fibulaköpfchen. Bei allen Patienten war eine Regeneration des Nerven durch eine EMG-Kontrolle ausgeschlossen worden.

Hefte zur Unfallheilkunde, Heft 220
Zusammengestellt von K. E. Rehm

Wir erreichten 3mal ein sehr gutes Ergebnis, 6mal war ein gutes Ergebnis zu verzeichnen und in einem Fall war es befriedigend.

Alle Patienten benötigten postoperativ jedoch *keine* orthopädischen Hilfsmittel.

Postoperative Ergebnisse nach Peronaeus-Ersatzplastik

J. Heisel, T. Siebel, E. Schmitt und H. J. Hesselschwerdt

Orthopädische Universitätsklinik und Poliklinik, W-6650 Homburg/Saar, Bundesrepublik Deutschland

Indikation zu einer Peronaeus-Ersatz-Operation nur bei irreparabler Läsion ohne Aussicht auf Regeneration. Eingehende präoperative Diagnostik der potentiellen Ersatzmuskulatur erforderlich. Hinweis auf die psychologische Eignung des Patienten im Hinblick auf längerdauernde Nachbehandlung. Schutzsensibilität sollte erhalten sein, wesentliche trophische Störungen oder gar Gelenkkontrakturen sollten nicht vorliegen.

In den Jahren 1965 bis 1990 wurden an der orthopädischen Universitätsklinik Homburg/Saar bei insgesamt 45 Patienten *50 Peronaeus-Ersatz-Operationen* durchgeführt. Alters- und Geschlechts- sowie Seitenverteilung waren in etwa ausgeglichen. *Anamnestisch* handelte es sich um 24 traumatische periphere Schädigungen, 3mal um Folgen eines Bandscheibenvorfalles, 2mal um iatrogene Alterationen. Darüberhinaus wurden 9 Patienten mit Meningomyelocele bzw. Spondylolisthesis, 11 Patienten mit Poliomyelitisfolgen sowie ein Patient mit Folgen einer Syringomyelie bei jeweils im Vordergrund stehender Peronaeusausfallssymptomatik operiert.

Bei Ausfall des *oberflächlichen Peronaeusnerven* (Lähmung der Peronealmuskeln mit Umknicktendenz des Fußes nach außen) wurde jeweils die Sehne des M. tibialis anterior nach lateral verlagert; 8mal zusätzliche Achillessehnenverlängerung, 3mal mediale Fußrandentflechtung, 2mal subtalare Arthrodese.

Beim Ausfall des *tiefen Peronaeusastes* (Lähmung des M. tibialis anterior und der Zehenstrecker mit Umknicktendenz des Fußes nach innen) erfolgte jeweils die Verlagerung der Sehne des M. peronaeus brevis nach medial; 4mal zusätzlich Achillessehnenverlängerung, einmal zusätzliche subtalare Arthrodese.

Beim Ausfall des *N. peronaeus communis* (vollständige Fußheberlähmung) wurde jeweils die Sehne des M. tibialis posterior durch die membrana interossea hindurch auf den medialen Fußrücken verlagert; 14mal zusätzliche Achillessehnenverlängerung, 7mal subtalare Arthrodese, einmal Chopart-Arthrodese.

An *postoperativen Komplikationen* sind 4 oberflächliche Wundheilungsstörungen, eine tiefe Wundinfektion sowie 3 Hautdruckstellen (Gips) anzuführen. 4mal mußte zu einem späteren Zeitpunkt bei nicht ausreichender Stabilität des unteren Sprunggelenkes eine subtalare Arthrodese nachgeholt werden, hier einmal in Kombination mit einer Chopart-

Hefte zur Unfallheilkunde, Heft 220
Zusammengestellt von K. E. Rehm

Arthrodese. Darüber hinaus wurden in 3 Fällen später Achillessehnenverlängerungen erforderlich, einmal die Reinsertion eines ausgerissenen Sehnentransplantates.

Bei der *postoperativen Befundüberprüfung* konnte in 14 Fällen der Fuß über 10° extendiert werden, in 30 Fällen zumindest über die Null-Stellung hinaus. In 4 Fällen war postoperativ keine ausreichende Fußhebung möglich (durchschnittliche postoperative Fußhebung: 6°). 39 Patienten waren postoperativ in der Lage, in einlagenversorgtem Konfektionsschuhwerk flott und sicher zu gehen. 4 Patienten waren auf einen Heidelberger Winkel angewiesen, 6 auf orthopädisches Schuhwerk, einer auf einen Schienenapparat. 24 Patienten benötigten keine Gehhilfe, jeweils ein Patient einen Gehstock bzw. eine Unterarmgehstütze, 2 Patienten (jeweils Poliomyelitisfolgen) 2 Unterarmgehstützen.

Der *Wert der Peronaeus-Ersatzoperation* wird bestimmt durch die exakte Indikationsstellung, einwandfreie atraumatische Operationstechnik sowie planvolle Neuordnung der verbliebenen motorischen Restleistung. Die vorgestellten Standardverfahren erscheinen im Hinblick auf die durchaus zufriedenstellenden postoperativen Ergebnisse empfehlenswert. Die Möglichkeit der operativen Wiederherstellung einer gewissen motorischen Funktion war erfreulich hoch. Es gelang in vielen Fällen, den Patienten von störenden orthopädischen Hilfsmitteln sowie aufwendiger Schuhversorgung zu befreien. Mit einer krankengymnastischen Nachbehandlung über mehrere Monate mit intensiver Gangschulung ist zu rechnen.

Diskussion

E. Trojan, Wien

Es wurde fast ausschließlich über den Tibialis posterior-Transfer bei irreparablen Peronäusparesen referiert. Einhellig war festzustellen, daß bei richtiger Indikation und Technik befriedigende Ergebnisse erzielt werden konnten.

Die 3 wesentlichen Diskussionsthemen waren:

1. Zeitpunkt der Operation. Es herrschte die Meinung vor, daß die Operation möglichst frühzeitig ausgeführt werden soll, ggf. auch bei inkompletten Peronäusparesen.
2. Insertionsort der transferierten Sehne. Dieser wurde von den Referenten etwas unterschiedlich angegeben, wobei sie dann in der Diskussion ihre Technik im Detail erläutern konnten.
3. Transfer und gleichzeitige subtalare Arthrodese. Eine Arthrodese ist nur bei komplexen Krankheitsbildern angezeigt, z. B. bei einem Polio-Bein, bei dem eine articuläre Stabilisierung erforderlich ist. Im Regelfall ist sie bei gewöhnlichen irreparablen Peronäusparesen nicht notwendig.

Hefte zur Unfallheilkunde, Heft 220
Zusammengestellt von K. E. Rehm

C. Nervenkompressionssyndrome der Gliedmaßen

H. Millesi und D. Eberhard

Abteilung für Plastische und Rekonstruktive Chirurgie, I. Chirurgische Universitätsklinik und Ludwig-Boltzmann Institut für Experimentelle Plastische Chirurgie, Alser Straße 4, A-1090 Wien, Österreich

1 Einleitung

Die Kompression eines Nervs von außen, aber auch eine Irritation anderer Art können einen peripheren Nerv so beeinträchtigen, daß Symptome in Form von Schmerzen und/oder Parästhesien auftreten und daß es zu motorischen wie sensiblen Ausfällen kommt. Eine derartige Kompression oder Irritation entwickelt sich naturgemäß am ehesten an Stellen, in deren Bereich der Nerv schon aufgrund der normalen Anatomie wenig Spielraum hat, einer Irritation oder Kompression auszuweichen. Dementsprechend hat sich der Terminus Engpaß-Syndrome eingebürgert, der der tatsächlichen Situation besser gerecht wird als die Bezeichnung Kompressionssyndrome.

Im folgenden soll zuerst allgemein auf diese Syndrome eingegangen werden, wobei besonders häufig vorkommende Syndrome, wie das Carpaltunnelsyndrom, als Beispiele herangezogen werden.

Nach dieser allgemeinen Darstellung werden die einzelnen Syndrome besprochen. Aufgrund der großen Zahl ist dies im gegebenen Rahmen nur in tabellarischer Form und, notwendigerweise, nur unvollständig möglich.

2 Allgemeiner Teil

2.1 Historische Entwicklung

Es bereitet keine große Schwierigkeit, sich vorzustellen, daß ein Druck auf einen Nerv, der diesem Druck nicht ausweichen kann, Symptome hervorruft und zu Ausfällen führt. Ein solcher Durck kann durch einen Tumor hervorgerufen werden, kann aber auch nach einer Verletzung, insbesondere einer Fraktur mit Verschiebung von Knochenfragmenten auftreten.

Bereits 1854 hat Sir James Paget auf eine chronische Kompression des N. medianus hingewiesen, die nach einer distalen Radiusfraktur auftrat. Lewis und Miller (1922) konnten zeigen, daß solche Veränderungen auch 18 Jahre nach dem Trauma sich entwickeln können. Watson und Jones (1929) sowie Abbott und Saunders (1933) berichteten über zahlreiche Fälle, bei denen eine chronische Kompression des N. medianus nach Frakturen im Bereiche des distalen Unterarmes aufgetreten war. Learmonth (1933) führte folgerichtig bei derartigen posttraumatischen Fällen, bei denen sich osteoarthritische Veränderungen im Bereiche des Handgelenkes entwickelt hatten, eine Durchtrennung des Retinaculum flexorum durch, insbesondere dann, wenn die Entfernung der veränderten Knochenanteile schwierig war.

Im Gegensatz zu derartigen posttraumatischen Kompressionen bereitete es wesentliche größere Schwierigkeiten, den Vorgang zu verstehen, der einem spontan auftretendem Kom-

Hefte zur Unfallheilkunde, Heft 220
Zusammengestellt von K. E. Rehm

pressionssyndrom zugrundeliegen könnte. Dementsprechend wurden andere Erklärungen gesucht.

Bereits 1880 beschrieb Putnam 37 Fälle bei denen spontan eine sensible Symptomatik im Bereiche des N. medianus auftrat. Es kam zu Nachtschmerz mit Parästhesien und Hypästhesie der Finger; die Patienten versuchten durch Schütteln des Armes und Heraushängenlassen des Armes aus dem Bett, die Symptomatik zu bessern. Nach dieser Schilderung kann man sicher sein, daß es sich bei der Mehrzahl dieser Fälle tatsächlich um Patienten mit einem Carpaltunnelsyndrom gehandelt hat. Franz Schultz (1893) prägte für diesen Zustand den Begriff: Akroparaesthesie. Motorische Ausfälle wurden bei diesen Patienten nicht beobachtet.

Ein umgekehrtes Phänomen trat bei der Beschreibung der Thenaratrophie durch Hunt (1909, 1911, 1914, 1950) auf. Hunt beschrieb eine rein motorische Erkrankung in Form einer Thenaratrophie, die durch Überbeanspruchung im Rahmen der beruflichen Tätigkeit erklärt wurde. Sensible Symptome wurden zwar erwähnt aber bei der Beurteilung ignoriert. Erst Zabriskie und Mitarb. (1935) und Wartenberg (1939) konnten zeigen, daß alle diese Patienten auch sensible Symptome hatten.

Obwohl Pierre Marie und Charles Foix (1913) über das Ergebnis einer Autopsie bei einer 80jährigen Frau berichteten, die an einer bilateralen Thenaratrophie gelitten hatte und feststellten, daß der N. medianus bereits im distalen Viertel des Unterarmes verdickt war und insbesondere proximal des Eintrittes in den Carpalkanal eine knotenförmige Verdickung aufwies und daß im Carpalkanal selbst der Nerv eine Verdünnung zeigte, wurde die Ursache sowohl für die spontan auftretende Thenaratrophie als auch für die sensible Symptomatik in einer Kompression des Plexus brachialis (Farquhar Buzzard, 1922) gesucht, insbesondere nachdem S. A. Kinnier Wilson (1913) darauf hingewiesen hatte, daß eine Halsrippe den Spinalnerv C7 komprimieren kann und daher sowohl zu einer Thenaratrophie als auch zu sensiblen Veränderungen im Bereiche des Daumens, des Zeigefingers und des Mittelfingers führen könne. Dementsprechend wurde in diesen Fällen die Ursache für die Symptomatik in einer Kompression des Plexus brachialis, insbesondere durch eine Halsrippe gesucht und eine entsprechende Operation empfohlen (Sargent 1921, Walshe u. Mitarb. 1944). Erst 1938 beschrieb Moersch ein Syndrom einer spontanen Kompression des N. medianus, welches von einer weiter zentral gelegenen Kompression abzugrenzen wäre. Er glaubte, daß die motorischen Ausfälle auf eine Kompression des N. medianus unter dem Retinaculum flexorum zurückzuführen seien, während die sensiblen Veränderungen durch eine Beteiligung des Stammes des N. medianus im Bereiche des Lig. anulare zurückzuführen seien. Trotz entsprechender Hinweise bei Woltmann (1941), Zachary (1945) und Cannon und Love (1946) lieferte erst die Arbeit von Brain und Mitarb. (1947) eine genaue Beschreibung und exakte Definition des Carpaltunnelsyndroms. Die Autoren konnten zeigen, daß es bei forcierter Beugung, aber vor allem bei forcierter Streckung zu einer Druckerhöhung im Carpalkanal kommt. Sie hielten eine im mittleren Lebensalter auftretende Gefäßdegeneration für die Ursache eines ischämischen Defektes durch Druck, der bei jüngeren Leuten keine Wirkung ausüben könne. Ein im Nerv auftretendes Ödem nach der Druckeinwirkung steigert den Druck, so daß ein Circulus vitiosus zustande kommt. Sie glaubten auch, daß eine spontane Erholung nicht möglich sei und empfahlen die operative Entlastung durch Durchtrennung des Retinaculum flexorum. Durch die Arbeiten von George Phalen (1950, 1951) wurde das Karpaltunnelsyndrom bekannt gemacht. Phalen glaubte, daß jede Volumensvermehrung des Inhaltes des Carpalkanales das Syndrom auslösen könne und hielt eine chronische Tenosynovitis der Beugesehnen für einer dieser Möglichkeiten, weshalb er die Injektion von Steroiden empfahl (Phalen und Kendrick 1957).

Aus dieser Darstellung geht hervor, daß es immerhin ungefähr 70 Jahre dauerte bis man die Möglichkeit des spontanen Auftretens von Kompressionsfolgen innerhalb eines anatomischen Engpasses akzeptierte und die therapeutischen Konsequenzen zog. Diese Verzögerung in der Erfassung des Problems beim Carpaltunnelsyndrom geht zweifellos auf die Uneinheitlichkeit des klinischen Erscheinungsbildes zurück.

2.2 Diagnose

Die klinische Symptomatik besteht in Zeichen der Nervenirritation, wie Hyperästhesie, fallweise auftretenden Schmerzen und Parästhesien, in Sensibilitätsausfällen im Versorgungsgebiet bis zur kompletten Anaesthesie und in sich langsam entwickelnden motorischen Ausfällen mit entsprechender Muskelatrophie. Proximal der Kompressionsstelle kann ein Tinel-Hoffmannsches Zeichen vorhanden sein. Die einzelnen Symptome können verschieden stark ausgeprägt sein. So gibt es beim Carpaltunnel Fälle, bei denen Schmerzen und Parästhesien fehlen, so daß man die Diagnose nur aufgrund der reduzierten Sensibilität und der Thenaratrophie stellen muß. In der Mehrzahl der Fälle finden sich aber die schon bei Putnam (1880) beschriebenen nächtlichen Schmerzanfälle, die den Patienten veranlassen durch Herabhängenlassen und Schütteln der Hände bzw. anderer Manipulationen eine Linderung zu suchen. Tatsächlich kommt es auch zur Linderung, so daß der Patient weiter schlafen kann. Gerade dieses Phänomen erschwert das Verständnis. Man kann zwar annehmen, daß der Patient während der Nacht unwissentlich sein Handgelenk in eine extreme Stellung gebracht hat, die zu einer Druckerhöhung führte. Es ist aber nicht ohne weiteres zu erklären, wieso dann die oben erwähnten Manipulationen Erleichterung bringen. Daß eine Extremlage des Handgelenkes als Ursache für die nächtlichen Schmerzen verantwortlich zeichnet, wird dadurch wahrscheinlich gemacht, daß eine Ruhigstellung des Handgelenkes durch eine Gipslonguette das Auftreten der Nachtschmerzen verhindert.

Gerade beim Carpaltunnelsyndrom ist die Unterscheidung, ob es sich wirklich um eine periphere Läsion handelt, oder ob die Ursache der Beschwerden im Bereiche der Halswirbelsäule zu suchen sind, schwierig. Im letzteren Fall werden aber die Symptome einer radiculären Läsion vorliegen, während man bei einem Kompressionssyndrom die Symptomatik einer peripheren Nervenläsion antrifft. Das positive Tinel-Hoffmannsche Zeichen und eine lokale Druckempfindlichkeit erlauben bei vielen Kompressionssyndromen die Feststellung der Lokalisation der Läsion. Beim Carpaltunnelsyndrom dagegen sind lokale Druckempfindlichkeiten und Tinel-Hoffmannsches Zeichen nur selten vorhanden. Hinweise auf die Lokalisation eines Engpaß-Syndromes ergeben sich daraus, daß die Symptomatik durch Manipulationen, welche die Kompression verstärken, aggraviert wird. Beim Carpaltunnelsyndrom ist dies der Phalen-Test (1951). Dasselbe gilt für den Tourniquet-Test nach Gilliatt und Wilson (1953). Beim Kompressionssyndrom des N. medianus am Unterarm werden die Symptome je nach der Lokalisation der Kompression durch forcierte Supination, durch Streckung der Finger oder durch Streckung des Handgelenkes verstärkt.

Ausschlaggebend für die Diagnose eines Kompressionssyndroms ist die Verlangsamung der Nervenleitgeschwindigkeit im Bereich der Kompression. Dadurch wird eine exakte Höhenlokalisation möglich. Man wird daher in jedem Fall die Untermauerung der klinischen Diagnose durch eine elektrophysiologische Untersuchung anstreben. Schwierigkeiten bereiten die seltenen Fälle, bei denen eine eindeutige klinische Symptomatik vorliegt, der Nachweis durch die elektromyographische Untersuchung aber negativ ausfällt. Die diagnostischen Schwierigkeiten können dadurch erhöht werden, daß bei dem Patienten auch entsprechende Veränderungen der Halswirbelsäule vorliegen können. Man wird dann die Möglichkeit ins Auge fassen müssen, daß eine Kompression bzw. eine Irritation sowohl des N. medianus im Carpalkanal als auch einer entsprechenden Wurzel im Bereich der Halswirbelsäule vorliegt. Da die operative Entlastung des Carpalkanales keinen schwerwiegenden Eingriff darstellt und bei korrekter Ausführung nur mit einer geringen Morbidität bzw. mit einer geringen Frequenz an Komplikationen belastet ist, würde ich mich nicht scheuen, auch bei negativem EMG-Befund, aber bei eindeutiger klinischer Symptomatik, eine Dekompression des Carpalkanales durchzuführen, besonders dann, wenn die subjektiven Beschwerden im Vordergrund stehen. Es muß auch die Möglichkeit erwogen werden, daß derselbe Nerv in verschiedener Höhe komprimiert sein kann wie z. B. eine Irritation des N. ulnaris im Sulcus mit einer Kompression in der Loge de Guyon kombiniert sein kann.

Immer wieder findet man Fälle, bei denen periphere Kompressionssyndrome mit einem Thoracic-Outlet-Syndrom kombiniert sind. Auf diese Möglichkeit hat in letzter Zeit insbesondere Wilhelm hingewiesen (Wilhelm und Wilhelm 1985). Man wird dann schrittweise eine entsprechende Entlastung herbeiführen.

Andere Kompressionssyndrome können dadurch erkannt werden, daß der Patient eine entsprechende Entlastungsstellung einnimmt. Das gilt insbesondere für den N. ilioinguinalis, der bei seinem Durchtritt durch die Bauchdecke komprimiert sein kann. Eine Beugung im Hüftgelenk und Entspannung der Bauchdecke führen zu einer Druckentlastung und zur Linderung der Beschwerden.

2.3 Pathogenese

Es steht außer Zweifel, daß es Patienten mit einer Neigung zu Druckschäden gibt. Auf eine hereditäre Komponente haben Grehl, Moll und Meier (1987) hingewiesen. Das Vorliegen eines Diabetes mellitus stellt einen begünstigenden Faktor dar (Dellon u. Mitarb. 1988). Es wurde bereits erwähnt, daß Brain und Mitarb. (1974) eine Drucksteigerung bei forcierter Beugung auf 100, bei forcierter Streckung auf 300 mm Hg im Carpalkanal feststellen konnten. Gelberman und Mitarb. (1987) bestimmten die kritische Druckschwelle mit 40 bis 50 mm Hg. Oberhalb eines derartigen Gewebsdruckes muß mit Schädigungen peripherer Nerven gerechnet werden, wenn die Druckerhöhung eine entsprechend lange Zeit anhält. Ochoa und Mair (1969) konnten zeigen, daß innerhalb der einzelnen Nervenfasern durch eine Druckerhöhung eine Verschiebung der Marksubstanz von der Einwirkung des Druckes weg erfolgt und zwar so, daß die Markscheide im Bereiche eines Ranvierschen Knotens in die nächstfolgende invaginiert wird. Dieser Vorgang scheint bei kurzfristiger Einwirkungsdauer reversibel zu sein. Bei längerem Bestehen muß es aber in diesem Bereich zu einer Entmarkung kommen. Eine lokale Druckerhöhung führt nach Rydevik und Mitarb. (1981) zu einer Permeabilitätssteigerung, es kommt auch zu einer Verdünnung der Markscheiden. Epi- und Perineurium verdicken sich durch Fibrose, es kommt zum Auftreten von Renautschen Körperchen (Mackinnon und Mitarb. 1986). Eine Druckerhöhung in der Umgebung eines Nervs führt auch zu einer Druckerhöhung im Nerv selbst. Dies kann zu einer lokalen Durchblutungsstörung führen, da das Druckgefälle nach Sunderland (1986) gestört ist. Um eine ausreichende Zirkulation aufrechtzuerhalten, muß der Druck in den Arterien, die den Nerv versorgen und die in den Nerv eintreten, naturgemäß höher sein als der Druck in den Capillaren im Endoneurium. Dieser Druck muß wiederum höher sein als der Druck innerhalb eines Faszikels. Der Druck innerhalb des Faszikels muß wieder höher sein als der venöse Druck, und der Druck in den Venen muß den Druck im Gewebe der Umgebung des Nervs, also beispielsweise innerhalb des Carpalkanales, übersteigen.

Wodurch kann es zu einer Druckerhöhung im Carpalkanal, um bei diesem Beispiel zu bleiben, kommen? Alle Prozesse, die den Carpalkanal von außen einengen oder zu einer Vermehrung seines Inhaltes führen, können eine solche Druckerhöhung verursachen, u. a.:

- Verletzungen der Wandstrukturen (Zachary 1945; Merle d'Aubigne und Benassy 1949; Bunnell 1951)
- Dislokation von Handwurzelknochen (Watson Jones 1949, 1972)
- Eine Verdickung des Retinaculum flexorum (Watson Jones 1949, 1972)
- Wändveränderungen im Rahmen einer rheumatischen Arthritis (Woltman 1941; Zachary 1945; Phalen u. Mitarb. 1950)
- Das Auftreten eines Ganglions kommt infrage. Auch ein Osteoidosteom des Os capitatum wurde als Ursache beschrieben (Herndon u. Mitarb. 1974)
- Eine Vermehrung des Inhaltes kann durch eine chronische Tenosynovitis der Beugesehnen infrage kommen (Phalen u. Kendrick 1957).

Der makroskopische Befund eines Teiles der im Rahmen eines Carpaltunnelsyndroms freigelegten Nn. mediani entspricht dieser Vorstellung. Der Nerv ist im Carpalkanal allseits komprimiert und weist eine fusiforme Einengung auf. Wenn die Blutleere nach der Freilegung des Nervs aufgelassen wird, sieht man, daß das eingeengte Segment vorerst anämisch bleibt und erst mit einer gewissen Verzögerung wieder mit Blut gefüllt wird. Andererseits bleibt in vielen Fällen über längere Zeit eine Hyperämie bestehen, wenn die Hyperämie nach Öffnung der Blutleere in den nicht komprimierten Segmenten des Nervs schon längst wieder veschwunden ist. Dieser Befund einer allseitigen permanenten Einklemmung des Nervs läßt sich allerdings nur schwer mit den anfallsartig auftretenden nächtlichen Schmerzattacken, die sich nach einiger Zeit wieder zurückbilden, in Einklang bringen. Kommt es hier zu einer vorübergehenden Druckerhöhung, die sich dann wieder normalisiert?

Neben dem obengenannten morphologischen Befund trifft man aber auf zwei andere typische Befunde:

- Das eine ist eine Verdickung des Nervs proximal des Carpalkanales an seinem Eingang. Man hat bei diesen Fällen den Eindruck, daß der Nerv gehindert wird, in den Carpalkanal einzutreten. Der Nerv ist dann proximal des Carpalkanales verdickt und im Carpalkanal selbst verdünnt. Diese Fälle müssen streng abgegrenzt werden von seltenen Situationen, bei denen eine Irritation des N. medianus proximal des Carpalkanales dort, wo der Nerv den lateralen Rand der Flexor digitorum superficialis II-Sehne kreuzt, vorliegt. Gardner (1970) hat diesen Befund als Pseudocarpaltunnelsyndrom beschrieben.
- Bei anderen Fällen findet man neben der Verdünnung des Nervs im Carpalkanal eine Verdickung distal des Carpalkanales in der Hohlhand. Eine Spaltung des Para- und Epineuriums in diesem Bereich zeigt einen wellenförmigen Verlauf der Faszikel im Nervenstamm (mäanderförmige Deformität: Millesi und Raht 1986). Man hat den Eindruck, daß in diesen Fällen der Nerv weiter als gewöhnlich in die Hohlhand geglitten ist und aufgrund der Druckerhöhung im Carpalkanal nicht mehr zurückgleiten kann.

Solche Beobachtungen erinnern daran, daß alle Strukturen im Bereiche von Gelenken, die nicht in der Ebene der Gelenksachse liegen, die Möglichkeit haben müssen, sich reibungsfrei gegeneinander zu verschieben, wenn sie in verschiedenem Abstand zur Bewegungsebene liegen. McLellan und Swash (1977) haben darauf hingewiesen, daß der N. medianus bei Fingerbeugung proximal und bei Fingerstreckung nach distal gleitet. Es besteht auch eine relative Verschiebung zwischen Medianus und Retinaculum flexorum wenn das Handgelenk gebeugt bzw. gestreckt wird. Auch Wilgis (1984) hat auf diese Notwendigkeit der Verschiebung hingewiesen. Exakte Zahlen über dieses Gleiten haben Millesi und Mitarb. (1990) an Leichen gemessen. Gegenüber der Neutralstellung und der Beugung im Handgelenk besteht eine relative Verschiebung zwischen N. medianus und Retinaculum flexorum um 9,6 mm gegenüber der Neutralstellung und Handgelenksstreckung um 3,5 mm. Wenn in dieser Stellung die Finger gestreckt werden, verschiebt sich der N. medianus um weitere 9,6 mm in die Hohlhand hinein. Man kommt also insgesamt auf eine Verschiebung um 22,7 mm. Es ist klar, daß man diese Messungen nicht direkt auf das Verhalten im lebenden Organismus übertragen kann. An der Tatsache, daß eine relative Verschiebung im Rahmen der Bewegungen des Handgelenkes und der Finger stattfinden muß, kann nicht gezweifelt werden.

Diese Verschiebung wird in reibungsarmer Form durch das lockere paraneuriale Gewebe ermöglicht.

Das epifasciculäre Epineurium jedes Nervenstammes wird außen von einer lockeren Gewebsschicht umgeben, die ohne scharfe Grenzen im Rahmen eines Nervengefäßbündels in das lockere Gewebe übergeht, das auch die benachbarten Gefäße umgibt. Dieses lockere Gewebe wurde von Johannes Lang (1962) als Conjunctiva nervorum beschrieben. In anderen Arbeiten wird die Schicht als Adventitia (van Beek und Kleinert 1977) bzw. Paraneurium bezeichnet (Krstic 1979).

Unabhängig von der Gleitfähigkeit des ganzen Nervs besteht aber auch die Notwendigkeit, daß die einzelnen Faszikel im Nervenstamm sich gegeneinander reibungsarm verschieben müssen. Diese Verschieblichkeit wird durch das interfasciculäre Epineurium gewährleistet. Nur dadurch kann sich ein polyfasciculärer Nerv einer Beugung bzw. Streckung im Gelenksbereich ohne Knickung der einzelnen Faszikel anpassen. Da ja bei einem relativ dicken Nerv die in größerem Abstand zur Gelenksachse liegenden Faszikel sich bei Gelenksbeugung in größerem Ausmaß bewegen müssen, als die näher zur Gelenksachse gelegenen. Die Möglichkeit, daß sich Faszikel gegeneinander verschieben, erlaubt es dem Nerv auch, sich einer Druckeinwirkung in einer Richtung durch entsprechende Formveränderung anzupassen.

Wenn es durch eine Fibrose des Paraneuriums zu einer Verringerung der Verschiebemöglichkeit des Nervenstammes kommt, kann diese Beeinträchtigung der Längsverschieblichkeit durch stärkere Verschiebung der Faszikel innerhalb des Nervs bis zu einem gewissen Grade ausgeglichen werden.

Diese Überlegungen führen zu einer dynamischen Betrachtungsweise der Engpaß-Syndrome, die über die reine Kompressionswirkung hinausgeht und die den Schlüssel zum Verständnis eines Teiles der morphologischen Befunde und auch eines Teiles der klinischen Symptomatik führt.

Im Sinne dieser Überlegungen sind folgende Situationen vorstellbar:

1. Der Nerv steht im Carpalkanal allseits unter Druck und kann sich weder nach proximal noch nach distal bewegen. Er kann sich nicht mehr der Streckung und Beugung im Handgelenk und der Streckung und Beugung der Finger anpassen. Durch Verschiebung der Faszikel innerhalb des Nervenstammes kann die fehlende notwendige Beweglichkeit des Nervenstammes eine Zeit lang zumindest teilweise kompensiert werden. Wenn auch dieser Mechanismus durch Fibrose des interfasciculären Epineuriums ausgeschaltet wird, kommt es bei andauernder Bewegungsunfähigkeit des Handgelenkes und der Finger zu einer Dehnung und damit zu einer Verschmälerung des Faszikel. Die Symptomatik würde durch eine Kombination von Kompression und Irritation aufgrund der herabgesetzten Längsveschieblichkeit entstehen.

2. Es besteht eine Kompression des Nervs im Carpalkanal mit Fibrose des Paraneurium und der Behinderung der Längsverschieblichkeit. Die notwendige Längsverschieblichkeit wird durch verstärkte Verschiebung der Faszikel innerhalb des Nervs ausgeglichen. Die Kompression verursacht eine Symptomatik im Sinne von Parästhesie, Hypästhesie und Ausfall einer zunehmenden Anzahl von motorischen Fasern. Solange die verstärkte Verschieblichkeit der Faszikel innerhalb des Nervs die notwendige Gelenksverschieblichkeit gewährleisten kann, bleibt die Symptomatik langsam progredient. Wenn aber durch Zunahme der Kompression auch die Längsverschieblichkeit der Faszikel beeinträchtigt wird, kann der Fall eintreten, daß nach einer im Schlaf durchgeführten extremen Bewegung die Faszikel relativ weit in die Hohlhand gezogen werden und nicht zurück können. Eine solche Situation könnte die akuten Beschwerden im Sinne des nächtlichen Schmerzanfalles auslösen. Ein Sistieren des Schmerzanfalles tritt dann ein, wenn es dem Patienten gelingt, durch entsprechende Manipulation ein Zurückgleiten der Faszikel in den Carpalkanal zu erreichen. Eine häufige Wiederholung solcher Vorfälle führt aber zu einer Fibrose durch die das Zurückgleiten unmöglich gemacht wird.

Die Faszikel bleiben dann in wellenförmiger Anordnung in der Hohlhand und es muß jetzt zu einer Dehnung mit entsprechender Verdünnung der Faszikel proximal davon im Carpalkanal kommen.

3. Eine ähnliche Situation entsteht, wenn die zunehmende Behinderung der Gleitfähigkeit des Nervs im Carpalkanal durch die äußere Druckeinwirkung und durch die Fibrose des Paraneuriums dazu führt, daß nach einer Beugung des Handgelenkes und der Finger mit Proximalverschiebung des Nervs der Nerv nicht mehr in den Carpalkanal eintreten kann. Es kommt dann zu einer Verdickung und Anschoppung des Nervs proximal des Carpalkanales mit nachfolgender Dehnung und Verdünnung der Faszikel im Carpalkanal.

Die Fibrose des Paraneuriums, des epifasciculären und des interfasciculären Epineuriums führt aber nicht nur zu einer Behinderung der Gleitfähigkeit des Nervs bzw. der Faszikel innerhalb des Nervs sondern verhindert, wenn sie sich einmal entwickelt hat, das Wiederausdehnen des durch Demyelinisierung verdünnten Nervs nach der Dekompression. Wenn dies nicht der Fall ist, gleicht sich nach der Eröffnung des Carpalkanales und der Dekompression des N. medianus die Einengung des Nerevs spontan weitgehend aus. Dies zeigt sich oft schon wenn nach Öffnung der Blutleere eine Revascularisierung erfolgt ist. Bei Fibrose bleibt die Einengung bestehen, was die Regeneration entscheidend behindern kann.

2.4 Therapie

Die Therapie der Wahl eines Kompressionssyndromes besteht in der chirurgischen Beseitigung der Kompression. Die lokale Infiltration von Steroiden bringt z. B. beim Carpaltunnelsyndrom eine vorübergehende Besserung der Beschwerden vor allem dann, wenn die Raumforderung im Carpalkanal durch einen chronisch entzündlichen Prozeß, z. B. durch eine chronische Tenosynovitis, verursacht wurde. Man kann dadurch zweifellos die Symptome vorübergehend beherrschen, in der Mehrzahl der Fälle kommt es aber doch zu einer Progression, so daß letzten Endes die Indikation zu einer Operation gestellt werden muß. Lokale Injektionen sind aber nicht ungefährlich, da es zu einer Infektion kommen kann (s. unten).

Die operative Freilegung soll übersichtlich erfolgen und soll es erlauben, die Stelle der Kompression von proximal und von distal, das heißt vom Gesunden her darzustellen.

Die Schnittführung wird so gewählt, daß nach Möglichkeit die resultierende Narbe den betroffenen Nerv nicht kreuzt. Es sollen keine Sekundärschäden entstehen und Möglichkeiten einer neuerlichen Kompression bzw. Irritation an anderer Stelle sollen schon bei der Planung ausgeschlossen werden.

Die Problematik soll wieder anhand der operativen Behandlung des Carpaltunnelsyndroms besprochen werden.

Es sind zahlreiche Schnittführungen zur Freilegung des Carpalkanales vorgeschlagen worden. Vielfach wird ein kleiner querer Hautschnitt im Bereiche der distalen Beugefalte am Handgelenk angelegt. Nach entsprechender Unterminierung wird das Retinaculum flexorum blind durchtrennt. Zweifellos kann man auf diese Weise den Carpalkanal entlasten. In vielen Fällen werden auch keine Komplikationen entstehen. Man muß aber befürchten, daß bei Bestehen einer Anomalie der motorische Thenarast verletzt werden kann. Dieser kann fallweise von der Ulanrseite des Nervs entspringen, er kann im Kanal den Nerv verlassen und an unerwarteter Stelle liegen. Er kann auch doppelt angelegt sein. Eine Durchtrennung des Thenarastes bedeutet eine so schwere Funktionsbeeinträchtigung des Patienten, daß alles unternommen werden muß, um diese Möglichkeit von vorneherein auszuschalten. Auch eine Durchtrennung des R. palmaris kann sehr unangenehme Folgen haben. Der Funktionsausfall ist bedeutungslos, es entsteht aber häufig ein schmerzhaftes Neurom das den Ablauf des Greifaktes empfindlich stört. Es sollte daher eine Schnittführung gewählt werden, die es erlaubt, den motorischen Thenarast in der Hohlhand darzustellen, da nur ein freigelegter Ast mit Sicherheit geschont werden kann und die es auch ermöglicht, eine Verletzung des R. palmaris auszuschließen.

Wir beginnen daher die Operation mit einem bogenförmigen Schnitt in der Thenarfalte und stellen hier im Gesunden die Verzweigung des N. medianus einschließlich des motorischen Thenarastes dar. Man kann jetzt diesen Hautschnitt zick-zack-förmig auf den Unterarm verlängern, um so das Retinaculum flexorum in ganzer Länge darzustellen. Man kann den N. medianus im distalen Unterarmbereich aufsuchen und hier auch das Ligamentum carpi palmare durchtrennen. Eine S-förmige Schnittführung ermöglicht nach Durchtrennung des Retinaculum flexorum und des Lig. carpi palmare den ganzen Verlauf des N. medianus einzusehen, die Art der Kompression festzustellen und, wenn notwendig, auch eine mikrochirurgische intraneurale Neurolyse durchzuführen. Ein derartig durchgehender Schnitt hat zwei Nachteile:

Einerseits besteht die Möglichkeit

- erstens den nach ulnar ziehenden Ast des R. palmaris nervi mediani zu verletzen. Auch eine Durchtrennung dieses Astes kann ein schmerzhaftes Neurom auslösen.
- Zweitens ist die Dauer der Rehabilitation bei Patienten mit einem durchlaufenden Schnitt deutlich verlängert.

Wir sind daher seit Jahren dazu übergegangen, den bogenförmigen Hautschnitt im Bereiche der Thenarfalte an der Handwurzel abzubrechen und am Unterarm im Bereiche der proximalen oder der distalen Beugefalte eine gesonderte quere Incision anzulegen. Auf diese Weise wird der allfällig vorhandene ulnare Ast des R. palmaris sicher geschont und eine Verbindung zwischen Thenar und Hypothenar bleibt zumindest im Niveau der Haut und der Subcutis erhalten. Die Übersichtlichkeit der Darstellung des Carpalkanales ist allerdings beeinträchtigt. Mit einigen Schwierigkeiten gelingt es aber trotzdem, wenn man das Handgelenk entsprechend beugt, sowohl von palmar als auch vom Unterarm her, die ganze Länge des Carpalkanales einzusehen. Das Retinaculum flexorum kann unter Sicht durchtrennt werden und der ganze Verlauf des N. medianus kann übersehen werden. Es ist auch möglich, eine mikrochirurgische Neurolyse auszuführen. Der Nerv wird makrochirurgisch in seiner ganzen Länge von seinen Verwachsungen befreit. Eine A. mediana wird ligiert. Nach Öffnung der Blutleere wird die Revascularisierung beobachtet und festgestellt, ob sich der Nerv annähernd auf sein normales Kaliber ausdehnt. Wenn nicht, wird eine para- bzw. epifasciculäre Epineuriotomie durchgeführt. Das para- und epifasciculäre Epineurium sind in diesen Fällen fibrös verändert und miteinander verwachsen. In der Regel kommt es jetzt zu einer Ausdehnung des Nervs auf sein annähernd normales Kaliber. Wenn dies nicht der Fall ist, wird eine epifasciculäre Epineuriektomie ausgeführt. Eine interfasciculäre Epineuriektomie ist kaum erforderlich. Die Durchführung der epifasciculären Epineuriektomie deckt auch das Vorliegen einer mäanderförmigen Deformation auf und ermöglicht einen Ausgleich dieser Veränderungen.

In allen Fällen wird die Eintrittsstelle des motorischen Thenarastes in den Thenar (Thenarkanal) inspiziert und bei Veränderung erweitert. Eine isolierte Kompression des motorischen Thenarastes wurde beschrieben (Bennet und Crouch 1982). Auch der R. palmaris soll dargestellt werden, nicht nur um seine Verletzung zu verhüten sondern, weil auch hier eine isolierte Kompression möglich ist (Buckmiller und Rickard 1987).

In allen Fällen wird die Sehne des M. palmaris longus reseziert, um eine Adhäsion dieser Sehne mit dem N. medianus zu verhindern.

MacDonald und Mitarb. (1978) beobachteten ein bogensehnenförmiges Vorspringen der Beugesehne nach Carpaltunneloperationen mit einfacher Spaltung des Retinaculum flexorum. Gartsman und Mitarb. (1986) sowie Schmitt und Mitarb. (1988) beobachteten eine Kraftverminderung, wenn das Retinaculum flexorum einfach durchtrennt worden war. Es wurde daher empfohlen, das Retinaculum flexorum in erweiterter Form wiederherzustellen. Hagen und Sennwald (1990) führen die Durchtrennung des Retinaculum in einem doppelt bajonettförmigen Schnitt durch und erzielen dadurch eine Erweiterung. Wir haben uns bisher mit einer einfachen Durchtrennung ohne Rekonstruktion bzw. Erweiterungsplastik des Retinaculum flexorum begnügt und haben bisher von dieser Methode keinen Nachteil gesehen. Vielleicht hängt dies damit zusammen daß wir keinen durchgehenden Schnitt benützen (s. oben). Wir haben allerdings keine postoperativen M.R.I.-Untersuchungen des Carpalkanales durchgeführt, wie dies Schmitt und Mitarb. (1988) sowie Richman und Mitarb. (1989) gemacht haben. Curtis und Eversman (1973) empfehlen die Durchführung einer intraneuralen Neurolyse bei der operativen Behandlung des Carpaltunnelsyndroms. Seitdem wird diese Frage heftig diskutiert. Reill (1979) sah bessere Ergebnisse nach intraneuraler Neurolyse. Gelbman und Mitarb. (1987) konnten zeigen, daß die Resultate durch eine intraneurale Neurolyse nicht verbessert werden. In dieser Frage bestehen zweifellos Diskrepanzen in der Auffassung darüber, was eine intraneurale Neurolyse ist und wann sie angewendet werden soll. Eine intraneurale Neurolyse, die mikrochirurgisch durchgeführt werden soll, liegt bereits dann vor, wenn die äußeren Hüllen des Nervs inzidiert werden (Paraneuriotomie, epifasciculäre Epineuriotomie). Dieser Operationsschritt und eine allfällige Excision des epifasciculären Epineuriums (epifasciculäre Epineuriektomie) wird dann gemacht, wenn die bestehende zirkuläre Fibrose eine Wiederausdehnung des dekomprimierten Nervs verändert. Bei Rezidivoperationen haben wir immer wieder gesehen, daß eine solche zirkuläre narbige Veränderung des Nervengewebes weiter komprimierte, auch wenn der Carpalkanal als solcher entlastet war. Nur durch eine solche epifasciculäre Epineuriektomie kann man die oben erwähnte mäanderförmige Deformität überhaupt erkennen und beheben. Bei diesem Vorhaben haben wir keinen Nachteil gesehen, da genügend Gleitgewebe am Nervenstamm erhalten bleibt, von dem aus eine Regeneration des Gleitgewebes erfolgen kann. Eine komplette Isolierung der Faszikel, wie dies bei einer kompletten interfasciculären Epineuriektomie durchgeführt wird, ist im Rahmen der operativen Behandlung des Carpalsyndromes nie notwendig. Ich glaube, daß die beschriebenen ungünstigen Ergebnisse auf solche ohne begründete Indikation und im übertriebenen Maß ausgeführte intraneurale Neurolysen zurückzuführen sind.

Wenn man die Erfolgsberichte im Schrifttum studiert, muß man den Eindruck haben, daß in mindestens 99 % der Fälle ein ausgezeichnetes Ergebnis erzielt wird, so daß demnach die operative Behandlung des Carpaltunnelsyndroms kein Problem darstellen sollte. Trotzdem sieht man immer wieder eine Reihe von Patienten mit schlechten Ergebnissen, bei denen man eine Re-Operation durchführen muß. Eine schwerwiegende Komplikation stellt zweifellos die Durchtrennung des motorischen Thenarastes oder auch eines sensiblen Fingernerven dar. Eine umgehende Neurorrhaphie ist angezeigt. Die Neurombildung im Bereiche des R. palmaris wurde bereits erwähnt. Die Schmerzen können in diesen Fällen quälend sein. In einzelnen Fällen haben wir die Kontinuität des Nervs durch dünne freie Transplantate wiederhergestellt und das Auftreten eines Rezidivs dadurch verhindert, daß die Axone wieder in die Peripherie auswachsen konnten. Wenn kein distaler Stumpf darzustellen war, haben wir den R. palmaris mikrochirurgisch in den Stamm des N. medianus hinein verfolgt, hier durchtrennt, den Stumpf versorgt und das epifasciculäre Epineurium darüber verschlossen. Wir hatten auch Fälle zu behandeln, bei denen eine Teilläsion des N. medianus selbst bei der Erstoperation verursacht wurde, so daß die Kontinuität der verletzten Faszikel durch Nerventransplantation wiederhergestellt werden mußte. Verwachsungen zwischen N. medianus und Sehne des M. palmaris longus war ebenfalls Ursache für Rezidivopertionen. In anderen Fällen haben die ursprünglichen Beschwerden nach der ersten Operation weiter bestanden, weil die mäanderförmige Deformation der Faszikel innerhalb des Nervs nicht behoben worden war. Die intraneurale Neurolyse bei der zweiten Operation hat dann Beschwerdefreiheit gebracht. Eine Patientin verdient eine besondere Schilderung. Bei ihr war es im Rahmen einer Carpaltunnelsyndromoperation zu einer Verletzung des R. palmaris mit schmerzhafter Neurombildung gekommen. Sie wurde deswegen ein zweites Mal operiert, ohne daß das Neurom und die Beschwerden behoben werden konnten. Es wurden noch zweimal äußere Neurolysen durchgeführt, die keine Beschwerdefreiheit erbrachten sondern im Gegenteil, nur neuerlich die Bildung von Narbengewebe und die Bildung von Adhäsionen zwischen N. medianus und Beugesehnen induzierten. Schließlich war die Funktion der ganzen Hand schwerstens beeinträchtigt. Bei einer Neurolyse wurden die Verwachsungen zwischen N. medianus und Beugesehnen neuerlich gelöst. Da die fibrösen Veränderungen so stark waren, daß eine Regeneration des Gleitgewebes unwahrscheinlich war, wurde ein Gleitgewebslappen aus der Gegend zwischen Scapula und Thorax, gestielt an der A. thoracodorsalis, als freies mikrovasculäres Transplantat verpflanzt. Der N. medianus wurde mit diesem Lappen eingehüllt. Durch die Volumenerweiterung konnte die Hautwunde nicht verschlossen werden, sondern es mußte ein freies Hauttransplantat auf den Gleitgewebslappen zur Einheilung gebracht werden. Die Hauptbeschwerden der Patientin konnten dadurch behoben werden. Auch der Neuromschmerz wurde durch Resektion und Kürzung des R. palmaris bis in den Medianusstamm hinein reduziert. In einer zweiten Sitzung wurde versucht, den Hautlappen zu entfernen und die Hautwunde primär zu schließen. Dies hatte sofort neuerlich Beschwerden zur Folge, da offenbar wieder eine Kompression durch das zu enge Integument ausgelöst wurde. Erst als in einer dritten Operation mit Hilfe eines ulnarseitigen Entlastungsschnittes und einem freien Hauttransplantat an der Ulnarseite des Unterarmes eine entsprechende Dekompression erreicht wurde, konnte Beschwerdefreiheit erzielt werden.

Auch bei einem zweiten Fall blieb die sonst in der Regel zu beobachtende Regeneration des Gleitgewebes aus. Bei diesem Patienten wurde durch eine Steroidinjektion in den Carpalkanal eine Infektion provoziert, die eine Incision mit Eiterentleerung und Drainage notwendig machten. Es kam zur Bildung von Narbengewebe mit Adhäsionen der Beugesehnen untereinander und der Beugesehnen mit dem N. medianus, wodurch ein Schmerzsyndrom ausgelöst wurde. Mehrere Neurolysen blieben erfolglos, da zuwenig Gleitgewebe für eine Regeneration vorhanden war. Auch hier wurde durch die freie Verpflanzung eines Gleitgewebslappens aus der Gegend unterhalb der Scapula, gestielt an der A. thoracodorsalis, eine Einhüllung des N. medianus erreicht, die zu Beschwerdefreiheit führte.

3 Spezieller Teil

Für den speziellen Teil habe ich aus dem Schrifttum und aus dem eigenen Krankengut 61 Engpaß-Syndrome an 23 verschiedenen Nerven zusammengestellt. Der Übersichtlichkeit halber und um Wiederholungen zu vermeiden, wurden diese Engpaß-Syndrome in einer Tabelle (s. Anhang) zusammengefaßt. Dies bringt notwendigerweise eine maximale Raffung der verbalen Information mit sich, was zweifellos einen Nachteil darstellt. Ich hoffe, daß die Übersichtlichkeit diesen Nachteil aufwiegt. Trotz der relativ großen Zahl der hier aufgeführten Syndrome wird kein Anspruch auf Vollständigkeit erhoben, da laufend neue Syndrome beschrieben werden.

In der ersten Spalte sind die betroffene Region und in der zweiten Spalte der betroffene Nerv angeführt. Die einzelnen Syndrome wurden nicht nach Nerven sondern nach Regionen geordnet. So sind z. B. die Syndrome, die im Bereiche der Hand und des Handgelenkes lokalisiert sind, hintereinander aufgeführt, gefolgt von den Syndromen im Bereiche des Unterarmes, des Ellbogengelenkes, des Oberarmes und so weiter.

Die vierte Spalte beschreibt die anatomische Lokalisation.

In der fünften Spalte sind Literaturangaben enthalten, die dem Leser eine rasche Vervollständigung der Information durch Nachschlagen der Literaturangaben erlauben. Die

Schrifttumsangaben umfassen nicht immer den Autor, der das Syndrom als erster beschrieben hat, sondern die Autoren, die wesentlich zur Beschreibung und zum Verständnis des jeweiligen Syndroms beigetragen haben. Dort, wo die Literaturangaben sich auf verschiedene Mechanismen der Pathogenese beziehen, sind sie in dieselbe Zeile gesetzt.

Für das komplexe Gebiet des Überganges Hals-Oberarm wurde die 1988 erschienene Beschreibung von Poitevin zugrundegelegt, die für mich wesentlich zum Verständnis der komplexen Situation beigetragen hat. Wegen der zahlreichen Literaturangaben für dieses Gebiet, habe ich auf weitere Zitierungen verzichtet und im weiteren Verlauf die Spalte 5 der Spalte 4 zugeordnet, um mehr Platz für die Beschreibung der Lokalisation zur Verfügung zu haben.

In der sechsten Spalte werden die verschiedenen Mechanismen angeführt, die zu dem entsprechenden Syndrom führen. Für das Carpaltunnelsyndrom werden die Faktoren angeführt, die zur Drucksteigerung im Carpalkanal führen, also Wandveränderungen, raumfordernde Prozesse, Ödem, Tenosynovitis usw. Entsprechend den im allgemeinen Teil gemachten Ausführungen wird aber als wesentlicher Faktor auch der Verlust der Gleitfähigkeit angeführt, der eine Anpassung des Nervs an die Bewegungen des Handgelenkes verhindert und so zu einer Irritation mit nachfolgender Fibrose der bindegewebigen Anteile des Nervs führt. Aus Platzgründen und um Wiederholungen zu vermeiden, werden im Folgenden die Mechanismen nicht mehr so detailliert geschildert, es wird vielmehr nur von Druck oder Kompression gesprochen, wenn äußerer Druck gemeint ist. Irritation steht für die Situation, wenn das Nervengewebe bei fehlender Gleitfähigkeit durch rezidivierende Zugwirkung irritiert wird. Wenn mehrere Mechanismen unabhängig voneinander infrage kommen, sind sie wertfrei hintereinander angeführt. Der Vollständigkeit halber sind auch Syndrome angeführt, bei denen nach der Meinung der Erstbeschreiber entzündliche Veränderungen als Ursache in Frage kommen.

Die siebente Spalte führt in straffer Form die klinische Symptomatik an.

Die achte Spalte gibt Hinweise auf die Stellung der Diagnose, die in den meisten Fällen durch eine exakte klinische Untersuchung möglich ist. Dort, wo spezielle Untersuchungen notwendig sind, werden sie ohne Anspruch auf Vollständigkeit angeführt.

In der letzten Spalte wird die Therapie referiert. Beim Carpaltunnelsyndrom werden z. B. die Behandlung mit Nachtschiene und Infiltration mit Steroiden erwähnt. Als Behandlung der Wahl wird die operative Druckentlastung durch Spaltung des Retinaculum flexorum mit oder ohne Rekonstrukton an erster Stelle angeführt. Es folgt der Hinweis, daß eine Neurolyse bei Vorliegen von Adhäsionen indiziert ist und daß eine interne Neurolyse (Paraneuriotomie, epifasciculäre Epineuriektomie) bei Fibrose indiziert sein kann. Diese Überlegungen über die Behandlung gelten, der verschiedenen lokalen Situation angepaßt, naturgemäß auch für die anderen Syndrome, obwohl im weiteren Verlauf nur operative Freilegung oder Neurolyse in der Therapiespalte steht.

Die möglichen Komplikationen wurden in die Tabelle nicht aufgenommen. Sie ergeben sich aus den allgemeinen Komplikationen, die nach operativen Eingriffen auftreten können wie: Hämatom, Infektion, Wunddehiscenz, Hautnekrose. Es ist klar, daß die allgemeinen Regeln bei der Wahl der Schnittführung beachtet werden müssen. Es soll übersichtlich dargestellt werden. Man soll die jeweiligen Nerven nach Möglichkeit im Gesunden aufsuchen und von beiden Seiten zur Stelle der pathologischen Veränderung hin verfolgen, eine exakte Blutstillung ist notwendig, ebenso ein spannungsloser Verschluß der Hautwunde. Dort, wo ein solcher Verschluß nicht gelingt, muß man von den Möglichkeiten der plastischen Chirurgie zur Defektdeckung Gebrauch machen. Es muß darauf geachtet werden, daß vor allem bei Verlagerung von Nerven, die Verlagerung selbst nicht die Ursache für ein Kompressions- oder Irritationssyndrom werden kann. Dies gilt besonders für den N. ulnaris, der ausgiebig verlagert werden soll, unter Vermeidung von Knickbildung, unter Vermeidung eines Reitens des Nervs auf dem Septum intermusculare mediale und unter Lösung des Nervs proximal im Bereich seiner festeren Verankerung bei seinem Übergang auf die Dorsalseite (Struthers Arkade).

Es wurde bereits im allgemeinen Teil darauf hingewiesen, daß das Gleitgewebe der peripheren Nerven im allgemeinen eine gute Regenerationsfähigkeit besitzt. Bei besonders starker Fibrose des Nervs und des Nervenbettes reicht aber diese gute Regenerationsfähigkeit nicht mehr aus. In solchen Fällen bringen neuerliche Neurolysen keine Lösung des Problems. Es ist dann notwendig, Gleitgewebe entweder durch freie mikrovasculäre Verpflanzung oder durch gestielte Verpflanzung zur Einhüllung des Nervs heranzubringen. Im allgemeinen Teil wurde dies beim Carpaltunnelsyndrom ausgiebig besprochen. Solche Verpflanzungen von Gleitgewebe waren im Bereich des N. tibialis, beim Syndrom des Sulcus retromaeolaris medialis notwendig (gestielte Verpflanzung von Gleitgewebe und Haut an der A. dorsalis pedis, gestielte Verpflanzung von Gleitgewebe aus der Gegend zwischen Achillessehne und Calcaneus bzw. Talus und tibia) und bei Zustand nach Operation wegen Thoracic-Outlet-Syndrom mit rezidivierenden Beschwerden. In diesen Fällen wurde ein subpektoraler Gleitgewebslappen, gestielt am R. pectoralis der A. thoracoacromialis, gebildet, in die Fossa supraclavicularis verlagert und zur Einhüllung des Plexus brachialis verwendet.

Tabelle s. Anhang S. 725.

Literatur

Abbott LC, Saunders JB del M (1933) Injuries of the median nerve in fractures of the lower end of the radius. Surg Gyn & Obstet 57 : 507–516

Bennet JB, Crouch C (1982) Compression syndrome of the recurrent motor branch of the median nerve. J Hand Surg Z : 407–409

Brain WR, Wright AD Wilkinson M (1947) Spontaneous compression of both median nerves in the carpal tunnel. Six cases treated. Lancet 1 : 277–282

Buckmiller JF, Richard Th A (1987) Isolated compression neuropathy of the palmar cutaneous branch of the median nerve. J Hand Surg 12 : 97–99

Brunnell S (1951) Diskussion: Spontaneous compression of the median nerve at the wrist (v. Phalen GS) J Am Med Ass 145 : 1132

Cannon BW, Love JG (1946) Tardy median palsy; median neuritis; median thenar neuritis amendable to surgery. Surgery 20 : 210–216

Curtis JW, Eversman WW (1973) Internal neurolysis as an adjunct in the treatment of the carpal tunnel syndrome. J Bone Joint Surg [Am] 55 : 733–740

Dellon L et al. (1987)

Farquhar Buzzard E (1922) Some varieties of traumatic and toxic ulnar neuritis. Lancet 1 : 317

Gardener RG (1970) Confirmed case and diagnosis of pseudocarpal tunnel syndrome. New Engl Med J 282 : 858

GM, Kovach JC, Craig CC, Noble PC, Bennent JB (1986) Carpal arch alteration after carpal tunnel release. J Hand Surg 11 : 372–374

Gelberman RH, Pfeffer GB, Galbraith RT, Szabo RM, Rydevik B (1987) Results of the treatment of severe carpal tunnel syndrome without internal neurolysis of the median nerve. J Bone Joint Surg [Am] 69: 896–903

Gilliatt RW, Wilson TG (1953) A pneumatic-tourniquet test in the carpal tunnel syndrome. Lancet 2: 595–597

Hagen K, Sennwald G (1990) Das Karpaltunnelsyndrom-Rezidiv, Problematik und Behandlung. Handchir Mikrochir Plast Chir 22: 309–311

Herndon JH, Eaton RG, Littler JW (1974) Carpaltunnel syndrome. An unusual presentation of osteoma of the capitate. J Bone Joint Surg [Am] 56: 1715

Hunt JR (1909) Occupation neuritis of the thenar branch of the median nerve: a well defined type of atrophy of the hand. Transact Am Neurol Assoc 35: 184

Hunt JR (1911) The thenar and hypothenar types of neural atrophy of the hand. Am J Med Sci 141, 2: 224

Hunt JR (1914) The neural atrophy of muscles of the hand, without sensory disturbances. Rev neurol & Psychiat (Edin) 12: 137

Hunt JR (1950) Thenar and hypothenar types of neural atrophy of the hand. Br Med J 642

Kinnier Wilson SA (1913) Some points in the symptomatology of cervical ribs, with especial reference to muscular wasting. Proc Royal Soc Med 6: 133–138

Krstic R (1978) Die Gewebe des Menschen und der Säugetiere. Springer, Berlin Heidelberg New York

Lang J (1962) Über das Bindegewebe und die Gefäße der Nerven. Z Anat Entwicklungsgesch 123: 61–79

Learmonth JR (1933) The principle of decompression in the treatment of certain diseases of peripheral nerves. Surg Clin N Am 13: 905–913

Lewis D, Miller EM (1922) Peripheral nerve injuries associated with fractures. Transact Am Surg Assoc 40: 489–580

MacDonald RI, Lichtman DM, Hanlon JJ, Wilson JN (1978) Complications of surgical release for carpal tunnel syndrome. J Hand Surg 3: 70–76

McLellan & Swash (1977) CHEfFK

Mackinnon SE, Dellon AL, Hudson AR, Hunter DA (1986) Chronic human nerve compression. A histological assessment. Neuropathol Appl Neurobiol 12: 547–565

Marie P, Foix C (1913) Atrophie isolée de l'éminence thénar d'origine néuritique. Rô ole du ligament annulaire antérieur du carpe dans la pathogénie de la lésion. Revue Neurol (Paris) 26: 647–649

Merle d'Aubigné R, Bénassy J (1949) Syndrome de compression au nerf médian au niveau du canal carpien. Mém Acad Chir 57: 717

Millesi H, Rath Th (1986) Meander-like deformity in intraneural fibrosis (a pathogenetic factor in entrapment syndromes. Vortrag anl. 3. Congress of the Int. Fed. of Societies for Surgery of the Hand, Tokio, 3.–8. Nov. 1986. Abstracts, p 30

Millesi H, Zöch G, Rath Th (1990) The gliding apparatus of peripheral nerve and its clinical significance. Ann Hand Upper Limb Surg 9: 2, 87–96

Moersch FP (1938) Median thenar neuritis. Proceedings of the Staff Meetings of the Mayo Clinic 220: 222

Ochoa AJ, Mair GW (1969) The normal sural nerve in man. Acta Neuropath (Berl) 13: 197

Paget J (1854) Lectures on surgical pathology. Lindsay and Blakiston, Philadelphia

Phalen GS, Gardener WJ, Lalonde AA (1950) Neuropathy of the median nerve due to compression beneath the transverse carpal ligament. J Bone Joint Surg [Am] 32: 1, 109–112

Phalen GS (1951) Spontaneous compression of the median nerve at the wrist. J Am Med Assoc 145: 15, 1128–1132

Phalen GS, Kendrick JI (1957) Compression neuropathy of the median nerve in the carpal tunnel. J Am Med Assoc 164: 524–530

Poitevin LA (1988) Etude anatomique des défilés thoraco-vervico-branchiaux. Annales de Chirurgie de la Main 1: 1, 5–13

Putnam JJ (1880) A series of cases of paraesthesia, mainly of the hand, of periodical recurrence, and possibly of vaso-motor origin. Arch Med (New York) 4: 147–162

Reill P (1979) Epineurale und Interfasciculäre Neurolyse bei der Behandlung des Carpaltunnelsyndroms. Z Orthop 117:551

Richman JA, Gelberman RH, Rydevik BL, Hajek PC, Brown RM, Gylys-Martin VM, Bertholy D (1989) Carpal tunnel-syndrome: morphologic changes after release of the tansverse ligament. J Hand Surg 14A:854–857

Rydevik B, Lundborg G, Bagge U (1981) Effects of graded compression in interneural blood flow. J Hand Surg 6:3–12

Sargent P (1921) Lesions of the brachial plexus associated with rudimentary ribs. Brain 44:2, 95–124

Schmitt R, Lucas D, Buhmann S, Schindler G (1988) Computertomographische Morphometrie der Handwurzel beim idiopathischen Karpaltunnelsyndrom. Handchir 20:41–46

Schultze F (1893) Über Akroparaesthesie. Dtsch Z Nervenheilk 3:300–318

Sunderland S (1978) Nerve and nerve injuries, 2. Aufl. Churchill Livinsgstone, Edinburgh London New York

Van Beek A, Kleinert HE (1977) Practical Neurography. Orthop Clin N Amer 8:377–386

Walshe FMR, Jackson H, Wyburn-Mason R (1944) On some pressure effects associated with cervical and with rudimentary and „normal" first ribs, and the factors entering into their causation. Brain 67:3, 141–177

Wartenberg R (1939) Partial thenar atrophy. Arch Neurol Psych 42:3, 373

Watson-Jones R (1929) Carpal semilunar dislocations and other wrist dislocation with associated nerve lesions. Proceedings of the Royal Soc of Med 22:1071–1086

Watson-Jones R (1949) Léri's pleonosteosis, carpal tunnel compression of the median nerves and Morton's metatarsalgia. J Bone Joint Surg [Br] 31:560

Watson-Jones R (1972) Trapped nerves. Br Med J 1:463

Wilgis S (1984) Vortrag anl. Symposium on Nerve Injury. Montreal

Wilhelm A, Wilhelm F (1985) Das Thoracic-outlet Syndrom und seine Bedeutung für die Handchirurgie. Handchir 17:173–187

Woltman MW (1941) Neuritis associated with acromegaly. Arch Neurol Psych 680–682

Zabriskie EG, Hare CC, Masselink RJ (1935) Hypertrophic arthritis of cervical vertebrae with thenar muscular atrophy occurring in three sisters. Bulletin Neurol Inst New York 4:207

Zachary RB (1945) Thenar palsy due to compression of the median nerve in the carpal tunnel. Surg Gynec Obstet 81:213–217

Weitere Literatur s. Tabellenanhang, S. 737 ff.

Freie Vorträge zu Vorlesung C

Obere Extremität

Vorsitz: U. Lanz, Würzburg; Chr. Wulle, Nürnberg

Wertigkeit der Mikroendoneurolyse bei der Kompressionsneuropathie – eine tierexperimentelle Studie

O. Sölch, E. Markgraf und J. Schwarz

Klinik und Poliklinik für Chirurgie, Medizinische Fakultät, Friedrich-Schiller-Universität, Bachstraße 18, O-6900 Jena, Bundesrepublik Deutschland

Durch eine 6wöchige definierte Kompression mittels eines Sundt-Kees-Gefäßklipps am N. ischiadicus der Ratte wurden leichte (Neurapraxie) und mittelschwere (Axonotmesis) Nervendruckschädigungen erzeugt. Es erfolgte nach Entfernung des Klipps unter mikrochirurgischen Bedingungen innerhalb der Druckstelle des Nerven die Ausführung unterschiedlicher Neurolyseverfahren (partielle epineurale Epineurektomie bzw. totale epi- und interfasciculäre Epineurektomie). Die Verlaufsbeobachtung an Hand klinischer, elektrophysiologischer und morphologischer Kriterien bis zu 1 1/2 Jahren nach der Neurolyse zeigte:

1. Das Ausmaß der Nervenschädigung ist von der Kompressionsstärke abhängig.
2. Der Grad der Nervenerholung bzw. -wiederherstellung wird in erster Linie durch den Umfang der primären Druckschädigung und weniger durch die Art der angewendeten Neurolyse bestimmt.
3. Am leicht druckgeschädigten Nerven bringt die Neurolyse gegenüber der Spontanerholung des Nerven keine Vorteile.
4. Der schwer druckgeschädigte Nerv zeigt nach Neurolyse eine frühzeitigere Erholung als der kompressionsgeschädigte Nerv ohne Neurolyse.
5. Die quantitativ histomorphometrischen Untersuchungen bis zu 1 1/2 Jahren nach der Neurolyse lassen bezüglich der Nervenfaserregeneration eine deutliche Abhängigkeit vom Schweregrad der Nervenschädigung zum Zeitpunkt der Neurolyse, eine geringere Abhängigkeit vom jeweiligen Behandlungsverfahren (Neurolyse) und vom Beobachtungsintervall nach der Neurolyse erkennen. Selbst nach leichter Nervenschädigung werden mit oder ohne Neurolyse nach 1 1/2 Jahren die morphologischen Parameter der gesunden Nerven nicht wieder erreicht.

Hefte zur Unfallheilkunde, Heft 220
Zusammengestellt von K. E. Rehm

Dekompression der Nervenengstellen und offene Wundbehandlung bei schwerer Brustwand- und Armphlegmone

A. Obiltschnig und D. Szolar

Sanatorium Villach, W. Hochsteiner Straße, A-9020 Klagenfurt, Österreich

Bei einem 1934 geborenen männlichen Patienten mit primärer Diagnose M. Hodgkin trat nach einem Insektenstich und bei bestehender chronischer Bursitits am rechten Ellbogen eine Infektion und Schwellung des gesamten rechten Armes auf. Primärbehandlung beim Hausarzt, Cortisonspritze, keine Besserung, Zunahme der Entzündung. In auswärtiger Chirurgie erster Incisionsversuch, weitere Verschlechterung und febrile Temperaturen bis 40°.

Überstellung, es mußten in einer mehrstündigen Operation sämtliche Nekrosen am rechten Unterarm entfernt werden sowie sämtliche Nervenengstellen am Handgelenk, am Ellbogengelenk sowie im Bereich des Oberarms und der Axilla gelöst werden. Zusätzlich wurde das Handgelenk sowie das Ellbogengelenk eröffnet. Weiters Incision im Bereich der Brustwand. Sämtliche Wunden wurden offen belassen, die eröffneten Engstellen ausreichend abdrainiert. Der weitere Verlauf zeigte eine Anämie sowie eine Polyurie, die eine ausgewogene Flüssigkeitsbilanz erforderte. Maximalste Flüssigkeitsausfuhr p. die 9050 ml, Einfuhr 10500 ml. Unter zusätzlicher Antibioticatherapie langsame Verbesserung und Normalisierung des Zustandes. Lokal nur offene Wundbehandlung mit Handbädern sowie Abdeckung der offenen Stellen mit Varihesive, anschließend Sofratyl. Stationärer Aufenthalt vom 11.9. bis 5.11.1987.

Als Differentialdiagnose zu unserem Krankheitsbild muß noch die nekrotisierende Fasciitis erwähnt werden (Wilson 1952).

Ergebnis nach 4-monatiger Behandlung:
Sämtliche Finger waren in der Sensibilität unbeeinträchtigt, die Beweglichkeit jedoch endgradig eingeschränkt, ein Spitzgriff konnte jedoch durchgeführt werden. Beweglichkeit im Handgelenk, Ellbogengelenk, Schultergelenk eingechränkt, jedoch konnte der Arm in Gebrauchsstellung gebracht werden. Auch das kosmetische Resultat war zufriedenstellend anzusehen.

Schlußfolgerung

Bei schweren Phlegmonen der oberen Extremität sollte vor einer Amputation ohne einer Gefährdung des Patienten ein Haltungsversuch durch vollständige Eröffnung sämtlicher Nervenengstellen und Gelenke sowie Entfernung der nekrotischen Gewebe durchgeführt werden. Trotz adäquater Antibiotica-Therapie ist jedoch der oberste chirurgische Grundsatz „ubi pus, ibi evacua“ unbedingt einzuhalten.

Hefte zur Unfallheilkunde, Heft 220
Zusammengestellt von K. E. Rehm

Ulnaris-Rinnensyndrom als Spätfolge von Frakturen des Epicondylus ulnaris humeri

Th. Sennerich, W. Röder, W. Kurock und V. Karnosky

Klinik und Poliklinik für Unfallchirurgie, Universitätsklinikum Mainz, Langenbeckstraße 1, W-6500 Mainz, Bundesrepublik Deutschland

Isolierte Frakturen der Humerusepicondylen sind eher seltene Verletzungen. Sie ereignen sich in erster Linie als Apophysenabriß im Adolescentenalter. Aus biomechanischen Gründen ist unabhängig vom Lebensalter ganz überwiegend der Epicondylus humeri ulnaris betroffen.

Eine, gelegentlich auch erst nach Jahren, auftretende Spätkomplikation einer Fraktur des ulnaren Epicondylus stellt das Ulnaris-Rinnensyndrom oder synonym das Sulcus-nervi-ulnaris-Syndrom dar. Durch den Zug der Beuge- und Pronatormuskulatur kommt es nach Frakturen des ulnaren Epicondylus in der Regel zu einer deutlichen Distalversetzung. Die alleinige Ruhigstellung im Gipsverband führt bei dislocierten Fragmenten zur Ausheilung in Fehlstellung oder aber zur Pseudarthrose, woraus dann ein Ulnaris-Rinnensyndrom resultieren kann. Zur operativen Versorgung eines dislocierten Epicondylus ziehen wir die Zuggurtungsosteosynthese in zwei Kirschner-Drähten und einer Cerclage aus resorbierbarem Material der Versorgung mit Schrauben vor. Mit der von uns praktizierten Operationsmethode gestaltet sich die spätere Metallentfernung in aller Regel problemlos; die Kirschner-Drähte können in Lokalanaesthesie über Stichincisionen entfernt werden, der Faden löst sich auf. Eine erneute Traumatisierung des N. ulnaris im Rahmen der Metallentfernung wird somit vermieden.

Im eigenen Krankengut der letzten zehn Jahre wurden 19 Verletzungen des Epicondylus humeri ulnaris versorgt. Dabei waren 13 Jugendliche und sechs Erwachsene betroffen. In 18 Fällen erfolgte nach Darstellung des N. ulnaris eine offene Reposition. Die Fixation wurde bei 16 Patienten mit einer Zuggurtungsosteosynthese und zweimal mit einer Kleinfragmentspongiosazugschraube vorgenommen. Im gleichen Zeitraum wurden neun Patienten wegen eines Ulnaris-Rinnensyndromes nach Fraktur des Epicondylus humeri ulnaris operativ behandelt. In fünf Fällen war auswärts eine konservative Frakturbehandlung vorausgegangen, bei drei Patienten war eine Zuggurtungsosteosynthese, bei einem Patienten eine Schraubenosteosynthese durchgeführt worden.

Charakteristisch für ein Ulnaris-Rinnensyndrom, gleich welcher Genese, sind sensible und motorsiche Ausfälle im Versorgungsgebiet des N. ulnaris. Die Diagnose kann durch Elektroneurographie und Elektromyographie untermauert werden, obwohl diese Meßverfahren im Frühstadium gelegentlich noch normale Werte ergeben. Therapeutisch führen wir wie bei den Sulcus-nervi-ulnaris-Syndromen nach Frakturen des Epicondylus ulnaris, wie bei den Engpaßsyndromen aus anderer Ursache, immer die Neurolyse und subcutane Ventralisation des N. ulnaris durch. Bei deutlicher Fibrosierung des Nervs wird fallweise eine interfasziculäre Neurolyse durchgeführt. Knöcherne Veränderungen des Epicondylus ulnaris werden zusätzlich nur dann behandelt, wenn sie die Stabilität oder Beweglichkeit des Ellenbogengelenkes beeinträchtigen.

Hefte zur Unfallheilkunde, Heft 220
Zusammengestellt von K. E. Rehm

Chirurgisches Vorgehen bei der Neuropathie des N. ulnaris im Bereich des Ellenbogengelenkes

P. Graf, A.-M. Feller, H. U. Steinau und E. Biemer

Abteilung für Plastische Chirurgie, Klinikum rechts der Isar, Ismaninger Straße 22, W-8000 München 80, Bundesrepublik Deutschland

Unterschiedliche Traumen können zu Kompressionsneuropathien führen:

- Frakturen (z. B. ellenbogengelenksnahe Frakturen, subcapitale Humerusfraktur)
- Luxationen (Ellenbogen, Schulter)
- Distorsionen, Kontusionen
- Operationen.

Das Trauma muß also nicht unbedingt im Ellenbogenbereich auftreten. Folgende Therapiemaßnahmen stehen zur Verfügung:

1. Mediale Epicondylektomie
2. Dekompressionsoperation
3. Ventralisierung
   - subcutan
   - intramusculär
   - submusculär.

Die subcutane Ventralisierung ist indiziert bei:

- posttraumatischen Kompressionssyndromen
- Nervenluxationen
- Raumforderungen im Sulcus (z. B. Ganglien, Lipome, Osteophyten)
- Cubitus valgus
- Unklare Ursachen des Kompressionssyndroms.

Beim Cubitaltunnelsyndrom führen wir die Dekompressionsoperation des N. ulnaris durch. Häufig wird erst intraoperativ über das durchzuführende Verfahren entschieden.

Der Nerv muß in jedem Fall von ca. 8–10 cm proximal des Ellenbogengelenkes bis zum Eintritt in den M. Flexor carpi ulnaris freigelegt werden. Hierzu werden alle potentiell einengenden Strukturen gespalten. Wir führen zusätzlich eine Epineurotomie routinemäßig durch. Die Indikation zu weiterreichenden internen Neurolysen muß streng gestellt werden.

Bei Ventralisierung wird ferner ein Teil des medialen Septum intermusculare reseziert um ein Reiten des Nervs auf dieser Struktur zu vermeiden. Wir fixieren nach Ventralisierung das subcutane Fettgewebe locker an die Muskelfascie um ein Zurückgleiten des Nervs über den Epicondylus medialis zu verhindern.

Der Nerv muß postoperativ beim Durchbewegen des Ellenbogens knickungs- und spannungsfrei verlaufen.

Hefte zur Unfallheilkunde, Heft 220
Zusammengestellt von K. E. Rehm

Ergebnisse nach Neurolyse und Verlagerung des N. ulnaris am Ellenbogen

P. Ansorg und Th. Wolfram

Klinik und Poliklinik für Chirurgie, Medizinische Akademie, Nordhäuser Straße 74, O-5010 Erfurt, Bundesrepublik Deutschland

Die traumatische Schädigung des N. ulnaris im Sulcus n. ulnaris tritt so selten nicht auf. Bei 70 Patienten, die zwischen 1980 und 1989 operiert wurden, fanden sich bei 34 vorangegangene Verletzungen im Ellenbogenbereich (17 Frakturen, 11 Kontusionen, 3 Schnitt- und Stichverletzungen, 3 Quetschverletzungen). Nach Schweregraden (I–III nach Nigst) eingeteilt, wiesen präoperativ 4 Patienten Par- und Hypästhesien, 10 Patienten objektivierbare sensible und 24 sensible und motorische Ausfälle auf. An Nebenbefunden bestanden 10mal ein M. Dupuytren, 3mal Alkoholabusus, je einmal Diabetes mellitus und Rheumatoidarthritis. An Operationen wurden 23mal die Neurolyse und subcutane Verlagerung des Nerven (18mal Besserung, 4mal unverändert, 1mal Verschlechterung), 11mal die alleinige subcutane Verlagerung (10mal Verbesserung, 1mal Verschlechterung), 3mal die Neurolyse (2mal Verbesserung, 1mal Verschlechterung) und 1mal die Neuromentfernung, Verlagerung und sekundäre Nervennaht ausgeführt. Insgesamt konnte bei 38 operierten Patienten 31mal Besserung, 4mal keine Veränderung und 3mal eine Verschlechterung beobachtet werden. Bei 8 Patienten, die bereits eine Krallenhand ausgebildet hatten, war 6mal eine subjektive Besserung zu erreichen, je 2mal wurden später noch sensible und motorische Störungen nachgewiesen. Unsere Ergebnisse bestätigen, daß die Operation bei der überwiegenden Zahl der Patienten zu einer Besserung der Beschwerden führt und auch klinisch, abhängig vom Ausgangsbefund, zumindest keine weitere Verschlechterung eintrat.

Carpaltunnelsyndrom als Komplikation der distalen Radiusfraktur

W. Röder, W. Nix, Th. Sennerich und S. Fischer

Klinik und Poliklinik für Unfallchirurgie, Johannes-Gutenberg-Universität Mainz, Langenbeckstraße 1, W-6500 Mainz, Bundesrepublik Deutschland

Der Bruch des distalen Radius ist einer der häufigsten Knochenbrüche des Menschen. Als sog. Standardsituation wird diese gravierende Verletzung des Handgelenkes in ihrer Auswirkung häufig unterschätzt. Das Trauma, die frakturbedingte Dislokation, Schwellungszustände und der Frakturcallus können zu einem Nervenkompressionssyndrom führen. Das posttraumatische Carpaltunnelsyndrom entsteht durch eine chronische Druckerhöhung im Carpaltunnel, die zu einer Blutzufuhrminderung sowohl im Bereich der Beugesehnen als auch im Bereich des N. medianus führt. Durch die resultierende Hypoxie wird das Endothel

Hefte zur Unfallheilkunde, Heft 220
Zusammengestellt von K. E. Rehm

der Vasa nervorum geschädigt. Daraus folgt ein Proteinaustritt und eine Ödembildung. Dies kann die Spätfolge von der Verletzung des Handgelenkes selbst oder von mehrwöchiger Ruhigstellung sein. Leitsymptom ist die Brachialgia parästhetica nocturna. Diagnostisch beweisend ist die verlängerte motorische Leitgeschwindigkeit des N. medianus. Therapeutisch kommt die Spaltung des Retinaculum flexorum zur Dekompression des N. medianus infrage. Sie bringt eine rasche Erholung des geschädigten Nerven. Die Ursache der in Fehlstellung verheilten Radiusfraktur wird dadurch jedoch nicht beseitigt. Bei entsprechender Fehlstellung empfehlen wir die Korrekturosteotomie mit gleichzeitiger Spaltung des Retinaculum flexorum. In unserer Klinik wurden innerhalb eines Jahres drei Patienten an einem Carpaltunnelsyndrom nach Radiusfraktur behandelt. Zweimal erfolge die Spaltung des Retinaculumn flexorum, einmal erfolgte die Korrekturosteotomie mit Spaltung des Carpaltunnels.

Entscheidend für die Verhütung eines posttraumatischen Carpaltunnelsyndroms ist die anatomisch exakte Reposition. Eine Achsabweichung von mehr als 15 Grad sollte nicht bestehen bleiben. Falls das Repositionsergebnis im Gips alleine nicht gehalten werden kann, sollte man sich zu einer schonenden Osteosynthese entschließen.

Posttraumatische Kompressionssyndrome des N. medianus im Bereich des Handgelenkes

R. Henke

Klinik und Poliklinik für Chirurgie, Medizinische Akademie Erfurt, Nordhäuser Straße 74,
O-5010 Erfurt, Bundesrepublik Deutschland

Die retrospektive Auswertung von 3316 Radiusfrakturen im Rahmen von Promotionsarbeiten, hat eine Häufigkeit von Medianusschäden von 0,6 % registriert. Die primären Direktschäden werden jedoch nur selten durch den aufmerksam prüfenden Erstbehandler im Rahmen der präoperativen Untersuchung erfaßt, zumal es sich dabei häufig um Medianusschäden im Sinne einer Neurapraxie handelt. Zu beobachtende Sofortschäden durch einspießende Knochensplitter, durch Einblutung und durch erhebliche Fragmentdislokationen werden vorgestellt. Perilunäre Luxationsfrakturen führen häufig zu Sofortläsionen. Die Reposition beseitigt das Drucksyndrom. Übersehene Luxationsfrakturen der Handwurzelknochen und Handwurzelarthrosen sind bekannte Ursachen eines Carpaltunnelsyndroms. Posttraumatische Carpaltunnelsyndrome ohne sichtbare knöcherne Ursachen treten frühestens nach 4 Wochen und spätestens nach vielen Jahren nach abgelaufenen Traumen auf. Die Differentialdiagnose zur Frage des Unfallschadens ist mit zunehmendem zeitlichen Abstand vom Trauma schwieriger. Schließlich muß angenommen werden, daß mindestens 1 % Carpaltunnelsyndrome nach Handgelenktraumen zu beobachten sind.

Hefte zur Unfallheilkunde, Heft 220
Zusammengestellt von K. E. Rehm

Kompressionssyndrom des N. interosseus anterior

A. K. Hofmann und M. C. Wüstner

Abteilung für Unfallchirurgie, Hand-, Plastische und Wiederherstellungschirurgie, Universität Ulm, Steinhövelstraße 9, W-7900 Ulm, Bundesrepublik Deutschland

Die isolierte Parese des N. interosseus anterior wird als seltenes Nervenkompressionssyndrom in der Literatur nur in wenigen Fällen beschrieben. Dies mag bedeuten, daß das Krankheitsbild selten vorkommt. Möglicherweise bleiben aber viele Fälle unerkannt bzw. unbehandelt.

Typische Symptome des N. interosseus anterior-Syndroms sind plötzliches Auftreten von Schwäche und Schmerz im Unterarm sowie Behinderung des Spitzgriffes zwischen Daumen und Zeigefinger. Die Erkrankung kann spontan oder aber als Folge eines Traumas, z. B. Kontusionen, Kompartment-Syndrom der oberen Extremität, supracondyläre Fraktur oder Radiusfraktur auftreten.

Wir behandelten in den Jahren 1988/89 an unserer Abteilung 3 Patienten mit einem Interosseus anterior-Syndrom.

In 2 Fällen waren Unterarmtraumen vorausgegangen (Unterarmkontusion/Quetschtrauma mit distaler Radiusfraktur). Die operative Behandlung beider Fälle mit Neurolyse des N. interosseus anterior erbrachte in beiden Fällen Besserung bis zur Beschwerefreiheit nach 2 Monaten bzw. 5 Monaten.

In einem weiteren Fall trat das N. interosseus anterior-Syndrom spontan, nach länger zurückliegender Claviculafraktur auf. Unter konservativer Behandlung kam es zum völligen Rückgang der Beschwerden nach etwa 1 Jahr.

In den beiden operierten Fällen konnte als Ursache ein fibröses Band des M. pronator teres festgestellt werden.

Diskussion

Chr. Walke, Nürnberg

Wichtig ist die Feststellung, daß selbst bei nur milder Nervenkompression noch 1 1/2 Jahre nach der Neurolyse zwar ein Funktionell normaler Muskelbefund erhoben werden kann, aber ultrastrukturell noch deutliche Zeichen einer Nervenschädigung nachweisbar sind. Eine histologische Aufarbeitung der Muskulatur war nicht vorgenommen worden.

Das durch die Handchirurgen seit Jahren geübte Prinzip wird deswegen wieder betont: In der Regel ist bei der KTS nur eine äußerst vorsichtige äußere Neurolyse auszuführen (auf die Arbeit von Goth wird verwiesen); eine Epineurotomie wird nur vorgenommen, wenn sie unbedingt notwendig ist; eine interfasciculäre Neurolyse darf nur in extrem seltenen Aus-

Hefte zur Unfallheilkunde, Heft 220
Zusammengestellt von K. E. Rehm

nahmefällen ausgeführt werden, z. B. beim Rezidiv nach vorher erfolgter interfasciculärer Neurolyse.

Die ausgedehnte Phlegmone führt zum Kompartment-Syndrom, die die vollständige Kompartment-Spaltung mit offener Muskelnekrose-Ausräumung erforderlich macht.

Die Lösung der Nervenkompressionsstellen ist bei entsprechender Beschwerde-Symptomatik dann eine sekundäre Behandlung.

Beim posttraumatischen Sulcus-ulnaris-Syndrom ist eine präoperative Elektroneurographie selbstverständlich; der klinische Befund ist zur Indikationsstellung zu berücksichtigen und kann ausschlaggebend sein.

Die Häufigkeit des Ulnaris-Kompressions-Syndroms nach Frakturen konnte nicht angegeben werden. Eine gute Frakturreposition wird gefordert. Das freie Gleiten des N. ulnaris im Sulcus muß nach Millesi erhalten bleiben oder erzielt werden.

Therapeutisch werden hauptsächlich die einfache Dekompression mit Neurolyse und die subcutane Ventralverlagerung diskutiert. Das jeweilige Vorgehen ist durch den intraoperativen Befund indiziert. Besonders wird darauf hingewiesen, daß eine ausreichend weite Neurolyse nach proximal und distal notwendig ist, um Abknickungen des Nerven bei der Verlagerung zu vermeiden.

Zur Indikation der Carpaltunnelspaltung bei der Algodystrophie nach distaler Radiusfraktur: Die Carpaltunnelspaltung ist auszuführen, wenn die Medianuskompression die Ursache der Algodystrophie ist und elektroneurographisch ein deutliches Carpaltunnelsyndrom nachgewiesen werden kann.

Die Aufrichtung der starken Fehlstellung nach Radiusfrktur wird gefordert, da ein Medianus-Kompressions-Syndrom bei Fehlstellung wesentlich häufiger möglich ist, allerdings bei weitem nicht immer auftreten muß. Es wird auf die Untersuchung von Gelbermann hingewiesen, der gezeigt hat, daß die dorsale Abkippung der distalen Radiuskonsole in direktem Zusammenhang mit dem Druck im Carpalkanal steht, da die Hand dabei ständig in Beugestellung steht (Phalen-Test).

Es wird auf die wichtige Differentialdiagnose des Interosseus-anterior-Syndroms zur Beugesehnenruptur hingewiesen, vor allem wenn es sich um einen auch möglichen isolierten Ausfall des FPL oder des FDP II handelt. Die Arbeit von Haußmann wird erwähnt, der die monofasciculäre Läsion des Nerven beschrieben hat. Der Ausfall des Pronator quadratus beim vollständigen Interosseus-anterior-Syndrom darf nicht übersehen werden.

IX. Rehabilitation nach Unfällen mit Schädelhirnverletzungen

ZNS: Kuratorium für Unfallverletzte mit Schäden des Zentralnervensystems e. V.

Vorsitz: M. R. Gaab, Hannover; K. Mayer, Tübingen

Ziele und Aufgaben des Kuratoriums ZNS

Hannelore Kohl

Kuratorium ZNS, Humboldtstraße 30, W-5300 Bonn 1, Bundesrepublik Deutschland

Seit altersher erleiden Menschen – sei es verschuldet oder unverschuldet – Unfälle, oder sie sind Opfer von Krankheiten und Naturkatastrophen. Bei den durch äußere Gewalteinwirkung herbeigeführten Verletzungen kann häufig nur durch schnelle, fachkundige Betreuung das Überleben gesichert werden. Trotzdem bleiben bei vielen Patienten langanhaltende oder sogar andauernde Schäden zurück.

Sie alle sind hier zur 54. Jahrestagung der Deutschen Gesellschaft für Unfallheilkunde nach Berlin gekommen, um in einem intensiven Erfahrungsaustausch Ihre Erkenntnisse zu vertiefen und Einblick in neue Verfahren zu gewinnen. Dies alles dient dazu, daß Sie noch effektiver Unfallschäden beseitigen und Unfallfolgen eingrenzen können.

Trotz aller Gesetze, Verordnungen, Unfallverhütungsmaßnahmen und Sicherheitsvorkehrungen ereignen sich immer wieder Unfälle.

Erst im November 1990 wurde in der Presse das Ergebnis einer Untersuchung von Infra-Test veröffentlicht, nach der jährlich 6,4 Millionen Unfallverletzungen registriert werden.

Sie gliedern sich folgendermaßen auf:

- 1,5 Millionen Berufsunfälle,
- 950 000 Unfälle in Schulen und
- 450 000 im Straßenverkehr.
- Mit 3,5 Millionen Unfällen stellen die Verletzungen im Heim- und Freizeitbereich den weitaus größten Anteil am Unfallgeschehen dar.

Bagatellunfälle wurden bei dieser Aufgliederung nicht berücksichtigt.

Von diesen Unfallopfern wiederum – und in westlichen Industrienationen bestehen vergleichbare Zahlen – erleiden in der Bundesrepublik Deutschland jährlich ca. 250 000 Personen Kopfverletzungen, bei denen wiederum bei etwa 15 000 bis 25 000 Mitmenschen – d. h. täglich kommen 50 hinzu – schwere Hirnschädigungen einschließlich ihrer Folgeerscheinungen vorliegen. Nachdenklich wird auch sicherlich folgende Zahl stimmen: Fast 40 % der hirnverletzten Unfallopfer sind Jugendliche im Alter bis zu 25 Jahren. Dabei haben sie an der Altersstruktur der Bevölkerung der Bundesrepublik nur einen Anteil von ca. 30 %.

Hefte zur Unfallheilkunde, Heft 220
Zusammengestellt von K. E. Rehm

Den hirnverletzten Personen zu helfen, ihnen die Wiedereingliederung in Familie, Beruf und Gesellschaft durch eine verbesserte Rehabilitation zu erleichtern, ist das Ziel und die Aufgabe des Kuratoriums ZNS für Unfallverletzte mit Schäden des zentralen Nervensystems e. V. Um wirksame Hilfe leisten zu können, konzentrieren wir uns auf bestimmte Aufgaben, die in unserer Satzung festgelegt sind. Dabei handelt es sich um folgende Bereiche:

- Materielle Unterstützung von bestehenden Rehabilitationseinrichtungen bei der Beschaffung von dringend benötigten diagnostischen und therapeutischen Geräten, um so schrittweise zum Aufbau eines flächendeckenden Netzes sach- und fachgerecht ausgestatteter Rehabilitationseinrichtungen beizutragen.
- Betrieb einer zentralen Auskunfts- und Vermittlungsstelle für Rehabilitationsplätze, um einen möglichst verzugslosen Übergang von der Akutversorgung im Krankenhaus in eine geeignete und wohnortnahe Rehabilitationseinrichtung zu ermöglichen.
- Förderung von Wissenschaft und Forschung im Zusammenhang mit Rehabilitationsmaßnahmen.
- Aufklärung der Bevölkerung über Unfallverhütungsmaßnahmen, um durch risikobewußtes und Kindern gegenüber vorbildliches Verhalten die Unfallzahlen zu senken.

Ein großes Anliegen für uns ist es darüber hinaus, die Bevölkerung auf die Schwierigkeiten und Probleme gerade der hirnverletzten Unfallopfer aufmerksam zu machen, um so dazu beizutragen, daß diese Menschen als vollwertige und gleichberechtigte Mitglieder unserer Gesellschaft anerkannt werden. Nur so wird im Laufe der Zeit die diese Menschen noch immer umgebende Tabuzone schrittweise aufgelockert werden können.

Auch rufen wir auf zum Erwerb und Auffrischen von Kenntnissen in Erster Hilfe, denn meistens ist der Laienhelfer zuerst am Unfallort. Es gilt, die Hemmschwelle zur aktiven Hilfe zu überwinden. Bereits durch einfache, aber richtig angewandte Sofort-Maßnahmen am Unfallort kann Leben gerettet und können Folgeschäden erheblich eingegrenzt werden.

Ausgelöst durch die zahlreichen Anfragen an unsere Vermittlungsstelle bei der Suche nach Rehabilitationsplätzen, wurde uns der Bedarf zur neurologischen Frührehabilitation besonders deutlich. Zu 50 % nehmen bereits Akutkrankenhäuser unsere Vermittlungsdienste in Anspruch. Unmittelbar nach der Stabilisierung der Vitalfunktionen muß nach Ansicht der Fachleute mit den Rehabilitationsmaßnahmen begonnen werden. So sind Akut- wie auch Rehabilitationskliniken gleichermaßen gefordert, für verzugslos einsetzende Therapiemaßnahmen Sorge zu tragen. Zu den Themen Frührehabilitation in der Akutklinik bzw. in der Rehabilitationsklinik werden Sie im Anschluß die Referate von Herrn Prof. Gaab und Herrn Dr. Gobiet hören.

Die Frührehabilitation hat sich zu einer der Schwerpunktaufgaben des Kuratoriums ZNS entwickelt:

- Mit fast 4 Millionen DM hat das Kuratorium ZNS die Errichtung von ca. 60 Betten für Schwerst-Hirnverletzte gefördert.
- Zusammen mit den Gewerblichen Berufsgenossenschaften hatte das Kuratorium ZNS im März 1989 zu einem Symposium „Frührehabilitation für Hirnverletzte“ eingeladen.
- Zur Fortsetzung des Erfahrungsaustausches wurden 1989 und 1990 zwei weitere Arbeitstagungen durchgeführt. Ziel ist es, ein Arbeitspapier zur „Neurologischen Frührehabilitation Hirnverletzter“ herauszugeben.

Aufmerksam machen möchte ich auch auf ein weiteres Projekt des Kuratoriums ZNS, das unter der Bezeichnung „Computer helfen heilen“ mit viel Erfolg betrieben wird. Ausgelöst durch ein Gespräch mit dem leider schon verstorbenen Herrn Heinz Nixdorf im Frühjahr 1985 wurde – initiiert durch das Kuratorium ZNS – an der Neurologischen Klinik Hessisch Oldendorf gemeinsam mit der Firma Nixdorf ein Modellversuch zur computergestützten neuropsychologischen Therapie durchgeführt. Nach der Vorstellung der Ergebnisse und Erfahrungen dieses einjährigen Versuches im Dezember 1986 in einer Pressekonferenz erreichten uns so viele Anfragen, daß das Kuratorium ZNS an der Berufsgenossenschaftlichen Unfallklinik Ludwigshafen im November 1987 ein Symposium unter dem Thema „Computer helfen heilen“ durchführte. Mittlerweile haben bereits in der Neurologischen Klinik Hessisch Oldendorf und den Kliniken Schmieder Gailingen weitere Symposien stattgefunden, die Ärzten, Therapeuten und Technikern ein gern angenommenes Diskussionsforum für einen zukunftsweisenden Erfahrungsaustausch geboten haben.

Zur Erleichterung der Auswahl von entsprechenden Therapieprogrammen hat das Kuratorium ZNS im März 1990 darüber hinaus einen Software-Katalog mit einer Kurzbeschreibung computergestützter neuropsychologischer Therapieprogramme von 27 verschiedenen Anbietern herausgegeben. Gerade die computergestützte Therapie bedeutet für den hirnverletzten Patienten einen enormen Motivationsschub, kann er doch mit behindertengerechter Hard- und Software bereits zu einem sehr frühen Zeitpunkt mit dem Training verlorengegangener oder dem Wiedererlernen neuer Fähigkeiten beginnen. Die vom Kuratorium ZNS geförderten 95 Therapieplätze an 30 Einrichtungen erfreuen sich – trotz manch anfänglicher Skepsis – bei Therapeuten und Patienten eines hohen Zuspruchs und sind aus dem Therapieablauf nicht mehr wegzudenken.

Bereits 1971 hatte ich die Schirmherrschaft über die neurologische Klinik Vallendar des Bundes Deutscher Hirnbeschädigter übernommen. Bei meinen vielen Besuchen hatte ich in zahlreichen Gesprächen mit Patienten, Angehörigen und Therapeuten erkannt, daß gerade für hirnverletzte Unfallopfer noch viel zu tun ist. Die Wiedereingliederung der Unfallverletzten in Familie, Beruf und Gesellschaft kann durch zielgerichtete Rehabilitation immer weiter verbessert werden.

Diese Zielsetzung sollte und will ich im Rahmen der mir gegebenen Möglichkeiten unterstützen. Ich war daher sehr froh, daß ich im Dezember 1983 das Kuratorium ZNS für Unfallverletzte mit Schäden des zentralen Nervensystems e. V. als gemeinnützigen Verein zusammen mit ehrenamtlichen Mitarbeitern gründen konnte. Zur Bewältigung des Arbeitsanfalls mußten für die Geschäfsstsstelle in Bonn allerdings auch hauptamtliche Kräfte eingestellt werden.

Das Kuratorium ZNS finanziert seine Arbeit ausschließlich aus Spenden, Fördermitgliedsbeiträgen und – noch in geringem Ausmaß – Bußgeldauflagen.

Mittlerweile konnten wir Geräte für Diagnostik und Therapie sowie Mittel zur Förderung von Forschung in Bezug auf Rehabilitation in Höhe von 11 Millionen DM an 65 verschiedene Einrichtungen in der Bundesrepublik weitergeben.

Wir haben ca. 1800 Rehabilitationsplätze vermittelt und durch die Beantwortung von fast 4000 Anfragen Betroffenen oder ihren Angehörigen wegweisend geholfen.

All dies ist nur durch die Unterstützung vieler engagierter Mitbürger oder Firmen möglich. Trotz aller ehrenamtlicher Tätigkeit der Vorstands- und Beiratsmitglieder sind für eine effektive Hilfe finanzielle Mittel erforderlich.

Der Unfall kennt keine Grenzen und fragt nicht nach Schuld. Jeder kann schon morgen selbst Betroffener sein und hofft dann auf die verständnisvolle Hilfe des Nächsten. Mitleid soll in aktive Tat umgesetzt werden, um so unseren vom Schicksal schwer betroffenen Mitmenschen neuen Lebensmut zu vermitteln.

Frührehabilitation Schädelhirnverletzter in der Neurochirurgischen Klinik

M. R. Gaab, Hannover

(Manuskript nicht eingegangen)

Die Frührehabilitation bei Schädel-Hirn-Verletzungen

W. Gobiet

Neurologische Klinik des Bundes Deutscher Hirnbeschädigter, W-3253 Hessisch-Oldendorf, Bundesrepublik Deuschland

Die Erfahrung hat gezeigt, daß nach schweren traumatischen Hirnfunktionsstörungen in der Regel der vorherige Zustand ohne spezielle Nachbehandlung nicht wieder erreicht werden kann.

Es ist ein aufwendiger medizinischer und therapeutischer Einsatz notwendig, um die Möglichkeit der Besserung oder gar der Ausheilung der bestehenden psychopathologischen, neurologischen und körperlichen Störungen herbeizuführen.

Diese Maßnahmen müssen zu einem frühestmöglichen Zeitpunkt nach dem Ereignis einsetzen, um einen echten Erfolg für den Betroffenen zu bringen.

Das Ziel der neurotraumatologischen Rehabilitation ist sowohl die Selbständigkeit in den Dingen der Lebenspraxis sowie die soziale, schulische oder berufliche Wiedereingliederung. Das Konzept der Frührehabilitation beinhaltet, daß schon in der Akutklinik Maßnahmen der Rehabilitation eingeleitet werden. Weiterhin muß der Patient so früh wie möglich in eine entsprechend ausgerichtete Nachsorgeklinik verlegt werden.

Hierin liegt ein grundlegender Unterschied zu der bisher durchgeführten neurologischen Rehabilitation, welche normalerweise erst in einer späteren Krankeitsphase beginnt. Es wird in der herkömmlichen Behandlung verlangt, daß der Patient wach und orientiert ist, sich selbst versorgen kann und eine ausreichende Motivation besteht (AHB-Verfahren).

Hingegen bietet der Patient im Bereich der Frührehabilitation doch ein schweres Krankheitsbild mit ausgeprägten psychopathologischen, neurologischen und körperlichen Ausfällen sowie Hilflosigkeit in den Dingen des täglichen Lebens.

Hefte zur Unfallheilkunde, Heft 220
Zusammengestellt von K. E. Rehm

In der Akutklinik werden normalerweise die medizinsichen Erfordernisse im Mittelpunkt der Bemühungen stehen. Hier geht es darum, lebenserhaltende Maßnahmen durchzuführen und durch operative Eingriffe Bedrohungen des Patienten abzuwehren.

Die rehabilitative Behandlung ist deswegen in der Akutklinik sowohl vom zeitlichen Ausmaß als auch von der Möglichkeit der Spezialisierung der einzelnen Behandler beschränkt.

Einmal sollen die Liegezeiten so kurz wie möglich gehalten werden. Zum anderen müssen die Stellenpläne auf die Erfordernisse der Akutversorgung ausgelegt werden und lassen deswegen wenig Raum für die Notwendigkeit einer Rehabilitation in der frühen Phase.

Allerdings können schon einige grundlegende frührehabilitative Maßnahmen im Rahmen der Akutklinik durchgeführt werden. So ist es die allgemeine Aktivierung durch häufige Ansprache, Training der Belastbarkeit durch Sitzen auf der Bettkante und im Rollstuhl sowie Übungen zur Körperpflege, ferner Orientierung im Krankenzimmer und in der Klinik.

Im Bereich der Krankengymnastik kommt es darauf an, die oft erhöhten spastischen Reaktionen der Muskulatur mit pathologischen Bewegungsmustern durch entsprechend gezielte Therapie abzubauen und eine freie Gelenksbeweglichkeit zu erreichen.

Werden die beschriebenen Maßnahmen in der Akutklinik konsequent und intensiv genug durchgeführt, bilden sie eine wesentliche Grundlage für die weitere Behandlung in der Nachsorgeklinik.

Frührehabilitation in der Nachsorgeklinik

So früh wie möglich muß sich dann die Verlegung in eine Nachsorgeklinik zur Weiterführung der beschriebenen frührehabilitativen Maßnahmen anschließen, um die Therapie so optimal wie möglich zu gestalten. Der Patient bietet zu diesem Zeitpunkt noch ein ausgeprägtes Krankheitsbild mit abklingendem Mittelhirnsyndrom, pathologischem Reflexverhalten, Trachealkanüle, Magensonde, Blasenkatheter, Kontrakturen in den einzelnen Gelenken, teils belastungsstabilen, teils nicht belastungsstabilen Frakturen.

Der Patient befindet sich entweder im sog. apallischen Syndrom mit fehlenden auditiven, visuellen, taktilen Kontakten oder er zeigt schon Zeichen der beginnenden Remissionsphase. Hier sind erstmalige, wenn auch nur kurzzeitige Kontakte auf auditive, visuelle oder taktile Reize zu beobachten.

Wegen des ausgeprägten Krankheitsbiles muß die medizinische Versorgung dieser Patienten gewährleistet sein. Dies bedeutet:

Vorhandensein einer Intensiv- beziehungsweise einer Überwachungsstation mit dem notwendigen neurotraumatologischen und intensivmedizinisch erfahrenen ärztlichen und pflegerischen Personal, die entsprechende technische Ausrüstung in bezug auf Labor, Neuroradiologie sowie die Möglichkeiten konsiliarischer Untersuchungen in den Fächern Unfallchirurgie, Augen, HNO und Innere Medizin sowie Neurochirurgie (Tabelle 1).

Tabelle 1. Das weiter bestehende ausgeprägte Krankheitsbild bedeutet auch in der Nachsorgeklinik einen erheblichen personellen und organisatorischen Aufwand. Neben einer Intensiv- und Überwachungsstation mit dem notwendigen neurotraumatologischen und intensivmedizinisch erfahrenen ärztlichen und pflegerischen Personal müssen Möglichkeiten zur neurologischen Diagnostik und Konsile in den Bereichen Augen, HNO, Unfallchirurgie und Neurochirurgie gegeben sein

Aufnahmebefund
abklingendes Mittelhirnsyndrom
pathologisches Reflexverhalten
Trachealkanüle – Magensonde – Blasenkatheter
Kontrakturen
Frakturen
Decubiti

Das Therapiekonzept umfaßt eine enge Verknüpfung von körperlichen, geistigen und intensivmedizinischen Maßnahmen.

Aus diesem Grunde kommt dem *Pflegepersonal* neben der normalen Maßnahme der Grund- und Behandlungspflege auch eine wesentliche therapeutische Bedeutung zu.

Hier sind es die aktivierenden Maßnahmen, wie Ansprache um Reaktion hervorzurufen, Training der Nahrungsaufnahme und Lebenspraxis sowie Mobilisierung und Steigerung der Belastbarkeit durch Sitzen im Rollstuhl und Fortbewegen in der Klinik, Sprachanbahnung und Verhalten (Tabelle 2).

Tabelle 2. Neben den Maßnahmen der Grund- und Behandlungspflege haben die pflegerischen Mitarbeiter in der Frührehabilitation hirnverletzter Patienten einen wesentlichen therapeutischen Anteil. Ohne den oft mühevollen und intensiven Einsatz wären die heute zu erreichenden Ergebnisse oft nicht möglich.

Pflegerische Therapie		
Mobilisierung	–	Lebenspraxis
Orientierung	–	Sprache
Verhalten		

An speziellen therapeutischen Maßnahmen ist es Aufgabe der *Krankengymnastik*, den Abbau des oft massiven pathologischen Reflexmusters durchzuführen. Hilfreich sind hier redressierende Maßnahmen wie Schienen, Innenschuhe oder circuläre Gipse, Medikamente und Eisbehandlungen.

Neben der Anbahnung der physiologischen Stell- und Haltungsreflexe ist die Anbahnung der Willkürmotorik in den oberen und unteren Extremitäten oberstes Gebot.

Die frühe selbständige Fortbewegung innerhalb der Klinik fördert normalerweise die Orientierung und die Belastbarkeit sowie das Konzentrationsvermögen, so daß ein positiver Effekt auf die psychopathologische Situation des Patienten erreicht wird (Tabelle 3).

Tabelle 3. Im Bereich der Krankengymnastik steht der Abbau der pathologischen Reflexe mit gleichzeitigem Aufbau der Willkürmotorik im Vordergrund. Je früher der Patient zum freien Gehen gebracht werden kann, umso günstiger gestalten sich die Verläufe

Krankengymnastik
Abbau pathologischer Reflexe
Lagerung
redressierende Maßnahmen
Medikamente
Eis
Stellreflexe
Kontrakturen
Willkürmotorik
Koordination

Im Bereich der *Ergotherapie* werden ebenfalls funktionelle Übungen zum Aufbau der gestörten Motorik im Bereich der oberen Extremitäten sowie des Rumpfes durchgeführt. Ähnlich wie in der Krankengymnastik muß auch hier das Ziel sein, die paretisch geführte Führungshand frühzeitig zum Einsatz zu bringen. Ein Umschulen auf die nicht paretische Seite sollte nur in Ausnahmefällen erfolgen. Der unkontrollierte und frühzeitige Einsatz der gesunden Hand führt dazu, daß in vielen Fällen die paretische Seite auch in Zukunft unterdrückt wird.

Weiterhin werden im Bereich der Ergotherapie Übungen zur Wahrnehmung der Konzentration, der körperlichen und geistigen Belastbarkeit und der Lebenspraxis durchgeführt (Tabelle 4).

Tabelle 4. Im Bereich der Ergotherapie ist eine Verknüpfung von funktionellen und kognitiven Therapien unumgänglich. Der rechtzeitige und gezielte Einsatz der paretischen Gliedmaße ist ein wesentliches Moment dieser Therapie

Wahrnehmung	Motorik
Konzentration	Koordination
Belastbarkeit	Lebenspraxis

Ein wesentliches Moment nimmt die *neuropädagogische Frühförderung* ein. Der Therapieeinsatz besteht darin, daß durch Rückgriff auf prätraumatisch vorhandenes schulisches Wissen ein Wiedererlangen der gestörten intellektuellen und kognitiven Fähigkeiten erreicht werden soll.

Zunächst werden durch den Therapeuten die noch vorhandenen geistigen und körperlichen Funktionen diagnostiziert. So wird versucht, durch Kombination von taktilen, akustischen und optischen Reizen Antworten des Patienten hervorzurufen. Diese werden in der Regel zunächst noch ungezielt sein, gehen im Laufe der Behandlung dann jedoch in gezielte und reproduzierbare einfache Handlungsabläufe wie z. B. „Drücken der Hand" oder „Schließen der Augen" über.

Über das Erkennen von Farben und Formen soll dann die Einordnung von Zahlen und Buchstaben erreicht werden. Das Erlesen eines Wortes oder Rechnen einer Aufgabe ist schon eine komplexere Leistung, die auch an die visuelle Wahrnehmung eine beträchtliche Anforderung stellt.

In dieser Phase machen sich besonders Wahrnehmungsdefizite und Sehleistungsstörungen bemerkbar wie z. B. Gesichtsfeldausfälle, Doppelbilder, Nystagmus, Veschwommensehen oder Störungen des Fixationsvermögens.

Im weiteren Aufbau kommt es dann zur Durchführung kleiner Rechnungen und schriftspachlicher Äußerung (Tabelle 5).

Tabelle 5. Der Aufbau gestörter intellektueller und kognitiver Funktionen ist Aufgabe der neuropädagogischen Frühförderung. Ziel ist es, frühzeitig berufliche und schulische Momente in die Behandlung einfließen zu lassen.

Neuropädagogische Frühförderung		
Aufbau mentaler und funktioneller Defizite		
Farben	–	Formen
Zahlen	–	Buchstaben
Rechnen	–	Schriftsprache
Funktion	–	Sprachanbahnung
	Verhalten	

Bei allen diesen Maßnahmen muß ebenfalls die Funktion des paretisch oder koordinativ gestörten Führungsarmes berücksichtigt werden. Häufig kann dies erst durch Versorgung mit entsprechenden Schreibhilfen erreicht werden.

Wenn die Sprechfähigkeit nicht gänzlich gestört ist, sollten jetzt die ersten Sprachansätze durch Wortformungen erfolgen. Die neuropädagogische Therapie hat in der Frühphase für den Patienten verschiedene Vorteile:

Es handelt sich bei schädel-hirn-verletzten Patienten im wesentlichen um jüngere Unfallverletzte (Durchschnittsalter 23 Jahre), welche entweder noch in der Schule, in der Lehre oder in einer frühen Phase des Erwerbslebens stehen. Hier ist es unumgänglich, frühzeitig die schulischen Belange zu berücksichtigen und in das Therapiekonzept einzubauen, um später den nahtlosen Übergang in die weitere Ausbildung zu ermöglichen.

Weiterhin ist es beim Einsatz von pädagogischer Therapie möglich, laufend und sicher den aktuellen Leistungsstand des Patienten unter Berücksichtigung des prätraumatischen Zustandes zu beurteilen. Erfahrungsgemäß bietet gerade die Arbeit in den Bereichen Deutsch und Mathematik eine erhebliche Motivation des in seiner Hirnleistung schwer eingeschränkten Patienten.

Allerdings ist zu sagen, daß die Inhalte der pädagogischen Therapie auf die Bedürfnisse des Patienten adaptiert werden müssen, so daß schulische Abläufe wie Lehrpläne nicht ohne große Veränderungen übernommen werden können.

Wie die Erfahrung gezeigt hat, bietet die beschriebene neuropädagogische Therapie weiterhin gute Ansätze zur gleichzeitigen Behandlung der bestehenden kognitiven Ausfälle wie Aufmerksamkeit, Umstellungsfähigkeit sowie Belastbarkeit über den Zeitpunkt (Tabelle 6).

Tabelle 6. Das Durchschnittsalter der behandelten Patienten von 25 Jahren entspricht auch der Überlebensstatistik großer neurochirurgischer und unfallchirurgischer Statistiken. Diese Ausgangslage zwingt den Behandler, die Situation in bezug auf die therapeutischen Maßnahmen anders als bei den übrigen neurologischen Krankheitsbildern zu sehen. Unumgänglich sind frühzeitige schulische und berufliche Ansätze in der Therapie

Durchschnittspatient
ø 25 Jahre 2/3 männlich, 1/3 weiblich 8 Wochen nach Schädel-Hirn-Trauma schwerste körperliche und geistige Störungen
Prätraumatisch
sozial – schulisch – beruflich integriert

Mit großem Erfolg konnte auch die *computergestützte Therapie* in der Frührehabilitation hirnverletzter Patienten eingesetzt werden. Voraussetzung ist hierfür eine behindertengerechte Tastatur sowie eine entsprechend ausreichende und kontrastreiche Buchstabengröße auf dem Bildschirm.

Entsprechend den oben beschriebenen neuropädagogischen Therapieansätzen werden anfangs einfache Rechenaufgaben und Einzeldarstellungen mit großer Schrift aus dem 10er-Bereich vorgegeben und dann steigernd zu Additions-, Subtraktions-, Multiplikations- und Divisionsaufgaben im höheren Zahlenbereich.

Über das Erlernen der Grundrechenarten kommt es zu zusammengesetzten Aufgaben mit unterschiedlichen Schwierigkeitsgraden und einfachen Textaufgaben.

Im Bereich Deutsch werden Ergänzungen fehlender Buchstaben, Wortfindungsübungen, Ergänzen fehlender Wörter und Sätze bis zum Erfassen kurzer Sätze geübt.

Die Erfahrung hat gezeigt, daß auch intellektuell, kognitiv sowie körperlich schwerst eingeschränkte Patienten in der Lage sind, mit Hilfe des Computers entsprechende Aufgaben zu bewältigen. In vielen Fällen konnten wir feststellen, daß der extrem körperlich behinderte Patient eigentlich nur mit Hilfe des Computers in der Lage war, in dieser frühen Phase aktiv an der Therapie teilzunehmen.

Die Technik des Computers, verbunden mit erwachsenengerechter Darstellung, motiviert in den meisten Fällen sehr stark. Allerdings ist zu sagen, daß im Sinne eines Medienwechsels Aufgaben am Computer und Wahrnehmungsübungen, Greif- und Schwungübungen sowie schriftliche Übungen innerhalb einer Stunde oder eines Therapietages sinnvoll miteinander abwechseln sollten.

(Dem Kuratorium ZNS unter Frau Hannelore Kohl sei für die Unterstützung dieses Projektes gedankt.)

Die Therapieinhalte der pädagogischen Frühförderung werden im Stundentakt in Gruppen mit etwa 3 Patienten durchgeführt. Somit hat der Therapeut Gelegenheit, während

Phasen verminderter Vigilanz mit einem anderen Patienten so lange zu arbeiten, bis sich die Vigilanz des erstbehandelten Patienten gebessert hat.

Durch die Arbeit in kleinen Gruppen erfolgt auch ein Verhaltens- und Kommunikationstraining.

So früh wie möglich sollten sich gezielte sprachtherapeutische Maßnahmen mit Atemtraining, Förderung von Mund- und Zungenmotorik, Aufbau von Sprachverständnis und Wiedergabe anschließen mit dem Ziel, eine freie Kommunikation des Patienten zu erreichen (Tabelle 7).

Tabelle 7. Im Bereich der Sprachtherapie ist neben Atemtraining und Aufbau der Zungen-/Mundmotorik ein wesentlicher Schwerpunkt im Aufbau von Sprachverständnis und Sprachwiedergabe zu sehen

Sprachtherapie		
Verständnis		Atemtraining
Wiedergabe		Zunge – Mund – Motorik
	Wortformung	

Die beschriebenen Therapien müssen eng koordiniert werden mit den medizinischen und pflegerischen Erfordernissen.

Der Verlauf ist oft sehr mühevoll. Es gehört ein großes Fachwissen aber auch eine entsprechende Hingabe und Geduld aller Beteiligten dazu, um von den anfangs bestehenden nur minimalen Antworten des Patienten auf äußere Reize durch immerwährendes Training schließlich zum Schreiben, Lesen, Sprechen, zur Fortbewegung und zur Selbstversorgung zu kommen.

Allerdings muß auch gesagt werden, daß es für alle Beteiligten ein oft befriedigendes und beglückendes Erlebnis ist, wenn nach Wochen oder sogar Monaten der intensiven Therapie dann die erwarteten Erfolge zu beobachten sind.

Es ist davon auszugehen, daß bei schwerstgeschädigten Patienten, welche eine Bewußlosigkeit von 2–4 Wochen erlitten haben, beschriebene Maßnahmen der Frührehabilitation zwischen einem halben und einem Jahr andauern.

Oft erleben die Therapeuten, aber auch die Angehörigen, Einbrüche von seiten der geistigen, körperlichen oder seelischen Verfassung des Patienten, die dann in gemeinsamen Bemühungen wieder aufgehoben werden müssen.

Der enge Kontakt mit den Angehörigen ist unumgänglich, um sie einmal effektiv in das Rehabilitationsgeschehen einzuschalten, zum anderen, um ihnen die schwere Zeit ertragen zu helfen.

Regelmäßige Wochenendbeurlaubungen fördern die Bindung an die gewohnte Umgebung, die Freunde und Bekannten. Allerdings muß in der Klinik die Therapie über das Wochenende sowie über Feiertage lückenlos fortgeführt werden, um nicht den Erfolg der ganzen Woche infrage zu stellen.

Wenn es mit allen den beschriebenen Maßnahmen gelingt, den Patienten so weit zu bringen, daß er sich selbst versorgen kann, voll wach und orientiert ist, sowie motiviert ist, die Therapie weiter fortzusetzen, ist die Phase der Frührehabilitation beendet.

Da zu diesem Zeitpunkt mit Sicherheit noch psychopathologische und neurologische Ausfälle bestehen, müssen sich jetzt noch Maßnahmen der eigentlichen Rehabilitation anschließen, welche dann gezielt auf berufliche und schulische Belange ausgerichtet sind.

Die Erfahrung hat gezeigt, daß bei schwerst schädel-hirn-verletzten Patienten, welche nicht der beschriebenen Frührehabilitation zugeführt werden, die Ergebnisse in bezug auf sozialen, schulischen und beruflichen Ausgang oft erheblich schlechter sind als mit den beschriebenen Maßnahmen.

So gelang es, im eigenen Patientengut etwa 80 % aller schwerst schädel-hirn-verletzten Patienten, welche nahtlos aus den Akutkliniken verlegt werden, wieder in einen Zustand der Selbstversorgung, des normalen Verhaltens und damit der häuslichen Integration zu bringen.

In der Literatur werden ohne diese Maßnahmen Raten von 30–40 % angegeben.

Somit ist zu fordern, daß nach schweren Schädel-Hirn-Verletzungen eine frühzeitige Einweisung in ein entsprechend personall und organisatorisch ausgerüstetes neurologische Rehabilitationszentrum erfolgt.

Zusammenfassung

Die schwerste traumatische Hirnschädigung ist heute keine aussichtslose Situation mehr. Allerdings ist eine enge Zusammenarbeit der Kostenträger, der Akut- und Nachsorgeklinik notwendig, um die Kette der Nachsorge lückenlos zu schließen.

Durch den Modellversuch Hessisch Oldendorf in Zusammenarbeit mit den Nordwestdeutschen Berufsgenossenschaften und dem Einsatz des Bundes Deutscher Hirnbeschädigter als Träger der Klinik sowie dem Kuratorium ZNS konnte erreicht werden, daß Schädel-Hirn-Verletzte und polytraumatisierte Patienten frühzeitig zur Aufnahme in die Nachsorgeklinik gelangten, wodurch die Ergebnisse in bezug auf die soziale Eingliederung sowie die schulische und berufliche Situation signifikant besser als ohne eine entsprechende Nachbehandlung wurden.

Literatur

Gobiet W, Gobiet R (1990) Frührehabilitation nach Schädel-Hirn-Trauma. Springer, Heidelberg Berlin New York Tokyo

Zuwendungs- und Förderpraxis des Kuratoriums ZNS – Zuwendungen durch das Kuratorium ZNS

B. Born

Kuratorium ZNS, Humboldtstraße 30, W-5300 Bonn 1, Bundesrepublik Deutschland

Zwei der in der Satzung unseres gemeinnützigen Vereins festgelegten Aufgaben möchte ich herausgreifen:

Hefte zur Unfallheilkunde, Heft 220
Zusammengestellt von K. E. Rehm

1. Materielle Unterstützung von Einrichtungen zur Rehabilitation.
2. Förderung von Wissenschaft und Forschung in Bezug auf Rehabilitationsmaßnahmen für Unfallverletzte mit Schäden des zentralen Nervensystems.

Zu 1.
Materielle Unterstützung von Einrichtungen zur Rehabilitation

a) Wie erhält eine Einrichtung Zuwendungen?
Das Kuratorium ZNS wird ausschließlich auf *Antrag* einer Rehabilitationseinrichtung tätig. Über diesen Antrag wird in unserem Vorstand, der aus Ärzten und Rehabilitationsfachleuten besteht, beraten und entschieden.

b) In welchen Bereichen wurden bisher Unterstützung gewährt?

Förderung der Errichtung und des Ausbaues von Bettenstationen für Schwerst-Schädel-Hirn-Verletzte	3,9 Mio DM
Computergestützte Therapie Den Hauptanteil macht hierbei das vom Kuratorium ZNS zusammen mit der neurologischen Klinik Hessisch-Oldendorf initiierte und durchgeführte Projekt „Computer helfen heilen" aus.	3,1 Mio DM
Geräte für Diagnostik	2,3 Mio DM
Hilfen zur Wiedereingliederung in die Gesellschaft Hierunter fallen z. B. rollstuhlgerechte Kleinbusse. Dazu gehören aber auch die Förderung des Projektes „Mutabor", mit dem Patienten nach der Entlassung aus der Rehabilitationseinrichtung ambulante Hilfe gewährt werden soll.	1,2 Mio DM
Verbesserung und Erleichterung der Pflege Hierzu zählen z. B. Spezialbetten gegen das Durchliegen und zur Kreislaufanregung.	0,4 Mio DM

c) Wie sieht die Verteilung in den alten und neuen Bundesländern aus?
   - Ca. 10,6 Mio DM konnten wir bisher an Einrichtungen in den alten Bundesländern vergeben.
   - Ca. 360 000 DM wurden bereits an die neuen Bundesländer vergeben.
     Wir fördern die Ausstattung eines „Neurologischen Therapiezentrums Magdeburg" mit 200 000 DM.
     121 000 DM erhielt das Universitätsklinikum Berlin-Steglitz zur Anschaffung von Photophonen. Damit können die Krankenhäuser in Neuruppin, Cottbus, Frankfurt/Oder und Potsdam durch Bildübermittlung rasch fachärztlich Rat einholen. Dem Patienten wird die Belastung von Transporten erspart.

Zu 2.
Förderung von Wissenschaft und Forschung in Bezug auf Rehabilitationsmaßnahmen für Unfallverletzte mit Schäden des zentralen Nervensystems.

- Das Kuratorium ZNS hat 1,1 Mio DM für beantragte Forschungsvorhaben ausgegeben. Dazu gehören z. B. die Entwicklung und Erprobung von Programmen zum neuropsychologischen Hirnleistungstraining, zur Behebung sensomotorischer Funktionsstörungen mit Hilfe eines computergestützten Biofeedback-Systems sowie zur computergestützten Therapie von Aphasikern.
- im 7. Jahr unseres Bestehens haben wir im Vorstand des Kuratoriums ZNS beschlossen, einen Förderpreis zu stiften. Er ist mit 10000 DM dotiert und dient der Auszeichnung herausragender Leistungen des wissenschaftlichen Nachwuchses im Bereich der Rehabilitation Schädel-Hirn-Verletzter. Die Vergabe soll alle zwei Jahre erfolgen und 1991 beginnen. Wir sind sehr froh, daß der Gesamtverband Deutscher Nervenärzte sich freundlicherweise bereit erklärt hat, im Rahmen seiner Jahrestagung diesmal das Forum zur Preisverleihung zur Verfügung zu stellen. Die Auszeichnung soll am 31. 05. 1991 in Würzburg vergeben werden. Einsendeschluß für die Arbeiten ist der 31. 12. 1990.

Mit diesem neuen Vorhaben wollen wir dem „Gesamtmosaik" – Verbesserungen der Rehabilitationschancen Schädel-Hirn-Verletzter – ein weiteres Steinchen hinzufügen. Durch den Förderpreis fördern wir den wissenschaftlichen Nachwuchs, damit so die Patienten immer besser gefördert werden können und in ein normales Leben zurückfinden.

Zuwendungs- und Förderpraxis des Kuratoriums ZNS – Vermittlungsstelle für Rehabilitationsplätze

R. Wiechers

Kuratorium ZNS, Humboldtstraße 30, W-5300 Bonn 1, Bundesrepublik Deutschland

Das Kuratorium ZNS für Unfallverletzte mit Schäden des zentralen Nervensystems e. V., ein gemeinnütziger Verein, der seine Arbeit ausschließlich über steuerabzugsfähige Spenden bzw. Fördermitgliedsbeiträge und Bußgeldauflagen finanziert, wurde im Dezember 1983 von Frau Hannelore Kohl gegründet. Das Ziel des Kuratorium ZNS ist es, hirnverletzten Mitmenschen die Wiedereingliederung in Familie, Beruf und Gesellschaft durch eine verbesserte Rehabilitation zu erleichtern.

Dank der in den letzten Jahrzehnten erzielten Fortschritte in der Intensiv- und Notfallmedizin sowie dem weltweit anerkannten Rettungssystem in der Bundesrepublik Deutschland überleben immer mehr Menschen Unfälle mit selbst schwersten Hirnverletzungen. Um einen späteren Heilungserfolg nicht zu gefährden und um Sekundärschäden zu vermeiden, sind bereits in der Akutklinik nach Stabilisierung der Vitalfunktionen Therapiemaßnah-

Hefte zur Unfallheilkunde, Heft 220
Zusammengestellt von K. E. Rehm

men zur Bekämpfung der Hirnschädigungsfolgen einzuleiten und ist mit beginnendem Remissionsstadium die Verlegung in eine möglichst wohnortnahe, sach- und fachgerecht ausgestattete Rehabilitationseinrichtung geboten.

Mit der Gründung des Kuratoriums ZNS im Dezember 1983 erreichten uns zunehmend Anfragen von Betroffenen oder ihren Angehörigen mit der Bitte um Hilfe bei der Suche nach einem geeigneten Rehabilitationsplatz. Deshalb führten wir 1984/1985 eine Umfrage bei den Sozialministerien, Krankenversicherungsträgern und Unfallversicherungen durch, um über eine zentrale Erfassung der neurologischen Rehabilitationseinrichtungen in der Bundesrepublik Deutschland eine Vermittlungsstelle für Rehabilitationsplätze bei der Geschäftsstelle des Kuratoriums ZNS zu errichten. Weitere, nach Abschluß der Umfrage erbaute oder gegründete neurologische Rehabilitationseinrichtungen wurden und werden kontinuierlich in die Vermittlungsliste aufgenommen (s. Abb. 1).

In Abhängigkeit vom Patientenbefund und Wohnort werden dem Anfragenden seit 1985 von dieser Vermittlungsstelle Rehabilitationseinrichtungen benannt. Der augenblicklich behandelnde Arzt stimmt dann Einzelheiten zur Verlegung mit dem aufnehmenden Arzt ab und informiert das Kuratorium ZNS über die erfolgte Weiterleitung des Patienten, damit der Vermittlungsfall abgeschlossen werden kann.

Auch wenn wir mittlerweile in den 11 alten Bundesländern in Anlehnung an die Kriterien der Empfehlungen des Hauptverbandes der Gewerblichen Berufsgenossenschaften mit 63 Rehabilitationseinrichtungen mit einer Kapazität von insgesamt 6755 Betten zusammenarbeiten, hat sich unsere Hoffnung nicht erfüllt, dem Anfragenden in kürzester Zeit einen freien Rehabilitationsplatz anbieten zu können. Immer noch ist bei den von uns erfaßten Vermittlungsfällen mit einer durchschnittlichen Wartezeit von fast 3 Monaten zu rechnen, was sicherlich darauf zurückzuführen ist, daß

- die Therapieangebote der einzelnen Rehabilitationszentren zu unterschiedlich sind,
- eine flächendeckende Versorgung mit sach- und fachgerecht ausgestatteten Rehabilitationseinrichtungen auch in den alten 11 Bundesländern noch nicht erreicht ist und
- sich die Vermutung aufdrängt, daß an das Kuratorium ZNS überdurchschnittlich schwersthirnverletzte Patienten gemeldet werden, da für diese erfahrungsgemäß große Schwierigkeiten bestehen, einen für sie geeigneten Rehabilitationsplatz zu finden und bereitzustellen.

Es ist gewiß nicht die originäre Aufgabe des Kuratoriums ZNS, die zwangsläufig anfallenden Daten von seit 1985 vermittelten Patienten statistisch näher zu betrachten. Ich glaube jedoch, daß die im folgenden genannten Zahlen – bezogen auf 1226 Vermitttlungsfälle – aufschlußreich sind.

- Bei einer Altersspanne von 1–90 Jahren errechneten wir ein Durchschnittsalter von 35 Jahren.
- 60 % der vermittelten Patienten erlitten ein Schädel-Hirn-Trauma,
- bei 30 % der vermittelten Patienten lag eine Hirnerkrankung vor,
- bei 10 % war uns die Schädigungsursache nicht bekannt.
- 32 % der vermittelten Patienten waren weiblichen Geschlechts.
- 45 % der vermittelten Patienten waren bzw. sind Personen mit einem sog. apallischen Durchgangssyndrom. Gerade für diese Patientengruppe mit langen, pflege- und therapieaufwendigen Liegezeiten stehen jedoch noch zu wenig Betten zur Verfügung.

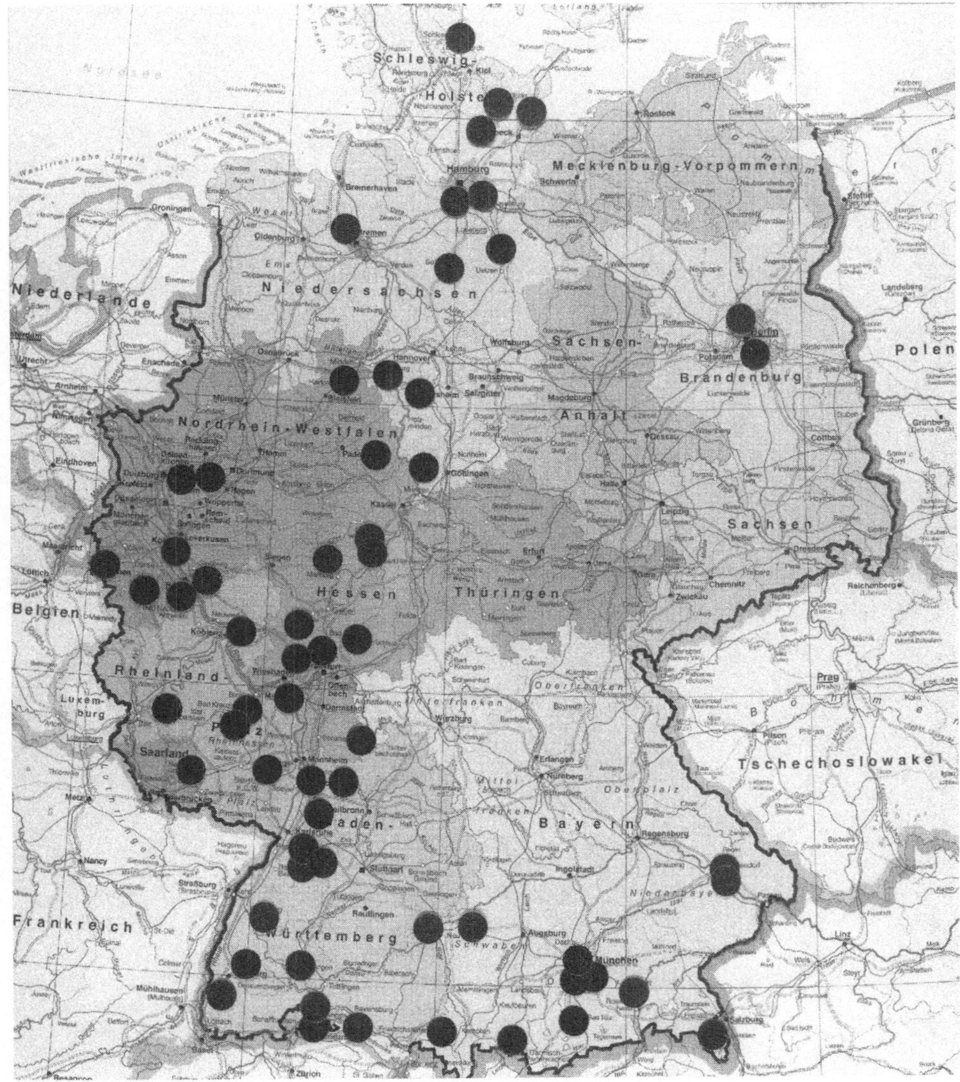

Abb. 1. Kuratorium ZNS. Reha-Einrichtungen der Vermittlungsstelle

Aus der geographischen Verteilung der Rehabilitationseinrichtungen, den unterschiedlichen Therapieangeboten der einzelnen Zentren und den langen Wartezeiten ergibt sich die zwingende Notwendigkeit, in gemeinsamer Anstrengung aller an der Rehabilitation beteiligten Stellen ein flächendeckendes, sach- und fachgerecht ausgestattetes Netz von Rehabilitationseinrichtungen zu schaffen, damit wirklich jedem Patienten eine wohnortnahe, in das soziale Umfeld eingebettete, angemessene Rehabilitation geboten werden kann.

X. Freie Vorträge

Handchirurgie

Vorsitz: E. Brug, Münster; K. Wilhelm, München

Arthroskopische Abklärung unklarer Handgelenksbeschwerden

T. Pomsel und A. Ahmadi

Orthopädische Universitätsklinik im Oskar-Helene-Heim, Clayallee 229, W-1000 Berlin 33, Bundesrepublik Deutschland

Neben klinischen und radiologischen Untersuchungen stellt die Arthroskopie eine wesentliche Erweiterung der diagnostischen Möglichkeiten zur Abklärung unklarer posttraumatischer und degenerativer Handgelenksbeschwerden dar.

Bei 38 Patienten wurden in der orthopädischen Universitätsklinik der FU Berlin im Oskar-Helene-Heim eine Arthroskopie des proximalen Handgelenks in den Jahren 1985–1989 durchgeführt. Es fanden sich:

16mal Risse des Discus triangularis, 5mal zentrale Perforationen des Discus als Normvariante, 5 Synoviitiden, 3mal Risse intercarpaler Bänder, 3 freie Gelenkkörper, 4 Chondromalacien und 2 Normalbefunde.

Die rupturierten Disci triangulares wurden per Arthrotomie entfernt. 14 dieser Patienten konnten nachuntersucht werden. Bei allen Patienten waren die vor dem Eingriff geklagten Beschwerden verschwunden. Neben objektivierbarer Kraftminderung des betroffenen Armes wurden 3mal Nervenirritationen des R. dorsalis nervi ulnaris gesehen.

Freie Gelenkkörper wurden arthroskopisch entfernt, veränderter Knorpel geglättet. Intercarpale, rupturierte Bänder wurden offen vernäht.

Die Arthroskopie des Handgelenks ist anderen diagnostischen Verfahren überlegen, da die Gelenkbinnenstrukturen direkt besehen und betastet werden können. Ferner kann sie bei Discus triangularis-Veränderungen die Differenzierung zwischen traumatischer und degenerativer Genese bringen. Ein zusätzlicher Vorteil liegt in der Möglichkeit der Diagnosestellung ggf. die kausale Therapie unmittelbar anzuschließen.

Hefte zur Unfallheilkunde, Heft 220
Zusammengestellt von K. E. Rehm

Wann ist die scapholunäre Dissoziation eine Gelenkverletzung?

J. Degreif, G. Ritter, K. Wenda und Th. Sennerich

Klinik und Poliklinik für Unfallchirurgie, Johannes-Gutenberg-Universität, Langenbeckstraße 1, W-6500 Mainz, Bundesrepublik Deuschland

Die scapholunäre Dissoziation ist definitionsgemäß eine Gefügestörung der Handwurzel mit Verschiebungen von Kahnbein und Mondbein gegeneinander. Sie zeigt sich durch charakteristische Zeichen im Röntgenbild. In der Literatur werden eine primäre von einer sekundären Dissoziation unterschieden. Bei der sekundären Form, die unter anderem als Folge einer perilunären Luxation auftreten kann, besteht kein Zweifel der traumatischen Genese. So haben wir in einer retrospektiven Studie von 200 Radiusfrakturen in 12 % der Fälle Veränderungen des Handwurzelgefüges im Sinne einer scapholunären Dissoziation gefunden.

Bei der primären Form, die bisher auch allgemein als Unfallfolge gilt und bei der ebenfalls operative Maßnahmen empfohlen werden, ist ein adäquates Trauma oft nicht zu eruieren. Hierzu können wir anhand von 5 Fallbeispielen zeigen, daß eine beidseitige scapholunäre Dissoziation ohne jegliches Trauma und ohne Beschwerden nicht selten ist. Fehlinterpretationen sind daher leicht möglich. So führte in einem Fall nach einem Distorsionstrauma die Fehlinterpretation des Röntgenbildes zu operativen Maßnahmen, die bis zur Exstirpation des Mondbeines reichten. Bei der späteren Nachuntersuchung zeigte das erstmals geröntgte Handgelenk der unverletzten und beschwerdefreien Gegenseite ein mit den Unfallaufnahmen exakt identisches Bild.

Aufgrund dieser 5 Fälle, die in einem Zeitraum von lediglich 2 Jahren zufällig beobachtet wurden, möchten wir zur Zurückhaltung hinsichtlich operativer Maßnahmen raten. Röntgenkontrollaufnahmen der Gegenseite sollten immer angefertigt werden.

Carpale Instabilitäten

E. Euler, Th. Kreusser und K. Wilhelm

Chirurgische Klinik und Poliklinik, Klinikum Innenstadt, Ludwig-Maximilian-Universität München, Nußbaumstraße 20, W-8000 München 2, Bundesrepulik Deutschland

Die carpale Instabilität ist Ausdruck einer Lockerung ligamentärer Strukturen. Frakturen in Kombination mit Bandläsionen bleiben hier unberücksichtigt.

Anatomisch wird unterschieden zwischen direkten Bandverbindungen zwischen den einzelnen Carpalknochen und bandartigen Verstärkungen der Kapsel.

Die intraarticulären Bänder der distalen Handwurzelreihe bewirken einen funktionellen Block, vergleichbar einem Monolithen. Stabilität der proximalen Reihe: in erster Linie

Hefte zur Unfallheilkunde, Heft 220
Zusammengestellt von K. E. Rehm

durch bandartige Vertärkungen der Kapsel (dorsal: Lig. radiotriquetrum, Lig. scaphoidotriquetrum; volar: distales V-Band, proximales V-Band). Das proximale V-Band bestimmt die Stellung und die Beweglichkeit des Lunatums und dadurch die Beweglichkeit der gesamten proximalen Reihe.

Meistens führt eine abrupte Handgelenksdistorsion zu einem Auseinanderweichen von Scaphoid und Lunatum (SL-Dissoziation): Hierbei verletzt: die direkte Bandverbindung und das proximale V. Röntgenologische Zeichen: Luxation des proximalen Scaphoidpols nach dorsal, Dorsalabkippung des Lunatums infolge Läsion des volaren Bandes (Folge: vergrößerter SL-Winkel).

Diagnostische Kriterien sind: Schnappphänomen bei Bewegung, dorsal lokalisierter Druckschmerz über dem Punkt der Läsion, gehaltene Röntgenaufnahmen (s. o.), Arthrographien (KM-Durchtritt).

Therapie: bei frischen Bandverletzungen primäre Bandnaht; bei alten Verletzungen: Bandplastik (Palmaris-longus-Sehne oder PDS-Band). Bei Arthrose: intracarpale Arthrodese (direkte Verschraubung; Stapler-Arthrodese: hierbei häufig Klammer-Dislokation): Bei fortgeschrittener Arthrose: z. B. Triple-Arthrodese zwischen Scaphoid, Lunatum und Capitatum. Methodenwahl nach Alter, manueller Tätigkeit und Zustand der Carpalknochen und Gelenkflächen sowie großzügige Indikationsstellung zur partiellen Denervierung empfehlenswert.

Ebenfalls häufig bei Handgelenksdistorsionen: Läsion des carpoulnaren Discus und seiner Bandverbindungen (triangularer fibrocartilager Komplex, TFCC). Arthrographisches Zeichen: Kontrastmitteldurchtritt durch das carpoulnare Gelenk. Therapie: Ulnaverkürzungsosteotomie; bei ausreichend weitem carpoulnarem Raum: Entfernung des Discus, bei processus-styloideus-ulnae-Pseudarthrose oder -Impingement mit dem Os triquetrum: Styloidektomie. Feststellung anhand von Arthrogrammen: Discusschaden ist oft mit Arthrose zwischen Scaphoid und Trapezium mit deutlicher Bandlockerung vergesellschaftet („diagonales Phänomen").

Daumensattelgelenkverrenkungen – Behandlung und Nachuntersuchungsergebnisse

W. Schaden und E. Sim

Unfallkrankenhaus Meidling, Kundratstraße 37, A-1120 Wien, Österreich

Die Verrenkung im Daumensattelgelenk ist eine seltene Verletzung. Im Zeitraum von 1957–1983 wurden 25 geschlossene und 4 offene Daumensattelgelenksluxationen im Unfallkrankenhaus Meidling behandelt.

Hefte zur Unfallheilkunde, Heft 220
Zusammengestellt von K. E. Rehm

Ausgeschlossen wurden arthrotisch bedingte Subluxationen oder Luxationen sowie auswärts anbehandelte Fälle, bei denen keine vollständige Röntgenverlaufsdokumentation vorlag.

Patientengut

Von den 29 Patienten mit Daumensattelgelenksverrenkungen waren 25 Männer und 4 Frauen; 15mal war die rechte und 14mal die linke Hand betroffen.

Das Durchschnittsalter der Patienten betrug 34 Jahre, wobei der jüngste Patient 14, der älteste 72 Jahre alt war. In 21 Fällen lag die Verrenkung des Daumensattelgelenkes isoliert vor, in 3 Fällen im Rahmen einer schweren Komplexverletzung der Hand, in weiteren 5 Fällen bestanden mehr oder minder ausgeprägte Begleitverletzungen.

Am häufigsten erfolgten die Luxationen nach dorsal (18mal), daneben fanden sich Verrenkungen 5mal nach dorsal-radial, 3mal nach dorsal-ulnar, 2mal nach palmar-ulnar und 1mal nach palmar.

Die häufigste Unfallursache war der Sturz auf die Hand. Dadurch erklärt sich auch das gehäufte Auftreten der Luxationen zur Streckseite, denn dabei kommt es überwiegend zur Gewalteinwirkung auf den abduzierten und in Oppositionsstellung befindlichen Daumen.

In 19 Fällen erfolgte die Behandlung am Unfalltag. In 6 Fällen war die Verletzung bereits 1 bis 2 Tage alt. Je ein Patient kam am 6., 11. und 25. Tag, ein weiterer erst 3 Monate nach dem Unfallereignis zur Behandlung.

Therapie

22 Patienten wurden durch gedeckte Reposition mit oder ohne Lokalanäesthesie und anschließenden Ruhigstellung mittels dorsaler Gipsschiene mit Daumeneinschluß behandelt; auch nicht frische Verletzungen konnten noch so behandelt werden. Die Wiederherstellung der Gelenkskontinuität konnte üblicherweise ohne Schwierigkeiten, durch Zug am Daumen und Druck auf die Basis des 1. Mittelhandknochens gegen die Richtung der Luxation, wiederhergestellt werden. Die Ruhigstellung erfolgte durchschnittlich für 32 d (längste Dauer 43 d, kürzeste 21 Tage). Bei einer Patientin mit einer 25 d alten Luxation bestand zusätzlich ein schweres Schädel-Hirn-Trauma.

Nach Zutransferierung war wegen der Instabilität die offene Reposition und temporäre Bohrdrahtfixation erforderlich.

Eine Arthrodese war bei einer 3 Monate alten Luxation notwendig. Nur in einem einzigen Fall einer frischen Luxation erfolgte, nach gedeckter Reposition, eine Bohrdrahtfixation. Kontrollröntgenaufnahmen nach Reposition zeigten keine Hinweise auf mögliche Weichteilinterponate. Reluxationen im Gipsverband kamen nicht zur Beobachtung. Alleine aus forensischen Gründen halten wir jedoch eine wöchentliche Röntgenkontrolle für angezeigt.

Nachuntersuchungsergebnisse

Von 29 vollständig dokumentierten Fällen erschienen lediglich 11 Patienten zu einer Nachuntersuchung. Der Nachuntersuchungszeitraum betrug durchschnittlich 11 Jahre (längstes Intervall 24,4, kürzestes 2,6 a). Bei 10 der Patienten konnte keinerlei Druckempfindlichkeit im Sattelgelenk objektiviert werden. Lediglich in einem Fall bestand ein lokaler Durckschmerz im Narbenbereich; es handelt sich dabei um eine Patientin, die erst nach 25 Tagen an unsere Abteilung transferiert wurde und bei der eine offene Reposition und Bohrdrahtfixation unumgänglich war.

Ein Instabilitätsgefühl wurde in keinem der nachuntersuchten Fälle angegeben. Objektiv gab es keinen Hinweis für eine Kapsel-Bandinsuffizienz.

4 Patienten sind in keiner Weise bei sportlichen Tätigkeiten behindert. Ein Patient, bei dem die Daumensattelgelenksverrenkung beim Boxen entstanden war, gab an, daß er nach der Verletzung seinen Schlagstil geändert habe. Bei den restlichen Patienten bestanden – teils altersbedingt – keinerlei Ambitionen zur Sportausübung.

Der Daumen-Langfingerspitzgriff war mit Ausnahme von 2 Fällen ohne Behinderung möglich. In einem Fall bestand eine geringgradige Einschränkung, die aber auf eine spätere Kreissägenverletzung am Daumen mit Sensibilitätsstörung zurückzuführen ist.

Die Benützungszeichen waren entsprechend der Händigkeit normal ausgebildet. Durchblutungsstörungen fanden sich in keinem Fall. Röntgenologisch betanden in nur 6 Fällen mäßiggradig ausgebildete Arthrosezeichen.

Geringgradige Subluxationsstellungen zur Streckseite fanden sich 2mal (bei primär geschlossenen Luxationen zur Streckseite).

Diese beiden Fälle wiesen auch röntgenologisch Arthrosezeichen auf. Es konnte keine Beziehung zwischen offenen Luxationen, dem Intervall zwischen Verletzung und Erstbehandlung, sowie der Verrenkungsrichtung und einer Arthroseentwicklung hergestellt werden.

Schlußfolgerung

Die Therapie der Wahl bei frischen, gechlossenen Verrenkungen im Daumensattelgelenk ist die konservative. Dies konnten wir auch anhand unseres Patientengutes nachdrücklich feststellen.

Veraltete Fälle bedürfen unter Umständen der offenen Einrichtung und temporären Bohrdrahtfixation. Offene Luxationen, vornehmlich im Rahmen schwerer Komplexverletzungen der Hand, sind wegen der Weichteilschädigung und dadurch bedingter vermehrter Instabilitätstendenz, vorteilhafterweise mittels einer temporären Bohrdrahtfixation zu versorgen.

Voraussetzung einer exakten Behandlung ist eine subtile Untersuchung einschließlich des Versuches der Provokation einer Verrenkung im Daumensattelgelenk (mit oder ohne örtliche Betäubung), weil auch Luxationen in bereits reponiertem Zustand zur Behandlung kamen. In solchen Fällen ist die Gefahr der Verkennung des wahren Verletzungsausmaßes groß und muß zwangsläufig zu einer insuffizienten Behandlung führen.

Die operative Versorgung der Seitenbandrupturen am Daumengrundgelenk

M. Cebulla, P. Konold, K. Frederking, E. Wernicke und A. Pannike

Unfallchirurgische Universitätsklinik, Theordor-Stern-Kai 7, W-6000 Frankfurt/Main 70, Bundesrepublik Deutschland

In der Unfallchirurgischen Universitätsklinik Frankfurt/Main wurden zwischen dem 1. 1. 1981 und dem 31.12. 1989 56 ulnare und 6 radiale frische Rupturen der Seitenbänder am Daumengrundgelenk operativ behandelt. Die Patienten waren im Durchschnitt 35 Jahre alt. Das Trauma lag bei den radialen Bandrupturen im Durchschnitt 15 Tage (1 Tag bis 4 Wochen), bei den ulnaren Bandrupturen 11 Tage (3 Tage bis 4 Wochen) zurück.

Die Ursachen bei den ulnaren Bandläsionen waren Sportunfälle (24mal Skilaufen, 5mal Ballsportarten, einmal Judo, 3mal Zweiradstürze) und Unfälle des sog. täglichen Lebens (23mal). Prinzipiell können diverse Verletzungen des Alltages zur Ruptur des ulnaren Seitenbandes führen, da dessen Reißfestigkeit lediglich 200–400 Newton beträgt [1]. Bei den 6 Rupturen des radialen Seitenbandes handelte es sich zweimal um Sportunfälle und 4mal um Unfälle des täglichen Lebens.

Die Indikation zur Operation stellte sich nach Ausschluß von Frakturen bzw. nicht dislocierten knöchernen Fragmenten durch die Gelenkinstabilität. Für die Diagnose waren gehaltene Aufnahmen beider Grundgelenke in der von Böhler vorgeschlagenen und von Poigenfürst [2] beschriebenen Technik obligat. Eine zusätzlich zur physiologischen Mobilität und gegenüber der Gegenseite um mindestens 30° vermehrte Aufklappbarkeit des Gelenkspaltes bzw. die Verschiebung der Gelenkflächen um mehr als 1/3 sicherten die Diagnose. Intraoperativ fanden sich ulnar 8 intraligamentäre Rupturen, die mit direkter Naht (4–0 atraumatischer Polyamid-Faden) versorgt wurden. 47mal war das ulnare Seitenband distal und einmal proximal ausgerissen, teilweise mit kleinen knöchernen Fragmenten. Die 6 radialen Bandrupturen waren alle mit einer modifizierten Bunnellschen Ausziehdraht-Naht operiert. Die beiden Enden des 3–0 starken Stahldrahtes wurden dabei durch 2 parallele transossäre Bohrkanäle geleitet. Der Daumen wurde für 4 Wochen in einer Gipshülse ruhiggestellt. Der Ausziehdraht wurde nach weiteren 2 Wochen entfernt.

In der Nachbehandlung waren keine schwerwiegenden postoperativen Komplikationen, wie Infektion oder Sudeck-Reaktion aufgetreten. Die Rehabilitation konnte in allen Fällen mit der Stabilität des Daumengrundgelenkes abgeschlossen werden. Bei der Nachuntersuchung von 36 Patienten im Durchschnitt 5 Jahre nach dem Trauma stellte sich 27mal ein endgradiger Verlust der Beugefähigkeit im Grundgelenk bis zu 15° und einmal von 25° dar, 3 Patienten berichteten von belastungsabhängigen Ermüdungserscheinungen. Es war in keinem Fall zu einem beschwerdebedingten Umsetzen von Handgriffen gekommen.

Die Operation eines Collateralbandausrisses mit dem Ausziehdraht und dessen Führung durch 2 transossäre Kanäle gestattet eine anatomisch korrekte Reinsertion. Der Operationszeitpunkt soll frühzeitig liegen, aber auch 4 Wochen alte Verletzungen lassen sich noch mit gutem Ergebnis versorgen.

Hefte zur Unfallheilkunde, Heft 220
Zusammengestellt von K. E. Rehm

Literatur

1. Bracker W, Feldmeier Chr, Wilhelm K (1981/82) Der Skidaumen. Chir Prax 29:327–336
2. Poigenfürst J (1960) Radiologie, Technik und Bedeutung gehaltener Röntgenbilder. Chir Prax 4:467-488

Dynamische Zirkelextension zur Behandlung intraarticulärer Fingerfrakturen

L. P. S. Stassen und Chr. van der Werken

Akademisch Ziekenhuis, Postbus 1918, NL-6201 Maastricht, Niederlande

Unstabile komminutive intraarticuläre Fingerbrüche haben durchaus eine schlechte Prognose und führen oft zu schmerzhafter Bewegungseinschränkung des beteiligten Gelenkes. Zur Behandlung schwerster Fälle, die sich praktisch nicht für eine Osteosynthese eignen, hat Schenk in 1986 die Dynamische Zirkelextension (DZE) vorgeschlagen. Diese Methode kombiniert Extension, die durch sog. Ligamentotaxis Frakturteile reponiert mit passiver Bewegung, die Heilung und Regeneration des Knorpelschadens und Wiederherstellung der Gelenkfunktion stimuliert. Bei der DZE wird kontinuierliche Traktion durch einen transossären Kirschner-Draht über ein Gummibändchen mit einem Sattelchen auf einen Ring übertragen.

Dieser Ring, mit dem verletzten Gelenk als Mittelpunkt, ist mit einem zirkulären Gips- oder Kusntstoffverband am Unterarm fixiert. Verschiebung, manuell oder mit Hilfe eines eingebauten Elektromotorgerätes, ändert die Stellung des Gelenkes intermittierend oder kontinuierlich.

Wir diskutieren unsere günstigen Erfahrungen mit DZE bei 11 Patienten mit schwersten, oft (sub)luxierten Fingergelenkfrakturen (MCP-Gelenk 4, PIP-Gelenk 7). Nachkontrollen nach durchschnittlich 18,5 Monaten (3–36) zeigten erstaunlich gute funktionelle Ergebnisse mit minimaler Bewegungseinschränkung und bei allen Patienten volle Arbeits- und Sportfähigkeit.

Hefte zur Unfallheilkunde, Heft 220
Zusammengestellt von K. E. Rehm

Konservative Behandlung veralteter Kapselverletzungen der Fingermittelgelenke

A. Stock und B. Schimpfle

Abteilung Unfallchirurgie, Chirurgische Klinik Charité, Schumannstraße 20/21, O-1040 Berlin, Bundesrepublik Deutschland

Der komplizierte anatomische Aufbau der Fingermittelgelenke erschwert die Diagnostik und Therapie des Kapsel-Band-Apparates. Die Verletzungen reichen von der einfachen Distorsion bis zur schweren palmaren Luxation. Fehlende, verspätete oder unzureichende Behandlung führt zum chronischen Reizgelenk mit Schwellung, Rötung, Schmerzen und Funktionseinschränkung. Wir behandelten mit Ruhigstellung als Nachtschiene und vorsichtiger Krankengymnastik mit Kryotherapie und Pelosebehandlung kombiniert mit reizmildernder physikalischer Therapie. Kontraktionen werden mit der Finger-Federschiene nach Capener aufgequengelt. 62 Patienten wurden in den letzten fünf Jahren mit veralteten Verletzungen des PIP 12 Wochen bis zu einem Jahr mit guten Ergebnissen behandelt.

Mechanik des Fingermittelgelenkes – Videoanalyse und Computersimulation

T. Gaudernak, W. Hintringer, M. Leixnering und B. Schmiedmayer

Unfallkrankenhaus Lorenz Böhler, Donaueschingenstraße 13, A-1200 Wien, Österreich

Das PIP-Gelenk des Fingers wird von den Anatomen als klassisches Scharniergelenk angesehen. Ziel der Untersuchung war es, den Bewegungsablauf am PIP-Gelenk darzustellen und kinematische Gesetzmäßigkeiten zu erfassen.

Der Mittelfinger einer menschlichen Leiche wurde präpariert und das Grundglied mit einem Minifixateur eingespannt, am Grund- und Mittelglied Drahtmarkierungsstifte im Knochen verankert. Am Mittelgelenk wurde die Haut abgelöst, Gelenkskapsel und Seitenbandstrukturen aber vorerst belassen, Bewegungen im Gelenk erfolgten durch Zug an den Beuge- bzw. Strecksehnen. Auf digitalisierter Videoaufzeichnung und fotografischen Aufnahmen konnten dann die Markierungspunkte und die Bahnkurven vermessen werden. Zur Kontrolle lief eine Messung mit Bewegungsanalyse auf einem dreidimensionalen Meßtisch mit direkter Eingabe der Meßwerte in ein Rechenprogramm.

Nach durchgeführter Messung wurden die Seitenbänder und die Gelenkskapsel abpräpariert und die Condylen dreidimensional vermessen.

Falls die Bewegung des PIP-Gelenkes eine Scharnierbewegung ist, müßte diese mit den Mitteln der ebenen Kinematik zu beschreiben sein. Übertagen auf biologische Gelenke können Gelenksbewegungen dann eindeutig als Scharnierbewegungen beschrieben werden,

Hefte zur Unfallheilkunde, Heft 220
Zusammengestellt von K. E. Rehm

wenn beide Flächen kongruent sind. Schon die einfache Präparation und Betrachtung der Condylenflächen zeigt aber, daß keine Kongruenzflächen vorliegen.

Die Synthese aus Condylenform und aufgezeichneter Kinematik im Rechner ergibt, daß die Gelenksflächen Hüllflächen darstellen. Die mit der Bewegung ständig wandernden Achsen liegen auf schneckenförmigen Polkurven. Gesteuert wird die Roll-, Gleitbewegung der Condylen durch die Seitenbänder, die komplexe Strukturen mit einem definierbaren Wechselspiel an Faserspannung und Entspannung darstellen. Unsere Untersuchungen bestätigen, daß auch das Finger-PIP-Gelenk kein Scharniergelenk ist. Es sind daher auch nicht die Bedingungen kongruenter Flächen, sondern von Hüllflächen anzuwenden und der Bewegungsablauf entspricht einer definierten Roll-, Gleitbewegung. Unter Berücksichtigung dieser Tatsachen sind die Seitenbandrekonstruktionen an den Fingern und Fingergelenksprothesen zu überdenken.

Muskelphysiologie, Sportverletzungen, funktionelle Therapie

H. Cotta, Heidelberg; E. H. Kuner, Freiburg

Musculäre Gelenkstabilisierung nach Kniebandoperationen in neuer achsloser Knieführungsschiene

J. Dippold, M. Martin und K. Börnert

Klinik für Orthopädie, Universität Leipzig, Phil.-Rosenthal-Straße 53, O-7010 Leipzig, Bundesrepublik Deutschland

Über Muskelbiopsien konnten Ziegan und Dippold (1980) nachweisen, daß der Ausfall des M. vast. med. nach Alterationen des Kniegelenkes reflektorisch erfolgt (neuropathisch-myogenes Gewebssyndrom). An einem Meßplatz (isometrische Maximalkraft, mittlere elektrische Aktivität) lassen sich Behandlungsverfahren überprüfen.

Über ein patentiertes Prinzip der achslosen Kniegelenksführung durch Miramidstäbe (anstelle von Schienengelenken) ist es erstmalig möglich, die Diskrepanz zwischen der wandernden Achse des Kniegelenkes und der Knieschienenachse zu beseitigen. Daraus ergeben sich völlig neue Gesichtspunkte für die Nachbehandlung nach Kniebandrekonstruktionen bzw. nach Kniebandplastiken.

Hefte zur Unfallheilkunde, Heft 220
Zusammengestellt von K. E. Rehm

Behandlung der geschlossenen Unterschenkelfraktur: Bedeutung des von E. Rehn beschriebenen „Muskelstupors". Elektromyographische Untersuchungen

S. Grafe

Baumgarten-Crusius-Straße 8, O-7033 Leipzig, Bundesrepublik Deutschland

Durch die Fraktur wird die Vorspannung der Muskulatur eines Extremitätenabschnittes abgebaut. Das Bewegungssegment wird funktionslos. Aus der Dislokation der Fragmente kann kein Rückschluß auf die Retraktionskräfte gezogen werden. Bei 420 Retraktionsmessungen an den Weichteilen von 89 durchtrennten Unterschenkeln frischer Leichen wurde festgestellt, daß Retraktionskräfte vorhanden sind, deren Werte den bekannten Gewichtsgrößen bei der Dauerzugbehandlung entsprechen. Die Abhängigkeit der Kräfte von der Weichteilmasse war signifikant. Die Schlußfolgerung, daß passiv elastische Kräfte instabile Frakturen zur Dislokation bringen, wurde elektromyographisch durch die Ableitung von Summenpotentialen über der Muskulatur von 25 frischfrakturierten Schaftknochen in 107 Einzelmessungen bestätigt. Es konnten ausnahmslos keine Potentiale nachgewiesen werden. Diese Untersuchungsergebnisse decken sich mit denen von E. Rehn, die er im Jahre 1923 veröffentlichte. Er nannte diese Unfähigkeit der Muskulatur zur aktiven Kontraktion in den ersten Tagen nach der Fraktur „Muskelstupor". Rehn hat daraus allerdings keine praktischen Konsequenzen gezogen. Für die unblutige Behandlung der Unterschenkelfraktur haben die Untersuchungsergebnisse weitreichende Konsequenzen.

Experimentelle Untersuchungen zur musculären Stabilisierung des Kniegelenkes

J. Dippold und K. Börnert

Klinik für Orthopädie, Universität Leipzig, Phil.-Rosenthal-Straße 53, O-7010 Leipzig, Bundesrepublik Deutschland

Therapieverfahren zur Behandlung des reflektorischen Ausfalls der Faser II-Strukturen des Schlüsselmuskels des Kniegelenkes gilt es durch reproduzierbare Meßwerte zu belegen. Zur Objektivierung eignen sich die isometrische Maximalkraft und die mittlere elektrische Aktivität (nach biologischer Eichung als biologische Oberflächenaktivität bezeichnet). Unter Entlastung des stoffwechselempfindlichen Patellaknorpels erfolgt die Behandlung durch „Isometrie" (isometrische Anspannung unter Maximalkraft) sowie durch selektive Elektromechanotherapie des M. vast. med. nur 3mal 10 s Dauer. Die Ergebnisse werden durch statistisch geprüfte Meßwerte belegt.

Hefte zur Unfallheilkunde, Heft 220
Zusammengestellt von K. E. Rehm

Chronische Knieinstabilitäten und „Sportfähigkeit". Studie bei 582 aktiven Fußball- und Handballspielern

J. Pöhlmann, T. Werlich, H. Brand und V. Echtermeyer

Weserlandklinik, Rehabilitationsklinik, W-4953 Petershagen, Bundesrepublik Deutschland

Einführung

Über die Dunkelziffer von Sportverletzungen, die nicht durch Ärzte diagnostiziert bzw. therapiert werden, läßt sich nur spekulieren. Erstmalig zeigt die vorliegende Feldstudie das *Verletzungsmuster* der chronischen Kapselbandläsion bei aktiven, unverletzten Sportlern (keine Patienten!), in welcher *Häufigkeit* diese vorkommen und in welcher Form *Sportfähigkeit* bei stark rotationsbetonten Sportarten vorliegen kann.

Studienbedingungen

Von Dezember 1989 bis April 1990 wurden 582 aktive Sportler (Männer, > 18 Jahre) aus dem Amateurbereich Fußball/Handball (stärkster und 4.-stärkster DSB-Verband) *während des Trainings* untersucht. Die beiden Sportlerkollektive waren bezüglich Alter, Aktivitätsdauer, Trainingsintensität usw. vergleichbar. Neben der klinischen Stabilitätsprüfung mit den signifikantesten Tests wurde eine Messung mit dem Knie-Arthrometer KT 1000, eine detaillierte Sportverletzungsanamnese und die Erfassung der subjektiven Beschwerden mit dem Lysholm Score sowie dem Noyes Schema zur Sportaktivität durchgeführt.

Ergebnisse

Bei 549 von 582 untersuchten Sportlern konnte eine eindeutige Aussage zur Stabilität gemacht werden, in 33 Fällen konnte die Messung mit dem KT 1000-Arthrometer nicht durchgeführt werden. Eine *vordere Instabilität* fiel bei 24 Sportlern (4,4 %) auf, wobei es sich 22mal um eine *gerade* vordere Instabilität handelte. Bei 3 Aktiven (0,5 %) war eine *hintere* Instabilität feststellbar, *insgesamt fanden sich in 4,9 % Instabilitäten.* Der Zeitraum zwischen Primärtauma und der Untersuchung betrug bei den vorderen Instabilitäten 7,5 Jahre (1–20). Die Kreuzbandruptur war in 10 Fällen *(41,5 %) nie diagnostiziert* worden. In diesen Fällen waren Meniscusresektionen bzw. Arthroskopien durchgeführt worden (n = 7) oder es lag ein rez. Hämarthros vor (n = 7). Die *Erstdiagnose* „vorderer Kreuzbandriß" wurde in nur 18,2 % der Fälle gestellt. Ihre Ursprungssportart konnten 10 Sportler (41,5 %) nahezu ohne Einschränkungen betreiben (Instabilitätsdauer durchschn. 5,8 (Fußball) bzw. 9,3 (Handball) Jahre).

Diskussion

Zur Studie ergeben sich folgende Überlegungen: Es handelte sich um die erste Untersuchung eines repräsentativen Kollektives (n = 582) zur Beurteilung der Häufigkeit von

Hefte zur Unfallheilkunde, Heft 220
Zusammengestellt von K. E. Rehm

Komplexinstabilitäten (4,9 %). Den behandelnden Ärzten war in 41,5 % der Fälle die Diagnose nicht bekannt, obwohl eindeutige klinische Hinweise bestanden. Trotz detaillierter Sportanamnese waren zum Untersuchungszeitpunkt ebenfalls 41,5 % der instabilen Sportler nahezu ohne Beschwerden. Es lag nur bei 2/22 Spielern eine Komplexinstabilität vor (sekundäre Auslockerung?). Allgemein zu möglichen Konsequenzen läßt sich festhalten: Die wirkliche Zahl von Knie-instabilen Sportlern bleibt unbekannt, liegt aber vermutlich eher noch höher. Die Studie als Spiegel der heutigen klinischen Diagnostik zeigt einen schlechten Standard. Die Betreuung im Breitensport bzw. die Zusammenarbeit der Beteiligten muß verbessert werden. Die Konsequenzen der Untersuchung sollten bei der Indikationsstellung zur Operation einer geraden vorderen Instabilität berücksichtigt werden.

Mediale Kapsel-Band-Ruptur des Sportlerknies – genügt die funktionelle Therapie den hohen Ansprüchen?

A. Ekkernkamp, J. Brand und K. Neumann

Chirurgische Universitätsklinik und Poliklinik, Berufsgenoss. Krankenanstalten „Bergmannsheil“, Gilsingstraße 14, W-4630 Bochum, Bundesrepublik Deutschland

Diagnostik

Bei schmerzbedingt erschwerter Erstuntersuchung erfolgt die kurzfristige Immobilisierung in einer Schiene mit Klettverschlüssen, Entlastung des Beines und Antiphlogisticagabe. Erneute klinische Inspektion nach 2 bis 3 Tagen, möglichst durch den Erstuntersucher. Bei Zweifeln stationäre Aufnahme zur Narkoseuntersuchung, erst bei weiterer Unklarheit zur Arthroskopie.

Therapie

Bei gesicherter Diagnose erfolgt für 8 bis 10 Tage das Anlegen einer abnehmbaren Schiene mit Klettverschlüssen, unverzüglicher Beginn mit isometrischer Übungsbehandlung, insbesondere Kräftigungsübungen für Quadriceps- und Vastus-medialis-Muskulatur. Teilbelastung des Beines erlaubt.

Ergebnisse

62 funktionell behandelte Leistungssportler und sportlich aktive Patienten mit isolierten Collateralbandrissen konnten durchschnittlich 3 Jahre nach dem Unfall untersucht werden. Das Durchschnittsalter betrug 30 Jahre. Zum Untersuchungszeitpunkt war bei 59 Patienten (95 %) der vorherige sportliche Aktivitätsgrad wieder erreicht, keine objektiven Zeichen

Hefte zur Unfallheilkunde, Heft 220
Zusammengestellt von K. E. Rehm

einer Kniegelenkinstabilität. 3 Patienten hatten wegen verbliebenen Unsicherheitsgefühlen die Sportart gewechselt.

Die durchschnittliche Arbeitsunfähigkeit betrug 3,5 Wochen, nach 9 Wochen war – auch bei Fußballspielern – die volle sportliche Aktivität wieder erreicht.

Die guten Resultate der funktionellen Therapie rechtfertigen nicht mehr großzügige Operationsindikationen. Voraussetzungen sind eine gesicherte Diagnose mit Ausschluß gravierender Begleiterscheinungen, der cooperative Patient, am besten Sportler sowie ein intensives krankengymnastisches Übungsprogramm.

Langzeitergebnisse nach konservativer Therapie der isolierten vorderen Kreuzbandruptur

K. P. Benedetto, Ch. Fink, Ch. Hoser und W. Glötzer

Universitätsklinik für Unfallchirurgie Innsbruck, Anichstraße 35, A-6020 Innsbruck, Österreich

Die Indikation zur operativen oder konservativen Therapie der isolierten vorderen Kreuzbandruptur wird auch heute von verschiedenen Autoren in der Literatur sehr kontroversiell beurteilt. Der Zweck dieser vorliegenden Studie war es, das Minimum-5-Jahres-Ergebnis nach isolierter vorderer Kreuzbandruptur nach subjektiven und objektiven Kriterien zu beurteilen und dabei besonders auf die kniespezifischen Sportarten einzugehen.

Es wurden 28 Patienten, bei denen in den Jahren 1982 bis 1983 eine isolierte vordere Kreuzbandruptur arthroskopisch verifiziert wurde, nach einem durchschnittlichen Zeitraum von 77 + 7,2 Monaten (Minimum 5 Jahre) persönlich klinisch und radiologisch kontrolliert. ausgenommen von dieser Studie waren Patienten, welche zur vorderen Kreuzbandruptur eine Begleitinstabilität in einem anderen Kompartment aufwiesen, sowie Patienten mit begleitender chondraler oder osteochondraler Fraktur, Patienten welche zum Zeitpunkt des Unfalles eine Chondromalacie in einem der drei Kompartments mehr als Grad II nach Jackson aufwiesen sowie Patienten, bei denen eine Meniscusrefixation oder totale Meniscektomie durchgeführt worden war.

Bei keinem der 28 Patienten war zwischen Unfallzeitpunkt und Nachuntersuchungszeitpunkt ein weiterer chirurgischer Eingriff – außer der Arthroskopie – erfolgt.

Die Nachuntersuchung erfolgte basierend auf dem Schweizer-OAK-Bogen. Zusätzlich wurde die Stabilität mit dem KT 1000 und dem KSS mit und ohne EMG gemessen. Die Kraftmessung erfolgte mit dem Cybex-II-Gerät. Des weiteren erfolgte eine radiologische Nachuntersuchung bei allen Patienten zum Zeitpunkt der Nachuntersuchung. Diese Bilder wurden mit den Röntgen-Aufnahmen zum Zeitpunkt des Unfalles vor mindestens 5 Jahren verglichen und die Arthrose entsprechend dem Fairbank-Schema klassifiziert.

Die Röntgenuntersuchung anläßlich der Begutachtungsuntersuchung zeigte entsprechend dem Fairbanks-Klassifizierungsschema eine Verschlechterung der Arthrose um 1° bei 8

Hefte zur Unfallheilkunde, Heft 220
Zusammengestellt von K. E. Rehm

Ergebnisse entsprechend der OAK-Klassifikation:

	sehr gut [%]	gut [%]	mäßig [%]	schlecht [%]
A (Schmerz/Schwellung)	61,3	29	6,5	3,2
B (Beweglichkeit/Kraft)	93,6	3,2	3,2	0
C (Stabilität)	12,9	22,9	41,9	22,6
D (Funktion)	58,1	19,4	6,5	16,1
Gesamtbeurteilung	6,5	22,6	35,5	35,5

KT 1000 (89 N) ergab 2,8 + 2,6 side-to-side-Differenz.

Patienten, um 2° bei vier Patienten und 3° bei 3 Patienten. 13 Patienten wiesen keine radiologische Veränderung im Vergleich zur Erstuntersuchung auf.

Hinsichtlich der sportlichen Aktivität wurde die Innsbrucker-Knee-Sports-Ratingscale verwendet. Dabei gaben 14,3 % insgesamt eine Limitierung der Aktivität an. Bezogen auf verschiedene Sportarten war es jedoch 46,4 % aller Patienten nicht möglich, eine High-Risk-Pivot-Sportart auszuüben. In der Low-Risk-Pivot-Sportgruppe hatten 39,3 % ihre Aktivität singifikant reduziert und 21,4 % gaben jegliche Sportart wegen kniebezogener Beschwerden auf.

Operative und konservative Therapie der Außenbandrupturen am oberen Sprunggelenk – 10-Jahres-Spätergebnisse

K. Neumann, W. Knopp und G. Muhr

Chirurgische Klinik und Poliklinik – Universitätsklinik, Berufsgenoss. Krankenanstalten „Bergmannsheil“, Gilsingstraße 14, W-4630 Bochum 1, Bundesrepublik Deutschland

Welche Auswirkungen lassen sich durchschnittlich 10 Jahre nach operativer oder konservativer Therapie mit anschließender Immobilisierung am OSG feststellen? Hierzu wurden 106 Patienten nach operativer und 138 Patienten nach konservativer Behandlung nachuntersucht. 50 % der operierten Fälle benötigten eine krankengymnastische Nachbehandlung von durchschnittlich 4 Wochen, während dies nur bei 1/5 der konservativen Gruppe zutraf. Eine statistische Signifikanz hat sich bei der Dauer der Arbeitsunfähigkeit und der Wiederherstellung der Sportfähigkeit ergeben, die im konservativen Kollektiv durchschnittlich 2 Wochen früher eintrat als im operativen. Taluskippwinkel und Talusvorschub konnte in beiden Gruppen gleichermaßen reduziert werden. 9 % der operierten und 12 % der konservativ behandelten Patienten wiesen eine Aufklappbarkeit von mehr als 6 Grad/6 mm auf. Zu einer Reruptur kam es bei jeweils 12 Patienten in beiden Kollektiven. Seitendifferente

Hefte zur Unfallheilkunde, Heft 220
Zusammengestellt von K. E. Rehm

Arthrosen nach den Kriterien von Barton und Martinek durchschnittlich 10 Jahre nach dem Unfall ließen sich nur im Grad I bei einem operierten und bei 2 konservativ behandelten Patienten nachweien. Nach rein subjektiven Kriterien klagen 40 % der konservativ und operativ behandelten Patienten mit 6wöchiger Gipsimmobilisierung durchschnittlich 10 Jahre nach Unfall noch über residuelle Symptome. Dies ist die Folge der Immobilisation über 4–6 Wochen mit resultierender Kapselschrumpfung und Knorpelatrophie sowie Spannungsverlusten und Defiziten in der Kollagen-Synthese. Diese können durch eine funktionelle Therapie minimiert werden.

Funktionelle Behandlung und Nachbehandlung der ligamentären Instabilität am oberen Sprunggelenk

E.-A. Cramer und K. Friedhoff

Chirurgische Klinik Krankenhaus Maria Hilf, Sandraudstraße 43, W-4050 Mönchengladbach, Bundesrepublik Deutschland

Die Frage des frühestmöglichen Einsatzes von Tapeverbänden in der funktionellen Behandlung der Außenknöchelbandruptur sowie mögliche Indikationseinschränkungen wurden anhand der seit 1986 unausgewählt in Folge mit einem modifizierten Tapeverband behandelten Patienten beantwortet. Der Altersgipfel der ersten 100 Patienten lag unterhalb des 40. Lebensjahres. Anamnestisch bestanden 14 alte Distorsionstraumen, 8 chronische Instabilitäten. 60 Patienten wurden operiert, 40 konservativ behandelt. Intraoperativ bestätigten sich 52 2-3-Bandrupturen. Die OP-Technik bestand in adaptierenden U-Nähten, bei chronischer Instabilität in Kuner- oder Evans-Plastik. Nach Abschwellung bzw. Fädenentfernung, zwischen 7. u. 10. Tag, erfolgte Anlage des 1. Tapeverbandes. Die Tapetragedauer betrug durchschnittlich 14 Tage.

Tapekomplikationen

Macerationen 8,2 %, Druckstellen 4,1 %, Lockerungen 1,7 % ohne Notwendigkeit des vorzeitigen Abbruchs der Behandlung. Die Arbeitsunfähigkeitszeit betrug im Mittel 22,8 Tage. Nachuntersuchung erfolgte klinisch und radiologisch im Scheuba-Apparat nach ca. 2 Jahren, Nachbefragung der ersten 25 Patienten nach nochmals 4 Jahren. Klinisch bestand keine chronische Instabilität bei 100 Patienten, die Sportfähigkeit war bei 85 Patienten unverändert. Unter Berücksichtigung von Gelenkbeweglichkeit, Muskelminderung und Gangbild bestand in nur 2,7 % ein unbefriedigendes Behandlungsergebnis. Radiologisch ergab die Bestimmung von Taluskippung und -schub annähernde Werteverteilung wie bei der ehedem unverletzten Gegenseite, auch bei den mit Bandplastik versorgten Instabilitäten.

Hefte zur Unfallheilkunde, Heft 220
Zusammengestellt von K. E. Rehm

Zusammenfassung

Die Tapebehandlung ist bei allen Formen der fibularen Bandruptur einschließlich der Bandplastiken nach Abschwellung bzw. Wundheilung möglich. In modifizierter Technik kann der Tape bis zu 14 Tagen belassen werden. Krankengymnastik erübrigt sich. Die Patientenakzeptanz ist hoch, die Patienteneinsichtsfähigkeit kann niedrig angesetzt werden bei jederzeitiger Kontrolle des Verbandes. Im Vergleich zu Alternativen der funktionellen Behandlung ist der Tape die kostengünstigste Methode.

Die Studie ist mit follow up angelegt. Bei inzwischen 700 Tapeverbänden wurde in nur 3 Fällen ein Abbruch der Behandlung wegen Allergie bzw. Pilzinfektion notwendig. Weitere Kontrollen der Patienten sind geplant.

Stütz- und Bewegungssystem: Wirbelsäule, Hüftgelenk, Oberschenkel

Vorsitz: P. Kirschner, Mainz; O. Wörsdörfer, Fulda

Konservative und operative Behandlung der WS-Verletzungen am Brust-Lenden-Übergang

S. K. Erol, E. Serin, H. Havitçioğlu, A. Ekin, H. Tatari und T. Kabaklioğlu

Orthopädisch-Traumatologische Klinik, Medizinische Fakultät, Dokuz Eylül Universität, TR-35340 Izmir, Türkei

Die Behandlungsergebnisse von 66 WS-Verletzungen wurden vergleichend in den chirurgisch und konservativ behandelten Gruppen retrospektiv bewertet. Bei der Auswertung der Patienten beider Gruppen wurden als Kriterien Schmerzzustände, WS-Beweglichkeit, radiologische Kyphose- und anteriorer Kompressionswinkel, neurologische und andere Komplikationen sowie berufliche Stellung der Kranken in Betracht gezogen. Die Hospitalisationsdauer der Fälle ist bei der chirurgisch behandelten Gruppe als 28,4 Tage und bei der konservativen Gruppe als 5,5 Tage festgestellt worden. Das Komplikationsverhältnis von 25 % bei der chirurgisch behandelten Gruppe ging bei der konservativen Gruppe auf fast 1/4 zurück, was als Vorteil der konservativen Anwendung an Bedeutung gewinnt.

Hefte zur Unfallheilkunde, Heft 220
Zusammengestellt von K. E. Rehm

Kritische Wertung der Ergebnise des Fixateur interne zur operativen Behandlung instabiler Frakturen der Brust- und Lendenwirbelsäule

K. M. Stürmer, J. Hanke H. Wissing, E. Nau, M. Schax und K. Koeser

Abteilung für Unfallchirurgie, Universitätsklinikum Essen, Hufelandstraße 55, W-4300 Essen 1, Bundesrepublik Deutschland

Indikation und Methodik

Die Indikation zur operativen Stabilisierung von Frakturen der Brust- und Lendenwirbelsäule besteht bei neurologischer Symptomatik mit Raumforderung im Spinalkanal und bei instabilen Frakturtypen nach der von Magerl, Harms und Gertzbein modifizierten Klassifikation von McAffee. Von 1985–1990 haben wir bei 54 Patienten 65 frische Frakturen der BWS und LWS mit dem Fixateur interne versorgt: 17mal mit dem AO-Fixateur interne nach Dick, seit 1987 37mal mit dem Fixateur interne nach Kluger. 33 Patienten wurden primär innerhalb von 24 h und 21 sekundär nach bis zu 23 Tagen operiert. Zusätzliche Maßnahmen waren 22mal eine (Hemi-)Laminektomie, 13mal eine transpediculäre Spongiosaplastik und 3mal eine Duranaht in Zusammenarbeit mit der neurochirurgischen Klinik.

Ergebnisse

Von 30 Patienten mit primärer neurologischer Symptomatik zeigte sich bei 21 eine Besserung um 1–3 Stufen nach Frankl, jedoch keinmal eine Verschlechterung. Die neurologischen Besserungen korrelieren mit primär-OP und Laminektomie. Komplikationen waren oberflächliche Wundinfektionen [3], tiefe Beinvenenthrombosen [2], passagere Liquorfistel [1], Schraubenlockerungen [3] und Implantatbrüche [18]. Lockerungen und Implantat-Brüche traten im Mittel nach 8–10 Monaten auf. Die Konsequenz ist eine frühere Metallentfernung bereits ab 6 Monaten, da sich röntgenologisch danach keine Änderungen der knöchernen Wirbelkontur mehr ergeben (Tabelle 1).

Tabelle 1. Radiologische Auswertungen nach Daniaux; n = 54 (ohne LWK 3–5). SI = Sagitt. Index, KW = Körper-Winkel, GDW = Grund-Deckplatten-Winkel

	SI	KW	GDW
Unfall	0,67	−13,0	−8,4
post OP	0,83	− 6,4	+1,4
1 Mon	0,80	− 7,7	−0,6
3 Mon	0,80	− 8,5	−1,0
6 Mon	0,76	−10,0	−5,1
1 Jahr	0,78	− 9,2	−4,7
> 2 Jahre	0,78	− 9,7	−9,1

Hefte zur Unfallheilkunde, Heft 220
Zusammengestellt von K. E. Rehm

Es gingen in der Frühphase 30–50 % des knöchernen Aufrichtungsergebnisses wieder verloren (SI und KW). Nach 6 Monaten ist die Endposition erreicht. Der später höhere Verlust im GDW ist Ausdruck des Zusammensinterns verletzter Bandscheiben auch noch nach Metallentfernung. Die rein klinischen Ergebnisse im Score von Skuginna und Hierholzer ergaben bei 40 nachuntersuchten Patienten: sehr gut 17/40, gut 16/40, mäßig 7/40, und schlecht 0/40.

Schlußfolgerung

Die Klinik korreliert nicht mit dem radiologischen Kyphosewinkel. Vielmehr ist der Bandscheibenkollaps die prognostisch wichtigste, aber auch unsicherste Variable. Es ist primär nur schwer vorauszusagen, ist jedoch Hauptursache für die Instabilität der Segmente und die damit einhergehenden Schmerzen. Beschwerdefrei sind nur stabile Segmente. Dies kann auch sekundär durch spontane knöcherne Spangenbildung eintreten. Offenbar scheint eine operative Hyperextension den Bandscheibenkollaps zu begünstigen, die Spangenbildung aber zu behindern. Primäre Bandscheibenausräumung mit Spongiosaplastik ist bei nachgewiesener Bandscheibenverletzung der sinnvollste Lösungsweg.

Vorstellung eines neuen Fixateur interne-Systems für die thoracolumbale Wirbelsäule

D. Schulte-Bockholt, D. Puplat und L. Gotzen

Klinik für Unfallchirurgie, Philipps-Universität Marburg, Baldinger Straße, W-3550 Marburg, Bundesrepublik Deutschland

Es wird ein neues Fixateur interne-System vorgestellt, das in Kompressions-, Zuggurtungs- und Überbrückungsfunktionen einsetzbar ist. Durch die Möglichkeit der winkelstabilen Montage, der variablen Verankerungsdistanz und -richtung gewährleistet der Fixateur interne eine in allen 3 Raumebenen stabile Defektüberbrückung bei nur kurzer Fusionsstrecke.

Der Fixateur interne besteht im wesentlichen aus Gewindestab, Gewindebuchsen, Schraubenbacken und Pedikelschrauben. Mit dem Längsträger läßt sich eine stufenlose Kompression sowie Distraktion vornehmen. Durch Drehen nur einer Schraube des Längsträgers läßt sich die Länge des Fixateurs stufenlos verändern, wobei der Längsträger die Montage nicht überragt und es daher nicht zu Irritationen der Nachbargelenke kommt. Über die Schraubenbacken sind die Pedikelschrauben winkelstabil mit dem Längsträger verbunden. Über aufsetzbare Hebel ist eine instrumentelle Reposition möglich. Durch festes Anziehen der Pedikelschrauben ergibt sich eine stabilitätsgünstige Sagittalverspannung zwischen Fixateur und fusioniertem Wirbelsäulenabschnitt. Aufgrund des geringen Volumens und der abgerundeten Bauweise kommt es nur zu geringen Weichteilirritationen. Der Fixateur wurde

Hefte zur Unfallheilkunde, Heft 220
Zusammengestellt von K. E. Rehm

auf axiale Kompression, Seitwärtsneigung und Rotation in Maximalbelastung und Dauerbelastung von jeweils 100000 Cyclen getestet. Es zeigte sich keine Materialermüdung oder dauerhafte Verformung.

In den Jahren 1988 und 1989 wurde an insgesamt 18 Patienten das neue Fixateur interne-System angewendet. In 14 Fällen handelt es sich um bisegmentale, in 4 Fällen um monosegmentale Versorgungen. In 13 Fällen lagen Berstungsfrakturen, in 4 Fällen Keilkompressionsfrakturen Grad II und in einem Fall eine Korrekturspondylodese vor. Die Höhenlokalisation der versorgten Wirbel reichte von BWK 12 bis LWK 5. In allen Fällen wurde ein gutes Operationsergebnis erzielt, ohne daß es zu systemspezifischen postoperativen Komplikationen kam.

Die bekannten Probleme, wie Überragen der Längsträger, großes Volumen und die bedienungsaufwendige Schraubenarretierung durch Drehen an mehreren Muttern wurden bei dem hier vorgestellten System gelöst, ohne daß Abstriche an der mechanischen Belastbarkeit in Kauf genommen wurden.

Darf die Umstellungsosteotomie und die Hüftkopfstanzung bei fortgeschrittener Hüftkopfnekrose empfohlen werden?

W. Steinleitner, K. Rossak und M. Herzberger

Orthopädische Klinik, St. Vincentiuskrankenhäuser, Steinhäuser Straße 18, W-7500 Karlsruhe 1, Bundesrepublik Deutschland

In den Jahren 1969–1988 wurden über 200 Personen wegen einer Hüftkopfnekrose operativ behandelt. Der überwiegende Teil wurde primär mit einer Hüftendoprothese versorgt.

Wir berichten über die Nachuntersuchungsergebnisse des Patientenkollektives, die durch eine Hüftkopfstanzung oder eine Umstellungsoperation primär versorgt wurden. Von Interesse erscheint das weitere Schicksal der betroffenen Hüften, die wir z. T. über 20 Jahre radiologisch lückenlos dokumentiert haben.

Insgesamt wurden 75 Personen an 98 Hüften operiert. Wir konnten 1989 34 Personen mit 42 operierten Hüften klinisch und radiologisch nachuntersuchen. 53 schickten uns den Fragebogen zu, 11 Personen waren verstorben. Präoperativ betrug das Durchschnittsalter 43,6 Jahre, postoperativ 52,3 Jahre, so daß im Mittel 9,7 Jahre vergangen waren.

Die Indikation zur Stanzung (Umkehrzylinder) sahen wir im Stadium I und II als gegeben. Im Stadium III erfolgte vorzugsweise die Umstellungsosteotomie. Im Stadium IV erfolgte primär die hüftendoprothetische Versorgung.

18mal führten wir eine Stanzung (mit Umkehrzylinder) durch, 22mal Umstellungsosteotomien (11mal intertrochantäre flektierende-valgisierende Umstellungsosteotomie, 5mal eine flektierende-varisierende Korrektur und 6mal nur Flexionsosteotomie). 2mal führten wir eine Umstellungsosteotomie mit Stanzung durch.

Hefte zur Unfallheilkunde, Heft 220
Zusammengestellt von K. E. Rehm

Die Einteilung erfolgte nach den von Ficat und Arlet angegebenen Stadieneinteilungen. Radiologisch gehörten 1 Hüfte dem Stadium I an, 14 dem Stadium II und 27 dem Stadium III.

Nachuntersuchungsergebnisse
Radiologisch gehören 3 Hüften dem Stadium I an, 9 dem Stadium II und 10 dem III. und 4 dem IV. Stadium an.

Zwischenzeitlich mußten 16 Hüftgelenke mit Endoprothesen (im Mittel nach 6,7 Jahren) versorgt werden, wobei sich der überwiegende Anteil (13) aus dem Stadium III rekrutierte.

Die Problematik der Erkrankung „Hüftkopfnekrose" liegt darin, sie möglichst frühzeitig vor dem Auftreten radiologischer Veränderungen zu erkennen und sie einer adäquaten operativen Therapie zuzuführen. Allein der klinische Verdacht auf HKN bei radiologisch unauffälligen Nativaufnahmen sollte durch ein NMR, dem einzigen bildgebenden aussagekräftigen Verfahren, verifiziert oder verworfen werden.

Myokardiale Ischämien beim Hüftgelenksersatz

K. M. Peters, P. Peters, B. Schwanitz und K. W. Zilkens

Orthopädische Klinik der RWTH, Pauwelsstraße, W-5100 Aachen, Bundesrepublik Deutschland

Über das perioperative kardiale Risiko während Totalendoprothesenimplantationen ist bisher wenig bekannt. Die Prävalenz der coronaren Herzkrankheit (KHK) ist aber gerade bei diesen Operationen hoch, da Totalendoprothesen in der Regel bei alten Patienten implantiert werden. Etablierte Methode zur Erfassung von transienten myokardialen Ischämien ist die ST-Streckenanalyse im Langzeit-Ekg. In der vorliegenden Untersuchung führten wir ein perioperatives und postoperatives (3.–5. Tag) Holter-Ekg bei 10 Patienten mit stabiler KHK und 12 Patienten ohne vorbestehende KHK durch.

Methodik

Die ST-Streckenanalyse wurde mit dem Oxford 4000-II-System durchgeführt. Die Korrelation zwischen Langzeit- und Standard-Ekg beträgt nach eigenen Untersuchungen für dieses System 0,83. ST-Streckensenkungen von $\geq 0,1$ mV und ≥ 1 min wurden als signifikanter Marker einer stummen myokardialen Ischämie gewertet.

Hefte zur Unfallheilkunde, Heft 220
Zusammengestellt von K. E. Rehm

Ergebnisse

	Patienten			
ST-Senkungen	mit KHK perioperativ	postoperativ	ohneKHK perioperativ	postoperativ
Gesamtzahl	125	56 ***	23	2 ***
Gesamtdauer (min)	2730	913 ***	299	14 ***
Tiefe (mV)	0,17	0,21	0,13	0,2

(* ∗ ∗p $\leq 0,001$)

Zwischen den Gruppen der Patienten mit und ohne KHK zeigten sich bei der Gesamtzahl und Geamtdauer der ST-Senkungen hochsignifikante Unterschiede ($p \leq 0,001$). Eine Patientin in der Gruppe mit KHK erlitt zudem postoperativ einen Hinterwandinfarkt.

Der Hüftgelenksersatz stellt ein Risiko für myokardiale Ischämien dar: Patienten mit coronarer Herzkrankheit weisen perioperativ besonders viele und lange myokardiale Ischämien auf. Dies verdient besondere Aufmerksamkeit, da es sich um präoperativ klinisch stabile Patienten handelt.

Biomechanische Untersuchungen zur Darstellung von Relativbewegungen verschiedener Prothesenschäfte im Implantatlager

A. Bettermann, H. Ecke und M. Nietert

Justus Liebig-Universität, Klinikstraße 29, W-6300 Gießen, Bundesrepublik Deutschland

Die durch das unterschiedliche E-Modul zwischen Prothesenschaft und knöchernem Köcher nach künstlichem Hüftgelenksersatz entstehenden Relativbewegungen sind für die Abrißphänomene an den Grenzschichten des Implantatlagers verantwortlich, die nach histomorphologischen Untersuchungen Grund für das Auslockern von Endoprothesen sein können. Um diese Relativbewegungen zu definieren, wurden verschiedene Prothesenmodelle in einen Kunststoffnormfemur implantiert und unter dynamischen Belastungsbedingungen Kraft-Wege-Diagramme aufgezeichnet, um im Vergleich zum Ausgangsmodell ohne Prothese das unterschiedliche Dauerschwingverhalten zu beobachten. Gleichzeitig werden mittels Wegaufnehmern die Ausweichbewegungen des Knochens nach anterior und lateral (Lateralisationstendenz der Prothesenschäfte) dargestellt, die sich in Relation zu den Relativbewegungen als charakteristisch für bestimmte Prothesenmerkmale herausstellen. Hierzu gehören Kragenaufsitz, Zugankervorrichtung, gerade Schaftform (unidirektional) und anatomisch angepaßte Schaftform. Das stets gleiche Implantatlager sichert eine gute

Hefte zur Unfallheilkunde, Heft 220
Zusammengestellt von K. E. Rehm

Vergleichbarkeit der Ergebnisse, die Implantationsqualität wird durch Röntgenuntersuchungen dokumentiert. Die dynamischen Belastungen erfolgen sinusförmig und kraftgesteuert durch einen Hydropulsgenerator. Neben den bereits bekannten Spannungsanalysen am proximalen Femur nach Prothesenimplantation geben diese Untersuchungen Aufschluß über die Veränderungen der biomechanischen Beanspruchung des Knochens nach dem Verlust von Schenkelhals und Hüftkopf.

Pauwels-III-Fraktur des Schenkelhalses – stabile Versorgung und Heilung ohne Osteotomie

A. Voorhoeve

Unfallchirurgische Abteilung, St.-Vincenz-Krankenhaus, Auf dem Schafsberg, W-6250 Limburg/Lahn, Bundesrepublik Deutschland

Mit herkömmlichen Osteosynthesen wird bei der Pauwels-III-Fraktur des Schenkelhalses keine Stabilität und keine Ausheilung der Fraktur erreicht. Die Versorgung mit einer Endoprothese beim alten Menschen und die primäre Umstellungsosteotomie beim jungen Menschen sind deshalb derzeit die Methoden der Wahl.

Analog der vom Vortragenden angegebenen operativen Behandlungsmethode der instabilen pertrochanteren Frakturen mit Winkelplatte und zusätzlicher Zuggurtungsplatte wurde bei 15 Patienten mit Pauwels-III-Frakturen eine adäquate Montage mit AO-Nagel und Zuggurtungsplatte vorgenommen. Die Frakturen sind unter Entlastung in durchschnittlich 3 Monaten durch enossale Knochenbruchheilung fest geworden.

Die Wirksamkeit dieser technisch einfachen Methode wird gezeigt an klinischen Beispielen mit lateraler, medialer und kopfnaher Pauwels-III-Frakturen, die alle ohne Verkürzung zur Ausheilung gebracht wurden.

Statische Untersuchungen der Versorgung der Pauwels-III-Fraktur mittels AO-Nagel ohne und mit Zuggurtungsplatte bei sonst identischen Parametern zeigen für den Belastungsfall mit 2 KN, daß durch Verwendung der Zuggurtungsplatte eine wesentliche Verbesserung der Stabilität erreicht wird

- durch Reduzierung der Biegemomente auf 1/3
- durch Reduzierung der Verschiebung im Bruchbereich auf 1/3.

Die Berechnungen zeigen ferner, daß mit der angegebenen Methode keine Belastungsstabilität erreicht wird. Durch Veränderungen an Montage und Montageteilen läßt sich jedoch eine weitere Verbesserung der Biegesteifigkeit erzielen.

Hefte zur Unfallheilkunde, Heft 220
Zusammengestellt von K. E. Rehm

Chirurgische Behandlung der hüftnahen Femurfrakturen bei älteren Patienten

S. K. Erol, H. Havitçioğlu, A. Ekin, H. Tatari und T. Kabaklioğlu

Orthopädisch-Traumatologische Klinik, Medizinische Fakultät, Dokuz Eylül Universität, TR-35340 Izmir, Türkei

Zusammenfassung

Zwischen den schwerwiegenden Problemen spielt die Osteoporose bei der chirurgischen Therapie der proximalen Femurfrakturen eine entscheidende Rolle. 91 Patienten mit Frakturen des coxalen Femurendes, welche durchschnittlich 72,8 Jahre alt waren und als Singh-Index 3,2 aufwiesen, wurden seitens der Osteoporose retrospektiv bewertet. Aus technischen und sozialen Gründen konnten nur 55 von 91 Fällen nachuntersucht werden. Anhand dieser 55 Patienten wurden bei dieser Studie die Ergebnisse der angewandten verschiedenen chirurgischen Interventionen sowie die Mortalität und Morbidität vergleichsweise dargestellt.

Erfahrungen mit einem verlängerten Gamma-Nagel für Problemfrakturen des proximalen Femurs

J. W. J. L. Stapert, P. A. M. Vierhout und H. A. Schuppers

Traumatologie Abteilung für Chirurgie, Medisch Spectrum, Twente, Postbus 50 000, NL-7500 KA Enschede, Niederlande

Zusammenfassung

Bei der Verwendung der D. H. S. steht das Erreichen einer Frühmobilisation unter vollständiger Belastung im Vordergrund. Komminutive Mehrfagmentbrüche stellen in der Frühbelastung ein Problem dar. Seit 1988 steht in Holland der Gamma-Nagel zur Verfügung. Frakturen mit diesen Osteosyntheseverfahren stabilisiert, sind unmittelbar vollbelastbar. Zur Lösung von schwierigen Problemen mit pathologischen Frakturen und Komplikationen von Winkelplatten, DHS und normalen Gammanägeln verwendeten wir einen „Custommade“ langen 32 cm Gamma 12 mm Nagel. Um Rotationsstabilität bei komminutiven pertrochanteren oder pathologischen Frakturen zu bekommen, wird der Nagel verriegelt. Bei diesem Verfahren wird die Fraktur nicht eröffnet. Seit 1988 haben wir 90 Patienten mit dem Gammanagelverfahren behandelt. 9 Patienten (6 Frauen, 3 Männer 35–86 Jahre) mit 2 pathologischen, 5 akuten Frakturen, 1 Pseudarthrose und 1 Komplikation von normalem Gamma-Nagel wurde versorgt mit dem „Langen Gamma-Nagel“. Es gab keine ernsthaften

Hefte zur Unfallheilkunde, Heft 220
Zusammengestellt von K. E. Rehm

Komplikationen und alle Patienten konnten vollbelastet mobilisiert werden. Konkludierend gibt es mit dem Gamma-Nagel und dem „Verlängerten Gamma-Nagel“ eine universelle Methode für Osteosynthesen des proximalen Femur, die durch frühe Vollbelastbarkeit eine Verbesserung gegenüber anderen Verfahren bewirkt.

Stütz- und Bewegungssystem: Unterschenkel, Fuß

Vorsitz: W.-D. Schellmann, Peine; H. Zilch, Goslar

Neues 9mm-Marknagelsystem für Femur, Tibia und Humerus

J. W. J. L. Stapert, P. A. M. Vierhout und H. A. Schuppers

Traumatologie Abteilung für Chirurgie, Medisch Spectrum Twente, Postbus 50 000, NL-7500 KA Enschede, Niederlande

Zur Zeit gibt es viele Systeme für intramedulläre Osteosynthesen. Nägel für Femur, Tibia und Humerus sind unterschiedlich. Es gibt Links-Rechts-Unterschiede verschiedener Instrumente, Bolzen und Bohrer.

Seit 1988 haben wir einen multifunktionellen Verriegelungsnagel verwendet. Der Nagel besteht aus einem geraden 9mm-Rohr. Proximal wird unter einem Winkel von 135° verriegelt, distal mit zwei Bolzen unter 90°. Der Nagel funktioniert nach dem Prinzip eines Fixateur interne. Die operative Technik ist ähnlich wie bei anderen Systemen, nur für die Tibia ist eine leichte Modifikation vorgenommen worden. Aufbohren bis 11 mm ist nur erforderlich bei jungen Patienten, sonst kann der Nagel „Unreamed“ gebraucht werden. 39 Patienten mit 43 akuten Frakturen, Pseudarthrosen und pathologischen Frakturen von Femur, Tibia und Humerus sind mit diesem System behandelt worden. Die relativ geringe Patientenzahl läßt keine eindeutige Schlußfolgerung zu, da eine sehr heterogene Gruppe von Frakturen behandelt worden ist. Es stellte sich heraus, daß fast alle Frakturen des Femurs, der Tibiadiaphyse und des Humerus mit diesem einen Nagel behandelt werden können. Eine weitere Entwicklung dieses geraden 9mm-Verriegelungsnagels ist daher durchaus gerechtfertigt. Weitere Studien und Verbesserungen am Design werden zeigen, ob dieser 9mm-Verriegelungsnagel sein Versprechen hält.

Hefte zur Unfallheilkunde, Heft 220
Zusammengestellt von K. E. Rehm

Korrekturosteotomien an Femur- und Tibiaschaft mit dem Verriegelungsnagel

R. Kreusch-Brinker und G. Schwetlick

Orthopädische Universitäts- und Poliklinik im Oskar-Helene-Heim, Clayallee 229, W-1000 Berlin 33, Bundesrepublik Deutschland

Seit 1983 wurden im Oskar-Helene-Heim Berlin an 40 Patienten im Bereich von Femur- und Tibiaschaft 42 Korrekturosteotomien mit dem Verriegelungsnagel durchgeführt. Die Methode der intramedullären Stabilisierung von offen osteotomierten langen Röhrenknochen der unteren Extremität hat bei Fixierung des kürzeren Fragmentes mit Schrauben eine große Indikationsbreite vom proximal diaphysären bis distal metaphysären Abschnitt. Der Nagel gibt in zwei Achsen die Korrekturebene vor, und die Verriegelung sicher die Rotationsstabilität. Die erwünschte sekundäre Knochenheilung unter Callusbildung erfordert eine Frühbelastung der Extremität, so daß bei ausreichend stabiler Osteosynthese der Patient noch in der Heilungsphase rehabilitiert ist. Die bei Plattenosteosynthese notwendige plane Osteotomieadaptation, die bei mehrachsiger Korrektur aufwendige Schnitte erfordert, erübrigt sich mit dem Nagel, da der bei der Aufbohrung entstehende Bohrschlamm in Zusammenhang mit der Frühbeanspruchung des Beines knöcherne Defektzonen auffüllt und osteoinduktiv wie Beckenkammspongiosa eine Überbrückung mit Callus bewirkt. Insbesondere auch bei Pseudarthrosen in Fehlstellung oder nach Ermüdungsrefrakturen erweist sich die Methode als biologisch adäquat und mit der Möglichkeit der Vollbelastung des Beines von hoher Akzeptanz für den Patienten. Die Ergebnisse des Krankengutes werden vorgetragen mit einer kritischen Wertung und der Darstellung einzelner Beispiele.

Die kontinuierliche Korrektur von pseudarthrosebedingten Extremitätenfehlstellungen mittels Fixateur externe

H. P. Kaps und J. Pfeil

Orthopädische Universitätsklinik, Schlierbacher Landstraße 200, W-6900 Heidelberg, Bundesrepublik Deutschland

Die orthopädisch-chirurgische Behandlung von in Fehlstellung befindlichen Extremitätenpseudarthrosen erforderte bisher aufwendige Operationsverfahren, wie zum Beispiel offene Achskorrekturen, Pseudarthrosenanfrischungen und Anlagerungen von autologer Spongiosa mit oft unsicherem Erfolg. Zudem wurde bisher eine rigide Fixierung mittels Platten oder Fixateur externe bevorzugt. Eine elegante Lösung der Pseudarthrosenbehandlung stellt die sukzessive Korrektur der in Fehlstellung befindlichen Pseudarthrose mittels eines Fixateur externe (Orthofix mit Gelenkteil, Heidelberger Fixateur mit Gelenkteil) dar, durch

Hefte zur Unfallheilkunde, Heft 220
Zusammengestellt von K. E. Rehm

die zum einen die Fehlstellungen kontinuierlich täglich korrigiert und zum anderen die Pseudarthrose stabilisiert und ohne eigentliche Manipulation bzw. offene Operation am Pseudarthrosenbereich selbst zur Ausheilung gebracht werden kann. Es ist keine erneute Deperiostierung notwendig. Die bei der Nachbehandlung erfolgende Wechseldruckbelastung der Pseudarthrose schafft eine verbesserte Osteogenese.

15 Patienten mit Pseudarthrosen im Bereich der unteren Extremitäten mit teilweise erheblichen Fehlstellungen wurden mit dieser Methode behandelt. Der Beobachtungszeitraum betrug 2 Jahre, das Durchschnittsalter 34 Jahre. Das Verhältnis männlich zu weiblich betrug 3 : 1. Es handelte sich um 10 vitale und 4 avitale sowie eine kongenitale Pseudarthrose. 3 waren am Oberschenkel, 12 am Unterschenkel lokalisiert. In 14 von 15 Fällen trat eine Konsolidierung ein. Die Behandlungsdauer betrug im Schnitt 5 Monate, der stationäre Aufenthalt war mit 16 Tagen vergleichsweise kurz. In keinem Fall wurde, wie schon oben erwähnt, eine Spongiosaplastik angelegt. Die fehlende Konsolidierung trat erwartungsgemäß bei der congenitalen Pseudarthrose auf. Komplikationen waren ebenfalls vergleichsweise gering. Stabinfekte treten in 3 und Stabwanderungen in 4 Fällen auf, Achsdeviationen wurden nach Entfernung des Fixateurs nicht beobachtet. Der unilatrale Fixateur externe scheint ein idealer Weg zur Behandlung von Achsfehlstellungen bei Pseudarthrose an der unteren Extremität. Die Vorteile sind: einfaches operatives Handling, geringe operative Belastung, Verzicht auf Spongiosaplastik, Verzicht auf Gipsfixation, Mobilitätserhaltung angrenzender Gelenke, frühe Belastbarkeit, kurzer stationärer Aufenthalt, Möglichkeit der gleichzeitigen Achskorrektur.

Callusdistraktion an replantierten Unterschenkeln

G. Giebel, C. Braun und O. Trentz

Abteilung für Unfallchirurgie, Chirurgische Universitätsklinik, W-6650 Homburg/Saar, Bundesrepublik Deutschland

An unserer Abteilung für Unfallchirurgie wurden in den letzten 14 Jahren 25 Großreplantationen an der unteren Extremität erfolgreich durchgeführt.

Während die primäre Verkürzung die Überlebenschance des Replantates durch die Ersparung von Gefäß- und Nervenanastomosen steigert, stört die bis zu 10 cm betragende Verkürzung die meist jungen Patienten jedoch nach Ausheilung erheblich.

Mit der Callusdistraktion nach Ilizarov steht ein biologisches Verfahren zur Verfügung, bei dem sich auch größere Verkürzungen, fern der Verletzung, ausgleichen lassen.

So konnten wir bei bisher 3 replantierten Patienten zwischen 22 und 43 Jahren Verkürzungen zwischen 3, 5 und 6,5 cm Länge ausgleichen. Die Ausheilungszeit betrug 1–1,5 Monate für jeden verlängerten cm. Bei einem Patienten wurde gleichzeitig eine Valgusfehlstellung durch temporäre Hemi-Callusdistraktion korrigiert.

In zwei Fällen traten keine Komplikationen auf, in einem kam es während der Distraktionsphase zur Fragmentdislokation und Beugekontraktur im Kniegelenk.

Hefte zur Unfallheilkunde, Heft 220
Zusammengestellt von K. E. Rehm

Durch Fixateurkorrektur und temporären Distraktionsstop mit intensiven Stretchübungen kam es zur folgenlosen Ausheilung. Die Ergebnisse bestätigen das Konzept für die Makroreplantationen an der unteren Extremität: Primäre Verkürzung, mit nachfolgender sekundärer Callusdistraktion.

Fibularesektion versus Fibulastabilisierung – Experimentelle Untersuchungen und klinische Praxis

W. Otto, K. Bartnig, H.-D. Pauer und Chr. Bierögel

Chirurgische Universitätsklinik Halle, Klinikum Kröllwitz, Ernst-Grube-Straße 40,
O-4050 Halle, Bundesrepublik Deutschland

Die Auffassungen zur pathomechanischen Bedeutung der Fibula bei Unterschenkel- oder Schienbeinschaftfrakturen gehen noch immer deutlich auseinander. Bisher vorliegende experimentelle Untersuchungen dazu haben nicht die gewünschte Klärung erbracht, was in unterschiedlichsten technischen Voraussetzungen, Versuchsaufbauten und Konzepten begründet sein dürfte.

Ergebnisse einer eigenen klinisch-experimentell-anatomischen Studie weisen auf einen kalkulierbaren mechanischen „Störeffekt" der Fibula und des zugehörigen Band-Membran-Komplexes gegenüber eine instabil defekten Tibia hin, ähnlich einer exzentrischen Stütze bzw. Klammer. Ein wirklicher longitudinaler Stabilisierungs- oder „Sperreffekt" war dagegen nicht zu erkennen. Empfehlungen zur grundsätzlichen Osteosynthese der Fibula bei Unterschenkelschaftbrüchen können wir uns daher nicht anschließen. Immer aber sollte die Fibula Beachtung finden bei der Erarbeitung individueller Therapiekonzepte für Frakturen im Schaftbereich des Unterschenkels. Eine „gezielte Fibularesektion" in Nähe der Schienbeinläsion hat sich uns unter strenger Indikation verschiedentlich bestens bewährt.

Der noch immer schwelende Meinungsstreit um die pathomechanische und therapeutische Bedeutung der Fibula bei Frakturen im Unterschenkelschaftbereich weist darauf hin, daß Ergebnisse experimenteller Studien stets sehr kritisch zu bewerten und immer vor den Hintergrund klinischer Erfahrungen zu stellen sind.

Hefte zur Unfallheilkunde, Heft 220
Zusammengestellt von K. E. Rehm

Indikation zur Anwendung der Syndesmosenplatte: Biomechanische Grundlagen und klinische Langzeiterfahrungen

J. Rödig, A. Leitner, A. Meißner und R. Rahmanzadeh

Abteilung für Unfall- und Wiederherstellungschirurgie, Klinikum Steglitz, Freie Universität Berlin, Hindenburgdamm 30, W-1000 Berlin 45, Bundesrepublik Deutschland

Eine Instabilität im tibiofibularen Gelenk durch Syndesmosenverletzung ermöglicht eine seitliche tibiolaterale Beweglichkeit. Bereits 1-2 mm Seitenverschiebung führen zur Reduktion des tibiotalaren Gelenkflächenkontaktes von 30–50 % und bei ausbleibender Therapie zur Inkongruenzarthrose im OSG. Eigene biomechanische Untersuchungen zeigten in Übereinstimmung mit der Literatur eine Beweglichkeit der Fibulaspitze bei Dorsal/Plantarflexion in 3 Richtungen: mediolateral, craniocaudal sowie ventrodorsal. Während sich der Talus nach innen dreht, vollzieht die Fibula eine Außenrotation von ungefähr 3°. Diese Erkenntnisse führten an unserer Klinik zur Entwicklung der Syndesmosenplatte (SP), die mittels Kleinfragmentschraube nach dem Anmodellieren an Tibia und Fibula fixiert wird. Die tibiale Schraube wird nach dem Anziehen im ovalen Gleitloch um eine halbe Umdrehung gelockert und ermöglicht damit die physiologische Belastung und Beweglichkeit im fibulotibialen Gelenk.

Eine 1990 durchgeführte Nachuntersuchung der 62 Patienten, die zwischen 1979 und 1985 wegen einer Syndesmosenverletzung operativ versorgt wurden (sowohl 17 Patienten mit Stellschraube (SS), davon 14 nachuntersucht als auch 38 Patienten mit SP, davon 25 nachuntersucht), zeigte in beiden Patientenkollektiven Verknöcherungen der Membrana interossea cruris und Synostosen im Bereich der Osteosynthese. 80 % der Patienten hatten noch Schmerzen bei Belastung und beim Treppensteigen, ein Unsicherheitsgefühl beim Gehen und ein leichtes Hinken. 10 Patienten mit SP und 7 mit SS ließen die Materialentfernung nicht fristgerecht durchführen, bei 2 Patienten zeigte sich zusätzlich eine Synostose im Bereich der SP. Insgesamt 35 % der Patienten hatten intolerable Beschwerden, Gangbildveränderungen und Bewegungseinschränkungen, die auf die Schwere der Verletzung zurückgeführt werden müssen.

Die Vorteile der SP liegen in der einfachen Implantationstechnik, den fehlenden Implantatkomplikationen wie Schraubenbruch oder Lockerung, insbesondere der Möglichkeit einer einzeitigen Materialentfernung sowie der frühfunktionellen Weiterbehandlung ohne Gips mit rascher Zunahme der Belastbarkeit.

Hefte zur Unfallheilkunde, Heft 220
Zusammengestellt von K. E. Rehm

Analyse klinischer und ganganalytischer Untersuchungen operativ und konservativ behandelter Patienten mit Luxationen im Bereich des Sprunggelenkes

J. Singer, L. Brückner und K.-S. Pieper

Klinik für Orthopädie, Karl-Marx-Universität Leipzig, Phil.-Rosenthal-Straße 53, O-7010 Leipzig, Bundesrepublik Deutschland

Es werden aktuelle, klinische und röntgenologische Befunde, sowie ganganalytische Untersuchungen typischer Veränderungen des Ganges von Patienten mit Luxationen im Bereich des oberen und unteren Sprunggelenkes sowie des Lisfrancschen Gelenkes dargestellt.

Die Ganganalyse erfolgte mit Hilfe von zwei Hochfrequenzfilmkameras, die im Winkel von 90° Aufnahmen produzierten. Die Befunde von 22 Patienten, die im Zeitraum von 1975–1985 an der Klinik für Orthopädie in Leipzig behandelt wurden, kommen zur Auswertung. 12 Patienten erlitten eine Luxation im oberen Sprunggelenk, 6 Patienten im unteren Sprunggelenk und 4 Patienten im Lisfrancschen Gelenk.

Es zeigte sich, daß die Patienten mit Luxationen im oberen Sprunggelenk und des Lisfrancschen Gelenkes kaum Gangstörungen aufweisen. Röntgenologisch konnte auch nur bei einem kleinen Teil der Patienten gering ausgeprägte degenerative Veränderungen festgestellt werden. Die Beweglichkeit war kaum eingeschränkt.

Die Patienten mit Luxationen des unteren Sprunggelenkes wiesen dagegen erhebliche Gangstörungen auf. Bei den meisten Patienten wurde eine erhebliche Versteifung des betroffenen Fußes während der Abroll- und Aufsetzphase beobachtet. Die Patienten wiesen sowohl im oberen als auch im unteren Sprunggelenk erhebliche degenerative Veränderungen auf. In dieser Gruppe wurde auch am meisten über belastungsabhängige Beschwerden geklagt. Aus den Untersuchungen läßt sich ableiten, daß Luxationen im Bereich des unteren Sprunggelenkes eine größere Auswirkung auf den Bewegungsablauf des Fußes haben. Patienten mit Luxationen im oberen Sprunggelenk zeigten kaum Gangstörungen. Unserer Meinung nach sollte deshalb bei Luxationen des unteren Sprunggelenkes soweit möglich eine operative Wiederherstellung des Bandapparates erfolgen. Die Patienten sollten für eine kürzere Zeit mit festen Einlagen, sowie Abrollhilfen versorgt werden. Patienten mit Luxationen des oberen Sprunggelenkes und des Lisfrancschen Gelenkes verordnen wir eine weiche Einlage zur Stützung des Fußskeletts. Das normale Abrollen sollte durch die Einlage nicht behindert werden.

Allgemein schließt sich bei allen Patienten eine Gangschule und Kräftigungsbehandlung der Fußmuskulatur an.

Hefte zur Unfallheilkunde, Heft 220
Zusammengestellt von K. E. Rehm

Komplikationen der offenen Fersenbeinosteosynthese

R. Kadletz, K. P. Benedetto und B. Huber

Universitätsklinik für Unfallchirurgie, Anichstraße 35, A-6020 Innsbruck

Einleitung

Die offene Reposition und Osteosynthese von Fersenbeinbrüchen folgt den heute allgemeinen Richtlinien der Behandlung von Gelenkbrüchen. Bereits in den 50iger Jahren publiziert Ender die Knochenspanunterfütterung bei frischen Fersenbeinbrüchen. Aufgrund häufig auftretender Komplikationen wird dieses Verfahren zugunsten der gedeckten aufgegeben.

Methodik

Von 1985 bis 1989 wurden 17 intraarticuläre Fersenbeinbrüche durch offene Reposition, Plattenstabilisierung und Spongiosaplastik versorgt. Entsprechend der Frakturklassifikation der Calcaneusfrakturen nach Zwipp fand sich folgende Verteilung:

3 Fersenbeinbrüche wurden der Gruppe 4 Fragmente/1 Gelenk zugeordnet, 4 der Gruppe 4 Fragemente/2 Gelenke, 7 der Gruppe 5 Fragmente/2 Gelenke und 3 der Gruppe 5 Fragmente/3 Gelenke.

Die Nachuntersuchung wurde nach dem Punkteschema von Zwipp vorgenommen. Anstatt der CT-Untersuchung wurde die funktionelle Untersuchung mittels EMED-System durchgeführt.

Komplikationen und Ergebnisse

Dreimal traten Wundrandnekrosen unmittelbar postoperativ auf. In allen Fällen wurde ein l-förmiger Hautschnitt angelegt und verspätet operiert. Einmal trat eine instabile Narbe und einmal eine Fistel nach einem II.-gradig offenen Fersenbeinbruch auf.

5 Verletzte klagten über Hypaesthesien am äußeren Fußrand. Zweimal zeigten sich Dysaesthesien, einmal eine passagere Peronaeusparese und einmal eine motorische Peronaeusteilparese.

Bei zwei Verletzten sahen wir die Ausbildung von Hammerzehen, viermal eine Plantarfasciitis, dreimal eine Achillodynie, je einmal ein Impingement der Peronaeussehne und der Großzehenbeugesehne.

Ein äußerer Fersenbuckel wurde viermal nachgewiesen. Ein Abutment des Außenknöchels zeigte sich in 6 Fällen. Die radiologische Nachuntersuchung ergab 5 Arthrosen im oberen Sprunggelenk, 7 Subtalararthrosen und 8 arthrotische Veränderungen im Calcaneocuboidal-Gelenk.

An Reoperationen wurde einmal eine plastische Narbenkorrektur, einmal die Fistelexcision, einmal die Tenolyse der Peronealsehnen, zweimal eine subtalare Arthrodese und zweimal eine Arthrodese im Chopartschen Gelenk durchgeführt. Eine Korrekturosteotomie mittels Beckenspan kam einmal zur Anwendung.

Hefte zur Unfallheilkunde, Heft 220
Zusammengestellt von K. E. Rehm

Diskussion

Die Hautweichteilkomplikationen können durch einschichtigen unilateralen Zugang unter Schonung des hohen arteriellen Abgangs durch die A. tibialis posterior, den wir an anatomischen Gefäßpräparaten nachweisen konnten, vermieden werden.

Ein bilateraler Zugang beeinträchtigt die Durchblutung des Fersenbeines außerordentlich. Der „äußere Fersenbuckel“, das „abutment“, Änderungen des Tubergelenkswinkels, Verkürzungen, Valgus- und Varusstellungen des Fersenbeines sowie Verrenkungen der Gelenksflächen verstehen sich als Störungen der Statik, die ihrerseits funktionell-dynamische Auswirkungen zeigt.

Ein gutes Ausheilungsergebnis von Brüchen des Fersenbeines erreichen, heißt, die dynamisch funktionellen, statischen und arthrosebedingten Probleme zu vermeiden. Dies ist am sichersten durch die anatomische Wiederherstellung des Fersenbeines zu erreichen. Ist dies mit einem gedeckten Verfahren möglich, sollte dieses aufgrund unserer Negativerfahrungen angewandt werden. Wenn nicht, muß es unser Ziel sein, das offene Verfahren zu verbessern, um die Komplikationsrate möglichst klein zu halten.

Stütz- und Bewegungssystem: Pathophysiologie und Pathomorphologie der Band- und Sehnenverletzungen

Vorsitz: H. G. Wahl, Krefeld; C. J. Wirth, Hannover

Trainingsinduzierte Sehnenhypertrophie am Schultergelenk beim Body-Building

J. Jerosch, A. Ritchen und M. Marquard

Orthopädische Klinik und Poliklinik, Heinrich-Heine-Universität, Moorenstraße 5, W-4000 Düsseldorf 1, Bundesrepublik Deutschland

Material und Methoden

Es wurden sonographisch bei 51 männlichen Body-Buildern und 200 schultergesunden Probanden beide Schultergelenke untersucht. Hierbei wurde die Sehnendicke von Subscapularis, Supraspinatus und Infraspinatus, sowie die maximalen Durchmesser von anteriorem, mittlerem und posteriorem Deltoidanteil gemessen. Pathologische Befunde wurden zusätzlich dokumentiert.

Hefte zur Unfallheilkunde, Heft 220
Zusammengestellt von K. E. Rehm

Ergebnisse

Die Dicke der Supraspinatussehne in der Gruppe der Probanden betrug 4,3 mm (±1, 1 mm). Die Dicke der Supraspinatussehne war bei den Body-Buildern mit 6,3 mm (±1,6 mm) hoch signifikant größer. Ähnliche Befunde konnten auch für die Infraspinatus- und Subscapularissehne erhoben werden. Im Bereich der Deltoidmuskulatur waren die Unterschiede zwischen Probanden und Body-Buildern ebenfalls signifikant. Unter Berücksichtigung der Trainingszeit ergab sich für fast alle Parameter eine deutliche Korrelation. 18 Body-Builder zeigten pathologische Nebenbefunde bei der sonographischen Untersuchung. Hier fielen besonders echoreich verdickte Bursalinien, gelegentlich sogar Bursadoppelkonturen mit echoarmem Binnenecho auf.

Fazit

In der multifaktoriellen Genese der subakromialen Pathologie sehen wir in der hier dokumentierten extremen Dickenzunahme der Supraspinatussehne einen prädisponierenden Faktor. Die exzessive Dickenzunahme der Sehnenmanschette kann zu einem Mißverhältnis zwischen Platzangebot und -bedarf führen. In dieser Situation mit trainingsinduzierter Hypertrophie der Rotatorenmanschette kann ein Kompressions- und Friktionsmechanismus der Sehne als Ursache für die chronische Tendopathie diskutiert werden.

Strukturelle Altersveränderungen der „Rotatorenmanschette“

M. Neurath, E. Stofft, F. Neurath und K. Neumann

Anatomisches Institut, Universität Mainz, Saarstraße 19–21, W-6500 Mainz, Bundesrepublik Deutschland

Kenntnisse über die normale Struktur der Rotatorenmanschette und ihrer Altersveränderungen sind von entscheidender Bedeutung für das Verständnis traumatischer oder degenerativer Veränderungen im Schulterbereich. Hauptziel unserer Studie war es daher, die normale Struktur der Rotatorenmanschette zu untersuchen und ihre Altersveränderungen aufzuzeigen.

Bei 32 Patienten im Alter von 10–94 Jahren wurden spätestens 6 h postmortal die Rotatorenmanschetten entnommen. Ausschlußkriterien waren klinisch bekannte traumatische oder degenerative Veränderungen. Die Gewebe wurden sowohl licht- (Azan, Alcianblau, Versilberung) als auch elektronenoptisch (TEM, REM) untersucht. Ferner wurden immunhistochemische Untersuchungen mit monoklonalen Kollagen Typ IV und VI-Antikörpern an Kryostatschnitten durchgeführt. Die Ergebnisse zeigen, daß die sog. „Rotatorenmanschette“ im jugendlichen Alter eine komplexe, kompakte Faserstruktur aufweist. Im TEM messen die Kollagenfibrillen 20–190 nm, der Kollagen Typ IV und VI-Nachweis ist positiv. Flügelzellen sind der dominierende Zelltyp (über 80 % aller Zellen).

Hefte zur Unfallheilkunde, Heft 220
Zusammengestellt von K. E. Rehm

Als charakteristische Altersveränderungen sind anzusehen:

- kritische Reduktion der Vascularisationsdichte bei sinkendem Kollagen Typ IV-Nachweis;
- Anstieg des durchschnittlichen Fibrillendurchmessers, bimodale Verteilung der Kollagenfibrillen;
- Verminderung von Kollagen Typ VI-Fibrillen. Auftreten von Wellungen und Schlängelungen;
- deutliche Zunahme der Entzündungszellen an der Gewebsoberfläche im REM;
- Auflockerung der Sehnenstruktur mit Aufrauhungen bereits ab dem Ende des 2. Lebensjahrzehntes;
- dramatische ultrastrukturelle Störungen der kollagenen Fibrillen mit Auftreten sog. „interfibrillärer Kollagendysplasien".

Die angeführten Befunde indizieren, daß degenerative Veränderungen der Rotatorenmanschette bereits ab dem Ende des 2. Lebensjahrzehntes auftreten. Neben unspezifischen Texturstörungen treten auch Änderungen der Zellpopulationen mit steigendem Alter auf. Die Sehnen der Rotatorenmanschette unterliegen offenbar überraschend frühzeitig strukturellen Veränderungen. Diese betreffen vor allem die extracelluläre Matrix, wobei die Störungen der kollagenen und elastischen Fasersysteme besonders imponieren. Der Nachweis von intracellulärem Kollagen ab dem 40. Lebensjahr ist wahrscheinlich als Abbauvorgang zu interpretieren. Als Ausgangspunkt der Veränderungen im Bereich der kollagenen Fibrillen ist die Änderung der Vascularisationsdichte vor allem von Supra- und Infraspinatussehne zu diskutieren, die schon bei 20jährigen Patienten zu beobachten ist. Die Verminderung der nutritiven Versorgung der Sehnen könnte die beschriebenen dramatischen Altersveränderungen erklären.

Ruptur der proximalen, langen Bicepssehne – Welche Tenodesetechnik ist empfehlenswert?

R. Theermann, M. Krüger-Franke und H. J. Refior

Staatliche Orthopädische Klinik München, Harlachinger Straße 51, W-8000 München 90, Bundesrepublik Deutschland

Bei der operativen Revision der proximalen Bicepssehnenruptur sind verschiedene Tenodesetechniken möglich.

Ziel der retrospektiven Nachuntersuchung war es, herauszufinden, inwieweit die unterschiedlichen Tenodesetechniken (Coracoid-Refixation, Tenodese im Sulcus intertubercularis, Schlüsselloch-Op.) in Verbindung mit einer intraarticulären Inspektion, Revision, proximalen Stumpfresektion und ggf. Defileerweiterung sowie Rotatorenmanschettennaht,

Hefte zur Unfallheilkunde, Heft 220
Zusammengestellt von K. E. Rehm

bei der klinischen, röntgenologischen und isokinetischen Nachuntersuchung differente Ergebnisse zeigten.

Es konnten 22 Patienten (Op.-Datum 1/80–1/90) nachuntersucht werden (9mal Coracoidrefixation, 9mal Tenodese im Sulcus, 4mal Schlüsselloch-Op.). Es handelte sich um 22 Männer, das Durchschnittsalter betrug 41 Jahre, 2mal war die linke, 20mal die rechte Seite die Rupturseite. Eine Defileerweiterung nach Neer erfolgte 6mal, eine Rotatorenmanschettennaht 4mal.

Die Nachuntersuchung erfolgte nach durchschnittlich 37 Monaten. Bei der Nachuntersuchung wurden die subjektiven Patientenangaben, die Schmerzanamnese, der klinische Untersuchungsbefund sowie der röntgenologische Verlauf berücksichtigt.

Summarisch konnten wir 5 sehr gute, 14 gute und 3 mäßige Ergebnisse erzielen.

Bei 3 Patienten verblieb eine eingeschränkte und kraftgeminderte Schulterfunktion. Bei den 3 Patienten handelte es sich 2mal um eine Coracoidrefixation, 1mal um eine Tenodese im Sulcus. Röntgenologisch zeigte sich postoperativ keine wesentliche Zunahme der Schulterdegeneration.

Bei der isokinetischen Untersuchung zeige die Coracoidgruppe keinen wesentlichen Kraftverlust (± 4 %), die Sulcusgruppe eine geringere Maximalkraft (–4 % bis –1 %), die Schlüssellochgruppe ebenfalls eine Kraftminderung (–2 % bis –8 %) im Seitenvergleich.

Aufgrund der Nachuntersuchung haben wir die früher benutzte Coracoidrefixation verlassen.

Eine der Begleitpathologie der Schulter gerecht werdende, oben genannte Operationstechnik mit intraarticulärer Revision und Defileerweiterung ermöglicht ein gutes Operationsergebnis.

Auch aus biomechanischen Gründen ist die Tenodese der langen Bicepssehne im Sulcus oder die Schlüssellochoperation zu favorisieren.

Ruptur der langen Bicepssehne. Biomechanisch begründete transhumerale Fixation

M. Fritzsch und R. Labitzke

Abteilung für Chirurgie und Unfallchirurgie, Universitätsklinik Witten/Herdecke, Evang. Krankenhaus Schwerte, Schützenstraße 9, W-5840 Schwerte, Bundesrepublik Deutschland

Kurze und lange Bicepssehne haben im Glenohumeralgelenk partiell antagonistische Wirkungen. Die kurze Sehne adduziert und bewirkt ein Höhertreten des Oberarmkopfes, die lange Bizepssehne abduziert und drückt den Oberarmkopf nach medial/caudal in die Schulterpfanne. Sie gehört funktionell zur Rotatorenmanschette. Die Fixation der langen Sehne an die kurze Sehne bei der Bicepssehnenruptur ist biomechanisch ungünstig: Der Oberarmkopf wird einseitig nach oben gezogen, ein Voranschreiten der Pathologie im subakromialen Raum begünstigt.

Hefte zur Unfallheilkunde, Heft 220
Zusammengestellt von K. E. Rehm

Die Fixation der rupturierten langen Bicepssehne am proximalen Humerus ist demgegenüber biomechanisch günstiger. Bei der *transhumeralen Fixation* wird die Bicepssehne durch einen queren Knochenkanal im proximalen Humerus gezogen und mit sich selbst vernäht. Dazu werden 2 6-mm-Bohrlöcher dicht unterhalb des Sulcus intertubercularis angebracht. Grundsätzlich wird der subakromiale Raum revidiert, ggf. das proximale Sehnenende reseziert.

Die Nachbehandlung ist rein funktionell.

Die Nachuntersuchungergebnisse von 11 transhumeral fixierten langen Bicepssehnen waren überwiegend sehr gut und gut.

Ruptur der distalen Bicepssehne: Indikation zur operativen Versorgung

M. Krüger-Franke, R. Theermann und H. J. Refior

Staatliche Orthopädische Klinik München, Harlachinger Straße 51, W-8000 München 90, Bundesrepublik Deutschland

Die Ruptur der distalen Bicepssehne ist eine seltene Verletzung der oberen Extremität, die zu einer deutlichen Einschränkung der Supinations- und Beugekraft des betroffenen Ellenbogens führt.

In einer retrospektiven Untersuchung wurde das Behandlungsergebnis bei 11 Patienten, die in den Jahren 1989 bis 1988 in unserer Klinik an einer distalen Bicepssehnenruptur operiert worden waren, subjektiv, funktionell, radiologisch und isokinetisch mit dem Cybex II kontrolliert.

Es zeigte sich bei 8 Patienten ein subjektiv und funktionell sehr gutes Ergebnis ohne Schmerzen oder Bewegungseinschränkungen des betroffenen Ellenbogens. Bei 3 Patienten war das subjektive Ergebnis gut, funktionell lag hier 3mal eine Pronationseinschränkung von weniger als 20° vor, einmal kombiniert mit einem Streckdefizit von 10°, einmal mit einem Supinationsdefizit von 10°. Alle Patienten mit einem Pronationsdefizit wiesen ausgedehnte Ansatzverkalkungen der distalen Bicepssehne an der Tuberositas radii auf, die vermutlich als Ursache dieser Bewegungseinschränkung anzusehen sind, da sie bei endgradiger Pronation mit der Membrana interossea interferieren.

Verkalkungen im Ansatzbereich der distalen Bicepssehne fanden sich in insgesamt 8 Fällen, zweimal waren sie sehr gering, 3mal deutlich und 3mal sehr stark ausgeprägt. Eine geringgradige Ellenbogengelenksarthrose fand sich lediglich in einem Fall. Isokinetisch ergab sich bei der Nachuntersuchung weder im Seitenvergleich noch bei Dauerbelastung ein signifikanter Unterschied zwischen beiden Armen.

Zusammenfassend kann festgestellt werden, daß die transossäre Refixation der distalen Bicepssehne in der Technik nach Max Lange sehr gute Ergebnisse zeigt. Die distale Bicepssehnenruptur ist deshalb nach unseren Erfahrungen unabhängig vom Patientenalter

Hefte zur Unfallheilkunde, Heft 220
Zusammengestellt von K. E. Rehm

dann eine Operationsindikation, wenn der Patient noch im Alltag, Beruf oder Freizeit aktiv ist.

Rekonstruktion des proximalen und distalen Kniegelenkstreckapparates nach Patellaluxation: Ergebnisse

A. Sellmann, J. Petermann und L. Gotzen

Klinik für Unfallchirurgie, Philipps-Universität Marburg, Baldinger Straße, W-3550 Marburg, Bundesrepublik Deutschland

Einleitung

Die Patellaluxation ist Ausdruck eines akuten Versagens des Streckapparates des Kniegelenkes. Bei erstmaliger Patellaluxation ohne Hämarthros oder osteochondrale Fraktur erfolgt konservative Therapie. Das operative Vorgehen ist primär nur bei Begleitverletzung und beim Rezidiv indiziert.

Methode und Patienten

In der Unfallchirurgischen Klinik Marburg wurden von 1985 bis 6/89 45 Patienten nach Patellaluxation operativ behandelt. Obligatorisch wurde die proximale Rekonstruktion des Streckapparates mit lateral release und Quadricepsplastik, fakultativ bei Vorliegen einer Patella alta die distale Rekonstruktion mit Versetzen der Tuberositas tibiae vorgenommen. Bei offener Wachstumsfuge ist lediglich ein Weichteileingriff gestattet. Die 1–4jährige Nachuntersuchung erfaßte 41 Patienten (42 Kniegelenke) anhand standardisierter Bewertungsschemata nach Turba. Vergleichend wurden prä- und postoperative Röntgenindices erhoben.

Ergebnisse

In der vorliegenden Arbeit werden retrospektiv Befunde zu Unfallhergang, Begleitverletzungen und operativer Versorgung von Patienten mit Patellaluxation vorgestellt. Nachuntersuchungsergebnisse von jeweils 21 proximal und proximal-distal rekonstruierten Kniegelenken werden mit dem Turba-Score standardisiert und mittels Röntgenindices objektiviert. Subjektiv waren in Gruppe I 20 und in Gruppe II 18 ausgezeichnete und gute Ergebnisse erzielt worden. Objektiv konnten 20 der proximal und 16 der proximal-distal rekonstruierten Kniegelenke als ausgezeichnet und gut befundet werden. Berufs- und Sportfähigkeit war überwiegend voll wiederhergestellt. Die Röntgendiagnostik konnte in allen Fällen eine gebesserte Patellaführung hinsichtlich Zentrierung bzw. Höheneinstellung nachweisen.

Hefte zur Unfallheilkunde, Heft 220
Zusammengestellt von K. E. Rehm

Schlußfolgerung

Wir sehen die Indikation zur Operation nach Patellaluxation bei Begleitverletzungen und beim Rezidiv. Mit dem abgestuften operativen Vorgehen der proximalen und distalen Rekonstruktion des Kniegelenkstreckapparates läßt sich die chirurgische Therapie individuell dosieren, dies insbesondere bei offenen Wachstumsfugen.

Rupturen des Kniestreckapparates: Spätergebnisse nach operativer Behandlung

L. Rudig, J. Ahlers und K. Wenda

Klinik und Poliklinik für Unfallchirurgie, Universitätsklinikum Mainz, Langenbeckstraße 1, W-6500 Mainz, Bundesrepublik Deutschland

Zwischen 1975 und 1979 beobachteten wir 14 Rupturen des Kniestreckapparates, 5 Quadriceps- und 9 Patellarsehnenrupturen. Sämtliche Quadricepssehnenrisse und 6 der 9 Patellarsehnenrupturen waren Spontanzerreißungen aufgrund eines inadäquaten Traumas. 3 Risse des Ligamentum patellae wurden durch ein adäquates Anpralltrauma hervorgerufen. Patienten mit Spontanrupturen, bei denen die Sehnendegeneration histologisch nachweisbar war, waren zwischen 50 und 70 Jahren alt, während die traumatischen Patellarsehnenzerreißungen junge Erwachsene zwischen 25 und 30 Jahren betrafen.

Sämtliche Rupturen wurden 10 bis 14 Tage nach dem Trauma operativ versorgt und mit einer entlastenden Drahtzuggurtung versehen.

11 bis 15 Jahre nach der Operation konnten sämtliche Patienten nachuntersucht werden. 12 von 14 Patienten bezeichneten das Operationsergebnis als gut bis sehr gut, 2 von 14 Patienten als zufriedenstellend. Bei 11 von 14 Patienten bestanden hinsichtlich Muskelmantel und Kniebeweglichkeit keine Unterschiede zwischen verletzter und unverletzter Seite, beziehungsweise zwischen präoperativer und postoperativer Kniefunktion. Lediglich bei drei Patienten persistierte eine geringe Bewegungseinschränkung des Kniegelenkes von bis zu 20 Grad, in zwei Fällen eine Muskelminderung von 1 cm, was jedoch mit nur geringen Behinderungen in Sport und Alltag einherging.

Hefte zur Unfallheilkunde, Heft 220
Zusammengestellt von K. E. Rehm

Spätergebnisse isolierter und komplexer Bandverletzungen des Kniegelenkes unter Berücksichtigung der Arthrose und der Indikation zur Arthrodese

R. Beickert, H. Brandner und J. Probst

Berufsgenoss. Unfallklinik Murnau, Professor-Küntscher-Straße 8, W-8100 Murnau, Bundesrepublik Deutschland

Von den 82 Patienten, die zwischen 1971 und 1990 eine Arthrodese des Kniegelenkes erhielten, hatten 8 komplexe Kniebandverletzungen, wobei immer der zentrale Pfeiler betroffen war, 4 hatten isolierte Bandverletzungen am Kniegelenk, dreimal war das Seitenband betroffen, einmal das vordere Kreuzband. Die Indikation zur Arthrodese ergab sich fünfmal aus einem chronischen Infekt, dreimal wegen schmerzhafter Einsteifung des Kniegelenkes nach operativer Behandlung, viermal wegen Instabilität, wobei es sich nur einmal um ein Wackelknie mit erhaltenen Gelenkflächen gehandelt hat, einmal bestand schon vor dem Unfall eine ausgeprägte Arthrose, zweimal entwickelte sie sich im Anschluß an den Unfall.

In den letzten 19 Jahren haben wir insgesamt 1979 Patienten wegen der Folgen von Kniebandverletzungen behandelt. Die Häufigkeit der Arthrodesen nach Kniebandverletzungen, bezogen auf alle anderen Behandlungsmaßnahmen, betrug im Jahrzehnt 1971 bis 1980 1,39 %, in den 9 Jahren von 1981 bis 1989 0,28 %.

Die Nachuntersuchungen von den 11 überlebenden Patienten, die durchschnittlich 2,7 Jahre nach der Arthrodese und 5 Jahre nach dem Unfall erfolgten, ergaben, daß 10 Patienten mit dem Ergebnis insgesamt zufrieden waren, wobei 3 den Zustand sogar als gut bezeichneten. Die wesentlichen Probleme resultierten aus der Beinverkürzung und aus Beschwerden am Hüft- und am Sprunggelenk.

Bei 2 von 1979 Behandlungsfällen hatte sich nach Eintritt der Instabilität des Kniegelenkes eine Arthrose entwickelt, die letztendlich zur Arthrodese zwang (1 ‰).

Alternativen zur Arthrodese sehen wir beim chronischen Empyem Stadium 4 nicht. Umstellungsosteotomien haben auch bei geraden Beinachsen und bei fortgeschrittener Gelenkflächenzerstörung Sinn, setzten aber am Knie eine einseitige Arthrose voraus. Der Einbau eines Kunstgelenkes erlaubt beim Scheitern der Versorgung immer noch den Rückzug auf eine Arthrodese, wenn auch mit zusätzlicher Beinverkürzung.

Hefte zur Unfallheilkunde, Heft 220
Zusammengestellt von K. E. Rehm

Morphologie der frischen vorderen Kreuzbandruptur im Rasterelektronenmikroskop

S. Horn, K. Neumann und G. Muhr

Berufsgenoss. Krankenanstalten „Bergmannsheil“, Gilsingstraße 14, W-4630 Bochum 1, Bundesrepublik Deutschland

Die scheinbar makroskopisch intakte Bandstruktur bei frischen femoralen Kreuzbandrupturen verleitet zu einer Überinterpretation der mechanisch belastbaren Kollagenstrukturen.

Eigene klinische Untersuchungen zeigen, daß bei primärer Naht des vorderen Kreuzbandes bereits innerhalb von 7 Jahren mit einer Versagerquote von 35 % zu rechnen ist.

Wie verhält sich die Faserstruktur beim frischen, femoralen Abriß des vorderen Kreuzbandes tatsächlich? Hierzu wurde bei 22 Patienten mit frischer vorderer Kreuzbandruptur das Keuzband komplett entfernt und primär durch eine Ligamentum patellae Ersatzplastik rekonstruiert.

Präparate, die bereits makroskopisch Störungen der Faserstruktur aufwiesen, wurden nicht berücksichtigt. Es wurden lediglich Präparate mit makroskopisch intakter Faserstruktur untersucht.

Im Anschluß an die Präparatentnahme erfolgt die sofortige Fixierung in 3 %igem Glutaraldehyd und die Trocknung am „kritischen Punkt“. Abschließend wurden die Präparate in einer Vakuumkammer mit einer monomolekularen Goldschicht besputtert und mit dem Hochleistungsrasterelektronenmikroskop Leitz ISI-SS 40.5 I untersucht.

Bereits zahlreiche lichtmikroskopische Untersuchungen zeigten, daß es bei einer frischen Ruptur zu massiven Veränderungen der Bandstruktur kommt. Die dreidimensionale Darstellung der morphologischen Veränderungen im Rasterelektronenmikroskop ergänzen diesen Befund.

Trotz makroskopisch intakter Bandstruktur liegen im mikroskopischen und elektronenmikroskopischen Bereich eindrucksvolle Veränderungen der Faserstruktur vor. Interligamentäre Strukturen unterschiedlichster Ausprägung sowie massive Elongationen der Faserstruktur traten ausnahmslos in allen Präparaten auf.

Die elektronenmikroskopischen Untersuchungen unterstützten in Kombination mit den klinischen Befunden unser Konzept der primären Rekonstruktion einer vorderen Kreuzbandruptur die prognostisch bessere Verläufe zeigt als die alleinige Refixierung durch Naht.

Hefte zur Unfallheilkunde, Heft 220
Zusammengestellt von K. E. Rehm

Der Kniebandschaden bei extraarticulären kniegelenknahen Frakturen

M. Dickob und U. Mommsen

Orthopädische Uniklinik im Rehabilitationskrankenhaus Ulm, Oberer Eselsberg 45, W-7900 Ulm, Bundesrepublik Deutschland

Während die Spätergebnisse der intraarticulären kniegelenknahen Frakturen von der Rekonstruktion der Gelenkflächen abhängen, wird die Prognose der extaarticulären Brüche vom Ausmaß und der adäquaten Therapie der begleitenden Kniebandschäden bestimmt.

Aus dem Krankengut unserer Klinik konnten 43 Fälle nachuntersucht werden, es handelte sich um 18 Ausrißfrakturen und 25 metaphysäre Brüche der Gruppen A 1–3 der AO-Frakturklassifikation.

Die knöchernen Bandausrisse wiesen in 56,3 % der Fälle weitere ligamentäre Rupturen bis hin zur schweren multidirektionalen Instabilität auf. Besonders gefährdet waren die Ausrißfrakturen des hinteren Kreuzbandes und des lateralen Seitenbandes.

Aus der Gruppe der metaphysären Frakturen zeigten die infracondylären Tibiabrüche (n = 6) keinerlei ligamentäre Begleitverletzung, die supracondylären Femurfrakturen (n = 18) waren in 33,3 % der Fälle durch begleitende Bandrupturen kompliziert.

Die knöchernen Bandausrisse werden in aller Regel mit sehr gutem Ergebnis primär osteosynthetisch versorgt. Lediglich isolierte, nicht dislocierte Ausrisse stellen nach Ausschluß weiterer Verletzungen eine Indikation zur konservativen Therapie dar.

Wesentlich problematischer ist die Behandlung der ligamentären Rupturen, insbesondere bei schwerer multidirektionaler Instabilität. Die Reinsertion von Collateralbandabrissen und die transossäre Kreuzbandrefixation sind bei der Erstversorgung teilweise indiziert, die Spätergebnisse häufig jedoch mäßig.

Bei übungsstabil osteosynthetisch versorgter supracondylärer Femurfraktur muß zur Erhaltung der Kniegelenksbeweglichkeit auf eine primär plastische Bandrekonstruktion verzichtet werden, da die in der Nachbehandlung erforderlichen limitierten Bewegungsausschläge dem Prinzip der Übungsstabilität zuwiderlaufen würden. Hier konnten im eigenen Krankengut bei verbliebenen Instabilitäten gute Erfolge mit sekundären Bandplastiken des vorderen Kreuzbandes erzielt werden, wohingegen die operative Versorgung des hinteren Kreuzbandes weder primär noch sekundär plastisch voll überzeugen konnte.

Bei den knöchernen Bandausrissen spielt die Übungsstabilität nur eine untergeordnete Rolle, so daß hier primäre Bandersatzoperationen mit ihrer bekanntermaßen besseren Prognose möglich sind.

Hefte zur Unfallheilkunde, Heft 220
Zusammengestellt von K. E. Rehm

Spätergebnisse isolierter und komplexer Bandverletzungen des Sprunggelenkes und besonderer Berücksichtigung der Arthrose und der Indikation zur Arthrodese

H. Hempfling, C.-U. Kütemeyer, K. Förster und J. Probst

Berufsgenossenschaftliche Unfallklinik Murnau, Prof.-Küntscher-Straße 8, W-8110 Murnau, Bundesrepublik Deutschland

Die Problematik der Therapie von Instabilitäten am oberen Sprunggelenk, sei es bei der am häufigsten vorkommenden lateralen Instabilität oder auch bei den Instabilitäten am hinteren unteren Sprunggelenk sowie bei der isolierten Ruptur der vorderen Syndesmose ist in der Auswahl des Therapieverfahrens zu sehen. Keine Behandlungsmethode liefert ein 100 %iges Ergebnis, vielmehr halten sich die sog. sehr guten und guten Ergebnisse bei der konservativen oder operativen Therapie etwa die Waage. Bei den unzufriedenen Patienten findet man neben Restinstabilitäten auch arthrotische Veränderungen am Sprunggelenk, die einmal der Gipsruhigstellung, zum anderen aber auch dem Operationstrauma zuzuordnen sind. Die von den Patienten angegebenen Arthrosebeschwerden bewegen sich in Abhängigkeit von der Art der Therapie beim konservativen Vorgehen zwischen 0,3 und 2,5 %, wogegen nach operativer Versorgung unabhängig von der bestehenden Restinstabilität eine Arthrosesymptomatik von 3,1–6,1 % der Fälle vorliegt. Bei allen Therapieformen resultieren in Abhängigkeit von der Instabilität und der Arthrose derart schwere arthrotische Veränderungen, so daß eine Arthrodese notwendig wird. Die Wahrscheinlichkeit, daß die Versteifung des Sprunggelenkes durchgeführt werden muß, liegt nach dem operativen oder auch beim konservativen Behandeln von lateralen Instabilitäten bei 0,03 %. Nicht einbezogen sind die wegen eines Infektes nach operativer Behandlung notwendig gewordenen Arthrodesen.

Bei den in den Jahren 1977 bis 1989 durchgeführten 319 Arthrodesen am oberen und/oder unteren Sprunggelenk in der BG-Unfallklinik Murnau war die Indikation zur Versteifung in 5 Fällen nach einer sog. Distorsion am Sprunggelenk und in 3 Fällen nach einer übersehenen Syndesemosenverletzung notwendig geworden. Die Indikation zur Arthrodese erfolgte bei 14 ausgewerteten Arthrodesen nach Instabilität am Sprunggelenk, bei 10 Patienten wegen einer fortgeschrittenen Arthrose, bei 3 Patienten wegen eines postoperativen Infektes und bei einem Patienten mußte nach der Arthrodese wegen des Infektes die Unterschenkelamputation vorgenommen werden.

Hefte zur Unfallheilkunde, Heft 220
Zusammengestellt von K. E. Rehm

Technische Hilfen zur Funktionsdiagnostik, Orthesen

Vorsitz: V. Hendrich, Ansbach; Th. Tiling, Köln

Knie-Arthrometer KT-1000: Stellenwert der instrumentellen Messung bei der Diagnose einer komplexen Knieinstabilität

T. Werlich, J. Pöhlmann, H. Brand und V. Echtermeyer

Unfallchirurgische Klinik, Klinikum Minden, Friedrichstraße 17, W-4950 Minden/Westfalen, Bundesrepublik Deutschland

Einführung

Seit Anfang der siebziger Jahre sind zahlreiche klinische Tests zur Diagnose von Kapselbandläsionen des Kniegelenkes vorgestellt worden. Parallel dazu gab es eine Reihe von Versuchen, die Stabilität instrumentell zu erfassen, um u. a. mit objektiven, reproduzierbaren Daten eine bessere Vergleichbarkeit zu erreichen.

Patienten und Methode

Im Rahmen einer epidemiologischen Feldstudie, in der wir die Häufigkeit einer komplexen vorderen Knieinstabilität bei aktiven, scheinbar gesunden Fußball- und Handballspielern untersuchten, konnten wir bei 582 Sportlern (Durchschnittsalter 25 Jahre; 15 Jahre sportlich aktiv) während des Trainings neben einer klinischen Untersuchung eine instrumentelle Messung mit dem KT-1000 vornehmen.

Ergebnisse

5,6 % der Sportler waren nicht untersuchbar, wobei es jedoch noch eher möglich war, einen Athleten klinisch als instrumentell zu untersuchen. Vergleicht man die Seitendifferenzen der 24 Sportler, bei denen wir eine VKB-Ruptur diagnostizierten, mit den Werten des Normalkollektives, so stellte sich die größte Differenz von instabilen und gesunden Sportlern bei der maximalen manuellen vorderen Schublade dar. Hier fand sich eine Relation von fast 6 : 1. Große Unterschiede stellten sich auch in der Compliance I und II dar. Compliance I wird aus der Differenz von 67N und 89N gebildet. Compliance II ergibt sich aus der Differenz von 67N und 134N. Bei beiden Werten ergab sich eine ungefähre Relation von 4 : 1. Vergleicht man die Werte der passiven vorderen Schublade, so bestand bei 67N eine Relation von gut 2 : 1, während bei 134N das Verhältnis schon bei 3 : 1 lag. Bei der Auswertung fiel weiterhin auf, daß das linke Kniegelenk, unabhängig vom dominierenden Sprungbein bzw. Standbein, immer signifikant höhere Werte aufwies. Diese vermeintliche Seitendifferenz bewegte sich allerdings immer im Bereich der Meßgenauigkeit des Gerätes,

Hefte zur Unfallheilkunde, Heft 220
Zusammengestellt von K. E. Rehm

so daß weniger von einer wirklichen Seitendifferenz als vielmehr von einem systematischen Fehler auszugehen ist. Ursache für diesen systematischen Fehler ist wohl ein Uhrglaseffekt der Anzeige.

Klinische Relevanz

Unserer Meinung nach steht die klinische Untersuchung zur Diagnose einer Kapselbandverletzung uneingeschränkt an erster Stelle. Das KT-1000 kann uns jedoch wichtige Zusatzinformationen liefern. Im Rahmen unserer unkonventionellen Studienbedingungen war es gut einsetzbar und fand eine gute Akzeptanz bei den Sportlern. Auf dem Gebiet der Befunddokumentation ist das KT-1000 ein gutes Hilfsmittel, um eine gewisse Vergleichbarkeit verschiedener Studien zu erzielen. In Bezug auf die Aussagefähigkeit einzelner Tests zur vorderen Stabilität ist zum einen die Compliance, d.h. die Differenz der bei verschiedenen Kräften erzielten Werte, zu nennen. Außerdem kommt es besonders bei der maximalen manuellen vorderen Schublade und bei 134N zu klaren Unterschieden in der Seitendifferenz. Andererseits muß gesagt werden, wer ein Kniegelenk klinisch nicht untersuchen kann, kann mit diesem Gerät nicht umgehen! Der Vorteil des KT-1000 liegt nämlich unter anderem auch darin, daß ein enger Kontakt zum Patienten und zum verletzten Kniegelenk bestehen bleibt und daher für die Untersuchung und Beurteilung eines Kniegelenkes wichtige Freiräume bietet, die man nutzen sollte.

Neue Vorrichtung zur 3D-Untersuchung der Kniegelenksbewegung

H. J. Hahne und H. W. Ulrich

Orthopädische Universitätsklinik, Michaelisstraße 1, W-2300 Kiel, Bundesrepublik Deutschland

Ausgehend von der Frage: „Wo sollen Knieorthesen genau plaziert werden, damit sie die natürliche Bewegung unterstützen, die Bänder entlasten und nicht zusätzlich gefährden?“, haben wir zunächst ein Orthesengelenk ersetzt durch Papier und Bleistift. Das Papier wurde auf einer Platte fest verbunden mit dem Oberschenkelteil der Orthese, der Stift wurde justierbar am Tibiastiel befestigt und mit einer Feder gegen das Papier gedrückt. Wir justierten den Stift so, daß bei der Beuge-Streck-Bewegung ein möglichst kleiner Kringel gezeichnet wurde. Die Mitte dieses Kringels nennen wir *Kompromißachspunkt*. Diesen Punkt kann man medial und lateral bestimmen. Auf diese Weise erhalten wir eine *Kompromißachse* für das Knie.

Um Genaueres über die Kniebewegung zu erfahren, haben wir den Kieler Galgen konstruiert, mit dem wir bisher an *Oberschenkelamputaten* die Bewegung der Tibia gegenüber dem Femur registrieren können. Das Femur wird horizontal fest eingespannt in eine Rahmenkonstruktion. Auf der Tibia wird eine Platte befestigt, die drei Kugeln trägt. Oberhalb des Femurs befindet sich ein Galgen mit sechs Kugeln. Die Kugeln dienen als Referenz-

Hefte zur Unfallheilkunde, Heft 220
Zusammengestellt von K. E. Rehm

punkte im ruhenden Femursystem und im beweglichen Tibiasystem. Den Abstand zwischen den Tibiakugeln und den Kugeln am Galgen messen wir mit sechs Gewindestangen, die jeweils zu zweit drehbar an den Tibiakugeln befestigt sind und bei der Bewegung durch kleine drehbar aufgehängte Meßeinheiten am Galgen geführt werden und dort Potentiometer drehen. Diese geben elektrischen Spannungswerte an einen *Computer* weiter, der hieraus die Kugelabstände berechnet.

Aufgrund der gewählten Geometrie kann nun die räumliche Position der drei Tibiakugeln genau berechnet werden. Zur Kontrolle wird auf dem Monitor eine frontale und eine seitliche Ansicht dargestellt. Zusätzlich werden Winkel für Flexion, Varus-Valgus und Rotation ausgegeben. Sofern das Femur nicht exakt parallel zum Galgen ausgerichtet ist oder das Dreieck der Tibiakugeln nicht parallel zur Tibia, müssen diese Winkelangaben nachträglich noch korrigiert werden.

Ist die Bewegung zwischen 0° und 90° in Abständen von ca. 5° registriert, so kann der Computer die oben beschriebene Prozedur simulieren, medial und lateral den ruhigsten Punkt suchen und so die Kompromißachse bestimmen.

In einer Serie von 12 Beinamputaten wurde der Ort der Kompromißachse ermittelt mit 19 mm über dem Gelenkspalt, und am Beginn des hinteren Drittels vom Kniedurchmesser. Entsprechend dem größeren medialen Condylendurchmesser lag die Kompromißachse medial ca. 2 mm höher als lateral. Die Kringelgröße, also die Unruhe der Achse, betrug 3,2 mm ± 1,5 mm.

In einem *Test mit Scharniergelenken* anstelle des Knies wurde die Achse – auch bei schiefer Einstellung zum Galgen, d. h. valgisch oder rotiert – mit weniger als 1 mm Abweichung und weniger als 1 mm Unruhe gefunden.

Für die *experimentelle* Messung der Kniebewegung ist das Gerät gut geeignet. Für einen Einsatz am Patienten müßte es zierlicher gebaut werden, die Steinmannägel müßten durch Schalen und Bandagen ersetzt werden.

Stabilität verschiedener Orthesen bei definierter Knieinstabilität

A. Schultz, T. Gaudernak, W. Schüller, H. Pelinka und A. Kerkoc

Unfallkrankenhaus Lorenz Böhler, Donaueschingenstraße 13, A-1200 Wien, Österreich

Knieorthesen werden in der postoperativen Phase nach Bandrekonstruktionen und Bandplastiken zur Stabilisierung des Kniegelenks verwendet. Sie sollen einerseits eine limitierte Bewegung des Kniegelenks ermöglichen, andererseits die Ventralverschiebung des Schienbeinkopfes in die vordere Schublade verhindern. Ziel dieser Untersuchung ist die Stabilität von verschiedenen, häufig verwendeten Orthesen zu prüfen.

Hefte zur Unfallheilkunde, Heft 220
Zusammengestellt von K. E. Rehm

Material und Methodik

Drei Patienten, zwei Männer und eine Frau im Alter zwischen 23 und 30 Jahren, mit chronischer vorderer Knieinstabilität wurden zur Untersuchung herangezogen. Alle drei Patienten hatten 3+ positive vordere Schublade und Lachman-Test und 3+ positiven Pivot shift.

Diesen drei Patienten wurden je 6 häufig verwendete Knieorthesen nach Gipsabdruck angemessen. Folgende Knieorthesen wurden untersucht: 1. CTI, 2. Don joy, 3. KCO, 4. Kerkoc, 5. Lennox Hill, 6. MOS.

Die Stabilitätsmessungen erfolgten mit dem KT 1000/2000 Arthrometer. Die Positionierung des Arthrometers und die Messungen wurden nach den Empfehlungen des Herstellers durchgeführt. Das instabile Kniegelenk wurde jeweils mit und ohne Orthese gemessen, das unverletzte Kniegelenk diente für Vergleichsmessungen. Um ein falsches Anpassen der Orthesen zu verhindern, wurden die Braces vor jeder Messung vom Orthopädietechniker den Patienten angelegt.

Die Berechnung der Stabilität erfolgte in Anlehnung an Ch. Beck et al. (Am J Sports Med, 1986). Die prozentuelle Reduktion der vorderen Schublade durch die Orthese wird durch folgende Formel definiert:

$$\left(1 - \frac{\text{VSB} - \text{US}}{\text{VSNB} - \text{US}}\right) \times 100$$

VSB = verletzte Seite mit Brace; VSNB = verletzte Seite ohne Brace; US = unverletzte Seite.

Zusätzlich wurde bei den drei Patienten mit allen Orthesen der radiologische Lachman-Test als passiver und aktiver Schubladentest in 20°-Beugung durchgeführt und dokumentiert.

Ergebnisse

Die Stabilitätsmessungen mit dem KT 1000/2000 Arthrometer bei 15, 20 und 30 Pfund ergab, daß die stabilsten Orthesen die vordere Schublade um 40–80 % reduzieren können. In unserer Versuchsserie waren bei dieser geringen Kraftanwendung die vom Orthopädietechniker individuell angefertigten Orthesen die stabilsten (Orthese 4 und 3). Die industiell gefertigten Orthesen 1, 2 und 5 konnten die vordere Schublade nur um 0–25 % vermindern. Der radiologische Lachman-Test zeigte, daß bei Einwirkung von größeren Kräften und bei Quadricepsanspannung gegen Widerstand alle geprüften Orthesen wirkungslos sind. Die auf den Röntgenbildern ausgemessene Schublade war bei allen geprüften Orthesen ± 3 mm gleich der vorderen Schublade ohne Orthese.

Unterschenkel-Vacu-Cast: Unterdruck-Hülsenapparat als modellierfähiges, stabiles Gipsersatzsystem

P. Habermeyer

Chirurgische Klinik und Poliklinik, Klinikum Innenstadt, Ludwig-Maximilian-Universität München, Nußbaumstraße 20, W-8000 München 2, Bundesrepublik Deutschland

Seit der Einführung des Gipses im Jahre 1852 gibt es bisher keinen Werkstoff, der den Gips ersetzen könnte. Das Modellieren mit Longuetten und Binden hat sich auch durch den Einsatz von Kunststoffen nicht verändert. Die Vorzüge des Gipses sind jedoch auf eine einwandfreie Gipstechnik von Arzt und Pflegepersonal angewiesen, sind personal- und zeitintensiv und für den Patienten häufig unkomfortabel und unhygienisch.

Ziel der Entwicklung des Vacu-Cast war es, ein Gipsersatzsystem zu entwickeln, das ähnliche Eigenschaften wie ein Gips aufweist, jedoch ohne Personal- und Zeitaufwand angelegt und korrigiert werden kann, auswechselbar und patientenfreundlich ist.

Die Konstruktion (Patentschutz angemeldet) besteht aus den Fuß und Unterschenkel umschließenden, evakuierbaren Vakuummanschette mit Füllmaterial. Die den Fuß und Unterschenkel umfassende Vakuummanschette wird von einem Hülsenapparat umgeben, der in seiner Form einem langen Skistiefel gleicht und die Vakuummanschette vergleichbar dem Sarmientoprinzip stabilisiert.

Über die Vakuummanschette ist es möglich, die Fraktur zu reponieren und mittels des Vakuums zu retinieren, ohne daß Druck auf die Weichteile ausgeübt wird. Die evakuierte Manschette gewährt anatomischen Sitz und Formstabilität. Die endgültige Formstabilität wird durch den äußeren Hülsenapparat erreicht. Gleichzeitig garantiert er eine anatomische Stellung des Fußes und einen korrekten Winkel im oberen Sprunggelenk. Spitzfuß- und Supinationsfehlstellungen wie im herkömmlichen Gips sind somit ausgeschlossen. Die Stellung der Fraktur im Vacu-Cast kann wie bei normalem Gips unter Bildwandlerkontrolle überprüft werden. Ein Aufschneiden des Gipses erübrigt sich beim Vacu-Cast durch ein modernes Velcro-Klettsystem.

Die konzeptionellen Vorteile des Vacu-Cast-Systems sehen wir in folgenden Punkten:

- patientenfreundliches, komfortables Anlegen ohne lange Aushärtzeiten,
- beliebige Wiederholbarkeit des Anlegevorganges,
- Zeitersparnis bei Personal- und Raumbeanspruchung,
- Pflegeerleichterung bei Verbandwechsel,
- korrekte Stellung durch anatomische Hülsenausformung,
- Möglichkeit der anatomischen Modellierbarkeit der Vakuummanschette ohne Weichteilkompression.

Zum gegenwärtigen Zeitpunkt steht der Vacu-Cast für den Unterschenkelbereich in der klinischen Erprobung an der Chirurgischen Klinik und Poliklinik der LMU München. Den Indikationsbereich haben wir für stabile, nicht dislocierte Sprunggelenksfrakturen, für operativ versorgte Sprunggelenksfrakturen, für Frakturen des Fußes, nach Achillessehnenruptur und zur Ruhigstellung bei großflächigen Weichteilverletzungen festgelegt.

Hefte zur Unfallheilkunde, Heft 220
Zusammengestellt von K. E. Rehm

Funktionelle Behandlung mit der Aircast-Schiene oder Gipsruhigstellung bei der frischen fibularen Bandruptur des oberen Sprunggelenkes – randomisierte klinische Studie

J. Klein, D. Rixen, B. M. Ure und Th. Tiling

Chirurgische Klinik Städtische Krankenanstalten Köln-Merheim, Ostmerheimer Straße 200, W-5000 Köln 91, Bundesrepublik Deutschland

Einleitung

Der fibulare Kapselbandapparat des oberen Sprunggelenks wird von allen vergleichbaren Strukturen des Bewegungsapparates beim Sportler am häufigsten verletzt. Bis 1986 bestand im deutschen Sprachraum Einigkeit, daß die fibulare Bandruptur operativ versorgt werden sollte. Neue Vergleichsstudien zeigten jedoch keine Vorteile der operativen Therapie gegenüber der Ruhigstellung im Gipsverband. Retrospektive Studien berichten außerdem über gleichwertige Resultate bei der funktionellen Behandlung, so daß die adäquate Versorgung der fibularen Bandruptur erneut kontrovers diskutiert wird.

Patienten und Methode

In die Studie aufgenommen wurden alle Patienten mit frischer Außenbandruptur zwischen 16 und 45 Jahren. Ausgeschlossen wurden alle Patienten mit Vortraumen. Die Randomisierung erfolgte nach Diagnosestellung mit gehaltenen Aufnahmen im Seitenvergleich. Entsprechend der Randomisierung wurden 30 Patienten am Unfalltag mit Gips (10 Tage Liegegips, danach Gehgips) für insgesamt sechs Wochen behandelt. Bei weiteren 30 Patienten wurde am Unfalltag die Aircast-Schiene angelegt und für sechs Wochen Tag und Nacht getragen. 66 % der Verletzungen ereigneten sich beim Sport. Die Follow-up erfolgte anhand eines validierten Fragebogens, klinischer Untersuchung und gehaltener Aufnahmen des betroffenen Sprunggelenks.

Ergebnisse

Die Follow-up-Rate beträgt 15 Monate nach Therapieabschluß 90 %. 92 % der nachuntersuchten Patienten treiben aktiv Sport. Bezüglich der klinischen Parameter Schmerz, Schwellung, Stabilitätsgefühl, Beweglichkeit und der radiologischen Werte (Taluskippung, Talusvorschub) besteht kein Unterschied zwischen beiden Behandlungsgruppen (alpha = 0,05, beta = 0,2). Bezüglich der Sportfähigkeit und der Zusammenfassung aller klinischen Parameter in einem Score erreicht die Aircast-Schiene signifikant bessere Behandlungsergebnisse als die Gipsimmobilisation.

Hefte zur Unfallheilkunde, Heft 220
Zusammengestellt von K. E. Rehm

Schlußfolgerung

Die Ergebnisse zeigen beim sporttreibenden Patienten Vorteile der funktionellen Behandlung (Aircast) gegenüber der Immobilisation im Gips.

Knorpelschäden, Folgeeingriffe

Vorsitz: A. Huggler, Chur; H. Zwipp, Hannover

Langzeitverläufe arthroskopisch verifizierter Knorpelläsionen des Kniegelenkes

W. Jockers, M. Isay und W. Dick

Orthopädische Universitätsklinik, Burgfelder Straße 101, CH-4055 Basel, Schweiz

Wir berichten über Langzeitverläufe nach traumatischen, bzw. traumatischen/degenerativen Knorpelläsionen des Kniegelenkes, die in den Jahren 1977/1978 arthroskopisch verifiziert wurden. Zu diesem Zeitpunkt lag an der Orthopädischen Universitätsklinik Basel bereits eine über 5jährige Erfahrung mit über 400 ausgegangenen Arthroskopien vor. Somit war die Verfahrensentwicklung der Einführungsphase abgeschlossen und die Arthroskopie damals schon eine verläßliche Routinemethode. Die Befunde wurden rein optisch erhoben, da die Verwendung eines Palpationsinstrumentes damals noch nicht üblich war.

In den beiden Jahren wurde arthroskopisch bei 40 Patienten (20 Männer, 20 Frauen) von 18 bis 63 Jahren (Durchschnittsalter 35 Jahre) eine Knorpelläsion an Femur-, Tibia- oder Patellagleitlager als Hauptbefund festgestellt. Mit einer aktuellen, also 12–13 Jahren nach Diagnosestellung stattfindenden klinischen und radiologischen Nachuntersuchung werden die Spontanverläufe erfaßt (n = 23) und dem zahlenmäßig kleineren Kollektiv der operierten Patienten (n = 15) gegenübergestellt. Die Knorpelläsionen werden nach Lindberg (Grad I–III) klassifiziert.

Bei den operierten Patienten wurde in 7 Fällen die Knorpelläsion direkt angegangen (Abrasio/Forage), in den übrigen Fällen eine Achskorrektur vorgenommen und/oder die Begleitverletzungen saniert (Bandplastik, Meniscektomie).

Vergleicht man beide Patientengruppen (operierte/konservativ behandelte) aufgrund der arthroskopisch festgestellten Knorpelläsion, so finden wir bei den Grad-II-Knorpelläsionen im Langzeitverlauf – beurteilt nach dem Lysholm-Score – keinen Unterschied (Score = 86 Punkte). Die radiologische Beurteilung zeigte in keinem Fall eine schwere femorotibiale oder femoropatellare Arthrose. Eine mittelgradige Femorotibialarthrose war in 3 Fällen, eine mäßige Femoropatellararthrose in 10 Fällen zu verzeichnen.

Hefte zur Unfallheilkunde, Heft 220
Zusammengestellt von K. E. Rehm

Die Frage der prä-Arthrose ist schwierig zu beantworten. In unserem Patientengut kam es in 12 bzw. 13 Jahren in keinem Falle zu einer schweren Gonarthrose. Fast 40 % der Patienten, welche radiologisch nachuntersucht wurden, hatten keinerlei Arthrosezeichen im Röntgenbild.

Aufgrund unserer Resultate empfehlen wir in erster Linie konservatives Vorgehen bei den Grad-II-Knorpelläsionen, wobei Begleitverletzungen wie Band- und Meniscusläsionen, freie Gelenkkörper wie auch Achsfehlstellungen Operationsindikationen darstellen.

Die Behandlung der Osteochondrosis dissecans des Kniegelenkes durch die autologe Knorpel-Knochen-Transplantation

T. Wirth, G. Rauch, P. Schuler und P. Griss

Orthopädische Universitätsklinik, Baldinger Straße, W-3550 Marburg, Bundesrepublik Deutschland

Einleitung

Die operative Therapie der Osteochondrosis dissecans des Kniegelenkes hat zum Ziel, die im Verlauf der Erkrankung auftretenden Inkongruenzen der Gelenkfläche zu beheben, da sonst frühzeitig eine Arthrose droht. Bei den Patienten, die einen großen Vollschichtdefekt an der Condyle entwickelt haben, wenden wir die Methode der autologen Knorpel-Knochen-Transplantation in Anlehnung an das von Wagner beschriebene Verfahren an.

Patientengut

Zwischen 1984 und 1989 wurden an der Orthopädischen Universitätsklinik Marburg unter 85 wegen Osteochondrosis dissecans operativ therapierten Patienten 12 mit einer fortgeschrittenen OD durch eine autologe Knorpel-Knochen-Transplantation nach Wagner behandelt. Die Patienten, deren Durchschnittsalter 26 Jahre (16–43 Jahre) betrug, wiesen 8mal einen OD-Herd im radiologischen Stadium V nach Rodegerdt und Gleissner und 4mal ein Stadium IV auf.

Ergebnisse

Alle Patienten konnten nach einem postoperativen Intervall von 1,5 bis 5,5 Jahren (im Durchschnitt 3,7 Jahre) nachuntersucht werden. 75 % der Patienten klagten über leichte Beschwerden bei körperlicher Belastung oder Sport. Die klinische Untersuchung ergab 11mal einen völlig unauffälligen Befund. Nur 1 Patient hatte die klinischen Zeichen einer Gonarthrose mit subjektivem Blockierungsgefühl, lokalem Druckschmerz am medialen Gelenkspalt und einem Streckdefizit von 10 Grad. Röntgenologisch entwickelten praktisch

Hefte zur Unfallheilkunde, Heft 220
Zusammengestellt von K. E. Rehm

alle Patienten Zeichen einer Gonarthrose. Bei 75% verschlechterte sich das röntgenologische Stadium (Arthrosescore nach C.J. Wirth) um 1 Punkt, bei je 1 Patienten war es gleichgeblieben, bzw. hatte sich um 2 oder sogar 3 Punkte verschlechtert. Die Patienten schätzten das postoperative Ergebnis selbst 2mal als hervorragend, 9mal als sehr gut und 1mal als gut ein.

Diskussion

Diese klinischen und röntgenologischen Ergebnisse unterstreichen die Möglichkeiten zur Deckung von Knorpel-Knochen-Defekten bei der OD durch die Knorpel-Knochen-Transplantation. Inwieweit durch dieses Operationsverfahren die Entstehung einer Gonarthrose verzögert werden kann, läßt sich aufgrund der relativ zu kurzen Nachbeobachtungszeit nicht definitiv sagen. Allein nach dem klinischen Befund wurden die Erwartungen der Patienten in über 90% erfüllt oder übertroffen. Von anderen Autoren wissen wir, daß ähnliche Resultate auch nach längerer Beobachtungszeit zu erwarten sind.

Osteochondrale Läsionen des oberen Sprunggelenkes Langzeitergebnisse nach operativer Behandlung

J. Brand, A. Lies, A. Ekkernkamp und G. Muhr

Chirurgische Universitätsklinik, Berufsgenoss. Krankenanstalten „Bermannsheil", Gilsingstraße 14, W-4630 Bochum 1, Bundesrepublik Deutschland

Distorsionen des oberen Sprunggelenkes können typische tangentiale Abscherverletzungen der Taluskanten verursachen. Je nach Größe entstehen transchondrale Flakes oder osteochondrale Läsionen. Die prognostisch bedeutsame Einteilung geht auf Berndt und Hardy zurück.

Therapeutisches Ziel ist die Beseitigung mechanischer Störfaktoren, die Normalisierung der Gelenktrophik und die Vermeidung von Inkongruenzschäden am oberen Sprunggelenk. Weiterhin vermieden werden müssen Inaktivitätsschäden der übrigen Gelenkstrukturen.

Berichtet wird über 25 Patienten der Jahre 1975 bis 1981, die sich mit frischen Taluskantenläsionen innerhalb der ersten 3 Wochen nach dem Unfall vorstellten. Bei der operativen Versorgung wurde 8mal eine Verschraubung, 3mal eine Kirschner-Drahtfixation von osteochondralen Fragmenten vorgenommen. In den anderen Fällen wurden die Knorpelfragmente entfernt, 3mal eine Spongiosaunterfütterung durchgeführt sowie 5mal eine Glättung des verbliebenen Lagers vorgenommen. 20 Patienten konnten durchschnittlich 11 Jahre nach der Verletzung untersucht werden. 15mal fand sich ein gutes funktionelles Resultat mit Beschwerdefreiheit. 5 Patienten gaben zeitweilige Beschwerden an. Hier fand sich eine endgradige Bewegungseinschränkung. Bei 10 Patienten konnte eine Arthrose

Hefte zur Unfallheilkunde, Heft 220
Zusammengestellt von K. E. Rehm

radiologisch festgestellt werden, 5 Patienten ließen beginnende Zeichen des Verschleißes erkennen.

Auch im Literaturvergleich kann festgestellt werden, daß Röntgenbild und funktionelles Ergebnis differieren. Bei größeren osteochondralen Fragmenten und frühzeitiger Diagnose sowie adäquater Operation ist die Prognose insgesamt gut; bei reinen Knorpelschäden sowie verspäteter Diagnose ist die Prognose als unsicher zu bezeichnen.

Für die Diagnostik ist wichtig, daß es sich zu 75 % um eine Begleitverletzung gehandelt hat. Es muß also bedacht werden, daß das Offensichtliche der Feind der exakten Analyse ist. Daher sollte bei entsprechender Unfallanamnese und Klinik eine erweiterte Röntgendiagnostik durch Schrägprojektionen, Röntgen in Flexion und Extension sowie ein Tomogramm durchgeführt werden, um die Prognose nicht durch eine verzögerte Therapie zu verschlechtern.

Distorsionstrauma des oberen Sprunggelenkes und Osteochondrosis Dissecans Tali: Kann die Osteochondrosis Dissecans Tali traumatisch bedingt sein?

J. Bruns und B. Rosenbach

Orthopädische Universitätsklinik Hamburg, Martinistraße 52, W-2000 Hamburg 20, Bundesrepublik Deutschland

Nach Distorsionstraumen des OSG werden häufig Knorpel- oder Knorpel-Knochenfrakturen am Talus in ca. 10 % der Fälle beobachtet. Als auslösende Bewegung werden Abscherbewegungen zwischen Talus und Tibia oder Fibula bei Supinationstraumen angeschuldigt. Die Osteochondrosis dissecans tali wird ätiologisch ebenfalls mit Distorsionstraumen des OSG in Zusammenhang gebracht. Die Nachuntersuchung an 26 von 38 operativ behandelten Patienten zeigte, daß alle Patienten ohne vorangegangenes Trauma mindestens 4 Wochenstunden sportlich aktiv waren. Patienten ohne sportliche Aktivitäten gaben alle mindestens ein Distorsionstrauma im OSG an. Eine fibulare Bandruptur war bei keinem Patienten diagnostiziert worden. Sporttreibende Patienten gaben überwiegend sprungaktive Sportarten wie Fußball, Handball oder Volleyball an, die eine erhebliche Belastung für das OSG darstellen, als Sportart an. Die Lokalisation am Talus ergab eine mediale Läsion am Talusrand in 28/36 und nur in 5/36 eine laterale O. D. tali.

In einer parallel durchgeführten experimentellen Untersuchung an 13 Leichenpräparaten wurde mit Hilfe von Druckmessfolien der Gelenkflächendruck in Abhängigkeit von 7 verschiedenen Gelenkstellungen sowie von verschiedenen Dissektionsgraden am lateralen und medialen Bandapparat überprüft. Auffällig war, daß die Druckmaxima schon ohne Banddissektion am medialen Talus besonders ausgeprägt unter Varus- und Supinationsstellung sowie am lateralen Talusrand unter Valgus- und Pronationsstellung waren und an den

Hefte zur Unfallheilkunde, Heft 220
Zusammengestellt von K. E. Rehm

Stellen am Talus lagen, an denen die O. d. tali besonders häufig festgestellt wird. Nach zusätzlicher lateraler und medialer Banddissektion nahmen die Druckwerte unter diesen Gelenkstellungen noch signifikant zu.

Die Ergebnisse der Druckanalyse am Talus stützen die klinische Beobachtung sowie die daraus folgende Vermutung, daß bereits ohne Bandläsion am OSG zumindest die mediale O. d. tali traumatisch entweder durch ein einzelnes Makrotrauma oder durch rezidivierende Mikrotraumen mitbedingt sein kann. Für die laterale Läsion kann neben einer Supinationsbewegung eine Pronationsbewegung ebenfalls als Mitauslöser in Betracht kommen.

Gangbild nach Arthrodese des oberen Sprunggelenks. Pedographische Untersuchungen

M. Zenkl, G. Bauer, R. Bensel, T. Mittelmeier, H. Kurz und W. Mutschler

Abteilung für Unfall-, Hand-, plastische und Wiederherstellungschirurgie, Universität Ulm, Steinhövelstraße 9, W-7900 Ulm, Bundesrepublik Deutschland

Seit der Einführung der Arthrodese als Therapie der schweren Arthrose am oberen Sprunggelenk wird die optimale Einstellung des Fußes zur Schienbeinachse diskutiert. In einer klinischen, radiologischen und pedographischen Untersuchung an 46 Patienten wurde das Spätergebnis in Abhängigkeit von der Arthrodesestellung ermittelt. Die pedographischen Ergebnisse wurden mit den Werten eines Bezugskollektivs verglichen (n = 102).

Zur Ganguntersuchung wurde eine kapazitative Druckmeßplattform (22,5 cm × 44,5 cm) mit einer Auflösung von 2 Sensoren/cm^2 verwendet. Diese Plattform (emed SF, Fa. Novel, München) liefert mit einer Frequenz von 70 Hz Druckbilder unter der Fußsohle. Gemessen wurden die Drucke unter dem Fuß beim Abrollvorgang beim freien Barfußgang sowie beim Ein- und Zweibeinstand.

Folgende Fragen sollten beantwortet werden:

1. Welche generellen Veränderungen zeigen sich im Gang von Patienten nach Arthrodese im OSG?
2. Welche klinischen, radiologischen und pedographischen Unterschiede ergeben sich aus verschiedenen Arthrodesestellungen?
3. Können mit der dynamischen Pedographie Unterschiede im Gangbild erfaßt werden, die der klinischen Untersuchung entgehen?

Die Ergebnisse zeigen, daß die untersuchten Patienten den arthrodesierten Fuß kürzer belasten (x = 0,87 s gegenüber x = 0,97 s auf der Gegenseite) sowie deutlich kürzere Schritte machen (x = 44,2 cm gegen 63 cm im gesunden Vergleichskollektiv). Beim Vergleich der Ergebnisse bei verschiedenen sagittalen Arthrodesestellungen (90° – 95° – 100°) zeigte sich bereits klinisch eine Überlegenheit der Rechtwinkelstellung gegenüber der 100° Spitz-

Hefte zur Unfallheilkunde, Heft 220
Zusammengestellt von K. E. Rehm

fußstellung: Signifikant waren die bessere subjektive Zufriedenheit, die geringere Muskelatrophie und die größere Schrittlänge bei 90°-Stellung. Klinische Unterschiede zwischen in Rechtwinkelstellung und 5°-Spitzfußstellung arthrodesierten fanden sich nicht. Daraufhin wurde die dynamische Pedographie auf diskrete Unterschiede des Abrollvorgangs zwischen in 90°-Stellungg arthrodesierten und in leichter Spitzfußstellung (95°) versteiften Patienten ausgewertet und mit den Werten des Bezugskollektivs verglichen (n = 102). Es zeigte sich bei Arthrodese in 95°-Stellung eine im Vergleich zum Normalkollektiv signifikant stärkere Vorfußbelastung mit kürzerer Überleitungszeit vom Rückfuß- zum Vorfußmaximum und schnellerem Lastanstieg am Vorfuß. Der geringe Spitzfuß scheint daher bei jedem Schritt zu einer verstärkten Belastung des Vorfußes zu führen.

Die Unterschiede zwischen dem 90°-Kollektiv und dem Normalkollektiv waren deutlich geringer ausgeprägt.

Vom biomechanischen Standpunkt her sollte eine Einstellung der Arthrodese in Spitzfußstellung vermieden werden, der Fuß sollte in Rechtwinkelstellung arthrodesiert werden.

Endoprothetik des oberen Sprunggelenkes. Indikation und Spätergebnisse

B. Endrich und D. Terbrüggen

Kreiskrankenhaus Sinsheim, Waibstädter Straße 2, W-6920 Sinsheim, Bundesrepublik Deutschland

Posttraumatische Arthrosen des oberen Sprunggelenkes entstehen überwiegend nach Knöchelfrakturen oder nach in Fehlstellung verheilten Ober- oder Unterschenkelfrakturen. Besonders Luxationsfrakturen des oberen Sprunggelenkes mit Knorpeldefekten und Zerreißungen des Kapselbandapparates führen nach inkorrekten Osteosynthesen oder konservativen Behandlungsverfahren zu schweren Arthrosen. Häufig wird eine Valgusarthrose des oberen Sprunggelenkes nach Außenknöchelfrakturen, die in Verkürzung verheilt sind, beobachtet. Progrediente, therapieresistente Schmerzen, eine zunehmende Gehbehinderung, aber auch der Leidensdruck der Patienten machten die Suche nach therapeutischen Alternativen zur Arthrodese erforderlich.

In den Jahren 1982–1989 wurde an unserer Klinik bei 10 Patienten (Alter zum Operationszeitpunkt 25–73 Jahre) mit traumatisch bedingter Arthrose (Schweregrad III nach Bargon) eine OSG-Prothese, Typ Freeman-Samuelson, eingesetzt. Alle Patienten wurden retrospektiv nachuntersucht, wobei derzeit eine mittlere Nachbeobachtungszeit von 4,6 Jahren (1,5–8 Jahre) zugrundegelegt werden kann.

Bei 9 von 10 Patienten werden gute Einjahresergebnisse erreicht; lediglich einmal mußte das Implantat infolge eines Wundinfektes bereits 4 Monate später entfernt und eine Arthrodese durchgeführt werden. Auch 3 Jahre postoperativ wird bei 7 von 9 Patienten ein guter Prothesensitz bei klinischer Beschwerdefreiheit und adäquater Funktion (mindestens 0-0-30 nach der Neutral-0-Methode) nachgewiesen. Bei einem Patienten wurde nach 1 1/2

Hefte zur Unfallheilkunde, Heft 220
Zusammengestellt von K. E. Rehm

Jahren eine aseptische Prothesenlockerung beobachtet, aufgrund der erneuten Beschwerden die Prothese entfernt und eine Arthrodese durchgeführt.

Derzeit kann das postoperative Ergebnis bei 4 Patienten (Operation vor 1,5 bis 8 Jahren) als sehr gut (klinische Beschwerdefreiheit, gute Funktion, röntgenologisch keine Lysezeichen) bezeichnet werden. 2 Patienten zeigten im 4. bzw. 5. postoperativen Jahr röntgenologisch Zeichen einer Prothesenlockerung im OSG ohne nennenswerte funktionelle Einschränkung. Eine Patientin erlitt 4 Jahre nach Einbringen der Endoprothese eine Innenknöchelfraktur. Hierdurch kam es zum Ausbrechen des Implantats, eine Arthrodese wurde durchgeführt. Schließlich ist eine Patienten 3 1/2 Jahre nach endoprothetischer Versorgung des OSG an einem apoplektischen Insult verstorben.

Wir ziehen aus diesen Ergebnissen folgende Schlußfolgerungen:

1. Die präoperativ bestehenden Fehlbildungen wären durch eine korrekte Erstbehandlung der Frakturen vermeidbar gewesen.
2. Die Indikation zur OSG-Prothese ergab sich nicht nur aus den funktionellen und röntgenologischen Befunden, entscheidend war vielmehr Leidensdruck und Wunsch der Patienten nach Alternativverfahren zur Arthrodese.
3. Sehr gute Langzeitergebnisse sind in Einzelfällen möglich, wobei auch bei unauffälligem postoperativen Verlauf mit einer Prothesenlockerung nach ca. drei Jahren gerechnet werden muß.

Die Arthrodese mit cortico-spongiöser Spanplastik zum Talusersatz am oberen und unteren Sprunggelenk

T. Schmickal und M. Rösgen

Städtische Kliniken Düsseldorf-Gerresheim, Gräulinger Straße 120, W-4000 Düsseldorf 12, Bundesrepublik Deutschland

Schwere Traumen des oberen Sprunggelenkes mit Defekt von Tibia und Talus stellen eine deletäre Ausgangssituation für die Wiedererlangung der Belastungsfähigkeit der betroffenen Extremität dar. Im günstigsten Fall resultiert eine Arthrodese mit wesentlicher Verkürzung und daraus folgender schwieriger orthopädietechnischer Versorgung. Von 1981–1988 wurden an der berufsgenossenschaftlichen Unfallklinik Duisburg-Buchholz 10 Patienten mit Defektsituation des Sprunggelenkes implantiert. Es wurde die Fixateur-externe-Osteosynthese zur Einstellung des OSG/OSG mit USG mit Implantation cortico-spongiöser Späne durchgeführt. 4mal lagen aseptische, 6mal septische Krankheitsverläufe vor. In allen 10 Fällen konnten die cortico-spongiösen Späne nach ein- bis dreimaliger Implantation zur Abheilung gebracht werden. Alle 10 Patienten gelangten zwischen 5 und 11 Monaten postoperativ, 1mal 15 Monate postoperativ wieder zur Vollbelastung der betroffenen Extremität. Alle 10 Patienten wurden mit orthopädischem Schuhwerk versorgt.

Hefte zur Unfallheilkunde, Heft 220
Zusammengestellt von K. E. Rehm

Die Beinverkürzung betrug bei 7 Patienten ein akzeptables Maß von 1–3 cm, 2mal 3,5 cm, 1mal 4,5 cm. 8 Patienten konnten beruflich bzw. nach Umschulung rehabilitiert werden, 2 Patienten wurden vorzeitig berentet.

Die ermutigenden Ergebnisse der Arthrodese des Sprunggelenkes mit corticospongiösen Spänen bei Defektsituationen lassen hoffen, daß in derartigen Fällen durch die Spanimplantation ein Höhengewinn bis zu 3 cm erzielt werden kann und damit die Beinverkürzung auf ein akzeptables Maß begrenzt wird. Wichtig erscheint hier der Hinweis auf eine ausreichende Revision des nekrotischen/infizierten Knochens sowie eine stabile Verklemmung der cortico-spongiösen Späne durch eine dreidimensionale Fixateur-externe-Montage.

Diskussion

H. Zwipp, Hannover

In der Diskussion wird zu den Knorpelschäden am Kniegelenk deutlich, daß der Spontanverlauf auch ohne arthroskopisches Debridement bei leichteren Formen des Knorpelschadens eine gute Prognose hat, wenngleich die Ergebnisse bei Verwendung verschiedener Knorpelklassifikationen nach Lindberg bzw. Rodegerdts und Gleissner nicht vergleichbar sind. Bei größeren Defekten hat sich das Verfahren nach Wagner mit der autologen Knochen-Knorpel-Transplantation aus dem weniger belasteten hinteren Bereich in vordere belastete Areale bewährt. Ähnliches gilt auch für die frische homologe Knochen-Knorpel-Transplantation, die ergänzend diskutiert wird. Erfahrungen mit der autologen Rippen-Knorpel-Transplantation liegen auch im Auditorium nicht vor.

Für die Vergleichbarkeit von Ergebnissen erscheint es auch sinnvoll, einheitlich denselben Arthrose-Score zu verwenden. Über die Notwendigkeit von zusätzlichen varisierenden oder valgisierenden Umstellungsosteotomien können von den Autoren keine Angaben gemacht werden.

In der Behandlung der Knorpelläsionen am oberen Sprunggelenk wird deutlich, daß die Genese der Osteochondrosis dissecans tali auch heute nicht sicher erklärbar ist, daß jedoch traumatische Ursachen, wie die fibulare Bandruptur oder das rezidivierende Distorsionstrauma dafür verantwortlich gemacht werden können.

Zur Behandlung selbst erfährt die arthroskopische Behandlung, insbesondere unter Verwendung eines Distraktors, zunehmend Bedeutung. Nur bei größeren Defekten und insbesondere bei postero-medialer Lokalisation ist die Arthrotomie und/oder Innenknöchelosteotomie empfehlenswert. Für das Ausheilungsergebnis ist es sehr relevant, die Sklerose zu durchbrechen.

Neuere diagnostische Verfahren, wie die Pedographie, lassen neue Erkenntnisse über die Fußstatik und Dynamik erkennen. So werden auch frühere ganganalytische Untersuchungen bestätigt, daß beispielsweise die Arthrodese des oberen Sprunggelenkes in Rechtwinkelstellung des Fußes der physiologischen Fußdynamik am ehesten entspricht. Hier sind für

Hefte zur Unfallheilkunde, Heft 220
Zusammengestellt von K. E. Rehm

die Zukunft sicher noch wesentliche Erkenntisse zur Pathologie, Diagnostik und Therapie relevanter Verletzungen im Fußbereich zu erwarten.

Für die Arthrodesen im oberen und unteren Sprunggelenksbereich wird deutlich, daß außer bei schwerer Osteoporose oder Infektsituation der internen Schraubenosteosynthese der Vorzug gegenüber dem Fixateur externe zu geben ist, da hier mit kürzere Ausheilungszeiten, weniger Varus-/Valgus- sowie Rotationsfehler und eine bessere funktionelle Nachbehandlung möglich werden.

Die Endoprothetik im Bereich des oberen Sprunggelenkes scheint nach dem derzeitigen Stand der Kenntnisse noch unzureichend zu sein, da bei zementierten Prothesen die Lockerungs- und Komplikationsraten zu hoch liegen und eine anatomische, zementlose Endoprothese im Sprunggelenksbereich derzeit noch nicht vorliegt.

Pathophysiologie I: Mehrfachverletzungen, Begleitverletzungen, Blutverlust

Vorsitz: H. U. Langendorff, Hamburg; R. Szyszkovitz, Graz

Kombinationsverletzungen und Mortalität bei polytraumatisierten Patienten

S. K. Erol, H. Tatari, H. Havitçioğlu, A. Ekin und T. Kabaklioğlu

Orthopädisch-Traumatologische Klinik, Medizinische Falkultät, Dokuz Eylül Universität, TR-35340 Izmir, Türkei

Bei 140 polytraumatisierten Patienten wurde die Mortalitätsrate mit 15,0 % festgestellt (21 Tote). Exituskomplikationen zeigten sich bei den Patienten mit Unterschenkelbrüchen mit 23,52 % mehr wie bei den Femur- (15,51 %) und bei den Humerus- (12,0 %) frakturen.

Bei 72 (51,43 %) Polytraumapatienten wurden wegen der vorliegenden Knochenbrüche insgesamt 84 Osteosynthesen durchgeführt.

Nach unseren Ergebnissen liegt bei dieser Mortalitätsrate von 15,0 ein ISS-Durchschnittswert von 31,80 vor.

Hefte zur Unfallheilkunde, Heft 220
Zusammengestellt von K. E. Rehm

Messerstichverletzungen des linken Ventrikels im Rahmen eines komplexen Suicidversuches

C. Schmid, J. Cremer, J. Sturm und J. Laas

Klinik für THG-Chirurgie, Medizinische Hochschule Hannover, Konstanty-Gutschow-Straße 8, W-3000 Hannover 61, Bundesrepublik Deutschland

Messerstichverletzungen des Herzens, insbesondere die des linken Ventrikels, führen über eine Perikardtamponade oder einen hämorrhagischen Schock meist rasch zum Tode. Die schnellstmögliche operative Versorgung ist Therapie der Wahl.

Wir berichten über einen komplexen Suicidversuch mit initialer Barbituratvergiftung, selbst beigebrachter thorakaler Messerstichverletzung und anschließendem Schädel-Hirn-Trauma infolge eines PKW-Unfalls. Bei Aufnahme war der Patient komatös, die Inspektion bis auf eine 2 cm breite submammiläre scharfbegrenzte Wunde unauffällig. Im Rahmen der Primärdiagnostik fiel eine Tachykardie mit Blutdruckabfall auf. Mit einem Sonographiegerät fand sich ein deutlicher Perikarderguß. Der Patient wurde sofort in den Operationssaal gebracht und median sternotomiert. Intraoperativ zeigte sich eine 1,5 cm breite Stichverletzung an der linksventriculären Vorderwand, aus der es mäßig blutete. Die Verletzung wurde unter digitaler Blutstillung mit einer perikardarmierten Matrazennaht direkt verschlossen. Postoperativ wurde ein gering ausgeprägtes Schädel-Hirn-Trauma diagnostiziert und eine Barbituratvergiftung durch Urinanalyse nachgewiesen.

Dieser Fall zeigt, daß linksventriculäre Stichverletzungen nicht unmittelbar zu Perikardtamponade oder zum tödlichen hämorrhagischen Schock führen müssen, und, wie wichtig eine umfassende Untersuchung bei bewußtlosen Patienten ist, um alle lebensbedrohlichen Diagnosen zu erfassen und entsprechend ihrer vitalen Bedrohung angehen zu können. Hervorzuheben ist die Bedeutung der Sonographie in der Hand des Chirurgen, die sich auch in unserem Fall als hilfreich erwiesen hat.

Pankreasverletzung durch Wirbelkörperbrüche des thoracolumbalen Überganges

W. Koch, H. Messler, U. v. Deimling und B. Verhestraeten

Orthopädische Universitätsklinik, Sigmund-Freud-Straße, W-5300 Bonn 1, Bundesrepublik Deutschland

Von 1986 bis 1989 wurden 46 instabile Wirbelkörperbrüche des thoracolumbalen Überganges von dorsal mit dem Fixateur interne stabilisiert. In 8 Fällen war wegen erheblicher Substanzdefekte mit ventraler Aussprengung ganzer Wirbelkörperanteile die ventrale Spon-

Hefte zur Unfallheilkunde, Heft 220
Zusammengestellt von K. E. Rehm

dylodese mittels Doppelfibulainterposition in modfizierter Technik oder corticospongiöser Verblockung erforderlich.

Bei 5 Patienten, deren exakt nachvollziehbare Unfallanamnese kein stumpfes Bauchtrauma ergab, trat nach einem freien Intervall von etwa 24 bis 48 h eine erhebliche abdominelle Schmerzsymptomatik auf, die das Ausmaß der bei Wirbelfrakturen häufigen radikulär projizierten abdominellen Schmerzen und diffusen Beschwerden der posttraumatischen Darmatonie deutlich überschritt. Die sonographische Kontrolle des Retroperitoneums war zu diesem Zeitpunkt wegen Darmgasüberlagerung und Hämatomentwicklung erschwert, der Ausschnitt der computertomographischen Untersuchung am Unfalltage war meist auf die knöcherne Verletzung und die Darstellung des Spinalkanales eingegrenzt. Klinischer Befund und der nicht in allen Fällen massive Anstieg der Serumamylase meist am 3. Tg sowie die Enzymkonstellation und der weitere klinische Verlauf waren mit der milden Verlaufsform einer posttraumatischen Pankreatitis vereinbar. Nach Ausschluß einer Nierenverletzung wurde ein in 2 Fällen auftetendes linksseitiges massives Flankenhämatom bei der primären operativen Stabilisierung nicht angetastet.

Nach späterer linksseitiger Thoracophrenolumbotomie zur Durchführung der ventralen Spondylodese stellte sich in 3 Fällen nach vollständiger zirkulärer Abtrennung des linksseitigen Zwerchfelles ein zerrissenes vorderes Längsband dar. An der Hinterwand des Pankreasmittelteils sowie im frei beweglichen Übergang zum Pankreasschwanz fand sich eine narbige Verwachsung nach ausgedehnter Hämatombildung mit meist kleineren versprengten Knochenpartikeln. Das rechtsseitige paravertebrale Retroperitoneum war der Inspektion nicht zugänglich. Bei klinischer Besserung bestand beim Zweiteingriff keine Veranlassung zur Darstellung des Pankreasparenchyms aus dem dorsalen Narbengewebe. Die in allen Fällen erfolgte intraoperative Fotodokumentation zeigt eindringlich, daß auch bei Fehlen eines stumpfen ventralen Bauchtraumas bei isolierten Wirbelkörperbrüchen des thoracolumbalen Überganges an eine Pankreasbeteiligung gedacht werden muß. Der unkomplizierte Krankheitsverlauf der hier dargestellten Fälle legt den Schluß nahe, daß möglicherweise die Pufferfunktion der zwischen Pankreas und Wirbelsäule liegenden großen Gefäße eine unmittelbare Parenchymkontusion mildert, während die im Retroperitoneum fixierte Bauchspeicheldrüse bei stumpfen ventralen Bauchtraumen dem Quetsch- und Schmerzmechanismus des knöchernen Widerlagers nicht ausweichen kann.

Spezielle diagnostische Aspekte abdominopelviner Läsionen bei instabiler Beckenringverletzung

H. Rieger, D. Pennig, E. Brug, H. Bünte und W. Krings

Klinik und Poliklinik für Unfall- und Handchirurgie, Westfälische Wilhelms-Universität, Jungeblodtplatz 1, W-4400 Münster, Bundesrepublik Deutschland

Zur Diagnose abdominopelviner Läsionen bei Patienten mit instabiler dislocierter Beckenringverletzung ist ein systematischer Untersuchungsgang erforderlich. Die Wertigkeit verschiedener diagnostischer Verfahren wird anhand eigener Erfahrungen bewertet:

Hefte zur Unfallheilkunde, Heft 220
Zusammengestellt von K. E. Rehm

Wir stellen ein Kollektiv von 27 Patienten vor, welche von 7/1985 bis 12/1989 in der Chirurgischen Klinik (Klinik für Allgemeine Chirurgie sowie Klinik für Unfall- und Handchirurgie) der Westfälischen Wilhelms-Universität Münster behandelt wurden. Das Durchschnittsalter betrug 35 Jahre. Fünfmal (= 18,5 %) handelte es sich um offene Beckenringverletzungen. Bei zwei Patienten (= 7,4 %) bestanden zusätzlich nicht operationsbedürftige Acetabulumfrakturen. 25 Patienten (= 92,6 %) waren polytraumatisiert. Bei neun Patienten (= 33,3 %) fanden sich urogenitale Begleitverletzungen. Beckengefäßläsionen wurden in drei Fällen (= 11,1 %) nachgewiesen. Bei zwei Patienten (= 7,4 %) bestand eine Zerreißung des Beckenbodens, davon einmal mit Läsion des M. sphincter ani. Folgende intraabdominelle Verletzungen wurden diagnostiziert (Mehrfachnennungen): Milzrupturen bei vier Patienten (= 14,8 %), Lebereinrisse bei drei Patienten (= 11,1 %), Mesenterialeinrisse bei zwei Patienten (= 7,4 %), Einblutung in das Mesenterium, Sigmaserosadefekte, intraperitoneale Blasenruptur sowie Pankreaskontusion bei jeweils einem Patienten (= je 3,7 %). Insgesamt wurden zwölf Patienten (= 44,4 %) laparotomiert.

Die Sterblichkeit betrug in unserem Krankengut 22,2 %.

Entscheidend für die Prognose quoad vitam bei Patienten mit instabiler dislocierter Beckenringverletzung sind neben einer frühzeitigen Schockbehandlung die sichere und rasche Abgrenzung zwischen abdominaler und retroperitonealer Blutungsquelle. Wesentliche diagnostische Verfahren beim abdominopelvinen Trauma sind die klinische und sonographische Untersuchung des Abdomens und die Angiographie der Beckenetage.

Die primäre interne Stabilisierung von dorsalen Beckenverletzungen

S. B. Kessler, R.-W. Kenn, P. Krüger, H. Stützle und R. Frigg

Chirurgische Klinik und Poliklinik, Ludwig-Maximilian-Universität München, Nußbaumstraße 20, W-8000 München 2, Bundesrepublik Deutschland

Verletzungen des dorsalen Beckenrings sind schwere Verletzungen, die mit einem hohen internen Blutverlust einhergehen können. Die Stabilisierung stellt die wesentliche blutstillende Maßnahme dar. Üblicherweise stabilisiert man am Unfalltag provisorisch mit dem Fixateur externe und nach Konsolidierung der vitalen Funktionen mit internen Methoden. Das zweizeitige Vorgehen hat jedoch Nachteile:

- Der Fixateur externe gewährt keine vollständige Ruhigstellung und damit keine optimale Blutstillung.
- Die exakte Reposition ist nicht zu garantieren. Bisweilen ist deshalb eine Fehlstellung konsolidiert, wenn die definitive Operation vorgenommen werden soll.
- der Fixateur beeinträchtigt den Patienten und behindert die medizinische und pflegerische Versorgung.

Hefte zur Unfallheilkunde, Heft 220
Zusammengestellt von K. E. Rehm

Die primär interne Stabilisierung wurde bislang abgelehnt, weil die derzeitigen Operationstechniken mit belastenden Umlagerungen oder aufwendigen Zugängen verbunden sind. Es wird v. a. befürchtet, die Beckentamponade zu verlieren.

Sacrumfrakturen und Iliosacral-Rupturen lassen sich jedoch in Rückenlage über tanscutane Zugänge durch Schrauben versorgen. Der Verletzte wird auf 2 Tischen so gelagert, daß das dorsale Becken zugänglich ist. Frakturen der pars lateralis ossis sacri können durch posteriore interspinale Verschraubung stabilisiert werden, indem Gewindestäbe zwischen den posterioren spinae iliacae eingebracht werden. Meist ist zusätzlich eine ventrale Zuggurtung notwendig, z. B. eine Symphysenplatte. Rupturen des Iliosacral-Gelenks und Sacrumfrakturen können stabilisiert werden, indem Spongiosaschrauben über das os ilium transarticulär ins os sacrum eingebracht werden. Der Verlauf von Bohrer und Schrauben wird mit dem Röntgenbildverstärker kontrolliert, wobei speziell darauf zu achten ist, daß die Nervenaustrittslöcher nicht tangiert werden.

Mit dieser Technik wurden 5 spino-spinale und 5 iliosacrale Verschraubungen vorgenommen. Es ist dabei zu keinem operationsbedingten Komplikationen im dorsalen Becken gekommen.

Pathophysiologie II: Kompartment-Syndrom, Tourniquet-Syndrom, Reperfusionsschaden

Vorsitz: V. Echtermeyer, Minden; D. Strube, Duisburg

Das Kompartment-Syndrom – eine Komplikation der distalen Radiusfraktur? Druckmessungen im Carpalkanal

Th. Peterson, K. Dresing, G. Schmidt und K. P. Schmit-Neuerburg

Abteilung für Unfallchirurgie, Universität Essen, Hufelandstraße 55, W-4300 Essen, Bundesrepublik Deuschland

Das typische Kompartment-Syndrom mit seinen neuromusculären Ausfällen nach distaler Radiusfraktur ist eine äußerst seltene Komplikation und findet sich im eigenen Krankengut nur in 0,5 %. Häufiger und in ihrer klinischen Relevanz unterschätzt scheint uns die partielle Schädigung des Nervus medianus im Carpalkanal als Folge des Frakturhämatoms und der mit der Reposition verbundenen, pathologischen Drucksteigerung im Bereich des volaren Handgelenkes.

In einer prospektiven, kontrollierten Studie erfolgt bei distalen, dislocierten Radiusfrakturen die Messung des Gewebsdruckes im Carpalkanal vor sowie 1/2, 1, 4 und 12 h nach Reposition. Die Daten zeigen unter Reposition einen Anstieg der Meßwerte auf 50 mm

Hefte zur Unfallheilkunde, Heft 220
Zusammengestellt von K. E. Rehm

Hg im Schnitt, in Einzelfällen bis auf 90 mm Hg. Nach einem Druckabfall auf Werte unter 30 mm Hg kommt es dann 8 bis 10 h nach dem Trauma zum erneuten Ansteigen der Werte.

Erhöhte Gewebsdruckwerte über mehrere Stunden scheinen geeignet, funktionelle und strukturelle neuromusculäre Schäden hervorzurufen. Entsprechend könnte die anhaltende, akute Kompression des Nervus medianus entsprechend der neurovasculären Theorie von Leriche den wesentlichen Faktor bei der Entstehung einer Sudeckschen Dystrophie darstellen. Durch eine rechtzeitige Dekompression des Nerven im Carpalkanal kann dieser Verlauf vermieden werden.

Auf dem Hintergrund dieser Erkenntnisse sollte die Indikation zur Reposition der distalen Radiusfraktur in Bruchspaltanaesthesie kritisch überdacht werden.

Dynamisches intrakompartmentales Druckverhalten in der Tibialis-anterior-Loge bei maximaler Gehbelastung und beim Laufen

J. Jerosch, S. Debus und B. Geske

Orthopädische Klinik und Poliklinik, Heinrich-Heine-Universität, Moorenstraße 5, W-4000 Düsseldorf 1, Bundesrepublik Deutschland

Material und Methoden

Bei 20 Probanden wurde der intrakompartmentale Druck in der Tibia-anterior-Loge während eines Laufversuches registriert. Parallel erfolgte eine Videoaufzeichnung des Bewegungsablaufes. Die Probanden gingen zunächst auf einem Laufband und erhöhten ihre Geschwindigkeit allmählich bis zur individuell maximalen Gehgeschwindigkeit. Nach Erreichen der maximalen Gehgeschwindigkeit hielten die Probanden dieses Gehtempo für kurze Zeit bei und wechselten dann bei gleicher Geschwindigkeit ins Laufen.

Ergebnisse

Während der Gehbelastung wurden Druckanstiege bis maximal 122 mm HG ereicht. Der Mittelwert des medianen Druckes betrug 73,4 mm HG. Der Mittelwert der Amplitude betrug 17,0 mm HG, der Mittelwert des medianen Druckes 57,4 mm HG und die Amplitude 20,8 mm Hg. Die Unterschiede des medianen Druckes waren hochsignifikant. Der Druckabfall des medianen Druckes beim Übergang vom Gehen zum Laufen betrug durchschnittlich 22 %. Die Amplitude stieg durchschnittlich um 10 % an.

Hefte zur Unfallheilkunde, Heft 220
Zusammengestellt von K. E. Rehm

Fazit

Es ergab sich eine signifikante Druckabnahme beim Übergang Gehen-Laufen mit Zunahme der Amplitude. Die Videoaufzeichnung zeigte, daß die entspannteste Phase während eines Schrittes diejenige ist, in welcher der Fuß locker hängen kann. Während dieser Phase ist die schnell aufgezeichnete Druckverlaufskurve descendierend, zeigt also eine deutliche Druckabnahme. Besonders beim forcierten Gehen ist diese Phase während eines Schrittes stark reduziert.

Tourniquet-induzierte Ischämie – Reperfusionsschäden beim Menschen*

H. P. Friedl, J. Frank, O. A. Trentz und O. Trentz

Departement Chirurgie, Klinik für Unfallchirurgie, Universitätsspital Zürich, Rämistraße 100, CH-8091 Zürich, Schweiz

Fragestellung

Der unter Tourniquet-Bedingungen durchgeführte Extremitäteneingriff bedingt eine Ischämie-Reperfusionssituation, die wesentlich von der Dauer der Blutsperrenzeit abhängt. Erfahrungsgemäß gilt bislang eine Blutsperrenzeit von bis zu 120 min als tolerabel, weitere wissenschaftliche Befunde zu dieser Fragestellung liegen derzeit nicht vor. Die pathogenetische Bedeutung toxischer, Xanthinoxidase(XO)-abhängiger Sauerstoffradikale für die Entwicklung mikrovasculärer Permeabilitätsschäden wurden in diesem Zusammenhang am Menschen eingehend untersucht. Die vorliegende Arbeit beschäftigt sich speziell mit der Frage, welche Blutsperrenzeiten als tolerabel bzw. für die Entwicklung mikrovasculärer Permeabilitätsschäden aus immunologischer Sicht als kritisch angesehen werden müssen.

Methodik

Ipsi- und kontralaterale Gewinnung von venösen Plasmaproben bei 22 Patienten mit chirurgischem Eingriff an der oberen Extremität (Torniquet-Zeit/OP-Zeit: 20–120 min) vor und 1, 3, 5, 10, 20, 30, 45, 60 min nach Öffnen der Blutsperre. Spektrophotometrische Bestimmung der plasmatischen Xanthinoxidase(XO)-Aktivität, der Histaminspiegel (RIA) und der Spiegel an fluorescierenden Lipidperoxidationsprodukten. Bestimmung der Sauerstoffradikal-bedingten intravasculären Hämolyse durch spektrophotometrische Identifizierung von freigesetztem Hämoglobin über die Sorret-Absorption bei 412, 540 und 578 nm. Follow-up der postoperativen Ödembildung an der ipsilateralen Extemität durch Umfangsmessung.

* Mit Unterstützung durch die Deutsche Forschungsgemeinschaft (DFG), Projekt FR 744/1-1.

Hefte zur Unfallheilkunde, Heft 220
Zusammengestellt von K. E. Rehm

Ergebnis

Mit zunehmender Blutsperrenzeit fand sich eine progressive Zunahme der gemessenen plasmatischen XO-Aktivität ($n = 22$ Patienten, $p < 0,05$) mit statistisch signifikanter Abweichung von den Ausgangswerten ab einer Blutsperrenzeit von $t = 35$ min und eine maximale Ausprägung ab einer Blutsperrenzeit von 90 min, die von den gemessenen Endpunkten bei einer Blutsperrenzeit von 120 min nicht mehr statistisch unterscheidbar war. Die halbmaximale XO-Aktivität wurde bei einer Tourniquet-Zeit von $t = 53$ min, eine 75 %ige Aktivität bei $t = 65$ min gemessen. Die übrigen gemessenen Parameter (intravasculäre Hämolyse, fluorescierende Lipidperoxidationsprodukte, postoperative Ödementwicklung) folgen diesem Verlauf zeitgleich.

Schlußfolgerungen

Aus den erhobenen Daten ergaben sich Hinweise dafür, daß unter der Kombination von Tourniquet-Behandlung und operativem Eingriff bereits Blutsperrenzeiten zwischen 60 und 90 min aus *immunologischer Sicht* als kritisch für die Entwicklung mikrovasculärer Permeabilitätsschäden im Bereich der oberen Extemität des Menschen anzusehen sind.

Diskussion

H.-D. Strube, Duisburg

Von Herrn Peterson wurde auf das Kompartment-Syndrom als eine bisher vernachlässigte Komplikation der distalen Radiusfraktur hingewiesen. Das Risiko für das Auftreten eines Kompartment-Syndroms im beugeseitigen Unterarmkompartment steigt, wenn die Radiusfraktur in Bruchspaltanaesthesie reponiert wird. Von Herrn Strube wurde auf die forensische Bedeutung dieser iatrogenen Maßnahme hingewiesen, da, wie sich in der Diskussion zeigte, in den meisten Kliniken in Bruchspaltanaesthesie reponiert wird. Die Frage, ob ein diagnostiziertes manifestes Kompartment-Syndrom sofort entlastet werde, wird bejaht. Die Stabilisierung der Fraktur erfolgte in gleicher Sitzung mittels Plattenosteosynthese. Herr Peterson weist darauf hin, daß der Gewebsdruck zeitlichen Schwankungen unterliege. Nach anfänglichem Druckanstieg, während der Reposition auf 50 mm Hg, komme es zunächst zu einem Druckabfall, um 4 h später wieder anzusteigen. Sofern man sich bei der Gewebsdruckmessung nicht der Katheter-Technik bediene, sei es notwendig, bis zu 12 h nach dem Trauma Druckmessungen vorzunehmen, wobei dies besonders für polytraumatisierte Patienten gelte.

Von Herrn Jerosch wurde der intrakompartmelle Druckverlauf in der Tibialis-anterior-Loge während eines Laufversuches registriert. Es wird das Phänomen diskutiert, daß maximale Druckanstiege während der Gehbelastung auftreten und es beim Übergang zum Lau-

Hefte zur Unfallheilkunde, Heft 220
Zusammengestellt von K. E. Rehm

fen zu einem Abfall des intrakompartmellen Druckes komme. Echtermeyer weist darauf hin, daß die registrierten Druckkurven mit den subjektiven Schmerzen von Patienten korrelieren, die unter einem chronischen funktionellen Kompartment-Syndrom leiden. Diese Patienten können ihr Spannungsgefühl und die Schmerzen in der Tibialis-anterior-Loge lindern, wenn sie von einer schnellen Gehbelastung in einen leichten Trab fallen. Die Ankündigung des Vortragenden, daß ein Spezialschuh in Entwicklung sei, der die Belastung der Tibialis-anterior-Loge beim schnellen Gehen mindere, stößt auf großes Interesse. Es bleibt abzuwarten, ob dieser Schuh eine alternative Behandlung zur Dekompression beim funktionellen Kompartment-Syndrom darstellen wird.

Herr Friedl legte experimentelle Befunde über das Auftreten toxischer Sauerstoffradikale unter den Bedingungen der Blutsperre vor. Die Fragestellung stieß im Plenum auf großes Interesse, welche Blutsperrenzeiten als tolerabel bzw. für die Entstehung mikrovasculärer Permeabilitätsschäden als kritisch anzusehen seien. Die entnommenen venösen Plasmaproben wurden mit der postoperativen Ödembildung durch Umfangsmessungen korreliert. In der Diskussion wurde ebenso wie im ersten Vortrag dieser Sitzung auf die forensische Bedeutung der erhobenen Befunde hingewiesen, da nach den vorgelegten Daten bereits Blutsperrenzeiten zwischen 60 und 90 min als kritisch für die Entwicklung mikrovasculärer Permeabilitätsschäden im Bereich der oberen Extremität des Menschen anzusehen sind.

Knochenbank, Knochenersatz, biodegradable Materialien

Vorsitz: S. Decker, Hannover; M. Roesgen, Duisburg

Stabilität von humanem Knochen bei unterschiedlicher Konservierung und Sterilisation

J. Jerosch, H. Muchow und H. Clahsen

Orthopädische Klinik und Poliklinik, Heinrich-Heine-Universität, Moorenstraße 5,
W-4000 Düsseldorf 1, Bundesrepublik Deutschland

Material und Methoden

In der vorliegenden Studie wurde die Primärstabilität des Knochens von 5 Multiorganspendern nach unterschiedlichen Konservierungs- und Sterilisierungsverfahren untersucht. Standardisierte kortikale Knochenbälkchen (30 × 5 × 5) wurden in einer 3-Punkt-Bruchvorrichtung bis zum Materialbruch belastet und die Kraft-Zeit-Kurve wurde aufgezeichnet. Wir verwendeten fünf Behandlungsmethoden zur weiteren Verarbeitung: 1. Tief-

Hefte zur Unfallheilkunde, Heft 220
Zusammengestellt von K. E. Rehm

gefrieren (−25 °C); 2. Wasserdampfsterilisation (125 °C; 2,3 bar); 3. Gefriertrocknung; 4. Gefriertrocknung + Gamma-Steril (2,5 mrad/Luftatmosphäre); 5. Gefriertrocknung + Gamma-Steril (2,5 mrad/Argonatmosphäre). Die Verteilung der Behandlungsmethoden auf die einzelnen Höhensegmente wechselte bei allen 10 Femurschäften nach Schema des lateinischen Quadrates. Die Ergebnisse sind mit Hilfe einer Varianzanalyse und für ein Testniveau von 5 % berechnet.

Ergebnisse s. Tabelle 1

Tabelle 1

	Anzahl	Festigkeit [%]
Kontrolle	40	100
Dampfsterilisation	40	91,3
Lyophilisation	40	118,9
Lyo + Gamma	40	98,3
Lyo + Gamma + Argon	40	103,4

Fazit

Die Untersuchung zeigt, daß in diesem Modell die biomechanischen Eigenschaften der Spenderknochen bei den getesteten Behandlungsmethoden nur gering verändert werden. Auffällig ist jedoch, daß die Bestrahlung unter Argonschutz eine höhere Stabilität gewährleistet. Ursächlich hierfür könnte eine geringere Bildung von Radikalen im Knochen sein, wodurch die Zerstörung der Aminosäurebindungen durch die frei werdenden Radikalen minimiert wird.

Münchner Modell der allogenen Knochentransplantation

G. O. Hofmann, M. F. Bauer, T. Wangemann, C. Falk, M. Zitzelsberger, C. Hammer und G. Lob

Chirurgische Klinik und Poliklinik, Unfallchirurgie, Klinikum Großhadern, Marchioninistraße 15, W-8000 München 70, Bundesrepublik Deutschland

Das „Münchner Modell" der allogenen Knochentransplantation zeichnet sich durch 3 Besonderheiten aus:

1. Die zusätzliche Abdeckung der Sicherheitserfordernisse gegen die hämatogene Übertragung viraler Infektionskrankheiten bei stets fehlender vitaler Transplantationsindikation für den Empfänger.

Hefte zur Unfallheilkunde, Heft 220
Zusammengestellt von K. E. Rehm

2. Die Möglichkeit einer gezielten Selektion geeigneter Transplantatempfänger nach den gängigen Histokompatibilitätskriterien.
3. Die Möglichkeit der Co-Kultivierung vorincubierter vitaler Spongiosaeinheiten des Spenderknochens mit den blutständigen, immunkompetenten Zellen des Empfängers vor der infektiologischen Freigabe des tiefgefrorenen Knochenbankmaterials.

Bei Multiorganspendern werden nach Explantation der parenchymatösen Organe zusätzlich Spongiosa aus der Wirbelsäule, cortico-spongiöse Späne aus den Beckenkämmen und z. T. lange Röhrenknochen aus den Extremitäten entnommen. Während der größte Teil des entnommenen Knochenmaterials in der Knochenbank kryokonserviert wird, werden mit einem Teil des vitalen Knochens dreidimensionale Spongiosafragmentkulturen etabliert. Gleichzeitig werden aus dem peripheren Blut und der Milz des Spenders im Rahmen der Explantation Lymphocyten zur Kryokonservierung separiert. Es steht uns damit ein in-vitro-Testsystem, bestehend aus den über lange Zeit vitalen Spongiosafragmentkulturen und den immunkompetenten Zellen aus dem peripheren Blut des Spenders zur Verfügung. Die Besonderheit des Modells besteht nun darin, daß die Empfänger der parenchymatösen Organe im Laufe des ersten 1/2 Jahres nach der allogenen Organtransplantation zusätzlich engmaschig serologisch überwacht werden. Nach allen in der Literatur gemachten Angaben würde eine virale Infektionskrankheit (z. B. HIV) innerhalb eines 1/2 Jahres zur Serokonversion beim Organempfänger führen. Daher wird erst nach Ablauf des 1/2 Jahres das in der Knochenbank gelagerte allogene Material zu Transplantationszwecken freigegeben.

Mit diesem „Münchner Modell" wurden bislang über 120 Knochentransplantationen durchgeführt. Wir glauben, den Patienten, die auf die Transplantation von allogenem Knochenmaterial angewiesen sind, mit dieser Logistik einen zusätzlichen Sicherheitsfaktor gegen die Übertagung von Infektionskrankheiten und eine verbesserte Transplantations-Histokompatibilität anbieten zu können.

Knochenbanken in Deutschland – Ergebnisse einer Befragung und Konsequenzen für den Anwender

J. Jerosch, M. Granrath und W. H. M. Castro

Orthopädische Klinik und Poliklinik, Heinrich-Heine-Universität, Moorenstraße 5, W-4000 Düsseldorf 1, Bundesrepublik Deuschland

In einer Fragebogenaktion wurden 1350 chirurgische, unfallchirurgische und orthopädische Kliniken in der BRD angeschrieben und um Informationen bezüglich eventuell vorhandener Knochenbanken gebeten. Von diesen 1350 Anfagen wurden 71,2 % beantwortet. Von den eingegangenen Fragebögen geben 49 % Kliniken an, eine Knochenbank zu betreiben. 60 % lagerten Spongiosa und 95 % Hüftköpfe. Andere Knochenanteile werden selten in der Knochenbank gelagert. Die Lagerungstemperatur lag in mehr als 50 % zwischen 0 und

Hefte zur Unfallheilkunde, Heft 220
Zusammengestellt von K. E. Rehm

−30 °C. In einzelnen Fällen wird der Knochen bei +4 °C gelagert (autoclavierter Knochen). Die maximale Lagerungsdauer liegt zwischen 1 Monat und unbegrenzt. Mehr als 90 % lagern jedoch nicht länger als 12 Monate. Ein lokaler Antibioticazusatz nach der Explantation oder vor der Implantation wurde lediglich in 18 % bejaht. 83 % der Kliniken untersuchen den Spender serologisch auf HIV, Hepatitis und Lues. Erstaunlicherweise testen 11 % nicht auf HIV, 6 % nicht auf Hepatitis und 11 % nicht auf Lues. 89 % gaben an, homologen Knochen zu verwenden. 51 % verwenden autologen Bankknochen. 25 % der Kliniken mit Knochenbank würden mehr Knochen verwenden, wenn dieser zur Verfügung stünde. Bei 46 % der Kliniken ohne Knochenbank ist ein Bedarf an Bankknochen vorhanden. Aufgrund der AIDS-Problematik verwenden 17 % Bankknochen zurückhaltender, 7 % haben die Anwendung von Bankknochen sogar eingestellt.

Anhand der Zahlen werden die Probleme der HIV-Problematik, die die Knochenbank betreffen, Fragen zur Lagerungstemperatur, Lagerungsdauer, die Antibioticaprophylaxe, sowie Möglichkeiten der sekundären Sterilisierung diskutiert.

Biologische Wirksamkeit einer dekalzifizierten Humanknochen-Kollagen-Matrix (DBM): Klinische Studie

K. Riedel

Unfallchirurgische Abteilung, Bezirkskrankenhaus „Heinrich Braun", K.-Keil-Straße 35, O-9500 Zwickau, Bundesrepublik Deuschland

Die DBM (Zentrale Gewebebank – Charité Berlin) ist ein osteoinduktives Extrakt ohne wesentliche stabilisierende Eigenschaften.

Bei 114 Patienten wurden 124 DBM-Präparate in 118 Knochendefekte implantiert, in 44 Fällen kombiniert mit anderen Verfahren zur Anregung der Osteogenese (autogene bzw. allogene Spongiosaplastik, externe und implantierbare Elektrostimulation, Ultraschall) angewandt.

Die Implantation erfolgte in nicht infizierte, infiziert gewesene und kontaminierte Knochendefekte.

Verlaufskontrollen wurden nach 3, 6 und 12 Monaten im Rahmen einer prospektiven Studie durchgeführt. Heilungsmodus, Narbenverhältnisse, Entzündungszeichen und allergische Reaktionen konnten klinisch erfaßt werden. Die Darstellung des Defektes, des Callus und der Struktur wurde nach Röntgenaufnahmen bewertet.

Fazit

1. Die DBM-Implantation zur Anregung der Osteogenese kann bei der Behandlung ossärer Defekte einen festen Platz im Therapiekonzept einnehmen.
2. Aufgrund der günstigen Nachuntersuchungsergebnisse kann die Indikation weit gestellt werden.

Hefte zur Unfallheilkunde, Heft 220
Zusammengestellt von K. E. Rehm

3. DBM-Implantationen sind bezüglich der Verträglichkeit unbedenklich. Allergische Reaktionen und Einheilungsstörungen wurden nicht beobachtet.
4. Wir favorisieren die DBM zur transpediculären Defektauffüllung in Wirbelkörpern und zur Behandlung kleiner Knochencysten.
5. Alternativ hat sich die Verpflanzung in Knochenspalten und Defekte bis 1 ccm bewährt.
6. Zur Behandlung größerer Substanzverluste und langstreckiger Defekte sollte die DBM adjuvant eingesetzt werden.

Resorbierbares Osteosynthese-Material: Indikationen, Vorgehen und Ergebnisse nach klinischer Anwendung

R. Carbon, W. Link und H. Beck

Unfallchirurgische Abteilung, Chirurgische Universitätsklinik, Maximiliansplatz 2, W-8520 Erlangen, Bundesrepublik Deutschland

Das vollsynthetische, resorbierbare Polydioxanon (PDS) hat sich als chirurgisches Nahtmaterial bewährt und ist in der Literatur hinsichtlich seiner biomechanischen Eigenschaften umfangreich charakterisiert. Berichte über PDS als Bandersatz, Gefäßclip, Kordel, Stift, Schraube oder Platte sind ebenfalls bekannt. Die klinische Anwendung resorbierbarer Systeme haben wir um das Prinzip der Zuggurtung erweitert. Hierzu werden PDS-Stiftimplantate (Ethipin) zur Schienung und PDS-Kordel zur Ausübung interfragmentärer Kompression implantiert (Abb. 1).

Operiert wurden in den Jahren 1986 bis heute 14 Patienten mit acromioclaviculärer Luxation (Tossy III), 1 Patient mit lateraler Claviculafraktur und 7 Patienten mit Malleolarfraktur. Ergänzt wurden diese Fälle durch eine Refixation eines osteochondralen Fragmentes am lateralen Condylus am Kniegelenk nach Patellaluxation.

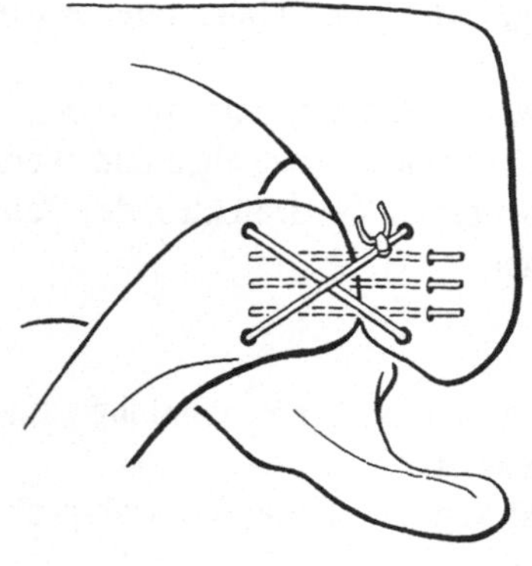

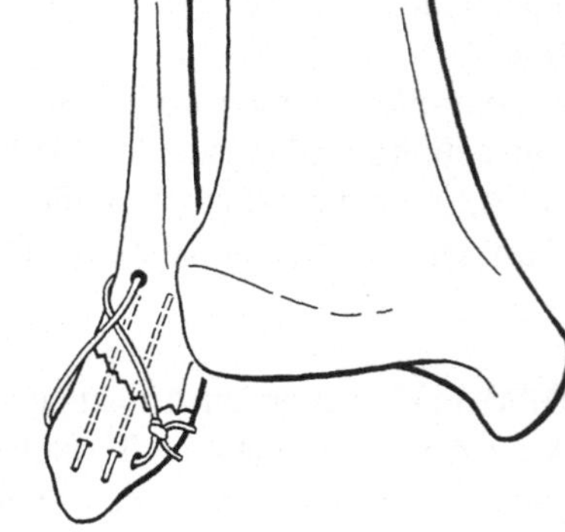

Abb. 1. **a** Tossy-Läsion, **b** Weber-Fraktur

Hefte zur Unfallheilkunde, Heft 220
Zusammengestellt von K. E. Rehm

Die Ruhigstellung bei *AC-Gelenksprengung* und *lateraler Claviculafraktur* erfolgte für 2–3 Wochen im Desault-Verband. An Komplikationen wurde eine Wundinfektion und 2 Rezidive einer Luxation nach intensiver Krankengymnastik beobachtet. Bei der Nachuntersuchung bewerteten 13 der 15 Patienten das Ergebnis als gut oder sehr gut. Eine Kontrollgruppe mit konventioneller Drahtzuggurtung bot funktionell und röntgenologisch geringfügig bessere Ergebnisse. Bei den *Malleolarfrakturen* wurde nach Weber alle mit gut und sehr gut bewertet. Bei völlig komplikationslosen Verläufen erschien die Immobilisationszeit mit 6–10 Wochen bei nicht übungsstabilen Voraussetzungen zu lang. Die *osteochondrale Fraktur* am Kniegelenk ergab bei der Kontrolluntersuchung anatomisch und funktionell regelrechte Verhältnisse. Unter steter Krankengymnastik erfolgte 12wöchige Entlastung.

Es konnte nachgewiesen werden, daß PDS-Implantate auch bei zug- und druckbelasteten Frakturen geeignet sind, wobei unter Würdigung der Einzeitigkeit der „resorbierbaren Osteosynthese" eine Präferenz der Osteosynthese zugunsten der AC-Gelenksprengung beteht.

Wiederherstellung des frakturierten Radiusköpfchens mit resorbierbaren Stiften

H. H. Schauwecker, B. Dreithaler und M. Kaiser

Abteilung für Unfall- und Wiederherstellungschirurgie, Chirurgische Klinik und Poliklinik, Universitätsklinikum Rudolf Virchow, Standort Charlottenburg, Spandauer Damm 130, W-1000 Berlin 19, Bundesrepublik Deutschland

Dislocierte Frakturen des Radiusköpfchens, die einer geschlossenen Reposition und Retention nicht zugänglich sind, bedürfen operativer Behandlung zur Wiederherstellung der Gelenkkongruenz als Voraussetzung für günstige funktionelle Ergebnisse. Insbesondere bei Trümmerfrakturen führt die primäre Resektion des Radiusköpfchens zur Instabilität und Funktionseinbuße dieses komplizierten Gelenkes.

Die Verwendung metallischer Implantate, insbesondere von Kirschner-Drähten, kann dabei zur Implantatwanderung führen und macht in den meisten Fällen eine zweite Eröffnung des Gelenkes zur Implantatentfernung notwendig.

Von 1986–1989 wurden 31 Frakturen an Radiusköpfchen und -hals bei 31 Patienten unter Verwendung resorbierbarer Stifte aus Polydioxanon (Ethipin) und Polyglykolsäure (Biofix) rekonstruiert. Hinsichtlich des Frakturtyps wurden 17 Meißelfrakturen, 10 Trümmerfrakturen und 4 Radiushalsfrakturen behandelt. Das mittlere Patientenalter lag bei 36 Jahren (8–70 Jahre). Frauen waren mit 24 Fällen häufiger als Männer mit acht Frakturen betroffen. Zur Rekonstruktion des Radiusköpfchens wurden durchschnittlich drei Ethipin-Stifte (bei Trümmerfrakturen bis zu 6), bei Halsfrakturen mit Dislokation des Radiosköpfchens grundsätzlich zwei Biofix-Stifte verwendet.

Hefte zur Unfallheilkunde, Heft 220
Zusammengestellt von K. E. Rehm

19 Patienten konnten nach durchschnittlich 18 Monaten (6–24 Monate) nachuntersucht werden. An postoperativen Komplikationen fand sich eine Infektion, eine Frakturdislokation und ein Fall mit periarticulärer Calcifikation. Die durchschnittliche Beweglichkeit im Vergleich zur Gegenseite war für Beugung mit 13 % und für Streckung mit 10 % endgradig eingeschränkt. Die Pronation war mit 22 % und die Supination mit 24 % stärker limitiert. Alle Patienten waren schmerzfrei und gaben keine Beeinträchtigung der Gebrauchsfähigkeit des betroffenen Armes an.

Die Ergebnisse zeigen, daß mit resorbierbaren Stiften geeignete Implantate für die Rekonstruktion des Radiusköpfchens zur Verfügung stehen, so daß auch bei Trümmerfrakturen eine primäre Exstirpation dieser wichtigen Gelenkkomponente nicht mehr vertretbar erscheint.

Bandersatz am oberen Sprunggelenk mit Polydioxanon: Experimentelle und klinische Untersuchungen

B.-W. Bär und W. Tausch

Abteilung Unfallchirurgie, Klinik für Chirurgie des Bereiches Medizin (Charité), Humbold-Universität Berlin, Schumannstraße 20/21, O-1040 Berlin, Bundesrepublik Deutschland

Es wird über den Bandersatz am Sprunggelenk bei chronischer fibularer Bandinsuffizienz mittels Polydioxanon (PDS) berichtet. Grundlage des Einsatzes waren Erfahrungsberichte von Rehm et al., die die biologische Bandersatzbildung mittels einer längerfristig resorbierbaren Leitschiene darstellten.

Im Zeitraum von September 1988 bis Februar 1989 wurden in der Abteilung für Unfallchirurgie der Chirurgischen Klinik der Charité 14 Bandplastiken mit PDS-Band durchgeführt. Rezidivierende Distorsionsneigung mit Knöchelschwellung und Belastungsschmerzen waren in 9 Fällen die Operationsindikation. In 5 Fällen war bei unklarer Anamnese und Klinik die Arthrographie zur Stellung der Operationsindikation notwendig. Die Bandplastik erfolgt nach der von Tausch et al. angegebenen Methode, wobei durch die Fibulaspitze und den Talushals Bohrlöcher gelegt werden, das Band durchgezogen, gespannt und mit sich selbst vernäht wird. Eine sechswöchige Ruhigstellung im Gipsverband und anschließende Physiotherapie beschließen die Behandlung. Die Nachuntersuchung durchschnittlich 45 Wochen postoprativ nach der von Zwipp et al. angegebenen Methode ergab nur in 2 Fällen ein sehr gutes oder gutes Ergebnis. Acht Patienten klagen weiterin über rezidivierende Distorsionsneigung und weak ankle-die Beschwerden, die sie eigentlich zur Operation geführt hatten. 2 Patienten mußten bei ausgeprägtem Beschwerdebild reoperiert werden, wobei eine modifzierte Watson-Jones-Plastik angewandt wurde. Intraoperativ fand sich bei beiden Patienten keine biologische Bandersatzbildung. Die PDS-Bandplastik am Sprunggelenk wird nach unseren Erfahrungen abgelehnt, da mit den favorisierten Methoden der

Hefte zur Unfallheilkunde, Heft 220
Zusammengestellt von K. E. Rehm

Bandplastik nach Watson-Jones, Periostlappenplastik und der Cutislappenplastik deutlich bessere Ergebnisse vorliegen.

Unter der Annahme, daß das Scheitern der PDS-Plastik am Sprunggelenk nicht auf das Material selbst, sondern auf lokale Verhältnisse wie Transplantatlager, Länge des avasculären Verlaufs u. a. zurückgeführt werden kann, wurde eine experimentelle Studie an Ratten über das Dehnungsverhalten von PDS und die morphologische Ersatzbandbildung durchgeführt. Auch unter Berücksichtigung der Voraussetzungen für den optimalen Einsatz als Bandersatzstruktur zeigt das PDS-Band unbefriedigende Materialeigenschaften. Der vollständige Umbau als Kraftüberträger gelang nicht. Es entstand ein minderwertiges Bindegewebe, welches auch nach 300 Tagen noch im Umbau begriffen ist. Die histologische Ähnlichkeit mit Narbengewebe überwog. Es findet sich der in der klinischen Untersuchung erhobene Verdacht der Granulombildungstendenz auch im Tierexperiment bestätigt. Die Studie untermauert unsere Zurückhaltung beim Einsatz des PDS-Bandes in der Traumatologie.

Diskussion

M. Roesgen, Duisburg

In den Vorträgen wie in den einzelnen Diskussionsbemerkungen klang an, daß die Verwendung resorbierbaren Osteosynthesemateriales allein für mechanisch nicht belastete Adaptationsosteosynthesen indiziert ist. Der Vorteil der ersparten Metallentfernungs-Operation wird aufgehoben durch den Nachteil der mäßigen mechanischen Belastbarekit für eine frühfunktionelle Nchbehandlung. Von allen Autoren wurden die Materialien in ausgewählten Fällen, keinesweg generell verwandt.

Die alleinige Verwendung der Polydioxanonkordel (PDS-Kordel) zur Induktion eines narbigen Bandersatzes wurde in Übereinstimmung mit dem Autor abgelehnt.

Hefte zur Unfallheilkunde, Heft 220
Zusammengestellt von K. E. Rehm

XI. Forum Experimentelle Unfallchirurgie

A. Schock, Organversagen, Ischämie, Reperfusionsschäden

Vorsitz: H.P. Friedl, Zürich; M.L. Nerlich, Hannover

Der posttraumatische Permeabilitätsschaden mit nachfolgendem Multiorganversagen nach Trauma: Eine Folge der Xanthinoxidase-Aktivierung?

M. Maghsudi, M.L. Nerlich, J.A. Sturm und H.P. Friedl

Unfallchirurgische Klinik, Medizinische Hochschule Hannover, Konstanty-Gutschow-Straße 8, W-3000 Hannover 61, Bundesrepublik Deutschland

Als eine der wesentlichen Ursachen des posttraumatischen Permeabilitätsschadens konnte tierexperimentell eine vermehrte Sauerstoffradikalbindung als Folge der Xanthinoxidaseaktivierung nachgewiesen werden. Das dabei anfallende Stoffwechselprodukt ist die Harnsäure. Ziel unserer Untersuchung war es, die pathogenetische Bedeutung der Xanthinoxidaseaktivierung für die Entwicklung eines Permeabilitätsschadens mit nachfolgendem Multiorganversagen (MOV) beim Schwerstverletzten zu erfassen.

In einer prospektiven standardisierten Studie wurde bei 29 Polytraumatisierten (15 ohne MOV, 14 mit MOV) mit definiertem Verletzungsschweregrad sofort nach Aufnahme sowie 1 × tgl. im weiteren Verlauf das bei der Xanthinoxidaseaktivierung anfallende Stoffwechselendprodukt, die Harnsäure, im Serum und Urin gemessen. Als Parameter der Permeabilitätsschädigung wurde parallel das extravaskuläre Lungenwasser erfaßt. Das Multiorganversagen wurde entsprechend dem Score von Goris klassifiziert.

In der Patientengruppe mit späterem Multiorganversagen zeigte sich etwa 12 h nach den ersten sichtbaren Permeabilitätsschäden an der Lunge, am 4. Tag nach Trauma, ein signifikanter Anstieg der Serumharnsäurewerte, während die Urinharnsäuretagesausscheidungen nicht signifikant unterschiedlich waren.

Die posttraumatische Aktivierung der Xanthinoxidase scheint daher mit der Permeabilitätsschädigung und der Entwicklung eines Multiorganversagens auch beim Schwerstverletzten einherzugehen. Hieraus könnten sich therapeutische Ansätze ergeben.

Hefte zur Unfallheilkunde, Heft 220
Zusammengestellt von K. E. Rehm

Die chronische Endotoxinämie am Schaf als Modell eines Multiorganversagens

A. Seekamp, A. Dwenger, G. Regel und J.A. Sturm

Unfallchirurgische Klinik, Medizinische Hochschule Hannover, Konstanty-Gutschow Straße 8, W-3000 Hannover 61, Bundesrepublik Deutschland

Einleitung

Eine rezidivierende Endotoxinämie ist nach Ansicht mehrerer Autoren von pathogenetischer Bedeutung in der Entwicklung des postraumatischen Multiorganversagens (MOV). Zum Verständnis des posttraumatischen MOV erscheint es sinnvoll, ein Modell zu entwickeln, an dem sich pathophysiologische Zusammenhänge und Therapieansätze erproben lassen. Am Staubschen Schafmodell (Lungenlymphfistel) wurde der Effekt einer chronischen Endotoxinämie auf die pulmonale Funktion, die Hämodynamik, die RES-Funktion der Leber und die Funktion der polymorphkernigen Granulocyten (PMNL) untersucht.

Methode

Insgesamt 12 Schafen, 5 mit einer Lymphfistel, wurde alle 12 h über 5 Tage eine Bolusinjektion von 1 μg/kg KG Endotoxin (ET) verabreicht. Protokolliert wurden täglich für 6 h kontinuierlich die pulmonale and systemische Hämodynamik, der Lymph- und Proteinfluß sowie die PMNL-Funktion über die Messung der Chemiluminescenz (CL) und Adhärenz (AD) im Blut und in der Bronchoalveolären Lavage (BAL). Diese wurde alle 2 Tage je vor der 1. Endotoxininjection durchgeführt. Die RES-Funktion wurde durch die Tc99-Phytat Clearance Rate bestimmt.

Ergebnis

Nach der initialen ET-Injektion zeigte sich die bekannte zweiphasige Reaktion mit pulmonaler Hypertension und anschließender erhöhter pulmonalvaskulärer Permeabiliät. Nach wiederholter Injektion normalisierte sich die Permeabilität (Protein-Clearance <ml 30 min>) zunehmend, während der pulmonalart. Druck (PAP <mmHg>) und das Herzzeitvolumen konstant erhöht blieben. Das wiederkehrende Absinken der PMNL (B) Zahl <x10^6/ml unmittelbar nach einer ET-Injektion bis einschließlich der 4. Std. war zunehmend geringer ausgeprägt. Gleichzeitig unterblieb eine vollständige Rückkehr der Zellzahl 12 h n. ET zunehmend. Die PMNL (L) Zahl <x10^6/ml epithelial lining fluid, ELF> in der BAL stieg über die 5 Tage von anfänglich nur 1 % auf 20 % aller Zellen an. Die PMNL AD im Blut stieg am 1. Tag von 30 auf 50 % an und stagnierte. Die CL isol. PMNL<cpmx10^6/25000 > im Blut zeigte $\frac{1}{2}$ bis 4 h nach ET eine akute zelluläre Dekompensation mit einer kontinuierlichen Abschwächung dieser akuten Reaktion und einer Abnahme der C3b Receptoren über die 5 Tage. Die RES Clearance verbesserte sich von einem Ausgangswert von $t\frac{1}{2}$ = 57 min auf 42 min am 3. Tag und stieg am 5. Tag wieder auf 53 min (Tabelle 1).

Hefte zur Unfallheilkunde, Heft 220
Zusammengestellt von K. E. Rehm

Tabelle 1

	1. Tag		2. Tag		3. Tag		4. Tag		5. Tag		
	1 h	4 h	1 h	4 h	1 h	4 h	1 h	4 h	1 h	4 h	p.ET
PAP	34,1	25,1	33,4	25,9	33,4	23,1	31,9	24,4	28,0	26,4	
Clea.	6,48	7,01	4,23	5,06	5,40	6,27	5,70	0,80	4,61	2,78	
PMNL (B)	0,34	0,55	0,43	1,96	0,49	2,13	0,80	3,14	1,20	3,57	
CL	0,58	1,61	0,89	2,10	0,86	2,03	1,58	1,43	1,12	1,33	
PMNL (L)	0,06	–,–	–,–	–,–	0,18	–,–	–,–	–,–	1,45	–,–	

Diskussion

Eine wiederholte Endotoxingabe erzeugt am Schaf einen hyperdynamischen Kreislaufzustand. Die capilläre Permeabilität normalisiert sich über den Zeitraum. Dies ist begleitet von einer anfangs hohen, dann zunehmend sich erschöpfenden PMNL-Stimulierbarkeit. Die RES-Funktion ist vorübergehend gesteigert, normalisiert sich jedoch rasch. Die wiederholte ET-Gabe produziert im Hinblick auf Kreislauf und PMNL-Funktion ein dem klinischen MOV ähnliches Bild.

Aktivierung perizentraler hepatischer Makrophagen nach hämorrhagischem Schock an der Ratte

V. Bühren, I. Marzi, B. Kiefer and O. Trentz

Abteilung für Unfallchirurgie, Chirurgische Universitätsklinik, W-6650 Homburg/Saar, Bundesrepublik Deutschland

Leberfunktionsstörungen und protrahiertes Leberversagen sind an der Entwicklung eines Multiorganversagens nach Trauma entscheidend beteiligt. Die Ursachen für diese Mechanismen sind noch nicht hinreichend geklärt, Ischämie/Reperfusionsschäden und Funktionsstörungen des RES werden jedoch als mögliche Ursachen diskutiert. Ziel unserer experimentellen Untersuchungen war, die globalen und lobulären Veränderungen des Leber-RES nach hämorrhagischem Schock an der Ratte zu untersuchen.

Methodik

In Sprague-Dawley Ratten (250 g, w) wurde ein hämorrhagischer Schock für 45 min durch Blutdrucksenkung auf 40 mmHg erzielt. Anschließend wurde das entzogene Blut retransfundiert und 2 ml NaCl 0,9 % in der Schockgruppe und 1 μmol/kg des Calciumblokkers Nicardipine (in 2 ml NaCl 0,9 %) in der Therapiegruppe i.v. appliziert (n = 6 pro Gruppe). Nach einer Stunde Reperfusion wurde laparotomiert und der linke Leberlappen

Hefte zur Unfallheilkunde, Heft 220
Zusammengestellt von K. E. Rehm

intravitalmikroskopisch untersucht (Leitz, Wetzlar, Fluotar 10x). Die Aktivität residenter Makrophagen wurde durch Phagocytose 0,8 μm großer fluorescenzmarkierter Latexpartikel (Flouresbrite, Polysciences, Warrington) in 5 periportalen und perizentralen Leberläppchen aufgezeichnet und die Relation berechnet.

Ergebnisse

Die globale RES-Aktivität, gemessen an der Halbwertszeit zirkulierender Latexpartikel, sank von 70 s in der Kontrollgruppe auf 42 s in der Schockgruppe und stieg wieder auf 78 s in der Therapiegruppe. Die Relation phagocytierter Latexpartikel in periportalen und perizentralen Leberläppchen (2,8:1 in der Kontrollgruppe) sank auf 1,5:1 in der Schockgruppe und stieg in der Therapiegruppe wieder auf 1,9:1 ($p<0,05$).

Diskussion

Die dargestellten Ergebnisse zeigen, daß nach hämorrhagischem Schock frühzeitig eine Aktivierung perizentraler hepatischer Makrophagen beobachtet werden kann, während frühere Untersuchungen eine Depression der RES Aktivität einige Tage nach Trauma zeigten. Diese frühzeitige Makrophagenaktivierung spielt möglicherweise eine wichtige Rolle für die Freisetzung immunomodulativer Mediatoren (z.B. Cytokine, TNF) in der Frühphase nach Trauma. Der Effekt des Calciumantagonisten Nicardipine läßt hierbei einen calciumabhängigen Aktivierungsmechanismus annehmen und stellt somit einen möglichen therapeutischen Ansatz dar.

Lungenfunktion nach Oberschenkelmarknagelung im Staubschen Schafmodell – Einfluß durch hämorrhagischen Schock und Lungenkontusion?

H.-C. Pape, G. Regel, A. Dwenger und J.A. Sturm

Unfallchirurgische Klinik, Medizinische Hochschule Hannover, Konstanty-Gutschow Straße 8, W-3000 Hannover 61, Bundesrepublik Deutschland

Einleitung

Die frühe Frakturstabilisierung bei Polytraumapatienten ist allgemein anerkannt und wird insbesondere auch bei Oberschenkelschaftbrüchen im Rahmen von Mehrfachverletzungen durchgeführt; schwere pulmonale Komplikationen sind bei verzögerter Behandlung beschrieben worden. Allerdings ist dieses Prinzip bei zusätzlich bestehender Lungenkontusion in Zweifel gezogen worden, da sich im postoperativen Verlauf gelegentlich ein

Hefte zur Unfallheilkunde, Heft 220
Zusammengestellt von K. E. Rehm

posttraumatisches Lungenversagen (ARDS) entwickelte, das mit der Nagelung in Zusammenhang gebracht wurde.

Material und Methodik

Wir untersuchten deshalb, ob eine geschlossene Oberschenkelmarknagelung bei verschiedenen Schweregraden einer traumatischen Vorschädigung meßbare Auswirkungen auf die pulmonale Hämodynamik, Lungenfunktion sowie celluläre und humorale Parameter hat. Bei ausgewachsenen Merino-Fleischschafen wurde eine Lungenlymphfistel nach Staub angelegt. Bei Gruppe 1 wurde am ersten Versuchstag nach Fistellegung eine rechtsseitige Lungenkontusion erzeugt (dreimaliges Quetschen des rechten Ober-und Mittellappens mit definiertem Druck) und ein 2-stündiger hämorrhagischer Schock (50 mmHg Mitteldruck, anschließend Auffüllung mit kristalloiden Lösungen) angeschlossen. Bei Gruppe 2 wurde am 1. Tag nur die Lymphfistel präpariert. Am dritten Tag wurde bei beiden Gruppen eine geschlossene Oberschenkelmarknagelung (13 mm Nageldurchmesser) durchgeführt, gefolgt von einer 2-stündigen Beobachtungsperiode.

Ergebnisse

Die Marknagelung führte zu vorübergehendem Anstieg pulmonalarterieller Triglyceride und parallel zum Anstieg des Pulmonalarteriendrucks in beiden Gruppen (Abb. 1). Die Chemiluminescenz isolierter polymorphkerniger Leukocyten sank in Gruppe 1 von $2,699 \pm 0,344$ auf $2,460 \pm 0,187 \times 10^6$ cpm/25000 Zellen und stieg in Gruppe 2 von $2,757 \pm 0,127$ auf $3,824 \pm 0,493 \times 10^6$ cpm/25000 Zellen. Der Lymphfluß stieg in Gruppe 1 um das 2,5-fache bei sinkendem pulmonalem mikrovasculärem Druck (MPV). In Gruppe 2 stieg der Lymphfluß weniger trotz steigendem MVP. Der Filtrationskoeffizeint (KF) in

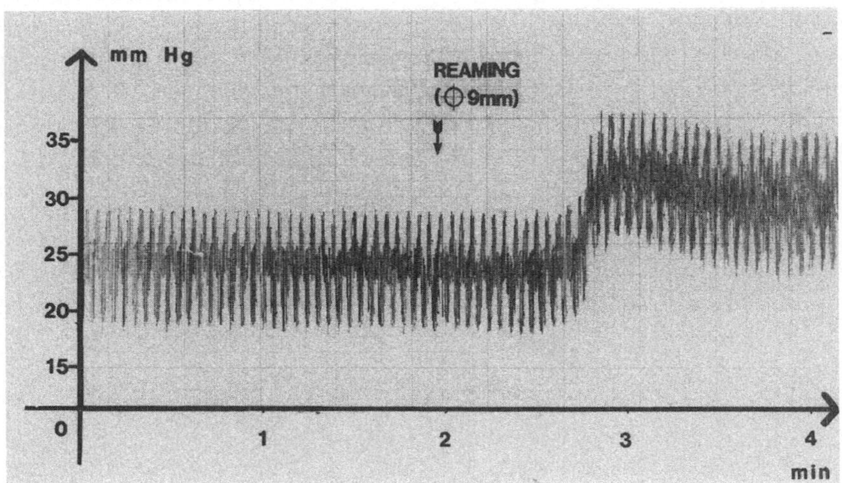

Abb. 1

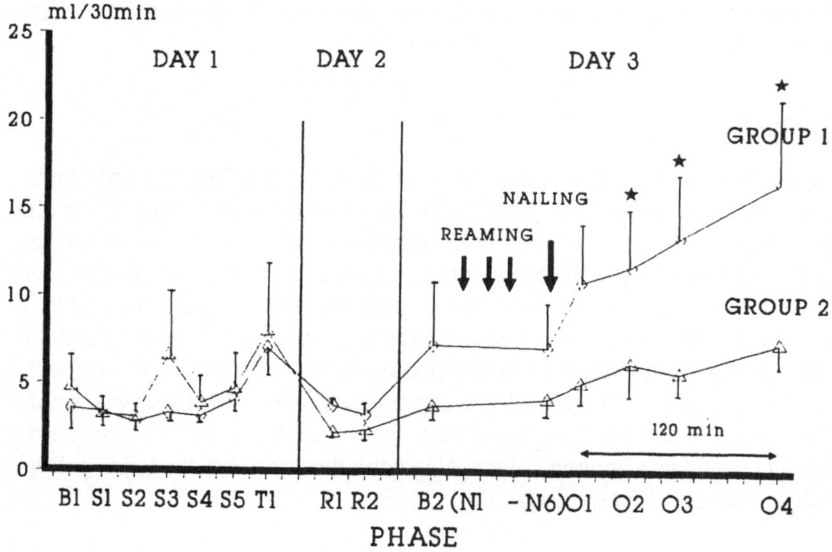

Abb. 2. Lymph Flow

Gruppe 1 war 5-fach höher ($7,533 \pm 0,044$) als in der Kontrollgruppe 2 ($1,45 \pm 0,133$). Permeabilitätsberechnungen zeigten in Gruppe 1 eine doppelt so starke Schädigung wie in Gruppe 2 (0,044 Gruppe 1; 0,026 Gruppe 2) (Abb. 2).

Schlußfolgerung

1. Die Oberschenkelmarknagelung führt zu transientem pulmonalarteriellem Druckanstieg, wahrscheinlich durch Ausschwemmung von Knochenmarksfett. 2. Nur bei Vorschaden durch hämorrhagischen Schock/Lungenkontusion führt eine Marknagelung des Oberschenkel zu einer meßbaren Lungenschädigung im Sinne eines Permeabilitätsschadens. 3. Der Mechanismus wird wahrscheinlich über celluläre Anteile des unspezifischen Immunsystems vermittelt (polymorhkernige neutrophile Granulocyten; PMNL).

Reduktion hepatischer Mikrozirkulationsstörungen im hämorrhagischen Schock durch humane Superoxid-Dismutase (h-SOD)

I. Marzi, R. Hower, V. Bühren und O. Trentz

Abteilung für Unfallchirurgie, Chirurgische Universitätsklinik, W-6650 Homburg/Saar, Bundesrepublik Deutschland

Hämorrhagische Schockzustände verursachen eine Aktivierung multipler Mediatorsysteme (z.B. Cytokine, Komplementsystem) und Immunzellen, wie Makrophagen und polymorphkernige Granulocyten. Als Ursache für diese Aktivierung werden Endothelschäden über cytotoxische Mediatoren aktivierter Granulocyten diskutiert. Ziel der vorgestellten Studie war, Mikrozirkulationsstörungen und Leukocytenadhärenz des Schockorgans Leber intravitalmikroskopisch zu untersuchen und die Bedeutung freier Sauerstoffradikaler durch Applikation des Radikalscavengers Sauerstoffdismutase (h-SOD) zu erfassen.

Methodik

In Pentobarbitalanaesthesie (60 mg/kg) wurde bei SPD-Ratten (w, 250–280 g) durch Blutentzug über die A. carotis ein blutdruckkontrollierter hämorrhagischer Schock (RR 40 mmHg für 45 min) induziert. In der Kontrollgruppe wurde eine Sham-Operation durchgeführt, die Schock-Gruppe erhielt 2 ml NaCl 0,9 % und die SOD-Gruppe 40 mg/kg rh-SOD in 2 ml während der Retransfusion über die V. jugularis ($n = 6$ pro Gruppe). Nach einer 60-minütigen Beobachtungsphase wurden je acht Leberläppchen über 30 s nach Injektion des Leukocytenmarkers Acridin Orange (1 μmol/kg) intravitalmikroskopisch (Leitz, Wetzlar) bei 290-facher Vergrößerung analysiert. Off-line wurden anhand von Videoaufzeichnungen Mikrozirkulation und Anzahl temporär (<20 s) und permanent adhärenter Leukocyten registriert.

Ergebnisse

Der Verlauf des hämorrhagischen Schocks zeigte hinsichtlich hämodynamischer Parameter und Säure-Basen Haushalt keine signifikanten Unterschiede der Versuchsgruppen. Der Prozentsatz permanent adhärenter Leukocyten stieg in der Kontollgruppe von 0,8 % auf 3,1 % in der Schock- und SOD-Gruppe. Der Prozentsatz temporär adhärenter Leukocyten (Kontrollgruppe: 9,6 + 1,4 % stieg auf $26,8 \pm 3,4\%$ in der Schockgruppe und wurde bei Applikation des Scavengers h-SOD signifikant auf $18,1 \pm 1,6\%$ reduziert ($x \pm S_x$; $p < 0,05$).

Schlußfolgerungen

Intravitalmikroskopische Untersuchungen der Leber erlauben eine differenzierte Analyse der Leukocyten-Endothel Interaktionen und zeigten eine pathologische Erhöhung der Leukocytenadhärenz im hämorrhagischen Schock. Der protektive Effekt des Scavengers h-SOD unterstützt die Hypothese, daß Sauerstoffradikale direkt am sinusoidalen En-

Hefte zur Unfallheilkunde, Heft 220
Zusammengestellt von K. E. Rehm

dothelschaden und der Regulation der Leukocyten-Endothel Interaktionen beteiligt sind. Der Einsatz eines Radikalscavengers stellt somit einen potentiellen therapeutischen Ansatz dar.

Ischämie und Reperfusion der Skelettmuskulatur: Beurteilung des postischämischen Reperfusionsschadens nach intermittierender und kontinuierlicher Ischämie

M.D. Menger, D. Steiner und K. Meßmer

Institut für chirurgische Forschung, Ludwig-Maximilian-Universität München, W-8000 München, Bundesrepublik Deutschland

Eine längerandauernde Ischämie der Skelettmuskulatur führt zu einer eingeschränkten nutritiven Capillardurchblutung während der postischämischen Reperfusion mit irreversiblen Gewebeschäden. Unter anderem wird als Pathomechanismus die Freisetzung von Sauerstoffradikalen diskutiert. Ziel der Studie war zu klären, inwieweit eine kurzzeitige intermittierende Wiederperfusion den postischämischen Reperfusionsschaden in der Skelettmuskulatur beeinflussen kann.

Methode

Als Modell wurde die Rückenhautkammer des Syrischen Goldhamsters (60–80 g KG) verwendet (Nembutalanaesthesie, 50 mg/kg i.p.; Genehmigung der Tierschutzbehörde), welche mittels intravitaler Fluorescenzmikroskopie die Beurteilung der Mikrozirkulation des Skelettmuskels erlaubt. Bei 9 Versuchstieren erfolgte eine 4-stündige kontinuierliche Tourniquet-Ischämie, bei weiteren 9 Tieren eine 4-stündige intermittierende Tourniquet-Ischämie, unterbrochen durch 10-minütige Wiederperfusion (Reoxygenierung) nach 2 h Ischämie. Sowohl vor als auch 30 min, 2 h und 24 h nach 4-stündiger Ischämie wurden quantitative Analysen der funktionellen Capillardichte (ca. 100 Capillaren je Versuchstier) und der Heterogenität der capillären Perfusion unter Verwendung eines computergestützten Bildverarbeitungssystems durchgeführt.

Ergebnisse

Nach 4 h kontinuierlicher Ischämie und 30 min Reperfusion waren nur 35 % ($p<0.001$), nach 24 h nur 58 % der nutritiven Capillaren perfundiert. Zusätzlich war eine deutlich heterogene capilläre Perfusion während der frühen Reperfusionsphase (Heterogenitätsindex (HI): $2,56 \pm 0,43$) zu beobachten (HI vor Ischämie: $0,44 \pm 0,04$, $p<0,01$). Nach intermittierender Ischämie zeigte sich eine signifikant ($p<0,01$) höhere funktionelle Capillardichte im Vergleich zur kontinuierlichen Ischämie; während der frühen Reperfusionsphase waren

Hefte zur Unfallheilkunde, Heft 220
Zusammengestellt von K. E. Rehm

bereits 77 %, 24 h später 70 % der nutritiven Capillaren perfundiert. Zusätzlich war die Heterogenität der capillären Perfusion nach intermittierender Ischämie deutlich geringer ausgeprägt (HI: $1,14 \pm 0,23$; p<0,05 m Vergleich zu kontinuierlicher Ischämie.

Schlußfolgerung

4 h Ischämie der Skelettmuskulatur mit nachfolgender Reperfusion verursachen eine ausgedehnte Schädigung der nutritiven Mikrozirkulation mit Reduktion der funktionellen Capillardichte und Heterogenität der capillären Perfusion. Eine zusätzliche Verminderung der postischämischen Capillarperfusion durch die kurzzeitige intermittierende Reoxygenierung (Freisetzung von Sauerstoffradikalen) war nicht zu beobachten, vielmehr wurde nach intermittierender Ischämie eine Verbesserung der nutritiven Capillardurchblutung, insbesondere während der frühen postischämischen Reperfusionsphase, nachgewiesen.

Reperfusionsschäden durch toxische Sauerstoffradikale nach Tourniquet-induzierter Ischämie beim Menschen*

H.P. Friedl, J. Frank, O.A. Trentz, U. Bauch, G.O. Till und O. Trentz

Departement Chirurgie, Klinik für Unfallchirurgie, Universitätsspital Zürich, CH-8091 Zürich

Fragestellung

Die pathogenetische Bedeutung toxischer Sauerstoffradikaler am mikrovasculären Permeabilitätsschaden von Gefäßendothelien im Rahmen des Ischämie-Reperfusionssyndroms ist in einer Reihe von tierexperimentellen Modellen belegt. Die Erweiterung und Übertragung der bislang erarbeiteten Erkenntnisse auf den Menschen ist aus traumatologischer Sicht von besonderem Interesse, da zahlreiche Primär- und rekonstruktive Sekundäreingriffe (Tourniquet-Chirurgie) aus technischen Gründen eine Ischämie-Reperfusionssituation bedingen. Der unter Tourniquet-Bedingungen durchgeführte chirurgische Eingriff an Extremitäten wird im Rahmen der vorliegenden Arbeit als Modellsituation für Ischämie-Reperfusionsereignisse am Menschen betrachtet.

Methodik

Ipsi- und kontralaterale Gewinnung von venösen Plasmaproben bei 16 Patienten mit chirurgischem Eingriff an der oberen Extremität (Tourniquet-Zeit/OP-Zeit: 60–120 min) vor und 1, 3, 5, 10, 20, 30, 45, 60 min nach Öffnen der Blutsperre. Spektrophotometriche Bestim-

* Mit Unterstützung durch die National Institutes of Health [NIH] und der Deutschen Forschungsgemeinschaft [DFG], Projekt FR 744/1-1

Hefte zur Unfallheilkunde, Heft 220
Zusammengestellt von K. E. Rehm

mung der plasmatischen Xanthinoxidase (XO)-Aktivität, der Histaminspiegel (RIA) und der Spiegel an fluorescierenden Lipidperoxidationsprodukten. Bestimmung der Sauerstoffradikal-bedingten intravasculären Hämolyse durch spektrophotometrische Identifizierung von freigesetzem Hämoglobin über die Sorret-Absorption bei 412, 540 und 578 nm. Follow-up der postoperativen Ödembildung an der ipsilateralen Extremität durch Umfangmessung.

Ergebnisse

Unmittelbar nach Öffnen der Blutsperre fand sich eine statistisch signifikante (n = 16, $p<0{,}05$) progressive Zunahme der plasmatischen XO-Aktivität mit Spitzen zum Zeitpunkt t = 5 und 30 min, eine signifikante Hämolyse (n = 16, $p<0.01$) sowie eine 4-fache Erhöhung der Histaminspiegel in der ipsilateralen Extremität. Die Spiegel an Lipidperoxidationsprodukten zeigten einen ebenfalls statistisch signifikanten (n = 16, $p<0.05$) gleichsinnigen Verlauf. Alle untersuchten Parameter waren am kontralateralen (Kontroll-) Arm *nicht* signifikant verändert.

Schlußfolgerungen

Vor dem Hintergrund früherer tierexperimenteller Befunde (AmJPath 135 (1989); J Ped Surg 25 (1990)) folgern wir aus unseren Ergebnissen, daß die Kombination von Tourniquet-Behandlung und operativem Trauma *beim Menschen* über ein funktionelles Enhancement XO-abhängiger Mechanismen und die Generierung toxischer Sauerstoffradikaler im Rahmen der inflammatorischen Akutphasenreaktion die morphologisch nachgewiesenen Endothelzellschäden wie die nachgewiesene Hämolyse bedingt.

Tromboseprophylaxe bei Hüftprothesenoperationen durch Begrenzung der Knochenmarkeinschwemmungen

K. Wenda, G. Ritter, K. Hahn und J.K. Seifert

Klinik und Poliklinik für Unfallchirurgie, Johannes-Gutenberg-Universität, Langenbeckstraße 1, W-6500 Mainz, Bundesrepublik Deutschland

Die Rate mit dem Radiofibrinogentest nachgewiesener tiefer Beinvenenthrombosen liegt nach zementierten Hüftendoprothesen zwischen 20 und 80 %. Nach dem Nachweis massiver Knochenmarkeinschwemmungen mittels intraoperativer transösophagealer Echokardiographie [1] bei Hüftprothesenimplantationen konnten die sonographischen Echos in tierexperimentellen Untersuchungen als gemische Emboli aus Knochenmark mit umgebender Apposition von thrombotischem Material indentifiziert werden [2]. Aus der Literatur ist ferner bekannt, daß i.v. injiziertes Knochenmark eine intravasale Gerinnung auslöst [3]. In der vorliegenden vom Bundesgesundheitsamt genehmigten Studie wurde untersucht, ob die

Hefte zur Unfallheilkunde, Heft 220
Zusammengestellt von K. E. Rehm

chirurgisch weitestgehende Vermeidung der Einschwemmung von hochgerinnungsaktivem Knochenmark tatsächlich zu einer Verminderung der Thromboserate führt. Bei 35 Hüftprothesenimplantationen wegen medialen Schenkelhalsfrakturen wurde vor der Präparation der Markhöhle zunächst ein laterales Bohrloch zur Entlastung der Markhöhle während des Raspelns und des anschließenden Einsetzens eines Marksraumsperrers angelegt. Die Zementfüllung erfolgte dann vom Markraumsperrer von distal nach proximal. Eigene Untersuchungen konnten zeigen, daß diese Technik Knochenmarkeinschwemmungen weitgehend minimiert. Die Thromboserate wurde mit dem Radiofibrinogentest untersucht, da uns phlebographische Untersuchungen bei den oftmals sehr betagten Patienten nicht zumutbar erscheinen. Dazu wird einmalig am Operationsende radioaktiv markiertes Fibrinogen injiziert, eventuelle Anreicherungen wurden dann 7 Tage an jeweils 11 Punkten beider Beine am Patientenbett untersucht. Nach übereinstimmenden Angaben in der Literatur erfaßt dieser Test tiefe Beinvenenthrombosen in der Unterschenkeletage und im Kniebereich, in denen ca. 70% der Thomben lokalisiert sind, mit einer Sensitivität von 97%. Bei 35 Hüftprothesenimplantationen in oben genannter chirurgischer Technik fand sich keine tiefe Beinvenenthrombose. Durch Vermeidung von Knochenmarkeinschwemmungen soweit möglich können sicherlich nicht alle Thrombosen nach Hüftprothesenimplantationen vermieden werden; die Untersuchungen berechtigen jedoch zu der Annahme, daß die Thromboserate um das Maß gesenkt werden kann, mit dem Hüftprothesenimplantationen über die Rate anderer Hüftoperationen hinaus belastet sind.

Literatur

1. Ulrich et al. (1986) Intraoperative Transesophageal Echocardiography in Total Hip Replacement. Arch Orthop Trauma Surg 105: 274–278
2. Wenda et al. (1990) Nachweis und Effekte von Knochemarkeinschwemmungen bei Operationen des Femur. Unfallchirurg 93: 56–61
3. Saldeen (1969) Intravascular coagulation in the lungs in experimental fat embolism. Acta Chir Scand 135; 653–662

B. Immunologie, Infekt, Sepsis

Vorsitz: G. Lob, München; A. Seekamp, Hannover

Vergleichende Analyse der postoperativen systemischen zellmediierten Immunität bei Patienten mit und ohne Fremdkörperimplantation

Th. Griga, Ch. Josten, R. Sistermann und G. Muhr

Berufsgenoss. Krankenanstalten „Bergmannsheil“, Gilsingstraße 14, W-4630 Bochum, Bundesrepublik Deutschland

Ziel der Untersuchung war die genaue Quantifizierung der an der systemischen zellmediierten Immunität beteiligten Zellen bei Patienten mit und ohne Fremdkörperimplantation.

Patienten und Methode

Bei 41 Patienten mit Fremdkörperimplantation (22 Plattenosteosynthesen, 19 nicht zementierte TEP) wurde einen Tag vor der Operation und am 1., 7., 14. und 36. postoperativen Tag jeweils die relative Häufigkeit der T-Gesamt-, T-Helfer- und R-Suppressorzellen, der Natürlichen Killerzellen und Makrophagen sowie der Interleukin 2-Receptor-positiven Zellen im peripheren Blut bestimmt. Die mononucleären Zellen wurden mittels Dichtegradientenzentrifugation aus dem Vollblut abgetrennt, mit fluorochromkonjugierten monoklonalen Antikörpern markiert und quantifiziert. In gleicher Weise wurden als Kontrollgruppen 10 Patienten ohne Fremdkörperimplantation (Resektionsarthroplastiken) und 10 Gesunde untersucht.

Ergebnisse

In der Implantatgruppe und in der operierten Kontrollgruppe kam es postoperativ (1. Tag) zu einem signifikanten Abfall der T-Gesamt- (−36,2 %), T-Helfer- (−25,0 %) und Natürlichen Killerzellen (−28,6 %). Gleichzeitig erfolgte ein signifikanter Anstieg der T-Suppressorzellen (+70,6) %, Makrophagen (+68,4 %) und Interleukin 2-Receptor positiven Zellen (+362,8 %). Während die Meßwerte in der operierten Kontrollgruppe am 7. postoperativen Tage jedoch präoperative Nomalwerte erreicht hatten, ließ sich in der Implantatgruppe auch am 14. und 36. postoperativen Tag eine signifikante Depression der zellmediierten Immunität nachweisen (36. Tag): T-Gesamt (−21,3 %), T-Helfer (−28,1 %), T-Suppressor (+35,3 %), Makrophagen (+63,2 %).

Hefte zur Unfallheilkunde, Heft 220
Zusammengestellt von K. E. Rehm

Zusammenfassung

Im Rahmen einer Fremdkörperimplantation kommt es zu einer, über die operationsbedingten Auswirkungen (Narkose, Streß, chirurg. Gewebetrauma) hinausgehenden, anhaltenden Depression der zellmediierten Immunität. Diese Depression läßt sich auf das metallische Fremdkörperimplantat zurückführen. Postoperative Komplikationen werden hierdurch entscheidend beeinflußt.

Ergebnisse der ^{99m}Tc-Leukocyten-Szintigraphie bei der Diagnostik der akuten und chronischen Infekte in der Traumatologie

Th. Hupp, G. Schäffer, W. Friedl und W. Ruf

Chirurgische Universitätsklinik, Im Neuenheimer Feld 110, W-6900 Heidelberg, Bundesrepublik Deutschland

Die Infektdiagnostik bei akuten und chronischen Infekten in der Traumatologie mit Hilfe Tc-markierter Eigenleukocyten stellt einen bedeutenden Forschritt dar. Vor Anwendung als Routinemethode in der Klinik muß die Sensitivität bestimmt werden, standardisierbare und untersucherunabhängige Bewertungskriterien müssen aufgestellt werden.

Krankengut

Von 11/88–12/89 wurden 60 Patienten (68 Untersuchungen) mit der Frage nach einem akuten postoperativen Knochen-/Weichteilinfekt oder einem akuten Schub einer chronischen Osteomyelitis mit 99m Tc-HMPAO-markierten Eigenleukocyten untersucht. Eingeschlossen sind 14 Patienten mit osteosynthetisch versorgter Tibiakopffraktur und primären postoperativen Verläufen als Kontrollkollektiv.

Ergebnisse

Beurteilungskriterien: a) Anreicherungsmuster F O K A L = +, D I F F U S = –.
b) Anreicherungsintensität $> 2,5 = +/ < 2.5 = -$.
Bei 70% konnte mit diesen Kriterien (focale Speicherung u. > 2,5-fache Anreicherung oder vs) bei fraglichen Infekten eine richtige Diagnose gestellt werden.
Die Anreicherungskinetik (10 min/4 h/24 h) ließ keinerlei Zusammenhänge mit der Enddiagnose Infekt: JA/NEIN erkennen.

Hefte zur Unfallheilkunde, Heft 220
Zusammengestellt von K. E. Rehm

	Anreicherungsmuster FOCAL/DIFFUS		Anreicherungsintensität $> 2,5 / < 2,5$	
SENSIBILITÄT	57 %	16/28	60 %	18/30
(ohne Pat. mit Fistel)	88,9 %	16/18	90 %	18/20
SPEZIFITÄT	80 %	32/40	94,7 %	36/38
+ VORHERSAGEWERT	66,7 %	16/24	90 %	18/20
– VORHERSAGEWERT	72,7 %	32/44	75 %	36/48
(ohne Pat. mit Fistel)	94,1 %	32/34	94,7 %	36/38

Schlußfolgerung

1. Hohe Sensitivität und hoher + Voraussagewert der Leukocytenszintigraphie.
2. Untersuchungsauswertung nach 4 h aussagekräftig = schnelle Bereitstellung des Untersuchungsergebnisses.
3. Konkordante Beurteilungskriterien = einfache und sichere Diagnosestellung.
4. Diskordante Beurteilungskriterien: Anreicherungsintensität = aussagekräftiger.
5. Im Vergleich zu den klassischen Infektparametern stellt nur die BSG mit einer Sensitivität von 83 % einen verwertbaren Parameter dar.

Einfluß von Ibuprofen auf den Serumspiegel des Prostaglandins E_2 und des freien Interleukin 2-Receptors bei der Osteitis

Ch. Josten, Th. Griga und G. Muhr

Berufsgenoss. Krankenanstalten „Bergmannsheil", Gilsingstraße 14, 4630 Bochum, Bundesrepublik Deutschland

Die chronische Osteitis ist gekennzeichnet durch eine Depression der zellmediierten Immunität. Ziel der Untersuchung war es festzustellen, ob auch auf Zellmediatorebene (PGE_2 und Interleukin 2, vermittelt über den IL 2-Receptor) Veränderungen vorliegen.

Patienten und Methode

8 Patienten mit einer chronischen Osteitis der unteren Extremität wurde 5 Tage vor Therapiebeginn mit 3 × 400 mg Ibuprofen/Tag und am 5. und 10. Therapietag Blut entnommen. Nach Reinigung des Serums mittels Extraktion und Vakuumverdampfung wurde die PGE_2- und IL 2-Receptorkonzentration in der Probe mit Hilfe eines ELISA bestimmt. Als Kontrollgruppe dienten 10 gesunde Probanden.

Hefte zur Unfallheilkunde, Heft 220
Zusammengestellt von K. E. Rehm

Ergebnisse

Die Osteitispatienten wiesen vor der Therapie 3,8-fach gegenüber dem Normalwert erhöhte PGE_2-Serumspiegel auf. Der sIL 2-Receptor-Serumspiegel lag im Referenzintervall. Am 5. und 10. Therapietag waren die erhöhten PGE_2-Serumspiegel der Osteitispatienten auf Normalwerte abgesunken. Gleichzeitig ließ sich ein signifikanter Anstieg des freien IL 2-Receptors im Serum feststellen (5. Tag: +53,4 %; 10. Tag: +38,6 %).

Zusammenfassung

Osteitispatienten weisen stark erhöhte PGE_2-Serumspiegel auf. Der Cyclooxygenasehemmer Ibuprofen vermag die PGE_2-Produktion auf Normalwerte zu senken und wirkt über eine gleichzeitige Erhöhung der sIL 2-Receptor-Konzentration immunstimulierend. Positive Auswirkungen auf die Depression der zellmediierten Immunitat bei der Osteitis sind hiermit zu erwarten.

Gestörte hepato-celluläre Calcium-Regulation während gram-negativer Sepsis in der Ratte

S. Rose, H. Wünstel, O. Trentz und M.M. Sayeed

Abteilung für Unfallchirurgie, Chirurgische Universitätsklinik, W-6650 Homburg-Saar, Bundesrepublik Deutschland

Septisches Organversagen als Komplikation z.B. nach Polytrauma oder abdominellen Eingriffen ist mit einer hohen Mortalität belastet. Während die hormon-induzierte physiologische Veränderung der cellulären Ca^{2+}-Konzentration Stoffwechselwege reguliert, führt ein unspezifischer Anstieg des intracellulären Ca^{2+}-Gehaltes (Ca^{2+}-Overload) durch Induktion cytotoxischer Enzymkaskaden zur cellulären Fehlfunktion. Ziel dieser Studie war es, eine Störung der hepato-cellulären Ca^{2+}-Regulation als pathogenetischen Faktor septischen Leberversagens zu erfassen.

Methodik

Gram-negative Sepsis (SEP) wurde in Spr.-Dawley Ratten (250 g, n = 7/gr.) durch intraabdominelle Implantation (IP) eines mit E. coli (100 CFU) und B. fragilis (10^4 CFU) infizierten Ratten-Kotballens induziert. Kontrollgrupppen wurden sterile Ratten-Kotballen (STE) implantiert. 8 h nach IP i.p.-Gabe des Calcium-Antagonisten Diltiazem (DZ) (1,2 mg/kg). 48 h nach IP Isolierung der Hepatocyten mit Kollagenase-Perfusionstechnik. Fluorometrische Messung des intracellulär freien Ca^{2+} (Ca_i^{2+}, nM) mit dem Ca^{2+}-Chelator

Hefte zur Unfallheilkunde, Heft 220
Zusammengestellt von K. E. Rehm

Indo-1. Erfassung der maximalen cellulären Ca^{2+}-Aufnahme (Ca^{2+}_{max}, nmol Ca^{2+}/mg Protein) durch Equilibrierung mit ^{45}Ca.

Ergebnisse

Im Vergleich zu STE zeigte SEP signifikant (p<,01) erhöhte Werte für basales Ca^{2+}_i und Ca^{2+}_{max} (STE: 142 ± 10, $0,133\pm,01$ vs. 525 ± 74, $0,32\pm,04$. Die Stimulierbarkeit der cellulären Ca^{2+}-Mobilisation und der Ca^{2+}-Aufnahme durch die Ca^{2+}-Antagonisten Vasopressin und Epinephrine (100 nM) war in SEP im Vergleich zu STE eingeschränkt. Während DZ-Behandlung in SEP zu einer deutlichen Reduktion des cellulären Ca^{2+}-Overloads führte, hatte DZ in STE keinen Effekt auf die gemessenen Parameter. Die im Vergleich zu STE in SEP deutlich erhöhten Werte (p<,01) an hepatischen Lipidperoxidationsprodukten ($0,358\pm,02$ vs $0,783\pm,1$ nmol/mg), Plasma-Lactat ($1,5\pm,04$ vs $4,4\pm,5$ mM) und Körpertemperatur ($37,8\pm,1$ vs $39,2\pm,1$ °C) wurden durch DZ-Behandlung signifikant (p<,01) gesenkt. DZ-behandelte SEP zeigten eine deutliche Reduktion der Mortalität im Vergleich zu unbehandelten SEP (26 % vs 62 %).

Schlußfolgerung

Während gram-negativer Sepsis liegt eine Störung der hepato-cellulären Ca^{2+}-Regulation vor, die durch Ca^{2+}-Antagonisten modulierbar ist. Als mögliche Ursache eines zum Ca^{2+}-Overload führenden transmembranären Ca^{2+}-Leaks lassen sich zwei Mechanismen postulieren: 1. eine hormonelle „Über"-Aktivierung von Ca^{2+}-Kanälen oder 2. ein Membranschaden durch Ca^{2+}- oder sauerstoffradikal-vermittelte Lipidperoxidation. Die antiinflammatorische und hepato-protektive Wirkung des Ca^{2+}-Antagonisten deutet auf die potentielle Rolle einer Ca^{2+}-Regulationsstörung in der Entwicklung des septischen Leber- und Organversagens hin (NIH GM32288 & HL31163, DFG Ro 814/1–1).

Betalactam-induzierte Serumresistenzreduktion bei aus Blutkulturen von Sepsisfällen isolierten Escherichia coli-Stämmen

B. Meyer-Berendes, H. Leying, W. Opferkuch und G. Muhr

Berufsgenoss. Krankenanstalten „Bergmannsheil", Gilsingstraße 14, W-4630 Bochum, Bundesrepublik Deutschland

Die Serumresistenz ist bedeutender Virulenzfaktor gram-positiver wie auch zahlreicher gram-negativer Bakterien.

Untersuchungen der Zellhülle von E. coli nach Inkubation in subinhibitorischen Konzentrationen verschiedener Betalactamantibiotica ergaben als einzig ins Gewicht fallend eine

Hefte zur Unfallheilkunde, Heft 220
Zusammengestellt von K. E. Rehm

um bis zu 50-%ige Reduktion der in der Literatur mit Serumresistenz in Verbindung gebrachten K1-Kapseln.

Diese Zellhüllmodifikation korrelierte im Serumresistenzassay mit der Einbuße bzw. dem Verlust der Serumresistenz ausnahmslos aller neun untersuchten K1-pos. E. coli-Blutkulturisolate nach Inkubation in entsprechenden Konzentrationen Cephaloridin, Imipenem und Ceftazidim.

Im Serumresistenzassay wurde die bakterielle Wachstumskinetik in 50-%igem Humanserum über einen Gesamtzeitraum von zwei Stunden in 30-minütigen Intervallen durch Bestimmung der in der jeweiligen Probe vorhandenen teilungsfähigen Bakterien, den sog. koloniebildenden Einheiten, ermittelt.

Experimente mit K1-neg. Mutanten der K1-pos. Elternstämme bestätigten die Rolle des K1-Antigens als molekulare Grundlage der Serumresistenzmodifikation.

Aus den hier dargestellten In-vitro-Befunden eine In-vivo-Relevanz oder aber therapeutische Konzepte abzuleiten, bleibt späteren Forschungen vorbehalten.

Makrophagendefekte bei posttraumatischer Osteitis

K.M. Peters, G. Zwadlow-Klarwasser, K. Koberg und K.W. Zilkens

Orthopädische Klinik der RWTH, Pauwelsstraße, W-5100 Aachen, Bundesrepublik Deutschland

Die hohen Rezidivraten bei der chronisch posttraumatischen Osteitis trotz radikaler chirurgischer und intensiver antibiotischer Therapie sind bis heute ein ungelöstes therapeutisches Problem. Die bedeutenden Fortschritte der immunologischen Diagnostik durch die Einführung der monoklonalen Antikörper gestatten differenzierte Einblicke in die Mechanismen der Infektabwehr. Makrophagen spielen eine zentrale Rolle in der Infektabwehr: Sie stimulieren die T-Zell-Abwehr, sezernieren immunregulatorische Proteine und interagieren mit Hormonen und Lymphokinen. Mit Hilfe dreier monoklonaler Mausantikörper der IgG_1-Klasse (25F9, 27E10 und RM3/1) lassen sich Makrophagen ähnlich wie Lymphozyten in funktionell differente Subpopulationen unterteilen. So dominiert der inflammatorische (27E-positive) Makrophage in der frühen reaktiven Entzündungsphase, während der (25F9-positive) residente Makrophage in chronischen Entzündungen überwiegt. Der antiinflammatorische (RM3/1-positive) Makrophage findet sich bei abheilenden Entzündungen.

Der vorliegenden Studie lag die Frage zugrunde, ob dieses Verteilungsmuster der Makrophagen bei der chronischen Knocheninfektion gestört ist.

Methode

Intraoperativ wurden Gewebeproben aus Osteitisherden entnommen und tiefgefroren. Die Aufarbeitung der Gewebeproben erfolgte nach der Immunperoxidasetechnik mit Hilfe der

Hefte zur Unfallheilkunde, Heft 220
Zusammengestellt von K. E. Rehm

oben genannten Antikörper. Als Kontrolle gewannen wir aseptisches Material aus der Umgebung des entzündlichen Materials.

Ergebnisse

Es wurden Gewebeproben von 18 Patienten mit posttraumatischer exacerbierter Osteitis untersucht. Als typischer Marker einer akuten Entzündung war der 27E10-positive Makrophage in 72 % der Osteitiden unterrepräsentiert, bei 11 % der Patienten fehlte er völlig. Der für chronische Entzündungen chrakteristische Subtyp überalterter Makrophagen (25F9-positiv) war hingegen in über 65 % der Gewebe reichlich vertreten, in 2 Fällen fehlte auch dieser Subtyp völlig. Der antiinflammatorische (RM3/1-positive) Makrophage fand sich in 72 %.

Bei der chronischen Osteitis laufen alle Entzündungsphasen nebeneinander ab. Nur in 28 % der Fälle ist aufgrund der Makrophagensubpopulationen mit einer adäquaten Entzündungsreaktion zu rechnen.

Das Verteilungsmuster der Makrophagensubpopulationen ist nach dem derzeitigen Kenntnisstand mit der Arbeitshypothese einer lokalen Immundefienz durchaus vereinbar.

Diskussionen

A. Seekamp, Hannover

Vergleichende Analyse der postoperativen systemischen zellmediierten Immunität bei Patienten mit und ohne Fremdkörperimplantation

Die Autoren konnten in ihrer Untersuchung eindeutig darstellen, daß es bei Operationen mit Fremdkörperimplantation zu einer anhaltenden Depression des cellulären Immunsystems kommt. In der Kontrollgruppe war diese Depression nur über den Verlauf der Operation zu beobachten. Nicht völlig ausgeschlossen werden konnten bei dieser Untersuchung etwaige Artefakte durch gegebene Blutkonserven bzw. andere Volumenersatzmittel auf Blutplasmabasis. Ebenfalls offen blieb die Frage, ob die Depression der Immunabwehr in einer bestimmten Relation zu dem verwendeten Fremdmaterial steht. Interessant wäre hier z.B. die Gegenüberstellung von herkömmlichen Implantaten gegenüber Titan-Implantaten.

Auf die zum Schluß genannten postoperativen Komplikationen wurde nicht näher eingegangen. Einen Unterschied zwischen beiden Gruppen im Bereich der postoperativen Komplikationen hat es anscheinend nicht gegeben. Weitere detaillierte Untersuchungen in diesem Gebiet sind nach Aussagen der Autoren geplant.

Hefte zur Unfallheilkunde, Heft 220
Zusammengestellt von K. E. Rehm

Ergebnisse der ^{99m}Tc-Leukocyten-Szintigraphie bei der Diagnostik der akuten und chronischen Infekte in der Traumatologie

Die Untersuchungen konnten zeigen, daß die ^{99m}Tc-Leukocyten-Szintigraphie in der Diagnostik akuter und chronischer Infekte eine Sensitivität von 83 % besitzt und damit in der Klinik einen zuverlässigen Aussagewert hat, welcher nur von der Blutsenkungsgeschwindigkeit erreicht wird. Da es sich hierbei jedoch um eine recht aufwendige Untersuchung handelt, wird sie sicherlich nicht in die alltägliche Praxis der Infektdiagnostik eingeführt werden. Kritik wurde an dem methodischen Verfahren geübt. So wurde die Frage aufgeworfen, wie man anhand des vorgestellten Verfahrens bei einer Anreicherung sicher sein könne, daß es sich um einen Infekt handelt, wenn gleichzeitig alle systemischen, konventionellen Entzündungsparameter negativ sind. Interessanterweise zeigte sich, daß bei abgekapselten Infekten,wie z.B. bei einem Patienten mit einer Fistellegung das vorgestellte Untersuchungsverfahren ein falsch negatives Ergebnis brachte. So ist dieses Verfahren insgesamt wohl eher für Fälle geeignet, in denen aus der klinischen Situation heraus nicht endgültig geklärt werden kann, ob es sich um einen Infekt handelt oder nicht.

Einfluß von Ibuprofen auf den Serumspiegel des Prostaglandins E 2 sowie der Interleukin 2-Receptor-positiven Zellen bei der Osteitis

Die gezeigten Ergebnisse konnten die entscheidende Rolle eines erhöhten Prostaglandin E 2 – Spiegels bei Osteitis-Patienten belegen und darstellen, daß die Verabreichung von Ibuprofen einen positiven Einfluß im Sinne einer Senkung des PGE_2-Plasmaspiegels hat. Einher geht dieser Effekt mit einer Erhöhung des Interleukin 2-R-Plasmaspiegels um zwei Drittel. Aus anderen Untersuchungen ist bekannt, daß bei inhibitorischer Unterbrechung eines der beiden Wege des Aridonsäure-Stoffwechsels die Produkte des jeweiligen anderen Weges vermehrt anfallen. In diesem Falle wäre mit einer vermehrten Aktivität von Lipoxygenase-Produkten zu rechnen. Diese wurden jedoch hier nicht gemessen.

Bei dem Ibuprofen handelt es sich um ein recht breit wirksames Medikament, welches nicht nur die Prostaglandine-Synthese hemmen kann, sondern auch nach neueren Untersuchungen einen Einfluß auf die Bildung von Sauerstoffradikalen hat sowie das Komplement-System beeinflussen kann. Zu einer definitiven Aussage über das Prostaglandin E 2 im pathophysiologischen Ablauf der Osteitis wäre es daher wünschenswert, einen mehr spezifisch wirksamen Cyclo-Oxygenase-Inhibitor zu verwenden.

Gestörte Hepatocelluläre Calciumregulation während bakterieller Sepsis in der Ratte

Die Ergebnisse der Untersuchung zeigen, daß eine weitere entscheidende Ursache des Multiorganversagens eine gestörte hepatische intracelluläre Calcium-Regulation sein kann. Nicht geklärt ist, ob es sich hierbei um eine sehr frühzeitige Veränderung handelt, der z.B. die Aktivierung der Kaskadensysteme nachsteht oder ob es sich hier um ein gleichzeitig parallel ablaufendes Phänomen mit entsprechend negativer Auswirkung auf cellulärer Basis handelt. Dennoch zeigt sich, daß hier ein therapeutischer Ansatz mit z.B. Calcium-Antagonisten zu sehen ist. In einer weiteren Untersuchung, die an anderer Stelle vorgestellt wurde, kam der Calcium-Antagonist Nifedipin zum Einsatz, welcher jedoch wegen seiner systemischen Nebenwirkungen sicherlich noch nicht das Mittel der Wahl ist. Weitere Untersuchungen zur selektiven Antagonisierung des vermehrten Calcium-Einstromes werden bereits durchgeführt.

Betalactam-induzierte Serumresistenzreduktion bei aus Blutkulturen von Sepsisfällen isolierten Eschrichia Coli-Stämmen

Die am Tiermodell erhobenen Befunde zeigen, daß es durch Verabreichung von Betalactam-Antibiotica in einer Dosis unterhalb der Bactericidie zu einer Modifikation der E. coli-Bakterien im Bereich der K1-Kapsel kommt und damit zu einer Abnahme einer Serumresistenz. Für die Klinik würde dieses bedeuten, daß es möglich wäre, bisher serumresistente E. coli-Stämme, welche schwer zu beherrschende Infektionen auslösen, in ihrer Resistenz zu vermindern und damit einer suffizienten Therapie zugänglich zu machen. Diese Untersuchungen stellen einen Ausblick dar in neue therapeutische Möglichkeiten. Bevor dieses in der Klink angewandt werden kann, sind jedoch noch weitere Versuch, insbesondere zur Methode, im Tiermodell notwendig.

Makrophagendefekte bei Posttraumatischer Osteitis

Die Untersuchung konnte zeigen, daß als Ursache einer hohen Rezidivrate bei chronisch-posttraumatischer Osteitis eine lokale Immundefizienz infrage kommen kann, welche sich in einem pathophysiologischen Verteilungsmuster der Makrophagen-Subpopulationen äußert. Zu der Untersuchung wurden in erster Linie methodische Bedenken geäußert, da nicht klar wurde, ob das als Kontrolle entnommene Gewebe wirklich aus nicht entzündlichem Knochengewebe entnommen wurde. Laut den Autoren wurde das aseptische Material aus der Umgebung des entzündlichen Materials entnommen.

Weiterhin wurde infrage gestellt, ob das Kollektiv in sich bezüglich der gesamten Therapie vergleichbar sei. Parallel zu der Untersuchung der lokalen Immunabwehr wäre eine Untersuchung der systemischen und spezifischen Immunabwehr wünschenswert gewesen. Überraschend war, daß bei der angenommenen hohen Rezidivrate der posttraumatischen chronischen Osteitis der Anteil der antiinflammatorischen Makrophagen, die bei abheilenden Entzündungen auftreten, in 72 % der Fälle vertreten war.

C. Knochen- und Frakturheilung

Vorsitz: J.M. Rueger, Frankfurt/M; M. Stürmer, Essen

Mikrocallusformationen – Chronische Traumata des Skelettsystems als Stimulus des physiologischen Knochenumbaus?

M. Hahn, M. Vogel, H.U. Langendorff und G. Delling

Zentrum Biomechanik/UKE, Abt. Osteopathologie, Institut für Pathologie, Universität Hamburg, Martinistraße 52, W-2000 Hamburg, Bundesrepublik Deutschland

Nahezu alle spongiösen Knochen lassen bei geeigneter Präparation kolbige Auftreibungen der Trabekel erkennen. Histologisch handelt es sich dabei um unreife Faserknochen. Aufgrund der Ähnlichkeit zur Callusbildung bei Frakturen werden sie als Mikrocallusformationen bezeichnet. In der Literatur sind diese bisher nur sporadisch in Einzelfalldarstellungen als pathologische Veränderungen beschrieben. Ihre Entstehung, Umbau und Bedeutung sind unklar.

Mit Hilfe einer neuentwickelten Präparationstechnik ist erstmals eine histomorphometrische 2- und 3-dimensionale Untersuchung der Mikrocallusbildung möglich. Bisher erfolgte an 25 skelettgesunden Autopsiefällen eine systematische Untersuchung der kompletten Wirbelsäule. Weiterhin werden elektronenmikroskopische und histologische Befunde vorgestellt, die Aufschlüsse über die Genese und Bedeutung der Mikrocallusbildung geben.

Im untersuchten Kollektiv waren Mikrocallusbildungen nur bei Fällen mit einem Alter von über 50 Jahren nachweisbar. Meist sind sie in der unteren Brust- und Lendenwirbelsäule lokalisiert. Auch hier sind sie aber in der Regel nur an bestimmten, gut definierten Stellen zu finden. Bei Frauen finden sich signifikant mehr Mikrocallusformationen als bei Männern. Die Breite der Trabekel ist dabei nicht von Bedeutung. Es besteht eine negative Korrelation zwischen der Trabekelzahl und der Häufigkeit von Mikrocallusbildungen. Ihre Entstehung scheint einem bestimmten Schwellenwert an Knochenvolumen zu unterliegen. Ab einem Knochenvolumen von unter 12 % sind sie regelmäßig anzutreffen; dann aber besteht kein weiterer Zusammenhang zwischen ihrer Häufigkeit und dem Knochenvolumen.

In ca. 50 % d.F. lassen sich im Zentrum von Mikrocallusformationen Frakturspalten nachweisen. Weitere 50 % scheinen aber nicht traumatischer Genese zu sein. Hier können lokale Belastungsspitzen für deren Enstehung angenommen werden.

Bedeutsam ist die Rolle des Mikrocallus im Rahmen des physiologischen Knochenumbaus. Ihre Entstehung als Faserknochen zeigt, daß eine Möglichkeit des lokalen Knochenumbaus besteht, die in ihrer Umbaudynamik weit größer ist, als lokaler Umbau innerhalb der gewöhnlichen BMU (basic metabolic unit). Sogar die Entstehung vollständig neuer Trabekel kann auf diesem Weg realisiert werden. Die quantitative Auswertung der Oberflächenanteile des Trabekelwerkes älterer Fälle zeigt, daß Mikrocallusformationen einen beträchtlichen Anteil am physiologischen Knochenumbau haben. Obwohl Indika-

Hefte zur Unfallheilkunde, Heft 220
Zusammengestellt von K. E. Rehm

tor für eine relative Instabilität des spongiösen Knoches ist ihre Existenz keineswegs ein pathologischer Prozess, sondern eine der wesentlichen Möglichkeiten des Körpers zur Erneuerung alten und spröden Knochens. Es wird diskutiert, ob bestimmte Krankheitsbilder wie z.B. die Osteoporose nicht sogar aus der Insuffizienz zur Bildung von Mikrocallusformationen heraus entstehen.

Es wird weiterhin gezeigt, daß die im Alter zu beobachtende Verbreiterung von vertikalen Trabekeln (sog. hypertrophe Atrophie) aus Mikrocallusformationen heraus entsteht. Bei Therapiestudien können solche Formationen die Bestimmung der Knochemasse beträchtlich verfälschen.

Der Einfluß extracorporaler Stoßwellen auf die Knochenbruchheilung

G. Haupt, A. Ekkernkamp, M. Chvapil, A. Haupt und B. Gerety

Urologische Klinik, Ruhr-Universität Bochum, Marienhospital, Widumerstraße 8, W-4690 Herne 1, Bundesrepublik Deutschland

Der Einfluß herkömmlicher mechanischer Faktoren auf die Frakturheilung ist aus früheren Untersuchungen bekannt. Mit der ESWL wurde ein *neues* mechanisches Medium in die Medizin eingeführt. Nachdem es uns auf dem Gebiet der Wundheilung gelungen war, oberflächliche Hautwunden in ihrer Heilung dosisabhängig zu verlangsamen oder – viel bedeutender – zu beschleunigen, begannen wir 1986 an der Universität von Arizona (Tucson) damit, tierexperimentell frakturierte Knochen mit extracorporalen Stoßwellen zu behandeln. Wegen patentrechtlicher Vorschriften können erst jetzt die Ergebnisse vorgestellt werden.

Material und Methode

Bei 40 Sprague-Dawley Ratten wurde eine Fraktur des linken Humerus gesetzt. Zei Behandlungsgruppen wurden 5 mal in 2,5 Wochen mit je 100 Stoßwellen bei 14 bzw. 18 Kilovolt Generatorspannung in dem Dornier Experimentalgerät XL 1 therapiert. Eine dritte Gruppe diente zur Kontrolle. Nach 35 Tagen wurde der Versuch beendet. Zur Auswertung dienten Röntgen, Messung der Bruchstabilität und des Calcium-45-Uptakes, sowie die Histologie.

Ergebnisse

Radiologisch wurde in den beiden behandelten Gruppen eine deutlich bessere Frakturheilung gesehen. Die Bruchstabilität war 12 bzw. 30 % höher als in der Kontrollgruppe. Verglichen mit dem nicht frakturierten kontralateralen Humerus zeigte die Kontrollgruppe einen Calcium-45-Uptake von 124 %, die Behandlungsgruppen von 104 bzw. 105 %.

Hefte zur Unfallheilkunde, Heft 220
Zusammengestellt von K. E. Rehm

Bezogen auf die radiologischen Ergebnisse weist dies auf eine nahezu abgeschlossene Calcifikation in den Behandlungsgruppen hin. Histologisch zeigte sich ebenfalls eine bessere Frakturheilung der Behandlungsgruppen.

Schlußfolgerung

Erstmalig wurde der Einfluß der ESWL auf die Frakturheilung untersucht und ihr positiver Effekt tierexperimentell nachgewiesen. Das Verfahren ist für die Autoren (GH und MC) patentrechtlich abgesichert und hat bereits mit Erfolg ersten Eingang in die Humanmedizin gefunden: Bei „austherapierten" Pseudarthrosen werden überraschende Erfolge erzielt. Weitere Untersuchungen dienen der Dosisoptimierung und der Erforschung des Wirkungsmechanismus.

Primäre und sekundäre Frakturheilung – Ein Widerspruch?

Th. Rack und K.M. Stürmer

Abteilung für Unfallchirurgie, Universitätsklinikum Essen, Hufelandstraße 55, W-4300 Essen, Bundesrepublik Deutschland

Voraussetzungen

Primäre Frakturheilung wird definiert als knöcherne Überbrückung eines Frakturspaltes, ohne daß flächenhafte Resorption oder Vorstufen wie Knorpel- und Bindegewebe vorher im Spalt auftreten. Mechanische Voraussetzung ist die absolute Stabilität. Entscheidend ist die dynamische Gewebedehnung im Spalt. Knochenbildung ist wahrscheinlich bis zu einem Grenzwert unterhalb des Wertes für die Elongation von Knochen (Zugbelastung 1,49 %, Druckbelastung 2 %) möglich. Primärheilung kann also noch bei einer Kombination von Fixateur und Minimalosteosynthese erwartet werden (interfragmentäre Bewegung 26 μm bzw. 30 μm nach Claes/Burri 1979).

Methodik

17 Schafstibiae, Osteotomie in Schaftmitte, abgestuft stabile Osteosynthesen ausgehend von einem ventralen Klammerfixateur mit 4 Schanzschen Schrauben und Doppelrohr, sofortige Vollbelastung.

Hefte zur Unfallheilkunde, Heft 220
Zusammengestellt von K. E. Rehm

Tabelle 1.

Gruppe I	Querosteotomie	ventr. Klammerfixateur	instabil mit Abstützung
Gruppe II	Schrägosteotomie	+1 Zugschraube	sehr instabil
Gruppe III	Schrägosteotomie	+2 Zugschrauben	weniger instabil
Gruppe IV	Schrägosteotomie	+2 Zugschr. +V-förmiger Fixateur	absolut stabil

Versuchsbegleitende polychrome Sequenzmarkierung nach Rahn in 2-wöchigen Abständen, Röntgendokumentation. Versuchsdauer 8 bzw. 12 Wochen. Auswertung mittels Röntgenbildern, Mikroangiographien, Mikroradiographien und Fluorescenzmikroskopie.

Ergebnisse

Gruppe I: spindelförmiger Callus, callöse Überbrückung 4. Woche, bis 8. Woche teilweise knöcherne Überbrückung des Spaltes, geringe Resorption
Gruppe II: großer Callus, callöse Überbrückung 6. Woche, keine Überbrückung im Spalt, aber zum Teil Bindegewebe, wenig Resorption
Gruppe III: großer Callus, callöse Überbrückung 4.–6. Woche, auffallend geringe Resorption, keine Überbrückung im Spalt
Gruppe IV: Primärheilung, callöse Primärreaktion, keine flächenhafte Resorption, callöse Überbrückung 2. bis 3. Woche, Überbrückung des Spaltes 3.–4. Woche mit lamellärem und Faserknochen, kein Bindegewebe oder Knorpel, nach 8 Wochen Überbrückung durch Umbaueinheiten in Längsrichtung.

Gruppe IV zeigt eine Primärheilung, wie wir sie von der Platte her kennen. In der 3. bis 4. Woche herrscht absolute Stabilität, so daß Knochen im Spalt gebildet wird. Die Osteotomieenden sind über 4 mm avasculär (nekrotisch). Der corticale Umbau beginnt in der 4. Woche in einiger Entfernung zur Osteotomie. Die ersten corticalen Unbaueinheiten benötigten 3–4 Wochen, um die Nekrosezone zu durchqueren und den Spalt zu überbrücken. In Gruppe I ist die Stabilität geringer (größerer Callus). Erste Umbaueinheiten erreichen den Spalt nach derselben Zeit wie bei Gruppe IV, weil auch hier die Nekrosezone durchquert werden muß. Wenn sie den Spalt erreichen, können sie ihn ungestört überbrücken, weil jetzt durch den Callus absolute Stabilität besteht. So zeigt auch Gruppe I im Osteotomiespalt eine Primärheilung, nachdem die Stabilität durch den Callus gewährleistet wird.

Schlußfolgerungen

Bei zunehmender Instabilität sieht man einen fließenden Übergang von der Primärheilung bei absoluter Stabilität (Gruppe IV), über eine Übergangsform bei geringer Instabilität (Gruppe I) zur klassischen Sekundärheilung bei großer Instabilität (Gruppen II und III). Beide Heilungsformen schließen sich nicht gegenseitig aus. Der Knochen reagiert vielmehr flexibel auf die vorhandene mechanische Situation. Es ist offensichtlich unwichtig, ob die erforderliche Stabilität durch einen Fixateur, eine Platte oder einen Callus erreicht wird.

Dreidimensionale Messung von Fragmentbewegungen am Frakturspalt – Biomechanische Studie an experimentellen Tibiafrakturen

R. Hoffmann, H. McKellop, A. Sarmiento und B. Lu

Unfallchirurgische Klink, Medizinische Hochschule Hannover, W-3000 Hannover 61, Bundesrepublik Deutschland

In experimentellen Tibiaschräg- und Defektfrakturen wurden Frakturspaltbewegungen an intakten Unterschenkelamputaten *dreidimensional* gemessen.

Ein computergestützter Magnetfeldwegeaufnehmer („Magnetic Motion Transducer", Fa. Polhemus, Auflösung 0,1 mm/0,1°) registrierte *simultan* die Fragmentbewegungen am Frakturspalt für alle sechs Freiheitsgrade: Verkürzung, axiale Rotation, A-P/M-L Translation, Varus-Valgus/A-P Biegung. Die Meßwerte der sechs Bewegungen wurden on-line auf dem Computerschirm dargestellt. Die Unterschenkel wurden durch das Tibiaplateau in einer hydraulischen Testmaschine mit 150–300 Newton axial statisch und zyklisch belastet. Die Sensoren des Wegeaufnehmers wurden ventral an die Hauptfragmente der Fraktur angebracht. Die Relativbewegungen der Hauptfragmente wurden durch Koordinatentransformation auf die Bewegungen am Frakturspalt umgerechnet. Die Frakturen wurden mit einem Monofixateur (AO-Unifix) oder Ringfixateur (Ilizarov/Richards) stabilisiert. Beide Systeme zeigten eine sehr gute Frakturstabilisierung mit permanenten Fragmentdislokationen von weniger als 1 mm oder 1° in jedem der sechs Freiheitsgrade. Elastische Fragmentbewegungen betrugen bis zu 4 mm und 2°. Elastisch axiales Gleiten war 2 mal größer mit dem Ringfixateur als mit dem Monofixateur. Mit dem Monofixateur waren die elastischen A-P Biegung 6–7 mal größer und die Varus-Valgus Biegung 3 mal größer als mit dem Ringfixateur.

Die etablierte Methode erlaubt eine umfassende und direkte Charakterisierung sämtlicher Fragmentbewegungen am Frakturspalt und empfiehlt sich für weitere biomechanische und Frakturheilungsstudien.

Callotasis: Ein Verfahren zur biologisch-statistischen Bewertung der knöchernen Heilung

R. Schlenzka, M. Stamm und C. Pistor

Klinik für Unfallchirurgie, Philipps-Universität Marburg, Baldingerstraße, W-3550 Marburg, Bundesrepublik Deutschland

Bisher fehlte ein Modell, das eine eindeutige Aussage über den Einfluß spezieller Faktoren auf die enchondrale Ossifikation in vivo zuließ. Durch Anwendung der Callotasis ergibt sich

Hefte zur Unfallheilkunde, Heft 220
Zusammengestellt von K. E. Rehm

die Möglichkeit der Beobachtung dieses Vorganges. Die osteoinduktive Wirkung wurde anhand folgender Einzelfaktoren:

- Proliferation der Mesenchym- bzw. Osteoprogenitorzellen
- Matrixbildung durch die Osteoblasten
- Calcifikation der Matrix- bzw. des Osteoids

ermittelt. Die Ermittlung der erzielten Osteoinduktion wird durch histomorphometrische Ausmessung der Distraktionszone aufgezeigt. Die experimentellen Untersuchungen wurden an den Femora von 8 ausgewachsenen Kaninchen durchgeführt. Beide Femora wurden zentral osteotomiert. Der rechte Femur wurde mit einem dynamischen Fixateur (axiale, interfragmentäre Bewegung bei jeder Belastung bis zu 0,35 mm) stabilisiert. Als Kontrollkollektiv diente jeweils der linke Femur, der über einen baugleichen, statischen Fixateur stabilisiert wurde. Der Verlauf der Distraktion wurde in wöchentlichen Abständen radiologisch kontrolliert. Am 28. Tag wurden die Tiere eingeschläfert, die Distraktionszone entfernt und histologisch aufgearbeitet. Die quantitative-histomorphometrische Bewertung der Distraktionszone erfolgte mit dem Integrations-Häkchen- und dem Rasterocular.

Bei allen Tieren wurde die Osteoinduktion erreicht. Unter der systematischen Distraktion stellte sich die Verlängerungszone in vier, ineinandergreifenden Schichten dar:

I. Stammzellzone: Zentral fand sich eine Zone aus spindeligen Mesenchymzellen, den Osteoprogenitorzellen. Es sind Stammzellen, die aus dem Endost, Periost, Haverschen Kanälen, etc. stammen. Selektiv darstellbar sind sie nur über eine Markierung mit radioaktiv markiertem Thymidin, das über die m-RNA in die DNA integriert wird, so daß sich die gesteigerte Syntheserate darstellen läßt.

II. Proliferations- oder Säulenknorpelzone: Von der Osteoprogenitorzone ausgehend erkennt man klar eine Säulenknorpelschicht, wie sie sich auch bei einer normalen Wachstumsfuge findet, allerdings finden sich auch schon osteoblastische Differenzierungen, mit einer homogenen Grundsubstanz zwischen den Zellen.

III. Mineralisations- oder Aufschließungszone: Der Umwandlung von Knorpel zum Knochen geht das Einsprossen von Gefäßen und die Einwanderung von Osteoclasten oder Chondroclasten voraus. Hier findet kein Wachstum mehr statt, stattdessen bauen bereits zahlreiche Osteoblasten und Capillaren den Knochen an den noch vorhandenen Knorpelsepten an, also der typische Weg der enchondralen Ossifikation.

IV. Primäre Songiosa: Knöcherne Duchbauung: Hier sprossen zahlreiche Gefäße ein. Der Mineralisation des Säulenknorpels schließt sich die Eröffnung kleiner Gefäße und kleiner Kanäle an, der Knorpel wird zunehmend in Knochen umgewandelt.

Statistische Ergebnisse: Zur Analyse der Daten wurde der Students-T-Test für paarige Stichproben angewandt. Jeweils eine Stichprobe wurde ausgewertet, so daß eine Normalverteilung der Daten gegeben war, und sich die Beobachtungseinheit eines Paares zugrunde legen ließ.

Osteoprogenitorzellen: Ausgezählt wurde die Zellzahl der zentralen Stammzellzone. Die Varianz der Wertepaardifferenz s^2 ergab für die Osteoprogenitorzellen: 45,76, der mittlere Fehler betrug 11,4, die Testgröße t entsprechend 9,54. Unverkalktes Osteoid: Die Flächenbestimmung des Osteoids erfolgte durch Auszählung der Trefferpunkte mit den benannten Ocularen: Insgesamt ergab sich eine durchschnittliche Wertepaardifferenz von 12,62. Die Varianz s^2 der Wertepaardifferenz beträgt 54,77, (Standardabweichung) s = 7,4. Calcifiziertes Osteoid: Der Flächenvergleich für das calcifizierte Osteoid ergab eine mittlere Wertepaardifferenz der Trefferpunkte von: 9,17, die Standardabweichung 0,78, die Testgröße entsprechend 5,12, die Varianz der Wertepaardifferenz s^2 entsprechend 9,17. Aus der Liste der Irrtumswahrscheinlichkeiten der Student-t-Verteilung ergab sich ein tf von 2,12. Eine zufallsbedingte Streuung zwischen den Proben war nicht mehr gegeben.

Diskussion

Unsere Versuchsreihe ergab: Durch die Distraktion eröffneter Osteomieflächen läßt sich eine zonal gegliederte Distraktionszone schaffen, die eine Beobachtung der Osteoinduktion und ihrer Einflußfaktoren zuläßt. Die interfragmentäre Bewegung stimuliert die zentral gelegene Osteoprogenitorzone proportional zu Bewegungsausmaß, Matrixbildung und Ossifikation werden durch die interfragmentäre Bewegung signifikant gehemmt. Diese eindeutige Verzögerung der Ossifikation wird allerdings nach Abschluß aufgrund der höheren Osteocytenzahlen rasch überwunden, so daß nach abgeschlosssener dynamischer Distraktion eine deutlich kräftigere Überbrückungszone verbleibt.

Der Einfluß von Stabilität und Vascularität auf die ossäre Regeneration einer Mehrfragmentfraktur

U. Heitemeyer

Berufsgenossenschaftliche Unfallklinik, Großenbaumer Allee 250, W-4100 Duisburg 28, Bundesrepublik Deutschland

Die klinische Diskussion um das geeignete operative Stabilisationsverfahren zur Fixation von Mehrfragmentfrakturen langer Röhrenknochen ist nicht beendet. Von grundsätzlicher Bedeutung ist die Frage nach der postoperativ erzielten mechanischen Stabilität und nach einem ggf. die ossäre Regeneration beeinträchtigenden operationstechnisch bedingten Weichteilschaden.

An 4 Untersuchungsserien bei 42 Schafen haben wir eine experimentelle Mehrfragmentfraktur an der rechten Schafstibia in 4 unterschiedlichen, in der Klink gebräuchlichen Stabilisationstechniken stabilisiert.

1. Platten- und Zugschraubenosteosynthese nach anatomischer Reposition der Einzelfragmente.

Hefte zur Unfallheilkunde, Heft 220
Zusammengestellt von K. E. Rehm

2. Überbrückende Plattenosteosynthese.
3. Statische Verriegelungsmarknagelung und
4. Fixateur externe.

In Intubationsnarkose wurde mit der oscillierenden Säge durch dreifache Keilosteotomie eine reproduzierbare Mehrfragmentfraktur vorgegeben. Nach Fixierung der Frakturen betrug die Versuchsdauer 8 Wochen. Stabilitätsmessungen in vitro ergaben, daß mit der Platten- und Zugschraubenosteosynthese die mechanisch beste postoperative Stabilität zu erzielen war.

Biomechanische Festigkeitsuntersuchungen bei Versuchsende zeigten an den explantierten Tibien, daß die Knochenheilung bei den 3 überbrückenden Ostosynthesetechniken eine signifikant größere Festigkeit der geheilten Knochen ergab als nach Platten- und Zugschraubenosteosynthese, der Osteosyntheseform mit der größten posttraumatischen mechanischen Stabilität. Die biomechanischen Ergebnisse werden durch histologische Untersuchungen bestätigt, bei denen der ossäre Regenerationsprozeß nach überbrückenden Stabilisationsverfahren deutlich weiter fortgeschritten war als nach der Platten- und Zugschraubenosteosynthese mit Reposition der Einzelfragmente. Unsere experimentellen Untersuchungsergebnisse belegen, daß die mechanisch stabilste Osteosyntheseform nicht die geeignetste zur Fixation einer Mehrfragmentfraktur darstellt. Überbrückende Stabilisationstechniken, die im Gegensatz zu der Plattenosteosynthese mit Zugschrauben keine wesentlichen operationstechnisch bedingten Weichteilschäden verursachen, führen zu einer rascheren und komplikationsloseren Frakturheilung.

Überbrückung von Knochensegmentdefekten mit autogen vascularisierten allogenen Knochen – Tierexperimentelle Studie und klinische Perspektive

C. Braun und M. Bauer

Abteilung Unfallchirurgie, Chirurgische Universitätsklinik, W-6650 Homburg/Saar, Bundesrepublik Deutschland

Frei tansplantierte, allogene Knochen bedürfen eines gut vascularisierten Transplantatlagers; ihr Umbau ist sehr langsam und unvollständig. Klinisch sind Pseudarthrosen, Transplantatfrakturen und Infekte sehr häufig.

Fragestellung: Ist nach gestieltem Transfer eines autogenen vascularisierten allogenen Knoches – erzeugt durch Implantation in einen Muskel 6 Wochen vor dem Transfer – der Um- und Einbau von Allografts zu verbessern?

Hefte zur Unfallheilkunde, Heft 220
Zusammengestellt von K. E. Rehm

Experimentelle Studie an der Ratte: Implantation allogener Knochensegmente in die Adductorenmuskulatur zum vasculären Aufschluß. Spender: DA-, Empfänger: Lewis-Ratten (N = 10). Nach 6 Wochen gestielter Transfer des nun im Muskel autogen vascularisierten allogenen Knochensegments in einen Femurdefekt. Narkose mit Chloralhydrat intraperitoneal. Kontrollgruppe: Transfer nicht vascularisierter allogener Knochensegmente. Histologische, fluorescenzmikroskopische, mikroradiographische, mikroangiographische Aufarbeitung der Präparate; quantitative Auswertung durch rechnergestützte Bildanalyse.

Ergebnisse

Bereits nach 2 Wochen Knochenneubildung zentral im Transplantat. Signifikanter Unterschied in der Knochenneubildungsrate, signifikant geringere Transplantatresorption, erheblich beschleunigter Transplantatumbau.

Schlußfolgerung

Nach Implantation des allogenen Knochentransplantats in den Muskel findet hier die Transplantatabstoßreaktion mit Resorption statt. Nach Transfer in den Knochensegmentdefekt findet in dem nun autogen vascularisierten Knochen sogleich Knochenneubildung statt. Die Transplantate werden zwar im Sinne eines „schleichenden Ersatzes“ umgebaut. Dieser Umbau ist jedoch erheblich beschleunigt und vollständiger als bei freien allogenen Knochentransplantaten.

Klinische Perspektive

Implantation allogener Knochensegmente in den M. latissimus dorsi. Nach vasculärem Aufschluß des Fremdknochens Transfer des ossär armierten myocutanen Lappens mit mikrochirurgischer Anastomose zur Rekonstruktion von Knochen-Weichteildefekten.

Vorteil

Transfer von bereits autogen vascularisiertem Knochen samt eigenem idealem Transplantatlager.

Stellenwert von Muskellappen bei avasculärem Knochen

A. Ketterl, R. Ascherl, H.U. Steinau und B. Claudi

Stadtkrankenhaus, Cuno Niggl Straße 3, W-8220 Traunstein, Bundesrepublik Deutschland

Bei Unterschenkelfrakturen mit begleitendem Weichteilschaden wird die Durchführung eines Muskellappens als ein entscheidender Therapieansatz angesehen. Dem Muskellappen wird neben der Schaffung einer suffizienten Weichteilbedeckung als wichtigster Parameter eine Verbesserung der lokalen Durchblutung am avitalen bzw. mangelhaft vascularisierten Knochen zugesprochen.

Material und Methode

In einer tierexperimentellen Untersuchung an 54 Kaninchen wurde der Frage nachgegangen, ob und in welchem Ausmaß eine Revascularisation von avasculärem Knochen über einen angelagerten Muskellappen erfolgt. Im Bereich der proximalen Tibia erfolgte medialseitig das Herauslösen und Wiedereinsetzen eines 3 × 1 cm großen Corticalisstückes. Eine weitere Untersuchungsgruppe erhielt zusätzlich zu dieser Maßnahme einen gestielten medialen Gastrocnemiuslappen, der über das Corticalisstück geschwenkt wurde. Darüberhinaus wurden entsprechende Gruppen mit und ohne Muskellappen und zusätzlicher Kontamination mit Staphylokokken (10^6 Keime eines pathogenen Staph. aureus Stammes) gebildet. Bei zwei weiteren Gruppen erfolgte eine Antobioticatherapie mit Cefuroxim (100 mg/kg KG pro Tag) über einen Zeitraum von 14 Tagen. Die operativen Maßnahmen wurden wie die regelmäßig über den gesamten Untersuchungszeitraum (nach 2, 4, 8 und 16 Wochen) durchgeführten Kontrollen (Röntgen, 3-Phasen-Skelettszintigraphie, Farbstoffinjektion für die polychrome Sequenzmarkierung) in einer Kombinationsnarkose mit Ketamin und Xylazin ausgeführt. Neben den erwähnten dynamischen Untersuchungsparametern wurden zum Versuchsende bakteriologische, histologische (entkalkte und nicht entkalkte Histologie) und mikroangiographische Untersuchungen durchgeführt.

Ergebnisse

Anhand der radiologischen, skelettszintigraphischen, histologischen und mikroangiographischen Untersuchungen konnte nachgewiesen werden, daß durch die Transposition eines Muskels eine schnellere und vollständigere Reintegration von avasculärem Knochen erreicht wird. Diese Feststellung galt auch bei zusätzlicher bakterieller Kontamination. Durch die Verabreichung von Antibiotica konnte im jeweiligen Gruppenvergleich ein besseres Gesamtresultat erzielt werden. Eine mikroangiographisch dokumentierte zusätzliche Blutgefäßversorgung über den Muskellappen an den avitalen Knochen führte über eine sowohl endostale als auch periostale Knochenrevascularisation und -neubildung zu einem frühzeitigen und vollständigen Einbau avasculärer und infizierter Knochenanteile. Wundheilungsstörungen und Osteomyelitiden traten in den Gruppen ohne Muskellappen signifikant häufiger auf.

Hefte zur Unfallheilkunde, Heft 220
Zusammengestellt von K. E. Rehm

Schlußfolgerung

Durch den Einsatz von Muskellappen bei offenen Frakturen mit schwerem Weichteilschaden kann eine Reduktion von septischen Komplikationen sowie eine Minderung von Frakturheilungsstörungen erreicht werden. Eine Reihe schwerstverletzter Unterschenkel kann somit extremitätenerhaltend behandelt werden. Eine Amputation wird nur in extremen Fällen erforderlich.

Morphologie autologer und homologer Rippenknorpeltransplantate in Epiphysenfugendefekten beim Göttinger Minipig

M. Dallek, N. Meenen und K.-H. Jungbluth

Abteilung für Unfall- und Widerherstellungschirugie, Chirurgische Universitätsklinik und Poliklinik, Martinistraße 52, W-2000 Hamburg 20, Bundesrepublik Deutschland

Bei 27 Göttinger Miniaturschweinen wurden 8 mm messende Bohrungen durch die distale Femurepiphysenfuge eingebracht. Das patho-histologische Korrelat des Epiphysenfugendefektes war die Ausbildung einer epi-methaphysären Knochenbrücke.

Homologer Rippenknorpel kann die Verknöcherungstendenz des Defektes nicht verhindern. Die Knorpeltransplantate, mit denen der Defekt aufgefüllt worden ist, mineralisieren vom Zentrum und der Peripherie her und bilden so die Leitschiene für die sich ausbildende Knochenbrücke.

Autologer Rippenknorpel zeigt nicht diese Mineralisierungstendenz. Von besonderer Bedeutung ist aus unserer Sicht die Beobachtung, daß sich bei der autologen Tansplantation um das Transplantatlager herum eine neue knöcherne Abschlußlamelle des Epiphysenkernes bildet. Offenbar verhindert eine intakte Abschlußlamelle das Eindringen von Gefäßen in den Defekt und damit eine Verknöcherung.

Ziel ähnlicher Untersuchungen muß es sein, Substanzen zu finden, die die Ausbildung einer knöchernen Abschlußlamelle ermöglichen. Im autologen Rippenknorpel haben wir im Tierversuch eine solche Substanz gefunden.

Hefte zur Unfallheilkunde, Heft 220
Zusammengestellt von K. E. Rehm

Morphometrische Gefäßbaumanalysen der distalen Unterarmepiphysen nach experimenteller Fraktur und operativer Versorgung

G. Benz, G. Mall und R. Daum

Kinderchirurgische Abteilung, Universität Heidelberg, Im Neuenheimer Feld, W-6900 Heidelberg, Bundesrepublik Deutschland

Neuere mikroangiographische Untersuchungstechniken mit der Plastinationsmethode erlauben bei optimalen Fließeigenschaften die Gefäßdarstellung bis in den Capillarbereich. Diese Eigenschaften wurden herangezogen, um postmortale Gefäßbaumanalysen in den distalen Radius- und Ulnaepiphysen bei verstorbenen Neugeborenen und Foeten (ab 25. SSW) durchzuführen. Epiphysäre Gefäße sind bis zum Auftreten des genetisch determinierten sekundären Knochenkerns terminale Endgefäße.

Zur Klärung der Frage der veränderten epiphysären Gefäßbaumarchitektur nach Fraktur (Gruppe 2) im Schaftbereich von Radius und Ulna, respektive nach transepiphysärer Spickdrahtversorgung der gesetzten Fraktur (Gruppe 3), wurden an je 25 Injektionspräparaten der Gruppe 2 und 3 Gefäßlängendichten mit der semiautomatischen Bildanalyse bestimmt und mit 25 nicht primär veränderten normalen Injektionspräparaten (Gruppe 1) verglichen.

Die experimentelle Unterarmfraktur führte in beiden Epiphysenfugen zu einem statistisch signifikanten Rückgang der epiphysären Gefäßlängendichte. Die transepiphysäre Kirschner-Drahtspickung zur Stabilisierung der Unterarmfraktur erbrachte keinen weiteren signifikanten Unterschied im Sinne eines „iatrogenen Gefäßschadens".

D. Ionisierende Strahlen, bildgebende Verfahren

Vorsitz: W. Döring, Hannover; H.-J. Egbers, Kiel

Histologische Auswirkungen der Strahlentherapie nach Plattenosteosynthese am Kaninchenfemur

H.G. Hermichen, Th. Kaulich, B. Schmidt und C.-P. Adler

Berufsgenossenschaftliche Unfallklinik Tübingen, Schnarrenbergstraße 95, W-7400 Tübingen, Bundesrepublik Deutschland

Pathologische Frakturen langer Röhrenknochen im Bereich von Tumoren oder Metastasen machen in vielen Fällen Verbundosteosynthesen als Palliativeingriff erforderlich. Eine Nachbestrahlung des Tumors bzw. der Metastase unterbleibt nicht selten, da ein Strahlen-

Hefte zur Unfallheilkunde, Heft 220
Zusammengestellt von K. E. Rehm

schaden befürchtet wird: je nach verwendeter Strahlenqualität wurden lokale plattennahe Dosiserhöhungen von bis zu 50% Ausgangsdosis beobachtet (DAS, Eichhorn). Bislang fehlt jedoch der histologische Nachweis, ob diese rein physikalisch meßbaren Dosiserhöhungen eine biologische Relevanz besitzen. In eigenen neuen Phantomversuchen wurde eine lokale Dosiserhöhung bei Photonenstrahlen des Linearbeschleunigers von bis zu 30% der Ausgangsdosis in einer Ausdehnung von 1 cm um das Implantat gemessen. Bei erwachsenen Kaninchen (3 Gruppen à 6 Tiere) wurde eine Femurplattenosteosynthese vorgenommen. 14 Tage p.o. wurden die Tiere einer Feldbestrahlung des Femur mit insgesamt 30 Gray (Gy) in 10 Fraktionen (3 Gy/d) unterzogen. 2 Kontollgruppen bestanden aus je 3 Tieren, die ohne Implantat lediglich bestrahlt wurden, bzw. bei denen nur eine operative Freilegung des Femur mit Plattenosteosynthese erfolgte.

Die histologischen Befunde wurden 4, 8, und 12 Wochen nach Bestrahlungsende nach Tötung der Tiere gewonnen. Die Untersuchung erfolgte am entkalkten Knochen sowie am nicht entkalkten Knochen nach Methylacrylat-Einbettung. In den Fällen ohne Platte kam es zu einer normalen Strahlenfibrose der Weichteile, wobei die Fibrose bis auf den Knochen übergriff. Bei den Tieren mit Implantat war eine deutliche stärkere Strahlenfibrose, die auch den Knochen mitbetraf, zu beobachten. Auffällig war weiter eine erhebliche Spongiosierung in der plattennahen Corticalis. Kleinere Muskel- und Weichteilnekrosen in einer Ausdehnung von bis zu 5 mm vor der Platte wurden ebenfalls beobachtet. Die Muskelfasern waren teilweise ungerichtet und aufgesplittert, teilweise wurde eine fettige Degeneration der Muskulatur gesehen. Auffällig war weiter eine erhebliche Fibrose der Blutgefäße. Die Kontrolltiere ohne Bestrahlung zeigten lediglich narbige Reaktionen, sowie eine deutlich geringere Spongiosierung unter der Platte.

Diese Ergebnisse legen den Schluß nahe, daß die physikalisch meßbaren implantatbedingten Dosiserhöhungen an den Extremitäten keine wesentliche biologische Relevanz besitzen und von Knochen wie Weichteilen durchaus toleriert werden. Außerdem sind sie ganz offensichtlich erholungsfähig. Daher können auch Patienten mit Verbundosteosynthesen nach Tumoren oder Metastasen einer Nachbestrahlung mit den üblichen Strahlendosen unterzogen werden, ohne implantatbedingte Strahlenschäden befürchten zu müssen. Diese Ergebnisse unterstreichen die Notwendigkeit einer interdisziplinären Tumor- und Metastasenbehandlung.

Die Darstellung der traumatisierten Bandscheibe durch Kernspintomographie und intraoperative Discographie

S. v. Gumppenberg, B. Allgayer, J. Vieweg und B. Claudi

Chirurgische Klinik und Poliklinik, Technische Universität München, Ismaninger Straße 22, W-8000 München 80, Bundesrepublik Deutschland

Analog zur Genese des chronischen Rückenschmerzes bei degenerativen Wirbelsäulenveränderungen kann auch beim posttraumatischen Schmerzsyndrom die Inkongruenz der verletzten Bandscheibe zu Fehlbelastungen in den Wirbelgelenken führen. Diese Zusammenhänge konnten anhand einer klinischen Studie geklärt werden. Es bestand nun die Frage, inwieweit die traumatische Bandscheibenverletzung möglichst frühzeitig diagnostiziert werden kann. Als bildgebendes Verfahren bot sich die Kernspintomographie an. Aus der Erfahrung mit der eingeschränkten Aussagefähigkeit bei degenerativen Bandscheibenveränderungen mußte die Treffsicherheit der Kernspintomographie untersucht werden. Da an unserer Klinik die intercorporelle Spondylodese bei den Frakturen des thoracolumbalen Überganges und der Lendenwirbelsäule üblich ist, bot sich eine Überprüfung der kernspintomographischen Untersuchung mit der intraoperativen Discographie an.

Im Zeitraum vom 1.10.88 bis zum 31.3.90 kamen 27 Patienten mit frischen Frakturen des thoraco-lumbalen Überganges und der Lendenwirbelsäule zur Untersuchung. Bei allen Patienten war innerhalb von 72 h nach dem Unfall eine Kernspintomographie durchgeführt worden. 7 Untersuchungen waren mit einem 0,5 Tesla-Gerät und 20 Untersuchungen mit einem 1,5 Tesla-Gerät der Firma Philips vorgenommen worden. Bei diesen Patienten wurden 53 intraoperative Discographien ausgewertet. Bei der Fragestellung nach „intakt" oder „defekt" besteht eine hohe Signifikanz bezüglich der Aussagefähigkeit der Kernspintomographie ($p < 0{,}001$).

Aus den Ergebnissen der Untersuchung wurden therapeutische Konsequenzen abgeleitet. So wird bei den Patienten, bei denen aufgrund der knöchernen Fehlstellung eine Operationsindikation gegeben ist, bei denen aber die dem Frakturwirbel angrenzenden Bandscheiben intakt geblieben sind, eine Reposition und Stabilisierung allein von dorsal angestrebt. Nur die Fälle, bei denen die knöcherne Fehlstellung ungenügend aufgerichtet werden kann, bedürfen zusätzlich der ventralen Spondylodese. Bei den Patienten, bei denen lediglich die oberhalb des Frakturwirbels gelegene Bandscheibe verletzt ist, wird die dorso-ventrale unisegmentale Spondylodese angestrebt, aus Stabilitätsgründen ist in einigen Fällen eine vorübergehende bisegmentale dorsale Stabilisierung bei ventraler unisegmentaler Spondylodese notwendig. In diesen Fällen wird das ruhiggestellte, aber nicht versteifte Segment nach 4 Monaten freigegeben. Bei Verletzung beider benachbarter Bandscheiben wird die dorso-ventrale bisegmentale Stabilisierung und Spondylodese durchgeführt.

Hefte zur Unfallheilkunde, Heft 220
Zusammengestellt von K. E. Rehm

3-D-Rekonstruktion knöcherner Verletzungen am Unfalltag – Korrelation zwischen Röntgenbild und 3. Dimension

J.V. Wening, K.H. Jungbluth, B. Fink und B. Pflesser

Abteilung für Unfall- und Wiederherstellungschirurgie, Universitätskrankenhaus Hamburg Eppendorf, Martinistraße 52, W-2000 Hamburg 20, Bundesrepublik Deutschland

Die Indikation zur Operation bei Skelettverletzungen beruht im wesentlichen auf konventionellen Röntgenbildern und dem Computertomogramm. Die rasante Weiterentwicklung der Computertechnik mit bedarfsgeschneiderten Programmen und schnellen Großrechnern hat eine neue Dimension (3-D) der bildgebenden Diagnostik eröffnet. Mit Hilfe eines speziellen Programmes des Institutes für Mathematik und Datenverarbeitung in der Medizin (IMDM Vovelman 8) lassen sich über ein sog. Ray tracing Grauwerte und Volumina, die bereits in den Computertomogrammen enthalten sind, in 3-D-Bilder umwandeln. Darüberhinaus bieten Hersteller von modernen Computertomographen entsprechende Arbeitsplätze an, an denen auf der Basis der erstellten Computertomogrammschichten oberflächenorientierte 3-D-Bilder erstellt werden können. Bei der Software wird für unterschiedliche Perspektiven immer die Berechnung einer neuen Oberflächte notwendig. Trotzdem sind die Rechenzeiten kurz und die räumlichen Darstellungen exakt. Bei dem von IMDM erstellten Programm wird das Grauwertintensitätsprofil der Bilder volumenorientiert berechnet, so daß auch Subtraktionen (z.B. Hüftkopf) oder andere Manipulationen plastisch werden. Bei 18 Patienten mit z.T. komplexen Frakturen des Beckens (Acetabulum), der Wirbelsäule und des Tibiakopfes wurden unmittelbar präoperativ Röntgenbilder, Computertomogramme und 3-D-Darstellungen erstellt und miteinander verglichen. Die Bearbeitungsschritte können innerhalb von Stunden bei entsprechender Personalkapazität durchgeführt werden. Der Vergleich der Bilder läßt deutlich werden, daß mit der 3. Dimension nicht zusätzliche Frakturlinien erkannt, sondern ausschließlich die räumliche Zuordnung in bisher nicht darstellbarer Weise zu vollziehen ist. Grundvoraussetzung für stufenfreie 3-D-Bilder ist ein Dünnschicht-CT (2 mm) der frakturierten Region ohne Bewegungsartefakte. Insgesamt geben die errechneten Bilder durch die Darstellung der Räumlichkeit weit über den Informationsgehalt der konventionellen Röntgentechnik hinaus und erleichtern wesentlich die mentale Rekonstruktion des zu erwartenden OP-Situs. Die 3-D-Darstellung kann am Bildschirm im OP über ein Soft- und Hardware-Verbundsystem zwischen radiologischer Klinik und OP dem Operateur eine exakte präoperative Darstellung der OP-Situation vor dem Hautschnitt bieten.

Hefte zur Unfallheilkunde, Heft 220
Zusammengestellt von K. E. Rehm

Grauwert-Bildanalyse von Mikroradiographie-Präparaten

K. Wolf, M. Puhlmann, W. Stock und S. Kessler

Chirurgische Klinik Innenstadt, Ludwig-Maximilian-Universität München, Nußbaumstraße 20, W-8000 München 2, Bundesrepublik Deutschland

Videodensitometrische Messungen waren mit Hilfe einer Bildanalyseanlage (OPTOLAB) auf halbautomatischer oder interaktiver Ebene möglich. Die Videodensitometrie basiert auf der Analyse der Lichttransmission durch ein beleuchtetes Mikroradiographie-Präparat im Mikroskop. Wir verwandten die Videodensitometrie, um einerseits eine flächenmorphometrische Aussage zu erhalten und andererseits, um einen Zahlendensitometrie-Quotienten zu bestimmen. Die Flächenmorphometrie ergab neben einer quantitativen auch eine qualitative Aussage. Die Vorteile eines Relativ-Quotienten liegen darin, die Dichtewerte des Knochens als Units zu erfassen und eine Eichung zu umgehen. Densitometrische Eichungen eines Bildanalysesystems sind als problematisch anzusehen. Der gemessene Dichtewert wurde demzufolge in Relation zur gesunden Lagercorticalis des Versuchstieres gesetzt.

Die mikroskopischen Bilder der Mikroradiographien ließen sich mit einer Präzisions-Schwarz-Weiß Röhrenkamera (HAMAMATSU) erfassen und mit einer Digitalisierungskarte (PC-VISION-PLUS) in einer Matrix von 512 × 512 Pixels digitalisieren. Die Bilder wurden gemäß einer Skala von 265 Farb- oder Grauwertstufen einer Flächenanalyse unterzogen.

Als Schafsmodell wurden autologe und allogene Knochenersatzmaterialien auf ihre osteogenetische Potenz untersucht. Eine demineralisierte Knochenmatrix wurde nach unterschiedlicher Aufbereitung und Sterilisation in standardisierte Lochdefekte einer Schafstibia gegeben. Es zeigten sich unterschiedliche Mikroradiographiebilder, welche eine Analyse mit Zahlenwerten belegte. Mit Hilfe der Videodensitometrie ergaben sich signifikante Unterschiede für die einzelnen Sterilisationsverfahren.

Ist die Sonographie nach Spongiosatransplantation eine Alternative – Ergebnisse einer tierexperimentellen Studie

H.B. Reith, W. Haarmann und W. Kozuscheck

Knappschaftskrankenhaus, In der Schonau 23–25, W-4630 Bochum 7, Bundesrepublik Deutschland

Die Sonographie der Extremitäten findet vermehrten Einsatz und erlaubt es zahlreiche neue Fragestellungen zu beantworten. Unsere Erfahrungen mit der Sonographie nach Spongiosatransplantation machten es erforderlich, daß eine experimentelle Studie zur Erstellung eines Standards und zur Überprüfung der Methode durchgeführt wurde.

Hefte zur Unfallheilkunde, Heft 220
Zusammengestellt von K. E. Rehm

An 10 Schafen haben wir definierte Knochendefekte am Oberschenkel gesetzt und bei 8 Schafen mit autologer Spongiosa gefüllt. Es erfolgte die wöchentliche Untersuchung der Tiere durch klinische Kontrolle, Sonographie und radiologische Aufnahmen. Eine Korrelation zum histologischen Befund wurde vorgenommen. Die Präparate wurden bis zu 8 Wochen in kontinuierlichen wöchentlichen Abständen entnommen.

Anhand der gewonnenen Daten ließ sich zeigen, daß der Ultraschall in der Frage: Spongiosaeinbau oder Abstoßung eine wesentliche Hilfe sein kann. Bei kompletter Schallauslöschung korreliert dieses mit Überbrückung und einem nahezu kompletten Einbau. Bei fehlender Schallauslöschung kann eine fehlende Heilung oder gar Abstoßung postuliert werden. Die zu messende Eindringtiefe korreliert mit verschiedenen Phasen der Spongiosaeinheilung.

Schlußfolgerungen

Die Sonographie nach Spongiosatransplantation ist ein einfaches, leicht durchzuführendes Verfahren, um die Einheilung nach der Transplantation zu kontrollieren. Ein Standard kann aufgrund der histologischen Korrelation erstellt werden.

E. Knochenbank, Knochenersatz

Vorsitz: H.R. Siebert, Schwäbisch-Hall; V. Studtmann, Rotenburg

Sterilisation und Kryokonservierung von Bankknochen? Biomechanische Untersuchungen*

G. Voggenreiter, R. Ascherl, M.A. Scherer, H.J. Früh, H. Knaepler und G. Blümel

Institut für Experimentelle Chirurgie, Technische Universität München, Ismaningerstraße 22, W-8000 München 80, Bundesrepublik Deutschland

Nicht zuletzt ausgelöst durch einen Fall von AIDS im Rahmen einer Knochentransplantation sind heftige Diskussionen über das Problem der Krankheitsübertragung durch Knochentransplantate sowie die Sicherheit von Knochenbanken entflammt [1]. Neben einer Infektion sind Transplantatbrüche die häufigste Komplikation bei der Extemitätenrekonstruktion durch allogene Massivtransplantate und betragen ca. 10 % [3]. Es liegen bereits Ergebnisse zur Biomechanik konservierten oder sterilisierten Knochens vor, jedoch fehlen Erkenntnisse über die strukturellen Transplantateigenschaften nach einer kombinierten An-

* Aus Mitteln der DFG gefördert

wendung von Konservierung und Sterilisation, wie es für die Organisation einer Knochenbank erforderlich ist [4]. So war es Ziel dieser Untersuchung, nähere Aufschlüße über das biomechanische Verhalten konservierten, sterilisierten Knochens, insbesondere über Auswirkungen der Reihenfolge von Konservierung und Sterilisation, im Hinblick auf die Logistik von Knochenbanken zu erhalten.

Material und Methode

Für die biomechanische Testung wurden Tibiae erwachsener Wistar-Ratten entnommen und folgenden Versuchsgruppen zugeteilt: Kältekonservierung (–60°C, 28 d), Lyophilisierung, 25 kGy Co^{60} γ-Bestrahlung, Autoklavierung (134°C, 3 min); in weiteren 8 Versuchsgruppen wurde die Sterilisation (25 kGy; 134°C, 3 min) mit der Konservierung (Kältekonservierung, Gefriertrocknung) kombiniert, d.h. der Knochen vor resp. nach der Konservierung sterilisiert und dann getestet. Bei einer Auflagendistanz von 30 mm wurde im Drei-Punkt-Biegeversuch die Kraft senkrecht auf die ventrale Tibiakante eingeleitet und sämtliche Knochen zerstörend getestet. Die Parameter Bruchkraft, Steifigkeit, Durchbiegung und Bruchenergie wurden mittels der Varianzanalyse (One-way Test) auf dem 5 % und 1 %-Niveau statistisch untersucht.

Ergebnisse

Die Autoklavierung führt zu einer signifikanten, die Strahlensterilisation zu einer hochsignifikanten Erniedrigung der Bruchkraft. Während sich die Kryokonservierung nicht negativ auswirkt, reduziert die Lyophilisierung die Bruchkraft auf 74 % des Kontrollknochens ($p<0{,}01$). Wird der Knochen vor der Konservierung (Kryokonservierung bzw. Lyphilisierung) sterilisiert (25 kGy bzw. 134°C, 3 min), so führt dies zu keiner Veränderung in den biomechanischen Parametern ($p>0{,}05$), verglichen mit nur konserviertem oder sterilisiertem Knochen. Sterilisiert man Corticalis nach der Konservierung, so führt dies zur hochsignifikanten Reduktion der Bruchkraft auf 65 % des Normalwertes bei Autoklavierung bzw. 58 % bei Bestrahlung. In Kombination mit der Gefriertrocknung wirkt sich die Autoklavierung weniger negativ aus, da auch bei Anwendung nach der Lyophilisierung keine signifikante Veränderung festzustellen ist. Eine Strahlensterilisation nach Gefriertrocknung reduziert die Bruchkraft auf 35 % ($p<0{,}01$). Vergleicht man die beiden Methoden der Konservierung bei zusätzlicher Sterilisation des Knochens, so erweisen sich beide Verfahren als gleichwertig, außer der Bestrahlung nach Gefriertrocknung, die hochsignifikant niedrigere Werte ergibt als eine Strahlenexposition nach Tiefgefrierung.

Schlußfolgerung

Bei richtiger Anwendung (hohe Temperatur, kurze Zeitdauer) ist die Autoklavierung ein biomechanisch günstigeres Sterilisationsverfahren und erweist sich in Kombination mit einer Konservierung der Bestrahlung überlegen [2]. Hinsichtlich der biomechanischen Eigenschaften kann keines der beiden Konservierungsverfahren, sei es Kältekonservierung oder Lyophilisierung, eindeutig bevorzugt werden, wobei aber aus technischen Gründen die Kältekonservierung zu favorisieren ist. Um eine noch ausreichende Primärstabilität zu gewährleisten, sollte die Sterilisation des Bankknochens – sofern diese als notwendig erachtet wird – vor der Konservierung vorgenommen werden.

Literatur

1. CDC (1988) Transmission of HIV through bone transplantation: case report and public health recommendations. MMWR 37: 597
2. Früh HJ, Voggenreiter G, Ascherl R, Scherer MA, Siebels W (1990) Zur Biomechanik autoklavierter, bestrahlter und kältekonservierter Kortikalis. In: 53. Jahrestagung der Deutschen Gesellschaft für Unfallheilkunde. J. Probst Hrsg. (Hefte zur Unfallheilkunde, Heft 212). Springer, Berlin Heidelberg New York Tokyo: 681
3. Mankin HJ, Gebhard MC, Tomford WW (1987) The use of frozen cadaveric allografts in the management of patients with tumors of the extremities. Orthop Clin North Am 18: 291
4. Pelker RR, Friedlaender GE, Markham TC (1983) Biomechanical properties of bone allografts. Clin Orthop 174: 54

Desinfektion allogener Spongiosatransplantate durch thermisch-homogene Behandlung im Hochfrequenzfeld

H.-M. Seipp und H. Knaepler

Hygiene-Institut, Justus-Liebig-Universität Gießen, Freidrichstraße 16, W-6300 Gießen, Bundesrepublik Deutschland

Inkubationsverfahren zur thermischen Desinfektion von Spongiosatransplantaten weisen durchmesserabhängige Temperatur-Zeit-Kurven auf. Dabei wird das äußere Transplantatmaterial, welches den Primärkontakt zum Wirtsorganismus herstellt, über den längsten Zeitraum der Inkubationstemperatur (hier: 80°C) ausgesetzt, wogegen die inneren Transplantatbereiche erst nach Durchdringung der Wärme über einen wesentlich kürzeren Zeitraum (mindestens jedoch 10 min) der Inkubationstemperartur ausgesetzt sind. Im Inkubationsverfahren treten an der Oberfläche des Transplantates die ausgeprägtesten Temperaturgradienten auf. Dagegen läßt sich durch die Kombination einer äußeren Wasserbadinkubation mit einem Hochfrequenz-Verfahren die Aufheizungszeit auch der größten Durchmesser menschlicher Hüftköpfe bis auf maximal das doppelte der Desinfektionszeit (29 min) begrenzen. Die auftretenden Temperaturgradienten im und am Transplantat bei einer Aufheizungszeit von 20 min betragen dabei max. 8°C.

Die thermische Behandlung mit dem patentrechtlich geschützten Kombinationsverfahren aus Thermoinkubation und Hochfrequenzbehandlung ist derzeit Forschungsinhalt am Hygieneinstitut der JLU-Gießen und der Unfallchirurgischen Klink der Universität Marburg, mit dem primären Ziel, auch große Hüftkopf-Spongiosablöcke homogen zu desinfizieren.

Hefte zur Unfallheilkunde, Heft 220
Zusammengestellt von K. E. Rehm

Thermische Desinfektion allogener Spongiosatransplantate im Inkubationsverfahren bei 80°C

H.-M. Seipp, H. Knaepler, B. Dreilich und T. von Garrel

Hygiene-Institut, Justus-Liebig-Universität Gießen, Friedrichstraße 16, W-6300 Gießen, Bundesrepublik Deutschland

Mit einer Desinfektionstemperatur von 80°C und einer Einwirkzeit von 10 min kann Spongiosamaterial einerseits in seiner besonderen klinischen Bedeutung (biologische Wertigkeit, biomechanische Zug- und Druckbelastbarkeit) voll erhalten bleiben. Andererseits werden die labortechnisch nur unbefriedigend erfaßten (HIV) sowie die häufigsten Infektionserreger (vegetative Keime), ebenso wie die Erreger der Lues und Malaria eliminiert. Damit kann die in den Richtlinien zum Führen von Knochenbanken geforderte anamnestische und labortechnische Spenderuntersuchung wesentlich eingeschränkt werden.

Zur Desinfektion müssen die Spongiosablock-Transplantate vor Beginn der thermischen Inaktivierungsphase von 10 min an allen Objektpunkten homogen die äußere Wasserbad-Inkubationstemperatur erreicht haben. Die Aufheizphase ist abhängig vom Durchmesser der Transplantate und wurde an genormten humanen Hüftkopf ($y = 4,22.x^{1,87}$)- und Wirbelkörper ($y = 5,24.x^{1,87}$)-Spongiosazylindern als mathematische Funktion (jeweils $r^2 = 1,00$) ermittelt (Zeit-Mittelwerte +3s in Sekunden; Spongiosadurchmesser in mm). Wirbelkörperspongiosa weist eine dreifach höhere Streuung als Hüftkopfspongiosa auf. An der Unfallchirurgischen Klinik der Universität Marburg wird das Verfahren der Thermoinkubation mit einem speziell dazu konzipierten Gerät derzeit klinisch erprobt.

Experimentelle Untersuchung zur Antigenität von sterilisierten Knochentransplantaten

H.-E. Schratt, J.L. Spyra, G. Voggenreiter, R. Hipp, J. Tübel und G. Blümel

Institut für Experimentelle Chirurgie, Technische Universität München, Klinikum Rechts der Isar, Ismaninger Straße 22, W-8000 München 80, Bundesrepublik Deutschland

Fragestellung

Um die Gefahr einer AIDS-Infektion durch Knochentransplantate zu vermeiden, finden zunehmend sterilisierte Transplantate Anwendung. Da für den klinischen Gebrauch die Antigenität eines Knochentransplantats jedoch von mitentscheidender Bedeutung ist, wurden in der vorliegenden Arbeit die immunologischen Reaktionen nach Transplantationenen von autoklavierten und strahlensterilisierten (25 kGy) Knochentransplantaten untersucht.

Hefte zur Unfallheilkunde, Heft 220
Zusammengestellt von K. E. Rehm

Material und Methoden

Zur vergleichenden Untersuchung kamen neben diesen beiden Gruppen noch frische und kältekonservierte Allotransplantate als Kontrolle zur Anwendung. Als Empfänger dienten ausgewachsene Wistar-Ratten, als Spender Lew-Ratten. Alle operativen Eingriffe erfolgten bei aseptischen Bedingungen unter Ketamin/Xylazin-Allgemeinanaesthesie. Als Operationsmodell wurde die von JAHN (1980) angegebene Methode der intramedullären Fixation an der Rattentibia gewählt, wobei 1 cm lange, diaphysäre, mechanisch von Knochenmark und Periost befreite Corticalissegemente mittels intramedullärem Kirschner-Draht fixiert wurden. Die Beobachtungsdauer betrug 6 und 12 Wochen. Als Parameter der cellulären Immunreaktion wurde der Leukocytenmigrationstest angewandt. Daneben erfolgte eine histologische bzw. histomorphometrische Aufarbeitung des Transplantats, der Milz und der paraaortalen Lymphknoten.

Ergebnisse

Zur Auswertung kamen 7 Tiere pro Gruppe und Untersuchungszeitraum. Im Vergleich zu frischen und kältekonservierten Allografts war das Einheilungsergebnis der sterilisierten Transplantate deutlich verzögert, wobei die Befunde der strahlensterilisierten Tx den autoklavierten noch leicht überlegen schienen. Celluläre Immunreaktionen nach Transplantation von autoklaviertem Knochen konnten bis zur 12. Woche nicht nachgewiesen werden, wohingegen sich eine leichte Reaktivität gegenüber den strahlensterilisierten Tx zur 6. Woche zeigte. In der histomorphometrischen Analyse des Milzgewebes ergaben sich nur nach strahlensterilisierten Tx Anzeichen gesteigerter Reaktivität. Demgegenüber waren bei beiden Kontrollgruppen deutliche celluläre Immunreaktionen über den gesamten Beobachtungszeitraum nachweisbar, mit ebenfalls deutlich gesteigerter Reaktivität im Milzgewebe. Während diese beiden Gruppen zur 12. Woche ein knochenspezifisches Reaktionsmuster aufwiesen, das sich bereits in früheren Untersuchungen der eigenen Arbeitsgruppe als bedeutsam für die Transplantatheilung zeigte, war bei strahlensterilisierten Tx dieser Befund nicht zu erheben.

Schlußfolgerung

Sowohl durch Autoklavierung wie auch durch virussichere Strahlensterilisation von Knochentransplantaten wird deren Antigenität weitgehend zerstört. Dabei gehen jedoch auch die knochenspezifischen Antigenstrukturen soweit verloren, daß ein zufriedenstellendes Einheilungsergebnis häufig nicht mehr erreicht werden kann. Eine kritiklose und uneingeschränkte Anwendung dieser Transplantate muß für die Klinik daher abgelehnt werden.

Die Einheilungsdynamik sterilisierten Knochens – Tierexperimentelle Untersuchungen

H. Knaepler, D. Sand, H. Roth und T. v. Garrel

Klinik für Unfallchirurgie, Philipps-Universität Marburg, Baldinger Straße, W-3550 Marburg, Bundesrepublik Deutschland

Einleitung

Durch die AIDS-Problematik ist die Transplantation von allogenem Knochen weltweit erschwert. Durch eine bundesweite Umfrage können wir nachweisen, daß viele Kliniken ihre Knochenbanken wegen der Möglichkeit der HIV-Übertragung aufgegeben oder zumindest reduziert haben. Auf der Suche nach Alternativen wurden die physikalisch-chemischen Eigenschaften von thermisch, chemisch und radioaktiv sterilisierten Knochen untersucht und die Effektivität der Methoden virologisch überprüft.

Fragestellung

Tierexperimentelle Untersuchungen sollten nun die biologischen Eigenschaften, d.h. die Einheilungsdynamik des sterilisierten Knochens im Vergleich zu einer Kontrollgruppe untersuchen.

Methodik

Bei 90 Lewis-Ratten wurde ein 7 mm großer Defekt an der Tibia gesetzt, dieser Schaftteil sterilisiert und anschließend replantiert. Zur Stabilisierung diente jeweils ein intramedullär eingeführter K-Draht. Sterilisiert wurde chemisch (Polyvidonjod, Tetrahydrofuran), thermisch (100 °C in Ringerlactat, Autoklavieren bei 134 °C, 80 °C in 80 %-igem Alkohol) und durch Bestrahlung (2,5 Mrad) nach Lyophilisation. In Kurzzeitversuchen haben wir, zum Nachweis einer akuten Gewebereaktion, sterilisierte Transplantate in Muskeltaschen implantiert, nach zwei Wochen explantiert und histologisch untersucht. In Langzeitversuchen wurde dann das Einbauverhalten der sterilisierten, replantierten Schaftsegmente nach polychromer Sequenzmarkierung fluorescenzmikroskopisch und histologisch untersucht. Dabei wurden nach einem 8-Punkte Schema die Vitalität des Transplantates, Osteogenese im Markraum, Corticalisanschluß und Reaktion am Transplantat beurteilt sowie eine quantitative Auswertung der Punktesummen vorgenommen.

Ergebnisse

In den Kurzzeitversuchen zeigte sich keine Gewebereaktion im Sinne einer Abstoßung oder Entzündung. In den Langzeitversuchen ergaben sich Unterschiede in der biologischen Qualität in Abhängigkeit vom Desinfektions- bzw. Sterilisationsverfahren. Aus der Kombination der Auswertungsergebnisse von Röntgenaufnahmen, Lichtmikroskopie und Fluorescenzmikroskopie ergab sich folgende, absteigende Reihenfolge: Die besten Ergeb-

Hefte zur Unfallheilkunde, Heft 220
Zusammengestellt von K. E. Rehm

nisse zeigten 80 °C in 80 %-igem Äthanol, Bestrahlung mit 2,5 Mrad nach Lyophilisation, es folgten Lyophilisation ohne Bestrahlung, Tetrahydrofuran, Polyvidonjod, Autoklavieren bei 134 °C und 100 °C in Ringerlactat.

Schlußfolgerung

Die Ergebnisse der tierexperimentellen Untersuchungen eröffnen die Möglichkeit, sterilisierte Knochen für die klinische Anwendung zu empfehlen, wobei jedoch in Abhängigkeit vom Sterilisationsverfahren Einbußen in der biologischen Wertigkeit des Transplantates hingenommen werden müssen.

Zur Induktion periostaler Knochenneubildung durch osteoperiostale Expansion: Tierexperimentelle Ergebnisse

M. Cornils, R. Schanz und L. Meiss

Orthopädische Universitätsklinik Hamburg-Eppendorf, Martinistraße 20, W-2000 Hamburg 20, Bundesrepublik Deutschland

Bei der Versorgung von ausgedehnten Knochendefekten wird regelmäßig Knochen verpflanzt. Autologer Knochen steht nur in begrenzter Menge zur Verfügung; homologe Transplantate bringen das Risiko von Infektionsübertragung und immunologischen Abwehrreaktionen mit sich. Wir suchen daher nach einer Methode, zusätzlichen körpereigenen Knochen anzuzüchten.

Als Versuchstier dienen erwachsene Kaninchen, die bei adlibitum-Fütterung und Tageslicht in Einzelkäfigen gehalten werden. Nach Rasur beider Unterschenkel am Vortag wird die Narkose mit Ketanest plus Rompun eingeleitet. Die weitere Steuerung erfolgt mit Nembutal. Am Versuchsbein wird die Tibia dargstellt und mit einem oscillierenden Meißel das Periost decorticierend abgehoben. Zwischen Knochen und Periost wird ein Silikonballon eingebracht, der über einen feinen Schlauch mit einem percutan zugänglichen Reservoir verbunden ist. Über einen Zeitraum von 5 Wochen wird der Ballon schrittweise aufgefüllt, um eine langsame Dehnung des Periostes zu erreichen. Zum Vergleich wird am kontralateralen Bein die gleiche Periostablösung, jedoch ohne Expanderimplantation, durchgeführt. Nach 6 Wochen wird das Tier getötet und die Tibiae zur Auswertung entnommen. Neben der histologischen Beurteilung erfolgt die Auswertung anhand von Röntgennativaufnahmen, Computertomographie und der neu entwickelten „Mikrotomographie mit Synchrotronstrahlung“. Diese erlaubt die quantitative Darstellung des Mineralgehalts im Knochen mit einer Ortsauflösung von 100 μm. Damit kann die Menge des neugebildeten Knochens bestimmt werden, ohne durch histologische Aufarbeitung das Präparat zu zerstören.

Hefte zur Unfallheilkunde, Heft 220
Zusammengestellt von K. E. Rehm

Es zeigte sich, daß am expanderversorgten Bein etwa doppelt so viel Knochen neugebildet wird wie auf der Gegenseite. In dem Winkel zwischen abgehobenem Periost und Knochenoberfläche bilden sich solide Wälle aus neuem Knochen. Am Kontrollbein ist dagegen nur eine sehr dünne Schicht neuen Knochens als Ausdruck der periostalen Reizung zu beobachten. Der Effekt wird verstärkt durch die Ummantelung des Expanders mit Hydroxylapatit, da dann keine störende Bindegewebsschicht zwischen Silikonexpander und Periost bzw. Knochenoberfläche entstehen kann.

Die Untersuchung wurde gefördert vom Bundesministerium für Forschung und Technologie.

Knochenneubildung im ersatzschwachen Lager – Tierexperimentelle Untersuchungen zur Kombination von Knochenersatzstoff und freien Periosttransplantaten

W. Klaes, St. Assenmacher, K.M. Stürmer und K.P. Schmit-Neuerburg

Abteilung für Unfallchirurgie, Universitätsklinikum Essen, Hufelandstraße 55, W-4300 Essen 1, Bundesrepublik Deutschland

Einen knöcherner Defekt – gleich welcher Genese – in dem trotz guter Vascularisation und Infektfreiheit keine spontane Knochenneubildung mehr stattfindet, bezeichnet man als ersatzschwaches Lager.

Die Wiederherstellung der Knochenkontinuität war bisher nur durch vitalen eigenen Knochen oder avitale Transplantate aus einer Knochenbank möglich. Im Gegensatz zu allogenen corticalen Transplantaten, welche ihre hohe primäre Festigkeit während des Jahre dauernden Umbaus behalten, sind alle bisher entwickelten Knochenersatzstoffe tierischer, koralliner oder synthetischer Herkunft nicht als Kraftträger im Defekt verwendbar.

Diese auch als Knochenkeramik bezeichneten Substanzen bestehen im wesentlichen aus Hydroxylapatit und Tricalciumphosphat. Während das allogene Transplantat im ersatzschwachen Lager nachweislich eine – wenn auch sehr langsame – Knochenneubildung verursacht, also osteoinduktiv wirkt, führt die Implantation von Knochenersatzstoffen alleine hier nicht zur Knochenneubildung, da sie nur osteokonduktiv wirken. Die erforderliche Osteoneogenese im Ersatzstoff konnte bisher nur durch Anlagerung frischer autogener Spongiosa oder Beimpfung mit autogenem Knochenmarksaspirat erreicht werden. Die experimentell nachgewiesene osteoinduktive Wirkung von Osteopoetin oder bone morphogenetic protein auf undifferenzierte mesenchymale Stammzellen kann bisher klinisch noch nicht genutzt werden. Da gestielte Periosttransplantate experimentell und klinisch nachgewiesen ihre osteogene Potenz behalten, lag die Vermutung nahe, daß auch die Kombination von Knochenersatzstoff und freien Periosttransplantaten im ersatzschwachen Lager zur Knochenneubildung führt.

Hefte zur Unfallheilkunde, Heft 220
Zusammengestellt von K. E. Rehm

Hierzu wurde bei ausgewachsenen Kaninchen ein 2 × 1 cm großer Perioststreifen an der rechten Tibia entnommen und um Knochenersatzblöcke von 0,5 × 0,5 × 1 cm Größe gewickelt. Als ersatzschwaches Lager diente eine Tasche im medialen Gastrocnemiusbauch. Als Kontrolle wurde am linken Bein ein Block ohne Periost an gleicher Stelle implantiert. Die Versuchsdauer betrug 3 bzw. 6 Wochen. In dieser Zeit erfolgte eine Sequentialfärbung mit Fluorescenzfarbstoffen. Vor der Entnahme der Blöcke wurden intravital beide Beine mit einer Mikropaque-Tusche-Lösung zur Gefäßdarstellung perfundiert. Die entnommenen Blöcke wurden in Kunststoff eingebettet und in ca. 100 μ dicke Scheiben gesägt. Die Auswertung erfolgte lichtmikroskopisch und in der UV-Fluorescenzanregung, welche eine Aussage über den zeitlichen Ablauf der Knochenneubildung erlaubt. Mikroradiographien der Querschnitte können planimetrisch vermessen werden, wobei der Helligkeitsgradient zwischen Knochenersatzstoff und neugebildetem Knochen eine Diskriminierung erlaubt, so daß

1. der Anteil des Ersatzstoffes am Gesamtquerschnitt, d.h. seine Porosität,
2. der Anteil des neugebildeten Knochen gemessen werden können.

Somit konnte im Tiermodell bewiesen werden, daß durch die Kombination von porösen Knochenersatzstoffen mit autogenen freien Periosttransplantaten im ersatzschwachen Muskellager eine Knochenneubildung erzielt werden kann, welche sich an der dreidimensionalen Struktur des Ersatzstoffes orientiert.

Das Degradationsverhalten der Calciumphosphatkeramiken Hydroxylapatit und Tricalciumphosphat im Verlauf der knöchernen Integration

M. Roesgen und G. Hierholzer

Berufsgenossenschaftliche Unfallklinik Duisburg, Großenbaumer Allee 250, W-4100 Duisburg 28, Bundesrepublik Deutschland

Calciumphosphatkeramiken nehmen in der Diskussion um Knochenersatzmaterialien eine hervorragende Stellung ein. Hydroxylapatit und Tricalciumphosphat haben sich hierfür als geeignete Modifikationen etabliert. Das weitere Schicksal der Keramiken nach der Implantation ist zum einen von der knöchernen Integration, zum anderen von dem Degradationsverhalten bestimmt. Unter der Degradation wird der Keramikabbau im Körpermilieu, lösungsbedingt und/oder zellvermittelt, verstanden.

Anhand eigener humanexperimenteller Untersuchungen des menschlichen Beckenkammes in 104 Fällen sowie nach therapeutischer Anwendung der Keramiken bei 70 Patienten konnte der klinische und röntgenologische Verlauf lückenlos dokumentiert werden. 73 Präparate zur histologischen Untersuchung wurden gewonnen.

Hefte zur Unfallheilkunde, Heft 220
Zusammengestellt von K. E. Rehm

Folgende Unterschiede im Degradationsverhalten beider Keramiken konnten offengelegt werden:

1. Tricalciumphosphat degradiert grobschollig. Bereits nach 3 Monaten ist ein Randzerfall der Keramikoberfläche und der Porenwände erkennbar.
2. Hydroxylapatit degradiert kleinschollig, beginnend an den Blockkanten und Granulaecken. Nur einzelne kristalloide Fragmente werden eludiert. Kontur und Ausmaß des Implantates sowie die Porenkonfiguration bleiben über mehr als 1 Jahr erhalten.
3. Das Degradationsverhalten beider Keramiken ist im Kontakt mit Bindegewebe oder mit Markraumsinusuiden deutlicher ausgeprägt als in Regionen mit direktem Knochenanwuchs.
4. Degradationspartikel lassen sich in allen blutführenden Strukturen des Knochens erkennen: im Markraum, in den Volkmann-Kanälen sowie in den Haversschen Gefäßen. Umliegende Osteocyten bleiben vital, neugebildete Osteone ohne Defekte.
5. Ein Knochenanwuchs im direkten Keramikkontakt wurde für beide Präparationen beobachtet. Dieser findet auch an Degradationsgrenzen statt. Durch den Knochenanwuchs wird der Keramikzerfall gebremst, jedoch nicht unterbunden.
6. Osteoclastenähnliche mehrkernige Riesenzellen geben Hinweis auf den aktiven Abbauprozeß. Im Bereich des erwünschten Knochenanwuchses an die Keramik ist mit einem völligen Verschwinden auch nach mehreren Jahren nicht zu rechnen.
7. Regionen sehr aktiven Keramikabbaues wechseln mit Regionen geringfügigen Keramikabbaues und heftigen Knochenanbaues in demselben Präparat.

Knochenneubildung im langstreckigen Tibiaschaftdefekt nach Implantation demineralisierter Knochenmatrix

H. Stützle, S. Kessler, K. Hallfeldt und L. Schweiberer

Chirurgische Klinik und Poliklinik, Klinikum Innenstadt, Ludwig-Maximilian-Universität München, Nußbaumstraße 20, W-8000 München 2, Bundesrepublik Deutschland

Einleitung

Probleme der autogenen und allogenen Knochentransplantation, insbesondere die Gefahr der Infektionsübertragung durch allogene Transplantate, erfordern eine intensive Suche nach geeigneten Alternativen. Demineralisierte Knochenmatrix (DMK), als acellulärer Knochenextrakt, zeigte in eigenen Untersuchungen in 6 mm-Bohrlochdefekten am Schaf gute osteogenetische Eigenschaften auch nach Sterilisation. Am großen Schaftdefekt sollte daher die Knochenbildung nach Implantation von DKM und von DKM in Kombination mit rotem Knochenmark überprüft werden.

Hefte zur Unfallheilkunde, Heft 220
Zusammengestellt von K. E. Rehm

Material und Methode

Die Untersuchung führten wir an erwachsenen Merinoschafen nach den Bestimmungen des Tierschutzgesetzes durch. In IT-Narkose mit Halothan und Lachgas wurde ein 5 cm langer Diaphysendefekt an der Tibia gesetzt, mit einem Verriegelungsnagel überbrückt und mit den Implantaten aufgefüllt. Bis zum 5. p.op. Tag erhielten die Tiere zur Schmerztherapie 2 x 5 ml Novalgin/die. Postoperativ und in 14-tägigen Abständen fertigten wir Rö-Kontrollen der operierten Extremität in zwei Ebenen an. Die Versuchsauswertung erfolgte 12 bzw. 20 Wochen p.op. Die Bildung neuen Knochens wurde anhand fluorescenzoptischer und mikro- bzw. makroradiographischer Bilder sowie histologischer Schnitte beurteilt. Die fluorochrome Markierung führten wir in drei Phasen mit Xylenolorange, Calceingrün und Tetracyclin durch.

Ergebnisse

Makroskopisch ist im Verlauf anhand der Rö-Kontrollaufnahmen eine Resorption der DKM zu erkennen. Bei alleiniger Implantation von DKM erfolgt nur eine mäßige Knochenneubildung. Bei der Kombination von DKM mit Knochenmark kommt es ab der 4. Woche zu einer sichtbaren Knochenneubildung im Defekt bis zur knöchernen Überbrückung und Konsolidierung des Defekts nach 12 bzw. 20 Wochen. In den weiteren Auswertungen zeigte sich, daß DKM in neuen Knochen ein- und umgebaut wurde und stets Ausgangspunkt der Knochenbildung war.

Schlußfolgerung

Die Resultate zeigen, daß DKM auch in größeren Defekten eine osteogenetische Wirkung zugeschrieben werden kann, die hier aufgrund der Extrembedingungen des Versuchsmodells an ihre Grenzen stößt. Wird die DKM mit rotem Knochenmark kombiniert, so wird neuer Knochen eindeutig in stärkerem Maße gebildet. Hier kommt es aufgrund des Zusammenwirkens von osteogenetischen Mediatoren und Stammzellen zu einer regen Knochenneubildung und einer knöchernen Überbrückung der Defekte.

Defektüberbrückung mit Hydroxylapatit an der Femurdiaphyse der Ratte

P. Behrens, C. Alfke, H.-J. Egbers, B. Simons, E. Striepling und W. Zenker

Abteilung Orthopädie, Klinikum der Christian-Albrechts-Universität Kiel, Michaelisstraße 1, W-2300 Kiel 1, Bundesrepublik Deutschland

Einleitung

Seit langem bemüht man sich, Ersatzstoffe zur Auffüllung von Knochendefekten als Alternative zu autogenen Knochentransplantaten zu finden. Als Ersatzmaterial zur Defektauffüllung ist die phykogene Hydroxylapatitkeramik in der Kieferchirurgie bereits erprobt (Ewers 1987; Kasperk 1986 u. 1988; Simons 1987 und Bieniek 1989, 1990). An der Femurdiaphyse der Ratte haben wir das Einheilungsverhalten von phykogenem Hydroxylapatit (Algipore) im Vergleich zu autogenen Knochenzylindern im ersatzschwachen Lager untersucht.

Methodik

Bei dem von uns verwendeten Hydroxylapatit handelt es sich um ein aus Algen gewonnenes interkonnektierend-mikroporöses Material. Im mittleren Femurdrittel von „Wistar-Ratten" wurde unter standardisierten Bedingungen die Doppelosteotomie durchgeführt und ein Omega-ähnlicher intramedullärer Kirschner-Draht der Stärke 1,4 mm in Anlehnung an Siegal (1973) in das distale und proximale Femurdrittel eingebracht. Insgesamt wurden 30 Tiere operiert, bei 15 die phykogene Hydroxylapatitkeramik inplantiert und in der Kontrollgruppe 15 Tieren der autogene Knochenzylinder reimplantiert. Röntgenkontrolle und Explantation der Femora nach 8, 10 und 12 Wochen postoperativ. Anschließend wurden die Femora in Schraubzylindern mit Knochenzement fixiert und in die Bruchlastprüfungsapparatur (Lloyd 6000 R) eingespannt.

Ergebnisse

Die radiologischen Kontrollen zeigten nach 8 Wochen bei beiden Gruppen eine unveränderte Materiallage. Ossäre Anbauten waren nicht ersichtlich, die Osteotomie noch deutlich abgrenzbar. Nach 10 Wochen kam es bei den autogenen Zylindern zu einer beginnenden periostalen Callusbildung. In der Hydroxylapatitgruppe bildete sich eine zunehmende Resorption aus mit weiterhin deutlicher Abgrenzbarkeit des Implantates und Zeichen der Lockerung. Nach 12 Wochen ergaben sich bei der autogenen Gruppe zunehmende spindelförmige Auftreibungen und Pseudarthrosenbildungen. Bei den mit Hydroxylapatitkeramik aufgefüllten Defekten kam es ebenfalls zu keiner ossären Integration. Die von Fr. Dr. Doden in der Abteilung Kierferchirurgie vorgenommenen histologischen Aufarbeitungen ergaben beim histologischen Schnitt durch das Hydroxylapatitimplantat 12 Wochen postoperativ eine minimale Knochenneubildung von den Osteotomieflächen auf auf das Implantat zu und zwar entlang des Omegapins mit deutlicher Bindegewebsscheide.

Hefte zur Unfallheilkunde, Heft 220
Zusammengestellt von K. E. Rehm

Die mechanische Prüfung ergab bei den nichtoperierten Femora eine maximale Zugbelastung von 262 bis 323 Newton (N). In der autogenen Kontrollgruppe fanden wir durchschnittliche Zuglastspitzenwerte in der 8. Woche von 74 N, ansteigend auf 80 N in der 12. Woche. Die Werte in der Hydroxylapatitgruppe stiegen im gleichen Zeitraum von 56 N auf 61 N.

Deutliche Unterschiede bezüglich der Einheilungszeit und der Gruppenzugehörigkeit waren nicht ersichtlich. Die Mittelwerte der maximalen Zugspannung betrugen bei der Kontrollgruppe in der 8. Woche 2,9 N/mm2 und stiegen in der 12. Woche auf 3,1 N/mm^2. In der Hydroxylapatitgruppe fanden wir eine maximale Zugspannung von 1,5 N/mm^2 nach 8 Wochen und 2,4 N/mm^2 12 Wochen postoperativ. Im Vergleich dazu lagen die Werte für die nichtoperierten Femora zwischen 25 und 32 N/mm^2.

Diskussion

Die Unterschiede in der Bruchlastprüfung zwischen den autogenen und den Hydroxylapatitkeramik-Implantaten weisen auf eine geringe Belastungsfähigkeit des Hydroxylapatitzylinders hin. Die niedrigen Maximalwerte der Zuglast und der Zugspannung sowie der flache Kurvenverlauf sowohl in der autogenen Kontrollgruppe als auch in der Hydroxylapatitgruppek sprechen eher für eine bindegewebige Festigkeit (Currey 1970; Northmore-Ball 1980; Holmes 1984). Dieses deckt sich mit den erhobenen radiologischen Befunden ebenso, wie mit den bislang vorliegenden histologischen Ergebnissen. Nach einer Implantationsdauer von 12 Wochen mit der angewendeten Omegapin-Osteosynthese (Siegal 1973; Takagi 1982) war eine ossäre Integration in keiner Gruppe erfolgt. Eine Knochenkonduktion (Burchhardt 1983, Katthagen 1989) der phykogenen Hydroxylapatitkeramik scheint sich anhand unserer ersten histologischen Aufarbeitungen zu bestätigen.

Diskussion

V. Studtmann, Rotenburg

Die Gefahr von Infektübertragungen bei der Transplantation homologer Gewebe hat durch die HIV-Problematik die Desinfektion und Sterilisation von Spenderknochen sowie die verschiedenen Knochenersatzmaterialien aktualisiert.

Alle vorgestellten Verfahren der Desinfektion und Sterilisation befinden sich im vorklinischen Forschungsfeld. Thermische Desinfektionsverfahren unter 100° C sind zwar materialschonender, für den klinischen Gebrauch bezüglich des gesamten Keimspektrums jedoch noch nicht ausreichend. Lediglich die Sterilisation bei entsprechenden Temperaturen kann eine sichere Keimfreiheit garantieren. Allerdings ist die Sterilisation von Spenderknochen mit deutlichen Qualitätseinbußen hinsichtlich der Knocheneinheilung und -belastbarkeit verbunden. Mit den entsprechenden laborchemischen Kontrollen beim Spender auch noch

Hefte zur Unfallheilkunde, Heft 220
Zusammengestellt von K. E. Rehm

Monate nach der Knochenentnahme kann bei rein kryokonserviertem Knochen heute das Risiko einer HIV-Übertragung nach Voggenreiter auf 1:8 Mill. reduziert werden.

Bei den Knochenersatzmaterialien galt das Hauptinteresse in der Diskussion dem von M. Roesgen dargestellten Verfahren mit Hydroxylapatit und der Implantation von demineralisierter Knochenmatrix. Strittig war, wie sich im Degradationsverlauf das Hydoxylapatit im Organismus verteilt und wie lange die Substanz noch im Organismus nachweisbar ist. Insbesondere ist die Frage der Toxizität der Abbauprodukte auf die verschiedenen Gewebe des Organismus nicht endgültig geklärt.

Gute Erfahrungen mit demineralisierter Knochenmatrix als Knochenersatzstoff werden in den neuen Bundesländern seit Jahren auch im klinischen Einsatz gemacht. Problematisch ist noch immer der Einsatz von Knochenersatzmaterialien bei der Überbrückung größerer Knochendefekte. Eine vom Knochenersatz ausgehende osteogene Induktion, wie bei Transplantation von Spenderknochen, konnte bei keinem der Materialien festgestellt werden, wie eindruckvoll von P. Behrens nachgewiesen wurde. Auch die demineralisierte Knochenmatrix versagt hier. Die zusätzliche Ummantelung des Transplantates mit Periost, gestielt oder frei, scheint bei der Überbrückung kleinerer Defekte hilfreich zu sein. Insgesamt befinden sich sowohl die verschiedenen Verfahren, bei homologem Knochen ohne wesentliche Qualitätseinbußen Keimfreiheit zu garantieren, als auch die Entwicklung der meisten Knochenersatzmaterialien erst im vorklinischen Entwicklungsstadium.

F. Ligamentäre Instabilität, Pathophysiologie der Sehnen

Vorsitz: L. Gotzen, Marburg; F.U. Niethard, Heidelberg

Experimentelle Untersuchungen zur Belastung der Symphyse beim „Gehen“ und Vergleich von Symphysenstabilisierungsverfahren unter simulierten dynamischen Belastungen

A. Meißner, R. Wilk und R. Rahmanzadeh

Abteilung für Unfall- und Wiederherstellungschirurgie, Klinikum Steglitz, Freie Universität Berlin, Hindenburgdamm 30, W-1000 Berlin 45, Bundesrepublik Deutschland

Es interessierte, unter welchen Konditionen nach Stabilisierung von rupturierten Symphysen eine Mobilisierung im Gehen möglich wäre.

Die auf die Symphyse beim Gehen wirkenden Kräfte wurden nach den von Walheim (1984) an 12 gesunden Probanden gemessenen Bewegungskomponenten in der Symphyse unter Gehbedingungen bzw. wechselseitigem Einbeinstand ermittelt: 0,5 bis 2,6 mm senkrecht zur Beckenringebene (y-Richtung), 0,2 bis 1,3 mm sagittal in der Becken-

Hefte zur Unfallheilkunde, Heft 220
Zusammengestellt von K. E. Rehm

ringebene (z-Richtung) sowie Drehungen um die horizontale x-Achse von 0 bis 1,6°. In einer selbst entwickelten multidirektionalen Prüfmaschine wurden Symphysenpräparate mit beiderseits halbem knöchernem Obturatorring von zehn frisch Verstorbenen simultan in y- und z-Richtung sowie durch Drehung um die x-Achse belastet. In dem durchschnittlichen Kraft-Dehnungs-Diagramm konnten den mittleren Auslenkungen nach Walheim durchschnittliche Kräfte in y-Richtung von 169 N und in z-Richtung von 68 N bzw. ein durchschnittliches Drehmoment von 2,5 Nm um die x-Achse zugeordnet werden. In einer zweiten selbst entwickelten multidirektionalen dynamischen Prüfeinrichtung konnten Symphysenpräparate mit durchtrennten Symphysen und den zu untersuchenden Stabilisierungsverfahren durch diese Werte bzw. Teile davon synchron und im Wechselbetrieb mit einer Frequenz von 1,5 Hz über 55500 Lastwechsel belastet werden. Als stabil versorgt wurden alle Symphysenpräparate bezeichnet, bei denen die gemessenen Dehnungen in den von Walheim gefundenen Normbereichen bis 2,6 mm in y-Richtung und bis 1,3 mm in z-Richtung bzw. bis 1,6° Drehung um die Horizontalachse blieben.

Je drei Symphysenpräparaten mit Platten- bzw. Drahtzuggurtungsstabilierung wurden unter voller Wechselbelastung rasch instabil. Je 8 Symphysenpräparate mit Platten, Drahtüberbrückungszuggurtungen bzw. PDS-Bandings wurden nur mit der halben Belastung getestet. Dabei wiesen weder Drahtüberbrückungszuggurtung noch PDS-Banding Rotationsstabilität auf. Diese kann nur durch den intakten oder stabilisierten übrigen Beckenring erreicht werden. Sowohl primäre Stabilität (am Versuchsanfang) als auch sekundäre (am Versuchsende) waren entscheidend von der Knochenkonsistenz der Symphysenpräparate abhängig. Die drei Stabilisierungsverfahren unterschieden sich eindeutig voneinander. Drahtüberbrückungszuggurtungen waren primär bis auf zwei und sekundär alle unzureichend stabil. Sie lockerten sich durch Einschneiden der Drähte in den Knochen bzw. bei drei Versuchen durch Brüche der Drahtcerclagen. PDS-Bandings waren alle sowohl primär als auch sekundär instabil. Sie lockerten sich ausnahmslos durch Vergrößerung der Bohrlöcher in den Schambeinen als Folge des Abriebs unter den Bewegungen der PDS-Cerclagen. Waren die Platten-Schrauben in den Schambeinen nur insuffizient zu verankern, so wurde das System unter dynamischer Belastung allmählich immer instabiler bzw. war bereits primär zu instabil. Bei fester Verankerung der Schrauben blieb die Primärstabilität überwiegend fast vollständig über die gesamten 55500 Lastwechsel erhalten. Vier von acht Plattenstabilisierungen waren primär und drei von acht sekundär stabil.

Somit könnten lediglich Patienten mit einer sicher zu verankernden Plattenstabilisierung der durchtrennten Symphyse frühzeitig im Gehwagen bzw. Bewegungsbad mit maximal 35 kg Teilbelastung mobilisiert werden.

Rigide oder dynamische Stabilisierung der Symphyse bei ligamentärer Beckenringinstabilität?

J. Szita, H.E. Bär und G. Muhr

Zentralinstitut für Traumatologie, Mezö I u. 17, H-1802 Budapest, Ungarn

Im „Bergmannsheil" Bochum wurden im Zeitraum von 1962 bis 1988 965 Beckenverletzungen – ohne Acetabulumbeteiligung – behandelt. Bei 273 Patienten lag eine instabile Beckenringverletzung vor, die in 31.1 % (85 Fällen) durch rein ligamentäre Verletzung bedingt war.

Nur ein Drittel der Patienten ist nach Abschluß der Behandlung beschwerdefrei, insbesondere die konservativ behandelten Beckenringsprengungen haben eine schlechte Prognose. Die anfänglich gute Reposition und Retention nach operativer Versorgung ist während der Frühphase der funktionellen Nachbehandlung wegen Metallockerungen oftmals nicht zu halten.

Wir haben aus diesem Grund die Lockerungsraten der bei uns häufig verwendeten Stabilisierungsverfahren am Knochen-Bandpräparat menschlicher Leichenbecken im Einbeinstand untersucht. Nach sukzessiver Durchtrennung aller Bänder der Standbeinseite und der Symphyse haben wir die Kombination von schmaler 4 Loch DC-Platten bzw. Drahtzuggurtung an der Symphyse und 2 × 2 Loch DC-Platte ventral am Ileosakralgelenk untersucht.

Während 1000 Belastungszyklen mit einer Belastungsfrequenz 0,5 Hertz und 400 Newton Maximalkraft auf dem vierten Lendenwirbelkörper wurden die Bewegungen von Spina iliaca anterior superior und posterior superior und Tuberculum pubicum von Stand- und Spielbeinseite in den drei Richtungen des Raumes gemessen. Damit ist ein Maß für die Lockerungsrate gegeben.

Lassen Sie, Herr Präsident, mich zu den Ergebnissen kommen.

Diese Ergebnisse haben etwas vorläufiges; wir haben bisher sechs Beckenpräparate untersucht.

Dabei haben wir gefunden:
Die Vertikalbewegung an der Symphyse beträgt, bei linearer Ausgleichsrechnung nach der Methode der kleinsten Quadrate, am intakten Becken etwa 0,002 mm/N. Demgegenüber steht eine verminderte Schersteifigkeit von etwa 0,006 mm/N bei Zuggurtung und Verplattung der Symphyse. Die Scherfestigkeit fällt bei der verplatteten Symphyse nach 1000 Cyclen auf etwa siebenfachen Wert des Gesunden ab, gegenüber dem 3,5-fachen bei der Zuggurtung. Mit keiner der Versorgungsformen lassen sich annähernd die Stabilitätswerte des intakten Beckenrings erreichen. Starre Versorgung der Symphyse weist eine deutliche Lockerung nach 100 Cyclen auf.

Wir sind der Meinung, daß eine rotationsstabile Osteosynthese am Ileosakralgelenk mit einer Zuggurtung an der Symphyse kombiniert werden sollte. Eine biomechanisch optimale Osteosynthese des Beckenringes gibt es, in Übereinstimmung mit anderen Untersuchern, Brown, Berner, Ecke, noch nicht.

Hefte zur Unfallheilkunde, Heft 220
Zusammengestellt von K. E. Rehm

Biomechanische Untersuchungen zur Beanspruchung und Stabilität des oberen Sprunggelenkes

S. Rübenacker, L. Claes, P. Becker und H. Gerngroß

Abteilung für Unfallchirurgie, Hand-, Plastische- und Wiederherstellungschirurgie, Universität Ulm, Steinhövelstraße 9, W-7900 Ulm, Bundesrepublik Deutschland

Mit einer speziell entwickelten Prüfeinrichtung war es möglich, in vitro an Leichensprunggelenken die Biomechanik des lateralen Bandapparates zu untersuchen. Die Prüfeinrichtung erlaubte die Simulation verschiedener Bewegungen und Belastungen des oberen Sprunggelenkes (OSG), die Messung der Banddehnungen und die Simulation verschiedener Operationsverfahren zur Stabilisierung von chronischen Bandinstabilitäten.

Die Messungen zur Beanspruchung der Sprunggelenksbänder ergaben, daß das Fibulon-talare-anterius (FTA) für die Stabilisierung des Gelenkes die größte Bedeutung hat. Es wird bei Belastungen durch Supinationsmomente oder Talusvorschubkräfte am meisten gedehnt. Bei der Verletzung des FTA kommt es zu wesentlich größeren Gelenkinstabilitäten als bei Verletzungen des Fibulo-calcaneare (FC) oder des Fibulo-talare-posterior (FTP). Die stärksten Belastungen wirken auf das FTA in Plantarflexion und Supination, was mit den von den Patienten beschriebenen Verletzungsvorgängen übereinstimmt, wonach ein Umknicken in Spitzfußstellung am häufigsten beschrieben wird.

Eine Ruptur des FTA-Bandes unter einem Supinationsmoment führt zu einer Vergrößerung des Gelenkaufklappwinkels um etwa ein Drittel der Normalwerte. Bei einer Talusvorschubkraft kommt es dagegen zu einer Verdopplung des Vorschubweges. Damit erscheint uns der Talusvorschub das aussagefähigere Diagnoseverfahren zur Bestimmung von Rupturen des FTA-Bandes zu sein. Von den drei getesteten Operationsverfahren erbrachte die modifizierte Watson-Jones-Plastik die schlechtesten Ergebnisse. Die Ursache hierfür liegt in dem Umstand, daß die Peronaeus brevis Sehne als dorsaler Stabilisator nach der Transplantation entfällt. Ihr Einsatz zur Fixierung der Fibula gegen den Vorfuß ist dagegen für die Stabilisierung des Sprunggelenkes wenig effizient.

Die originale Watson-Jones-Plastik, die den Talus an die Fibula fesselt, bringt dagegen bessere Ergebnisse. Sie vermeidet weitgehend den Talusvorschub, ist jedoch zur Stabilisierung gegen Supinationsmomente unzureichend. Ein Bandersatz der an der anatomischen Bandansätzen angreift, ergab die besten Ergebnisse. Diese Plastik stabilisiert gut gegen einen Talusvorschub, gegenüber der Supinationsbelastung kann sie jedoch auch keine befriedigende Stabilität erreichen.

Hefte zur Unfallheilkunde, Heft 220
Zusammengestellt von K. E. Rehm

Glykosaminoglykane in der Bandheilung – Eine tierexperimentelle Studie

M. Henkel, A. Lies, S. Tunn und G. Muhr

Chirurgische Universitätsklinik „Bergmannsheil", Gilsingstraße 14, W-4630 Bochum, Bundesrepublik Deutschland

Einleitung

Glykosaminoglykane (GAGs) sind als langkettige anionische Linearpolymere wichtige Bestandteile der Grundsubstanz des Binde- und Bandgewebes. Ihr Verteilungsmuster hat einen wesentlichen Einfluß auf die biochemischen und biomechanischen Eigenschaften des Bandgewebes sowie auf deren Heilungsprozeß im Falle einer Verletzung.

Zielsetzung

Ziel der Untersuchung war es, anhand eines Tiermodells die Veränderungen der GAGs im Heilungsverlauf bei unterschiedlichen operativen und nichtoperativen Therapieformen zu vergleichen.

Methodik

Als Versuchsobjekt wurde das mediale Collateralband männlicher Neuseelandkaninchen verwendet. Insgesamt 4 Gruppen wurden gebildet, wobei die Bänder sofort, am 3. Tag und 7. Tag genäht wurden. In einer 4. Gruppe blieb die Bandnaht aus. Daran schloß sich eine funktionelle Nachbehandlung an. Die Bänder wurden am 5., 10. und 42. Tag postop. entnommen. Nach Isolierung der GAGs und sequentieller enzymatischer Spaltung gelang die qualitative und quantitative Trennung mit der Hochleistungsflüssigkeitschromatographie (HPLC).

Ergebnisse

In allen Gruppen stieg der GAG-Gehalt über den gesamten Beobachtungszeitraum deutlich an. Dabei stiegen besonders die Chondroitinsulfate (von 9,1 % auf bis zu 55–59 % des Gesamt-GAG-Gehaltes). Der Hyaluronsäureanteil sank auf niedrige Werte (von 75,6 % auf 27–40 %). Lediglich das Dermatansulfat zeigte dabei behandlungsabhängige Verläufe. Der Vergleich mit den biomechanischen Reißfestigkeitsuntersuchungen zeigte eine lineare Abhängikeit der Reißfestigkeit zum prozentualen Anteil der Dermatansulfate im heilenden Band.

Hefte zur Unfallheilkunde, Heft 220
Zusammengestellt von K. E. Rehm

Zusammenfassung

Nach einer Banverletzung verändert sich das GAG-Verteilungsmuster. Dabei konnte eine lineare Abhängikeit der Reißfestigkeit medialer Collateralbänder zum Dermatansufatgehalt festgestellt werden, so daß der prozentuale Dermatansulfatgehalt eine wesentliche Größe für die biomechanischen Eigenschaften darstellt.

Physiodegeneration der proximalen, langen Bicepssehne – Wo ist der Locus minoris resistentiae?

R. Theermann, H.J. Refior und A. Kaltenecker

Orthopädische Klinik, Ludwig-Maximilian-Universität, Marchioninistraße 15, W-8000 München 70, Bundesrepublik Deutschland

In der klinischen Literatur zum Thema Bicepssehnenruptur werden differente Angaben über den Rupturort bei der degenerativen Bicepssehnenruptur gemacht. Sowohl die intraarticuläre Ruptur als auch die Ruptur im Sulcus intertubercularis sind beschrieben.

Uns interessierte die Frage, wo die lange Bicepssehne bei Verstorbenen histologisch vorwiegend degenerative Veränderungen aufweist. Hierzu wurden bei 27 Verstorbenen (54 Schultern) die lange Bicepssehne und Teile der Rotatorenmanschette maximal 24 h post mortem entnommen. Anamnestisch wurden Verstorbene mit zuvor behandlungsbedürftigen Schultererkrankungen ausgeschlossen. Es handelte sich um 5 Frauen und 22 Männer, die Anzahl in der Altersgruppe 36 bis 50 Jahre betrug 6, die Anzahl in der Altersgruppe 51 bis 65 betrug 7, die Anzahl in der Altersgruppe 66 bis 80 Jahre betrug 11 und die in der Gruppe über 81 Jahre 3.

Die histologische Aufarbeitung der Bicepssehne erfolgte in getrennten Portionen; proximal ursprungsnah, proximal intraarticulär, Sulcusareal, distale Bicepssehne sowie Rotatorenmanschette. Je Region wurden mindestens fünf Schnittareale gewählt, je Schnittareal erfolgten vier Färbungen (HE, v. Gieson, Alcian PAS, Eisenfärbung). Die Regionen wurden nach frühen degenerativen Veränderungen (Faserödem, Blutungen, Nekrosen, Aufsplitterungen, Auffaserungen), späten degenerativen Veränderungen (Fibroblasteneinsprossungen, Reparationsgewebe, Eisenpigmentablagerungen, Mikrorisse) und akuten, chronischen abakteriellen Entzündungszeichen durchgemustert. Für die jeweilige Region erfolgte die Graduierung der Degeneration von 0 bis III. Es erfolgte eine getrennte Auswertung in den Altersgruppen, in den Entnahmeregionen sowie getrennt rechts und links.

Die Ergebnisse zeigen eine statistisch signifikante synonyme Degeneration der beiden intraarticulären Bicepsareale und der Rotationsmanschette. Die degenerativen Veränderungen sind bei den proximalen Bicepsarealen und der Rotatorenmanschette signifikant stärker ausgeprägt als im Sulcusareal. Die distale Bicepsportion zeigt die geringsten degenerativen Veränderungen. Eine statistisch (Wilcoxon Test, abhängige Stichproben, $p = 0{,}01$) signifikante Seiten-, Geschlechtsabhängigkeit zeigte sich nicht. Eine Altersabhängigkeit der

Hefte zur Unfallheilkunde, Heft 220
Zusammengestellt von K. E. Rehm

Degeneration war erkennbar, statistisch aber nicht absicherbar. Die klinisch beschriebene synonyme Degeneration der Rotatorenmanschette und der Bicepssehne bestätigt sich durch unsere Untersuchung. Die Hauptpathologie der Bicepssehne ist intraarticulär und nicht, wie häufig geäußert, im Sulcus zu finden.

Die Ergebnisse unterstützen die klinische Forderung, bei der Operation der Bicepssehnenruptur eine intraarticuläre Revision vorzunehmen.

Steigerung der Sehnenreißfestigkeit unter Einwirkung eines Huminates (HS 1500)

W. Schlickewei, U.N. Riede und E.H. Kuner

Abteilung Unfallchirurgie, Universitätsklinikum, Hugstetter Straße 55, W-7800 Freiburg i. Brsg., Bundesrepublik Deutschland

Flavonoide erhöhen die Kollagenstabilität, sind aber genotoxisch. Flavonoide sind Huminstoffvorläufer, Huminate (Type HS 1500) sind nicht genotoxisch. Hieraus resultierte die Fragestellung, ob durch synthetische Huminstoffe (HS 1500) die physicochemischen Eigenschaften von ligamentärem Kollagen so verändert werden können, daß es auf mechanische und chemische Beanspruchung widerstandfähig wird. die Kollagenfaserreißfestigkeit wurde an Schwanzsehnenkollagen von Wistar-Ratten analysiert und das Material entweder in HS 1500 (synthetisches Huminat), Guanidiniumchlorid oder in beidem inkubiert. Als Kontrollgruppen dienten in Ringerlösung eingelegte Kollagenfasern. Die Kollagenfasern wurden mit Hilfe einer Zugprüfmaschine konstant vorgedehnt und bis zur Kontinuitätsdurchtrennung auseinandergezogen. Bei der Reißfestigkeitsprüfung zeigte sich unter Huminateinfluß eine Zunahme der Reißfestigkeit der Sehnen um ca. 75 %, die Inkubation in Guanidiniumchlorid zeigte eine signifikante Abnahme der Reißfestigkeit, was mit einer massiven Veränderung der Kollagenquartärstruktur verbunden ist, während nach Vor- und Nachbehandlung mit Huminat unter Guanidiniumchlorideinwirkung die mechanische Resistenz erhalten bleibt.

Dieser Effekt läßt sich am ehesten dadurch erklären, daß es unter Einwirkung von HS 1500 als OH-Brückenbilder zu einer vermehrten Ausbildung kovalenter Quervernetzungen und Wasserstoffbrückenbindungen im Rahmen des extracellulären collagen-processing kommt. Dafür spricht die Tatsache, daß das Huminat die Wasserstoffbrückensprengung des polar wirkenden Lösungsmittels Guanidiniumchlorid aufhebt.

Zusammenfassend kann gesagt werden, daß Kollagen offensichtlich unter HS 1500-Einwirkung in physiologischer Konzentration einen Reifungsprozeß durchmacht und hierdurch gegenüber mechanischer und chemischer Beanspruchung resistenter wird.

Hefte zur Unfallheilkunde, Heft 220
Zusammengestellt von K. E. Rehm

Zugfestigkeit tiefgefrorener und lyophilisierter humaner Achillessehnen nach Gamma- und Ethylenoxid-Sterilisation

G. Rauch, M. Gerbersdorf, P. Dörner und P. Griss

Klinik für Orthopädie, Baldingerstraße, W-3550 Marburg, Bundesrepublik Deutschland

Nach fehlgeschlagener Erstoperation zum Ersatz des vorderen Kreuzbandes (VK) mit einem autologen Patellarsehnendrittel bieten sich für sekundäre Eingriffe homologe Transplantatmaterialien, wie z.B. Achillessehnen, an. Über den Einfluß der Lyophilisierung (LYO) und der Ethylenoxid (EO)- und Gamma-Sterilisation auf die mechanischen Parameter von Sehnen finden sich jedoch nur wenige, divergierende Literaturangaben.

Material und Methode

Von 136 mit einem Knochenblock entnommenen humanen Achillessehnen wurden 62 komplett und 74 halbiert untersucht und in 6 Gruppen 1) tiefgefroren 2) gamma-sterilisiert 3) EO-sterilisiert 4) LYO 5) gamma-sterilisiert und LYO 6) EO-sterilisiert und LYO randomisiert aufgeteilt und auf einer Instron-Testmaschine mit einer Dehnungsrate von 500 mm/min auf Zug bis zum Bruch belastet.

Ergebnisse

Die Zugfestigkeit der tiefgefrorenen ganzen Sehnen betrug 2902–5302 N (Durchschnitt 3857 ± 680 N), die der halbierten 378-2284 (Durchschnitt 1342 ± 417 N). Die statistische Analyse (U-Test) zeigte eine deutliche Verminderung der Zugfestigkeit vor allem für die lyophilisierten vor den EO- und gamma-sterilisierten Präparaten im Vergleich zu den nur tiefgefrorenen Kontrollgruppen (Ergebnisse mit durchschnittlicher Zugfestigkeitsreduktion in %: *LYO:* 32 % 2615 N ($p<0{,}003$) für die ganzen Sehnen (S) und 43 % 763 N ($p<0{,}0001$) für die halbierten S; *Gamma-ster.:* 24,5 % 2913 N ($p<0{,}04$) für die ganzen und 9 % 1219 N (n.s.) für die halbierten S; *EO-Ster.:* 7 % 3588 N (n.s.) für die ganzen und 24,4 % 1014 N ($p<0{,}065$, n.s.) für die halbierten S. Additive Effekte bei gleichzeitiger Lyophilisierung und primärer EO- oder Gamma-Sterilisation fanden sich nicht. Weiterhin ließ sich keine statistische Abhängigkeit (Varianzanalyse) zwischen Zugfestigkeit und zunehmendem Alter feststellen.

Diskussion

Die Streubreite der ermittelten Zugfestigkeitswerte ist erheblich. Lyophilisierte, halbierte und gamma- oder EO-sterilisierte humane Achillessehnen besitzen bei Betrachtung der Durchschnittswerte keine ausreichende primäre mechanische Festigkeit für den VK-Ersatz, während die so behandelten ganzen Sehnen aufgrund ihres Volumens technische Probleme aufwerfen würden. Dagegen besitzen ausschließlich gamma-sterilisierte tiefgefrorene, halbierte Achillessehnen eine genügende mechanische Zugfestigkeit zum VK-Ersatz. Aller-

Hefte zur Unfallheilkunde, Heft 220
Zusammengestellt von K. E. Rehm

dings erscheinen weitere tierexperimentelle Untersuchungen im Hinblick auf den Transplantateinbau und insbesondere auf die Langzeitstabilität erforderlich, um eine sichere Empfehlung zum VK-Ersatz mit humanen Achillessehnen geben zu können.

Quantitative rasterelektronenmikroskopische Untersuchungen der spontan heilenden Achillessehnentenotomie beim Schaf

K. Günther, H.-P. Scharf und W. Puhl

Orthopädische Klinik und Querschnittsgelähmtenzentrum/RKU, Forschungs- und Lehrbereich der Universität Ulm, Oberer Eselsberg 45, W-7900 Ulm, Bundesrepublik Deutschland

Band- und Sehnenverletzungen heilen über den Schnitt eines resorptiven Granulationsgewebes. Im Rahmen der Reparation bildet sich aus diesem Granulationsgewebe eine Narbe, die in ihrer Struktur und Beschaffenheit formbar ist. So führt eine funktionelle Beanspruchung beim Sehnengewebe zu der Ausbildung eines straffen, gerichteten, kollagenen Narbengewebes. Diese Heilungsvorgänge sind hinreichend beschrieben und bekannt, unklar bleibt jedoch das Verhalten der Kollagenfibrillen in Abhängigkeit der Zeit.

Im Rahmen eines genehmigten Tierversuches (TÜ/310) wurde bei 10 Schafen in Intubationsnarkose eine Achillessehnentenotomie durchgeführt. Im weiteren Verlauf wurde die spontane Heilung der Achillessehne abgewartet, die den Tieren bereits ab der 6. postoperativen Woche eine Teil-, bzw. ab der 10. postoperativen Woche eine normale Belastung erlaubte. Nach 12, 24, 36 und 48 Wochen wurden beide Achillessehnen beim getöteten Tier entnommen. Das Gewebe wurde histologisch und rasterelektronenmikroskopisch untersucht. Mit Hilfe der hochauflösenden Rasterelektronenmikroskopie wurden der Fibrillendurchmesser und die Langperiode der Kollagenfibrillen bei 40 000-facher Vergrößerung vermessen. Zur Auswertung kamen je 100 Gesichtsfelder pro Probe.

Die durch den molekularen Aufbau der Fibrille definierte Langperiode bleibt in allen Heilungsphasen konstant. Eine wesentliche Änderung der 41 nm langen Fibrillenquerbänderung ließ sich in Abhängikeit von der Zeit nicht nachweisen.

Im Gegensatz hierzu zeigt die Häufigkeitsverteilung des Fibrillendurchmessers eine zeitabhängige Verschiebung. Mit zunehmender Resorption avitaler Sehnenreste und Proliferation von neuem kollagenem Bindegewebe, welches überwiegend aus Fibrillen mit kleinerem Durchmesser besteht, sinkt der Mittelwert aller Fibrillendurchmesser von anfangs 143 nm auf 77 nm nach 48 Wochen ab.

Obwohl lichtmikroskopisch nach Wiederherstellung der Kontinuität eine sehnenähnliche Faserarchitektur erkennbar ist, zeigen unsere ultrastrukturellen Untersuchungen doch Unterschiede im Aufbau der Intercellularsubstanz.

Hefte zur Unfallheilkunde, Heft 220
Zusammengestellt von K. E. Rehm

G. Kniegelenk: Plastik und Ersatz der Kreuzbänder

Vorsitz: K.E. Rehm, Köln; A. Wentzensen, Ludwigshafen

Biomechanische Untersuchungen zum Effekt lateraler Stabilisierungen auf die Spannung des vorderen Kreuzbandes

P. Lobenhoffer, C. Krettek, T. Gerich und N. Haas

Unfallchirurgische Klinik, Medizinische Hochschule Hannover, Konstanty-Gutschow-Straße 8, W-3000 Hannover 61, Bundesrepublik Deutschland

Für die Augmentierung einer vorderen Kreuzbandrekonstruktion sind eine Vielzahl lateraler extraarticulärer Operationsverfahren beschrieben worden. Ihr biomechanischer Effekt ist bislang nicht nachgewiesen worden. Unsere Untersuchungen sollten die Auswirkung der sogenannten „Tractopexien" auf die Spannung des vorderen Kreuzbandes (VKB) klären.

Material/Methoden

15 frische Kniegelenke mit intakten Weichteilen wurden benutzt. Jedes Operationsverfahren wurde an 3 Gelenken durchgeführt. Ein Mini-Hall-Effekt-Sensor diente zur kontinuierlichen Spannungsregistrierung im vorderen Kreuzband. Eine Extensions/Flexionsstudie durch Quadricepsaktion und eine vordere Translation mit 100 N in 30° Biegung wurden vor und nach Tractopexie durchgeführt. 5 verschiedene Verfahren wurden untersucht: die Außenbandumleitung, die Schraubentenodese, die mod. Schraubentenodese, die Tractopexie mit Nähten und ein mod. Verfahren mit Nähten.

Ergebnisse

Die Spannung des VKB wurde ab 30° Biegung durch die Schraubentenodesen und die Außenbandumleitung signifikant reduziert. In voller Streckung hatte kein Verfahren einen nachweisbaren Effekt. Bei vorderer Translation mit 100 N reduzierten die Schraubentenodesen, das Andrews-Verfahren und die Außenbandumleitung die Spannung des VKB. Der Beginn des Spannungsanstiegs im VKB bei vorderer Translation verschob sich von 20 N einwirkender Kraft vor Tractopexie auf 50 N nach Tractopexie (Tabelle 1).

Hefte zur Unfallheilkunde, Heft 220
Zusammengestellt von K. E. Rehm

Tabelle 1

	Extension/Flexion 0–90°		Vordere Translation 100 N, 30° Flexion
Operation	sign. Spannungsabfall VKB	max. Spannungsabfall VKB	max. Spannungsabfall
Schraubentenodese	30–90°	25 %	16 %
mod. Schraubentenodese	50–90°	35 %	61 %
Andrews	n.s.	n.s.	35 %
mod. Nahttenodese	n.s.	n.s.	8 %
Außenbandumleitung	50–90°	30 %	15 %

(n.s. = nicht sign.)

Schlußfolgerung

Alle Tractopexien außer dem Andrews-Verfahren und der mod. Tenodese reduzierten die Spannung des VKB bei quadricepsinduzierter Extension/Flexion. In voller Streckung kam es zu keiner Spannungsreduktion. Alle Tractopexien außer der mod. Tenodese verringerten die Spannung des VKB bei vorderer Translation. Tractopexien haben somit einen nachweisbaren biomechanischen Effekt und können prinzipiell zum Schutz eines operierten VKB in Betracht gezogen werden.

Die Bedeutung der Vorspannung bei gestielten Patellarsehnentransplantaten zur Rekonstruktion des vorderen Kreuzbandes

M.A. Scherer, R. Ascherl, T. Brunner, H.J. Früh, W. Erhardt und G. Blümel

Institut für Experimentelle Chirurgie, Technische Universität München, Ismaninger Straße 22, W-8000 München 80, Bundesrepublik Deutschland

Einleitung

Beim alloplastischen Kreuzbandersatz ist nach der Literatur – in Abhängikeit von den biomechanischen Kenndaten des Materials – eine Vorspannung erforderlich. Die gleiche Frage ist jedoch für autogene Plastiken tierexperimentell ungeklärt.

Hefte zur Unfallheilkunde, Heft 220
Zusammengestellt von K. E. Rehm

Fragestellung

Beeinflußt die Vorspannung gestielter Patellarsehnenplastiken (gPt) Einheilungsverhalten und die biomechanischen Eigenschaften? Nach Versuchsgenehmigung durch die Reg. v. Obb. (209/87) wurden an 14 weiblichen, erwachsenen Merinoschafen in allgemeiner Intubationsnarkose (Xylazin, Ketamin, Fentanyl, Lachgas) gPt-Plastiken in einer nach Jones modifizierten Technik durchgeführt. Bei je 7 Tieren erfolgte die femorale Fixation (Zackenkranz-Unterlegscheibe, 4,5 mm AO-Schraube) entweder mit einer Vorspannung von 30–50 N (t-gPt) bei 20° Flexion oder ohne Vorspannung bei 130° Flexion (ct-gPt). Die Schafe erhielten keine Analgesie und wurden nicht immobilisiert. Während der 6-monatigen Überlebenszeit auf einem Bauernhof war 2-mal/Woche eine tierärztliche Visite mit Dokumentation von AZ, EZ, Wundstatus, Bewegungsumfang und Gangbild gewährleistet. Nach Opferung durch eine i.v. Überdosis von Pentobarbital wurden die Präparate geröntgt, photographiert, innerhalb von 2 h p.m. biomechanisch untersucht (Steifigkeit, Bruchkraft, Rißarbeit, Versagensart) und in je 8 Schnittebenen histologisch untersucht.

Ergebnisse

Der klinische Verlauf beider Versuchsgruppen war vergleichbar, Komplikationen traten nicht auf. Während die vorherrschende Versagensart bei der biomechanischen Testung – intraligamentäre Ruptur – keine Unterscheidung zuließ, war die Bruchkraft signifikant verschieden (p 0,05): t-gPt $806,9 \pm 246,8$ N vs. ct-gPt $448,4 \pm 125,5$ N. Die Steifigkeit war bei vorgespannten gPt tendenziell besser: t-gPt $129,4 \pm 65,8$ N/mm vs. ct-gPt $99,7 \pm 22,7$ N/mm. Histologisch werden gPt über „Pseudo-Sharpey-Fasern“ im Bohrkanal fixiert. Die beiden Gruppen unterscheiden sich auch hierbei quantitativ und qualitativ: „Locker“ implantierte gPt weisen weniger strukturierte und zartere Verbindungen zum Knochen auf; die proximale femorale Schnittebene im Knochenkanal, die regelmäßig die schwächste Stelle im Transplantat-Knochen-Verbund darstellt, ist bei den t-gPt relativ kräftiger ausgebildet.

Schlußfolgerung

Auf Grund dieser Ergebnisse muß die Forderung erhoben werden, autogene Patellarsehnentransplantate mit Vorspannung zu implantieren. Der Primärstabilität der Transplantatfixation kommt damit besondere Bedeutung zu.

Wassergehalt als Parameter der Ligamentisation nach autoplastischem Kreuzbandersatz?

M.A. Scherer, R. Ascherl, W. Siebels, K. Lehner, R. Gradinger und G. Blümel

Institut für Experimentelle Chirurgie, Ismaninger Straße 22, W-8000 München 80, Bundesrepublik Deutschland

Einleitung

Über den Parameter „Wassergehalt" lassen sich Immobilisationsschäden am Gelenkknorpel sichern (Behrens, J Orthop Res 1989) oder innerhalb einer Sehne unterschiedliche Abschnitte definieren, die biomechanisch und histologisch korrellieren (Okuda, J Orthop Res 1987).

Fragestellung

1. Kann durch den Wassergehalt eine Unterscheidung zwischen verschiedenen Sehnen und Bändern getroffen werden? 2. Wie verhält sich dieser Parameter nach Kreuzbanrekonstruktion? 3. Ist damit (indirekt) eine Beschreibung der „Ligamentisation" von Patellarsehnentransplantaten möglich?

Material und Methode

Von insgesamt 37 w. Merinoschafen (Nr. Reg. v. Obb.: 209/87) wurden unmittelbar nach Opferung mit einer i.v. Überdosis von Pentobarbital folgende Gewebe entnommen und 598 Wassergehalt-Bestimmungen nach Trocknung bei 115 °C durchgeführt: Muskulatur (mm), T.m.poplitei (top), T.m.ext.dig.long. (tex), T.Achillis (tac), hinteres (PCL) / vorderes (ACL) Kreuzband, patellae (pt), Kreuzbandrekonstruktion (POP) und T.patellae-Rest (ptp). Nach einer Überlebenszeit von 1, 2, 3, 6, 12 und 18 Monaten (M) p.op. erfolgte die Wassergehalt-Messung an 24 Kreuzbandrekonstruktionen. Konstanzmessungen dienten als interne Kontrolle zur Qualitätssicherung. Statistischer Test für unabhängige Stichproben: U-Test nach Wilcoxon, Mann, Whitney.

Ergebnisse

Ad. 1). Anatomisch verschiedene Sehnen und Bänder mit unterschiedlicher biomechanischer Funktion lassen sich eindeutig voneinander differenzieren: top vs. tex vs. tac vs. PCL – p 0.01. Eine Auswahl von Einzelwerten ist in der Tabelle 1 angegeben. Die Methode ist mit einem mittleren Variationskoeffizienten ($SD/\mu \cdot 100\,\%$) von 5,3 % als außerordentlich reproduzierbar und valide zu bezeichnen.
Ad 2). Ausgehend von einem mittleren Wassergehalt der Patellarsehne von 57.85 % steigt dieser Wert nach ACL-Rekonstruktion von 72,92 % (1 M) auf 77,11 % (3 M), um dann ab dem 6. M bis zum 18. M p.op. konstant um 72.5 % zu bleiben. Im Bandverlauf treten Schwankungen auf, auch die Kreuzbandnaht zeigt eine ähnliche Charakteristik.

Hefte zur Unfallheilkunde, Heft 220
Zusammengestellt von K. E. Rehm

Ad 3). Der Wassergehalt beweist statistisch signifikant ($p<0{,}001$), daß aus einer Patellarsehne zeitabhängig eine kreuzbandähnliche Struktur wird, die wiederum signifikant ($p< 0{,}01$) vom ACL verschieden ist.

Tabelle 1

	mm	top	tex	tac	PCL	ACL	pt	POP	ptp
μ*	74,83	66,11	62,61	57,42	71,12	68,11	57,85	73,98	71,12
SEM*	0,32	0,64	0,41	0,21	0,52	0,52	0,87	1,06	0,74
VK*	2,6	2,6	3,9	0,9	3,7	6,3	10,2	7,7	3,6
n	37	7	35	7	25	54	46	29	12

* = alle Angaben in %, Meßgenauigkeit (Zeitkonstanz) +/ – 5‰

Mikrovasculäre und immunhistologische Ergebnisse homolog transplantierter vorderer Kreuzbänder am Kaninchenmodell

B. Fromm, B. Krause und H. Cotta

Orthopädische Universitätsklinik Heidelberg, Schlierbacher Landstraße 200a, W-6900 Heidelberg, Bundesrepublik Deutschland

An 66 weißen Neuseelandkaninchen wurde das vordere Kreuzband homolog und knochengestielt transplantiert. Nach Entnahme aus dem Spendertier wurden die entnommenen Bänder mit anteiligem Knochengewebe für 72 h auf –90° tiefgefroren. Die Fixation der Transplantate im Empfängertier erfolgte mittels transossärer Drahtauszugsnähte.

Als Kontrolle diente das nichtoperierte kontralaterale vordere Kreuzband. Der Nachuntersuchungszeitraum betrug 3, 6, 12, 24 und 52 Wochen.

Zur Untersuchung neu eingewachsener Nervenfasern kamen immunhistochemische Methoden zur Anwendung, monoklonale Antikörper gegen Neurofilamente, Substanz P und Thyrosin Hydroxylase wurden verwandt. Hier ließen sich nach 3 Wochen noch keine Nervenfasern nachweisen, nach 6 Wochen zeigten sich erste spärliche Fasern. Nach 12 Wochen waren vereinzelte Nevenfasern aller drei Arten sichtbar. Nach 24 Wochen waren reichlich Fasern aller drei Arten vorhanden, erste Endorgane konnten nachgewiesen werden. Ruffini und Pacini-Körperchen waren lediglich in den 52 Wochentieren und den Kontrollbändern nachweisbar. Die Darstellung des neu eingewachsenen Capillarsystems der eingeheilten Transplantate erfolgte mittels Microfil Injektionstechnik. Hier ließen sich ab der sechsten Woche nach Transplantation erste Gefäße nachweisen, die von den proximalen und distalen Bandansätzen zur Bandmitte wuchsen. Nach 12 Wochen fand sich im mittleren Bandabschnitt eine avasculäre Zone, die auch noch bei den 24-Wochentieren als Zone

Hefte zur Unfallheilkunde, Heft 220
Zusammengestellt von K. E. Rehm

mit deutlicher Minderdurchblutung nachweisbar war. Erst bei 52-Wochentieren war das transplantierte Kreuzband uniform von einem dichten Capillarnetz umhüllt.

Tierexperimentelle Untersuchung lösungsmittelkonservierter Tibialis-anterior-Sehnen als bindegewebiges Transplantat für den Ersatz des vorderen Kreuzbandes

H.-P. Scharf, H.-J. Pesch und W. Puhl

Orthopädische Klinik und Querschnittsgelähmtenzentrum/RKU, Forschungs- und Lehrbereich der Universität Ulm, Oberer Eselsberg 45, W-7900 Ulm, Bundesrepublik Deutschland

Für den Ersatz des vorderen Kreuzbandes stehen unterschiedliche Transplantate zur Verfügung. Autogene Transplantate sind mit der Schwächung kniegelenknaher bindegewebiger Strukturen und einer Ausdehnung des operativen Eingriffs verbunden. Allogene Transplantate erfordern ein entsprechendes Konservierungsverfahren, das die Tranplantate nicht nur lagerbar, sondern auch hygienisch unbedenklich macht, ohne die biologischen und funktionellen Eigenschaften zu verändern. Die Lösungsmittelkonservierung hat sich bei membranösen bindegewebigen Transplantaten bewährt, durch Konservierung und Sterilisation wird die Übertragung auch von Virusinfekten vermieden. Untersuchungen über solide, mit Lösungsmitteln getrocknete Transplantate liegen nicht vor.

Bei 20 Schafen wurde in Intubationsnarkose das vordere Kreuzband reseziert und in der Tunnel-Tunnel-Technik durch eine lösungsmittelkonservierte Tibialis-anterior-Sehne ersetzt. Der Tierversuch erfolgte entsprechend der Tierversuchsgenehmigung TÜ 310 des Regierungspräsidiums Tübingen. Die Tiere wurden nach 12, 24, 36, 48 und 60 Wochen getötet, die operativ versorgten linken Kniegelenke histomorphologisch untersucht.

Bereits nach 12 Wochen ist das gesamte Transplantat vital und umgebaut. Es folgt der Ersatz durch ein straffes, gerichtetes, kollagenes Bindegewebe mit bandähnlicher Struktur. In den intraossär gelegenen Abschnitten erfolgt ein analoger Umbau, das Transplantat verankert sich hier in Abhängigkeit von der Zeit mit Sharpeyschen Fasern im umgebenden spongiösen Knochen.

Die histomorphologischen Befunde bestätigen, daß sich lösungsmittelkonservierte, allogene Sehnentransplantate ähnlich den körpereigenen Transplantaten verhalten. Fremdkörperreaktionen bzw. immunologische Abwehrreaktionen konnten nicht nachgewiesen werden. Bei der fehlenden Gefahr, Virusinfekte zu übertragen, erscheint somit der Einsatz lösungsmittelkonservierter Tibialis-anterior-Sehnen gerechtfertigt.

Hefte zur Unfallheilkunde, Heft 220
Zusammengestellt von K. E. Rehm

Zur Problematik des alloplastischen Ersatzes des vorderen Kreuzbandes – Experimentelle Ergebnisse

R. Ascherl, W. Siebels, M.A. Scherer, R. Gradinger, E. Hipp und G. Blümel

Orthopädische Klinik, Technische Universität München, Ismaninger Straße 22, W-8000 München 80, Bundesrepublik Deutschland

Fragestellung

Am Schafmodell wurde nach Genehmigung durch die Regierung von Oberbayern die biologische und biomechanische Wertigkeit von alloplastischen Materialien für den Ersatz des vorderen Kreuzbandes hinsichtlich Verträglichkeit, Einheilung und Stabilität untersucht.

Material und Methoden

An über 180 erwachsenen Schafen erfolgte in allgemeiner Intubationsnarkose der Ersatz des vorderen Kreuzbandes nach Resektion durch folgende Materialien: Polytetrafluoroethylen (PTFE), Dacron, Trevira-hochfest (Polyethylentereftalat – PET), Kohlenstofffaser und Glutaraldehyd-fixierte bovine Sehnen. Von den Augmentationsmaterialien kamen das Kennedy-LAD sowie Polydioxanon- und Polyglaktin-Band zur Anwendung. Als Vergleiche dienten autoplastische Verfahren (Jones-Plastik). Am Versuchsende nach sechs Monaten wurden mikromorphologische Untersuchungen (Hartschnitte und entkalkte Histologie) sowie biomechanische Teste an Knochen-Band-Knochen Präparaten durchgeführt.

Ergebnisse

Die untersuchten Bandprothesen weisen ein modellspezifisches Versagensmuster auf. Knöchern optimal heilt lediglich das PTFE-Band ein, bei dem sich allerdings die Implantationstechnik over-the-top negativ auswirkt. Augmentationen sind nicht ohne Nachteile, da zum einen die lokale Verträglichkeit nicht unproblematisch und der Immobilisationsschaden des autologen Bandersatzes erheblich ist.

Schlußfolgerung

Eine präklinische Testung von Kreuzbandprothesen ist unerläßlich, auch wenn sie aus Materialien bestehen, die bislang bei anderen Implantaten als erfolgreich gelten; ihre Indikation ist als fragwürdig anzusehen, oder zumindest streng zu stellen.

Hefte zur Unfallheilkunde, Heft 220
Zusammengestellt von K. E. Rehm

Veränderungen der extracellulären Matrix eines freien Patellarsehnentransplantates beim hinteren Kreuzbandersatz

U. Bosch, A. Nerlich, B. Decker, W.J. Kasperczyk und H.-J. Oestern

Unfallchirurgische Klinik, Medizinische Hochschule Hannover, Konstanty-Gutschow-Straße 8, W-3000 Hannover 61, Bundesrepublik Deutschland

Klinische Langzeitergebnisse sowohl nach Ersatz des vorderen als auch insbesondere des hinteren Kreuzbandes (LCP) mit einem freien Patellarsehnentransplantat (PST) sind oftmals unbefriedigend. Auch experimentell-biomechanische Untersuchungen zeigen 1 Jahr postoperativ eine deutliche Schwächung des PST. Ziel dieser Untersuchung war die Erfassung der fundamentalen Veränderungen in der extracellulären Matrix des PST als Ursache einer späteren Transplantatinsuffizienz.

Methodik

Das LCP wurde bei acht 2-jährigen Schafen in Intubationsnarkose durch ein freies autogenes PST ersetzt. Es folgte eine frühfunktionelle Nachbehandlung. 16, 26, 52 und 104 Wochen postoperativ wurden je 2 Tiere getötet. Lichtmikroskopisch (HE, Masson-Goldner und v. Gieson) wurden zentrale und periphere Tansplantatproben mit Proben aus der Patellarsehne und dem LCP der Gegenseite verglichen. Immunhistochemisch erfolgte die Darstellung von Kollagen Typ III, V und Fibronektin. Die 1- und 2-Jahresproben wurden zusätzlich ultrastrukturell untersucht.

Ergebnisse

Nach 16 Wochen zeigte sich teils ein zell- und gefäßreiches Kollagengewebe mit größtenteils guter Streßorientierung. 26 Wochen postoperativ erschien das Transplantatgewebe bandähnlich. Nach 1 und 2 Jahren fielen neben synovialisnah gelegenen straff bindegewebig organisierten Anteilen mit reichlich Fibrocyten zentrale Areale auf, die teils hypo- bis acellulär waren und herdförmig chondroide Zellen enthielten. Immunhistochemisch fiel in den Proben des PST intrafasciculär eine focale positive Reaktion für Kollage Typ III und V auf, die in normalem Band- und Sehnengewebe nur perifasciculär nachweisbar war. Die chondroiden Zellen waren intra- und pericellulär teils hofartig stark positiv für Kollagen Typ III und V sowie Fibronektin. Ultrastrukturell fanden sich in der kollagenen Matrix des PST signifikant vermehrt dünne Fibrillen. Immunhistochemisch konnte dort Kollagen Typ III nachgewiesen werden.

Schlußfolgerung

Das veränderte Vorkommen von Kollgen Typ III, V und Fibronektin sowie die starke Zunahme der dünnen Kollagenfibrillen im PST kann ein Zeichen für eine Störung im Aufbau der extracellulären Matrix und damit eine biologische Ursache für verminderte Materialeigenschaften des PST sein.

Hefte zur Unfallheilkunde, Heft 220
Zusammengestellt von K. E. Rehm

Untersuchungen zur Isometrie des hinteren Kreuzbandersatzes

J. Petermann, P. Trus und L. Gotzen

Klinik für Unfallchirurgie, Philipps-Universität Marburg, Baldingerstraße, W-3550 Marburg, Bundesrepublik Deutschland

Initial bestimmten wir anhand eines Fadenmodells die isometrische Region der tibialen und femoralen Insertionspunkte. Hierzu entwickelten wir ein Haltegerät, das mit einer Meßapparatur und einem digitalen Wegstreckenmesser gekoppelt die intraarticuläre Längenveränderung eines transossär geführten Fadens unter konstanter Vorspannung registrieren kann. An Leichenkniegelenken definierten wir sechs einfach reproduzierbare Meßpunkte. Ausgehend von diesen wurden transossäre Bohrkanäle angelegt.

Unter Erhaltung der anderen Kapselbandstrukturen wurde das hintere Kreuzband vollständig von der tibialen und femoralen Insertion entfernt. Nacheinander wurde ein zugfester Faden durch die Bohrkanäle gezogen und jeder tibiale Meßpunkt gegen die im Bereich des Femur während eines Bewegungsumganges von 0° Extension bis 110° Flexion vermessen. Alle 10° erfolgte die Registrierung der intraarticulären Längenveränderung.

Diese Untersuchungen ergaben charakteristische intraarticuläre tibiofemorale Distanzveränderungen für die definierten Punkte. Generell zeigte sich, daß der femorale Verankerungspunkt einen wesentlich größeren Einfluß auf die Isometrie hat als der tibiale.

Nur die korrekte Auswahl des femoralen Verankerungspunktes garantiert ein nahezu isometrisches Verhalten des Fadenmodells. Diese Region befindet sich an der lateralen Fläche des medialen Femurcondylus nahe der Grenze zur Intercondylargrube.

Der tibiale Befestigungspunkt hat auf die tibiofemorale Distanzveränderung im Verlauf der Knieflexion nur wenig Einfluß.

In unserer Klinik führen wir die Rekonstruktion des hinteren Kreuzbandes mit dem mittleren Patellarsehnendrittel und Augmentation durch. Hierfür müssen wir jedoch Bohrkanäle legen, die durchschnittlich einen Bohrkanal von 10 mm Durchmesser erforderlich machen.

Daher wurde die Meßapparatur so verändert, daß ein 9 mm starkes Kreuzbandersatzmodell eingebracht und auf dieselbe Vorspannung wie beim Fadenmodell gebracht werden konnte. Die Messungen erfolgten in derselben Technik. Ausganspunkt für die anzulegenden transossären Bohrkanäle von 10 mm Durchmesser waren die zuvor am Fadenmodell gelegten Verankerungspunkte. Zur Messung wurden drei femorale und ein tibialer Verankerungspunkt bestimmt.

Tibial wählten wir nur einen Bohrkanal, da die tibiale Insertion nur einen geringen Einfluß auf das isometrische Verhalten zeigt.

Femoral legten wir drei große Bohrkanäle. Einen davon in der isometrischen Region sowie einen weiteren jeweils um 5 mm nach anterior und nach posterior verschoben.

Bei dieser Untersuchungsreihe zeigen sich tibiofemorale Distanzveränderungen, die unseren Ergebnissen am Fadenmodell entsprechen. Es zeigt sich, daß auch bei größeren Bohrkanälen eine funktionelle Isometrie zu erreichen ist, wenn die Verankerungspunkte in der isometrischen Region plaziert sind. Die intraarticulären Längenveränderungen sind am Kreuzbandersatzmodell größer als am Fadenmodell, liegen jedoch unter 2 mm.

Hefte zur Unfallheilkunde, Heft 220
Zusammengestellt von K. E. Rehm

Liegt das Ersatzmodell für das hintere Kreuzband zu weit posterior, tritt bei der Knieflexion eine zunehmende Lockerung ein, und daraus würde klinisch eine zunehmende Instabilität resultieren. Wird der große Bohrkanal zuweit nach anterior eingebracht, ist eine volle Kniegelenksflexion bei fixiertem Kreuzbandersatz nicht mehr gewährleistet.

Unsere Untersuchung zur Isometrie des hinteren Kreuzbandersatzmodells unterstreicht die Wichtigkeit der korrekten Plazierung des hinteren Kreuzbandersatzes. Eine vollständige Isometrie kann nicht erzielt werden, eine funktionelle Isometrie mit intraarticulären Längenveränderungen unter 2 mm ist nur durch die Wahl der Verankerungspunkte in der isometrischen Region gewährleistet. Aus unseren Messungen geht hervor, daß eine nicht isometrische Plazierung des hinteren Kreuzbandersatzes zur ungenügenden Funktion führt, die möglichen Folgen sind auf der einen Seite Instabilität und Inkongruenz der Gelenkbewegung, auf der anderen Seite eine eingeschränkte Beweglichkeit.

Die für die isometrische Rekonstruktion des hinteren Kreuzbandes isometrischen Verankerungspunkte sind intraoperativ leicht zu bestimmen. Der tibiale Punkt, der einen geringen Einfluß auf das isometrische Verhalten aufweist, liegt im Zentrum der Area intercondylaris posterior tibiae. Der femorale Verankerungspunkt befindet sich an der lateralen Fläche des medialen Femurcondylus am Übergang vom ventralen zum mittleren Drittel, nahe der Grenze der Intercondylargrube. Dem geringen Aufwand der Bestimmung der isometrischen Region stehen schwerwiegende Konsequenzen einer nicht isometrischen Plazierung des hinteren Kreuzbandersatzes gegenüber.

Diskussion

A. Wentzensen, Ludwigshafen/Rh.

Inwieweit die hier angegebenen unterschiedlichen Tractusstabilisierungen in vivo Auswirkungen auf die Spannung des vorderen Kreuzbandes haben, muß offenbleiben, da es sich um statische Versuche ohne Einfluß der Muskelspannung handelt. Es wird auch die Frage gestellt, ob der verwendete Mini-Hall-Effekt-Sensor in der Lage ist, eine Information über den Spannungszustand aller Kreuzbandfasern zu geben. Die Vorspannung eines Tranplantates ist notwendig, auch wenn bislang nicht bekannt ist, wie groß diese Vorspannung sein muß oder darf. Die Vorspannung sollte in jedem Fall als eine definierte Größe angewendet werden. Die Messung des Wassergehaltes eines Kreuzbandtransplantates stellt einen interessanten experimentellen Aspekt dar, ob sich dabei Folgerungen für die klinische Anwendung ziehen lassen, muß offenbleiben. Das Kaninchenknie ist als Modell für den Kreuzbandersatz weniger geeignet, da die Revascularisierung des Transplantates anders abläuft und die Rate der Arthrosen besonders hoch ist, ein direkter Vergleich mit den am Schafkniegelenk gewonnenen Daten ist nicht möglich. Ein interessanter Aspekt ist das Einwachsen von Nervenfasern und Endorganen in die homologen Transplantate. Die tierexperimentellen Ergebnisse bei der Anwendung lösungsmittelgetrockneter Sehnen dürfen nicht darüber hinwegtäuschen, daß die Aufbereitung dieses Materials zu Sterilitätsproble-

Hefte zur Unfallheilkunde, Heft 220
Zusammengestellt von K. E. Rehm

men führt. Der alloplastische Ersatz des vorderen Kreuzbandes als Standardverfahren weist zahlreiche Schwachstellen entweder bei der Verankerung oder im Verlauf des Bandes bis hin zu Fremdkörperreaktionen auf, ganz gleich welches Material verwendet wird. Die große Zahl der Versuchstiere führte zu der Frage, ob die Versuche unter vergleichbaren Bedingungen abgelaufen waren. Der Schlüssel zur Antwort, welchen Veränderungen autogene Transplantate zum Ersatz der Kreuzbänder unterliegen, liegt im ultrastrukturellen Bereich, die bisherigen Untersuchungen lassen den Schluß zu, daß nach ein bis zwei Jahren die Qualität des originären Kollagen verändert ist und dadurch die verminderte Steifigkeit und Reißfestigkeit der Transplantate erklärt werden kann. Auch beim hinteren Kreuzbandersatz sind Anforderungen an die Isometrie zu stellen, der Wahl des femoralen Insertionspunktes kommt hier eine entscheidende Bedeutung zu.

H. Kniegelenk: Kreuzbänder

Vorsitz: P. Hertel, Berlin; L. Zichner, Frankfurt/M.

Funktion und Längenänderung der Faserbündel der Kreuzbänder

M. Fuchs, R. Schabus und O. Kwasny

I. Universitätsklinik für Unfallchirurgie, Alserstraße 4, A-1090 Wien, Österreich

Die Angaben in der Literatur über das Spannungs- und Längenänderungsverhalten in Beuge-, Streck- und Rotationsstellung unterscheiden sich. Ziel der Untersuchungen war es, das Längenänderungsverhalten der beiden Kreuzbänder zu bestimmen, funktionelle Rückschlüsse zu gewinnen und die funktionellen wesentlichsten Faseranteile für die Rekonstruktion sagittaler Knieinstabilitäten zu bestimmen.

Material und Methode

10 intakte, unverletzte Kapselbandpräparate des Kniegelenkes wurden in einem Fixateur externe Rahmen befestigt. Die einzelnen Bündel wurden dargestellt, wobei jedoch die einzelnen Bündel nicht durch eine bindegewebige Hüllsubstanz voneinander getrennt waren. Über Bohrkanäle wurden unelastische Fäden durch die einzelnen Bündel gezogen und an einem Isometer Positioner (Acuflex) angebracht. Das Längenänderungsverhalten wurde bei intaktem vorderen und hinteren Kreuzband von Überstreckung bis 120° Beugung in Normal-, Innen- und Außenrotation bestimmt.

Hefte zur Unfallheilkunde, Heft 220
Zusammengestellt von K. E. Rehm

Ergebnisse

In allen Kniegelenken konnte ein anteromediales (40 mm), ein anterolaterales (25 mm) und ein posterolaterales (18 mm) Bündel für das vordere Kreuzband sowie ein mediales (41 mm) und ein laterales (42 mm) Bündel für das hintere Kreuzband unterschieden werden. Das Längenänderungsverhalten der einzelnen Bündel sowohl des VKB's als auch des HKB's war charakteristisch. Kein Faseranteil, weder des VKB's noch des HKB's, zeigte keine intraarticuläre Längenänderung, also ein isometrisches Verhalten. Für das VKB war die Längenänderung im anteromedialen Bündel mit Ø 3 mm am geringsten und nahm über das anterolaterale Bündel mit Ø 5 mm auf Ø 8 mm im posterolateralen Bündel stark zu. In Streckung und Überstreckung wurde immer die größte intraarticuläre Länge beobachtet, d.h. das vordere Kreuzband war in dieser Stellung immer belastet und gespannt. Die Längenänderung des medialen Bündels war 41 mm, des lateralen 42 mm. Die beiden Bündel zeigten je eine Längenzunahme in Überstreckung, das Längenmaximum konnte von 80° Beugung bis Hyperflexion beobachtet werden. Der geringste intraarticuläre Abstand wurde von 10°–70° Beugung festgestellt, in dieser Stellung war das HKB entspannt.

Diskussion

Die Analyse der Ergebnisse zeigt, daß beide Kreuzbänder in Überstreckung und Streckung gespannt sind und daher das Kniegelenk in sagittaler Richtung stablisieren. Das VKB stabilisiert zusätzlich ab etwa 20° Beugung bis Streckung, HKB ab 80° Beugung bis Hyperflexion. Innenrotation belastet das VKB, Außenrotation führt nur zu einer minimalen Belastung in Überstreckung und entlastet alle Faseranteile ab leichter Beugung signifikant. Das HKB verhält sich gegengleich, wobei jedoch Belastung in Außenrotation und Entlastung in Innenrotation schwächer ausfallen. Eine Zunahme der tibiofemoralen Translation und damit eine stabilisierende Wirkung in Beugung konnte für das VKB nicht nachgewiesen werden. Instabilitätszeichen bei Patienten mit ventraler Knieinstabilität treten daher in Streckung und minimaler Beugung auf, also in Gelenkstellungen, in denen das VKB gespannt und belastet wird und in denen die Oberschenkelbeugemuskulatur auf Grund des kleinen Hebelarmes nur unzureichend sekundär stabilisierend wirken kann. Dorsale Instabilitäten sind nicht so häufig und oft besser musculär sekundär stabilisierbar, da eine Kompensation über den M. quadriceps auf Grund des besseren Hebelarmes leichter möglich ist. Die Tatsache, daß in den durchgeführten Studien nie eine Isometrie der Kreuzbänder oder auch nur einzelner Faseranteile festgestellt werden konnte, sollte in der rekonstruktiven Kniegelenkchirurgie berücksichtigt werden. Der funktionell wesentlichste Anteil des VKB ist nach Analyse der Daten der anteromediale Anteil oder das anteromediale Bündel, für das HKB das laterale Bündel. Ein Ersatz aller Anteile und damit eine völlige Wiederherstellung der Funktion ist bisher nicht möglich, doch zeigen die Ergebnisse, daß trotz dieser Tatsache eine Rekonstruktion erfolgreich sein kann, wenn die wesentlichen Faseranteile ersetzt werden. Falsche Orientierung des Transplantates mit einem veränderten Muster der tibiofemoralen Translation führt, je nach Höhe der Vorspannung, zu einer bestehenden Restinstabilität oder einer Bewegungseinschränkung. Die Folge ist, abgesehen von einem mäßigen funktionellen Resultat, eine weiter fortschreitende Gelenksdestruktion.

Literatur

Dijk van R, Huiskes R, Selvik G (1979) Roentgen stereophotogrammetric methods for evaluation of the three-dimensional kinematic behaviour and cruciate ligament length pattern of the human knee joint. J Biomech 12: 727–731

Experimentelle Untersuchung zum Einfluß von Muskelzug und äußeren Kräften auf das Dehnungsverhalten der menschlichen Kniebänder

H. Kiefer, L. Dürselen und L. Claes

Abteilung für Unfallchirurgie, Plastische und Wiederherstellungschirurgie, Universität Ulm, Safranberg, W-7900 Ulm, Bundesrepublik Deutschland

Mit einem speziell entwickelten computergesteuerten Kniebelastungssimulator wurden die Auswirkungen der knieübergreifenden Muskeln und äußerer Kräfte auf das Dehnungsverhalten der Kniebänder untersucht. An 8 frischen, jungen Leichenkniegelenken (Durchschnittsalter 28 Jahre) wurden die Hauptbänder von Fett- und Muskelgewebe befreit. Omegaförmige Dehnungsmeßaufnehmer wurden auf das anteromediale Bündel des vorderen Kreuzbandes (ACL), auf das hintere Kreuzband (PCL), das Außenband (LCL), das Innenband (MCL) und das hintere Schrägband (POL) aufgenäht. Femur und Tibia wurden in der vielfach gelagerten Einspannungsvorrichtung so fixiert, daß das Knie zwangfrei durch einen Motor gebeugt und gestreckt werden konnte. Nach Nullabgleich der Dehnungsaufnehmer bei 60° Flexion wurden ihre Signale alle 10° zwischen 0° und 110° Beugung im Kniegelenk registriert. 10 % der bei der Kniebeuge aktiven Muskelkräfte (Quadriceps, Gastrocnemius, ischiocrurale Muskeln) wurden mit druckwandlergesteuerten Pressluftzylindern erzeugt und einzeln oder in Kombination während des Beugecyclus simuliert. Diese Kräfte wurden über Seilzüge und Schrauben auf die Muskelansätze übertragen, ebenso wie Rotations- und/oder Varus- und Valguskräfte.

Während reiner Flexion ist in Streckung die durchschnittliche Dehnung am größten im LCL (3,5 %), POL (5 %) und im ACL (2 %), relativ zum Bezugswert bei 60°. Das ACL zeigt ein Dehnungsminimum bei 40° Flexion (−0,5 %) und ein zweites Maximum (1 %) bei 110° Beugung. PCL (−2 %) und MCL (−0,5 %) sind in Streckung entspannt und beide in Beugung leicht gedehnt (0,5 %). Die simulierte Quadricepskraft erhöhte die Dehnung im ACL, LCL und im POL während der ersten 30° Flexionsgrade um 2 %, was einer Dehnungzunahme im ACL auf das Doppelte entspricht. Das PCL wurde zwischen Strekkung und 60° Beugung um 0,5–2 % entlastet. Die Simulation der ischiocruralen Muskeln oder des Gastrocnemius führt zu keiner signifikanten Dehnungsänderung der Bänder. Die kombinierte Aktivität aller knieübergreifenden Muskeln erhöht die Dehnung signifikant im ACL und im MCL zwischen 0° und 30° Beugung um 1,5 %. Die Beuger können dabei den Quadricepseffekt bei weitem nicht kompensieren. Die anderen Bänder bleiben durch den

Hefte zur Unfallheilkunde, Heft 220
Zusammengestellt von K. E. Rehm

kombinierten Muskelzug weitgehend unbeeinflußt. Äußere Kräfte bewirken ganz erhebliche Dehnungszunahmen in den einzelnen Bändern, die ebenfalls nicht muskulär kompensierbar sind.

Aus den biomechanischen Daten muß für die Klinik gefolgert werden, daß nach Verletzung des vorderen Kreuzbandes die Streckung auf 30° begrenzt und Rotations- wie Varus- und Valgusmomente ausgeschlossen werden müssen. Quadricepstraining zwischen 0° und 30° Beugung gefährdet die Bandnaht, was auch durch simultane Beugeraktivität nicht kompensiert werden kann. Für das rekonstruierte hintere Kreuzband sind hingegen eine Streckung bis 10° und volle Muskelaktivität nicht kritisch.

Computersimulation der Kreuzbandfunktion – Einfluß der Fixationspunkte auf das Bewegungsausmaß und die Stabilität

T. Gaudernak und B. Schmiedmayer

Unfallkrankenhaus Lorenz Böhler, Donaueschingenstraße 13, A-1200 Wien, Österreich

Auf den Grundlagen von Menschick und basierend auf den anatomischen Daten von Fuss haben wir ein Computersimulationsprogramm des Kniegelenkes entwickelt. Das Programm erlaubt den Bewegungsablauf des Gelenkes als definierte Rollgleitbewegung unter dem Steuermechanismus der Bänder darzustellen. Für jede Stellung des Gelenkes kann ein Spannungs- Dehnungsdiagramm aller Faseranteile errechnet und dargestellt werden.

Neun repräsentative Faserbündel des vorderen Kreuzbandes wurden hinsichtlich Spannungs- Dehnungsverhaltens während des gesamten Bewegungsablaufes rechnerisch untersucht und das Spannungsverhalten graphisch dargestellt. Dabei zeigt sich ein definiertes Wechselspiel der Faserspannungen, so daß immer ein Teil gespannt, andere Teile wiederum entspannt sind usw.

Ein über den gesamten Bewegungsablauf isometrisches Bündel läßt sich rechnerisch nicht darstellen. Im antero-medialen Anteil des vorderen Kreuzbandes liegt allerdings eine fast isometrische Strecke mit einer Längenänderung unter 1 mm bei einer Bewegung zwischen 0 und 135°. Da der femorale Ursprung des vorderen Kreuzbandes nahe der Polkurve liegt, wirken sich auch kleine Verschiebungen weg vom „isometrischen Punkt“ sehr deutlich, Verschiebungen im tibialen Ansatzbereich nur sehr geringfügig aus. In der Computersimulation läßt sich aufzeigen, daß ein Transplantat um die sogenannte isometrische Strecke maximal 8 mm dick sein soll. Mit zunehmender Transplantatdicke kommt es in den Randfaserbereichen zu Dehnungen über 10 %, wobei entweder eine Ruptur dieser Bandanteile oder eine Beweglichkeitseinschränkung resultiert. Etwas günstiger liegt die Situation bei 180° in sich verdrehtem Transplantat.

Zum Beispiel läßt sich zeigen, daß ein 5 mm messendes Transplantat über der isometrischen Strecke im vorderen Faseranteil über 10 % gedehnt wird oder eine Beugebehinderung ab 120° verursacht. Ein 8 mm dickes Transplantat wird bei parallelfasriger Anordnung im

Hefte zur Unfallheilkunde, Heft 220
Zusammengestellt von K. E. Rehm

vorderen Anteil ab 120° Beugung über 10 % gedehnt, während bei 180° Transplantattorsion eine Dehnung über 10 % erst bei 125° auftritt, jetzt allerdings im Bereiche der längsten Faseranteile. Die Computersimulation der Kreuzbandfunktion deckt sich in den Ergebnissen gut mit experimentellen Arbeiten und erleichtert das Verständnis der Gelenksbiomechanik.

Literatur

1. Fuss FK (1989) Am J Anatomy 184: 165–176
2. Menschik A (1974) Z Orthop 112: 481–495

Einfluß des Testprocedere auf die Ergebnisse biomechanischer Belastungstests an Kniebändern

W.J. Kasperczyk, U. Bosch, L. Borchers, H.-J. Oestern und H. Tscherne

Unfallchirurgische Klinik, Medizinische Hochschule Hannover, Konstanty-Gutschow-Straße 8, W-3000 Hannover 61, Bundesrepublik Deutschland

Die Literaturangaben zur biomechanischen Belastbarkeit z.B. des vorderen Kreuzbandes beim Menschen liegen zwischen 350 und 1,730 N. Die Ergebnisvielfalt erklärt sich zum Teil durch differente experimentell-technische Voraussetzungen, zum Teil ist sie jedoch auf die besonderen anatomischen Gegebenheiten der Kreuzbänder, wie mehrere Bandanteile mit unterschiedlicher Länge, verdrilltem Bandverlauf und flächiger Insertion zurückzuführen. Dies führt dazu, daß eine gleichzeitige Belastung aller Bandanteile, wie es der biomechanische Zerreißtest idealerweise voraussetzt, nicht erreicht werden kann. Reduziert man jedoch das Kreuzband auf wenige Faszikel mit kleinstflächigen Ansätzen, kann eine suzessive Ruptur vermieden und damit die tatsächlichen Materialeigenschaften ermittelt werden. Die vorliegende Studie vergleicht die konventionelle „Ligamenttestung" (LT), die das Band in toto testet, mit der sogenannten „Faszikeltestung" (FT).

Material und Methode

An 12 menschlichen Kniegelenken aus der Rechtsmedizin (Spenderalter: 20–35 Jahre) wurden je 6 Knie (vorderes und hinteres Kreuzband [VKB bzw. HKB]) einem biomechanischen Zerreißtest nach LT oder FT unterzogen. Die übrigen Testbedingungen waren identisch. Dehnungsrate 800 mm/min. Statistik: t-Test für unabhängige Stichproben.

Hefte zur Unfallheilkunde, Heft 220
Zusammengestellt von K. E. Rehm

Ergebnisse

	Höchstspannung (MPa)		E-modul (MPa)		Dehnung (%)	
	VKB	HKB	VKB	HKB	VKB	HKB
LT	23,7 ± 6,0	23,9 ± 6,2	144,6 ± 24,5	157,1 ± 26,1	25,3 ± 3,9	26,3 ± 3,8
FT	38,7 ± 7,2	37,9 ± 7,2	311,4 ± 36,2	335,6 ± 23,6	17,8 ± 2,6	16,0 ± 2,5

Statistisch signifikante Unterschiede ($p < 0,01$) zwischen LT und FT bzgl. aller Parameter; keine Unterschiede zwischen VKB und HKB.

Diskussion

Angaben über biomechanische Materialeigenschaften von Kreuzbändern sind nur dann relevant, wenn bei der Testung eine axiale und gleichzeitige Belastung aller Bandanteile gewährleistet ist. Das Faszikeltestprocedere optimiert diese Voraussetzung. Es werden im Vergleich zur Ligamenttestung deutlich höhere Materialeigenschaften dargestellt. Bei der Entwicklung von Bandersatzmaterialien muß den tatsächlichen mechanischen Anforderungen Rechnung getragen werden, andernfalls muß die Kinematik des Kniegelenkes gestört sein, was einen frühzeitigen Materialbruch prädisponiert.

Synoviale Fremdkörperreaktion im Kniegelenk des Schafes beim Ersatz des vorderen Kreuzbandes durch ein Kevlarband

C. Tesch, J.V. Wening, I. Cordes und H.-U. Langendorff

Abteilung für Unfall- und Wiederherstellungschirurgie, Chirurgische Klinik, Universitätskrankenhaus Hamburg Eppendorf, Martinistraße 52, W-2000 Hamburg 20, Bundesrepublik Deutschland

Seit F. Lange 1907 das vordere Kreuzband durch ein Seidenband ersetzte, sind die verschiedensten Materialien ausprobiert worden. Mit der modernen Kunstfaser Kevlar steht uns eines der widerstandsfähigsten Materialien zur Verfügung. Die Gewebsreaktion der Gelenkinnenhaut auf den Ersatz des vorderen Kreuzbandes durch ein geflochtenes Kevlarband wurde an 16 Schafen 8, 16, 32 und 64 Wochen nach Implantation feingeweblich untersucht. Die Gelenkinnenhaut besteht aus dem Stratum synoviale mit den die Oberfläche bildenden Synoviazellen und dem darunter gelegenen subsynovialen Bindegewebe. Darunter liegt das gefäßführende Stratum fibrosum. Das Kreuzband wird von Synovialgewebe des fibrösen Typs überzogen, der Hoffasche Fettkörper aus Synovialgewebe des adipösen Typs gebildet.

Hefte zur Unfallheilkunde, Heft 220
Zusammengestellt von K. E. Rehm

In beiden Regionen reichen die Capillaren bis unter die Oberflächenzellen. Die Fibroblasten im subsynovialen Bindegewebe sind möglicherweise die Vorstufen zu den B-Synoviazellen, die ein ausgeprägtes Ergastoplasma haben und die hyaluronsäurehaltige Synovialflüssigkeit produzieren. Sie ähneln den Plasmazellen des Blutes. die A-Synoviazellen enthalten Vacuolen und Lysosomen, die Zelloberfläche ist zu Felopodien ausgezogen. Diese Zellen ähneln den Makrophagen, aus denen sie möglicherweise gebildet werden und phagocytieren wie diese. Nach Implantation des Kunstbandes reagiert das Stratum synoviale entzündlich mit Ausquellen der Kollagenfasern und Aufhebung deren längsgerichteter Struktur, Verdickung und ab der 8–16 Woche mit Fibrose des subsynovialen Bindegewebes sowie Vermehrung und Vergrößerung der Synoviazellen, so daß aus der normalen 1-lagigen eine 2–3-lagige Zellschicht entsteht. Der normalerweise vorhandenene Schleimüberzug verschwindet und die Oberfläche wird stark zerklüftet und mit Fibrin überzogen. Nach 16 Wochen sind diese Entzündungsreaktionen weitgehend abgeklungen. Über dem Kevlarband ist bereits nach der 8. Woche ein neues Stratum synoviale mit verdickter Bindegewebsschicht und Capillarvermehrung auf das 2–5-fache des normalen Stratum synoviale des Kreuzbandes der Gegenseite gebildet worden. In beiden Synovialregionen konnten wir Fremdkörper-Riesenzellen mit bis zu 10 Zellkernen und eingeschlossenen Kevlarpartikeln nachweisen. Im Polarisations-Mikroskop leuchten die Partikel hell auf und sind so auch in den A-Synoviazellen zu finden.

Dieser Befund ist nach 8 Wochen und 64 Wochen gleichzeitig zu erheben. Bereits 8 Wochen nach Implantation des Kunstbandes aus Kevlar ist dieses mit einem neuen Stratum synoviale überzogen. Eine intensive Entzündungs-Reaktion ist jedoch auch im Hoffaschen Fettkörper nachweisbar. – 1. fibrinoide Aufquellung der Kollagenfasern, 2. Oberflächen-Zell-Hyperplasie und Hypertropie, 3. Capillarvermehrung, 4. Bildung von Fremdkörper-Riesenzellen mit Kevlarpartikeln im Zellinneren.

Die aktive Entzündungsreaktion ist nach der 16. Woche weitgehend abgeklungen und das subsynoviale Bindegewebe fibrosiert. Diese Fibrose und die Fremdkörper-Riesenzellen sind auch nach 64 Wochen noch nachweisbar. Trotz dieser vielversprechenden Versuche ist auch heute noch der beste Kreuzbandersatz aus autologem Material.

I. Lasertechnik

Vorsitz: H.P. Berlien, Berlin; W.E. Siebert, Hannover

Athermische Laser und ihre Bedeutung für die Unfallchirurgie

W. Neu, M. Dressel, R. Jahn, K.F. Klein, H.U. Langendorff und K.H. Jungbluth

Laser-Laboratorium Göttingen e.V., Im Hassel 21, W-3400 Göttingen, Bundesrepublik Deutschland

Die Wechselwirkung von Laserstrahlung und biologischem Gewebe beruht auf der Absorption, Streuung und Reflektion des vom Laser emittierten Lichtes. Diese optischen Eigenschaften und die thermische Leitfähigkeit des Gewebes sowie die zeitliche Struktur der Laserstrahlung bestimmen die Anwendungsmöglichkeiten der unterschiedlichen Lasergeräte. Die chirurgische Anwendung von Lasersystemen, deren Emission im nahen (Nd:YAG, $\lambda = 1064$ nm) und fernen (CO_2, $\lambda = 10,6\ \mu$m) infraroten Spektralbereich liegen, ist vor allem das thermisch induzierte Schneiden und Coagulieren. Je härter dabei das Gewebe ist, umso höher muß auch die Ausgangsenergie bzw. Leistungsdichte des Lasers sein, und der daraus resultierende Anstieg der thermischen Wirkung ergibt regelmäßig auch eine Zunahme der Gewebeschädigung. Trotz Gas- bzw. Wasserspülung treten dabei als unerwünschte Nebenwirkungen tiefreichende Nekrosezonen und eine Carbonisierung der Schnittränder auf, die den Heilungsprozeß zum Teil erheblich verzögern.

Bei der Anwendung gepulster Laser hoher Leistungsdichte und geeigneter Wellenlänge ist es möglich, eine präzise Abtragung von Gewebe auch in schwer zugänglichen Operationsgebieten zu erreichen, die nicht über eine thermische Umsetzung der absorbierten Laserenergie erfolgt. Dieser athermische Prozeß wird als Ablation bezeichnet. Die wesentlichen Voraussetzungen sind hierbei:

- Starke Absorption und damit eine geringe Eindringtiefe des Laserlichtes.
- Pulsdauer des Lasers wesentlich kürzer im Vergleich zur thermischen Diffusionszeit.
- Überschreiten einer zur Ablation notwendigen Schwellenergie.

Da in biologischem Gewebe die Absorption in der Regel vom hohen Wassergehalt dominiert wird, können als athermische Laser entweder Excimerlaser (ultravioletter Spektralbereich $\lambda = 193$–308 mm) oder gütegeschaltete Festkörperlaser mit Emissionswellenlängen $\lambda \geq 2\ \mu$m, wie z.B. Ho:YAG ($\lambda = 2,1\ \mu$m) oder Er:YAG ($\lambda = 2,93\ \mu$m) eingesetzt werden. Um atraumatisch operieren zu können, muß die Laserstrahlung durch ein Fasersystem übertragen werden. Weder für das tiefe UV noch für den relevanten IR Spektralbereich sind geeignete optische Fasern erhältlich, so daß z.Zt. für dieses Fachgebiet allein der XeCl-Excimerlaser ($\lambda = 308$ nm) verwendbar ist.

Eine neu entwickelte Quarzfaser mit konischem Taperansatz ermöglicht erstmals eine unkritische Einkopplung und die zuverlässige Übertragung von Laserpulsen mit bis zu 250 mJ Energie bei Faserdurchmessern von 400–1000 μm. Die damit erreichten Leistungsdichten

Hefte zur Unfallheilkunde, Heft 220
Zusammengestellt von K. E. Rehm

liegen bei Pulsdauern des XeCl-Lasers von 30 ns bzw. 300 ns weit über der Ablationsschwelle sowohl für Weichgewebe als auch für Knochen und Knorpel. Laserschnitte und -bohrungen an diesen Geweben zeigen eine äußerst geringe thermische Schädigung bzw. Nekrosezone.

Schneiden und Bohren von Knorpel- und Knochengewebe mit Excimerlasern

R. Jahn, M. Dressel, H.U. Langendorff, W. Neu und K.H. Jungbluth

Abteilung Unfallchirurgie, Universitätskrankenhaus Eppendorf, Martinistraße 52, W-2000 Hamburg 20, Bundesrepublik Deutschland

Seit der Entwicklung und Einführung von Lasergeräten in die verschiedensten Teilgebiete der Weichgewebschirurgie wurden auch immer wieder Versuche unternommen, Knochen zu schneiden. Dabei muß nach 30 Jahren festgestellt werden, daß trotz zahlreicher methodischer und Geräteverbesserungen (Spülsysteme, Pulsbetrieb) derzeit keiner der traditionellen thermischen Laser (z.B. CO_2- oder Nd:YAG Laser) aufgrund seiner heilungshemmenden Gewebsschädigungen zur Anwendung bei Knochenoperationen empfohlen werden kann.

Es stellte sich daher die experimentelle Aufgabe, zu prüfen, inwieweit Excimerlaser zum Schneiden und Bohren an Hartgewebe verwendbar sind. Der entscheidende Vorteil liegt in der im wesenlichen athermischen Gewebsabtragung. Immer im Hinblick auf eine spätere klinische Anwendung, vor allem in tiefgelegenen und komplikationsträchtigen Operationsgebieten, werden während der Experimente generell Quarzfasern zur Transmission der Laserpulse und XeCl-Excimerlaser der Wellenlänge 308 nm benutzt. Durch Spezialfasern mit trichterförmig ausgebildeter Einkoppelseite konnte eine erhebliche Steigerung der ausgekoppelten Laserenergie erzielt werden.

Es wurden systematische Messungen mit verschiedenen Applikationstechniken (Bohren, Schneiden) an Rinder- und Schweinemenisci sowie Rippenknochen durchgeführt. Insgesamt wurden ca. 400 Bohrungen und Schnitte unter Variation der Bestrahlungsparameter gesetzt und ausgewertet. Dazu standen Excimerlaser unterschiedlicher Pulsdauern (28 ns, 60 ns, 250–300 ns) und Taperfasern mit Kerndurchmessern von 400 μm, 600 μm und 1000 μm zur Verfügung. Es wurde im wäßrigen Milieu gearbeitet.

Die ausgekoppelte Energie pro Puls betrug maximal 70 mJ, die Wiederholfrequenz bis 100 Hz.

Es wurden Bohrgeschwindigkeiten im Meniscusgewebe bis zu 6 mm/s, Ablationsraten am Rippenknochen von 2 μm bis maximal 5 μm pro Puls erreicht.

Laserschnitte und Bohrungen wiesen keine Carbonisationen auf. Bei entsprechender Parameterauswahl konnten jedoch auch mit diesem Lasertyp thermische Effekte erzielt werden. Inwieweit sie zur Blutstillung ausreichen, ist Gegenstand weiterer Experimente.

Hefte zur Unfallheilkunde, Heft 220
Zusammengestellt von K. E. Rehm

CO_2-Laser-Einsatz in der rekonstruktiven Gefäßchirurgie – Tierexperimentelle Studie

A. Ahmadi, M. Böhm und T. Mühlberger

Orthopädische Klinik und Poliklinik im Oskar-Helene-Heim, Freie Universität Berlin, Clayallee 229, W-1000 Berlin 33, Bundesrepublik Deutschland

Eine Gefäßanastomose ist dann ideal, wenn ihre Herstellung nicht viel Zeit in Anspruch nimmt und ohne Traumatisierung der Gefäßwand einhergeht, keine Fremdkörpergranulome um das Nahtmaterial aufweist und keine Neigung zur Aneurysmabildung zeigt. Durch den Einsatz des Lasers zur Anastomosenherstellung von kleinen Gefäßen sind einige dieser Nachteile vollständig oder teilweise vermeidbar.

100 Anastomosen an der Arteria femoralis des Kaninchens wurden hergestellt und untersucht. Zur Fusionierung der Anastomosen setzten wir CO_2-, Nd-YAG- und Argon-Laser ein.

Bei der Prüfung der Zug- und Reißfestigkeit zeigte sich eine genähte Anastomose bis zur 2. Woche den laser-assistierten Anastomosen (LAA) überlegen. Bis zur 4. Woche fand eine Angleichung der Anastomosen beider Methoden in ihrer Festigkeit statt. Die höchste Rate der patenten Anastomosen war die durch Argonlaser hergestellten Anastomosen (86 %). Dagegen betrug der Anteil bei CO_2-LAA nur 62 %. Im Durchschnitt waren 75 % der LAA offen. Der Anteil der offenen Anastomosen unter den konventionell hergestellten liegt bei unserem Versuch bei 81 %. Die Stenoserate lag bei den LAA (6 %) eindeutig niedriger als bei den konventionell hergestellten Anastomosen (41 %). Keine der offenen CO_2-LAA war stenotisch verändert.

Unmittelbar nach der Anastomosierung waren die durchtrennten Gefäßenden sowohl licht- als auch elektronenmikroskopisch sichtbar. Der Spalt zwischen den Gefäßlefzen war mit Erythro- und Thrombocytenaggregationen aufgefüllt. Sie stellen die erste Verbindung zwischen den beiden zusammengefügten Arterienenden dar.

Nach etwa 5 Tagen läßt sich eine Ansiedlung von Fibroblasten mit einer vermehrten Kollagenproduktion aber auch Granulocytenmigration mit vereinzelten Makrophagen in der Grenzzone zwischen den beiden Gefäßenden beobachten. Weder bei der LAA noch bei den genähten Anastomosen war die durchtrennte Lamina elastica interna, auch nicht am Ende der 6. Woche, wiederhergestellt. In seltenen Fällen wurde eine Reepithelialisierung bis zur 6. Woche beobachtet. Während bei den genähten Anastomosen bis zur 6. Woche noch eine excessive Gewebsproliferation mit starker fibrotisch-entzündlicher Veränderung um das Nahtmaterial zu sehen war, waren die einzelnen Wandschichten bei den LAA reorganisiert und untereinander relativ gut erkennbar.

Medianekrosen oder zusätzliche Traumatisierung der Gefäßwand wurden bei den LAA nicht beobachtet.

Hefte zur Unfallheilkunde, Heft 220
Zusammengestellt von K. E. Rehm

Die laserunterstützte Mikroanastomose – Eine experimentelle Untersuchung

W. Knopp, G. Dasbach, W. Marek, B. Voss, G. Muhr und K.-M. Müller

Chirurgische Klinik und Poliklinik, Berufsgenoss. Krankenanstalten „Bergmannsheil" Universitätsklink, Gilsingstraße 14, W-4630 Bochum, Bundesrepublik Deutschland

Fragestellung

In dieser experimentellen Untersuchung war zu klären, ob die Laseranastomosierung technisch in der Mikrochirurgie routinemäßig anwendbar ist, ob der Eingriff vereinfacht und das Risiko gesenkt werden kann.

Methode

Es wurden an der A. carotis und der V. cava von Wistar-Ratten End-zu-End Anastomosen in konventioneller Nahttechnik und in Lasertechnik mit einem CO_2-Laser im Milliwattbereich hergestellt. Bei der laserunterstützten Anastomose wurden die Schnittränder mit drei Haltefäden adaptiert und die dazwischenliegenden Gefäßsegmente mit einem CO_2-Laser „verschweißt", bei der isoliert gelaserten Anastomose wurden die Haltefäden nach der „Gewebeverklebung" wieder entfernt. Die Anastomosen wurden in Intervallen von einer Stunde bis 90 Tagen in HE- und EvG-Färbungen untersucht. Zur Kollagentypisierung erfolgten immunfluorescenzmikroskopische Untersuchungen. Die Arterienanastomosen wurden nach Fertigstellung und in Intervallen bis zu 90 Tagen auf ihre Reißfestigkeit und Druckbelastungsfähigkeit untersucht. Radiologische Untersuchungen erfolgten nach 28 Tagen. Die Wilstar-Ratten wurden mit Ketanest (0,35 ml) und Rompun (0,1–0,2 ml) betäubt. Die Bestimmungen des Tierschutzgesetzes (§8 Abs. 1) wurden eingehalten.

Ergebnisse

Von 192 Tieren verstarben insgesamt 28, 14 davon verstarben an Blutungen aufgrund von Gefäßrupturen nach ausschließlich gelaserten Anastomosen, 14 erlagen einer Pneumonie. Die Anzahl kleiner luminaler Thromben war bei den Arterienanastomosen in allen Gruppen vergleichbar. Die laserunterstützten Venenanastomosen zeigten keine okklusive Thrombenbildung, wohingegen die konventionellen Venenanastomosen einmal (7 %) einen thrombotischen Verschluß aufwiesen. Die konventionelle Nahttechnik verursacht Drucknekrosen der Media, wohingegen nach Laserung Coagulationsnekrosen der Adventitia und des perivasculären Gewebes auftraten. Die Endothelzellalteration war bei der Lasertechnik vermindert. Das Reparationsmuster nach konventioneller und laserunterstützter Technik war nach 28 Tagen in diesen Gruppen weitgehend übereinstimmend mit Ausbildung eines feinen Kollagenfasernetzes (Kollagen Typ I und III) abgeschlossen. Die laserunterstützten Arterienanastomosen zeigten nach Fertigstellung eine ausreichende Reißfestigkeit (28 g ± 3 g) und Druckbelastungsfähigkeit (444 mmHg ± 75 mmHg). Die ausschließlich gelaserten

Hefte zur Unfallheilkunde, Heft 220
Zusammengestellt von K. E. Rehm

Arterienanastomosen waren nicht in der Lage, den Belastungsuntersuchungen mit genügendem Abstand zum physiologischen Befund standzuhalten. Die radiologischen Untersuchungen zeigten in allen Gruppen nur eine geringe Lumenreduktion von weniger als 14 %.

Schlußfolgerung

Die laserunterstützte Anastomose kleiner Blutgefäße kann Belastungen mit ausreichendem Sicherheitsabstand zum physiologischen Bereich standhalten. Operationstechnisch wird die Anastomosierung vereinfacht. Der Vorteil zeigt sich gerade bei venösen Gefäßen mit zarter Wandstruktur. Die laserunterstützte Anastomosierung wird sich im Klinikalltag als vorteilhaft erweisen und mikrochirurgische Techniken vereinfachen.

Einsatz des CO_2-Lasers bei der Entfernung zementierter Hüftgelenksendoprothesen

R. Inglis, A. Hermanni, J. Windolf und A. Pannike

Klinikum der Johann-Wolfgang-Goethe-Universität, Zentrum der Chirurgie, Unfallchirurgische Klinik, Theodor-Stern-Kai 7, W-6000 Frankfurt/Main, Bundesrepublik Deutschland

Die Revisionsarthroplastik des Hüftgelenks nach Endoprothesenimplantation mit PMMA (Polymethyl-Methacrylat) ist wegen der altersbedingten und der durch die Arthroplastik bedingten Osteoporose der zumeist alten Patienten problematisch. Bisher wurden alte PMMA-Reste manuell oder durch Motorinstrumente unterstützt eliminiert. Seit der Entdeckung, daß unter der Einwirkung der Energie des CO_2-Lasers das PMMA in gas/dampfförmigen Zustand übergeht, wurden in den USA Versuche durchgeführt mit dem Ziel, die Ungefährlichkeit (für Patient und Operationsteam) dieser Art der PMMA-Elimination zu beweisen. Bisherige Versuche haben bis zum November 1990 noch nicht zur generellen Freigabe dieser Methode durch die Federal Drug Administration geführt. Ziel der Versuchsreihen:

1. Analyse der Art und Menge der bei der Laser-Präparation freigesetzten Stoffe.
2. Bestimmung der Menge freigesetzten Formaldehyds, H-substituierten Cyanids und niedermolekularer Kohlenwasserstoffe.
3. Bestimmung der Konzentration dieser Stoffe in der Raumluft.
4. Bestimmung der in der Präparationszone und besonders im anliegenden Knochen auftretenden Spitzentemperaturen und Temperaturgradienten in der Femurcorticalis.
5. Ermittlung der für die Präparation günstigsten Geräteanordnung.

Hefte zur Unfallheilkunde, Heft 220
Zusammengestellt von K. E. Rehm

Die Untersuchungen zu den o.g. Fragestellungen wurden durchgeführt:

1. an isoliertem gealterten PMMA nach Abschluß der Polymerisation,
2. am segmentalen isolierten Femur,
3. an Femora bei Leichenknochen im Präparat,
4. nach Hüftgelenksimplantationen im Humanpräparat.

Die Präparationen wurden mittels Laser-Ankopplung an ein Endoskop unter Sichtkontrolle über eine Videokassette durchgeführt, alle Präparationen wurden magnetisch aufgezeichnet. Bei jeder Präparation wurden die im PMMA und im Knochen aufgetretenen Temperaturen und Temperaturverläufe fortlaufend registriert und in der Abhängigkeit von der Lokalisation analysiert. Die während der Laserpräparation freiwerdenden Gase/Dämpfe wurden zur Toxinerkennung in Reagenzfarbstoff Pufferbehälter abgesaugt, on-line über FID-Detektoren auf Kohlenoxyde und Kohlenwasserstoffe untersucht und für die Analyse auf Cyanide durch Wasserflaschen abgesaugt. Die toxikologischen Analysen wurden von einem unabhängigen Institut durchgeführt. Bei allen Präparationsstufen wurden Histologien der Weichteile und der Knochen entnommen, um thermische Schäden nachzuweisen.

Ergebnisse

1. Das neue Verfahren ist gewebeschonend und für osteoporotische Knochen nicht traumatisierend. 2. Bei Einsatz des im Superpulsbetrieb eingesetzten CO_2-Lasers treten bei vollständiger Eliminierung des PMMA durch Verdampfen bei einer Energie von 1,5 Kilowatt pro Quadratzentimeter den Knochen schädigende Spitzentemperaturen nicht auf, wenn die Präparation unter Sicht mit 120 Grad Endoskopoptik und 90 Grad Strahldeflektor (Infraguide) erfolgt. Die Durchschnittstemperaturen liegen dann niedriger als die bei der PMMA-Polymerisation auftretenden. 3. Die Art und Menge der freigesetzten Substanzen liegen bei Einsatz einer suffizienten Schadstoffabsaugung weit unter der maximalen Arbeitsplatzkonzentration (MAK-Wert) für diese Stoffe. Ohne diese Absaugung treten Kohlenmonoxydkonzentrationen und Cyanidwerte weit oberhalb der zulässigen Werte auf; außerdem kommt es ohne Absaugung wegen der Abgasanreicherung nicht kontrollierbar und nicht vorhersehbar zum Entflammen des bei der Präparation entstehenden Knallgasgemischs.

Diskussion

W.E. Siebert, Hannover

Die Lasertechnik, noch vor kurzem völliges Neuland für die Chirurgen des Bewegungsapparates, findet zunehmend Verbreitung, auch im unfallchirurgischen Fachgebiet. Dies war an der sachkundigen Diskussion der Sitzung Lasertechnik zu erkennen. Nicht

Hefte zur Unfallheilkunde, Heft 220
Zusammengestellt von K. E. Rehm

nur die Vortragenden, sondern auch eine ganze Reihe von Diskutanden hatten sachkundige Mitteilungen zu diesem Thema zu machen.

Die ersten beiden Vorträge der Sitzung von Neu (Athermische Laser und ihre Bedeutung für die Unfallchirurgie) und Jahn (Schneiden und Bohren von Knorpel- und Knochengewebe mit dem Excimerlaser) wurden gemeinsam diskutiert, da hier die Frage des athermischen Knochenabtrags im Mittelpunkt stand.

In der Diskussion zeigte es sich, daß Arbeitsgruppen aus dem Laser-Medizin-Zentrum Berlin und aus der Orthopädischen Klinik der Medizinischen Hochschule Hannover seit langem ebenfalls am gleichen Themenkomplex arbeiten. Zusammenfassend konnte in der Diskussion festgestellt werden, daß ein oligothermischer Gewebeabtrag mit Lasersystemen am Knochen heute möglich ist. Entscheidend ist hierbei die Parameterwahl, d.h. der Einsatz von kurzgepulsten Lasersystemen (μsec-Bereich entweder aus dem nahen UV-Bereich oder mit Wellenlängen zwischen 2 und 3 μm).

Das Problem der Gewebeverbindung mit dem Laser, sogenanntes Gewebeschweißen, war Thema der Vorträge von Ahmadi aus Berlin und Knopp aus Bochum. Beide Arbeitsgruppen stellten ihre tierexperimentellen Untersuchungen zur Herstellung einer laserunterstützten Mikroanastomose vor.

Die Diskussion machte deutlich, daß die Techniken im Tierexperiment zwar schon hervorragend und vor allem mit einer erheblichen Zeitersparnis ausgeführt werden können, daß aber der klinische Einsatz noch nicht gewagt werden kann. In der Diskussion ergab sich, daß vor allem die Parameter für eine Gewebeverbindung noch nicht ausreichend sicher standardisiert sind und daß hieran noch gearbeitet werden muß.

Ein weiterer Aspekt, nämlich die Verbindung auch anderer Gewebe nicht nur die Mikroanastomose an Gefäßen, war ebenfalls Gegenstand der Diskussion. Für die Chirurgie des peripheren Nervensystems sind hier Lösungsvorschläge vorhanden. Bei der Verbindung von Sehnen oder Menisci sind die Ansätze noch tastend.

Der letzte Vortrag der Sitzung von Inglis und Pannike aus Frankfurt zeigte einen neuen Lösungsansatz für die Entfernung von Knochenzement bei der Revisionsarthroplastik am Hüftgelenk. Seit 1972 gibt es Versuche, den Laser bei dieser Fragestellung einzusetzen. In der Diskussion war sowohl die thermische Nebenwirkung dieses Lasers als auch der Effekt der entstehenden Abbrandprodukte für Patient und Personal im Mittelpunkt gestanden. Der Einsatz eines suffizienten Absaugungs-Systems und die Kombination des Lasers mit endoskopischen Techniken wurde hier als Lösungsmöglichkeit zur sicheren Kontrolle dieser Probleme vorgeschlagen.

Gerade mikrochirurgische und endoskopische Techniken bieten für den Laser sinnvolle Einsatzgebiete. Das Interesse für dieses neue Instrument ist offensichtlich auch im unfallchirurgischen Fachgebiet zunehmend.

J. Wundheilung, Hautersatz

Vorsitz: D. Grossner, Hamburg; Chg. Josten, Bochum

Insulin-like Growth Factors (IGF) I und II und IGF-bindendes Protein 3 (IGF-BP-3) bei polytraumatisierten Patienten

E. Stöhr, W. Blum, M. Ranke und S. Weller

Berufsgenossenschaftliche Unfallklinik, Schnarrenbergstraße 95, W-7400 Tübingen, Bundesrepublik Deutschland

Insulin-like Growth Factors (IGF) I und II (Somatomedine) sind Polypeptide, die für die Regulation des Zellwachstums eine wesentliche Rolle spielen. Neuere Untersuchungen weisen auf eine wichtige Funktion bei der Wundheilung hin. Im Blut sind IGFs an spezifische Bindungsproteine gebunden, von denen IGF-BP-3 quantitativ das wichtigste ist. Die Regulation dieser Faktoren unterliegt einer spezifischen Kontrolle durch die Nahrungsaufnahme (KH und Protein) und durch Wachstumshormon (WH), dessen anabole Wirkung durch IGF-I vermittelt wird. Um eine mögliche Deficienz dieser Faktoren im Postaggressionsstoffwechsel aufzudecken, wurden die Parameter bei polytraumatisieten Patienten (N=15, mittleres Alter 31,3 Jahre, Bereich 19–61 Jahre) longitudinal bestimmt. Die Messung erfolgte durch spezifische Radioimmunoassays. Die Ausgangswerte aller drei Parameter lagen im altersentsprechenden Normbereich. Im Verlauf kam es zu einem signifikanten Abfall ($P < 0,001$) unterschiedlichen Ausmaßes auf folgende relative Minimalwerte (Mittelwert ± SD):

IGF-I: 50,4 ± 10,7 % nach 2,89 ± 0,99 Tagen
IGF-II: 71,5 ± 10,3 % nach 3,87 ± 2,32 Tagen
IGF-III: 77,6 ± 9,5 % nach 3,87 ± 1,62 Tagen

Der erniedrigte Quotient IGF-I/IGF-BP-3 bedeutet, daß vor allem ein Mangel an freiem IGF I vorliegt. Die Ausgangswerte wurden von IGF-I, IGF-II und IGF-3 im Durchschnitt nach 14,3 ± 5,1, 14,8 ± 4,8 bzw. 7,8 ± 4,8 Tagen wieder erreicht. Die Ergebnisse zeigen, daß nach Polytrauma trotz adäquater parenteraler Ernährung ein Mangel an anabol wirksamen IGFs entsteht, insbesondere an freiem IGF I. Daraus folgt, daß zur Herstellung optimaler Wundheilungsverhältnisse die Substitution des fehlenden IGF-I von therapeutischer Bedeutung sein könnte.

Hefte zur Unfallheilkunde, Heft 220
Zusammengestellt von K. E. Rehm

Ein neues Modell zur Untersuchung der Wundheilung im ischämischen Gewebe. Beschleunigung der Wundheilung durch Buflomedil

M. Kamler, R.K. Saetzler, H.A. Lehr, T.J. Galla und K. Messmer

Abteilung für Experimentelle Chirurgie, Universität Heidelberg, Im Neuenheimer Feld 347, W-6900 Heidelberg, Bundesrepublik Deutschland

Zur Untersuchung der Wundheilung in chronisch ischämischem Gewebe existiert bislang kein ideales Modell. Dies beruht vor allem auf der Problematik, eine reproduzierbare Ischämie zu induzieren und in deren Verifikation. Ziel dieser Studie war es, ein Modell zu entwickeln, das es erlaubt, den Einfluß chronischer Ischämie auf die Wundheilung, sowie die Effekte therapeutischer Interventionen zu untersuchen.

Als Versuchsmodell wurde aufgrund seiner der intravitalmikroskopischen Untersuchung zugänglichen Hautmikrozirkulation das Ohr der haarlosen Maus gewählt. Durch Ligatur von zwei der drei Hauptgefäßbündel wurde eine chronische Ischämie induziert. Durch Meßung des transcutanen Sauerstoffpartialdruckes mit Hilfe einer Mehrdrahtoberflächenelektrode (Kessler-Lübbers) wurde die Ischämie verifiziert. Durch Intravitalmikroskopie können die Capillardichte, die Erythrocytengeschwindigkeit sowie Gefäßdurchmesser bestimmt werden. Mittels digitaler Planimetrie wurde der Heilungsverlauf standardisierter Hautwunden (∅ 3 mm, Tiefe 0,1 mm) erfaßt und mit Vergleichswerten am Normalohr korreliert.

Die Tiere der Behandlungsgruppe erhielten vom Zeitpunkt der Wundsetzung an die vasoaktive Substanz Buflomedil (3 mg/KG/Tag) iv.), Kontrolltiere erhielten äquivalente Volumina an 0,9 % NaCl.

Ergebnisse	Tage	2	0	3	6	9	12
Tcp02 (mmHg)							
Ischämie/NaCl	(n = 8)	24,0	6,1	6,6	7,3	10,3	11,0
Ischämie/Buflo	(n = 8)	20,0	6,0	7,0	9,9*	12,9*	11,7
Wundfläche (mm2)							
Ischämie/NaCl	(n = 10)		4,8	4,4	3,2	2,1	0,9
Ischämie/Buflo	(n = 10)		4,8	4,2	2,9	1,3*	0,0
Normales Ohr	(n = 8)		4,7	3,7	2,2	0,7	0,0

* Isch/Buflo vs. Isch/NaCl, $^{*}p < 0,05$, Median, Wilcoxon-Test

An dem Ohr der haarlosen Maus etablierten Modell konnte gezeigt werden, daß die Wundheilung im chronisch ischämischen Gewebe verzögert war. Die Verbesserung der Wundheilung druch Buflomedil beruht auf einer Verbesserung der Gewebeoxygenierung im Wundgrund. Diese Ergebnisse validieren das von uns entwickelte Modell und sprechen

Hefte zur Unfallheilkunde, Heft 220
Zusammengestellt von K. E. Rehm

für eine klinische Prüfung des Medikamentes bei Patienten mit Wundheilungsstörungen aufgrund chronischer Mangeldurchblutung.

Morphologische und histochemische Untersuchungen der Wundoberfläche bei der Verwendung von Hautersatzmaterialien

K. Weise, Ch. Klessen und A. Manger

Berufsgenossenschaftliche Unfallklinik, Schnarrenbergstraße 95, W-7400 Tübingen, Bundesrepublik Deutschland

Zur Interimsdeckung und Konditionierung der Komplikationswunde bei offenen Frakturen und Defektverletzungen sowie nach Fascienspaltungen beim Kompartment-Syndrom ist die offene Wundbehandlung mit sogenannten Hautersatzmaterialien (HEM) therapeutischer Standard. Tierexperimentelle Untersuchungen lassen eine Wechselwirkung zwischen Struktur und Materialeigenschaft eines HEM und dessen Wirksamkeit zur Konditionierung von Wundoberflächen erkennen. Wegen der eingeschränkten Übertragbarkeit dieser Ergebnisse auf die Verhältnisse beim Menschen haben wir im Rahmen einer prospektiven Studie an 74 Patienten bei den o.g. Indikationen bakteriologische und histologische Untersuchungen der Wundoberfläche unter Einsatz von 4 strukturell unterschiedlichen HEM vorgenommen. Dabei konnte eine Korrelation zwischen der Adhäsion des Materials an der Wunde sowie der Offenporigkeit und Porengröße der wundzugewandten Schaumstoffmatrix einerseits und den Konditionierungseigenschaften im Sinne der Wundreinigung sowie der Neubildung eines gut vascularisierten Granulationsgewebes andererseits bestätigt werden. Die Durchsicht der insgesamt 30000 anläßlich der Verbandswechsel gewonnenen Gewebeschnitte, die Auswahl repräsentativer Einzelschnitte und die Ergebnisse der Bakteriologie zeigen, daß Materialien mit stärkerer Adhäsion an der Wundoberfläche infolge eines stärkeren Mitosereizes und des besseren debridierenden Effektes rascher zur Transplantabilität führen.

Um diese Unterschiede zumindest semiquantitativ erfassen zu können, läuft seit Beginn des Jahres 1990 eine histochemische Untersuchung der Gewebeproben, In einigen Vorversuchen wurden verschiedene enzymhistochemische Nachweismethoden getestet, aus welchen sich die Aminopeptidase A (APA, Vascularisierung), die Aminopeptidase M (APM, Zellmigration – Fibroblasten, -cyten, Leukocyten, Histiocyten) und die Lactatdehydrogenase (LDH, wie APM) als geeignet erwiesen. Bei bisher 6 Patienten, behandelt mit dem HEM EPIGARD wurde anläßlich der einzelnen Verbandwechsel eine PE entnommen und mit diesen 3 Methoden enzymhistochemisch aufgearbeitet. Die vorläufige Auswertung der Untersuchungen läßt erkennen, daß zwischen dem 2. und 5. Tag nach Trauma eine massive Zellmigration einsetzt, welche zunächst kokardenartig an der äußeren Schicht geschädigter Muskulatur proteolytisch wirkt, anschließend diffus im an Dicke zunehmenden jungen Granulationsgewebe der Wundoberfläche beobachtet wird (APM, LDH). Die APA-Präparate zeigen eine am 4./5. Tag einsetzende, rasch ansteigende Vascu-

Hefte zur Unfallheilkunde, Heft 220
Zusammengestellt von K. E. Rehm

latisierung durch Neubildung von Arteriolen. Am 6.–8. Tag ist bereits ein gut vascularisiertes, transplantationsreifes, junges Granulationsgewebe entstanden.

In einer geplanten Vergleichsstudie sollen auf der Basis dieser Nachweismethoden 2 unterschiedlich strukturierte HEM geprüft und deren jeweilige Konditionierungseigenschaften semiquantitativ erfaßt werden.

K. Biomechanik des Stütz- und Bewegungssystems

Vorsitz: H.L. Lindenmaier, Memmingen; P. Regazzoni, Basel

Vergleichende experimentelle Stabilitätsuntersuchungen zu Osteosyntheseverfahren bei Densfrakturen

H.-J. Wilke, K. Fischer, A. Kugler, F. Magerl, O. Wörsdörfer und L. Claes

Sektion für Unfallchirurgische Forschung und Biomechanik, Universität Ulm, Helmholzstraße 14, W-7900 Ulm, Bundesrepublik Deutschland

Densfrakturen machen ca. 1–2 % aller Wirbelbrüche und 20–25 % aller Halswirbelbrüche aus. Abhängig vom Typ der Fraktur kann es ohne operative Behandlung zur Dislokation des Fragmentes und zu einer lebensbedrohlichen Pseudarthrose kommen.

Je nach Indikation wird deshalb eine direkte Densverschraubung oder eine C1/C2-Fusion durchgeführt. Indieser experimentellen Studie wurden zwei Fragestellungen geklärt.
1. Wie stabil ist die Densverschraubung nach Böhler?
2. Gibt es signifikante Unterschiede in der Steifigkeit zwischen den C1/C2-Spondylodeseverfahren nach Gallie, Brooks und Magerl unter verschiedenen Belastungsbedingungen?
Dazu wurden 16 C1/C2-Segmente präpariert. Bänder und Kapselapparat wurden erhalten. Unter standardisierten Bedingungen wurde dann an jeweils acht Präparaten eine Osteotomie des Typ 2 und Typ 3, entsprechend der Einteilung nach Anderson und D'Alonzo, erzeugt.

Danach wurden alle Präparate nacheinander mit allen Methoden versorgt und jeweils in Materialprüfmaschinen auf Flexion, Extension, Schub nach vorne, Schub nach hinten und Rotation getestet und mit Nativpräparaten verglichen.

Aufgezeichnet wurde bei der Densverschraubung die Bewegung des verschraubten Densfragmentes, bei den C1/C2Spondylodesen die Bewegung des Atlas gegenüber dem Axis jeweils in der Abhängigkeit der Art und Größe der Belastung des Wirbelsegmentes.

Die Ergebnisse zeigten, daß die Zugschraubenosteosynthese mit zwei konvergierenden Schrauben unter den gewählten Versuchsbedingungen in jedem Fall eine ausreichende Stabilität für das Densfragment gewährleistet. Der Vergleich der C1/C2-Fusionsmethoden zeigte eindeutig die höchste Steifigkeit beim Verfahren nach Magerl mit der transarticulären

Hefte zur Unfallheilkunde, Heft 220
Zusammengestellt von K. E. Rehm

Verschraubung. Eine deutlich geringere Steifigkeit wurde für die Spondylodesen nach Brooks, eine noch geringere nach Gallie festgestellt. Diese Unterschiede waren am deutlichsten bei anterior-posterioren Schubkräften und bei Torsionsmomenten. Bei diesen Belastungen ergab sich ein Verhältnis der Steifigkeit Magerl : Brooks : Gallie von ca. 10 : 5 : 1.

Biomechanische Analyse lumbaler Wirbelkompressionsfrakturen

R. Steffen, L.-P. Nolte, E. Schopphoff und J. Krämer

Orthopädische Universitätsklink, St. Josef-Hospital und Biomechanisches Labor am Institut für Mechanik, Ruhr-Universität, Gudrunstraße 56, W-4630 Bochum, Bundesrepublik Deutschland

Einleitung

Kompressionsfrakturen treten bevorzugt am thoracolumbalen Übergang auf. Die resultierende Deformität ist häufig gering, so daß operative Korrekturen als nicht indiziert gelten. Die aus der kyphotischen Deformität resultierende Mehrbelastung der Wirbelgelenke und die sekundäre Instabilität durch Mitverletzung der dorsalen Ligamente (3. Säule n. Dennis) sind noch nicht ausreichend analysiert. Daher gibt es für Schmerzen im Frakturbereich nach knöcherner Konsolidierung nicht immer eine befriedigende Erklärung.

Material und Methoden

Die vorliegende Untersuchung basiert auf 15 lumbalen Bewegungssegmenten der oberen Lendenwirbelsäule. Nach sorgfältiger Präparation, Röntgenkontrolle (a.p. und lateral), Einguß in Kunstharzplatten und Messung der intakten biomechanischen Eigenschaften wurden diese in drei Kollektive zur Simulation der folgenden Verletzungsgrade eingeteilt: Kompressionsfraktur mit Fehlstellung 1) 10° ventral, 2) 15° ventral und 3) 10° ventral kombiniert mit 5° lateral, jeweils mit intakten und verletzten dorsalen Bandstrukturen, Lig. supraspinosum (SSL) und interspinosum (ISL). Das Frakturausmaß wurde durch definierte Keilentnahme bestimmt und nach Verklammerung des verletzten Wirbelkörpers röntgenologisch kontrolliert. Die Mobilität und Stabilität/Instabilität (ROM bzw. NZ gem. Panjabi 1979) der intakten und verletzten Bewegungssegmente wurden mit Hilfe einer dreidimensionalen computergesteuerten Meßeinrichtung bestimmt. Für die Analyse der speziellen Kinematik der Wirbelgelenke und dorsalen Bandstrukturen verwendeten wir photogrammetrisch kontrollierte Marker (∅ 0,8 mm). Die folgenden physiologischen Belastungen wurden simuliert: a)Kompression, b) Flexion/Extension, c) laterale Biegung und d) Torsion.

Hefte zur Unfallheilkunde, Heft 220
Zusammengestellt von K. E. Rehm

Ergebnisse

Durch die gezielte Keilentnahme im unteren Wirbelkörper ergaben sich nach Verklammerung folgende Fehlstellungen des oberen Wirbelkörpers:

	geplant	Entnahme	gemessen nach Entnahme
1)	10°	12,3°	9,65°
2)	15°	16,5°	12,35°
3)	10°/5°	12,0°	8,9°/4,6° (ventral/lateral)

Wegen der Vielfalt der Ergebnisse beschränken wir uns in dieser kurzen Darstellung auf die Veränderungen in der Sagittalebene. Biomechanisch zeigten die getesteten Bewegungssegmente durchschnittlich eine Instabilität NZ von 0,6° bei einer Gesamtflexibilität von $\sum$ROM von 7,0°. Diese unterteilt sich in Flexion (+ROM 4,4°) und Extension (−ROM 2,6°). Nach simuliertem Kompressionsbruch verändert sich die Gesamtflexibilität $\sum$ROM nicht. Jedoch verschiebt sich das Verhältnis Flexion/Extension (+ROM/−ROM) signifikant. In der Gruppe 1) findet sich für +ROM eine Abnahme um −14 % und für −ROM eine Zunahme von +55 %. Bei einem Keil mit 15° sind die entsprechenden Änderungen: +ROM 37 % und −ROM +41 %. Der zusätzliche laterale Keil von 5° zeigt keinen Einfluß auf die Sagittalbewegung. Auffällig ist der relativ einheitliche segmentale Stabilitätsverlußt in den drei Kollektiven, dokumentiert in der Zunahme der neutralen Zone von im Mittel 99 %. Eine zusätzliche Verletzung der dorsalen Bandstrukturen lieferte signifikante Zuwächse vor allem in der Flexionsbewegung.

Die physiologischen Dehnungen in den posterioren Ligamenten der intakten Bewegungssegmente betrugen: SSL 18 % und ISL 15 %. Eine ventrale Fehlstellung induziert erhebliche Vordehnungen im Ruhezustand: Gruppe 1 (SSL 26 %, ISL 19 %) und Gruppe 2 (SSL 30 %, ISL 15 %), eine wesentliche Ursache für die o.g. Verlagerung der biomechanischen Bewegungsform. Die Gesamtdehnungen bei Belastung ergaben sich zu Gruppe 1 (SSL 36 %, ISL 27 %) und Gruppe 2 (SSL 36 %, ISL 19 %). Insbesondere für das SSL und die dorsalen Anteile des ISL übersteigen diese Werte nach eigenen Untersuchungen das Ausmaß physiologisch zulässiger Bewegungen. Ähnliche Ergebnisse liegen für die capsulären Bänder der Wirbelgelenke vor.

Diskussion

Bereits die auf die Sagittalebene beschränkte Analyse unserer Ergebnisse zeigt, daß aus relativ geringen Deformitäten bei Kompressionsfrakturen erhebliche biomechanische Veränderungen hinsichtlich Stabilität und Kinematik resultieren. Vor allem zeigen die dorsalen Bandstrukturen eine erhebliche Überdehnung, so daß bereits eine Verletzung der dorsalen Säule zu diskutieren ist.

Stabilität des distalen Radioulnargelenkes bei Fraktur des Radiusschaftes (Galeazzi-Frakturen)

O. Kwasny, M. Fuchs und H. Hertz

I. Universitätsklinik für Unfallchirurgie, Alser Straße 4, A-1090 Wien, Österreich

Bei einer Galeazzi-Fraktur (Radiusschaftfraktur mit Dislokation im distalen Radioulnargelenk) liegt nicht zwangsläufig eine Ruptur des Discus articularis des distalen Radioulnargelenkes vor. Wir haben daher anhand einer leichenexperimentellen Studie [10 Präparate (8 Männer, 2 Frauen), Ø Alter: 60a (25–73a)] die Stabilität des distalen Radioulnargelenkes nach Osteotomie des Radius unter Zug mit 5 kp untersucht. Es wurde der Ellenvorschub von ap-Röntgenbildern in Mittelstellung nach Osteotomie unter Extension mit 5 kp nach zusätzlicher Dissektion der M.i. und nach Durchtrennung des Discus articularis bestimmt. Wie Abb. 1 und 2 zeigen, kommt es auch bei erhaltenem Discus durch Zug zu einer deutlichen Zunahme des Ellenvorschubes um bis zu 5,9 mm gegenüber dem Ausgangsbefund.

	Mittelstellung	Osteotomie	+ 5 kp	+ Diss M.I.	+ Diss. Discus
1	4	5	29	33	87
2	0	0	48	53	108
3	-18	-18	40	44	102
4	20	20	52	55	146
5	-5	-5	30	36	121
6	9	9	51	52	108
7	10	10	49	49	91
8	-12	-11	47	48	121
9	-21	-21	30	41	112
10	-30	-28	21	22	152
Ø	-4,3	-3,9	39,7	43,3	114,8

Abb. 1. Ellenvorschub (Angabe in 1/10 mm)

Hefte zur Unfallheilkunde, Heft 220
Zusammengestellt von K. E. Rehm

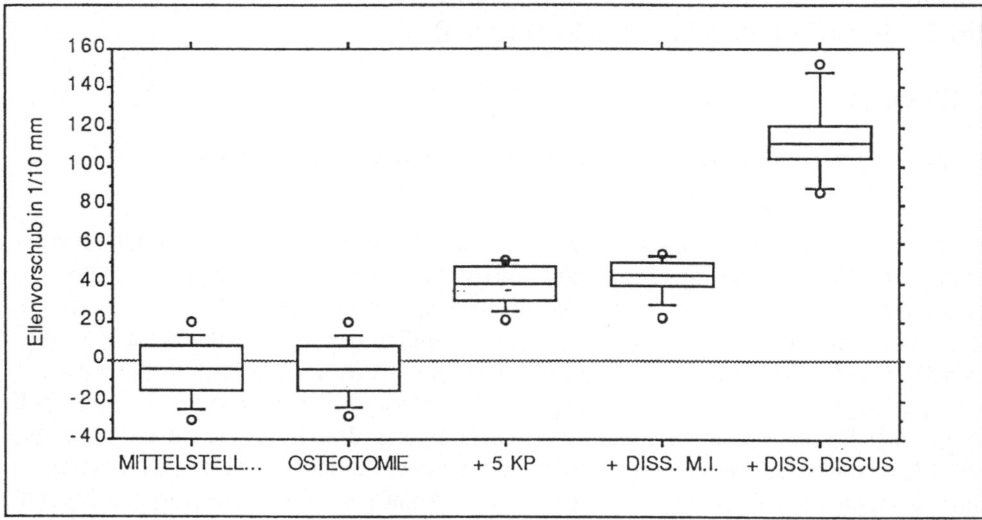

Abb. 2. Ellenvorschub bei Radiusschaftfraktur (Galeazzi)

Zusammenfassung

Wie die Ergebnisse zeigen, kann es auch bei erhaltenem Discus articularis nach Radiusschaftfraktur zu einer Inkongruenz im distalen Radioulnargelenk kommen. Für die Klinik ergibt sich, daß nach jeder Radiusschaftfraktur das distale Radioulnargelenk exakt überprüft werden muß. Wenn die Länge des Radius wiederhergestellt ist (Röntgenkontrolle im Seitenvergleich), muß die Stabiltät überprüft werden, um eine Discusruptur auszuschließen. Bei stabilem Gelenk erübrigt sich eine weitere Ruhigstellung, bei Instabilität erfolgt die Transfixation. Nur bei persistierender Luxation oder Subluxation wird freigelegt.

Literatur

1. Galeazzi R (1935) Über ein besonderes Syndrom bei Verletzungen im Bereich der Unterarmknochen. Arch Orthop UnfallChir 35: 557
2. Hughston JC (1957) Fracture of the Distal Radial Shaft. Mistakes in Management. J Bone 39: 249
3. Kraus B, Horne G (1985) Galeazzi Fractures. Trauma 25: 1093
4. Kwasny O (1990) Die Unterarmschaftfraktur des Erwachsenen. Facultas Univ.-Verlag, Wien
5. Mikic Z (1975) Galeazzi Fracture-Dislocations. J Bone Joint Surg [Am] 57: 1071

Überlegungen zur Rekonstruktionierbarkeit des Discus articularis des distalen Radioulnargelenkes (Spannungsverhalten und Durchblutung)

O. Kwasny, M. Fuchs und R. Weinstabl

I. Universitätsklinik für Unfallchirurgie, Alser Straße 4, A-1090 Wien, Österreich

Das distale Radioulnargelenk wird durch den sogenannten Dreiecksknorpelkomplex, der aus dem Discus articularis und seinen volaren und dorsalen Verstärkungszügen besteht, gesichert. Bei distaler Radiusfraktur, bei Radiusschaftfraktur (Galeazzi-Mechanismus) und bei isolierter Ulnaköpfchenluxation kann es zur Zerreißung des Discus articularis kommen. Degenerative Risse sind häufig.

Durchblutung

Anhand von Injektionspräparaten wurde die Durchblutung des Discus dargestellt (Technovit- und Tusche-Gelantin-Füllung mit Aufhellungspräparaten nach Spalteholz, Mikroradiographie). Hierbei zeigt sich die Versorgung des Discus durch die A. ulnaris sowie den dorsalen Ast der A. interossa und durch periostale Gefäße. Der Discus ist allerdings nur an seinem äußeren Rand durchblutet, die Intermediärzone und insbesondere der Ansatz in der Mitte am Radius weist keine Gefäßversorgung auf (Abb. 1).

Dehnungsmessungen

Anhand von Miniatur-Hall-Effect-Displace-Sensoren erfolgte die Messung der Längenänderung des Discus während der Umwendbewegung. Man sieht, daß bei dorsal liegender Sonde die entspannteste Stellung die Supination ist. Bei Drehung in Mittelstellung kommt es zu einer Zunahme der Dehnung auf durchschnittlich 6,72 %. Bei volar liegender Sonde zeigt sich ein Dehnungsmaximum knapp nach der maximalen Pronation. Die Dehnung in Mittelstellung beträgt durchschnittlich 6,95 %, in Supination ∅ 4,06 %. Bei in der Mitte des Discus liegender Sonde ist die geringste Dehnung in Supination gegeben. Es findet sich ein steiler Anstieg der Dehnung in Mittelstellung auf ∅ 6,51 % und ein Dehnungsplateau in Pronation mit ∅ 4,74 % Dehnung (Abb. 2).

Hefte zur Unfallheilkunde, Heft 220
Zusammengestellt von K. E. Rehm

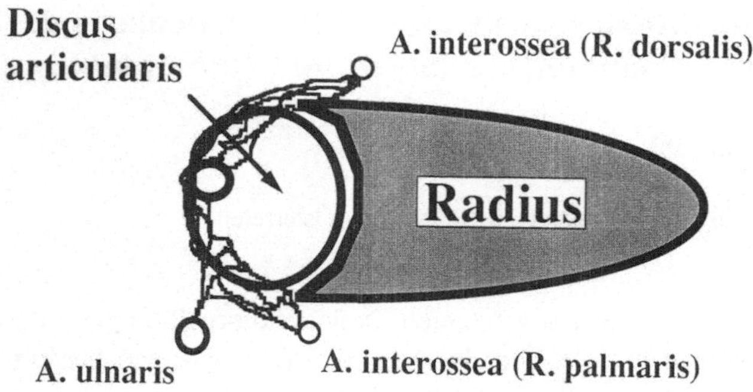

Abb. 1

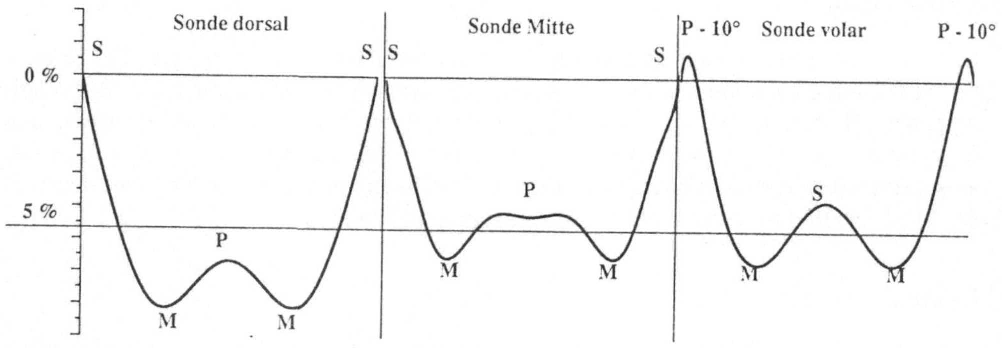

Abb.2. Zeigt den Verlauf der Dehnungskurven bei dorsal in der Mitte und volar am Discus liegender Sonde

Klinische Relevanz

Die Intermediärzone des Discus mit dem direkten Ansatz am Radius ist einerseits nicht durchblutet und andererseits großen Belastungen ausgesetzt. Eine Naht erscheint also hier nicht sinnvoll. Die volaren und dorsalen Verstärkungsstrukturen sind entweder in Pronation oder Supination ebenso starken Dehnungen ausgesetzt, so daß ihnen stabilisierende Bedeutung zukommt. Aufgrund ihrer Durchblutung können sie rekonstruiert werden.

Literatur

1. Kwasny O (1990) Die Unterarmschaftfraktur des Erwachsenen. Facultas Univ.-Verlag, Wien
2. Palmer AK, Werner FW (1984) Biomechanics of the Distal Radioulnar Joint. Clin Orthop Relat Res 187: 26

3. Péquignot JP, Giboin P, Argenson C, Allieu, Y (1985) Les atteintes de la radio-cubitale inférieure dans les traumatismes du poignet. Ann Chir Main 4: 273
4. Thiru-Pathi RG, Ferlic DC, Clayton ML, Mc Clure DC (1986) Arterial anatomy of the triangular fibrocartilage of the wrist and its surgical significance. J Hand Surg 11-A: 258

Die mediale Schenkelhalsfraktur – Eine histomorphologische Strukturanalyse zur Aufdeckung neuer Gesichtspunkte in der Pathogenese der Erkrankung

M. Vogel, H.-U. Langendorff, M. Hahn und G. Delling

Abteilung für Unfall- und Wiederherstellungschirurgie, Zentrum Biomechanik/UKE, Universität Hamburg, Martinistraße 52, W-2000 Hamburg 20, Bundesrepublik Deutschland

Die mediale Schenkelhalsfraktur stellt eine der häufigsten Frakturen des alten Menschen dar. Wie Knochendichtebestimmungen an großen Kollektiven zeigen, ist sie im Gegensatz zur pertrochantären Femurfraktur im allgemeinen nicht auf eine vorbestehende Osteoporose zurückzuführen. Bei weitgehend altersentsprechender Knochenmasse der Patienten ist die Ursache der medialen Schenkelhalsfraktur ohne adäquates Trauma daher unbekannt.

Zur Klärung, inwieweit zwischen Kontrollpersonen und Patienten mit medialer Schenkelhalsfraktur Strukturveränderungen des trabeculären Knochens vorliegen, wurde bei 15 Patienten mit Hilfe eines neuen Präparationsverfahrens eine kombinierte 2- und 3-dimensionale Analyse der Mikroarchitektur im Hüftkopf und Schenkelhals durchgeführt. Diese wurde mit 15 altersentsprechenden skelettgesunden Autopsiefällen verglichen. Eine in vitro Tetracyclin-Markierung wurde zum Nachweis der aktiven Mineralisationsfronten entwikkelt und mit in vivo Markierungen verglichen.

Es ergibt sich bei Patienten mit medialer Schenkelhalsfraktur:

1. Zwischen Knochenmasse und Frakturereignis besteht keine Korrelation.
2. Die 3-dimensionale Mikrostruktur des Trabekelwerkes (Konfiguration und intertrabeculäre Verknüpfung) weist im Vergleich zur Kontrolle signifikante Unterschiede auf.
3. Die Isotropie der Spongiosa (Ausrichtung entlang der Spannungslinien) ist verändert.
4. Die mediale Schenkelhalsfraktur ereignet sich nicht einzeitig; Mikrocallusformationen als Zeichen einer präexistenten Instabilität mit vorausgegangenen Mikrofrakturen sind deutlich häufiger auffindbar ($p<0{,}05$).

Die Ergebnisse zeigen, daß die mediale Schenkelhalsfraktur im wesentlichen nicht auf einem Verlust an Knochenmasse beruht, sondern auf einer Veränderung der Mikroarchitektur der Trabekel.

Hefte zur Unfallheilkunde, Heft 220
Zusammengestellt von K. E. Rehm

Das Frakturmodell einer subtrochanteren Mehrfragmentfraktur am Schaf – Entwicklung und Anwendung

F. Baumgaertel, B. Rahn und S.M. Perren

Klinik für Unfallchirurgie, Philipps-Universität Marburg, Baldingerstraße, W-3550 Marburg, Bundesrepublik Deutschland

Die experimentelle Arbeit mit vascularitätsschonenden Methoden, wie der „non-reamed" Nagelung oder der indirekten Reposition, verlangt nicht nur eine einfache, sondern auch eine instabile Mehrfragmentfraktur als Frakturmodell. Im Labor für Experimentelle Chirurgie in Davos wurde ein Modell einer subtrochantären Mehrfragmentfraktur anhand des Schaffemurs entwickelt, das besonders für den Vergleich konkurrierender Verfahren der Osteosynthese geeignet ist. Das Schaffemur ist geeignet für Frakturversuche in vivo, da es einen die ganze Circumferenz umfassenden Muskelmantel besitzt. Dimensionen des Alpinschafs: Länge 19,6 cm, Diaphysenbreite 23,1 mm, Diaphysencorticalis 3 mm. Das praktische Vorgehen beinhaltet ein Vorpräparieren bis auf die Linea aspera des Femurs. Zwischen Trochanter minor und Diaphysenmitte wird eine bicortikale, longitudinale Osteotomie entlang der Linea aspera gesägt und mit 2,5 mm Bohrlöchern begrenzt. Weitere Bohrlöcher werden von der gleichen Stelle aus in die ventrale und dorsale Corticalis gebohrt. Osteotomie und Löcher dienen der Schwächung des Knochens in einer definierten Zone. Die Richtung der Osteotomie orientiert sich an einer in den Schenkelhals eingebrachten Schanzschraube. Ein lateral angebrachter Fixateur externe dient der Erzeugung eines Biegemomentes, das im Knochen eine Vorlast verursacht. Der Kompressor verringert den Abstand der Schanzschrauben und übt dabei eine Kraft von ca. 0,2 KN aus. Eine modifizierte Zange erzeugt durch anterior-posteriore Dreipunkt-Kompression die Fraktur. Die Zange setzt mit einem Punkt unterhalb des Trochanter minors an, ventral durchbohrt sie den Musculus intermedius, um an zwei ventralen Punkten des Knochens Kontakt zu haben.

An einem Kollektiv von 45 Schaffemora, die frisch nach Beendigung anderer Experimente mit Weichteilen entnommen werden konnten, wurde das Frakturmodell entwickelt. Zur Anwendung kam das Frakturmodell bei einem in vivo-Experiment, in dem an 36 Schafen subtrochantere Mehrfragmentfrakturen gesetzt wurden. Nur einmal mußte ein Schaf wegen einer bis außerhalb der definierten Frakturzone reichenden Fraktur aus der Versuchsreihe ausgeschlossen werden.

Für die Frakturforschung ist eine realistische Mehrfragmentfraktur notwendig geworden, die Fragmente mit unterschiedlichen Spalten, Straingrößen und Stabilitäten aufweist. Mehrfachosteotomien stellen keine realistische Fraktursituation dar. Voraussetzung für die experimentelle Fraktursetzung sind 1. eine definierte Frakturzone durch Sollbruchstellen limitiert. 2. Eine intrinsische Spannung im Knochengewebe, durch Biegemoment am Knochen erzeugt, und 3. ein äußerer Stressmoment durch Erzeugung einer kurzen Kompression.

Hefte zur Unfallheilkunde, Heft 220
Zusammengestellt von K. E. Rehm

Druck- und Kontaktflächenänderung am Talus nach Calcaneustrümmerfraktur

O. Paar, R. Kasperk und S. Eren

Chirurgische Klinik, RWTH Aachen, Pauwelsstraße, W-5100 Aachen, Bundesrepublik Deutschland

Calcaneusfrakturen mit aufgehobenem Tubergelenkwinkel führen zu Funktionsstörungen und in 10 bis 40% zu therapieresistenten Beschwerden im oberen Sprunggelenk. Um das Belastungsmuster am Talus nach Calcaneusfraktur feststellen zu können, wurde an 8 Sprunggelenkspräparaten durch Osteotomie und Depression der posterioren Gelenkfacette der Tubergelenkwinkel aufgehoben. Nach Einlegen einer Druckmeßfolie in das obere Sprunggelenk wurden die Präparate in einer Haltevorrichtung mit 85 kg belastet. Die Messungen erfolgten in vier unterschiedlichen Fußwinkelstellungen, zunächst am nicht osteotomierten Präparat, um entsprechende Ausgangswerte für vergleichende Untersuchungen zu bekommen. Die Meßergebnisse zeigen, daß die durchschnittliche Größe der Kontaktfläche am Talus in beiden Gruppen etwa gleich bleibt, daß sich aber die Form der Kontaktfläche verändert. Nach Osteotomie des Calcaneus ist eine Lateral- und Ventralverlagerung der Kontaktfläche am Talus festzustellen, die in 10° Plantarflexion des Fußes noch am ehesten mit dem Normalzustand vergleichbar ist. Entsprechend dem pathologischen Belastungsmuster ergaben Computerauswertungen Druckveränderungen mit Druckmaxima an der lateralen Talusgelenkfläche. Die Untersuchungen zeigen, daß bei konservativer Behandlung einer Calcaneustrümmerfraktur die Ruhigstellung des Fußes in 10 Grad Plantarflexion erfolgen soll und der Fuß medial und dorsal unterstützt werden muß. Die Entwicklung therapieresistenter Arthrosen im oberen Sprunggelenk sind demnach auf pathologische Belastungsveränderungen, vor allem des lateralen Kompartments, zurückzuführen.

Hefte zur Unfallheilkunde, Heft 220
Zusammengestellt von K. E. Rehm

L. Implantate I

Vorsitz: G. Ritter, Mainz; E. Teubner, Göppingen

Der Einfluß verschiedener Titanoberflächen auf die Scherfestigkeit an der Grenzfläche zwischen Implantaten und Knochen

L. Claes, H.-J. Wilke und S. Steinemann

Abteilung für Unfallchirurgische Forschung und Biomechanik, Universität Ulm, Helmholzstraße 14, W-7900 Ulm, Bundesrepublik Deutschland

Die Verankerung von Implantaten im Knochen ist abhängig von deren Oberflächenbeschaffenheit. Diese Tatsache kann genutzt werden, um frühzeitige Lockerung von Schrauben zu verhindern oder eine feste permanente Fixierung von nichtzementierten Implantaten zu gewährleisten. In dieser Studie wurde das Einwachsverhalten von Knochengewebe und der daraus resultierenden mechanischen Verankerung an sechs verschiedenen oberflächenbehandelten Titanschrauben ($4,5 \times 1,2$ mm) untersucht:

I. elektropoliert,
II. Standard; sandgestrahlt mit feinem Korn, säurebehandelt und anodisiert,
III. plasmabesprüht,
IV. sandgestrahlt mit mittlerem Korn, säurebehandelt,
V. sandgestrahlt mit grobem Korn, säurebehandelt,
VI. sandgestrahlt mit grobem Korn, geätzt mit Säure.

Insgesamt wurden bei 10 ausgewachsenen Schafen unter allgemeiner Narkose in beide Tibien je 3 Schrauben, d.h. pro Schaf eine Schraube jeden Typs, implantiert. Nach 2, 9, 12, 18 und 24 Wochen wurden die Schafe getötet und die Ausdrehmomente bestimmt. Es konnte ein deutliches Ansteigen des maximalen Ausdrehmomentes bis auf das fünf- bis siebenfache des Eindrehmomentes für Typ III und IV über der Implantationszeit bis zur 24. Woche festgestellt werden. Bei den anderen Oberflächenbehandlungen konnte keine signifikante Änderung des Ausdrehmomentes gezeigt werden. Rasterelektronenmikroskopische Untersuchungen der Schraubenoberfläche sowie unentkalkte knochenhistologische Präparate und Mikroradiographien erklären den Zusammenhang zwischen der Haltekraft der Schrauben und deren unterschiedlicher Oberflächenstruktur.

Hefte zur Unfallheilkunde, Heft 220
Zusammengestellt von K. E. Rehm

Biomechanik und Knochenheilung bei einer „No Contact Plate" (Plattenfixateur)

B. Hartung, R. Henke und U. Fuhrmann

Klinik und Poliklinik für Chirurgie, Medizinische Akademie Erfurt, Nordhäuser Straße 74, O-5010 Erfurt, Bundesrepublik Deutschland

Der Plattenfixateur Erfurt ist ein kleiner, stabiler Klammerfixateur, der, mit AO-Materialien kompatibel, eine praktikable, kostengünstige und patientenfreundliche Behandlungsmethode darstellt.

Biomechanisch (mit Reflexionsgoniometer mit Laserstrahlablenkung sowie Werkstoffprüfmaschine geprüft) nimmt der Plattenfixateur im Vergleich zwischen Platte und AO-Klammerfixateur bezüglich Biegesteifigkeit und Rotationsbelastbarkeit eine Intermediärstellung ein, wobei in der Zone zwischen 10 und 30 mm der Übergang vom zunächst plattenähnlichen zum fixateurähnlichen Verhalten eintritt. Die lichte Weite 20 mm zwischen Platte und Knochen garantiert neben einer ausreichenden Makrostabilität eine osteoinduktive Instabilität.

Eine tierexperimentelle Testung erfolgte an 37 Merinoschafen, wobei 4 verschiedene Osteotomieformen im Seiten- und im gekreuzten Zwillingsvergleich Platte versus Plattenfixateur untersucht wurden. Quer-, Schräg-, und Defektosteotomien heilten im direkten Endpunktevergleich beim Plattenfixateur mit Callusüberbrückung um die 4. Woche, kräftiger Callusspindel um die 8. Woche und zunehmend lamelläre Duchbauung um die 16. Woche. Die Plattenosteosynthesen zeigten in etwa der Hälfte der Fälle Schäden in der plattennahen Corticalis bis hin zur Sequestrierung von Außenschichtanteilen. Auffällig war auch die wesentlich schnellere Revascularisierung der Art. nutritia im Osteotomiebereich bei den mit Plattenfixateur behandelten Tieren. Gezeigt wurden die Ergebnisse der qualitativen Analyse (Röntgenfeinstfocusaufnahmen, intraossäre Gefäßdarstellungen, Aktivitätsmessungen von embolisierten TC-Microsphären, etc.). Die quantitative Analyse der Densitometrie, der Histomorphometrie und die statistische Absicherung steht noch aus.

Tierexperimentelle Untersuchungen über die Haftfestigkeit verschiedener Oberflächenbeschichtungen am Knochen

A. David, A. Pommer, J. Eitenmüller und G. Muhr

Chirurgische Universitätsklinik, Berufsgenoss. Krankenanstalten „Bergmannsheil", Gilsingstraße 14, W-4630 Bochum, Bundesrepublik Deutschland

Die Oberflächenhaftung von Implantaten entscheidet zumindest teilweise über die frühzeitige Auslockerung von Osteosynthesen oder Alloarthroplastiken. Anhand eines Tiermodelles

Hefte zur Unfallheilkunde, Heft 220
Zusammengestellt von K. E. Rehm

soll diese Haftfestigkeit von drei verschiedenen Oberflächenstrukturen unter Belastungsbedingungen verglichen werden.

Methodik

Definierte zylindrische Probekörper mit unterschiedlich bearbeiteten Oberflächen werden bei Schafen von der intercondylären Region des Kniegelenkes aus in den Femurschaft längs eingebracht. Nach einer Einheilphase von 8 Wochen wird in Schaftmitte ein 2 cm langer Knochenzylinder entfernt, so daß die Belastung ausschließlich über die Oberflächenhaftung zwischen Knochen und Implantat auf den distalen Femur übertragen wird. Bei nicht tragfähigem Kontakt wird die Distanz zusammensintern. Bei ausreichender Haftung ist dies aber nicht zu erwarten! Nach diesem Modell wurden an 30 Schafen 3 Oberflächenbearbeitungen bzw. Beschichtungen von Probekörpern in Bezug auf ihre Haftfestigkeit getestet. Es handelte sich um:

1. Corundgestrahlte Titanoberfläche,
2. Hydroxylapatitbeschichtung (Plasma-Spray-Technik),
3. Titan-Beschichtung (Plasma-Spray).

Ergebnisse

Röntgenologische und klinische Kontrollen nach 3 Wochen, 3 und 9 Monaten zeigen, daß die corundgestrahlten Implantate in keinem Fall eine ausreichende Oberflächenhaftung mit dem Knochen erreichen, um die Knochendistanz aufrechtzuerhalten. Bei den HA- und Ti-beschichteten Implantaten ist aber eine solche Haftung zumindest teilweise erreicht. Bei Ausstoßversuchen nach 9-monatiger physiologischer Belastung benötigten wir bei den Titan-Implantaten (4,9 N/mm^2) eine um etwa 100 % höhere Ausstoßkraft als bei den HA-beschichteten (2,3 N/mm^2).

Schlußfolgerung

Die Titan-Beschichtung von Implantaten ist im Bezug auf die Haftfestigkeit im Knochen unter Belastungsbedingungen der Corund-Strahlung und der Hydroxylapatit-Beschichtung überlegen.

Hefte zur Unfallheilkunde, Heft 220
Zusammengestellt von K. E. Rehm

Polydioxanon als Bandscheibenersatz – Ergebnisse einer tierexperimentellen Studie

B. Rischke, K. Westermann und M. Samii

Abteilung für Unfallchirurgie, Kreiskrankenhaus, Fahltskamp 74, W-2080 Pinneberg, Bundesrepublik Deutschland

Nach Bandscheibenausräumung im HWS-Bereich wird nach den gängigen Operationsverfahren der Zwischenwirbelraum mit einem corticospongiösen Block oder mit einer Palacosplombe aufgefüllt. Im eigenen Krankengut der Klinik für Unfall- und Wiederherstellungschirurgie sowie der Neurochirurgischen Klinik im Krankenhaus Nordstadt Hannover sahen wir jedoch oftmals Dislokationen der Palacosplombe in den Spinalkanal. Knöcherne Fusionen der HWS können zu einer Hypermobilität der benachbarten Segmente führen. Daher wurde ein bioresorbierbares Implantat aus Polydioxanon sowie ein Glykolid-Lactid-Copolymer im Tierversuch getestet. Die In-vitro-Druckbelastung der Bioprothesen lag mit 70 N/mm^2 im Niveau der mechanischen Reißkraft des PDS von 70 N/mm. Nach Implantation der Spacer bei 20 Schwarzkopfschafen wurden in Abständen von 6 und 9 Wochen sowie nach 3, 6, 9 und 12 Monaten die Implantate histologisch und mikroangiographisch untersucht. Während das Glykolit-Lactid-Copolymer sich schon nach 6 Wochen auflöst und bereits nach 12 Wochen durch ossifizierendes Bindegewebe eine Spondylodese anregt, läßt sich das PDS-Implantat bis zu einem Jahr nachweisen. Dabei wird es schrittweise durch fibröses gefäßreiches Bindegewebe ersetzt. Diese starke Vascularisation wird durch die Mikroangiographie bestätigt. Nach einem Jahr ist das PDS aufgelöst und der Zwischenwirbelraum durch kräftig vascularisiertes, straffes Bindegewebe ersetzt.

Polydioxanon induziert somit nicht nur unter Zugbeanspruchung die Bildung von fasergerichtetem Fiboblastenkollagen (1, 2, 3), sondern auch unter Druckbelastung in Form eines distanzerhaltenden Spacers nach Bandscheibenausräumung.

Literatur

1. Haupt PR, Duspiva W (1988) PDS-Augmentationsplastik bei Kreuzbandverletzungen. Unfallchirurgie 91: 97–105
2 Rehm KE, Schultheis K-H, Bopp P, Ecke H (1984) Biomechanische Untersuchungen vom resorbierbaren Bandersatz und deren klinische Bedeutung. Langenbecks Arch Chir [Supplement] Springer, Berlin Heidelberg New York, S. 207–211
3. Rehm KE, Schultheis K-H (1985) Bandersatz mit Polydioxanon (PDS). Unfallchirurgie 11 (5): 264–273

Hefte zur Unfallheilkunde, Heft 220
Zusammengestellt von K. E. Rehm

Vergleichende tierexperimentelle Untersuchung zum knöchernen Einwachsverhalten von HA-beschichteten Reintitangitternnetzen im infizierten Milieu

A. Wilke, J. Orth, M. Kraft und P. Griss

Orthopädische Klinik, Philipps-Universität Marburg, Baldingerstraße, W-3550 Marburg, Bundesrepublik Deutschland

Wie der klinische Alltag zeigt, können zementfrei implantierte Endoprothesen trotz Infektion einheilen und uns nicht selten vor große operative Probleme stellen. Nachdem uns im Tierexperiment anläßlich eines unbeabsichtigten Infektes ein gegenüber unbeschichteten Implantaten wesentlich besserer und beschleunigter knöcherner Einbau Hydroxylapatitbeschichteter Implantate auffiel, initiierten wir daher das im folgenden dargestellte Experiment.

Als Versuchstiere dienten 15 ausgewachsene Göttinger Miniaturschweine. Die Prüfkörper bestanden 1. aus einem unbeschichteten, 4-lagig gesinterten Reintitangitternetz mit Drahtdurchmessern von 0,2–0,5 mm. Der 2. ansonsten gleichgeartete Prüfkörper wies eine im Plasmasprayverfahren aufgebrachte HA-Beschichtung auf, der 3. Prüfkörper bestand aus einem geringfügig modifizierten Gitternetz mit einseitiger Polyäthylenbeschichtung. Die Implantate wurden kurz vor der Implantation mit 10^3 Keimen eines schweinepathogenen *Staphylococcus aureus* beimpft. In einer Stresnil-Hypnodil Kombinationsnarkose erfolgte die Implantation über eine metaphysär gelegene sagittale Femurschlitzosteotomie bds. Die Implantatverweildauer betrug 4, 8, 12 und 24 Wochen. Die sich im Bereich der Incisionen entwickelnde Absceßbeule wurde unter sterilen Kautelen abpunktiert und bakteriologisch untersucht. Im Absceß wurde eine pH-Messung durchgeführt und das Femur explantiert. Neben Photo- und Röntgendokumentation der explantierten Femora erfolgte die qualitative histologische Untersuchung an unentkalkten, Toluidinblau-gefärbten Dünnschliffen der metylmethacrylat-eingebetteten Präparate.

Die bakteriologische Untersuchung ließ über den gesamten Versuchsverlauf den gleichen Keim nachweisen, die pH-Messung ergab nur geringfügige Abweichungen zum physiologischen Gewebs-pH. Röntgenologisch war bereits nach 4 Wochen ein guter knöcherner Einbau des HA-beschichteten Implantates zu erkennen, während um das unbeschichtete Implantat noch ein deutlicher Osteolysesaum zu erkennen war. Hier kam es erst mit deutlicher zeitlicher Verzögerung zur knöchernen Integration. Die PE-beschichteten Implantate fanden zu keinem Zeitpunkt festen knöchernen Anschluß und lagen zu den beiden späteren Zeitpunkten extraossär. Histologisch zeigte sich bei den HA-beschichteten Implantaten bereits nach 4 Wochen eine knöcherne Überbrückung des Osteotomieschlitzes und eine ausgeprägte Knochenneubildung. Selbst in den tieferen Netzlagen war in unmittelbarem Kontakt zur Keramik neugebildetes Osteoid erkennbar, das sich im zeitlichen Verlauf zu lamellärem Knochen weiterentwickelte. Bei den Reintitanimplantaten liefen diese Vorgänge mit einer zeitlichen Verzögerung von 4–8 Wochen ab. Bei initialem Vorherrschen bindegewebiger Interponate im Implantat-Knochen Interface kam es erst am Versuchsende zum Überwiegen direkter Knochenkontakte. Im allen Fällen heilte der Infekt unter Zurück-

Hefte zur Unfallheilkunde, Heft 220
Zusammengestellt von K. E. Rehm

lassung von mit einer kräftigen Kapsel umscheideten Microabscessen ab. Während in der Frühphase nur vereinzelt im Kontakt zu Weichgewebe desintegrative, macrophagenvermittelte Vorgänge mit Herauslösung von HA-Granula an der keramisierten Implantatoberfläche zu beobachten waren, war nach 12 Wochen eine massive, wolkenartige Ablösung der Beschichtung zu erkennen. Aufgelagertes Knochengewebe limitierte diesen Prozeß.

Die Ergebnisse deuten darauf hin, daß auch im infizierten Milieu ein HA-beschichtetes Implantat bereits wenige Wochen postoperativ nur schwer zu entfernen sein wird. Andererseits wäre es vorstellbar, ein solches Implantat unter Weichteilsanierung und Antibiose trotz Infekt zu belassen. Eine zusätzliche Antibioticaimprägnierung der Beschichtung könnte hierbei von Vorteil sein.

Der Einfluß einer bakteriellen Kontamination auf die Degradation von biodegradierbaren Implantaten

G.O. Hofmann, H. Liedtke, G. Ruckdeschl und G. Lob

Chirurgische Klinik und Poliklinik, Klinikum Großhadern, Unfallchirurgie, Ludwig-Maximilian-Universität München, Marchioninistraße 15, W-8000 München 70, Bundesrepublik Deutschland

Die interne Schienung frakturierter Knochen und Gelenke erfolgt derzeit hauptsächlich mit Hilfe von metallischen Implantaten. Diese metallischen Implantate weisen eine Reihe von Nachteilen auf:

1. Die mechanische Festigkeit des Metalls ist größer als die des corticalen Knochens („stress protection").
2. Die Entfernung der Metallimplantate erfordert eine zweite Operation.
3. Es wird über eine zunehmende Sensibilisierung von Patienten gegen Kobalt-Chrom-Legierungen berichtet. Diese wird außerdem in Zusammenhang gebracht mit einer erhöhten Infektionsrate am Knochen.

Um metallische Implantate für die innere Schienung von knöchernen Frakturen langfristig zu ersetzen, wurden bislang ca. 40 verschiedene biodegradierbare Polymere, Co-Polymere und Komposite-Werkstoffe entwickelt. Diese biodegradierbaren Implantate (PGA, PLA) können möglicherweise die mit den Metallimplantaten verbundenen Probleme und Nachteile vermeiden. Andererseits sind die bislang erhältlichen biodegradierbaren Implantate ebenfalls nicht frei von Komplikationen und Problemen.

Gegenstand der vorliegenden Untersuchung war es, den Einfluß einer Kontamination mit verschiedenen Bakterien auf die Degradationsgeschwindigkeit von PLA in einem experimentellen in-vitro-Ansatz zu überprüfen. Hierzu wurden 100 Teststücke von PLA mit 6 verschiedenen Bakterienstämmen kontaminiert und in einem Idealmilieu inkubiert: Staph. aureus, Staph. epidermidis, Pseudom. aeruginosa, E. coli. Der Einfluß der Kontamination

Hefte zur Unfallheilkunde, Heft 220
Zusammengestellt von K. E. Rehm

auf die Degradationsgeschwindigkeit des PLA-Polymers wurde in Beziehung gesetzt zur Degradationsgeschwindigkeit im sterilen in-vitro-Ansatz.

Die Degradationsrate wurde mittels 2 verschiedener Parameter gemessen: Die mechanische Festigkeit des Materials wurde entsprechend der DIN-Normen für Materialprüfung gemessen. Außerdem wurde die zeitabhängige Abnahme des Molekulargewichtes der PLA-Implantate mittels einer HPLC bestimmt.

Die Ergebnisse zeigten, daß für die Degradationsgeschwindigkeit von PLA kein Unterschied zwischen einem sterilen und einem bakteriell kontaminierten Medium besteht.

Gestaltoptimierung von Osteosyntheseschrauben

Th. Mittlmeier, C. Mattheck, A. Baumgartner und G. Lob

Chirurgische Klinik, Unfallchirurgie, Klinikum Großhadern, Marchioninistraße 15, W-8000 München 70, Bundesrepublik Deutschland

Ermüdungsbrüche von Osteosyntheseimplantaten in vivo sind heute im Regelfall auf die Auswahl eines ungeeigneten Implantates bzw. eine Fehleinschätzung der Belastbarkeit einer Osteosynthese durch Arzt oder Patient zurückzuführen. In speziellen Applikationsgebieten, wie der transpediculären intercorporellen Spondylodese, ist der Dimension einer Osteosyntheseschraube durch die anatomischen Gegebenheiten eine enge Grenze gesteckt; eine Verbesserung der Gestaltfestigkeit von auf dem Markt befindlichen Osteosyntheseschrauben scheint bei einer Ermüdungsbruchhäufigkeit von 2–4 % sinnvoll, da bei Implantatversagen die Gefährdung der Spondylodese mit neurologischen Komplikationen resultieren kann. Abweichend vom empirisch-experimentellen Ansatz zur Verbesserung der Gestaltfestigkeit wurde ein computergestütztes Rechenverfahren zur Optimierung von Osteosyntheseschrauben für die transpediculäre Applikation gewählt. Wegen geringer Gewindesteigung der handelsüblichen Osteosyntheseschrauben wurde ein 2-D-Finite-Elemente-Modell verwandt, implementiert durch das CAO (Computer Aided Optimization) Verfahren [1]. In Analogie zu adaptiven Wachstumsmechanismen der Natur ermöglicht dieses Verfahren einen Abbau von Kerbspannungen, eine Homogenisierung der Oberflächenspannungsverteilung sowie die Optimierung der Dauerfestigkeit. Zum Vergleich bzw. als Ausgangsdesign zur Optimierung diente die 4,5 mm Standard-Corticalisschraube der AO. Optimiert wurde hinsichtlich dreier Lastfälle: axialer Zug, Biegung und Flächenpressung der Gewindeflanken der Schraube.

Unter axialem Zug bzw. unter Biegebelastung der Schraube konnte ein Abbau der Kerbformzahl um 27 % erreicht werden; dies entspricht einem Vielfachen der Lebensdauer der ursprünglichen Schraube beim nicht-linearen Verlauf des Wöhler-Diagramms. Zugleich steigen unter orthogonaler Last auf den Gewindeflanken die Kerbspannungen um 73 %. Ein für Flächenpressung der Gewindeflanken optimiertes Design kann die Hauptzugspannungen bis zu 55 % senken, bei nur geringer Zunahme (7 %) der Vergleichsspannungen

Hefte zur Unfallheilkunde, Heft 220
Zusammengestellt von K. E. Rehm

unter axialer Last/Biegung. Zum anderen erscheint jedoch die primäre Haltekraft dieses Designvorschlags als begrenzt.

Unter Heranziehung von Schadensanalysen in vivo gebrochener Pedikelschrauben stellt eine Biegebelastung die relevante Beanspruchung der Schraube in vivo dar. Es erscheint deshalb der für axialen Zug/Biegung optimierte Designvorschlag als sinnvoll. Ohne exakte Kenntnis der in vivo Belastung kann eine Designoptimierung an falschen Annahmen scheitern oder auch Charakteristica der Schraube, wie die Haltekraft oder die Schneidefähigkeit, ungünstig beeinflussen.

Literatur

Mattheck C (1990) Engineering components grow like trees. Mat-Wiss Werkstofftech 21: 143–168

Zugfestigkeit, Drehmoment und Ausreißkräfte selbstschneidender und herkömmlicher Corticalisschrauben

Th. Hess, Th. Hopf, E. Fritsch und H. Mittelmeier

Orthopädische Universitäts- und Poliklinik, W-6650 Homburg/Saar, Bundesrepublik Deutschland

Das Knochengewinde wird bei herkömmlichen Corticalisschrauben seit Danis (1932) mittels eines separaten *Gewindeschneiders* vorgeschnitten. Dadurch ergibt sich eine hohe mechanische Festigkeit der Verbindung. Andererseits kostet das Gewindeschneiden Zeit, die sich bei einer Plattenosteosynthese beträchtlich summieren kann.

Bereits vor 20 Jahren wurde daher versucht, durch Verwendung *selbstschneidender Corticalisschrauben* das zeitraubende Gewindeschneiden zu vermeiden. Die damaligen selbstschneidenden Schrauben mit nur einer, längsverlaufenden Schneidenut von 1/4 Schraubenquerschnitt besaßen jedoch aufgrund mangelhafter Schnittqualität ein wesentlich geringeres Durchdrehmoment und eine reduzierte Haltefestigkeit.

Seit kurzem werden nun *neue selbstschneidende Corticalisschrauben* angeboten. Durch *3 schmale, linksgerichtete, schräggestellte Schneidenuten an der Schraubenspitze* konnten die Schneideeigenschaften entscheidend verbessert werden. Durch die spezielle Geometrie der Schneidnuten werden die anfallenden Knochenspäne nach vorne weggedrückt und können so nicht zwischen Schraube und Corticalis gelangen. Bei *mikroskopischer Untersuchung* der Knochengewinde zeigten die neuen Schrauben einen wesentlich besseren Schnitt, so daß sich kaum ein Unterschied zum Gewindeschneider erkennen ließ.

Biomechanische Tests an diesen neuen selbstschneidenden Schrauben zeigten, daß ihr Eindrehmoment, Durchdrehmoment und ihre maximale Zugkraft in der gleichen Größenordnung wie bei herkömmlichen Corticalisschrauben liegen.

Im *praktischen Einsatz* besticht die gute Handhabung und Zeitersparnis der neuen selbstschneidenden Schrauben.

Hefte zur Unfallheilkunde, Heft 220
Zusammengestellt von K. E. Rehm

Der Einfluß der Knochendichte und des Schraubendesigns auf die Verankerung von Pendikelschrauben

R.H. Wittenberg, M.S. Coffee, J. Grifka, K.S. Lee, A.A. White und W.C. Hayes

Orthopädische Universitätsklinik im St. Josef-Hospital, Gudrunstraße 56, W-4630 Bochum, Bundesrepublik Deutschland

Die Stabilität von transpediculären Implantaten hängt von der Steifheit des Implantates und der Verankerung im Knochen ab. Wir haben deshalb den Einfluß der Knochendichte sowie den Einfluß von zwei Designparametern auf die Schrauben/Knochenverankerung untersucht.

Die Knochendichte menschlicher Lendenwirbelkörper (mittleres Alter 76 Jahre) und von Kalbswirbelkörpern (6–8 Wochen alt) wurde mittels quantitativer Computertomographie bestimmt. Die menschlichen Wirbelkörper wurden in zwei Gruppen mit gleicher Knochendichte aufgeteilt (84 ± 40 mg/cc). 6,25 mm Steffee Schrauben mit hohem Gewinde und 6 mm Kluger Schrauben mit flachem Gewinde wurden ebenso wie alle weiteren Schrauben 40 mm tief transpediculär in den Wirbelkörper eingebracht. Die Schrauben wurden auf einer Materialtestmaschine dann im einen Pedikel entlang der Schraubenachse auf Zug belastet und im anderen senkrecht zur Schraubenachse axial ± 2 mm cyclisch für 5000 Wechsel belastet.

Die initiale axiale Kraft war für die Steffee Schrauben in menschlichen Wirbelkörpern 189 ± 46 N und für die Kluger Schrauben 205 ± 105 N. In Kalbswirbelkörpern höherer Dichte (146 ± 14 mg/cc) war die axiale Kraft für Steffee Schrauben mehr als doppelt so hoch (434 ± 65 N). Die Höhe der Kraftabnahme im Verlauf der 5000 Lastwechsel war jedoch gleich groß. Die Korrelation zwischen Knochendichte und initialer, axialer Kraft war für die Steffee Schrauben signifikant ($R^2 = 0,55$, $p<0,05$; Kluger $R^2 = 0,55$, $p<0,08$). Die Ausziehkraft korrelierte für die Kluger Schrauben (656 ± 331 N) signifikant mit der Knochendichte ($R^2 = 0,61$, $p<0,02$) nicht aber für die Steffee Schrauben (574 ± 274 N). Beim Vergleich verschiedener Durchmesser desselben Designs in Kalbswirbelkörpern war die Ausziehkraft der 6 mm Kluger Schraube (1986 ± 351 N) signifikant größer als die der 5 mm Schraube (1718 ± 179 N; $p<0,05$). Die Ausrißkraft der 6 und 5 mm Schanzschraube in menschlichen Wirbelkörpern betrug 994 ± 349 und 459 ± 183 N.

Die zwei sehr verschiedenen Schraubendesigns zeigten ähnliche Kräfte unter cyclischer, axialer Belastung sowie bezüglich der Ausrißkräfte. In Kalbswirbelkörpern höherer Dichte waren die Kräfte der beiden verschiedenen Schrauben wesentlich größer. Die einen Millimeter dickeren Schrauben bedurften wesentlich höherer Kräfte zur Lockerung. Die Knochendichte korrelierte mit der Ausrißkraft sowie der axialen, cyclischen Kraft und ist somit ein wichtiger Faktor für die Stärke der transpediculären Verankerung. Eine gute transpediculäre Schraubenverankerung kann daher bei hoher Knochendichte im Wirbelkörper sowie größtmöglichstem Schraubendurchmesser erwartet werden.

Hefte zur Unfallheilkunde, Heft 220
Zusammengestellt von K. E. Rehm

Diskussion

E. Teubner, Göppingen

In der Diskussion im Forum experimentelle Unfallchirurgie XI. Implantate I beherrschen zwei Themen die Aussprache. Zum einen die Fragen der Oberflächengestaltung von Schrauben und Festkörpern für deren Einwachsverhalten und deren Scherfestigkeit zwischen Implantat und Knochen, zum anderen wurden von dem großen Teilnehmerkreis Fragen der Gestaltoptimierung von Schrauben behandelt.

Zum ersten Fragenkomplex wurde herausgearbeitet, daß sich Hydroxylapatitbeschichtungen und plasmabeschichtete Titanimplantate im blanden, wie infizierten Knochen nicht in ihrer Primärfestigkeit unterscheiden. In der Dauerfestigkeit aber ergaben sich erhebliche Diskrepanzen.

Zwar zeigten Hydroxylapatite Frühdegenerationen und Spaltbildungen und Plasmatitanbeschichtungen nur geringe Partikelablösungen und schmale Bindegewebsspalten. Bei Langzeituntersuchungen aber zeigte Hydroxylapatit Abbauquoten von etw 50 %, so daß diese Beschichtung für Dauerimplantate umstritten bleibt.

Die industrielle Entwicklung ist aber noch nicht abgeschlossen und neue Techniken sind zu erwarten. Bei biodegradierbaren Implantaten aus PLA und PGA überwiegen die mechanischen Nachteile mit ihrer geringen Scherfestigkeit, so daß die Dauerbelastbarkeit solcher Implantate fraglich erscheint.

Das Schraubendesign läßt sich je nach der Implantatbelastung, sei es auf Biegung im Wirbelsäulenbereich oder unter Zugspannungen verbessern, auch was die Selbsthemmung betrifft.

Von Claes wurden interessante Vorschläge vorgestellt. Die verfrühte Schraubennormierung wurde kritisiert. Selbstschneidende Schrauben mögen Operationszeit einsparen, sind bei unexaktem Gewinde mit Mikrofrakturen und Abraumeinpressungen aber weiterhin bedenklich und umstritten. Die Bedeutung der Knochendichte wurde dem Einfluß des Schraubendesigns aber übereinstimmend vorangestellt. Aufgerauhte Oberflächen des Schraubengewindes mit 30 μ Rauhtiefe zeigten ein besseres Einwachsverhalten und günstigere Ausdrehmomente.

Die Erfurther Non-Kontakt-Platte entspricht in ihrer Biomechanik dem herkömmlichen Fixateur externe mit seinen Vor- und Nachteilen. Dieses Implantat fand Aufmerksamkeit, aber Kritik.

Der Einsatz von Polydioxanon als Bandscheibenersatz weist einen interessanten experimentellen Weg. Dieses Material wird in kollagenes Bindegewebe umgebaut, mit dessen Zug- und Druckbelastbarkeit. Die Implantate zeigten aber Knochenreaktionen bis zur Spondylodese, die der gewünschten Funktion als Bandscheibenersatz entgegenwirkten.

Die engagierte und auch kontroverse Diskussion nützte die vorgegebene Zeit voll aus, zeigte ein unerwartet großes Interesse, mit großer Teilnehmerzahl, an diesem Thema.

Hefte zur Unfallheilkunde, Heft 220
Zusammengestellt von K. E. Rehm

M. Implantate II

Vorsitz: L. Claes, Ulm; D. Höntsch, Tübingen

Physikalische Auswirkungen des Einschlagvorgangs bei der Marknagelung des Femur

W.-D. v. Issendorff, G. Ritter, J. Ahlers und K. Wenda

Klinik und Poliklinik für Unfallchirurgie, Universitätsklinikum Mainz, Langenbeckstraße 1, W-6500 Mainz, Bundesrepublik Deutschland

Seit Küntscher 1939/40 die Marknagelung als Osteosyntheseverfahren eingeführt hat, werden die Marknägel mit einem Gewicht oder Hammer eingeschlagen. Dabei wird erhebliche Gewalt aufgewandt. Messungen hierüber wurden bisher nicht angestellt. Deshalb war es Absicht der Autoren, die energetischen Verhältnisse während des Einschlagvorgangs zu ermitteln. Hierzu wurde eine Meßapparatur entwickelt, die in der Lage war, diesen schnellen dynamischen Vorgang verzögerungsfrei und ohne Störungen zu registrieren.

Bei der Messung wurden simultan der Weg des Einschlaggewichtes, die Krafteinwirkung auf das Nagelende sowie die Bewegung und die Beschleunigung des Nagels registriert.

Die maximale Geschwindigkeit beim Auftreffen des 1,5 kg-Fallgewichtes entsprach einer Fallhöhe von 1,5 m, die maximale Geschwindigkeit des 770 g-Hammers entsprach einer Fallhöhe aus 2,5 m. Die Effektivität des Schlages errechnete sich auf etwa 50 Prozent. Die während des Schlages maximal auf das Nagelende einwirkende Kraft pro Schlag betrug zwischen 0,2 und 2,0 kN. Diese Kraft ist zum einen davon abhängig, mit welcher Energie das Gewicht auftrifft, zum anderen aber auch davon, wie verklemmt der Nagel sitzt.

Da die kompressive Festigkeit des hyalinen Knorpels mit 10 Mpa angegeben wird, würde eine direkte Krafteinwirkung von 1 kN pro cm^2 die Festigkeit des hyalinen Knorpels übersteigen. Derartige Krafteinwirkungen auf den Nagel wurden gemessen. Inwieweit diese Krafteinwirkung auf den Knochen weitergegeben wird, kann aufgrund der Versuch nicht angegeben werden. Die gleiche Aussage gilt für die Reißfestigkeit der Bänder. Die Gleitreibungskräfte erreichten Werte von 0,4 kN. Die Dauer der Nagelbewegung lag zwischen 5 und 25 ms. Um ein kontinuierliches Gleiten durch Schläge zu erreichen, müßte die Schlagfrequenz etwa 12 000 Schläge pro Minute betragen.

Hefte zur Unfallheilkunde, Heft 220
Zusammengestellt von K. E. Rehm

Biomechanische Untersuchungen zu einem neuen Krallen-Verriegelungsnagel (KVN) für Femurschaftfrakturen

C. Krettek, W. Mengert, N. Haas, R. Mathys sen. und H. Tscherne

Unfallchirurgische Klinik, Medizinische Hochschule Hannover, Konstanty-Gutschow-Straße 8, W-3000 Hannover 61, Bundesrepublik Deutschland

Einleitung und Fragestellung

Bei der Oberschenkelverriegelungsnagelung bereitet die distale Verriegelung häufig Schwierigkeiten. Auf der Basis des AO-Universal-Femur-Marknagels (AOU) wurde deshalb ein Krallenverriegelungsnagel (KVN) entwickelt, bei dem die distale Verriegelung vom Nagelinneren mit Hilfe eines einfach zu betätigenden Krallenmechanismus erfolgt. Instrumentation und Verriegelung erfolgen nur vom Standardzugang, ein kniegelenksnaher Eingriff wie bei der Schraubenverriegelung entfällt. Weder für die Verriegelung noch für die Implantatentfernung ist ein Bildverstärker erforderlich. In den Untersuchungen sollte die Stabilität der Krallenverriegelung im Vergleich zum schraubenverriegelten AO-Universalnagel untersucht werden.

Methode

Die Versuche wurden an isolierten, kältekonservierten, humanen Leichenfemora (Schaftlänge 420 mm) durchgeführt. Die Präparate wurden proximal und distal querosteotomiert und so proximale und distale Femurpräparate von 140 mm Länge hergestellt. Mittels eines diamantbeschichteten Hohlbohrers wurden in standardisierter Technik Spongiosaproben aus dem distalen Femur entnommen und auf ihre Scherfestigkeit untersucht und nach dem Ergebnis der Scherfestigkeitsuntersuchung gruppiert, um sicherzustellen, daß die in den Belastungstests festgestellten Unterschiede auf die unterschiedlichen Verankerungsmethoden und nicht auf individuelle Unterschiede der mechanischen Eigenschaften der Knochenpräparate zurückzuführen sind. Die statistische Prüfung erfolgte mit dem t-Test, n = 6, Signifikanzniveau 0,05.

I. Untersuchungen am proximalen Schaft (Nageldurchmesser 11 mm) (Torsion, axiale Belastung):
AOU, proximale Verriegelung mit Verriegelungsbolzen (4,4 mm Kerndurchmesser) statisch verriegelt
Prototyp 1: KVN, proximale Verriegelung mit einer schrägen (45°) 4,5 mm AO-Corticalisschraube
Prototyp 2: KVN, proximale Verriegelung mit Kralle (45 mm Spannweite)
Prototyp 3: KVN, proximale Verriegelung mit Abstützplättchen (2 × 3,5 × 50 mm AO-Corticalisschrauben)

Hefte zur Unfallheilkunde, Heft 220
Zusammengestellt von K. E. Rehm

II. Untersuchungen am distalen Schaft (Nageldurchmesser 11 mm)(Torsion, axiale Belastung, a.p. und m.l.-Kippung):
A) AO-Universalnagel, distale Verriegelung mit Verriegelungsbolzen (4,4 mm Kerndurchmesser)
B1) KVN, Krallenspannweite 25, 35 und 45 mm
B2) KVN, Krallenaustrittshöhe 25, 45 und 65 mm

Ergebnisse

Proximale Verriegelung: Bei der Prüfung auf Torsions- und axiale Stabiltät des Knochenimplantatverbundes zeigte sich bei den KVN Prototypen 1 und 2 im überprüften Lastbereich kein signifikanter Unterschied zum schraubenverriegelten AOU, der KVN-Prototyp 1 war signifikant instabilier.

Distale Verriegelung: Die axiale Stabilität des KVN im Teillastbereich (0–400 N) zeigte im Vergleich zum schraubenverriegelten AOU keine statistisch signifikanten Unterschiede, die Unterschiede im Vollastbereich (900 N) waren zugunsten des AOU statistisch signifikant. Die Torsionsstabilität zeigte keine statistisch signifikanten Unterschiede der beiden Systeme. KVN mit Krallenspannweite 45 mm waren bei Rotation und Axiallast stabiler als die Prototypen mit geringerer Spannweite. Die Krallenaustrittshöhe hatte keinen Einfluß auf die Stabilität bei Axiallast und Rotation, wohl aber bei a.p. und m.l.-Kippung.

Schlußfolgerung

Aufgrund der vorliegenden experimentellen Daten erscheint der KVN für den überwiegenden Teil der Frakturen eine gute Alternative zum konventionellen Verriegelungsnagel. Bei ausgedehnten Defektsituationen und/oder weit distal gelegenen Frakturen sollte Vollbelastung jedoch erst nach ausreichender Callusbildung erfolgen.

Biomechanik des neuen, nicht aufgebohrten massiven AO-Unterschenkelverriegelungsnagels und des konventionellen Universalverriegelungsnagels im Vergleich

P. Schandelmaier, C. Krettek, N. Haas und H. Tscherne

Unfallchirurgische Klinik, Medizinische Hochschule Hannover, Konstanty-Gutschow-Straße 8, W-3000 Hannover 61, Bundesrepublik Deutschland

Unterschenkelfrakturen mit schwerem geschlossenem und offenem Weichteilschaden konnten mit den bisher zur Verfügung stehenden Marknagelsystemen nur mit einem hohen Risiko an septischen und aseptischen Komplikationen stabilisiert werden. Einer der

Hefte zür Unfallheilkunde, Heft 220
Zusammengestellt von K. E. Rehm

wesentlichsten Gründe für die hohe Komplikationsrate ist die histologisch nachweisbare mechanische und thermische Zerstörung der Blutversorgung durch das Aufbohren des Markraumes. Mit dem neuentwickelten, dünn dimensionerten AO Unreamed Tibial Nail (UTN) kann der Aufbohrvorgang entfallen und der im distalen Anteil 8 und 9 mm Durchmesser messende, im proximalen Anteil 12 mm Durchmesser messende UTN direkt in den Markraum eingeführt werden. Der UTN ist aus Vollmaterial hergestellt und wird mit 3,5 mm Bolzen verriegelt.

Methode

In unseren Untersuchungen wurde der UTN im Biege- und Torsionsversuch im Knochen-Implantatverbund geprüft. Die Ergebnisse wurden mit dem verriegelten AO Universal Tibia Marknagel (Universalmarknagel) im Rechts-Links Vergleich an 10 Paaren kältekonservierter humaner Leichenknochen mit einem Donoralter von 32–68 Jahren verglichen. Die Osteosynthesen wurden unter standardisierten Bedingungen bei einer Defektzone von 20 mm in Schaftmitte durchgeführt. In einer Universalprüfmaschine (Fa. Zwick, Ulm, Type 1445) wurden die Präparate im Knochen-Implantatverbund mit einem definierten Biege- (4-Punkt Biegung in 2 Ebenen 0–90 Nm), Torsionsmoment ((0–10 Nm) bei einer in einen Closed Loop konstant regulierten axialen Last von 20 N) und axialer Last (0–1000 N) kontinuierlich statisch belastet und die Deformierungen simultan registriert und mit der zugehörigen Software ausgewertet.

Ergebnisse

Die Versuchsergebnisse wurden mit dem gepaarten T-Test für ein Signifikanzniveau von 5 % überprüft. Dabei zeigte sich eine höhere Biegesteifigkeit des UTN Knochen-Implantatverbundes mit einem Biegewinkel von $2,94° + / - 0,36°$ (Belastung 90 Nm Anterior/Posterior-Richtung) gegenüber dem Universalmarknagel Knochen-Implantatverbund mit $5,56° + / - 0,13°$ und eine höhere Torsionsfestigkeit mit einem Torsionswinkel von $0,99° + / - 0,17°$ (Belastung 9 Nm) gegenüber $11,6° + / - 0,69°$. Bei der axialen Belastung (1000 N) fand sich eine signifikant geringere Verformung des Universalmarknagel Knochen-Implantatverbundes mit 0,50 mm +/– 0,26 mm gegenüber einer Verformung von 0,94 mm +/– 0,46 mm beim UTN Knochen-Implantatverbund. Für die Biegung im Varussinne fanden sich keine signifikanten Unterschiede.

Schlußfolgerung

Die Versuch haben gezeigt, daß sich mit dem UTN System für Biegung (Anterior/Posterior) und Torsion trotz niedrigem Implantatdurchmesser und fehlender corticaler Verklemmung eine höhere Stabilität als mit dem Universalmarknagel-System erzielen läßt. Bei der axialen Belastung erzielt das Universalmarknagel-System eine höhere Stabilität. Die bei der biomechanischen Untersuchung im Vergleich zum bewährten Universalmarknagel-System höhere Stabilität zeigt an, daß mit dem neuen UTN-System eine suffiziente Stabilisierung zu erzielen ist und rechtfertigt eine weitere klinische Erprobung diese Marknagelsystems zur Versorgung von Unterschenkelfrakturen mit schwerem Weichteilschaden.

Die Anwendung des Fixateur interne bei Frakturen langer Röhrenknochen im Tierexperiment

R. Seibold, A. Betz, L. Schweiberer und S. Perren

Chirurgische Klinik, Ludwig-Maximilian-Universität München, Nußbaumstraße 20, W-8000 München 2, Bundesrepublik Deutschland

Verzögerte Bruchheilung, Refraktur und Infektion als bekannte Komplikationen nach Osteosynthesen stehen in causalem Zusammenhang mit intracorticalen Nekrosen. Diese entstehen nach Durchblutungsstörungen des Knochens, verursacht durch Trauma, Operation und Implantat. Implantatbedingte Durchblutungsstörung entsteht durch dessen periostalen Knochenkontakt bei der Plattenosteosynthese und durch endostalen Kontakt sowie Markraumbohrung bei der Verriegelungsnagelung. Das Prinzip der Osteosynthese mit Fixateur interne vermeidet jeglichen Kontakt zum Knochen, zudem entfällt die Verbindung zur Außenwelt (Fixateur externe). Ein Pilotversuch ergab die Möglichkeit der sicheren Ausheilung von Tibiaquerosteotomien beim Schaf nach Osteosynthesen mit Fixateur interne (Wirbelsäule, AO). Es stellte sich damit die Frage nach der Heilung von Spiralfrakturen (naturnahes Frakturmodell) der Schafstibia im Methodenvergleich. Bei einem im Laboratorium für experimentelle Chirurgie-AO-Forschungszentrum Davos durchgeführten Versuch wurden 24 Schafe in drei Gruppen aufgeteilt und jeweils nach Torsionsfraktur der Tibia mit 3,5 DCP, Verriegelungsnagel und Wirbelsäulen-Fixateur interne der AO versorgt (Inhalationsnarkose mit Halothan/O_2). Beobachtungszeit je zur Hälfte 8 bzw. 20 Wochen. Die Tiere konnten während der Beobachtungszeit voll belasten.

Es kam in allen Fällen zur komplikationslosen Wundheilung. Ein Tier erlitt 10 Tage nach Plattenosteosynthese eine Refraktur und mußte ersetzt werden. Alle Tiere konnten verwertet werden. Es zeigte sich röntgenologisch sichere Ausheilung mit Callusbildung bei allen mit Fixateur interne versorgten Tieren sowie signifikant geringere Ausmaße von Corticalisnekrosen im histologischen Bild. Die mit DCP versorgten Schafe entwickelten in allen Fällen nekrotische Corticalisareale im Bereich des Plattenlagers, in einigen Abschnitten kam es zu Sequestrierungen mit Corticalistotalnekrosen unter der Platte. Die Verriegelungsnagelung wurde nach Markraumbohrung durchgeführt, und in Bereichen mit endostalem Kontakt des Nagel traten subendostale Corticalisnekrosen im Sinne eines Innenschichtschadens auf.

Die bei Pilotversuch und Methodenvergleich entstandenen Ergebnisse zeigten, daß die Erweiterung der Indikation der Osteosynthese mit Fixateur interne auf die Fraktur der unteren Extremität sinnvoll ist. Es wurde dafür im Innenstadtklinikum der Universität München ein spezieller Fixateur interne für die untere Extremität entwickelt, der dynamisch wirkt aufgrund einer elastischen Grundkonstruktion. Dieses elastische Fixierungssystem wird derzeit erstmals klinisch getestet.

Hefte zur Unfallheilkunde, Heft 220
Zusammengestellt von K. E. Rehm

Ergebnisse nach Hemiarthroplastik des Hüftgelenkes mit Hydroxylapatit-beschichteter Titanprothese – Tierexperimentelle Untersuchung

J. Orth, P. Griss, J. Falkenburg, H. Kienapfel

Orthopädische Klinik, Philipps-Universität Marburg, Baldingerstraße, W-3550 Marburg, Bundesrepublik Deutschland

Hydroxylapatit-beschichtete Femurimplantate für die humane Anwendung sind bereits seit über drei Jahren auf dem Markt. Die Langzeitstabilität der Beschichtung und das quantitative knöcherne Einwachsverhalten unter Belastung sind jedoch noch wenig erforscht. Auch ist noch ungeklärt, inwieweit derartige Implantate im Hinblick auf bone remodelling und eventuelle stress protection Phänomene gegenüber konventionellen, unbeschichteten Implantaten Vorteile bieten. Wir führten daher das im folgenden dargestellte Experiment an Foxhounds durch.

Bei dem Implantat handelte es sich um eine Femurgeradschaftprothese mit einer glatten Oberfläche. Die intraossär liegenden Anteile waren komplett HA-beschichtet (Reinheitsgrad > 98 %, Plasmasprayverfahren, Schichtdicke zwischen 98 und 285 μm). Der metallische Grundkörper bestand aus einer Ti_6Al_4V-Schmiedelegierung, die Kopfkugeln aus Al_2O_3 Keramik. Die Implantate wurden in press-fit Technik eingebracht. Die insgesamt 8 Tiere wurden nach postoperativen Intervallen von 2, 4, 6, 8, 12 und 24 Wochen getötet. Nach Kontaktradiographie beider entnommener Femora erfolgte die qualitative und quantitative histologische Auswertung an Toluidinblau-gefärbten unentkalkten Dünnschliffen der Methylmethacrylat-eingebetteten Präparate.

Alle implantierten Prothesen heilten ohne anhaltende Entzündungsreaktion ein. Über den Beobachtungszeitraum hinweg kam es zu einer kontinuierlichen, fast linearen Zunahme direkter Knochenkontakte zur Keramikoberfläche von 18 % nach 2 Wochen bis 90 % nach 24 Wochen. Daneben kam es zu einer zunehmenden Reifung des neugebildeten Knochengewebes zu lamellären Strukturen hin und zu einer zunehmenden Mineralisierung, die nach 12 Wochen weitgehend abgeschlossen war. Bereits zwei Wochen nach dem Eingriff war zu beobachten, daß einzelne HA-Granula vermutlich aktiv durch einen Makrophagen-vermittelten Prozeß aus der Keramikoberfläche herausgelöst und abtansportiert wurden. Dies war regelmäßig im Kontakt zu Granulationsgewebe zu erkennen, während direkt angelagerte Knochenmatrix diesen Vorgang offensichtlich limitierte. Ohne daß eine quantitative Erfassung möglich war, hielten diese desintegrativen Vorgänge an der Keramikoberfläche auch bei Versuchsende noch an.

Der corticale Knochen des Implantatbettes zeigte bereits frühzeitig von der Resektionslinie bis etwa 1 cm distal der Prothesenspitze lebhafte Umbauvorgänge mit zahllosen neugebildeten Knochenkanälchen. Dies führte zu einer zunehmenden Porosität des corticalen Knochens, die nach 4 Wochen ihren zeitlichen Gipfel erreicht hatte und in der Calcarregion deutlich ausgeprägter war. Nach 24 Wochen hatten sich die Poren weitgehend verschlossen. Deutlich zu beobachten war jedoch im histologischen und röntgenologischen Bild eine im Verlaufe dieser Anpassungsreaktion stattfindende Ausdünnung des corticalen

Hefte zur Unfallheilkunde, Heft 220
Zusammengestellt von K. E. Rehm

Knochens im proximalen Femur, die zu einer massiven Schwächung des Implantatlagers führte.

Unsere Ergebnisse lassen die Vorteile einer HA-Beschichtung in einer beschleunigten und gegenüber unbeschichteten Implantaten vollständigeren Osteointegration sehen. Biomechanische Probleme, wie sie von zahllosen zementfreien Implantaten bekannt sind, kann die Beschichtung nicht lösen. Die nachgewiesenen desintegrativen Prozesse und die noch fragwürdige mechanische Stabilität einer HA-Beschichtung auf belasteten Langzeitimplantaten sind weitere Unsicherheitsfaktoren. Wir halten daher ein Prothesendesign mit ausschließlich proximaler Beschichtung auf einer porösen metallischen Oberfläche, die über einen langen Zeitraum eine feste mechanische Verankerung gewährleisten kann, unter Erhalt der unzweifelhaften Vorteile der Keramik für empfehlenswert.

Mechanische Untersuchung eines neuen flexiblen Prothesenschaftes für das Femur

G. Zeiler

Orthopädische Klinik Wichernhaus II am Krankenhaus Rummelsberg,
W-8501 Schwarzenbruck/Nürnberg, Bundesrepublik Deutschland

Fragestellung

Zementfrei implantierte starre Metallschäfte verändern den physiologischen Kraftfluß im proximalen Femur und führen zur Hypertrophie der lastaufnehmenden und zur Atrophie der geschonten Knochenabschnitte. Die unterschiedliche Steifigkeit von Knochenrohr und Implantatschaft erzwingt Relativbewegungen an der Grenzfläche.

Methodik

Beide Probleme versucht ein Prothesensystem zu lösen, dessen Schaft aus einer Metallspirale gefertigt ist und dessen Metallpfanne nach caudalwärts zunehmend elastisch ausgelegt ist. Die in vitro Prüfung des Prothesensystems erfolgte an leichenfrischen Knochen durch statische und pulsierende Krafteinleitung. Die aus unterschiedlichen Richtungen wirkenden Kräfte variierten zwischen 1000 und 4000 N. Über Dehnungsmeßstreifen wurden die belastungsabhängigen Dehnungen am zunächst intakten Femur, dann am selben Femur nach Implantation der elastischen Spiralschaftprothese und schließlich nach Implantation eines starren Prothesenschaftes gemessen.

Hefte zur Unfallheilkunde, Heft 220
Zusammengestellt von K. E. Rehm

Ergebnisse

Die Untersuchungen lassen erhebliche Unterschiede zu herkömmlichen starren Prothesenschäften erkennen. Die Belastung im Bereich des Adamschen Bogens und des Oberschenkelknochens im mittleren Schaftbereich nimmt erheblich zu. Die Rotationsbeanspruchung der Intertrochanterregion und die Zugspannung lateral unter dem großen Rollhügel nähern sich physiologischen Werten. Besonders eindrucksvoll ist das Fehlen des Spannungssprungs am distalen Prothesenende.

Schlußfolgerung

Mit dem vorgestellten Prothesenmodell läßt sich eine nahezu physiologische Belastung des Oberschenkels erreichen, wenn mit unterschiedlichen Implantatgrößen eine weitgehende Anpassung an die anatomischen Verhältnisse erreicht wird und wenn mit der Dimensionierung der Geometrie der Spirale die Steifigkeit von Oberschenkelschaft und Prothese einander angenähert sind.

Diskussion

D. Höntzsch, Tübingen

Die physikalischen Ausführungen des Einschlagvorganges von Marknägeln findet lebhaftes Interesse. Die Diskussion zeigt, daß folgende Probleme, die das Einschlagverhalten beeinflussen, erkannt sind: Design des Nagels und der Nagelspitze (z.B. Kufe des neuen AO-Universalmarknagels), Stabilisierung des Knochens von außen (Halten, Extension) und die Form des Einschlagens selbst. Pausen zwischen den Schlägen zum Entspannen des Knochens werden kontrovers beurteilt. Einschieben oder Einrütteln (rasche Schlagfolge) werden als gute, aber noch nicht verwirklichte Lösungsansätze angesehen.

Der Krallenverriegelungsnagel wird als grundsätzlicher Versuch angesehen, die heute übliche äußere Verriegelung durch Schrauben und Bolzen gegen die innere Verriegelung zu ersetzen. In der Diskussion kommen vor allem kritische Anmerkungen zu Wort: Genügend Stabilität? Mechanische Sicherheit?

Die biomechanischen Untersuchungen eines neuen soliden Marknagels für die Tibia von der AO werden akzeptiert. Kritisch nachgefragt wird, ob er beim Einschlagen nicht doch so stabil ist, daß es Probleme gibt, und ob die Bolzenstärke für längere Teilbelastung wirklich ausreicht.

Die Perspektiven der klinischen Anwendung werden nur gestreift: Beim weichteilgeschädigten Unterschenkel (primär oder sekundär), ohne Aufbohren, Nagel ohne minderdurchblutetes Gewebe im Hohlraum. Das Einschlagverhalten, die Stabilisierung und die ersten klinischen Erfahrungen werden auch von anderen Anwendern (Tübingen) als gut bezeichnet.

Hefte zur Unfallheilkunde, Heft 220
Zusammengestellt von K. E. Rehm

Der Fixateur interne für Röhrenknochen findet unter dem Aspekt der biologischen Osteosynthese Fürsprecher. An anderen technischen Konzepten ohne Flächenkontakt mit dem Knochen wird gearbeitet, wie aus einigen wenigen Diskussionsbeiträgen hervorgeht.

Zum Thema der Hüfttotalendoprothese entwickelt sich eine kurze lebhafte Diskussion. Die Probleme, die trotz langjähriger Entwicklung weiter optimiert werden können, liegen in der Grenzschicht zwischen Prothese und Beschichtung sowie der Grenze zwischen Implantat und Knochen. Deutlich wird, wie schwer es ist, Vor- und Nachteile bei der Langzeitimplantation zu objektivieren. Die mechanischen Probleme sind so komplex, daß nur ein Aspekt kurz angedeutet werden konnte: So wertvoll das isoelastische Abfedern in Längsrichtung ist, so sehr muß man mit einer zusätzlichen queren Belastung und Bewegung rechnen.

XII. Interdisziplinäre Fortbildung

A. Gutachterliche Untersuchung der Wirbelsäule

Vorsitz: J. Probst, Murnau; H.E. Mentzel, Murnau

Einleitung zum Thema

J. Probst

Berufsgenossenschaftliche Unfallklinik Murnau, Professor-Küntscher-Straße 8, W-8110 Murnau/Staffelsee, Bundesrepublik Deutschland

Begutachtungen von Wirbelsäulenverletzungen und -erkrankungen machen einen großen Teil der täglichen Gutachtenpraxis aus. Neben den in vielfältiger Form entstehenden Wirbelsäulenverletzungen bieten insbesondere Aufbrauchserscheinungen gleichgewichtige Fragestellungen, zumal letztere ständig mit Unfallgeschehnissen in Zusammenhang gebracht und darauf Ansprüche gestützt werden. Die Verletzungsmöglichkeiten im Straßenverkehr schaffen zahlreiche unterschiedliche Gelegenheiten von Einwirkungen auf die Wirbelsäule, ohne daß in jedem Fall ein typischer Verletzungsmechanismus erkennbar ist, z.B. weil es an äußeren Verletzungen fehlt oder eine radiologisch darstellbare Verletzung nicht gegeben ist.

Die diagnostischen Möglichkeiten, die uns die knöchernen und andere Verletzungen zu verdeutlichen und einen Wirbelbruch auch dem Verständnis des Laien nahezubringen vermögen, reichen nicht aus, Beschwerdekomplexe ohne morphologische Substanz greifbar zu machen, was dem Laien nur schwer zu vermitteln ist und in der rechtlichen Entscheidung über den geltend gemachten Anspruch zu erheblichen Beweis- und Formulierungsschwierigkeiten führen kann, wenn subjektive Beschwerdekomplexe dem Betroffenen nicht plausibel erscheinen.

Die aufgrund der Nativ-Röntgendiagnostik vorherrschende Interesseneinengung auf die knöcherne Wirbelsäule ist längst der Einbeziehung der Bandscheiben, Bänder, Muskeln und Gelenke sowie der neurovasculären Strukturen gewichen. Die Wirbelsäule ist in diesem Sinne nicht mehr das Achsenskelett, sondern ein komplettes System, dessen Begutachtung hohe Anforderungen stellt, die sich nicht in Befundbeschreibungen und Routinebeurteilungen erschöpft.

Hefte zur Unfallheilkunde, Heft 220
Zusammengestellt von K. E. Rehm

Zweckbestimmung des Gutachtens

J. Probst

Berufsgenossenschaftliche Unfallklinik Murnau, Professor-Küntscher-Straße 8, W-8110 Murnau/Staffelsee, Bundesrepublik Deutschland

Zweck der Erstattung von Gutachten ist die Vermittlung von Sachkunde an den Entscheidungsträger. Als solche kommen gesetzliche Versicherungsträger, z.B. Berufsgenossenschaften, Versicherungen wie Haftpflicht- und private Unfallversicherungen, ferner Gerichte verschiedener Rechtszweige und auch Behörden, z.B. Staatsanwaltschaften, in Betracht.

Entscheidungsträger könne nicht nach freiem Ermessen sachliche Streitfragen entscheiden, sondern sie sind an die Verfahrensvorschriften der jeweiligen Rechtszweige gebunden und gehalten, mit deren Hilfe dem für die einzelnen Rechtszweige geltenden Recht Geltung zu verschaffen.

Die Existenz verschiedener Rechtszweige ist nicht Selbstzweck, sondern aufgabengebunden. Durch das jeweils zugeordnete Prozeßrecht gestaltet der Gesetzgeber die Rechtspraxis. So erfordert das Strafrecht besonders strenge Verfahrensregeln, um zu verhindern, daß ein Unschuldiger bestraft wird. In bürgerlichen Rechtsstreitigkeiten gilt das Prinzip der rechtlichen Zurechenbarkeit, die eine allzu extensive, d.h. nicht zumutbare Haftung ausschließt. Im Sozialrecht beabsichtigt der Gesetzgeber die Beweisanforderungen so zu erleichtern, daß die gewollten, weil politisch für notwendig gehaltenen Wohltaten aus diesem Recht auch tatsächlich wirksam und nicht etwa unerreichbar werden.

Neben dem Verfahrensrecht wird die den einzelnen Rechtszweigen zugeordnete Kausalitätslehre, d.h. die Lehre vom ursächlichen Zusammenhang im Rechtssinne, normgebend.

Im Strafrecht gilt die Äquivalenztheorie: alle Ursachen werden als mitwirkend betrachtet.

Im bürgerlichen Recht gilt die Adäquanztheorie: nur was erfahrungsgemäß ursächlich zu sein pflegt, wird auch so betrachtet.

Im Sozialrecht gilt die Ursachenlehre von der wesentlich mitwirkenden Bedingung, die es zuläßt, daß auch andere Faktoren an der Herbeiführung des Schadens mitgewirkt haben, ohne daß dadurch der Anspruch beseitigt wird.

Der Zweck dieser Unterscheidungen ist rechtspolitischer Art: Im jeweiligen Rechtsbereich soll der Zweck der gesetzlichen Bestimmung erreicht werden können. Weiteres hierzu wird noch im Beitrag „Anspruchsgrundlagen" vorgetragen werden.

Die Kenntnis dieser Rechtsgrundlagen ist notwendig, damit der Gutachter den Zweck des Gutachtens, das ihm aufgetragen ist, erkennen und sein Gutachten unter Berücksichtigung dessen verfassen kann.

Für alle Gutachten gilt indes die Regel, daß mit deren Hilfe Sachkunde vermittelt werden soll, nämlich an den Entscheidungsträger, heiße dieser nun Sozialversicherungsträger, Berufsgenossenschaft, Versicherungsgesellschaft, Behörde oder Gericht. Alle diese Entscheidungsträger treffen ihren Spruch entweder auf Antrag oder von Amts wegen; aber sie sind allesamt keine Sachverständigen. Nur wenn ein Entscheidungsträger in einer Sache selbst über die Sachkunde verfügt, was er nachzuweisen hat, kann er dieses Wissen seiner Entscheidung zugrundelegen.

Hefte zur Unfallheilkunde, Heft 220
Zusammengestellt von K. E. Rehm

In medizinischen Fragen wird dies ausnahmslos nicht der Fall sein, deswegen bedient man sich des Sachverständigen, nämlich des Arztes, der insoweit im gerichtlichen Bereich ein Beweismittel wie der Zeuge darstellt. Die Aufgabe des Sachverständigen ist hingegen eine ganz andere als die des Zeugen, der Zeuge bekundet nur das, was er selbst zu einem früheren Zeitpunkt (!) wahrgenommen hat. Auch der sachverständige Zeuge bekundet nur die gehabte Wahrnehmung, er kann allerdings differenzieren und z.B. bezeugen, ob eine Blutung arteriellen oder venösen Ursprungs war; der Zeuge müßte sich darauf beschränken, daß er Blut hat fließen sehen. Zeuge und sachverständiger Zeuge sind nicht austauschbar.

Das hingegen ist der Sachverständige, für den das zu beurteilende Geschehnis nicht der eigenen Tatortwahrnehmung bedarf. Das Geschehen, in der Regel der Unfallhergang, wird dem Sachverständigen vom Auftraggeber anhand der Akten mit den darin enthaltenen Aufzeichnungen, z.B. von Zeugen, von technischen Aufsichtsbeamten, von Polizeibeamten, den seinerzeitigen anamnestischen Angaben des Verletzten gegenüber dem erstbehandelnden Arzt, mitgeteilt. Dieses Geschehnis pflegt der Grund zu sein, auf den der Geschädigte seine Ansprüche bezieht. Dem Sachverständigen obliegt es, zu beweisen – deswegen ist er Beweismittel – daß der Anspruch begründet oder – negativ – nicht begründet ist.

Die dazu erforderliche Sachkunde ist Berufswissen des Arztes, z.B. des Chirurgen. Nur er kann eine dahingehende Beurteilung abgeben, ob die bestimmte Einwirkung, die erwiesen ist, die festgestellte Verletzung, besser Körperschädigung, hervorgerufen haben kann und – unter Abwägung aller dafür und dagegen sprechenden Umstände – zur Gewißheit dieses Sachverständigen hervorgerufen, d.h. verursacht hat. Die Aufgabenstellung und damit die Zweckbestimmung des Gutachters umreißt sich demzufolge dahingehend daß er

1. die Kenntnis von Erfahrungssätzen auf seinem Wissensgebiet vermitteln,
2. aufgrund seiner Sachkunde Tatsachen feststellen, darlegen und erläutern und
3. bestimmte Tatsachen aufgrund der Erfahrungssätze seines Wissensgebietes beurteilen und auch dies dem Entscheidungsträger vermitteln soll, so daß diesem eine Entscheidung aus den vom Sachverständigen dargelegten Gründen möglich ist.

In der Praxis umreißt sich die Aufgabenstellung des Gutachters nicht so scheinbar eng, sondern bearbeitet hauptsächlich drei Gebiete, nämlich

1. Die Klärung ursächlicher Zusammenhänge zum Zweck der Feststellung der Entschädigungspflicht oder einer anderen Leistung.
2. Die Bewertung von Schadensumfängen, als von Körperschäden und deren Auswirkungen auf Arbeits- oder Erwerbsfähigkeit, Beruffähigkeit, soziale Rehabilitation etc.
3. Die Beratung des Versicherungsträgers bezüglich medizinischer Heilmaßnahmen; dies spielt eine besonders große Rolle in der gesetzlichen Unfallversicherung.

Der Zweck des Gutachtens wird erfüllt, indem der Gutachter die ihm gestellten Fragen schlüssig beantwortet. Nicht erfüllt wird der Zweck des Gutachtens, wenn sich der Gutachter in anderen Betrachtungen verliert, sich z.B. ungefragt zur Qualität einer Behandlung äußert, wenn er lediglich zum Schadensumfang befragt war. Verfehlt wird der Zweck des Gutachtens auch, wenn sich der Gutachter vom Boden gesicherter Erkenntnisse fortbewegt, zu Spekulationen oder gar zur Erörterung eigener Ansichten, die nicht der allgemein anerkannten Auffassung, wie sie durch die sogenannte ärztlich-wissenschaftliche Lehrmeinung repräsentiert wird, entspricht.

Die Zweckerfüllung des Gutachtens stellt an den Gutachter strenge Anforderungen, deren Verfehlung den Wert des Gutachtens teilweise oder im Ganzen beeinträchtigen kann.

Wissen allein genügt nicht und daher sind Gutachten nicht abhängig von der hierarchischen Stellung des Gutachters. Unter Voraussetzung des Wissens sind die wesentlichen Zutaten Sorgfalt, Logik, Unvoreingenommenheit und nicht zuletzt auch die Fähigkeit zur sprachlichen Darstellung.

Vorbereitung des Gutachtens

J. Probst und G. Hofmann

Berufsgenossenschaftliche Unfallklinik Murnau, Professor-Küntscher-Straße 8, W-8110 Murnau/Staffelsee, Bundesrepublik Deutschland

Gutachten sind nicht persönliche Meinungsäußerungen ihres Verfassers – oder sollten es jedenfalls nicht sein – sondern Beweismittel im Sinne des Prozeßrechts; letzteres gilt entsprechend im außergerichtlichen Bereich, zumal auch ein Versicherungsgutachten in einem Prozeß eingeführt werden kann. Eine wichtige Eigenschaft, die jedes Gutachten erfüllen muß, ist seine Nachprüfbarkeit. Diese bezieht sich nicht nur auf die Gutachtenaussage, sondern in viel stärkerem Maße auch auf alles, was dem Gutachten zugrunde liegt. Deswegen kommt der Vorbereitung des Gutachtens – in der Juristensprache „Beschaffung des Tatsachenstoffes“ – besondere Bedeutung zu.

Die Vorbereitung des Gutachtens richtet sich wesentlich an der dem Sachverständigen aufgegebenen Fragestellung aus. Daraus folgt, daß sogenannte Wiederholungsgutachten einen nur geringen Vorbereitungsbedarf aufweisen, da es im wesentlichen darauf ankommt, den jetzigen „Zustand“ – Klagen, Befund, Einsetzbarkeit etc. – des Untersuchten mit dem bei der vorhergegangenen Begutachtung zu vergleichen; was schon weiter zurückliegt, ist in der Regel nicht mehr von Interesse. Anders ist die Beweislage bereits, wenn neue Veränderungen im Gegenstand der Begutachtung, z.B. eine Verschlimmerung, geltend gemacht werden. Hier kann es notwendig sein, auf frühere Faktoren zurückzugreifen.

Die Notwendigkeit der Vorbereitung des Gutachtens tritt am deutlichsten hervor bei jeder Erstbegutachtung und bei sogenannten Zusammenhangsgutachten, z.B. zur Klärung des ursächlichen Zusammenhanges zwischen Unfall und Erkrankung. Grundsätzlich ist es Aufgabe des Auftraggebers, dem Gutachter die Kenntnis der Tatsachen zu verschaffen. Das leuchtet ein; denn der Ermittlungsumfang des Auftraggebers reicht weiter als der des Gutachters, dessen Ermittlungsbefugnisse sich auf die Anforderung medizinischer Unterlagen – und auch dieser nur auf kollegialer Grundlage – beschränkt. In der täglichen Praxis beschaffen denn auch Träger der gesetzlichen Unfallversicherung, andere Sozialversicherungsträger, Privatversicherer etc., die medizinischen Unterlagen; im gerichtlichen Verfahren geschieht dies ebenfalls mehr oder minder vollständig, jedoch darf in diesem Bereich der Sachverständige den ihm erforderlich erscheinenden Tatsachenstoff nicht selbst

Hefte zur Unfallheilkunde, Heft 220
Zusammengestellt von K. E. Rehm

beschaffen, sondern muß das Gericht auf die Notwendigkeit der Vorlage desselben hinweisen.

So, wie der Auftraggeber selbst nicht über die notwendige Sachkenntnis verfügt, um die Beweisfrage aus eigenem Fachwissen lösen und eine Entscheidung aus Sachgründen treffen zu können, tritt nicht selten, vielmehr häufig der Fall ein, daß schon die Beschaffung des Tatsachenstoffes vom Fachwissen des Sachverständigen abhängt.

Dementsprechend besteht die erste Bearbeitung eines Gutachtenauftrages darin, den Akteninhalt unter Bezugnahme auf die Fragestellung zu prüfen, ob die enthaltenen Dokumentationen vollständigt, unmißverständlich und ausreichend oder ob sie etwa unvollständig, widersprüchlich und nicht ausreichend zur Beantwortung der Gutachtensfragen sind. Besonderes Augenmerk ist hierbei auf die Vollständigkeit ärztlicher Unterlagen einschließlich einer lückenlosen (!) Röntgenbildserie zu richten. Sofern Krankengeschichten beigezogen werden müssen, um den tagtäglichen Verlauf – aus Vorgutachten und Berichten gehen regelmäßig nur epikritische Feststellungen hervor – beurteilen zu können, muß auch die Auswertung von Laborwerten, Fieberkurven und Pflegeberichten sowie Konsiliararztbefunden einbezogen werden. Ob und in welchem Umfang dies nötig ist, kann der nichtmediziische Bearbeiter nicht beurteilen, er ist auf die Hilfe des medizinischen Sachverständigen unausweichlich angewiesen.

Eine wichtige Rolle bei der Vorbereitung von Zusammenhangsgutachten spielen medizinische Vorkenntnisse aus anderen Zeiträumen. Sie gehen ziemlich lückenlos aus den sogenannten Vorkrankheitenverzeichnissen der Krankenkassen hervor. Hier finden sich weitere Anknüpfungspunkte, nämlich Fremdbehandlungsunterlagen und ggf. in anderem Zusammenhang gefertigte Röntgenaufnahmen, verzeichnet.

In Unfallsachen hat der Unfallhergang eine zentrale Bedeutung; in fast allen Zweifelsfällen stellt der Auftraggeber dem Gutachter die Frage, ob der angeschuldigte Unfall geeignet war, den behaupteten Körperschaden zu verursachen. Dies hat zur Folge, daß sich der Gutachter mit dem Unfallmechanismus auseinandersetzen muß. Die Wertung desselben ist Gegenstand seiner Beurteilung. In der Vorbereitung des Gutachtens kommt es hingegen darauf an, die Umstände des Unfalles eindeutig zu ermitteln. Hier muß der Gutachter wissen, daß mit zunehmendem Abstand vom Geschehen die Schilderungen einer immer stärkeren subjektiven Würdigung unterliegen, die schon allein durch das Bestreben, den Unfallhergang möglichst genau darzustellen, bestimmt werden, ohne daß dieser zunehmenden Präzisierung gezielte Absichten zugrunde liegen müssen. Von ausschlaggebender Bedeutung sind daher die Erstangaben des Probanden selbst und der Augenzeugen sowie ggf. Polizeiprotokolle. Die Notwendigkeit sowie die Ausschöpfung messen sich am Gutachtenauftrag einerseits, an den im Zeitablauf aufgetretenen Widersprüchlichkeiten andererseits. Der Gutachter muß vermeiden, daß der Proband zum Untersuchungszeitpunkt mit einer ganz neuen, „bereinigten" Schilderung aufwarten kann, ohne daß es möglich ist, ihn mit dokumentierten Feststellungen zu konfrontieren.

Im berufsgenossenschaftlichen Bereich besteht die Möglichkeit, auch noch nachträglich den technischen Aufsichtsbeamten in die Ermittlungen einzuschalten. Das ist empfehlenswert, wenn es z.B. um Fallhöhen oder Gewichtsbelastungen geht.

Nicht immer wird der Gutachter alle wünschenswerten Unterlagen bekommen. In diesem Fall soll er das im Gutachten entsprechend kenntlich machen. Nicht zulässig wäre es, einen womöglich „passenden" Sachverhalt in Ermangelung des vorhandenen selbst herzustellen.

Diesen allgemeinverbindlichen Vorbereitungen im Vorfeld der Begutachtung schließt sich die spezielle Vorbereitung der Durchführung an, die im wesentlichen dem ungestörten Ablauf der eigenen Untersuchung dient. Dementsprechend ist festzulegen, welche medizintechnischen Untersuchungen und welche Zusatzbegutachtung nötig sein werden.

Verletzungen oder Erkrankungen der Wirbelsäule stellen an die eigenen Röntgenuntersuchungen besondere Anforderungen. Welche Röntgenaufnahmen notwendig sind, um die Beweisfragen (!) beantworten zu können, ergibt sich nicht nur aus den bereits aktenkundigen Diagnosen und der schon vorgenommenen Klärung des Unfallherganges, sondern auch die Fremdaufnahmen erleichtern die Auswahl der Einstellungen und Verfahren. Wegen der Zeitaufwendigkeit des Untersuchungsganges sollten CT- und MR-Untersuchungen, Szintigraphie vorausbestimmt (und angemeldet) werden. Entsprechendes gilt für erforderlich gehaltene Laboruntersuchungen.

Zusatzbegutachtungen können beim Neurologen, Internisten und Urologen notwendig sein. Es ist zweckmäßig, mit diesen Kollegen nicht nur den Untersuchungstermin abzustimmen, sondern sie auch eingehend mit dem Sachverhalt und der Fragestellung vertraut zu machen. Doppelbearbeitung sollte man im gegenseitigen Interesse vermeiden. Gegenseitige Absprachen und Information ist notwendig, um differierende Aussagen gar nicht erst entstehen zu lassen.

Nicht zuletzt gehört zur Vorbereitung des Gutachtens ein zuverlässiges Büro, das nach gleichbleibend getroffenen Regeln die rechtzeitige Einbestellung des Probanden vornimmt, diesem die nötigen Hinweise, u.a. auf den zeitlichen Ablauf, gibt, die Korrespondenz mit der auftraggebenden Stelle führt, angemeldetes Nichterscheinen von Mitgutachter und medizin-technischen Untersuchungsstellen bekanntgibt und den vereinbarten Untersuchungstermin im Kalender des Gutachters freihält.

Literatur

Jessnitzer K (1988) Der gerichtliche Sachverständige, 9. Aufl. Carl Heymanns, Köln Berlin Bonn München

Formeller Aufbau des Gutachtens

M.H. Ruidisch

Berufsgenossenschaftliche Unfallklinik Murnau, Professor-Küntscher-Straße 8,
W-8110 Murnau/Staffelsee, Bundesrepublik Deutschland

Nach Ltnr. 65 des Abkommens Ärzte-Berufsgenossenschaften entscheidet der gesetzliche Unfallversicherungsträger darüber, ob ein vereinbartes Formulargutachten – und ggf. welches – oder ob ein freies Gutachten zu erstellen ist.

Da in den Formulargutachten der formelle Aufbau vorgegeben ist, will ich diesen Aufbau am Beispiel eines freien Gutachtens darlegen.

Hefte zur Unfallheilkunde, Heft 220
Zusammengestellt von K. E. Rehm

Jedes Gutachten in freier Form setzt sich aus folgenden Teilen zusammen:

Titelblatt
Vorgeschichte
Klagen
Befund
Beurteilung
Abschlußverfügung

Das *Titelblatt* enthält:

Anschrift des Auftraggebers
Datum
Im Betreff: Name des Versicherten mit Geburtsdatum, Anschrift und Aktenzeichen
Angabe des Gutachtenauftrags vom ...
Fachrichtung des Gutachtens
Angaben der zur Verfügung stehenden Unterlagen, z.B.: Akten, Rö.-Bilder, Krankenunterlagen.
Zweck des Gutachtens, wobei die vom Auftraggeber gestellten Fragen aufgeführt werden.

Die *Vorgeschichte* wird unterteilt in unfallunabhängige Vorgeschichte und Unfallvorgeschichte, beide wiederum in
a: nach Aktenlage und
b: nach Angabe des Verletzten.
Das Wort Patient sollte hierfür nicht mehr gebraucht werden, da er es ja nicht mehr ist.

Bei Wirbelsäulenverletzten mit neurologischen Ausfällen sind zusätzlich noch Angaben über:

Hausarzt
Blasen- und Mastdarmtätigkeit
Sitz-, Steh- und Gehvermögen
Selbsthilfetraining
Hilfsmittel
Pflegesituation
Berufliche Tätigkeit
Medikamente zu erheben.

Die *Klagen* sind möglichst wörtlich, protokollartig zu übernehmen; Angaben wie: unverändert o.ä. sind nicht verwertbar.

Der *Befund* setzt sich aus den Komponenten:
Allgemeinbefund und Befund der Verletzungsfolgen zusammen, wobei bei HWS-Verletzten die oberen und unteren Gliedmaßen, bei BWS/LWS-Verletzten die unteren Gliedmaßen dem Verletzungsbefund zugehören. Meßblätter, Röntgenbefunde, Laborbefunde werden angefügt.

In der *Beurteilung* wird entweder gemäß den an uns gerichteten Fragen vorgegangen oder diese aus folgenden Einzelheiten aufgebaut.

Unfallbedingte Verletzungen, also die primäre Diagnose.
Heute noch auf dem jeweiligen Fachgebiet vorhandene Unfallfolgen (detaillierte, verständliche Bezeichnung der Unfallfolgen).
Bewertung der MdE (evtl. Staffelung).
Aufzählung der MdE auf den einzelnen Fachgebieten bei vorliegenden Zusatzgutachten.
Hinweise auf Besserung oder Verschlimmerung mit Datum ab wann.
Hinweise auf Anspruch wegen Kleidermehrverschleiß oder Pflegegeld.
Hinweise auf weitere Behandlungsmaßnahmen.
Hinweise auf Maßnahmen der beruflichen Rehabilitation.
Aufzählung unfallunabhängiger Zustandsbilder.
Empfehlungen zu weiteren oder der nächsten Nachuntersuchung.

In der *Abschlußverfügung* letztendlich kann ein Hinweis auf Urheberrechtsschutz, Einwilligungserklärung zur Aushändigung des Gutachtens an den Versicherten o.ä. enthalten sein.

Der Hinweis auf Urheberrechtsschutz hat folgenden Wortlaut:
Gutachten genießen den Schutz des Urheberrechtsgesetzes (§§ 1, 2, 11, 15 UrhG v. 09.09.65, Bgbl I. S. 1273). Sie dürfen daher nur für den Zweck, für den sie erstellt worden sind, verwandt werden. Dies ist auch bei Weitergabe an die Beteiligten zu beachten.

Abgeschlossen wird das Gutachten mit der Unterschrift des Gutachtensbeauftragten und des Gutachtensverfassers.

Literaturangaben, insbesondere bei Zusammenhangsgutachten, können angefügt werden.

Zusammengefaßt stellt sich das freie Gutachten wie folgt dar (siehe nächste Seite).

Titelblatt	**Auftraggeber** **Datum** **Name, Geb.-Datum, Aktenz.** **Datum des Auftrags** **Fachrichtung** **Vorhandene Unterlagen** **Zweck, Fragestellung**	
Vorgeschichte	**Nach Aktenlage**	**a) unfallfremd** **b) unfallabhängig**
	Angaben d. Verl.	**a) unfallfremd** **b) unfallabhängig** **zusätzliche Angaben** **(Hausarzt, Medikamente)**
Befund	**Allgemeinbefund** **Befund der Verletzungsfolgen** **Meßblatt, Rö., Labor**	
Beurteilung	**Diagnose** **Unfallfolgen** **MdE (evtl. Gesamt-MdE)** **Besserung – Verschlimmerung** **Pflegegeld, Kleidermehrverschleiß** **Behandlungsmaßnahmen** **Berufliche Reha** **Unfallunabhängige Erkrankungen** **Nachuntersuchungstermin**	
Abschlußprüfung	**Hinweis auf Urheberrechtsschutz** **Einwilligung zum Aushändigen** **Unterschrift d. Beauftragten** **Unterschrift d. Verfassers** **Literaturangaben**	

Akten und Fremdanamnese

M. Graeber

Berufsgenossenschaftliche Unfallklinik Murnau, Professor-Küntscher-Straße 8, W-8110 Murnau/Staffelsee, Bundesrepublik Deutschland

Die Begutachtung stellt nicht nur in berufsgenossenschaftlichen Unfallkliniken einen wesentlichen Bestandteil der Unfallheilkunde dar. So hat Probst sie schon 1961 als Nahtstelle von Heilkunst und rechtlichen Beziehungen zwischen Versicherten und Versicherungsträgern oder zwischen Geschädigten und Schädigern oder zwischen Versicherungsnehmer und Versicherer bezeichnet.

Das Sachverständigengutachten ist ein Beweismittel, d.h. es löst Beweisaufgaben, damit der Auftraggeber Gewißheit über Sachzusammenhänge erhält und eine Entscheidung aus Gründen treffen kann.

Zur Erstellung eines solchen Beweismittels, über dessen Form und Aufbau heute schon einiges gesagt worden ist und noch gesagt werden wird, ist vor Durchführung der Begutachtung ein Überblick über den Aktenstand notwendig und die Fragestellung zu prüfen.

Bei Erst- und Zusammenhangsbegutachtungen ist auch die Erfassung früherer Erkrankungen unerläßlich. Bei Unklarheiten über das Ausmaß von Vorschäden ist der Gutachter gehalten, beim Auftraggeber die Ergänzung der Akten zu beantragen. Hierzu gehören z.B. die Vorerkrankungsverzeichnisse des Krankenversicherers und Berichte der in den vergangenen Jahren behandelnden Ärzte. Zur Vorlagepflicht von Krankengeschichten ist zu bemerken, daß dies mit der Einwilligung des zu Begutachtenden nichts zu tun hat, da das Krankenblatt der Verfügung des Betroffenen grundsätzlich entzogen ist. Das Krankenblatt ist ausschließliches Eigentum des Arztes. Der Vorlage von Original-Krankenblättern steht entgegen, daß sie oft Geheimnisse Dritter enthalten. Der Arzt unterliegt aber der Verpflichtung, dem Versicherungsträger für die Beurteilung ausreichende Abschriften, es kann sich hierbei auch um Auszüge handeln, zur Verfügung zu stellen.

Ein Beispiel, wie wichtig eine korrekte Aktenanamnese den Tatbestand aufzuhellen vermag:

Oft wird an den Gutachter die Frage gestellt, ob ein dorsaler Prolaps bzw. die dorsale Protrusion der Bandscheibe durch ein einmaliges Unfallereignis verursacht werden kann. Damit diese Frage bejaht werden kann, muß neben anderen Voraussetzungen, die hier nicht erwähnt werden sollen, nach Möglichkeit der Beweis erbracht werden, daß vor dem Unfall keinerlei Ischias- oder Lumbagoanfälle aufgetreten waren. Dieser kann durch die Kenntnisse der Krankheitsverzeichnisse der zuständigen Krankenkassen erbracht werden. Hinzuweisen ist in diesem Zusammenhang auf die Unfallanzeige, den D-Arztbericht und die Unfalluntersuchungsverhandlung sowie die aktenkundigen Beobachtungen im Heilverfahren. Nicht selten werden Unfallzeugen, und hier ist der Begriff „Fremdanamnese" zu erwähnen, zu wertvollen Informanten dafür, wie sich ein Unfallereignis abgespielt hat und auch wie sich der zu Begutachtende, z.B. unmittelbar nach dem Unfallgeschehen, verhalten hat. Ist es zu einer Arbeitsniederlegung sofort gekommen oder erst nach Tagen? Hierzu ein konstruiertes Beispiel:

Hefte zur Unfallheilkunde, Heft 220
Zusammengestellt von K. E. Rehm

Ein 20-jähriger Mann verliert auf einer Leiter stehend das Gleichgewicht als ihm ein 1 Zentner schwerer Sack von oben angereicht wird, so daß der Sack ihn nach hinten drückt. Zugleich kam er auf der Leiter ins Rutschen. Sofort traten heftige Beschwerden im linken Bein auf. Bei Einlieferung in das Krankenhaus fand sich ein typisches Ischiassyndrom links mit entsprechenden Ausfallserscheinungen wie sie, um beim oben angeführten Beispiel zu bleiben, für einen Bandscheibenprolaps typisch sind. Die Operation ergab einen Bandscheibenvorfall in Höhe L5/S1. Der Unfallmechanismus wurde von Zeugen genau geschildert und das Verhalten des Verletzten im D-Arztbericht dokumentiert. In diesem Fall wurde der ursächliche Zusammenhang bejaht und von der zuständigen Berufsgenossenschaft anerkannt, da in der Vorgeschichte, wie aus den Krankheitsverzeichnissen hervorgeht, kein Ischias- bzw. Lumbagoanfall bekannt geworden war. Durch Zeugenaussagen war das Unfallereignis genauestens beschrieben worden und im D-Arztbericht war die sofortige Arbeitsniederlegung wegen erheblicher Schmerzen dokumentiert.

Hinzuweisen ist auf die Möglichkeit der Beiziehung von Lungenaufnahmen, Nierenaufnahmen und Abdomenübersichtsaufnahmen, da sie auch für die Beurteilung eines Wirbelsäulenbefundes von Bedeutung sein können.

Beispiel:
Ist eine skoliotische Verbiegung der Wirbelsäule unfallbedingt durch eine Wirbelfraktur entstanden oder hat sie schon vorbestanden? Hierzu gibt eine Wirbelsäulenaufnahme vor dem Unfallgeschehen, aus einem anderen Anlaß gefertigt, immensen Aufschluß und kann eine manchmal zeitraubende Prozeßflut verhindern. In diesem Zusammenhang sei wieder daran erinnert, daß eine Röntgenbildserie viel mehr Aussagekraft hat als ein einziges Bild.

Eine Vielzahl von Gutachten scheitern im Ergebnis durch mangelhaft vorbereitete und aufgearbeitete Vorgeschichte, da die Akten überhaupt nicht oder nicht gründlich genug angesehen wurden. In gleicher Weise gilt dies für die schon erwähnten Befundunterlagen. Das Aktenstudium ist, wie ich hoffe herausgestellt zu haben, keine überflüssige Arbeit. So wie ein Gerichtsurteil, das nur Entscheidungsgründe mitteilt, bei dem aber der Tatbestand fehlerhaft ist, so ist es auch bei einem Gutachten, das ohne Bezugnahme auf die Vorgeschichte und damit ohne Aktenstudium erstattet worden ist.

Bei der Ausarbeitung dieses Vortrages, der aufgrund der Kürze der Zeit nur Streiflichter geben konnte, ist mir eine Widmung in einem Buch begegnet, die ich hier wiedergeben möchte:
Zitat: „Es ist mir früher sehr schwer gefallen, mich in dieses spröde Gebiet einzuarbeiten" (Februar 61, Prof. Lob).

Ich hoffe, trotz des spröden Gebietes die Wichtigkeit der Aufzeichnungen über den Unfallhergang und den Krankheitsverlauf herausgestellt zu haben, Die gutachterliche Tätigkeit beim sogenannten trockenen Aktenstudium erfordert manchmal Fähigkeiten eines Detektivs und dieses kann, wie wir ja alle wissen, auch einmal sehr spannend sein.

Literatur

Lob A (1961) Handbuch der Unfallbegutachtung, Bd I. Enke, Stuttgart, Sonderdruck: Bericht über die unfallmedizinische Tagung des Landesverbandes Rheinland-Westfalen, 28. bis 29.3.87, Düsseldorf, Begutachtung von Wirbelsäulenverletzungen, Prof.Dr. Probst, Dr. M. Graeber, Murnau.

Klinische gutachterliche Befunderhebung

M.H. Ruidisch

Berufsgenossenschaftliche Unfallklinik Murnau, Professor-Küntscher-Straße 8,
W-8110 Murnau/Staffelsee, Bundesrepublik Deutschland

Bei der klinischen Untersuchung Wirbelsäulenverletzter muß zwischen solchen mit und ohne Rückenmarksverletzungen unterschieden werden. Allgemein ist festzustellen, daß der Untersuchungsgang in drei Phasen abläuft:

der Feststellung des Allgemeinzustandes
der Erhebung des örtlichen, also Verletzungsbefundes,
und der Funktionsprüfung.

Bei der Feststellung des Allgemeinzustandes sind Alter, Habitus, allgemeine äußerlich erkennbare Krankheitssymptome, Körpergröße und Gewicht zu dokumentieren, Außerdem ist darzulegen, mit welchen Hilfsmitteln der Untersuchte erscheint. Der Gutachtentext könnte wie folgt aussehen:
..jähriger Mann in gutem Allgemein- und Ernährungszustand. Haut und sichtbare Schleimhäute gut durchblutet. Keine Gelb- oder Blausucht. Keine allgemeine Gewebswasseransammlung. Keine Dyspnoe.
Körpergröße: .. cm, Körpergewicht: .. kg.
Blutdruck: ... mmHg; ... Puls:
Der Verletzte erscheint zur Untersuchung mit einem Handstock.

Die klassischen Elemente für die körperliche Untersuchung der Wirbelsäule sind: die Betrachtung, die Betastung und die Funktionsprüfung.

Die Betrachtung:
Die Wirbelsäule muß bei diesem Untersuchungsgang voll erkennbar sein, die Untersuchung erfolgt daher prinzipiell am vollständig entkleideten Verletzten. Untersuchungen nur einzelner Abschnitte lassen bei dem komplexen Zusammenspiel von Gelenkverbindungen, Bändern und Muskulatur anders keine Beurteilung zu.

Zunächst wird die Haltung in ihren drei Grundformen, nämlich der habituellen Haltung, der völlig entspannten Ruhehaltung und der bewußten maximalen aufgerichteten Haltung analysiert. Die Betrachtung erfolgt grundsätzlich nicht nur von hinten sondern von allen Seiten. Dabei kommen dann Fehlhaltungen oder Fehlformen gut zur Darstellung. Es empfiehlt sich, bestimmte Merkmale, wie den Becken-Gerad- oder Schiefstand oder den Schulter-Beckenabstand, immer zu erwähnen. Die Betrachtung der Dornfortsatzreihe gibt über den geraden Aufbau oder bestehende WS-Verbiegungen (Skoliose) Auskunft. Das Vorhandensein der physiologischen Wirbelsäulenverkrümmung wird überprüft. Buckelbildungen werden registriert. Muskelreliev und Hautfaltenanordnung weisen bei Asymmetrie ebenfalls auf Fehlformen hin. Einseitige Muskelatrophien lassen segmentale Innervationsstörungen erkennen.

Hefte zur Unfallheilkunde, Heft 220
Zusammengestellt von K. E. Rehm

Bei normalen Verhältnissen erfolgt folgende Beschreibung:
Wirbelsäule und Rücken sind gerade aufgebaut, Schultern und Beckenkämme stehen jeweils in gleicher Höhe. Beide Schulterblätter liegen dem Brustkorb flach an. Die Rückenmuskulatur ist symmetrisch kräftig ausgebildet. Die Gesäßhälften und Gesäßfurchen sind seitengleich. Die Wirbelsäulenkrümmungen sind regelrecht ausgeprägt. Eine Buckelbildung ist nicht nachweisbar.

Die *Betastung* erfolgt „von außen nach innen". Die Haut wird in ihrer Konsistenz, Wärme, Verschieblichkeit und Gefühlswahrnehmung ertastet. Die Verschieblichkeit über der Muskulatur und den Knochenvorsprüngen wird geprüft, eventuell dabei geäußerte Schmerzen werden registriert. Erhöhter, schmerzhafter Muskeltonus in den einzelnen Segmenten weist auf krankhaftes Geschehen hin.

Die Untersuchung einzelner Segmente der Wirbelsäule mit manueller Technik wird im folgenden Vortrag dargelegt.

Die Dokumentation empfiehlt sich wie folgt:
Die Haut ist überall gut verschieblich. Die Muskulatur ist kräftig gespannt, weist keine Verhärtungen auf und ist nicht druckempfindlich. Die Dornfortsätze sind gleichmäßig in einer Reihe gestellt, es ist keine Buckelbildung tastbar. Die Dornfortsatzreihe sowie die Kreuzbein-Darmbein-Gelenke sind nicht klopfempfindlich. Stauchungsschmerz der Wirbelsäule beim Fallenlassen aus dem Zehenspitzenstand auf die Fersen ist nicht vorhanden. Die Ischiasnervenaustrittspunkte sind nicht druck- oder stoßempfindlich. Dehnungsschmerz des Ischiasnerven beiderseits nicht auslösbar.

Die *Funktionsprüfung* der Wirbelsäule ist nicht, wie etwa bei den Extremitäten, in allen Abschnitten zahlenmäßig erfaßbar. Sie ist in besonderem Maße von der Mitarbeit des Verletzten abhängig. Aus diesem Grunde ist ein sogenanntes Meßblatt nicht sinnvoll. Auch die Schobersche (DF S1 – 10 cm cranial) und Ottsche Meßstrecke (DF C7 30 cm caudal) ist wegen der dazu notwendigen Mitarbeit des Verletzten und der erheblichen Beeinflußung durch unfallfremde Wirbelsäulenerkrankungen nur sehr bedingt verwertbar.

Wichtig ist es bei den Bewegungsstudien auf Symmetrie und Ablauf zu achten. Dies kann bereits bei der Anamneseerhebung und beim Entkleiden mitbeobachtet werden.

Wir empfehlen folgende Darlegung:
Die Halswirbelsäule ist nach allen Richtungen regelrecht und ohne Einschränkungen beweglich: Neigung nach vorne bis zum Auflegen des Kinnes auf die Brust, Überstreckung nach hinten, Drehung nach rechts und links und Neigung nach rechts und links regelrecht bzw. seitengleich ausführbar. Bewegungsschmerz wird nicht angegeben.

Brust- und Lendenwirbelsäule sind derart beweglich, daß bei der Rumpfvorwärtsbeugung mit gestreckten Kniegelenken die Fingerspitzen eben den Fußboden erreichen; die Lendenwirbelsäule rundet sich dabei gut nach hinten aus; die Aufrichtung erfolgt aus eigener Kraft des Rückens ohne Abstützung der Hände. Die Überstreckung nach hinten führt zu einer wohlgeformten Hohlrückenbildung, an der sich die untere Brustwirbelsäule gut beteiligt. Neigung nach rechts und links sind ohne erkennbare seitliche Unterschiede ausführbar, so daß die Fingerspitzen jeweils Kniehöhe erreichen. Die Drehung um die Wirbelsäulenachse unter Mitnahme des Beckens ist über den rechten Winkel hinaus nach rechts und links ausführbar. Bei diesen Bewegungen werden Schmerzen nicht angegeben.

Gang und Stand:
Bei gleichmäßigem Gehen und bei differenzierten Gangarten bewegt sich die Wirbelsäule regelrecht und zeigt ein lebhaftes Muskelspiel.

Abschließend gehört zu jeder Untersuchung der Wirbelsäule eine Überprüfung des Reflexverhaltens, um neurologische Ausfälle, die dann weiterer fachneurologischer Befundung bedürfen, nicht zu übersehen.

Bei Verletzten mit neurologischen Ausfällen muß sich zwangsläufig der Untersuchungsvorgang den Ausfällen anpassen. Die Untersuchung erfolgt hier im Liegen, bei Tetraplegikern zusätzlich mit eine Hilfsperson. Dabei ist selbstverständlich die Wirbelsäule mit ihren Formveränderungen und Funktionsverlusten in gleicher Weise in die Untersuchung miteinzubeziehen, wesentlicher ist jedoch die Festlegung des Lähmungsniveaus. Insbesondere aber ist auf eingetretene oder mögliche Komplikationen zu achten, das heißt zu klären: bestehen Druckstellen, haben sich Kontrakturen entwickelt, gibt es Anzeichen für Weichteilverknöcherungen im gelähmten Bereich. Ein Untersuchungsgang, der sich daher nie auf das chirurgische Fachgebiet alleine beschränken kann, sondern zumindest zusätzlich einer urologischen, urodynamischen und neurologischen Untersuchung und Begutachtung bedarf. Wir glauben daher, daß diese Untersuchung am Besten in einem Zentrum für Rückenmarkverletzte mit all seinen auch technischen Einrichtungen erfolgen sollte.

Die manualmedizinische Befunderhebung an der Wirbelsäule unter gutachterlichen Gesichtspunkten

W. Treibel und Th. Laser

Orthopädische Abteilung, Klinik Bavaria, W-8351 Schaufling, Bundesrepublik Deutschland

Im Gegensatz zu anderen Körperregionen ist die Beurteilung eines Wirbelsäulenschadens für den Untersuchenden häufig problematisch, da in vielen Fällen objektiver Befund und angegebene Beschwerden in krassem Widerspruch zueinander stehen.

Leider wird bei der Gesamtbeurteilung des Folgezustandes einer Wirbelsäulenverletzung in der Regel zuviel Wert auf die Aussagen der technischen Untersuchungen gelegt. Je sorgfältiger jedoch die körperliche Untersuchung durchgeführt wird, desto mehr Bedeutung gewinnt diese.

Während es relativ einfach und auch für einen wenig Erfahrenen leicht ist, eine zerstörte Funktion festzustellen und zu dokumentieren, ist es umso schwieriger, eine gestörte Funktion nachzuweisen und richtig zu bewerten. Sie wird deshalb häufig übersehen, und geäußerte Schmerzzustände werden im schlimmsten Fall ignoriert oder falsch interpretiert.

Hier kann nun die manuelle Medizin helfen. Die bei uns hauptsächlich als Chirotherapie bekannte Methode wird bei reversiblen Funktionsstörungen an der Wirbelsäule eingesetzt. Sie erfordert jedoch eine längere Ausbildung und – ähnlich wie Operationen – eine langjährige Übung. Vor einer Behandlung muß aber eine ebenso erfahrungsabhängige und

Hefte zur Unfallheilkunde, Heft 220
Zusammengestellt von K. E. Rehm

diffizile *Chirodiagnostik* durchgeführt werden. Die verwendeten Methoden beruhen im wesentlichen auf dynamischen Funktionsuntersuchungen und einem sehr detaillierten Palpationsbefund, was sich jedoch leider nur schlecht bildlich darstellen läßt. Wir möchten uns daher auf wenige anschauliche und leicht nachvollziehbare Tests beschränken und ansonsten die Prinzipien erläutern.

Meist handelt es sich bei den Funktionsstörungen an der Wirbelsäule um segmentale Bewegungseinschränkungen, für die sich im Deutschen der etwas zu mechanistische und daher nicht ganz glückliche Begriff der *„Blockierung"* eingebürgert hat. Heute geht man mehr von einer Störung eines Regelkreises aus mit Irritation von Propriozeptoren und Nociceptoren und deren reflektorischen Auswirkungen auf die gesamte Umgebung. Ausgehend von einer gestörten segmentalen Gelenkfunktion verspannt sich die vom dorsalen Ast des Spinalnerven versorgte autochthone Rückenmuskulatur. Der Untersucher tastet dann Gewebeverhärtungen und -verquellungen, die vom Patienten als druckschmerzhaft empfunden werden. Der dorsale Spinalast versorgt aber auch die paravertebralen, segmentalen Hautpartien, die bei einer entsprechenden Störung verdickt, hyperalgisch und bei Reizung stärker durchblutet sein können. Schnelle orientierende Tests sind der sogenannte Dermographismus oder eine verdickte Kiblersche Hautfalte als Hinweis für eine darunter verborgene Funktionsstörung. Diese Gewebereaktionen werden oft auch als *lokale segmentale Irritation* bezeichnet. Über den ventralen Ast des Spinalnerven werden auch periphere segmentale Irritationen, z.B. in den entsprechenden Dermatomen, ausgelöst, die man mit der gleichen Methode untersucht.

Eine Läsion des Arthrons führt gesetzmäßig zu einer Störung der Balance der gelenkführenden Muskeln. Je länger etwa eine Immobilisation durch Schmerzen oder andere Faktoren anhält, desto größer ist die sich daraus entwickelnde *Muskeldysbalance*. Die betroffenen Muskelgruppen reagieren je nach Zugehörigkeit zur posturalen (Haltefunktion) oder phasischen Gruppe (aktive Bewegung) unterschiedlich auf solche Läsionsfolgen. Die vorwiegend tonischen Muskeln verkürzen sich, während die phasischen Muskeln, die fast immer ihre Antagonisten bilden, mit Abschwächung reagieren. Durch das Gesetz der reziproken Innervation kommt es bei dieser Konstellation dazu, daß die vermehrt gespannten tonischen Muskeln durch Inhibition die phasischen Muskeln ständig weiter schwächen. wodurch sich ein Teufelskreis innerhalb der Muskelbalance aufbauen kann. Die ständige Verkürzung bestimmter Muskelgruppen führt einerseits zu Ansatzschmerzen an den Insertionen, andererseits erlebt der Muskel selbst durch seine ständig überhöhte Tonisierung eine veränderte Durchblutung. Das arthromusculäre System gerät nach Brügger in Unordnung und unterhält in kurzer Zeit ein eigenes, sehr schmerzhaftes Bild, das sich ganz anders darstellen kann, als die ursprüngliche Verletzung bzw Ursache.

Die Untersuchung der Muskulatur im Bereich der Wirbelsäule darf sich also nicht darauf beschränken, daß lediglich der Tonus beschrieben wird. Vielmehr muß die Balance der einzelnen Muskeln geprüft werden, wobei die Dehnfähigkeit der wichtigen Kennmuskeln getestet wird, um daraus Rückschlüsse auf eine bestehende Dysbalance ziehen zu können.

Die am häufigsten vorzufindende Verkürzung eines klassischen tonischen Muskels ist die Psoasmuskulatur, die sich allerdings meist nicht direkt palpieren läßt. Dennoch gibt es eine sehr einfache und schnell durchzuführende Lagerungstechnik, um die Psoasmuskulatur auf ihre normale Dehnungsfähigkeit hin zu überprüfen. Ebenso wie die klassischen Vertreter der tonischen Muskeln sind die vorwiegend phasischen Gruppen, nämlich die Glutealmuskeln und die schrägen Bauchmuskeln häufig von der beschriebenen Muskeldysbalance betroffen.

Wichtig ist dies, da aus einer solchen Dysbalance mit Ausbildung einer Hyperlordose und Beckenkippung ernsthafte Beschwerden resultieren können.

Weiterhin müssen auch die Bandstrukturen der Wirbelsäule im Detail getestet werden, um mögliche *Ligamentosen* erkennen zu können. Für Bänder, die nicht direkt palpiert werden können, gibt es spezielle Dehnungstests. Durch Überprüfung des Bewegungsspielraumes an der Hüfte in bestimmten maximalen Flexions- bzw. Adduktionsstellungen bis hin zur Schmerzgrenze lassen sich im Seitenvergleich pathologische Veränderungen am Ligamentum iliolumbale, sacrospinale oder sacrotuberale differenzieren.

Im folgenden einige weitere praktische Beispiele:

Der *3-Stufen-Hyperextensionstest* in Bauchlage des Patienten erlaubt eine schnelle Differenzierung von Störungen am Hüftgelenk, am Iliosacralgelenk bzw. am lumbosacralen Übergang.

Das sicher am häufigsten gestörte Gelenk im Bereich der unteren Wirbelsäule ist das *Iliosacralgelenk*, bei dem es – meist sekundär – viel öfter zu Blockierungen oder Funktionsstörungen kommt, als allgemein vermutet wird. Da es aktiv nicht bewegt werden kann, sondern lediglich bei starker Flexion der Wirbelsäule eine Art Nickbewegung, die sogenannte Nutation, zuläßt, werden Störungen dieses Gelenkes häufig übersehen bzw. ignoriert. Solche Funktionsstörungen können mit ihrer Schmerzausstrahlung in die Leisten- und Hüftregion dem Patienten Beschwerden und dem Untersucher oft Kopfzerbrechen bereiten, zumal eine solche Blockierung auch eine Beinlängendifferenz vortäuschen kann.

Zu den wichtigsten, sich ergänzenden Tests hierzu gehört das sogenannte *Vorlaufphänomen*, das sowohl im Stehen als auch besser im Sitzen überprüft werden kann. Bei Fingerpalpation beider Spinae iliacae posteriores superiores läuft bei Vorneigen des Patienten die betroffene Seite stärker nach oben voraus. Ähnlich funktioniert auch der sogenannte *Spine-Test*, der im Stehen jeweils mit Anheben eines Beines durchgeführt wird. Dabei wandert im positiven Falle die palpierte Spina im Vergleich zur ebenfalls palpierten Medianebene nach oben, während dies im Normfall in die Gegenrichtung erfolgen sollte.

Ein weiterer Test mach dem gleichen Prinzip – *die variable Beinlängendifferenz* – erfolgt auf einer Untersuchungsliege, wobei ein positiver Befund dem Patienten selbst demonstriert werden kann. Im Vergleich zwischen Liegen und Sitzen kann bei Blockierung eine variable Beinlängendifferenz auftreten, d.h. das Bein auf der betroffenen Seite wird im Sitzen scheinbar länger. Dieser Test sollte zur sicheren Bestimmung mehrfach wiederholt werden.

Neben Bewegungseinschränkungen kommt es im Bereich der Wirbelsäule auch öfter zu schmerzhaften *Hypermobilitäten*. Diese sind nach Erdmann eine Störung des diskoligamentären Gleichgewichtes und können ebenfalls durch eine Palpation erkannt werden.

Zu den gebräuchlichsten Untersuchungsmethoden zählt z:B: der *Federungstest* am Iliosacralgelenk, der mittels Beckenvibrationen und direkter Palpation durchgeführt wird, sowie der sogenannte *Springing-Test*, wobei mit ventralem Druck zweier Finger über den Wirbelsäulen-Querfortsätzen eine segmentale Instabilität palpiert werden kann.

Als nächstes soll mit der sogenannten *3-Schritt-Diagnostik* das prinzipielle chirodiagnostische Vorgehen bei Untersuchung einzelner Wirbelsäulen-Abschnitte dargestellt werden. Zuerst findet eine segmentale Bewegungsprüfung statt, um mögliche Hyper- bzw. Hypomobilitäten erkennen zu können.

In einem zweiten Schritt kann man bei segmentaler Irritation in der Regel im betroffenen Segment einen Druckschmerz auslösen. Als Ursache für den positiven Palpationsbefund werden neben einem musculären Hartspann auch Kapsel- und periarticuläre Ödeme diskutiert. Ein Druckschmerz kann jedoch auch bei anderer Genese, z.B. bei Entzündungen, vorhanden sein.

Deshalb sollte in einem dritten Schritt die sogenannte *funktionelle segmentale Irritationszonendiagnostik* durchgeführt werden. Hierbei wird bei gleichzeitiger Palpation des druckschmerzhaften Areales eine segmentale Bewegungsprüfung durchgeführt. Dabei kommt es bei Bewegung in die sogenannte gesperrte Richtung zu einem musculären Hartspann bzw. einer Gewebeverquellung und -verhärtung unter dem palpierenden Finger mit gleichzeitiger Schmerzzunahme, während bei Bewegung in die freie Richtung Schmerzen und Palpationsbefund negativ werden. Wenn diese manuelle 3-Schritt-Diagnostik positiv ist, besteht auf jeden Fall eine Indikation zur manuellen Therapie.

Funktionelle Störungen an der *Brustwirbelsäule* sind relativ einfach festzustellen und gut zu therapieren. Hier müssen im besonderen die Costovertebral- und Costotransversalgelenke untersucht werden, da sie oft Anlaß zu schmerzhaften, atemabhängigen Beschwerden sind.

Störungen an der *Halswirbelsäule* sind bekanntlich besonders schwer zu diagnostizieren und erfordern eine sehr diffizile Untersuchungstechnik. Hier nur ein Hinweis – speziell an der Halswirbelsäule kann die Überprüfung von Komplexbewegungen sehr wertvoll sein: Liegt z.B. eine Rotationseinschränkung in Flexionsstellung des Kopfes vor, ist dies ein Hinweis auf eine Funktionsstörung an der oberen Halswirbelsäule, während eine Rotationseinschränkung in Extensionsstellung eher auf die untere Halswirbelsäule hindeutet.

Zusammengefaßt kann man feststellen, daß die manuelle Medizin mit ihren Möglichkeiten, nicht nur therapieren zu können, sondern vielmehr auch detailliert Strukturen zu analysieren, hervorragend zur Beurteilung von Wirbelsäulenschäden geeignet ist. Der heutige Mediziner verläßt sich leider viel mehr auf Aussagen seiner technischen Geräte als auf den eigenen Untersuchungsbefund seiner Hände. Die manuelle Medizin bietet hier zum Glück auch oder gerade dem Chirurgen, also dem mit der Hand Arbeitenden, eine wichtige diagnostische Hilfe.

Wir möchten mit einem Zitat schließen: „Ein Chirurg kann ohne Grundkenntnisse in der manuellen Medizin, gerade an der Wirbelsäule, durchaus ein guter Handwerker sein, manchmal sogar ein Künstler, selten aber ein hervorragender Diagnostiker".

Ergänzende Untersuchungen: Konventionelle Röntgenuntersuchung, CT, MR, Szintigraphie, Labor

H.E. Mentzel

Berufsgenossenschaftliche Unfallklinik Murnau, Professor-Küntscher-Straße 8, W-8110 Murnau/Staffelsee, Bundesrepublik Deutschland

Unter den ergänzenden Untersuchungen zur Gutachtenerstellung ist die konventionelle Röntgenuntersuchung ganz ohne Zweifel die wichtigste. Man wird in der Regel bei Be-

Hefte zur Unfallheilkunde, Heft 220
Zusammengestellt von K. E. Rehm

gutachtung von Wirbelsäulenverletzungen auf sie nicht verzichten können. Sie dient dazu, den erhobenen klinischen Befund zu untermauern und zu objektivieren.

Vor Durchführung dieser Untersuchungen sind jedoch zwei Dinge unerläßlich. Jeder Begutachtung muß das Studium der Akten vorausgehen, um einen Überblick über das, was bisher geschehen, was schon festgestellt wurde und auch was nach der Aktenlage erwartet werden kann, zu gewinnen. Auf diese Weise kann der Gutachter schon vor der Untersuchung feststellen, ob nicht schon länger zurückliegende Röntgenaufnahmen herbeizuziehen sind, um dann zusammen mit den Röntgenaufnahmen des Untersuchungstages sein Urteil auf eine breitere Plattform stellen zu können. Die Arbeit des Ordnens einer Vielzahl fremder Röntgenaufnahmen ist zwar äußerst mühevoll, aber letztendlich lohnend. Außerdem kann bei diesem Arbeitsgang gleich schon die Art und Zahl der bei der Untersuchung zu fertigenden Röntgenaufnahmen geplant werden. Ob dieser Plan dann auch am Untersuchungstag so durchgeführt wird, hängt dann davon ab, ob von dem Versicherten selbst noch weitere Röntgenaufnahmen vorgelegt werden, die die eigene Röntgenuntersuchung reduzierbar oder gar ganz überflüssig machen. Andererseits ist es nach Abschluß der körperlichen Untersuchung durchaus noch möglich, weitere Aufnahmen in einer Spezialtechnik oder ganz gezielt auf eine Körperregion anzufertigen.

Der zweite ganz wichtige Punkt, der vor der Röntgenuntersuchung durchgeführt werden sollte, ist die Befragung und körperliche Untersuchung des Versicherten. Denn hierdurch ergeben sich oft auch neue Gesichtspunkte, die es vernünftig erscheinen lassen, den Röntgenplan zu ändern.

Um das wahre Ausmaß der Verletzungen und Unfallfolgen feststellen zu können, muß sich der Gutachter selbst die Röntgendiagnostik erarbeiten, ähnlich wie andere diagnostische Verfahren auch. Nur so entsteht ein Gesamtbild des Verletzten und der Unfallfolgen, und auf diesem aufbauend können dann Entscheidungen getroffen werden. Röntgenuntersuchungen, die sozusagen als Werkleistung beim Radiologen in Auftrag gegeben werden, bergen in sich oft verhängnisvolle Fehlschlüsse, weil dem untersuchenden Radiologen zwar die röntgenologischen Untersuchungstechniken geläufig sind, nicht jedoch die klinischen Befunde im Zusammenhang mit dem zu begutachtenden Unfallgeschehen. Die vom Radiologen befundeten Bilder müssen in diesem Sinne vom Gutachter nochmals durchgesehen werden. Das wiederum setzt voraus, daß der Gutachter sich selbst in die Problematik der Röntgendiagnostik in breitem Umfang eingearbeitet hat, wie das bereits in der Weiterbildungsordnung vorgesehen ist. Er kann ohne dieses Rüstzeug nicht arbeiten. Er muß sozusagen gespeichert Normalbefunde zum Vergleich mit krankhaften Befunden abrufbar haben, um die röntgenologische Unterscheidung, beispielsweise zwischen einer Arthritis und einer Arthrose, vornehmen zu können. Nur so ist er in der Lage, eine röntgendiagnostische Einordnung ohne Fehlurteil vorzunehmen.

Es kommt vor, daß durch die konventionelle Röntgenuntersuchung eine ausreichende Sicherung der Diagnose und damit des Unfallfolgezustandes nicht möglich ist. Empfehlenswert ist es dann, die oft schon fast vergessene Schichttechnik wieder hervorzuholen, vor allen Dingen dann, wenn ein Computertomograph nicht zur Verfügung steht. Es muß dann jedoch die eingeschränkte Aussagefähigkeeit gegenüber den computertomographischen Untersuchungen sowie die deutlich höhere Strahlenbelastung für den Versicherten in Kauf genommen werden.

Wenn nach Ausschöpfung der Möglichkeiten der konventionellen Untersuchungen noch Fragen offen bleiben, können weitere ergänzende Untersuchungen veranlaßt werden. Man sollte sich jedoch darüber im klaren sein, daß diese Untersuchungen dann ganz konkreter Fragestellungen an den untersuchenden Kollegen bedürfen.

Ich möchte hier an einem kurzen Beispiel erläutern, wie nach konventioneller Röntgenuntersuchung durch die computertomographische Untersuchung allerdings einer Frischverletzten etwas mehr Erkenntnisse gewonnen werden konnten. Völlig klar wurde dann das Bild durch die MR-Untersuchung.

Eine 66-jährige sehr wohlbeleibte Frau erleidet eine Distorsion der Halswirbelsäule mit nachfolgender Querschnittlähmung, etwa ab C5. Die konventionelle Röntgenaufnahme scheiterte an den beträchtlichen Körpermassen. Auch das technisch nicht einwandfrei durchzuführende CT zeigte lediglich einen, für das Verletzungsausmaß unbedeutenden rechtsseitigen Bogenbruch des 5. Halswirbels; das dann durchgeführte MR zeigte das ganze Ausmaß der Verletzung. An der massiven degenerativen Veränderung der Halswirbelsäule ist es durch eine Contusio spinalis zu einer Verletzung des Rückenmarks gekommen, die dann das Bild zunächt einer kompletten, später einer inkompletten Tetraplegie zeigte.

Dieses Beispiel zeigt uns, daß unter bestimmten Fragestellungen, die ganz konkret an den untersuchenden Radiologen zu stellen sind, doch Aufschlüsse gewonnen werden können, die durch die konventionelle Röntgentechnik nicht möglich sind.

Die computertomographische Untersuchung kann uns bei der Begutachtung der Wirbelsäule folgende zusätzliche Information liefern:

Durch die Herstellung bzw. Errechnung der 2. und 3. Ebene gelingt es, Knochenfragmente und Bandscheibenvorfälle zu lokalisieren. Insgesamt ist die räumliche Darstellung deutlich besser als bei der konventionellen Röntgenuntersuchung zusammen mit der Schichtuntersuchung. Vorteil dieser Methode ist die geringere Strahlenbelastung des Versicherten.

Die MR-Untersuchung ermöglicht eine Darstellung in allen Ebenen. Es werden dabei die Weichteile dargestellt, wobei unterschieden werden kann zwischen Tumoren, Hämatomen und Blutungen. Eine Störung dieser Untersuchung ist nur durch ferro-magnetische Metalle möglich, Titan dagegen stört nicht bei dieser Untersuchung. Der große Vorteil dieser Methode besteht darin, daß der Versicherte keiner Strahlenbelastung ausgesetzt ist.

Auch die Szintigraphie ist eine Methode, die in Zweifelsfällen als ergänzende Untersuchung durchaus ihre Berechtigung hat. Die Szintigraphie gibt Aufschluß über eine Aktivitätsanreicherung durch injizierte Isotope, eine solche Aktivitätsanreicherung wird festgestellt bei einem Infekt, bei Tumoren bzw. Metastasen, bei Degenerationen, bei Frakturen und Frakturheilungen. Allerdings ist die Anreicherung noch nach Jahren nachweisbar. Diese Eigenschaft schränkt ihre Aussagekraft natürlich ein.

Eine Kombination von Laboruntersuchungen mit konventioneller Röntgentechnik entwickelt sich im Bereich der Wirbelsäulendiagnostik durch die röntgenologische Dichtemessung der Knochenbälkchenstruktur und der gleichzeitigen Messung des Östradiolspiegels, um dadurch die Diagnose einer Osteoporose zu sichern. Desweiteren dienen Laboruntersuchungen bei Wirbelsäulenverletzungen lediglich dazu, Entzündungsparameter festzustellen, wie die Leukozytose, die Linksverschiebung des Blutbildes, die erhöhte Blutsenkung.

Bei einer Mitbeteiligung des Rückenmarks empfiehlt es sich, die Laboruntersuchungen erheblich zu erweitern, um damit auch Aufschlüsse über die Stoffwechselvorgänge des Rückenmarkverletzten zu erlangen. Hier hat es sich als vernünftig und sinnvoll erwiesen, bei jeder gutachterlichen Untersuchung die Elektrolyte, das Eiweiß mit Elektrophorese, die Enzyme, die harnpflichtigen Substanzen, den Urinstatus und den Urinerregernachweis durchzuführen. Selbstverständlich sind hier die Untersuchungen, die Hinweise auf eine Entzündung geben, ebenso angebracht wie beim normalen Wirbelsäulenverletzten. In schwierigen Fällen ist die Suche nach positiven Rheumafaktoren hilfreich.

Zusammenfassend ist zu sagen, daß von den ergänzenden Untersuchungen die konventionelle Röntgenuntersuchung zweifellos den größten Stellenwert besitzt. Auch die Laboruntersuchungen können bei der Diagnostik von Wirbelsäulenverletzungen hilfreich sein. Bestehen nach Durchführung dieser Untersuchungen noch Zweifel, sollte man, wohlwissend welche Fragen von den weiteren ergänzenden Untersuchungen beantwortet werden können, auf diese zurückgreifen, um so die abschließende Beurteilung auf ein sicheres Fundament stellen zu können.

B. Gutachterliche Beurteilung der verletzten Wirbelsäule

Vorsitz: J. Probst, Murnau; M.H. Ruidisch, Murnau

Anspruchsgrundlagen GUV, PUV, Haftpflichtschaden

J. Probst

Berufsgenossenschaftliche Unfallklinik Murnau, Professor-Küntscher-Straße 8, W-8110 Murnau/Staffelsee, Bundesrepublik Deutschland

Anspruchsgründe, auf die sich die Begutachtung bezieht, sind im wesentlichen Arbeitsunfälle, die dem Schutz der gesetzlichen Unfallversicherung unterstehen, Unfälle, für die die private Unfallversicherung (PUV) Entschädigung leistet und Unfälle, für die der Unfallgegner einzustehen hat, weil ein Haftpflichtfall vorliegt. Die Rechtsgrundlagen, auf die sich die Begutachtung zu stützen hat, sind

1. das Unfallversicherungsrecht nach der RVO,
2. die Unfallversicherungsbedingungen (AUB) der PUV und
3. das Haftpflichtrecht als Bestandteil des BGB.

Ersichtlich gelten für alle drei jeweils andere Rechtsgrundlagen. Die für den einen Auftraggeber durchgeführte Begutachtung ist nicht auf die anderen Versicherungsfälle übertragbar. In der Praxis bedeutet dies, daß ggf. drei Gutachten über dieselbe Person zu drei verschiedenen Anspruchsarten zu erstatten sind.

Der Anfänger steht dieser Situation verständnislos gegenüber, weil für ihn Befund gleich Befund ist. Der Verletzte versteht ebenfalls nicht, daß das zuerst erstattete Gutachten nicht auch für die beiden anderen Ansprüche verwendet werden kann, für ihn handelt es sich um *einen* Unfall, warum sollen da drei Gutachten erforderlich sein. Der Anwalt des

Hefte zur Unfallheilkunde, Heft 220
Zusammengestellt von K. E. Rehm

Verletzten fordert beim Unfallversicherungsträger das Gutachten an, um damit auch den Haftpflichtanspruch zu begründen; aber der Gutachter gestattet dies nicht und beruft sich sowohl auf sein Urheberrecht, dem sein Gutachten Schutz vor Drittverwendung sichert, als auch darauf, daß das für die Berufsgenossenschaft erstattete Gutachten gar nicht verwendbar sei für die Haftpflichtversicherung. Trifft das alles zu? Diese Frage muß bejaht werden. Die Ansprüche, die der Verletzte wegen ein und desselben Unfalles bei drei verschiedenen Stellen erhebt, sind in sich grundverschieden, haben jeweils eigenständige Rechtsgrundlagen und sind nicht austauschbar.

Welche Gründe sind hierfür maßgeblich? Alle drei Versicherungsbereiche haben eigenständige, miteinander nicht vergleichbare Aufgaben und Zwecke.

Die gesetzliche Unfallversicherung hat die Aufgabe, dem Versicherten neben anderen Leistungen Rente für bleibende Gesundheitsschäden zu gewähren, wenn aus denselben eine „Minderung der Erwerbsfähigkeit auf dem allgemeinen Arbeitsmarkt" resultiert. Die Rentengewährung steht am Schluß des Feststellungsverfahrens, das die Berufsgenossenschaft übrigens von Amts wegen durchzuführen hat. Zu diesem Verfahren gehört die förmliche Feststellung eines Unfalles. Dieser muß erwiesen sein, und zwar mit der jeden vernünftigen Zweifel ausschließenden Gewißheit. So streng die Beweisanforderungen bei der Feststellung dieses inneren Zusammenhanges zwischen versicherter Tätigkeit und Unfall sind, muß der äußere ursächliche Zusammenhang, nämlich zwischen den Einwirkungen des Unfalles und dem Körperschaden, nur mit Wahrscheinlichkeit bewiesen werden.

Mit diesem Beweisanforderungsgrad verwirklicht der Gesetzgeber seine Absicht, die Voraussetzungen für den Nachweis eines Arbeitsunfallschadens an den Gegebenheiten des täglichen Arbeitslebens, nicht aber an einer philosophisch-theoretischen Beweiserörterung auszurichten. Die Bezugnahme auf die Wahrscheinlichkeit bedeutet aber nicht etwa eine Herabsetzung der Anforderungen.

Was überhaupt ist Wahrscheinlichkeit? Ist sie eine dem freien Ermessen überlassene Erwartungshaltung? Das ist zweifellos nicht der Fall; denn mit dem Wahrscheinlichkeitsbegriff hat sich früher immer wieder die höchstrichterliche Rechtssprechung auseinandergesetzt. Die auch für den Gutachter plausibelste Definition geht indessen auf Kant zurück und lautet: „Wahrscheinlichkeit ist das Fürwarhalten aus unzureichenden Gründen, die aber zu den zureichenden ein größeres Verhältnis haben als die Gründe des Gegenteils." Es ist also nicht etwa so, daß es dem Gutachter freigestellt ist, die Wahrscheinlichkeit eines Zusammenhanges zu postulieren, sondern er muß durch Abwägung der für und/oder gegen einen Zusammenhang sprechenden Gründe darlegen, welcher Auffassung mehr Überzeugungsgehalt zukommt.

Hieraus folgt übrigens, daß es zahlreiche Verletzungsfälle gibt, bei denen auf die Beweisanforderung der Wahrscheinlichkeit praktisch verzichtet werden kann. So erscheint der Stauchungsbruch eines Lendenwirbels beim abgestürzten Bauarbeiter als so eindeutige, typische Folge eines typischen Unfallherganges, daß der Zusammenhang zwischen äußerem Ereignis und Verletzung durchaus gewiß ist – freilich unter der Voraussetzung, daß andere Faktoren, die an dem Ergebnis mitgewirkt haben könnten, entfallen.

Der unbegründete Gebrauch von juristisch begründeten Steigerungsformen der Wahrscheinlichkeit wie hohe, an Sicherheit grenzende Wahrscheinlichkeit etc. im Gutachten verrät zumeist Mangel an Überzeugungskraft und sollte daher unterlassen werden. Beweisnormen, mit denen der Entscheidungsträger nichts anfangen kann, sind Möglichkeit und die Formel „es ist nicht von der Hand zu weisen".

Die Anspruchsgrundlage, auf die die Bewertung des aus einem Arbeitsunfall verbliebenen Schadens Bezug nimmt, ist der sogenannte Allgemeine Arbeitsmarkt, d.h. das gesamte Feld der dem Versicherten unter Berücksichtigung der ihm nach dem Unfall verbliebenen Möglichkeiten, sich auf dem ihm offenstehenden Arbeitsmarkt einen Erwerb zu verschaffen. Nicht der bisherige Arbeitsplatz und der bisherige Beruf sind maßgebend. Längst hat sich aber in der Praxis des Alltags eingebürgert, jweils vergleichbaren Unfallfolgezuständen bestimmte Grade der MdE (Minderung der Erwerbsfähigkeit) zuzuordnen.

Ganz anders stellen sich die Anspruchsgrundlagen für die beiden übrigen Schadensarten, Private Unfallversicherung und Haftpflichtfall, dar.

Die AUB definieren für die Private Unfallversicherung sowohl den Unfallbegriff als auch die Entschädigungsregelung, bei der die Einmalentschädigung vertragsgemäß im Vordergrund steht. „Ein Unfall liegt vor, wenn der Versicherte durch ein plötzlich von außen auf seinen Körper wirkendes Ereignis unfreiwillig eine Gesundheitsstörung erleidet" (§2, 1 AUB).

Die AUB lassen aber auch Grenzfälle (§2, 2a (16)), von denen für Wirbelsäulenverletzungen auch „durch Kraftanstrengung hervorgerufenen Verrenkungen, Zerrungen und Zerreißungen" ursächlich in Betracht kommen. Hier entfällt die sonst geforderte „Einwirkung von außen". Weiterhin erforderlich ist aber die Unfreiwilligkeit. Die drei genannten Verletzungsbegriffe dürfen jedoch nicht extensiv ausgelegt werden, sondern sind sehr streng zu handhaben.

Die Kausalität bestimmt sich in der PUV nach der Adäquanztheorie, d.h. die eingetretenen Folgen müssen mit der angeschuldigten Ursache vereinbar sein, der Erfahrung entsprechen und nicht ganz außergewöhnlicher Art sein.

Da der Haftpflichfall im bürgerlichen Recht behandelt wird, gilt auch für diesen die Kausalitätslehre der Adäquanztheorie. Im wesentlichen handelt es sich um das Prinzip der Zurechenbarkeit. Nicht zurechenbar sind, auch wenn sie stattgefunden haben, diejenigen Bedingungen, die nach der allgemeinen Lebenserfahrung – dazu zählt in medizinischen Fragen auch die ärztlich-wissenschaftliche Lehrmeinung – für den Eintritt des Erfolges ganz gleichgültig sind. Man kann auch, wie es die Rechtsprechung einmal formuliert hat, von dem „generell begünstigenden Umstand eines Erfolges von der Art des Eingetretenen" sprechen.

Die Beweisführung im Haftpflichtrecht richtet sich an einem so hohen Grad von Wahrscheinlichkeit aus, daß kein vernünftiger, die Lebensverhältnisse klar überschauender Mensch noch zweifelt. Im Sinne des Kantschen Wahrscheinlichkeitsbegriffs muß diese Wahrscheinlichkeitserkenntnis objektiv gültig sein; eine bloße Scheinbarkeit wäre nur subjektiv gültig. Der vorgenannte Grad an Wahrscheinlichkeit muß dem entsprechen, was als „größte" oder sogar als „an Sicherheit grenzende Wahrscheinlichkeit" angesehen werden kann.

Die Beurteilung des konkreten Schadens betrifft im Haftrecht den materiellen Schaden der Kosten, aber auch den der Einschränkung der Leistungsfähigkeit, also einen konkreten Schaden, der auch als solcher zu würdigen ist. MdE-Grade, also eine abstrakte Schadenseinschätzung, gibt es im Haftpflichtrecht nicht.

Insoweit unterscheiden sich auch Haftpflichtrecht und private Unfallversicherung. In letzerer wird der Invaliditätsgrad entweder nach der sogenannten Gliedertaxe, oder, wie für Folgen von Wirbelsäulenverletzungen, danach bemessen, inwieweit der Versicherte im

Stande ist, eine Tätigkeit auszuüben, die seinen Kräften und Fähigkeiten entspricht und ihm billigerweise unter Berücksichtigung seiner Ausbildung und seines Berufes zugemutet werden kann. Da es nicht auf die Ausübung der Tätigkeit, sondern nur auf die Fähigkeit zu einer solchen ankommt, ist die Invaliditätseinschätzung überwiegend abstrakt, ohne deswegen mit der MdE der gesetzlichen Unfallversicherung zu konkurrieren oder gar identisch zu sein.

Gutachterliche Abgrenzung unfallfremder Befunde

H. Bilow

Abteilung für Orthopädie und Querschnittslähmungen, Berufsgenossenschaftliche Unfallklinik, Schnarrenbergstraße 95, W-7400 Tübingen, Bundesrepublik Deutschland

Kollegen mit großer Gutachtenpraxis müssen leider allzuoft die Erfahrung machen, daß Rentenbegehren oder Verschlimmerungsanträge zuweilen allein durch eine sehr dramatische Verletzungsbezeichnung ausgelöst und besonders häufig nach Wirbelsäulenverletzungen auch geringen Ausmaßes gestellt werden. Schon die Semantik des Begriffs „Verhebetrauma" läßt an der medizin-wissenschaftlichen und gutachterlichen Aussagekraft zweifeln. „Trauma" bedeutet lediglich eine plötzliche krankhafte Veränderung oder Verletzung eines Organs bzw. Körperteils und kann deshalb begrifflich nicht dem Unfall gleichgesetzt werden. Der Unfallbegriff nämlich schließt neben der Körperschädigung auch das Ereignis mit einer unfreiwilligen Gewalteinwirkung von außen ein, das ursächlich zu ihr geführt hat. So wird mit „Verhebetrauma" im Volksmund eine Rechtslage präjudiziert und ein ursächlicher Zusammenhang zwischen dem willentlichen Anheben oder Heben auch von schweren Gegenständen und aufgetretenen Rückenschmerzen als gegeben hingestellt und Entschädigung verlangt.

Entscheidend bei der Wertung verschiedener Sachverhaltsschilderungen sollte der ursprüngliche Bericht des Betroffenen sein, der oft im Auftreten der Rückenschmerzen zunächst eben nur den „Hexenschuß" erkennt, wie er jährlich bei 100 000 Menschen in Deutschland unter ähnlichen äußeren und inneren Voraussetzungen plötzlich auftritt. Für gewöhnlich lassen erst in der Folgezeit Kausalitätsbedürfnis und vor allem Anspruchshaltung der Betroffenen einen „Unfall" entdecken. Da sich nach Reischauer gerade auf dem Gebiet der Bandscheibenkrankheit die zweckbestimmte Verfärbung eines Sachverhaltes eher als Regel denn als Ausnahme darstellt, kann nur immer sehr eindrücklich auf die Bedeutung einer primären exakten Hergangsschilderung hingewiesen werden. Dem jungen, in der Unfallheilkunde noch unerfahrenen Kollegen mag dies als schikanöse Mehrarbeit erscheinen. Dem Gutachter indes können derartige Angaben seine Beurteilung nicht nur erleichtern, sondern vielfach erst ermöglichen.

Für die Beurteilung ist nicht entscheidend, ob die Tätigkeit arbeitsüblich war und auch nicht, ob es sich um eine außergewöhnlich schwere Arbeit gehandelt hat. Diese Gesichtspunkte sagen nichts darüber aus, ob das beklagte Wirbelsäulenleiden im wesentlichen

Hefte zur Unfallheilkunde, Heft 220
Zusammengestellt von K. E. Rehm

durch betriebliche Umstände oder durch degenerative Veränderungen verursacht ist. Auch ein nicht arbeitsüblicher Kraftaufwand wird vom Körper ohne weiteres toleriert, wenn die Belastung musculär gesteuert ist. Denn die Muskulatur erbringt altersgemäß nicht mehr Kraft auf, als die nachgeschalteten Strukturen, wie Sehnen, Muskeln usw. an Belastung tolerieren, ohne Schaden zu nehmen. Eine andere Beurteilung ist dann gerechtfertigt, wenn ein Überraschungsmoment hinzukommt.

Die größten Schwierigkeiten ergeben sich bei der Beurteilung eines Ereignisses, das auf eine degenerativ veränderte Wirbelsäule trifft. Die Bandscheiben unterliegen etwa ab dem 20. Lebensjahr einem eindeutig katabiotischen Verlauf. So trifft eine äußere Gewalt also fast immer auf eine schon mehr oder weniger chondrotisch veränderte Zwischenwirbelscheibe. Auch wenn sich die bisherige Anamnese als leer erweist, ist von einer latenten Instabilität auszugehen, die selbst durch eine geringe Impulseinwirkung des Ereignisses zu einer fühlbaren Krankheit wird. Das Ereignis muß bei axialer Impulseinwirkung auf die Bandscheibe sehr heftig sein, wenn es geeignet sein soll, eine altersentsprechende Bandscheibe zu zerreißen. Zwar reichen bei drehender oder abscherender Gewalteinwirkung schon geringere Impulse, um für eine Zerreißung ursächlich zu werden, dann beweisen aber in aller Regel Begleiterscheinungen den Zusammenhang. In der großen Zahl der Fälle entwickelt sich die Zerreißung aus degenerativen Veränderungen der Bandscheibe, die einen eigengesetzlichen Verlauf aufweisen. Das heißt aber, dem Ereignis kommt zumeist nur die Bedeutung einer auslösenden Ursache, einer Gelegenheitsursache zu. Dies gilt insbesondere für das Ereignis beim sogenannten Verheben.

Ähnliche Schwierigkeiten der Abgrenzung bietet eine Verletzung, die rein deskriptiv in Amerika sehr damatisch als Peitschenschlagverletzung und in Deutschland als Schleuderverletzung bezeichnet wird. Diese Bezeichnung scheint besonders geeignet, Schrecken und Angst beim Betroffenen zu verstärken: Ist die Diagnose „Schleudertrauma" dem Patienten und insbesondere seinem Rechtsberater erst einmal zu Ohren gekommen, so erleben wir immer wieder überraschend ein plötzliches unerklärliches Wiederaufflackern der eben abklingenden Beschwerden. Nach Debrunner ist die Wirbelsäule ein priviligiertes Erfolgsorgan für psychosomatische Beschwerden. Derart dramatische Bezeichnungen für Verletzungen sind demnach schon per se bestens geeignet, unfallfremde Befunde mit Unfallfolgen zu vermischen.

Zumeist kommt es bei Auffahrunfällen durch eine Scherbewegung zu unisegmentalen Weichteilverletzungen, die von Erdmann nach klinischen, therapeutischen und gutachterlichen Gesichtspunkten sehr sinnvoll in drei Schweregrade unterteilt werden.

Vorbestehende degenerative Veränderungen der Halswirbelsäule erfahren durch eine Distorsion Grad I oder II gewöhnlich nur eine vorübergehende Verschlimmerung. Lediglich Grad III ist geeignet, einen Vorschaden richtunggebend zu beeinflussen. Die Ausheilungszeiten werden durch die vorbestehenden Veränderungen in der Regel verlängert.

Als wesentlichstes Kriterium für die Güte der Therapie von Wirbelsäulenfrakturen und -luxationen gilt die Wiederherstellung der Achse und der Funktion. Der Achsenknick erhält im Gutachten zumeist unbewußt eine Vehikelfunktion zugewiesen, mittels derer die Bewertung von Unfallfolgezuständen zu einer negativeren Einschätzung kommen muß. Der kritische Betrachter des Röntgenbildes indes wird sich fragen, ob der dargestellte Knick in der Wirbelsäule lediglich ein röntgenologischer Befund zu bleiben hat, oder ob der Knickbildung gar Bedeutung in der statischen oder dynamischen Wirbelsäulenfunktion zukommt. Die keilförmige Verbildung eines Wirbelkörpers läßt durch die entstandene Kyphose das darüberliegende kleine Wirbelgelenk unabhängig vom Ausmaß der entstandenen Fehlform sich zunächst im physiologischen Bereich teleskopartig öffnen. Erst eine Verringerung der vorderen Wirbelkörperhöhe gegenüber der hinteren auf die Hälfte und darunter führt zu einem Achsenknick von 20–25° und damit nach McNabzu einer Inkongruenz in den entsprechenden kleinen Wirbelgelenken mit nachfolgender Spondylarthrose.

Derartige deutliche Formveränderungen machen in den Untersuchungen von Katthagen und Rehn 18 % ihrer nachuntersuchten Wirbelfrakturen aus. In unserem Untersuchungsgut waren es ohne Querschnittlähmung 20 % und mit Querschnittlähmung 43 %. Auffällig ist ferner, daß in der Altersgruppe der über 40-jährigen nahezu 80 % erhebliche keilförmige Deformierungen auswiesen, das ist in einer Altersgruppe, in der nach Wagenhäuser eine deutliche altersabhängige Zunahme degenerativer Veränderungen festzustellen ist. Damit relativieren sich die Ergebnisse von Schiestel, der allein zunehmende Keilform und ansteigenden Prozentsatz festzustellender allgemeiner Spondylose in Zusammenhang brachte. Eine gesetzmäßig bei Achsenknick entstandene posttraumatische Spondylose und Spondylarthrose konnten wir nicht endecken.

Grundsätzlich müssen für die Anerkennung einer traumatischen Spondylose drei Forderungen erfüllt sein:

- Erhebliche Gewalteinwirkung im veränderten Wirbelsäulenbereich.
- Deutlich erkennbare, rasche Entwicklung und Zunahme der Spondylophyten innerhalb von 1–3 Monaten,
- Ausbildung der endgültigen Form in 1–2 Jahren.

Sowohl für die Spondylose als auch für den von Erdmann geforderten, den Achsenknick in seiner Funktion wertenden Ausdruck „statisch wirksam" gilt, daß sie erst dann Bedeutung gewinnen, wenn alle Kompensationsmöglichkeiten erschöpft sind. Dies kann bei jugendlichen, gut kompensationsfähigen Wirbelsäulen bei 20–25° Achsenknick entstehen und bei wenig kompensationsfähigen Wirbelsäulen bereits bei 10–15° erreicht sein. Ansonsten bleiben sie lediglich ein Röntgenbefund und rechtfertigen keine MdE im rentenberechtigten Ausmaß.

Abschließend und zusammenfassend sei noch einmal darauf hingewiesen, daß eine Höherbewertung von Unfallfolgen bei gleichzeitig bestehenden Vorschäden nur dann erfolgen kann, wenn zwischen beiden eine funktionelle, kausale Wechselwirkung nicht nur behauptet, sondern nachgewiesen und begründet werden kann.

Einteilung der Wirbelsäulenverletzungen unter gutachterlichen Gesichtspunkten

M.H. Ruidisch

Berufsgenossenschaftliche Unfallklinik Murnau, Professor-Küntscher-Straße 8,
W-8110 Murnau/Staffelsee, Bundesrepublik Deutschland

Zu Aussagen unter gutachterlichen Gesichtspunkten ist eine einheitliche Einteilung der Wirbelsäulenverletzungen zweckdienlich.

Abgesehen von Sonderformen, wie den Densfrakturen, der Jefferson Fraktur, der Ringsprengung des Atlas durch axiale Gewalt und der „Hangman's-fracture" – beidseitiger Bogenbruch des zweiten Halswirbels und gleichzeitige Luxation zum Atlas – mischen sich zahlreiche unterschiedliche Benennungen für dieselben Verletzungszustände.

Wir unterscheiden Klassifizierungen nach dem Verletzungsmechanismus, Einteilungen nach funktionellen Gesichtspunkten und Einteilungen und Begriffsbestimmungen auf pathologisch anatomischer Grundlage.

Die Einteilung nach verletzungsmechanischen Gesichtspunkten wurde 1954 von Lorenz Böhler vorgenommen.

Er unterscheidet:
1. Stauchungsbrüche
2. Biegungsbrüche nach vorn (Beugungsbrüche)
3. Biegungsbrüche nach hinten (Überstreckungsbrüche)
4. Biegungsbrüche zur Seite
5. Abscherbrüche
6. Drehbrüche
7. Isolierte Wirbelbogenbrüche
8. Verrenkungsbrüche
9. Querfortsatzbrüche
10. Dornfortsatzabbrüche

Dem steht die Einteilung der Wirbelsäulenverletzungen nach Alfons Lob (1954) gegenüber, bei der auch die Bandscheibe und der Bandapparat mitberücksichtigt werden, wofür Lob wichtige und einleuchtende Gründe anführte.

Seine Einteilung:
1. Kontusionen und Distorsionen ohne röntgenologisch faßbare Folgen am Wirbelsäulenskelett,
2. die isolierte Bandscheibenverletzung,
3. den isolierten Wirbelkörperbruch,
4. den Wirbelkörperbruch mit Bandscheibenverletzung,
5. die voll ausgebildete Wirbelsäulenverletzung:

Hefte zur Unfallheilkunde, Heft 220
Zusammengestellt von K. E. Rehm

a) Wirbelkörperbruch mit Bandscheiben-, Bogen- und Querfortsatzverletzung sowie Zerreißungen im Bandapparat und in der Muskulatur,
b) Wirbelverschiebungen mit Frakturen (Luxationsfraktur),
6. die echte Wirbelverrenkung, die nur an der HWS vorkommt,
7. den isolierten Bogen- und Fortsatzabbruch.

Diese Einteilungen schienen bei der aufkommenden operativen Therapie der Wirbelsäulenverletzungen den Ansprüchen nicht mehr zu genügen. Insbesondere trat das Kriterium der stabilen oder instabilen Fraktur in den Vordergrund.

René Louis versuchte in seiner grundlegenden Arbeit „Les théories de l'instabilité" 1977 im Hinblick auf operative Konsequenzen eine quantitative Hilfe bei der Indikationsstellung zu geben. Er unterteilte die tragenden Elemente der Wirbelsäulenarchitektur in ein senkrechtes System aus drei „osteoligamentären Säulen" und in ein waagerechtes aus den beiden Bogenwurzeln und dem hinteren Bogenabschnitt.

Wolter vertritt die Auffassung, daß die Klassifizierung auch die Einengung des Spinalkanals miteinschließen sollte, deren Beurteilung durch die Computertomographie möglich geworden war.

In Anlehnung an die drei osteoligamentären Säulen wird dabei die knöcherne Wirbelsäule in drei Gruppen eingeteilt, die mit den Buchstaben A, B und C bezeichnet werden. Erweitert wird diese Nomenklatur um „D" für die disco-ligamentären Strukturen.

Die Einengung des Spinalkanals wird dabei durch Zahlen angefügt:

0 = keine Einengung
1 = 1/3 eingeengt
2 = 2/3 eingeengt
3 = völlige Verlegung

Diese zusätzliche Einteilung hat mittlerweile auch bei fast allen operativ tätigen Zentren Eingang gefunden und ermöglicht einen besseren Informationsfluß sowie eine einheitliche Beurteilung der Ergebnisse.

Für gutachterliche Aussagen und Wertungen erscheint mir allerdings die Einteilung nach Lob als die geeignetste. Sie hat den Vorteil, daß sie nicht nur das pathologisch-anatomische Geschehen wiedergibt, sondern auch die Schwere der Verletzung erkennen läßt. Sie ermöglicht ebenso prognostische Schlüsse auf die zu erwartenden Ausheilungsergebnisse.

Neben diesen Einteilungen der knöchernen Elemente ist selbstverständlich auch eine einheitliche Aussage über eventuell bestehende neurologische Ausfälle notwendig. Im internationalen Schrifttum ist bei Lähmungen die Aussage einheitlich. Genannt wird das *letzte neurologisch intakte* Segment. Die Lähmung ist dann motorisch und sensibel komplett oder inkomplett unterhalb davon. Sensible und motorische Ausfälle weisen dabei nicht selten eine Höhendifferenz auf.

Das funktionelle Ausmaß der Schwere der Verletzung kann durch das „Frankelschema" dargestellt werden. Dabei bedeutet:

Frankelgrad A: vollständige motorische und sensible Lähmung
Frankelgrad B: Lähmung motorisch komplett, sensibel inkomplett
Frankelgrad C: Lähmung motorisch inkomplett ohne Funktionswert
Frankelgrad D: Lähmung motorisch inkomplett mit Funktionswert

Bei der gutachterlichen Äußerung zu Wirbelsäulenverletzungen ist eine einheitliche, deutsche, unmißverständliche Aussage zu tätigen. Wortmischungen wie *Stauchungsfraktur* sind zu vermeiden. Lähmungen sind exakt nach obigem Schema anzugeben.

Analyse und Bewertung des Verletzungsmechanismus

H.E. Mentzel

Berufsgenossenschaftliche Unfallklinik Murnau, Professor-Küntscher-Straße 8, W-8110 Murnau/Staffelsee, Bundesrepublik Deutschland

Das genaue Hinterfragen des Unfallmechanismus ermöglicht es dem Gutachter, dem Ziel, alle objektivierbaren Fakten zu seiner abschließenden Beurteilung heranzuziehen, näherzukommen. Dem Auftraggeber gegenüber hat der Gutachter die Verpflichtung, die Vorgaben der Rechtsordnung zu beachten. Das bedeutet, daß er für einen festzustellenden Schaden, der von der Versicherung durch Geldleistung zu entschädigen ist, den vollständigen Beweis zu erbringen hat. Es gehört deshalb auch zu seinen unabdingbaren Pflichten, den Unfallmechanismus als wichtigen Bestandteil der Anamnese zu ergründen und daraus den Schluß zu ziehen, daß einerseits bestimmte Verletzungsmuster dabei nicht eingetreten sein können, andererseits aber durch das Unfallgeschehen Bedingungen für spezifische Verletzungen bestanden haben. Eine gewisse Vorsortierung möglicher Verletzungsfolgen ist durch die Hinterfragung des Unfallmechanismus in vielen Fällen möglich.

Die Vorarbeit dazu könnte bereits relativ mühelos vom Erstbehandelnden erbracht worden sein. Die Erfahrung jedoch lehrt, daß zum Ablauf des Unfallgeschehens und für die Zeit danach nur höchst ungenaue Angaben vorliegen. Würde hier mehr Sorgfalt aufgebracht werden, könnte nicht nur dem späteren Gutachter Mühe erspart bleiben, sondern auch Fehldiagnosen und daraus resultierende falsche Patientenführung vermieden werden.

Bei der ersten Unfalldarstellung zu schreiben „mit dem Auto verunglückt", „mit PKW Schleudertrauma erlitten" oder ganz lapidar „Verkehrsunfall", damit wird man in keiner Weise den Anforderungen, die an eine Unfallschilderung gestellt werden, gerecht.

Das genaue Eruieren des Unfallmechanismus ist für den Gutachter wesentlich schwieriger als für den Erstbehandler, weil das Ereignis eine schon erhebliche Zeit zurückliegt und im Rahmen der Verarbeitung Ausschmückungen und Ungenauigkeiten erfährt, die primär nicht unbedingt einem Rentenbegehren zuzuschreiben sein müssen, sondern vielmehr verarbeitungsbedingt sind. Versachlichend sind dann Fragen nach der Automarke bzw. dem Gewicht des Fahrzeugs, dem technischen Zustand, dem Sicherheitsstandard und der gefahrenen Geschwindigkeit und den Fahrbahn- und Lichtverhältnissen. Wichtig ist zur Analyse des Verletzungsmechanismus die Beachtung des Aufpralls der Massen der Unfallgegner aufeinander. Erfahrungsgemäß erleidet die geringere Masse die schwereren Verletzungen, deshalb ist die Frage nach der Automarke und nach der gefahrenen Geschwindigkeit unerläßlich.

Hefte zur Unfallheilkunde, Heft 220
Zusammengestellt von K. E. Rehm

Als besonders schwierig erweisen sich schuldlos erlittene Unfälle. Die Beantwortung entsprechender Fragen erfolgt sehr viel emotionaler, auch im Hinblich auf den zu erwartenden Schadenersatz; sie sind damit auch sehr viel schwieriger zu werten.

Bei der Aufklärung komplizierter Zusammenhänge ist die Herbeiziehung von Unfallfotos oft sehr aufschlußreich. In vielen Fällen werden sie auch vom Anspruchsteller vorgelegt, um die Schwere des Unfalles zu dokumentieren und um die größeren Beschwerden durch Bilder völlig zerstörter Fahrzeuge zu untermauern. Geringfügige Blechschäden einer schweren Limousine lassen mit Wahrscheinlichkeit darauf schließen, daß eine schwere Verletzung praktisch auszuschließen ist.

Eine 18-monatige Arbeitsunfähigkeit eines Versicherungsvertreters wegen einer schuldlos erlittenen Distorsion der Halswirbelsäule läßt für sich allein schon sämtliche gutacherlichen Alarmglocken schrillen. Wenn dann noch zusätzlich, um den schweren Unfall zu dokumentieren, Bilder einer großen Limousine mit Anhängerkupplung vorgezeigt werden, auf die von hinten ein Kleinwagen aufgefahren ist und dabei die Anhängerkupplung gerinfügig verbogen hat, ist soviel schon vor der körperlichen Untersuchung klar, daß es sich bei den geklagten Beschwerden nicht um einen Unfallfolgezustand handeln kann. Andererseits kann die Betrachtung von Unfallfotos auch zu Fehlschlüssen verleiten. Von den Fahrzeugherstellern sind sowohl Vorderteil als auch Heck der Personenkraftwagen als Knautschzone gedacht. Es ist eine ziemlich alltägliche Erfahrung, daß aus scheinbar unversehrten Autos manchmal nur Schwerstverletzte und Tote geborgen werden, andererseits entsteigen Fahrzeugwracks, die wie gerade aus der Schrottpresse gekommen aussehen, mitunter weitgehend unverletzte Insassen.

Anhand des berüchtigten HWS-Schleudertraumas möchte ich erläutern, daß es wichtig ist, auch später bei Begutachtungen den Unfallhergang nicht aus den Augen zu verlieren.

Das oft als Diagnose bemühte Halswirbelsäulenschleudertrauma ist keine Diagnose, sondern ein Verletzungsmechanismus. Diese trifft jedoch in höchstens 20 % der so bezeichneten Diagnosen auch zu. Zur Begriffsbestimmung dieses Verletzungsmechanismus ist die unbemerkte Anstoßbeschleunigung von hinten unabdingbar. Es kommt damit zu einer ungebremsten Überstreckung der Halswirbelsäule, die bei richtig eingestellten Nakkenstützen bereits im Beginn des Bewegungsablaufes unterbrochen wird. Unbemerkt muß die Anstoßbeschleunigung bzw. der Heckaufprall sein, um eine reflektorische Muskelabwehrspannung gar nicht erst eintreten zu lassen. Wenn ein Wagen vor einer roten Ampel steht und ein anderer PKW von hinten auffährt – unbemerkt von dem ersten Fahrer – dann spricht man von einem Halswirbelsäulenschleudertrauma, wenn auch richtig eingestellte Nackenstützen die Überdehnung der Längsbänder und das typische Peitschenschlagphänomen bei Beginn der Bewegung verhindern. Wenn das von hinten kommende Fahrzeug im Rückspiegel erblickt wird, ist nach strenger Definition von einem Schleudertrauma nicht mehr zu sprechen. Wenn auch nur Bruchteile von Sekungen vor dem Aufprall das kommende Ereignis zu sehen ist, werden reflektorisch alle Muskeln angespannt. Die für das Schleudertrauma typische ungebremste Überstreckung kann dann nicht mehr stattfinden. Bei Unfällen von vorne ist aus diesem Grunde nie von einem Halswirbelsäulenschleudertrauma zu sprechen, denn die typische Überstreckung der Halswirbelsäule ist bei einem solchen Unfallgeschehen unmöglich. Es wird dabei lediglich der Kopf nach vorne geschleudert; bei angespannter Muskulatur können die Halsweichteile nur noch gezerrt werden.

Schließlich möchte ich noch an einem Beispiel aufzeigen, wie durch gedankenlose Übernahme einer Diagnose ohne Unfallhergang ein nicht unbeträchtlicher Schaden entstanden ist. Eine damals 50-jährige fuhr mit ihrem PKW größter deutscher Bauart mit Airbag in einer Ortschaft, von rechts kommend wurde ihr durch einen Kleinwagen die Vorfahrt genommen, es kam zum Zusammenstoß, der Airbag entfaltete sich. Die Versicherte fuhr ihren Wagen über 300 km nach Hause und stellte sich dann einem Arzt vor. Anamnestisch ist bekannt, daß sie seit 10 Jahren jährlich ca. sechs Wochen arbeitsunfähig war wegen Halswirbelsäulenbeschwerden, die sie sich jeweils nach Skistürzen zuzog. Sechs Wochen nach dem Unfall fand der erste Arztwechsel statt, gleichzeitig kam es auch zu einem Wechsel der Diagnose. Aus der HWS-Distorsion wurde ein schweres HWS-Schleudertraum. Trotz Ausschöpfung aller diagnostischen Möglichkeiten, CT, MR, Szintigraphie, konnte ein objektivierbarer Unfallschaden nicht festgestellt werden. Die Wechsel von einem berühmten Spezialisten zum anderen machten jedoch die Diagnosen und damit die Prognosen zunehmend günstiger. Schlußendlich wurden dann die starken degenerativen Veränderungen der Halswirbelsäule, die bereits schon zu den Problemen nach den Skistürzen geführt hatten, als unfallbedingte degenerative Veränderungen der Halswirbelsäule beschrieben. Nach 16 Monaten trat schließlich Arbeitsfähigkeit wieder ein, nachdem zuvor ein Kuraufenthalt erforderlich war. Von den letztbehandelnden Ärzten wurde der Versicherten bescheinigt, daß aufgrund des ungewöhnlich schweren Unfallgeschehens mit den dabei erlittenen schweren Unfallfolgen zur Aufrechterhaltung der Arbeitsfähigkeit jährlich ein sechswöchiger Kuraufenthalt erforderlich sei. Die Versicherung wurde erst aufmerksam, als sie den fünften Kuraufenthalt bezahlen sollte.

Die Hinterfragung des genauen Unfallmechanismus ist, wie man daraus ersehen kann, nicht eine akademische Spitzfindigkeit, sondern eine Notwendigkeit, um die Diagnose und die Unfallfolgen mit zunehmendem zeitlichen Abstand zum Unfallgeschehen nicht mit den unfallunabhängigen Veränderungen zu vermischen.

Anforderungen an Aufbau und Tenor der Beurteilung

J. Probst

Berufsgenossenschaftliche Unfallklinik Murnau, Professor-Küntscher-Straße 8,
W-8110 Murnau/Staffelsee, Bundesrepublik Deutschland

Alles, was dem Kapitel „Beurteilung“ in Gutachten vorangeht, ist objektive Tatbestandsaufnahme, die Zusammenführung von aktenkundigen Fakten, die persönlichen Darstellungen des Untersuchten und die anläßlich der Begutachtung erhobenen Befunde. Strenggenommen gehören auch die Zusatzgutachten zur Bestandsaufnahme. Erst die Anwendung der Bestandsaufnahme auf die aufgegebene Fragestellung stellt die Beurteilung dar, die etwa der Begründung eines Urteils entspricht.

Hefte zur Unfallheilkunde, Heft 220
Zusammengestellt von K. E. Rehm

Während in formgebundenen Gutachten die Beurteilung lediglich in der Feststellung der Unfallfolgen und in der gradmäßigen Einschätzung der Beeinträchtigung besteht, eine Begründung hierfür aber nicht verlangt wird, ist das Gutachten in freier Form geprägt durch die ausführliche „Beurteilung", in welcher auf die Fragestellung eingegangen und die dazu vermittelte Stellungnahme des Gutachters begründet wird.

Als zweckmäßig erweist sich die Gliederung der Beurteilung in

1. Feststellung der Diagnose(n)
2. Feststellung der verbliebenen Schäden
3. Feststellung der Nichtunfallfolgen
4. Begründung zu 2. und ggf. zu 3.
5. Beantwortung der Einzelfragen (Beweisfragen)
6. Ggf. Einschätzung der Beeinträchtigung (MdE usw.)
7. Zusammenfassung in Stichworten, ggf. in einer zur Übernahme in einen Bescheid des Auftraggebers geeigneten Form.

Die Diagnose muß zweifelsfrei gestellt werden und darf aus diesem Grunde grundsätzlich in der medizinischen Fachsprache abgegeben werden, sie ist jedoch zweckmäßigerweise in deutscher Sprache zu erklären. Wertlos sind Angaben wie „Zustand nach ...", weil daraus nichts Definitives zu entnehmen ist und rechtlich alle jetzt und später an der Verletzungs- oder Erkrankungsstelle auftretenden Veränderungen diesem „Zustand nach ..." unterstellt werden könnten. Es kann durchaus der Fall eintreten, daß der Gutachter mit den vorhandenen Mitteln eine Diagnose nicht stellen kann, wenn beispielsweise ohne operativ zu schaffenden Einblick in eine Körperstelle der wirkliche Befund nicht festgestellt werden kann. Dann hat der Gutachter mit den vorhandenen Mitteln und aus den erhebbaren Befunden zu erschließen, was der Wahrheit am nächsten kommt.

Das gilt entsprechend für die Nichtunfallfolgen.

Nicht wenige Gutachter geraten bei der Begründung ihres Votums in Schwierigkeiten. Ihre Beurteilung liefert statt einer erläuternden Begründung eine mehr oder weniger weitschweifige Wiederholung von Vorgeschichte und Befund, oft seitenlang und ohne jegliche Andeutung einer wertenden Stellungnahme. Solche Gutachten sind vollkommen wertlos. Notwendig ist, daß dem Empfänger des Gutachtens im Sinne der Vermittlung von Sachkunde die Gründe (!) für die Entscheidung des Gutachtens nachvollziehbar und nachprüfbar dargelegt werden.

Worauf muß der Gutachter bei Bearbeitung eines Gutachtens in freier Form in seiner Beurteilung besonders achten? Wenn es um die Unfallursache geht, wird er sich auch damit auseinandersetzen müssen, was ein Unfall eigentlich ist und ob, um ein häufiges Problem zu nennen, etwa Verheben oder der Schmerz nach einem plötzlichen Umdrehen schon ein Unfall ist. Ein Unfall setzt immer ein plötzliches Ereignis voraus, d.h. etwas nicht Vorhergesehenes. Sodann muß unbedingt auch eine Gesundheitsschädigung eingetreten sein, ein Unfall ohne Gesundheitsschädigung ist kein solcher. Die Begriffe Plötzlichkeit und Unfreiwilligkeit, die zu den Grundeigenschaften eines Unfalles zählen, sind dem Arbeitsablauf, wie er geplant war, gegenüberzustellen. Eine geplante Arbeitsverrichtung ist nämlich nicht unfreiwillig und sie enthält nichts, was als plötzlich zu beurteilen wäre. Dabei darf der Plötzlichkeitsbegriff nicht auf das Erscheinen irgendwelcher Symptome, sondern er muß auf den äußeren Geschehensablauf bezogen werden. Freilich muß auch untersucht werden, ob ein geplanter Ablauf durch ein nachgewiesenes Geschehnis von außen her und plötzlich geändert wurde. Es kommt auch nicht darauf an, wie der Gutachter ein Vorkommnis, etwa das Heben einer schweren Last, als verletzungsgeeignet betrachtet, sondern auf die Beweisführung der Geeignetheit dieses Geschehens, die eingetretene Veränderung überhaupt herbeiführen zu können. Körperliche Verrichtungen, die zwar schwer waren, die aber nicht durch ein unvorhergesehenes, von außen bewirktes Ereignis beeinflußt wurden, stellen in der Regel kein Unfallereignis, ihre Folgen keine Unfallfolgen dar, sondern sie offenbaren Diskrepanzen im Zusammenspiel der Organe und Funktionen und stellen solchermaßen in der Regel das Ende einer Entwicklungskette dar, die einen Degenerationsvorgang beschließt.

Nicht selten wird in solchen Fällen Verschlimmerung geltend gemacht. Solchermaßen stellt sich auch hier die Frage des ursächlichen Zusammenhanges; denn Verschlimmerung bedeutet insoweit nichts anderes als die Begrenzung der Ursächlichkeit auf einen Teil der Unfallfolgen. Zu klären ist also zunächst, ob eine nachteilige Veränderung überhaupt auf den in Anspruch genommenen Unfall zurückzuführen ist. Die Beantwortung dieser Frage unterliegt denselben Regeln wie die primäre Feststellung eines ursächlichen Zusammenhanges. Auf keinen Fall gelten geringere Anforderungen und vor allem ersetzt ein etwaiger zeitlicher Zusammenhang nicht den ursächlichen.

Ist eine Verschlimmerung anzunehmen, muß geprüft werden, ob es sich um eine vorübergehende oder um eine dauernde handelt. Eine vorübergehende Verschlimmerung ist anzunehmen, wenn sie absehbar wieder abklingen und in den Vorzustand einmünden wird. Von einer dauernden Verschlimmerung ist auszugehen, wenn sie mehr als ein Jahr anhalten wird.

Ein zweites Begriffspaar bereitet nicht wenigen Gutachtern größere Schwierigkeiten, die einmalige und die richtunggebende Verschlimmerung. Einmalige Verschlimmerung bedeutet die einmalige Anhebung der MdE-wirksamen Unfallfolgen, die Verschlechterung der Unfallfolgen an sich; die Annahme einer solchen schließt aber nicht aus, daß es zu einem späteren Zeitpunkt erneut oder weitergehend zu einer noch stärkeren Verschlimmerung kömmen wird.

Der Begriff der richtunggebenden Verschlimmerung enthält zwar auch das Merkmal der Bedeutungsverstärkung der Unfallfolgen, drückt aber nicht etwa aus, daß es sich um eine besonders schwere oder starke Verschlimmerung handelt, sondern macht deutlich, daß die Unfallfolgen in ihrem gleichbleibenden Stand oder in ihrer Entwicklung eine Richtung eingeschlagen haben, die sie vorher nicht hatten und die auch nicht im gleichartigen und gleichmäßigen Fortschritt ihrer Entwicklung liegt. Vielmehr wurde die Richtung geändert, womit ein anderer Charakter des Leidens, möglicherweise sogar ein neues Leiden, entstanden ist.

Der anspruchsvollste Teil des Gutachtens in freier Form ist die Ausführung der Beurteilung. Es macht nicht das Gutachten in freier Form aus, in der Beurteilung nochmals Vorgeschichte und Klagen und Befund aufzuzählen, sondern es handelt sich allein um deren Würdigung. Nicht die Darstellung, sondern die Beurteilung eines Krankheitsbefundes, nicht seine Schwere, sondern seine Beziehung zu geltend gemachten Ursachen sind Gegenstand des Gutachtens. Dabei ist die Annahme eines bestimmten Sachzusammenhanges stets begründungspflichtig, um dem Erfordernis der Nachprüfbarkeit zu entsprechen.

Als Hilfsmittel der Schlüssigkeit seiner Begründung mag sich der Untersucher nicht nur mit der Prüfung und Erläuterung der Gründe für die Annahme eines bestimmten Zusammenhanges begnügen, sondern auch die Gründe des Gegenteils einer Würdigung unterziehen.

In der schriftlichen Darstellung muß der Gutachter sich auch verständlich zu machen wissen. Der Umgang mit der Sprache, aber auch mit bestimmten Begriffen muß sorgfältig geschehen und darf Zweifel nicht offenlassen.

Ein Begriff, der im Gutachtenwesen immer wieder auftaucht, ist der der Auslösung. An einer größeren Zahl einschlägiger Beispiele gewinnt man den Eindruck, daß die Auslösung als die kleinere Schwester der Ursache betrachtet wird, wobei die subjektive Wertung eindrucksvoller und weniger eindrucksvoller Unfallgeschehnisse mitbestimmend zu sein scheint für die Verwendung des einen oder des anderen Begriffes. Die Verwendung des Begriffes Auslösung erregt stets den Argwohn des Kundigen und bei näherer Nachprüfung stellt sich regelmäßig heraus, daß für ursächlich gehalten wird, was einer logischen Nachprüfung nicht standhält. Man enthalte sich daher des Begriffs Auslösen, von welchem nur gesagt werden kann, daß sich nur auslösen läßt, was schon vorhanden ist.

Anstelle dieses diskriminierten Ausdrucks ist der auch in der Judikatur anerkannte Begriff der Gelegenheitsbedingung zu verwenden, der für Chirurgen und andere Ärzte allerdings die Schwierigkeit birgt, mit der sogenannten Gelegenheitsverletzung verwechselt zu werden. Die Gelegenheitsbedingung ist eine solche, die rein zufällig als Bedingung erscheint, in Wirklichkeit jedoch eine solche nicht ist. Tritt etwa bei schon osteoporotischem Wirbelkörper gelegentlich des Hebens eines schweren Gegenstandes eine Wirbelfraktur ein, dann war dieser auch noch willentlich vorgenommene Tätigkeitsakt nur die zufällige Gelegenheit, die die mangelhafte Tragfähigkeit des Wirbelkörpers offenkundig gemacht hat, während die Ursache für die Fraktur um Mißverhältnis zwischen Leistungsspender (Muskulatur) und Leistungsempfänger (Wirbelkörper) schon vor der Gelegenheit des Hebeaktes vorhanden war.

Die Beantwortung der Einzelfragen ist selbstverständlich auch Gegenstand der Beurteilung und Begründung. Es empfiehlt sich jedoch, im Rahmen der Zusammenfassung auch die Einzelfragen stichwortartig zu beantworten, etwa so, wie dies im formgebundenen Gutachten erfolgt.

Gutachten werden vielfach als lästige und gar unärztliche Aufgabe empfunden. Sie stellen jedoch eine im Rahmen unserer gesamten Berufsausübung wichtige Aufgabe dar, die niemand anderer für uns tun kann; denn kein anderer verfügt über unsere Sachkunde. Sie ist auch kein „juristischer Kram", sondern eine soziale Aufgabe, der wir uns auch nicht durch Desinteresse entziehen dürfen. Abgesehen davon, daß wir den Zweck des Gutachtens erfüllen, haben wir auch noch Gelegenheit, dabei selbst viel zu lernen. Und auch dieses ist eine essentielle Bedingung unseres Berufes.

C. Verordnung zur physikalischen Therapie

Vorsitz: M. Graeber, Murnau; O. Oest, Ratingen

Stellung und Zweck der krankengymnastischen Behandlung beim Unfallverletzten

E. Borlinghaus

Berufsgenossenschaftliche Unfallklinik Murnau, Professor-Küntscher-Straße 8, W-8110 Murnau/Staffelsee, Bundesrepublik Deutschland

Wichtigste Erkenntnis über den Stellenwert der Krankengymnastik beim Unfallverletzten ist wohl die Tatsache, daß Krankengymnastik und Unfallchirurgie in enger Beziehung zueinander stehen. Dies darf aber nicht als Lastübertragung verstanden werden; vielmehr müssen sich beide als Leistungssysteme begreifen, die in enger Wechselbeziehung aufeinander angewiesen sind.

Die Erfolge der modernen Traumatologie sind zu einem nicht unerheblichen Teil auf die frühestmögliche Integration der Krankengymnastik in die Gesamtbehandlung bei optimaler Koordination zwischen ärztlichem Handeln und krankengymnastischer Arbeit zurückzuführen. Es darf nicht heruntergespielt oder gar gänzlich übersehen werden, daß die Behandlung des Unfallverletzten nicht nur durch einzelne ärztliche Maßnahmen, insbesondere chirurgische Verfahren, sondern auch durch die individuell auf das Krankheitsgeschehen und den Patienten abgestimmt, differenzierte und nach immer wieder erneuten Erkenntnissen der physikalischen Therapie gestaltete krankengymnastische Behandlung verbessert worden ist.

Ohne Krankengymnastik kann heute kein Unfallchirurg mehr hoffen, aus anspruchsvollen Eingriffen dauerhaft erfolgreiche Behandlungsergebnisse herleiten zu können. Die Krankengymnastik ist selbständig geworden. Sie ist heute micht mehr bloß „Nachbehandlung", dem Wort und dem Sinn nach ausgeschlossen aus ärztlichen Überlegungen; vielmehr wirken auch krankengymnastische Reflektionen und Handlungsweisen mit am Ablauf, an Änderungen und am Abschluß der Gesamtbehandlung eines Unfallverletzten, denn die Heilung hat mehrere, zeitlich ineinandergreifende oder sich aneinanderreihende Komponenten, unter denen Operation, Wundheilung und Wiederherstellung der Funktion die Hervorragendsten sind.

Der sogenannte medizinische Fortschritt ist keine Einzelleistung, sondern die Gesamtschau verbesserter diagnostischer und therapeutischer Verfahren. Somit zieht gerade die Unfallheilkunde aus der engen Zusammenarbeit verschiedenster Berufsgruppen den größten Nutzen; Teamarbeit ist deshalb zur Selbstverständlichkeit geworden, deren gemeinsames Ziel, die bestmögliche Wiederherstellung des Patienten, keiner der Beteiligten aus den Augen verlieren darf.

Immer wird die Arbeitsweise eines Teams über den Erfolg der Behandlung entscheiden. Im Interesse der Sache oder vielmehr der Person, in diesem Falle des Patienten, sollten

Hefte zur Unfallheilkunde, Heft 220
Zusammengestellt von K. E. Rehm

deshalb hierarchische Strukturen, denen anderen Aufgaben zukommen, keinen festen Platz im Behandlungsteam finden. Vielmehr muß durch Auftragserteilung unter Übertragung von Verantwortung und Mitsprache auf jeden Beteiligten ein wirksames Miteinander erreicht werden.

Das Heilmittel Krankengymnastik ist wohl so alt wie die Heilkunde selber und ist ihren Weg gegangen aus einer jahrhundertealten ärztlichen Therapie zur nur noch ärztlich verordneten Therapie. Diese stürmische Entwicklung hat auch in der Behandlung Unfallverletzter ihre Spuren hinterlassen.

Was ist es nun, was einerseits die Krankengymnasten so interessant macht für die Unfallchirurgie, und was ist andererseits an der Unfallchirurgie so interessant für die Krankengymnasten?

Krankengymnastik basiert auf einem breiten Spektrum bewegungstherapeutischer Techniken, z.B. Schulung ökonomischer Bewegungsabläufe, Anwendung von Trainigsprinzipien, Techniken zur Gelenkmobilisation, zur Atemtherapie sowie zur Förderung der sensomotorischen Entwicklung. Die Behandlung von Störungen des Bewegungsapparates, des zentralen Nervensystems, der Atmung, der Herz-Kreislauffunktionen ist ohne Krankengymnastik nicht mehr möglich, unterbliebe sie, entstünde daraus ein therapeutisches Defizit.

Die heute erreichten Fortschritte und Erfolge der Behandlung Unfallverletzter wurden ermöglicht durch die Weiterentwicklung der operativen Frakturbehandlung auf der Grundlage von Pathophysiologie und Biomechanik und einer dadurch möglichen Abkehr von langdauernder ruhigstellender Therapie hin zu frühzeitiger Aktivierung und Mobilisation. An die Stelle der Ruhigstellung zum Zwecke der anatomischen Heilung ist die durch Osteosynthesemittel verliehene Stabilisierung getreten, die die langdauernde Aussetzung der Funktion überflüssig macht. Chirurgischer Fortschritt war also die Herausforderung und die Triebfeder, auf die die Krankengymnastik durch Erweiterung und Verfeinerung ihrer Behandlungsmöglichkeiten reagieren mußte und reagiert hat.

Wann immer möglich, wendet die Unfallchirurgie heute funktionelle Methoden an, was bedeutet, daß Krankengymnastik in diesem Rahmen vorzugsweise eine aktive funktionelle Behandlung sein muß, deren Ziele immer die Funktion, eines ihrer Elemente dabei die Bewegung ist.

Es scheint also die Funktion zu sein, die die Unfallchirurgie so reizvoll macht für die Krankengymnastik. Dabei ist krankengymnastisches Handeln heute nicht mehr nur auf einen Körperteil ausgerichtet. Das Therapieren an einem Lokalbefund wurde aufgegeben zugunsten der Bahnung und Behandlung von Bewegungsketten und großen Funktionsabläufen. Die enge Verflechtung des Haltungs- und Bewegungssystems mit allen wichtigen Funktionskreisen des Körpers, wie Atmung, Herz-Kreislauf, Stoffwechsel und psychische Funktion, zeigt die ganzheitliche Wirkung von Krankengymnastik und erklärt so ihre Behandlungsergebnisse.

Der Erfolg unfallchirurgischen Handelns ist also auch abhängig von vorbereitender, begleitender und nachgehender Krankengymnastik, wozu auf beiden Seiten gezielte Planung und Verordnung notwendig sind, damit Krankengymnastik im Rahmen des Gesamtkonzepts nichts Untergeordnetes oder gar Nebensächliches bleibt.

Nichts wäre dem Erfolg abträglicher als gegenseitiges Nichtverstehen infolge Nichtkennens.

Welche Erwartungen und Forderungen werden nun heute an die Krankengymnasten speziell bei der Behandlung Unfallverletzter gestellt? Krankengymnastische Maßnahmen müssen zur Wiederherstellung der Funktion des geschädigten Bewegungsapparates beitragen, dies wiederum soll mit den geeigneten Mitteln in möglichst kurzer Zeit geschehen, wobei der Kostenfaktor zu beachten ist, ohne dabei selbst limitierend sein zu dürfen. Kurz gesagt muß Krankengymnastik heute so früh wie möglich, so schonend und intensiv wie nötig einsetzen, was eine große Auswahl adäquater Behandlungsmethoden bedingt.

Krankengymnastik ist aber kein Zauberwort und darf nicht an die Stelle versäumter Maßnahmen treten. Es wäre verhängnisvoll, der Krankengymnastik einen Platz für eventuell vertane Möglichkeiten zuzuweisen, sie sozusagen in eine Wiedergutmachungsrolle zu drängen.

Krankengymnastik ist harte Arbeit sowohl für den Therapeuten als in besonderem Maße auch für den Patienten. Da Krankengymnastik größtenteils eine aktive Therapie ist, sind wir auf die Mitarbeit des Patienten angewiesen, wobei auch dessen Eigenverantwortung durch Zuwendung, Anerkennung und Ermutigung herausgefordert werden muß.

Der Patient darf nicht der Passive sein, der sich behandeln läßt, er muß der Aktive werden, der davon zu überzeugen ist, daß seine Mitarbeit wesentlich über das Ausmaß der nur ihn selbst treffenden bleibenden Folgen entscheiden kann.

Der Krankengymnast ist also nicht mehr der „Vorturner" seines Patienten, sondern übernimmt mehr und mehr die Aufgabe, den Patienten zur Arbeit an sich selbst zu motivieren.

Da der Krankengymnast nicht nur in persönlichem, sondern teilweise auch körperlich sehr engem Kontakt zum Patienten steht, eröffnet sich hierdurch ein wichtiger Zugang, so daß auf diesem Wege wirksam Einfluß auf die Führung des Patienten während des gesamten Krankheitsverlaufes genommen werden kann. Denn nach einer Untersuchung sind die Krankengymnasten diejenige Berufsgruppe im therapeutischen Team, die die längste Zeit mit den Patienten verbringt.

Ein Problem, dem sich sowohl Unfallchirurgen als auch Krankengymnasten stellen müssen, ist die uneingeschränkte Anerkennung der Sachkompetenz des anderen. Krankengymnasten sind zwar selbständig geworden, aber nach einschlägiger Rechtsauffassung bleibt der Arzt immer noch verantwortlich für das gesamte Therapiekonzept und damit auch für die von ihm gegebene krankengymnastische Verordnung. Daher sollte jeder Arzt, der Krankengymnastik verordnet, sich dieser verbunden fühlen, damit es nicht zu schwerwiegenden Problemen in der Kommunikation zwischen Arzt und Krankengymnast kommt.

Fehler in der Therapie, krankengymnastische Nichtbehandlung von Unfallverletzten und die undifferenzierte Einleitung einer „Anschlußheilbehandlung" machen deutlich, wie wenig es noch immer Allgemeingut geworden ist, daß Krankengymnastik eine der beiden Säulen des therapeutischen Geschehens darstellt. Umsomehr ist ein solcher Kongreß ein Forum, das die Notwendigkeit der Krankengymnastik beim Unfallverletzen ebenso wie ihre Leistungsfähigkeit ins rechte Licht zu rücken vermag.

Stellung und Zweck der Balneotherapie und Massage beim Unfallverletzten

M. Graeber

Berufsgenossenschaftliche Unfallklinik Murnau, Professor-Küntscher-Straße 8, W-8110 Murnau/Staffelsee, Bundesrepublik Deutschland

Die physikalische Therapie beinhaltet alle konservativen Behandlungsverfahren, deren hauptsächliche Wirkung physikalischen Parametern oder Mitteln zugeschrieben wird, die auch natürlicherweise vorkommen. Es ist daher nicht verwunderlich, wenn diese Form der Behandlung schon seit Jahrtausenden neben der wahrscheinlich wesentlich älteren, physiologischen Krankenbehandlung eine beherrschende Rolle in der somatischen Therapie verschiedenster Krankheitsbilder gespielt hat, und auch in der heutigen Zeit halte ich es für keineswegs abwegig, ihr eine gleichwertige Stellung neben den medikamentösen und operativen Verfahren einzuräumen.

Den aktiven, bewegungstherapeutischen Verfahren, wie sie im vorhergehenden Vortrag gewürdigt worden sind, ist bei der Behandlung von Unfallverletzten zweifellos eine dominierende Bedeutung zuzumessen. Es wäre jedoch ungerechtfertigt und gegenüber dem traumatologischen Patienten ein Versäumnis, erprobte und empirisch als wirkungsvoll erkannte, klassische Verfahren der Mechano-, Thermo- und Hydro- sowie Balneotherapie zu vergessen und sie nicht zur Unterstützung der funktionellen, operativen und pharmakologischen Behandlung einzusetzen.

Diese sogenannten passiven, physikalischen Maßnahmen sind beim Unfallverletzten nicht mehr wegzudenken. Die physikalischen Maßnahmen dokumentieren sich im wesentlichen in folgenden Anwendungen:

1. Medizinische und hydroelektrische Bäder,
2. Wärmepackungen,
3. Kneippsche Bäder,
4. Therapeutisches Schwimmen,
5. Massage der verschiedensten Art.

Diese aufgeführten, therapeutischen Verfahren, die im Gegensatz zur präventiven und rehabilitativen Behandlung (mit Ausnahme der Hydrotherapie im Bewegungsbad) verwendbar sind, werden bei der Behandlung des Unfallverletzten als Einzelbehandlung durchgeführt. Diese bedingen zwar einen relativ hohen, personellen Aufwand, andererseits sind sie jedoch durch teils ortsgebundene Vorkommen, teils durch moderne technische Apparaturen, relativ billige Behandlungsmaßnahmen im Vergleich zu manchen kostenintensiven Verfahren.

Es finden sich über Wirkungsart, Mechanismus und Dauer widersprüchliche Ansichten. Experimentelle Untersuchungen sind, gemessen an der Vielfalt der zahlreichen Behandlungsverfahren, relativ spärlich, darüberhinaus auch schwierig, sind sie doch (abhängig von der jeweiligen Reaktionslage und dem Krankheitszustand des Verletzten) nur selten vergleichbar.

Hefte zur Unfallheilkunde, Heft 220
Zusammengestellt von K. E. Rehm

Grundsätzlich ist bei allen physikalischen therapeutischen Verfahren zwischen der örtlichen und der Fernwirkung zu unterscheiden. Die klassische, manuelle Massage wirkt z.B. direkt, d.h. örtlich auf Haut, Unterhaut und Muskulatur. An reflektorischer, respektiver Fernwirkung der manuellen Therapie ist durch Hyperämie die Auslösung von Duirese, vermehrte Schweiß-Sekretion oder systemischer Anstieg der Hauttemperatur bekannt.

Nachfolgend sollen nur die für den Unfallverletzten teils empirisch, teils wissenschaftlich erwiesenen Behandlungsverfahren in ihren wesentlichen Grundzügen aufgeführt werden.

Vorab möchte ich auf die Anwendung von Wärmepackungen hinweisen, z.B. Fango-Paraffin-Packungen, die sowohl zur Vorbereitung der Massage als auch der krankengymnastischen Therapie dient. Die klassische Massage hat heute einen wichtigen Stellenwert in der physikalischen Medizin. Durch Verletzungen an Gelenken und an der Wirbelsäule entstehen Schonhaltungen, wobei die einseitige Belastung der Muskulatur zu starken Verspannungen führt. Auch Überbelastung durch langes Gehen an Unterarmstützen und Stock ist sehr häufig die Ursache für einen erhöhten Muskeltonus im Schulter- und Nakkenbereich.

Durch gezielte Griffe der Manualmassage, wie z.B. Kneten, Streichen, Reiben, Walken und Vibrieren, erreicht man eine lockernde und durchblutungsfördernde Wirkung auf die Muskulatur. Großes Feingefühl bei der Dosierung des Massagegriffs ist nötig, vor allem nach Operationen, muß zunächst das empfindliche Gebiet ausgespart bleiben. Indikation für die Massage in der dargelegten Weise sind musculärer Hartspann verschiedenster Genese, Lösung von oberflächlich narbigen Adhäsionen, Abflußförderung (lymphatische-venös), hier auch in der posttraumatischen Phase einsetzbar; prä- und postoperative Pneumonieprophylaxe. Kontraindikationen sind alle fieberhaften Erkrankungen, Entzündungen und eitrige Prozesse, frische Wunden und Verletzungen, Hauterkrankungen und Varicen.

Die Unterwasserdruckstrahlmassage stellt ein für die Behandlung des Unfallverletzten außerordentlich wirkungsvolles Verfahren dar. Es basiert nicht mehr allein auf mechanischer Wirkung, sondern bedient sich als Kombinationsmethode der Hydro- und Mechanotherapie. Neben den thermischen Faktoren, die relaxierend und analgesierend auf die Skelettmuskulatur wirken, findet auch das archimedische Prinzip des Auftriebs eine wirksame Anwendung. Daneben sind es die mechanischen Wirkungen auf Haut, Unterhaut und Muskulatur. Es handelt sich hier beim vertikalen Auftreffen des Unterwasserdruckstrahles um Druck- und Sogwirkung im darunter liegenden Gewebe, bei schrägem Auftreffen entstehen Scherwirkungen, die optimale, bindegewebsmassageähnliche Fernwirkungen hervorrufen. Als Indikation für die Unterwasserstrahlmassage werden alle massiven, musculären Verspannungen sowie degenerative Gelenkprozesse prä- und postoperatiav mit begleitendem Muskelhartspann gesehen.

Traumatische Einwirkungen führen häufig zu deutlichen Schwellungszuständen an den Extremitäten. Liegt die Ursache hierfür in einem Lymphstau, so ist hier die manuelle Lymphdrainage, die ihre Fortsetzung findet in der maschinellen Lymphdrainage mit anschließender Kompressionsbandagierung, angezeigt.

Auch eine Art der maschinell ausgeübten Massage stellt der sogenannte Perlswing in unserer Klinik dar. Hierbei handelt es sich um einen Tisch, der in drei Dimensionen schwingt, mit oder ohne zusätzliche Warmluftapplikation. Es besteht hier gleichzeitig die Möglichkeit, eine Extension der Lendenwirbelsäule oder Halswirbelsäule herbeizuführen. Er findet Anwendung überwiegend bei Zuständen nach Wirbelfrakturen.

Uralt wie die Massage ist auch die Anwendung von Wasser und Bädern. In der physikalischen Therapie gibt es eine große Anzahl unterschiedlicher Bäder. In unserem Hause haben sich einige davon gut bewährt. Es sind warme Bäder, mit und ohne medizinische Zusätze, die je nach Art der Erkrankung vom Arzt verordnet werden. Hier seien erwähnt die Moorbäder und Salhuminbäder, die bei allen Erkrankungen des rheumatischen Formenkreises sowie Überlastungserscheinungen am Bewegungsapparat angezeigt sind. Bei Patienten mit nervösen Störungen haben sich das Fichtennadelbad und das Glandulathermbad wie auch das Perlbad bewährt, da diese eine sedierende Wirkung entfalten. Durch andere medizinische Zusätze kann das Gegenteil erzeugt werden, wie z.B. beim Pernionin-Bad. Entzündungshemmende Zusätze, wie Ichtyol, Heublumen und Kamille, können ebenfalls im Bad verabreicht werden. Das CO_2-Bad sowie Solebäder zeigen ausgezeichnete Wirkung bei Narbenkontrakturen nach Verbrennungen sowie gerade bei Durchblutungsstörungen der Haut. Die sogenannten Wechselbäder und Güsse, und hier darf der Name Kneipp nicht unerwähnt bleiben, bewirken durch den Wechsel von kalt und warm eine verstärkte Durchblutung und damit ein Gefäßtraining, und diese den Stoffwechsel steigernden Maßnahmen sind besonders hilfreich zur Behandlung des Unfallverletzten nach Frakturen sowie Verletzungen des Kapsel-Bandapparates als auch der Muskulatur selbst.

Bei den hydroelektrischen Bädern möchte ich das Stangerbad sowie das Vierzellenbad erwähnen. Das Stangerbad ist ein hydroelektrisches Vollbad. Beim Vierzellenbad taucht der Patient die zu behandelnden Extremitäten in mit Wasser gefüllte Behälter. Bei dieser Form der Wasseranwendung in Verbindung mit Strom wird die sedative und analgetische Wirkung des galvanischen Stromes ausgenutzt. Beim hydroelektrischen Vollbad addiert sich die Wirkung des galvanischen Stroms mit der hydrostatischen und thermischen des Wassers. Beim Vierzellenbad besteht die Möglichkeit, durch verschiedene Polung eine den Muskeltonus vermindernde oder eine steigernde Wirkung zu erzielen. Im Vordergrund steht hier die Behandlung der Extremitäten. Ein Indikationsgebiet für die galvanische Stromanwendung ist die posttraumatische Arthrose, aber auch die gefürchtete Sudecksche Erkrankung als Folge von Immobilität. Sie stellt im späten Stadium ein Anwendungsgebiet neben anderen dar.

In diesem Zusammenhang möchte ich aber auch auf die Kontraindikationen für die Anwendung von niederfrequenten Strömen hinweisen. Dies sind Herzschrittmacherträger sowie im allgemeinen alle Patienten, die Metallimplantate (Endoprothesen, Nägel, Platten, etc.) in sich tragen.

Lassen Sie mich abschließend feststellen: Es genügt nicht allein, eine gute Operation zu machen. Die Behandlung des Unfallverletzten endet nicht an der OP-Schleuse, sondern beginnt am Unfallort und findet ihre Fortsetzung nach stattgehabter Operation auf der Station und in den Abteilungen der physikalischen Therapie.

Nur diese umfassende Behandlung des Unfallverletzen kann zu einem in erster Linie für den Verletzten guten, funktionellen Ergebnis führen.

Leider sind diese Zusammenhänge nicht allen, noch so exzellenten Operateuren, wie die Verlaufsbeobachtung an vielen Patienten zeigt, in ausreichendem Maße bekannt. Operieren ist nicht alles. Was nutzt die beste Osteosynthese, wenn die Funktion der operativ versorgten Gliedmaße nicht durch die genannten, begleitenden Behandlungsmaßnahmen wiederhergestellt ist.

Literatur

1. Witt, Rettig, Schegel, Hackenbroch, Hupfauer (1981) Orthopädie in Praxis und Klinik Bd II, Thieme, Stuttgart, S. 101–139
2. Gillert O (1978) Hydrotherapie und Balneotherapie in Therapie und Praxis, 7. Aufl., Richard Pflaum-Verlag, München

Stellung und Zweck der Ergotherapie beim Unfallverletzten

K. Minkwitz

Abteilung Ergotherapie, Klinik Berlin, Kladower Damm 223, W-1000 Berlin 22, Bundesrepublik Deutschland

Innerhalb des Rehabilitationsprozesses nimmt die Ergotherapie eine besondere Stellung ein. Oberstes Therapieziel ist die Reintegration von Fähigkeiten und Fertigkeiten des Patienten in den Alltag. Diese wiedergewonnenen oder neuerlernten Fähigkeiten müssen im normalen Tun erprobt und stabilisiert werden. Gleich nach dem akuten Ergeignis oder einer Operation werden dies zunächst einmal Dinge wie Körperpflege oder Ankleiden sein, aber auch Essen oder Fortbewegung in oder mit Hilfsmitteln. Fortgesetzt bis zum Ende des Rehabilitationsprozesses, bei dem dann berufliche und soziale Reintegration des Patienten im Vordergrund stehen.

Mit dieser Ausrichtung auf weitestgehende Selbständigkeit des Unfallverletzten im täglichen Leben stellt die Ergotherapie ein Bindeglied zu anderen Therapiebereichen dar. Wo in der Krankengymnastik rein motorisch- mobilisierende Techniken angewendet werden, werden sie in der Ergotherapie in ihren Alltagsbezug umgesetzt. Der Patient erhält die Gelegenheit zu erproben, ob er nicht nur die Bewegung „pur" wieder ausführen kann, sondern auch ob er sie z.B. zum Transportieren von Gegenständen oder innerhalb anderer komplexer Bewegungsvorgänge mit verringerter Aufmerksamkeit auf die Bewegung selbst noch einsetzen kann.

Wo in der Neuropsychologie spezielle Hirnleistungsfunktionen diagnostiziert und eventuell auftrainiert werden, wird in der Ergotherapie diese Anforderung auch in einer reizintensiveren, lebhafteren Umgebung an den Patienten gestellt. Er muß z.B. in einer Gruppe Aufträge erledigen oder zusätzlich noch kommunizieren.

Insgesamt verbindet also die Ergotherapie isolierte Trainingssituationen mit den ganzheitlichen Anforderungen des täglichen Lebens. Um diese Anforderungen nun dosiert an den Patienten herantragen zu können, zerlegt der Ergotherapeut diese Alltagsanforderungen in ihre motorischen, sensorischen oder kognitiven Basisanforderungen. Er paßt die Anforderungen den vorhandenen Fähigkeiten des Patienten an und ermöglicht ihm im defizitären Bereich eine langsame Steigerung.

Am konkreten Beispiel von Haushaltstätigkeiten gesehen, lassen sich die zwei unterschiedlichen Therapiewege aufzeigen:

Hefte zur Unfallheilkunde, Heft 220
Zusammengestellt von K. E. Rehm

a) Bei einem unveränderlichen Defizit, wie einer kompletten Paraplegie, werden kompensatorische Hilfen geboten, wie z.B. unterfahrbare Möbel (Spüle/Herd), Transportwagen für Geschirr, Greifhilfen für sehr hoch hängende Gegenstände oder am Boden liegende Gegenstände, etc.
oder
b) Bei veränderlichen Basisdefiziten, wie bei Verbrennungen oder Polytrauma, wird z.B. bei motorisch-sensorischen Ausfällen zunächst nur die Hand- und Armfunktion trainiert und erst später das Erreichte im Haushalt angewendet.

Bei diesem zweiten, nicht kompensatorischen Weg bedienen sich Ergotherapeuten neben dem Funktionsaufbau zur Kontrakturenprohylaxe oder der Vermeidung von Narbenbildung und dem Schienenbau besonders zweier Medien: theropeutischer Spiele und des Handwerks. Beide Medien bieten eine große Materialvielfalt und lassen sich gezielt und gut steigerbar einsetzen. Eine immer komplexer werdende Therapiesituation, die bis an die Komplexität des Alltags heranreicht, läßt sich so mühelos gestalten. Bis die Erprobung der Fähigkeiten im simulierten Alltag, z.B. Küchentraining, Anziehtraining, Körperpflegetraining, möglich ist.

In der Praxis sind zumeist beide Wege, der kompensatorische und der nicht-kompensatorische Weg im Tun miteinander verbunden. Die Rückbildung von Defiziten beim Unfallverletzten wird durch Kompensation erst möglich, bis dann in vielen Fällen eine Kompensation nicht mehr nötig ist.

Ein weiteres wichtiges Bindeglied ergotherapeutischer Arbeit zwischen Krankenhaus und der häuslichen Umgebung des Unfallverletzten bilden die Angehörigenberatung und der Hausbesuch. Noch deutlich vor dem avisierten Entlassungstermin erproben Patient, Angehörige und Therapeut die Möglichkeiten des Patienten in seinem häuslichen Bereich. So kann die Selbsteinschätzung des Unfallverletzen an seiner Realität gemessen werden, und eine erneute Nahzielbestimmung zusammen mit dem Patienten ist möglich. Für den Unfallverletzten wird so die Entlassung aus der beschützenden Klinik weniger angstvoll. Für das Rehabilitationsteam wird der Erfolg der Maßnahmen und Operationen auch über die Schwelle des Krankenhauses hinaus garantiert.

Erfahrungsgemäß reichen bei längerfristig anhaltenden Beeinträchtigungen aber Aufenthalte in rehabilitativen Einrichtungen nicht aus, um die Möglichkeiten des Patienten voll auszuschöpfen. Es bieten sich dann die ambulanten Ergotherapeuten in freien Praxen zur Nachsorge an. Hier können noch einmal mehr die begonnenen Prozesse im direkten Alltag des Patienten umgesetzt werden.

Nicht zuletzt soll die ergotherapeutische Behandlung in beruflicher Reintegration enden. So muß auch hier eine Simulation arbeitsplatzähnlicher Verhältnisse möglich sein. Es stehen dann Arbeitsplatzgestaltung und Belastbarkeit als Therapieziele im Vordergrund. Gegebenenfalls ist auch eine gezielte Weiterbehandlung in einer speziellen Einrichtung zur beruflichen Rehabilitation der BfA oder LVA oder anderer Träger indiziert.

Zusammenfassend läßt sich also sagen, daß von der Akutphase bis zur vollständigen sozialen und beruflichen Reintegration der Ergotherapeut ein kompetenter Berater in allen Fragen ist, in denen es um die Erlangung und Integration von Fähigkeiten für das alltägliche Leben geht.

Indikation zur Krankengymnastik in der operativen und konservativen Frakturbehandlung

M. Gutbier

Berufsgenossenschaftliche Unfallklinik, Ludwig-Guttmann-Straße 13, W-6700 Ludwigshafen, Bundesrepublik Deutschland

Die krankengymnastischen Maßnahmen nach operativer und konservativer Frakturbehandlung haben heute in der Traumatologie einen so hohen Stellenwert, daß grundsätzlich darauf nicht mehr verzichtet werden kann. In der Regel kann man sogar behaupten, daß der Erfolg hervorragender Operationsverfahren und konservativer, frühfunktioneller Frakturbehandlungen maßgeblich von der gezielten krankengymnastischen Begleit- und Nachbehandlung abhängt.

Die Indikationsstellung zur Krankengymnastik hat sich im Laufe der Jahre multipliziert. Durch den vermehrten Einsatz von Krankengymnasten wurde deutlich, daß Komplikationen wie Reizzustände, Thrombosegefahr, posttraumatische Dystrophien und Bewegungseinschränkungen, auch in nichtbetroffenen Gelenken, sowie Störungen der Gesamtstatik drastisch reduziert werden konnten.

Der Begriff der sogenannten „Teilbehandlung" sollte nun auch endgültig tabu sein, da wir den Patienten grundsätzlich in seiner Gesamtheit erfassen und ihn, gleich nach welcher Verletzung und Versorgung, zu einem ökonomischen Bewegungsverhalten bringen müssen.

Die Indikation zur Krankengymanstik richtet sich sowohl in der operativen wie auch in der konservativen Frakturbehandlung nach den jeweiligen Stabilitätsgraden der Frakturen.

Frakturbehandlung
- operativ
- konservativ < Gipsimmobilisation / frühfunktionell

Stabiltätsgrade
1) Instabilität/Lagerungsstabilität
2) bedingte Bewegungsstabilität
3) Bewegungsstabilität
4) bedingte Belastungsstabilität
5) Belastungsstabilität

Instabilität/Lagerungsstabilität
- Pneumonieprophylaxe
- Irradiation auf die Muskulatur
- Durchblutungs- und Resorptionsförderung
- Schmerzlinderung

Hefte zur Unfallheilkunde, Heft 220
Zusammengestellt von K. E. Rehm

- Statische Muskelarbeit (betroffene Extremität)
- Erhalten und Kräftigen der Funktionen der nicht ruhiggestellten Gelenke
- Wahrnehmungsschulung im Bezug auf Durchblutung, Sensibilität, Motorik, Gelenkstellung (Lagerung)

Die krankengymnastische Behandlung des Patienten beginnt am 1. postoperativen Tag, bzw. am Tag nach der konservativen Frakturversorgung.

Je nach Alter und pulmonalem Zustand des Patienten ist eine gezielte Atemtherapie indiziert, die durch Ventilationsübungen und passive Maßnahmen wie Vibrationen, Klopfungen und Hautreizgriffen sowie mit Hilfsmitteln wie Totraumvergrößerer, Eis oder Vibrax die Atmung vertiefen und zum Abhusten anregen sollen.

Um die Durchblutung und Resorption von Hämatomen zu fördern und Fehlstellungen in den Gelenken zu vermeiden, ist zunächt die Kontrolle einer guten Lagerung notwendig. Dabei sollten grundsätzlich die distalen höher als die proximalen Anteile der frakturierten Extremität liegen.

Umlagerungsübungen, Eis und kräftige Finger- und Zehenbewegungen (soweit diese nicht betroffen sind) aus einer adäquaten Lagerung heraus dienen der Resorptionsförderung, Schmerzlinderung und Thromboseprohylaxe.

Eine Irradiation auf die Muskulatur der betroffenen Extremität erreichen wir z.B. durch Bewegungen in PNF-Mustern gesunder Körperabschnitte, die, wenn möglich auch gegen kräftigen Widerstand durchgeführt werden sollten. Die Muskulatur des betroffenen Armes oder Beines leistet damit reaktiv statische Muskelarbeit. Gleichzeitig erhalten wir damit die Kraft und Funktion der nicht ruhiggestellten Gelenke, was z.B. bei einer Beinverletzung im Hinblick auf das spätere Gehen an Unterarmstützen unbedingt erforderlich ist.

Der Patient wird zusätzlich angeleitet, gezielte isometrische Anspannungsübungen für die Muskulatur der betroffenen Extemität häufig eigenständig durchzuführen.

Veränderungen bezüglich der Durchblutung, Sensibilität, Motorik und der Lagerung soll der Patient nach Möglichkeit wahrnehmen und angeben können. Er muß dazu im Einzelnen aufgefordert und geschult werden, denn immer wieder kommt es vor, daß Patienten z.B. Sensibilitätsausfälle im Rahmen ihrer Verletzung als gegeben hinnehmen, ohne davon zu sprechen.

In der Phase der Instabilität/Lagerungsstabilität stellt sich die Indikation zur Krankengymnastik auch bei der konservativ durch Gipsimmobilisation versorgten Fraktur. Um den korrekten Sitz des Gipses beurteilen zu können, halten wir es für wichtig, daß der Patient wenigstens für einen Tag in stationärer Behandlung bleibt. Vor seiner Entlassung sollten z.B. dem Patienten mit einer Unterarmfraktur Fingerübungen aus einer Hochlagerung gezeigt werden, die die Entstauung fördern. Damit wir später nach seiner Wiederaufnahme nicht durch Kontrakturen der angrenzenden Gelenke überrascht werden, muß der Patient angeleitet werden, regelmäßig endgradige Bewegungen im Schultergelenk durchzuführen. Isometrische Spannungsübungen im Gips werden Resorption und Durchblutung fördern und die Kontraktionsfähigkeit der Muskulatur erhalten. Auf ein Armtragetuch verzichten wir grundsätzlich und gestatten allenfalls einen elastischen Schaumgummischlauch, in dem der Arm zwischendurch abgelegt werden kann.

Wurde eine Fraktur der unteren Extemität konservativ mit einem Gips versorgt, ist dessen druckfreier, perfekter Sitz im allgemeinen erst nach 1–2 Tagen zu beurteilen. Die Indikation zur Krankengymnastik stellt sich auch hier mit der Anleitung von isometrischen Spannungsübungen, Bewegungen in den Zehengelenken und Übungen für die nicht betroffenen Gelenke. Ein Kriterium für die Entlassung sollte das sichere unbelastete Gehen und Treppensteigen mit Unterarmstützen sein.

Bedingte Bewegungsstabilität

- Aktives Bewegen, hubfrei und gegen die Schwerkraft, dabei Verbot einer oder mehrerer Bewegungskomponenten,
- statische Muskelarbeit.

Sowohl eine durch Osteosyntheseverfahren wie auch eine frühfunktionell konservativ versorgte Fraktur bietet im allgemeinen sofort nach ihrer chirurgischen Behandlung eine bedingte Bewegungsstabilität. So können alle Gelenke im Rahmen der erlaubten Bewegungskomponenten zunächst aktiv geführt gegen die Schwerkraft oder aktiv in hubfreien Ausgangsstellungen bewegt werden. Ist der Patient nicht bei Bewußtsein, muß er möglichst mehrmals täglich passiv im Rahmen der erlaubten Bewegungstoleranzen durchbewegt werden, um Kontrakturen zu vermeiden und die Thrombosegefahr zu verringern. Die elektrische Bewegungsschiene, die individuell für jeden Patienten angepaßt werden muß, unterstützt uns bei diesen prohylaktischen Maßnahmen. Zur Resorptionsförderung kommen neben Eispacks auch Interferenzstrombestrahlungen zur Anwendung.

Eine Aufhängung im Schlingentisch ermöglicht das Bewegen unter Abnahme der Schwere.

Der im Bereich des Ellbogens operierte Patient darf in der Regel am ersten postoperativen Tag aufstehen. Wie er in der Vertikalen mit seiner schweren Gipsschale umgehen kann und soll, muß ihm durch den Krankengymnasten vermittelt werden. Aus der Gipsschale oder einer guten Lagerung dürfen nun auch aktiv geführte Bewegungen im Ellbogengelenk durchgeführt werden. Die zu Beginn noch schienende Hand des Therapeuten erleichtert die Bewegungen in die Flexion und Extension. Besondere Beachtung schenken wir der Flexion und der Supination, vor allem dann, wenn der Unterarm in Pronationsstellung ruhiggestellt werden mußte. Dabei kommt es relativ rasch zur Kontraktur der entspannten Membrana interossea, so daß die volle Supination später auch bei intensiver krankengymnastischer Behandlung nur schwer wiederherzustellen ist. Damit der Patient die Rotationsbewegungen des Unterarmes auch eigenständig üben kann, geben wir ihm ein Staffelholz, mit dem er aus der Gipsschale ohne ausweichende Schulterbewegungen die Supination und Pronation üben kann. Daneben kommen Eis, Fingerbewegungen und bei starken Schmerzen manchmal eine Plexusanästhesie zur Anwendung. Wichtig sind von Beginn an die Bewegungen im Schultergelenk, wobei der Therapeut zunächst das Armgewicht abnimmt und dann den Patienten auffordert, neben seinen isometrischen „Hausaufgaben" auch diese Bewegungen selbständig durchzuführen.

Eine an der unteren Extremität operativ oder frühfunktionell konservativ versorgte Fraktur erlaubt in der Phase der bedingten Bewegungsstabilität alle geführten aktiven Bewegungen in der Regel unter Ausschluß der Rotationen. Isometrisches Muskeltraining und aktives Bewegen des in der Gipsschale gelagerten Beines erreichen, daß das Bein gegen die Schwere gehalten werden kann und damit das Aufstehen ohne Belastung gestattet wird.

Bewegungsstabilität

- Aktives Bewegen der betroffenen Gelenke in allen Ebenen im Rahmen der vorhandenen Bewegungstoleranz (z.B. PNF ohne Widerstände)
- statische Muskelarbeit
- Gehen ohne Belastung bei Beinverletzungen mit Hilfsmitteln (Gehwagen, Durchschwunggang, Sohlenkontakt, Abrollen mit ca. 10 kg Belastung)
- Bewegungsbad

Bewegungsstabilität liegt dann vor, wenn nach operativer oder frühfunktionell konservativ versorgter Fraktur die Extremität in allen Bewegungskomponenten der Gelenke und in allen Ebenen im Rahmen der vorhandenen Bewegungstoleranzen aktiv bewegt werden darf. Nach Entfernung der Hautfäden darf der Patient ins Bewegungsbad, und zur Resorptionsförderung können Eistauchbäder die Kältepacks ablösen. Werden wir mit verbackenen, festen Narben konfrontiert, können wir versuchen, diese durch spezielle Anhakegriffe zu lockern.

Dem Beinverletzten muß der Krankengymnast in dieser Phase das unbelastete Gehen mit Hilfe eines Gehwagens oder Unterarmstützen schulen. Um einen ökonomischen Bewegungsablauf zu erreichen, gestatten wir ein Abrollen mit Sohlenkontakt, wobei das betroffene Bein mit maximal 10 kg, also weniger als dem Eigengewicht, belastet wird.

Konzentrische und exzentrische Muskelarbeit wird mit dem Ausnutzen physiologischer Muskelketten bei der Anwendung der PNF-Pattern ohne Widerstände trainiert. Aktive Widerlagerungen, das heißt das Vermeiden von ungewollten weiterlaufenden Bewegungen durch statische antagonistische Muskelarbeit aus der funktionellen Bewegungslehre Klein-Vogelbach sind ein gutes Wahrnehmungstraining für den Patienten. Ausweichbewegungen werden ihm bewußt, und er lernt, sie zu vermeiden.

Sehr gut läßt sich die Muskulatur in dieser Phase auch reaktiv trainieren. Gleichgewichtsreaktionen werden in verschiedenen Ausgangsstellungen, aber immer noch ohne Belastung, ausgenutzt, um die gewünschten Muskelaktivitäten automatisch bei komplexen Bewegungsmustern einsetzen zu lassen.

Speziell für das Fußgewölbe, das später wieder das ganze Körpergewicht tragen soll, kann der Patient unbelastete Fußübungen, auch in der Gruppe, durchführen.

Der Armverletzte darf zu diesem Zeitpunkt in allen Ausgangsstellungen aktiv bewegen, ohne den Arm mit mehr als dem Eigengewicht zu belasten. Auch hier hilft die aktive Widerlagerung, Ausweichbewegungen zu vermeiden. Der Patient muß im Hinblick auf seine Gesamtstatik behandelt werden. So müssen wir ihm Entlastungsstellungen für den noch nicht frei beweglichen Arm zeigen, damit seine Bewegungseinschränkung nicht als Folge Beschwerden im Schulter-Nacken-Bereich verursacht, bzw. der durch die Kontraktur verkürzte Arm nicht das Gangbild stört.

Bedingte Belastungsstabilität

- Bewegen gegen Widerstand (bei steigender Belastbarkeit auch distaler Widerstand
- Gehen mit Teilbelastung (20–50 kg)

Erst jetzt, in der Phase der bedingten Belastungsstabilität, sehen wir unseren mit Gips konservativ versorgten Patienten wieder. Die Beweglichkeit der betroffenen Gelenke läßt trotz der guten Ratschläge, die wir ihm mit auf den Weg gaben, meist zu wünschen übrig. Darüberhinaus klagt er über Beschwerden in der Wirbelsäule, die durch den schweren einseitigen Gips verursacht wurden. Das Röntgenbild zeigt häufig eine gewisse Entkalkung, für die die notwendige Entlastung über Wochen verantwortlich ist. Um wieviel leichter fällt es dem frühfunktionell konservativ und dem operativ versorgten Beinpatienten nun mit einer Teilbelastung von 20 kg zu starten. Das Gehen wird zunächst mit Unterarmstützen auf ebenem Gelände, später auch auf der schiefen Ebene, verschiedenen Bodenarten und auf der Treppe geübt. Immer wieder wird mit Hilfe der Personenwaagen die erlaubte Belastung kontrolliert.

PNF-Pattern sind nun auch gegen Widerstände, Mobilisationen mit widerlagernden Widerständen möglich. Dabei sind die Widerstände je nach Belastbarkeit der Fraktur zunächst nur proximal, später auch weiter distal der Verletzung zu setzen. Bewegungen gegen den Widerstand von Expanderzügen sind nun auch im Schlingentisch möglich.

Sind Kontrakturen in den angrenzenden Gelenken aufgetreten, kann diesen zusätzlich mit Hilfe von manualtherapeutischen Techniken entgegengearbeitet werden.

Belastungsstabilität

- ab 50 kg Belastung bis zum Gehen ohne Hilfsmittel
- alle krankengymnastischen Maßnahmen sind erlaubt

Auch wenn der Patient in der Phase der Belastungsstabilität häufig schon aus dem stationären Aufenthalt entlassen ist, darf die krankengymnastische Behandlung noch nicht abgeschlossen sein.

Hartnäckige Kontrakturen können nun mit manueller Therapie, persistierende Schwellneigungen mit Eis und Interferenzstrom behandelt werden. Eventuell aufgetretene nervale Läsionen können weiterhin durch Reizstrom, Hautreizgriffe und Eisabreibungen zur Innervationsschulung behandelt werden.

Sowie die Belastbarkeit der Fraktur des Beinverletzten 50 kg entspricht, beginnen wir mit dem Abbau der Unterarmstützen. Solange das Gangbild noch nicht physiologisch ist, geht der Patient mit einer Gehstütze bzw. einem Gehstock. Einzelne Phasen aus dem Gang werden zusätzlich in der Gehschule und während der krankengymnastischen Übungsbehandlung trainiert, um die Belastbarkeit zu steigern. Dazu nehmen wir verschieden hohe Stufen, die Sprossenwand und das Schaukelbrett zu Hilfe. Besonders achten wir auf eine physiologische Beinachsenbelastung, die durch Schonhaltung und Ruhigstellung oft nicht mehr präsent ist. Zur Steigerung von Kraft, Koordination und Ausdauer nimmt der Patient neben der krankengymnastischen Einzeltherapie noch an Gruppenbehandlungen teil. Hier wird bei Tischtennis und Kegeln, in der „Beingruppe“ und im Bewegungsbad die jetzt belastbare Extremität in das gesamte Bewegungsverhalten integriert. Zusätzlich darf der Patient gegen den Widerstand von isokinetischen Geräten und anderen Kraftmaschinen seinen Muskelzuwachs fördern.

Die Fraktur im Bereich der oberen Extremität hat die Belastungsstabilität mit der Erlaubnis, volle Stützkraft einzusetzen, erreicht. Auch hier werden die Widerstände und die Belastung im Sinne des Stützens gesteigert. Die Behandlung in der Gruppe und im klinischen Sport läßt den Arm reaktiv einsetzen und zu einem ökonomischen Bewegungsverhalten verhelfen.

Abschließend bleibt festzustellen, daß die verschiedenen Stabilitätsgrade für jede Art der Frakturbehandlung, ob operativ, frühfunktionell konservativ oder konservativ durch Immobilisierung im Gips ihre Indikation zur Krankengymnastik in gleicher Weise vorschreiben. Da die unterschiedlichen Stabilitätsgrade und damit die krankengymnastischen Maßnahmenaber je nach Versorgung zu früheren oder späteren Zeitpunkten einsetzen, muß auch ein unterschiedlich langer Weg zum therapeutischen Erfolg zu erwarten sein.

Indikation zur Krankengymnastik in der postoperativen Behandlung von Gelenkbandverletzungen

A. Wentzensen

Berufsgenossenschaftliche Unfallklinik, Ludwig-Guttmann-Straße 13, W-6700 Ludwigshafen-Oggersheim, Bundesrepublik Deutschland

Einleitung

Die krankengymnastische Behandlung nach operativ versorgten Kapselbandverletzungen ist eine unabdingbare Voraussetzung für den Behandlungserfolg, sie muß in ihrer zeitlichen Zuordnung so früh als möglich nach dem operativen Eingriff beginnen. Aus diesem Grunde sollte man von einer Begleit- und Nachbehandlung sprechen.

Die operative Versorgung soll die Voraussetzungen für den wohldosierten funktionellen Reiz schaffen, der für die Anpassung des sich neu bildenden Gewebes an die statisch und dynamisch erforderlichen Belastungen notwendig ist.

Dabei wird die Entscheidung zu einem postoperativen immobilisierenden oder frühfunktionellen Vorgehen auch bestimmt von Art und Ausmaß der Verletzung und der Art der Versorgung.

Hefte zur Unfallheilkunde, Heft 220
Zusammengestellt von K. E. Rehm

Patienten und Arbeitsmethode

In der Begleit- und Nachbehandlung bestehen sicher noch Defizite in der Zusammenarbeit zwischen Arzt, Krankengymnast und Patient, die eigentlich als eine untrennbare Einheit einen Mittelweg beschreiten müssen, der auf der einen Seite theoretisch ausgearbeitete und wünschenswerte Prinzipien und auf der anderen Seite tatsächlich praktikable Behandlungsmöglichkeiten vorsieht. Um dies zu erleichtern ist es zweckmäßig, einen Behandlungsplan aufzustellen, dessen Ablauf kontrolliert und eingehalten werden muß. Der Behandlungsplan unterteilt Zeitabschnitte, in denen durch definierte Maßnahmen bestimmte Ziele erreicht werden sollen. Wichtig ist auch der ständige Informationsaustausch in Bezug auf den jeweiligen Stand des Behandlungsergebnisses. Aufgabe des behandelnden und im Idealfall auch weiterhin betreuenden Arztes und Krankengymnasten muß es sein, dem Patienten Einsicht in Behandlungskonzept und -ziel zu vermitteln.

Die krankengymnastiche Behandlung setzt im wesentlichen Schwerpunkte im Rahmen dieser Behandlung und bedient sich dabei, neben originären krankengymnastischen Techniken, auch der Kältetherapie, der Elektrotherapie, Hydrotherapie sowie bestimmter spezieller Trainingsformen wie z.B. der Isokinetik. Es sollte ein zeitlicher Rahmen für den Ablauf und das Ausmaß der Behandlung gesetzt werden, der vom Verletzungsmuster und der Art der durchgeführten Behandlung mitbestimmt wird.

Behandlungsziel

Das Ziel einer erfolgreichen Behandlung sollte es sein, dem Patienten ein schmerzfreies, stabiles und leistungsfähiges Gelenk wiederzugeben.

Folgende Prinzipien einer Begleit- und Nachbehandlung nach Kapselbandverletzungen lassen sich formulieren:

1. Schutz der operativ versorgten Strukturen durch ein in der Regel limitiertes Bewegungsmaß
2. Wiedererlangung propriozeptiver musculär-ligamentärer Steuerungsmechanismen durch krankengymnastische Übungstechniken.
3. Gezieltes Muskeltrainig der dynamischen Stabilisatoren für die jeweils verletzten Bandstrukturen.

   Wenn die musculäre Balance soweit wiederhergestellt ist, daß eine ausreichende Koordination die Kontrolle über die Extremität sicherstellt, kann die Belastung zunehmend gesteigert werden. Die Wiedergewinnung von Muskelkraft muß vor oder gleichzeitig mit dem Bewegungszuwachs erfolgen.
4. Langsame Zunahme der Beweglichkeit zur Vermeidung sekundärer Bandlockerungen (vor allem an den belasteten Gelenken) bzw. Überdehnung des Narbengewebes.

Eine gewisse Standardisierung des Begleit- und Nachbehandlungsprogrammes ist notwendig, auch wenn bei jedem Patienten individuelle Faktoren zu berücksichtigen sind. Ausdrücklich betonen muß man hierbei auch, daß dieses Ziel unter vernünftigen und vertretbaren ökonomischen Bedingungen und somit auch in einem entsprechend zeitlichen Rahmen erreicht werden sollte.

Die bereits angesprochene Immobilisierung stellt immer einen Kompromiß zwischen der wünschenswerten frühfunktionellen Behandlung und der Notwendigkeit, die in Heilung befindlichen Bandstrukturen zu schützen, dar.

Das individuelle Vorgehen richtet sich auch nach dem jeweils betroffenen Gelenk in Abhängigkeit davon, ob es sich um ein unbelastetes oder belastetes Gelenk handelt.

Bei parallelfaserigem kollgenen Bindegewege bewirkt jede Ruhigstellung eine Qualitätsänderung, und es gilt auch zu bedenken, daß bestimmte elasto-viscöse Eigenschaften dieses Gewebes durch das Trauma verlorengegangen sind und wahrscheinlich nur teilweise wiedererlangt werden.

Immobilisierung führt am parallelfaserigen Bindegewebe zur Abnahme von löslichem Kollagen und zu einem Verlust von Hyaluronsäure, im feingeweblichen Bereich tritt eine Desorientierung von Bindebewebsfasern auf, und im ultramikroskopischen Bereich wird ein fehlgeleitetes cross linking der neu gebildeten Kollagenfibrillen mit einer daraus resultierenden Behinderung des Gleitvermögens beschrieben.

Es wäre aber unzureichend, nur auf die Anforderungen des parallelfaserigen Bindegewebes abzuheben, das Gelenk muß vielmehr als eine Einheit betrachtet und die Anforderungen an Knorpel, Knochen und Muskulatur ebenfalls beachtet werden.

Diese Gewebe sind infolge der stattgehabten Verletzung einschließlich Hämarthros und der nachfolgenden Inaktivität betroffen, zumindest beim Erwachsenen hat die Ruhigstellung eines Gelenkes enorme Folgen am Knorpel, aber auch Knochen und Muskulatur werden durch die Ruhigstellung beeinflußt.

Am Knorpel führt die Immobilisierung zu einer Auflockerung der Matrix, es ist deshalb auch mit Recht die Frage gestellt worden, ob es sinnvoll ist, ein längere Zeit ruhiggestelltes Gelenk zu belasten oder ob sich daraus nicht nachteilige Folgen ergeben, wie sie zumindest im Experiment beschrieben wurden.

Die Einflüsse von Inaktivität auf den Skelettmuskel sind bekannt, es kommt zu einer Verschiebung von schnellen Typ-II zu langsamen Typ-I-Fasern. Dies erklärt auch die besondere Betroffenheit des Musculus vastus medialis, gleichzeitig findet eine Reduzierung des Querschnittes der langsamen Fasern als Zeichen der Funktionsbeeinträchtigung statt. Nach fünf Wochen beträgt die Abnahme etwa ein Viertel des Muskelumfangs.

Untersuchungen von Häggmark haben ergeben, daß bei leichtem Schmerzempfinden die motorische Einheit der Typ-I-Fasern und bei starken Schmerzen die Typ-II-Fasern gehemmt werden. Dies korreliert mit der klinischen Beobachtung, daß Patienten mit heftigem postoperativem Schmerzempfinden über einen längeren Zeitraum nicht in der Lage sind, isometrische Anspannungsübungen durchzuführen. Je früher ein Patient aber in der Lage ist, einen guten Quadricepstonus zu entwickeln, desto weniger wird er mit postoperartiven Ergußproblemen zu tun haben.

Auch am knöchernen Skelett sind die Folgen der Immobilisierung erkennbar, der Schwund des Knochengewebes vollzieht sich annähernd exponentiell, bis eine Art Dauerzustand erreicht ist. Am spongiösen Knochen tritt dieser Zustand rascher ein als am kompakten, und es erscheint gesichert, daß dieser Endzustand im Sinne eines steady state nach etwa 16 Wochen erreicht wird und durch Wiederaufnahme der vollen Belastung rückbildungsfähig ist. Erstaunlicherweise ist der Zusammenhang zwischen dieser Knochendystrophie und den dabei entstehenden Schmerzen vielen Ärzten und Krankengymnasten nicht bekannt, und man muß immer wieder darauf hinweisen, daß sich dieser Zustand an einer belasteten unteren Extremität nur durch die Schwerkraft im Sinne einer axialen Belastung normalisieren läßt.

Daraus wird deutlich, daß auch der zunehmenden Belastung eine wesentliche Bedeutung bei der Begleit- und Nachbehandlung von Gelenkbandverletzungen zukommt.

Eine weitere Veränderung betrifft die funktionellen Veränderungen von Gelenkkapselreceptoren, Gelenknerven und intraarticulären Ganglienzellen, ein Komplex, der mit dem Begriff Kinaesthesie umschrieben werden kann.

Schmerzen

Die Begleit- und Nachbehandlung beginnt zu einem Zeitpunkt, zu dem der unmittelbar postoperative Schmerz noch nicht abgeklungen ist. Aus diesem Grunde muß die postoperative Schmerzempfindlichkeit gedämpft werden, folgende Maßnahmen haben sich hierfür bewährt:

1. Eisanwendungen
2. CPM
3. Regionalanaesthesie
4. Anwendung elektrischen Stroms

Auch der postoperativen Lagerung kommt dabei eine nicht unerhebliche Bedeutung zu.

Aus diesem Grunde müssen die oder der behandelnde Krankengymnast sowohl die versorgte Verletzung als auch die operativen Maßnahmen kennen, es müssen Grundkenntnisse des Heilungsverhaltens ligamentärer Strukturen und ihres zeitlichen Ablaufs bekannt sein, und es darf durch die Begleit- und Nachbehandlung kein Schmerz erzeugt werden.

Die ersten Übungen sind in der Regel isometrische Anspannungsübungen in einer Gelenkstellung, in der die versorgten Bandstrukturen nicht unter vermehrte Spannung geraten. Wenn diese Übungen weitgehend schmerzfrei erfolgen, gewinnt der Patient Vertrauen für die weitere Behandlung.

Zwischen postoperativ auftretenden Schmerzen und dem Wiedererlangen von musculärer Funktion besteht ein enger Zusammenhang, die reflektorische Schmerzhemmung verhindert häufig die frühe Aufnahme von isometrischen Spannungsübungen als Ausgangslage für das Wiedererlangen der Kontrolle über die operierte Extremität.

Zusammenfassung

Die zeitlich abgestufte Begleit- und Nachbehandlung nach frischen operativ versorgten Kapselbandverletzungen dient der Minderung von Schmerzen, dem Widererlangen von Beweglichkeit und der Zunahme von Muskelkraft. Krankengymnastische Übungstechniken zur Wiedererlangung von proprioceptiv-ligamentären Steuerungsmechanismen, transcutane elektrische neurophysiologische Stimulation, Eisbehandlung, Ultraschall und isokinetische Trainingstechniken können diese Maßnahmen unterstützen.

Erfahrungen mit den nachteiligen Folgen einer lang andauernden Immobilisierung nach operativer Versorgung von Kapselbandverletzungen sind Anlaß für ein aktives abgestuftes Vorgehen, sofern der Schutz der ligamentären Strukturen ausreichend gesichert ist. Die krankengymnastische Begleit- und Nachbehandlung greift dabei aktiv in den Heilungs- und Anpassungsprozeß des verletzten Gelenkes ein.

Literatur

1. Arvidsson I, Eriksson E (1988) Counteracting muscle atrophy after ACL infury: Scientific bases for a rehabilitation program. In: Feagin JH (Hrsg) The Crucial Ligaments. Chruchill Livingston, New York Edinborough London
2. Häggmark T, Jansson E, Eriksson E (1981) Fiber type and metabolic potential of the tigh muscle in man after knee surgery and immobilization. Int J Sport Med 2: 12–17
3. Stanish WD, Curwin S (1988) Special techniques in rehabilitation. IN: Feagin JA (ed) The crucial ligaments. Chruchill Livingston, New York Edinborough London, pp 483–492
4. Wentzensen A (1989) Frühkomplikationen, Begleit- und Nachbehandlung von frischen kombinierten Kniebandverletzungen. Langenbecks Arch Chir [Suppl] II (Kongreßbericht 1989)

Indikation zur Ergotherapie nach Verletzungen der Hand

St. Knorr

Berufsgenossenschaftliche Unfallklinik Murnau, Professor-Küntscher-Straße 8, W-8110 Murnau/Staffelsee, Bundesrepublik Deutschland

Die Ergotherapie bei schweren Handlverletzungen stellt ein spezifisches, gezieltes Training im Rahmen der Rehabilitation dar. Mit den Fortschritten der Wiederherstellungschirurgie haben sich auch neue Schwerpunkte und Anforderungen für die Ergotherapie Handverletzter ergeben.

Die Hand ist derjenige Körperteil, der Verletzungen und deren Folgen am häufigsten ausgesetzt ist. Der Handverletzte wird durch sein körperliches Trauma auch mit der elmentaren Frage konfrontiert: „wie-fertig-werden" mit den Verrichtungen des täglichen Lebens, mit Hygiene, mit Essen? Werde ich meinen Beruf wieder ausüben können oder wird eine Umschulung notwendig, wird sie überhaupt möglich sein?

Diesem Fragenkomplex stehen Arzt, Berufshelfer, Krankengymnast und Ergotherapeut gegenüber.

Die Ergotherapie kann grundsätzlich nur auf ärztliche Verordnung hin durchgeführt werden. Sie findet in der Regel in Abstimmung mit der Krankengymnastik statt. Bei der krankengymnastischen Behandlung wird die Aufmerksamkeit des Patienten auf den komplexen Bewegungsvorgang gerichtet, im Vordergrund steht die eigene Bewegungsaktivität.

Die Ergotherapie legt dagegen die unbewußte Ausführung des behinderten Bewegungsablaufes zugrunde, wobei das Interesse des Patienten auf das Werkstück gerichtet ist. Dadurch wird die Ermüdungs- und Schmerzgrenze beim Trainingsvorgang hinausgeschoben.

Hefte zur Unfallheilkunde, Heft 220
Zusammengestellt von K. E. Rehm

Die Indikation für eine gezielte funktionelle Ergotherapie wird vor und nach folgenden operativen Maßnahmen der Handchirurgie eingesetzt:

- komplexen Verletzungen,
- partiellen oder totalen Amputationen der Finger,
- Sehnennähten, Nervennähten und -transplantationen,
- Muskeltransplantationen,
- Fingertransplantationen,
- Gelenkersatz- oder Gelenkversteifungsoperationen,
- Hauttransplantationen,
- Verlagerung von Nerven,
- Arthrolysen,
- Tenolysen,
- Verbrennungen - Erfrierungen,
- Dystrophien

Besonders wichtig ist das Eingangsgespräch. Darin kann der Patient seine Ängste und Probleme einbringen. Auf alle Aspekte, die durch den Unfall mitbetroffen sind, Beruf, Familie, Hobby, wird eingegegangen, um den Verletzten zur Mitarbeit zu motivieren. Sodann wird eine Inspektion vorgenommen, um posttraumatische oder krankhafte Veränderungen sowie das Ausmaß der Störungen der Funktionen der Hand als Greif- und Tastorgan festzustellen. Mit Hilfe von Messungen der verletzten sowie der gesunden Hand und der angrenzenden Gelenke kann der Ergotherapeut das verbliebene funktionelle Potential einschätzen und danach den individuellen Behandlungsplan aufstellen. Über das Ergebnis wird mit dem Verletzen gesprochen; dadurch erhält er gleichzeitig eine Erklärung über den Sinn und die Notwendigkeit der Behandlung. Im Behandlungsplan werden Neigungen zu bestimmten Werktechniken einbezogen, wenn möglich, berufsgerichtete Techniken miteingebaut.

Je aktiver ein Patient am Behandlungsprozess beteiligt werden kann, umso größer ist seine Bereitschaft zur Mitarbeit. Sieht er dann noch Fortschritte, die sich in wiederholter Messung zeigen, so stärkt das seine weitere Motivation. Wie aus der Planaufstellung ersichtlich, sind Ziele und Teilzeile enthalten, die dazu helfen, die vollständige Wiederherstellung aller Handfunktionen anzustreben.

Die Auflistung zeigt die handwerklichen Techniken, die Adaptationen und Schienen, welche das Bewegungsausmaß verbessern sollen.

Folgende Kriterien müssen im Behandlungsplan enthalten sein: Aktive Übungen haben Vorrang vor passiven, reziproke vor statischen.

Die Amplitude soll vorrangig vor dem isolierten Trainieren einzelner Gelenke berücksichtigt werden. Erst danach soll das Augenmerk auf die grobe Kraft gerichtet sein. Es gibt Steigerungsmöglichkeiten in a) der Bewegung, b) der Kraft, c) der Sensibilität, d) der Zeit. Diese Möglichkeiten können verfeinert werden, indem man innerhalb dieser Punkte weiter steigert durch verschiedene a) Techniken, b) Materialien, c) Werkzeuge und d) Adaptationen. Aus dem großen Gebiet der handwerklichen Techniken möchte ich beispielhaft einige herausgreifen und sie Ihnen unter verschiedenen Teilaspekten vorstellen.

Der Faustschluß kann an einem spezifisch dafür eingerichteten Übungsplatz mit unterschiedlichen Adaptationen geübt werden.

Beim Korbflechten wird mit einem Rundholz das Peddigrohr gefaßt, wozu ein gesamthaftes Öffnen und Schließen der Hand erforderlich ist.

Holzwerkzeuge, deren Griffe mit Schaumgummi dem noch unvollständigen Faustschluß angepaßt werden, wirken stimulierend auf die Metacarpalköpfchen und bahnen den Grobgriff an. In der gleichen Holztechnik können durch Verwendung verschiedener Holzarten (Weich- oder Hartholz) die Widerstände verändert werden.

Ergotherapie wird nach den Möglichkeiten gestaltet, die sich aus der Rekonstruktion ergeben. So wird es nach einer Daumenrekonstruktion der anzustrebende Spitzgriff sein.

Die seit langem erfolgreich angewandten, verschieden großen Bunnellbrettchen stabilisieren beim Spitzgriff einzelne Fingergelenke. In Verbindung mit dieser Hilfe eignen sich besonders gut die Werktechniken des Perlenauffädelns, Mosaikarbeiten, Macroamee und andere Feinarbeiten.

Neben den handwerklichen Techniken kommen auch funktionelle Spiele zum Einsatz. Das Solitärspiel an der schrägen Ebene fördert den venösen Rückfluß bei Ödemen; durch die verschiedenen Formen der Stäbe werden Greiffunktionen aufgebaut. Das Solitär kann auch mit einer Spreizschere für die Fingerstreckung gespielt werden.

Bei komplexen Handverletzungen, die auch periphere Nervennähte erforderlich machten, kehrt die Sensibilität selten ganz vollständig zurück.

Für die Behandlung der Sensibilität verwenden wir sogenannte Sensibäder. Das sind Schüsseln mit Nudeln, Reis, Linsen und Gries, in denen Kugeln verschiedener Größen durch Wiedererkennen herauszufinden sind.

Im Säckchen mit unterschiedlichen Gegenständen sollen jeweils zwei der gleichen Art durch Tasten erkannt werden.

Die im Reinnervationszustand befindlichen Nerven behandeln wir mit der Facilitationsmethode nach Rood. Diese Methode erfordert Stimulation über Extero- und Proprioceptoren. Durch deren Impulsabgabe erhöht sich der Muskeltonus, und damit wird die aktive, willentliche Kontraktion im geschwächten Muskel erleichtert. Deshalb führen wir eine Pinsel-Eis-Behandlung über isolierte Hautzonen, über den Dermatomen und Muskelbäuchen durch. Die Proprioceptoren werden stimuliert durch den Druck auf den Muskelbauch, Schlag auf Sehnen und Knochen, Gelenkkompressionen und Ausnützung von Reflexen. Als Widerstandsgebung führt der Patient eine Holzschleifübung durch. Paretische Muskelgruppen werden entsprechend ihrer Funktionsrückkehr trainiert. Hierzu werden Tätigkeiten benutzt, die vorwiegend diese Muskeln beanspruchen.

Beispielsweise ist eine Lederarbeit, bei der der Unterarm im Rillblock fixiert ist, eine ausgezeichnete Übung, die reinnervierte Gruppe der Handgelenkstrecker zu beüben.

Schreibmaschineschreiben ist ein hervorragendes Mittel, um die in der Funktionsrückkehr begriffenen Mm. interossei zu stärken.

Nach Muskelersatzoperationen muß der Patient die *neue* funktionelle Bewegung erkennen, d.h. die *einzelnen* transferierten Muskeln intendieren und gleichzeitig die neue Aktion komplex beherrschen können. Die gelernten, neuen Bewegungsverhältnisse nach einem Radialisersatz müssen gekräftigt werden mit Arbeiten wie Drucken, Lederarbeit im Rillblock, Flexions- und Extensionswebrahmen.

Nach partiellen Amputationen der Langfinger, Teilrekonstruktion des Daumens, Frakturen der Mittelhandknochen müssen erhalten gebliebene Funktionen trainiert und Kompensationsmöglichkeiten gesucht werden. So kann der Einsatz eines Instrumentes den feinen

Spitzgriff ersetzen, es können kleinste Perlen aufgelesen oder Schräubchen gehalten werden.

Sind Schäden definitiv, so ist der Ergotherapeut für jede Art von Hilfen zuständig. Von der kleinsten Schreib- oder Eßhilfe bis hin zu Hilfen im Haushalt wie Kartoffelschälgerät oder Brotbrettchen und Hilfen bei Hobby- oder Erwerbsarbeit. Die Bedürfnisse des Patienten werden abgeklärt und mit ärztlicher Indikation in Einklang gebracht. Falls für die individuellen Belange keine passenden Hilfsmittel auf dem Markt sind, müssen vorhandene abgeändert oder neu konzipierte selbst angefertigt werden.

Einer schwer Handverletzten konnte mit einer *Kartoffelhaltevorrichtung* (Abb. 1) geholfen werden, die es ihr ermöglicht, wieder ganztags in einer Großküche zu arbeiten.

Im hygienischen Bereich kann eine elektrische Zahnbürste mit abgewandelter Handhalterung einem beidhändig schwerst Geschädigten eine gewisse Selbständigkeit geben.

Um den Patienten bald wieder unterschriftsfähig zu machen, haben sich Handschreibübungen der verletzten Hand in Verbindung mit *Schreibhilfen* bewährt oder das Linkshandschreiben.

Das Schreibmaschinenschreiben und die Arbeit am Computer können auch schon vorbereitend für eine etwaige Umschulung eingesetzt werden.

Abschließend möchte ich noch kurz ein wichtiges Aufgabengebiet der Ergotherapie bei der verletzten Hand streifen. Zur Ergänzung von Aktivitäten oder um überhaupt ein Training in der Ergotherapie aufnehmen zu können, sind Hand- und Fingerschienen unentbehrliche Hilfen. Auch auf die Herstellung von Hilfen bei der Selbsthilfe kann nicht verzichtet werden. Mittels thermoplastischer Materialien ist es dem Ergotherapeuten möglich, die Konstruktion und Herstellung von Schienen selbst vorzunehmen. Dies kommt der Notwendigkeit entgegen, solche für den Therapieverlauf rasch herzustellen und auch gegebenenfalls umzuformen.

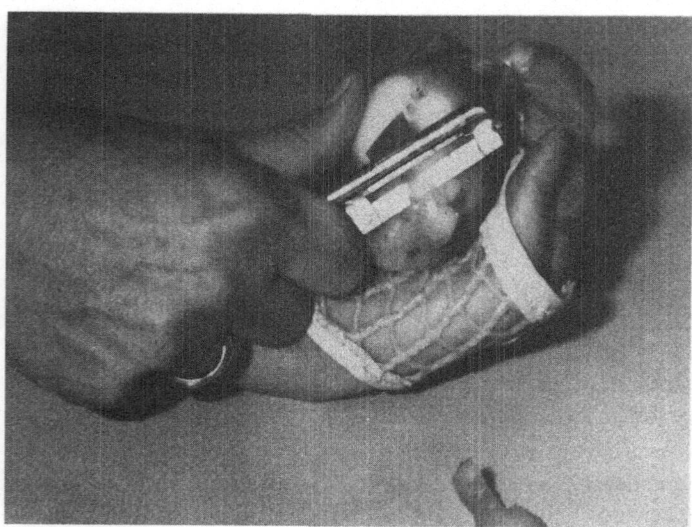

Abb. 1. Die Kartoffelhaltevorrichtung ist ein in der Ergotherapie konzipiertes Hilfsmittel, das nicht auf dem Markt angeboten wird

Grundsätzlich sind zwei Typen zu unterscheiden:
A) die *statische Schiene*, eine Vorrichtung zur Ruhigstellung. Es ist keine Bewegung möglich, wie am Beispiel der Lagerungsschiene ersichtlich. Angestrebt wird eine Funktionsstellung. Die Flexoren- oder Extensorenstützschiene soll, wie der Name sagt, eine erreichte Funktion in der jeweiligen Bewegung stützen. Daumen- und Fingerschienen zum Zweck der Immobilisation.
B) *Die dynamische Schiene* bestehend aus zwei oder mehreren Teilen mit einer Antriebsvorrichtung aus Gummibändern, Gelenken oder Federn. Dieser Schienentyp erlaubt aktive und passive Gelenksbewegungen, z.B. bei Nervenlähmungen des N. radialis, N. ulnaris und N. medianus. Die sind so gebaut, daß sie gelähmte Muskeln ersetzen helfen. Die am häufigsten verwendeten sind die dynamische Radialisschiene, die dynamische Ulnarisschiene und der dynamische Opponenssplint.

Der dynamische Moberghandschuh oder Flexionshandschuh wird eingesetzt, wenn die Sperre der Finger beim Faustschluß überwunden werden soll.

Mit Hilfe von Schienen und Adaptationen, der Auswahl geeigneter Techniken, Beachtung der Behandlungsmethoden und Richtlinien werden wir nicht nur der Verletzung des Patienten gerecht, sondern schöpfen für ihn alle Möglichkeiten aus.

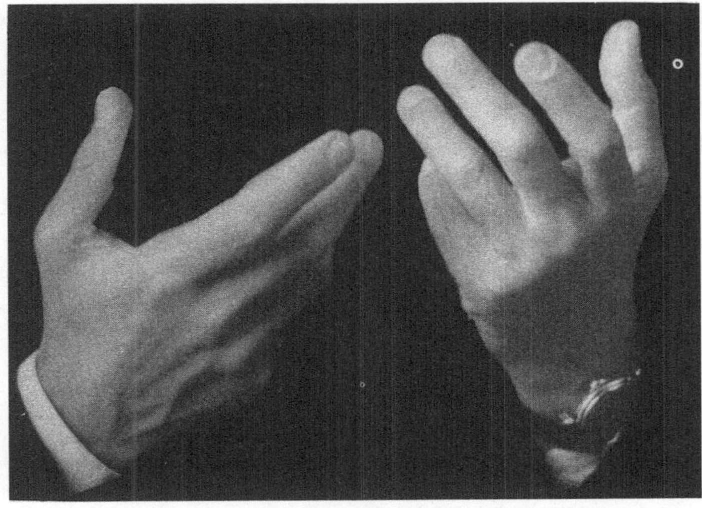

Abb. 2. Hände sind nicht nur Greifwerkzeuge, sondern auch Ausdrucksorgane der ganzen Persönlichkeit. Das Wiedererstarken der verletzten Hände wirkt sich deshalb positiv auf den gesamten seelisch-geistigen und gefühlsmäßigen Zustand des Patienten aus

Die Hand darf nicht allein als Greifwerkzeug verstanden werden, vielmehr ist sie auch Ausdrucksorgan seine ganzen Persönlichkeit. Von der Körpersprache her wissen wir, daß die Hände immer mitsprechen; denn sie artikulieren unbewußt den Gefühlsbereich. Ein Widererstarken der verletzten Hand wird sich rückwirkend auch positiv und harmonisierend auf den gesamten seelisch-geistigen und gefühlsmäßigen Zustand des Patienten auswirken.

Zusammenfassung

Die Ergotherapie bei schwer Handverletzten erfordert ein spezifisches, gezieltes Training. Die Indikation hierfür wird vor und nach folgenden operativen Maßnahmen der Handchirurgie eingesetzt:

- komplexen Verletzungen,
- partiellen oder totalen Amputationen der Finger,
- Sehnennähten, Nervennähten und -transplantationen,
- Fingertransplantationen,
- Gelenkersatz- oder Gelenkversteifungsoperationen,
- Hauttransplantationen,
- Verlagerung von Nerven,
- Arthrolysen,
- Verbrennungen - Erfrierungen,
- Dystrophien

Vorgestellt wird die Erstellung eines Behandlungsplanes mit Zielsetzungen, geeigneten Techniken, Schienen und Adaptationen unter Berücksichtigung von Behandlungskriterien und Richtlinien. Es werden handwerkliche Techniken herausgegriffen und unter verschiedenen Teilaspekten vorgestellt, wie Faustschluß oder Spitzgriff trainiert werden können. Für die Sensibilität werden sogenannte Sensibäder eingesetz: Schüsseln mit Nudeln, Reis, Linsen und Gries, in denen Kugeln verschiedener Größe herauszufinden sind.

Die im Reinnervationszustand befindlichen Nerven werden nach der Facilitationsmethode nach Rood behandelt. Wichtig ist die Hilfsmittelversorgung und die Anpassung von statischen und dynamischen Schienen.

Die Hand ist sowohl Greifwerkzeug als auch Ausdrucksorgan. Sie artikuliert unbewußt den Gefühlsbereich. Somit wird sich auch ein Wiedererstarken der verletzten Hand rückwirkend positiv und harmonisierend auf den gesamt seelisch-geistigen und gefühlsmäßigen Zustand des Patienten auswirken.

Literatur

1. Matev JB, Bankov StD (1982) Rehabilitation der Hand. Thieme, Stuttgart New York
2. Pfenniger B (1979) Ergotherapie bei Erkrankungen und Verletzungen der Hand. Springer, Berlin Heidelberg New York
3. Jentschura G (1979) Beschäftigungstherapie Einführung und Grundlagen. Thieme, Stuttgart New York
4. Schmid.Carlshausen U (1989) Beschäftigungstherapie und Rehabilitation 1/76: 6–7

D. Verordnung technischer Heil- und Hilfsmittel

Vorsitz: O. Oest, Ratingen; M. Graeber, Murnau

Allgemeine Grundlagen der Indikation stabilisierender und mobilisierender Heil- und Hilfsmittel und versicherungsrechtliche Aspekte

R.-A- Grünther und O. Oest

Evangelisches Fachkrankenhaus, Orthopädische Klinik, Rosenstraße 2, W-4030 Ratingen, Bundesrepublik Deutschland

Definition der Heil- und Hilfsmittel

Eine exakte Definition der Heil- und Hilfsmittel liegt in der deutschen Literatur noch nicht vor, obwohl seit 1866 gesetzliche Bestimmungen über die Lieferung von technischen Heil- und Hilfsmitteln gelten.

Die Spitzenverbände der Kranken-, Unfall- und Rentenversicherungsträger haben 1978 den sogenannten *Hilfsmittelkatalog* veröffentlicht. Als Definition gilt danach:

- Orthopädische Hilfsmittel sind dazu bestimmt, den Zwecken der orthopädischen Behandlung zu dienen, sei es, um die Behandlung zu fördern oder den Behandlungserfolg zu sichern oder zu stabilisieren. Orthopädische Hilfsmittel sollen also noch vorhandene, aber fehlgebildete Körperteile in ihre natürliche Lage oder Form bringen oder sie in ihrer Funktion stützen oder unterstützen.

Es werden orthopädische Schuhe, Orthesen und Stützvorrichtungen jeder Art genannt.

1982 erschienen *Heil- und Hilfsmittelrichtlinien* des Bundesausschusses der Ärzte und Krankenkassen. Dort wird als Begriffsbestimmung angegeben:

- Als *Heilmittel* gelten
  1. sächliche Mittel, die zur Behandlung einer Krankheit eingesetzt und überwiegend äußerlich angewendet werden, ohne Arzneimittel zu sein;
  2. Maßnahmen der physikalischen Therapie;
  3. Sprachtherapie;
  4. Ergotherapie.
- Als *Hilfsmittel* gelten
  1. Körperersatzstücke, orthopädische und andere Hilfsmittel, die erforderlich sind, um einer drohenden Behinderung vorzubeugen, den Erfolg der Heilbehandlung zu sichern oder eine körperliche Behinderung auszugleichen, soweit sie nicht als allgemeine Gebrauchsgegenstände des täglichen Lebens anzusehen sind;

Hefte zur Unfallheilkunde, Heft 220
Zusammengestellt von K. E. Rehm

2. Brillen und andere Sehhilfen;
3. Hörhilfen.

Begriffserläuterung des stabilisierenden und mobilisierenden Aspektes

Aufgrund der unterschiedlichen Funktionsweisen sind drei Konstruktionsgruppen aus der Familie der orthopädischen Hilfsmittel bekannt:

1. Bandagen zur Kompression
2. Orthesen zur *aktiven* Bewegungssteuerung
3. Orthesen zur *passiven* Bewegungssteuerung

Bandagen liegen eng am Körper an und engen den Bewegungsablauf wenig ein. Außer der Kompression können kaum mechanische Kräfte auf den Bewegungsapparat übertragen werden. Eine Stabilisierung der Gelenkstrukturen ist nicht möglich.
Beispiel: Genutrain

Orthesen zur aktiven Bewegungssteuerung bestehen aus Körperformteilen, externen Verbindungselementen und Gelenken. Diese übernehmen ausschließlich die Bewegungsführung im Sinne von Begrenzung oder achsengerechter Stabilisierung. Sie wirken schützend, stabilisierend und entlastend auf Gelenkstrukturen.
Beispiel: CTI.

Orthesen zur passiven Bewegungssteuerung sind von Salter 1975 zur unterstützenden frühfunktionellen Bewegungstherapie bei Rheumapatienten nach Gelenkoperationen in der ersten postoperativen Phase entwickelt worden. Sie arbeiten über eine kontinuierliche passive Bewegungstherapie (continuous passive motion CPM).
Beispiel: motorische Bewegungsschiene für das Knie.

Die motorische Bewegungsschiene hat eine *übergreifende* Wirkung:
stabilisierend über die Fixation der Extremität und
mobilisierend über die kontinuierliche passive Bewegung.

Der mobilisierende Aspekt wird überwiegend durch die Physiotherapie abgedeckt. Die Krankengymnastik liefert mit ihren verschiedenen Techniken über Lagerung, isometrischen und isotonischen Übungen, bis zu neurophysiologischen Bahnungen den Hauptteil der Behandlung. Physikalische Maßnahmen mit Massagen, Thermo- und Elektroanwendungen unterstützen die Therapie.

Mit den genannten Orthesen und der Physiotherapie ist eines der Hauptziele der Arbeitsgemeinschaft für Osteosynthesefragen, nämlich die früheinsetzende funktionelle Behandlung von verletzten Gelenken und Gliedmaßenabschnitten zur Vermeidung von Immobilisationsschäden aller Art, voll erreicht.

Allgmeine Grundlagen der Indikation

Im unfallchirurgischen und orthopädischen Patientenkollektiv bilden die postoperativen Behandlungsphasen die Grundlage zum Einsatz der stabilisierenden und mobilisierenden Heil- und Hilfsmittel.

1. Die erste oder Frühphase geht vom Operationstag bis zur Entfernung der Wundfäden, d.h. 10.–14. Tag.
2. Die zweite Phase endet mit dem Abschluß der Heilung der Weichteile und Knochen, ca. 10.–12. Woche.
3. Die dritte Phase schließt sich an und geht bis zur bestmöglichen Wiederherstellung der Gelenkfunktion sowie der Gebrauchsfähigkeit der Extremität.

In der *Frühphase* gelten vier Behandlungsprinzipien

a) Lagerung
Es ist die funktionell günstige oder dem operativen Eingriff angepaßte *hochgelagerte* Position zu wählen. Dadruch wird Zirkulationsstörungen vorgebeugt; Gelenkschwellungen klingen rascher ab. Eispackungen wirken schmerzlindernd.
b) Frühzeitige Entfernung von Gelenkergüssen
Dadurch wird das Spannungsgefühl aufgehoben, die Schmerzen lassen nach. Die konsekutive bessere Durchblutung der Synovialis führt zu einer Normalisierung des Gelenkstoffwechsels. Intraarticulären Verklebungen, Verwachsungen und Knorpelschäden wird vorgebeugt.
c) Frühzeitige krankengymnastische Behandlung
Soviel und so früh wie möglich! Am besten wird am ersten postoperativen Tag mit isometrischen Übungen und neurophysiologischen Verfahren begonnen. Begleitend sollten ab 1.–3. Tag wohldosierte, passive Bewegungsübungen auf motorisierten Bewegungsschienen stattfinden.
d) Auf Schmerzfreiheit
ist bei *allen* Behandlungsverfahren zu achten.

Die zweite Behandlungsphase umfaßt zunehmend mehr aktive krankengymnastische Übungen. Neben isometrischen Spannungsübungen folgen vermehrt isotonische mit vorsichtigem Kraftaufbau, Schlingentischübungen, PNF-Pattern. Zusätzlich sind physikalische Maßnahmen mit Hydrotherapie (z.B. Bewegungsbäder) und Elektrotherapie mit niederfrequenter Muskelstimulation (BMR, Wymoton, Reizstrom) sinnvoll. Die Ergotherapie mit ihren vielen Möglichkeiten vervollständigt die ganzheitliche Therapie. Wie stets, so darf auch hier keine Behandlung Schmerzen bereiten.

Spätestens zu Beginn dieser Phase sollte im oben definierten Sinn das benötigte Hilfsmittel, die Orthese, erstellt und angepaßt sein. Die Benutzung der Orthese während der Krankengymnastik zeigt das erlaubte Bewegungsausmaß. Sie zeigt allerdings auch ihre Grenzen auf. Die exakte Koordination der Anwendung des Heilmittels (hier: CTI-Orthese), abgestimmt auf die Verletzung, gewährleistet einen zufriedenstellenden Heilerfolg, der bereits in dieser Phase vorausschauend beurteilt werden kann.

Die dritte Behandlungsphase beginnt frühestens ab der 10. postoperativen Woche. Sie ist die Zeit der Steigerung der aktiven Mobilisation mit Kraft- und Ausdauertraining, immer unter der Berücksichtigung der Verletzung und des Schmerzbildes. Neben isometrischen und isotonischen Übungen ist hier isokinetisches Training am Cybex-Gerät indiziert. Standfahrrad, Gewichtsmanschetten, Gummibänder werden in die Therapie eingebaut. Mobilisationstechniken, manuelle Therapie, Unterwassergymnastik mit Betonung auf Verbesserung der Ausdauer, Alltagsübungen mit optimalem Bewegungsablauf erweitern das Spektrum der Krankengymnastik. Es sollte nicht vergessen werden, dem Patienten Hausaufgaben zu erteilen, Die Ergotherapie bereitet den Unfallverletzten mit berufsspezifischen Übungen und einer Arbeits- und Belastungserprobung auf seine Wiedereingliederung in den zuletzt ausgeübten Beruf vor.

Versicherungsrechtliche Aspekte

Nach §182 b der Reichsversicherungsordnung hat jeder Versicherte Anspruch auf Ausstattung mit Körperersatzstücken, orthopädischen und anderen Hilfsmitteln.

Das Rehabilitations-Angleichungsgesetz brachte 1974 die Aufnahme der Heil- und Hilfsmittel in den Sach- und Leistungsumfang der gesetzlichen Kranken- und Rentenversicherung. Die gesetzliche Unfallversicherung und das Versorgungswesen kannte bereits früher weitergehende Regelungen.

Leistungsträger unseres heutigen Systems der sozialen Sicherung sind

1. die gesetzliche Krankenversicherung
2. die gesetzliche Rentenversicherung
3. die gesetzliche Unfallversicherung
4. die Versorgungsverwaltung
5. die Bundesanstalt für Arbeit
6. die Sozialhilfeträger
7. zusätzlich: Beihilfe
private Krankenversicherung
Haftpflichtversicherung

Hier seien nur die wichtigsten drei näher erläutert:
Für den Bereich der gesetzlichen Krankenversicherung und Rentenversicherung gilt das Gesundheitsreformgesetz (SGB V) vom 1.1.1990. Seit Anfang dieses Jahres sind aus dem Bereich der orthopädisch-technischen Hilfsmittel solche „von nur geringem Wert oder umstrittenem therapeutischen Nutzen und geringem Abgabepreis“ herausgenommen worden. Daraufhin entstand eine noch unveröffentlichte umfangreiche Negativliste, welche unter anderem Kompressionsstücke für Knie und Knöchel, Leibbinden, Fingerschienen nach Stack und weitere erprobte und bewährte Hilfsmittel enthält.

Waren im Bereich der Reichsversicherungsordnung bis 1974 nur Mittel gegen Verkrüppelung bekannt, so wurden in den berufsgenossenschaftlichen Richtlinien *schon* 1925 die „Gesichtspunkte für die Gewährung von Hilfsmitteln“ niedergelegt. In der gesetzlichen Unfallversicherung gelten heute die „Gemeinsamen Richtlinien der Unfallversicherungsträger über Gewährung, Gebrauch und Ersatz von Körperersatzstücken, Hilfsmitteln und Hilfen“ von 1973. Diese schließen den Behindertensport, die Wohnungs- und Kraftfahrzeughilfe ein.

Nach Rücksprache mit dem Verband der Ortskrankenkassen erhielt ich die Statistik der Ausgaben der Krankenkassen für 1988. Leider werden die Heil- und Hilfsmittel mit den Arzneien und Verbandsmitteln gemeinsam genannt. Ein separates Konto der Heilmittel und der Hilfsmittel wird nicht geführt. Auch beim Bundesinnungsverband für Orthopädietechnik ist kein statistisches Material über die Kosten für Hilfsmittel an den Gesamtausgaben der Krankenkassen erstellt worden. Der Präsident, Herr Knoche, teilte mir mit, daß Schätzungen bei 0,75 bis maximal 1,3 % der Gesamtausgaben liegen.

In einem Gespräch mit dem Referat Statistik beim Hauptverband der Berufsgenossenschaften wurde mir mitgeteilt, daß kein eigenes Konto für Heil- und Hilfsmittelausgaben existiert. Eine Sondererhebung mit diesem Inhalt wurde 1985 durchgeführt; von den angeschreibenen 35 Berufsgenossenschaften antworteten lediglich 5, welche jedoch sämtlich Bau-Berufsgenossenschaften waren. Deshalb konnte keine aussagefähige Statistik erstellt werden.

Indikation zu Heil-/Hilfsmitteln nach Wirbelsäulenverletzungen

M.H. Ruidisch

Berufsgenossenschaftliche Unfallklinik Murnau, Professor-Küntscher-Straße 8,
W-8100 Murnau/Staffelsee, Bundesrepublik Deutschland

Bei der Versorgung Wirbelsäulenverletzter mit Heil- und Hilfsmitteln ist zu unterscheiden zwischen solchen Verletzten ohne und mit neurologischen Ausfällen. Bei ersteren ist die Hilfsmittelversorgung, unabhängig von primär konservativer oder operativer Behandlung, notwendig, um eine Frühmobilisation zu ermöglichen. Diese wiederum dient einerseits der verkürzten Bettphase, mindert dadurch die subjektiven Beeinträchtigungen der Patienten, reduziert Krankenhauskosten, läßt aber vor allem typische Komplikationen wie Embolien, Thrombosen und Muskelatrophien vermeiden bzw. deren Risiko vermindern.

Bei der Versorgung frischer Wirbelsäulenverletzungen mit Orthesen spielen zwei Kriterien eine Rolle. Zum einen die Stabilität der Verletzung, zum anderen deren Lokalisation. Primär instabile Frakturen stellen heute eine Indikation zur operativen Versorgung und damit Umwandlung in eine stabile Situation dar.

Bei instabilen Halswirbelsäulenverletzungen wird man heute immer dem operativen Vorgehen den Vorzug geben, da in diesem sehr mobilen Wirbelsäulenabschnitt die sekundäre Rückenmarkschädigung wahrscheinlich ist. Versorgungen mit Minervagips werden kaum noch vorgenommen. Eine gerade für die obere Halswirbelsäule gute Behandlung mit Haloring und -weste wird wegen des schlechten Tragekomforts zunehmend selten.

Bei fehlender knöcherner Verletzung, also bei den Distorsionen der Halswirbelsäule, empfiehlt sich, ebenso in der postoperativen Phase nach Wundheilung, die Versorgung mit einer Kragenstütze aus Kunststoff bzw. einem aufgeschäumten längsstabilen Material. In leichteren Fällen genügt die Versorgung mit einem Schanzschen Verband. All diese Hilfsmittel haben die Aufgabe, die Halswirbelsäulenbeweglichkeit zu begrenzen und damit einen gewissen Ruhigstellungseffekt zu bewirken.

Wichtig ist es, die Anwendung dieser Hilfsmittel zeitlich klar zu begrenzen, um eine zu starke Gewöhnung an das Hilfsmittel, die bis zur psychischen Abhängigkeit gehen kann, zu vermeiden. Generell gilt, daß bei Wirbelsäulenverletzten die Versorgung mit Orthesen nur temporär notwendig ist und keine Dauerversorgung darstellt.

Hefte zur Unfallheilkunde, Heft 220
Zusammengestellt von K. E. Rehm

Die Dauer der Ruhigstellung ist immer individuell zu entscheiden, sie beträgt im allgemeinen bei Distorsionen sechs, bei Frakturen 10–12 Wochen.

An der Brust- und Lendenwirbelsäule ist das Vorgehen anders. Stabile Frakturen, das heißt Frakturen mit erhaltener Hinterkante, werden konservativ behandelt. Dies kann nach Böhler durch Aufrichten im ventralen Durchhang und nachfolgender Gipsruhigstellung oder nach Magnus mit frühfunktioneller Behandlung erfolgen. Dabei erfolgt die anfängliche Lagerung auf Kifa-Mulde.

Sowohl bei der funktionellen Behandlung als auch nach operativer Stabilisierung ist eine temporäre Versorgung mit „stabilisierenden" Orthesen notwendig.

Das Reklinations-Rahmenkorsett wirkt einerseits lordosierend, schaltet andererseits inklinierende und rotierende Bewegungen aus. Damit wird sowohl eine lokale Schmerzausschaltung als auch das Vermeiden von falschen Bewegungen erreicht. Die Tragedauer ist im allgemeinen für 12 Wochen vorgesehen. Anschließend ist eine schrittweise Entwöhnung mit gleichzeitigen Kräftigungsübungen für die Rückenstreckmuskulatur notwendig.

Das Drei-Punkte-Stützkorsett bringt die Lendenwirbelsäule durch die Dreipunktauflage Manubrium-Symphyse-Lendenwirbelsaüle ebenfalls in eine lordotische Stellung. Seine fixierende Wirkung ist jedoch geringer, es bleibt daher in der Traumatologie leichteren Bruchformen vorbehalten.

Bei beiden Versorgungen ist eine Verhaltensvorgabe an den Patienten wichtig. Besonderes Augenmerk ist auf das Sitzen zu legen. Um die lordosierende Wirkung nicht rückgängig zu machen, ist anfänglich „Sitzen" nur in stehender Position mit einem allmählich absenkbaren Spezialstuhl erlaubt.

Beim Tetra- und Paraplegiker geht die Versorgung mit Hilfsmitteln für die Wirbelsäule in ähnlicher Weise vor sich, allerdings verbietet sich jede Gipsruhigstellung im gelähmten Bereich, da es durch die fehlende Sensibilität unweigerlich zu Druckstellen kommt.

Die spezielle Hilfsmittelversorgung hat das Ziel, verlorengegangene Funktionen zu ersetzen. Sie beginnt mit dem Faltfahrstuhl. Die Auswahl des richtigen Modells setzt viel Erfahrung und häufiges Erproben voraus. Im allgemeinen erfolgt eine Versorgung mit zwei Rollstühlen, beim Tetraplegiker dabei mit einem elektrisch angetriebenen. Die Auswahl der Handsteuerung, in besonderen Fällen auch der Kinn oder Kopfsteuerung, bedarf oft wochenlanger Erprobungen und entsprechender Trainingsmaßnahmen. Die Versorgung ist erst dann als gut zu bezeichnen, wenn der Rollstuhl als „Körperteil" akzeptiert wird. Spezialrollstühle ermöglichen dem Querschnittsgelähmten sportliche Aktivitäten, leider kommt es dabei häufig zu Schwierigkeiten mit den Kostenträgern.

Beim Tetraplegiker ist zusätzlich die verlorengegangene Hand- und Fingerfunktion zu ersetzen. Diese Versorgung kann nicht normiert werden, sondern muß stets individuell erfolgen. Sie reicht von einfachen Greifhilfen bis zum „Helparm", der die Schwerkraft aufhebt. Elektronisch gesteuerte Umweltkontrollgeräte erlangen zunehmende Bedeutung. Zwerchfellschrittmacher und implantierbare Pumpen zur Spasmusbehandlung können hier nur erwähnt werden.

Die Versorgung auf urologischem Fachgebiet, angefangen vom Urinal bis zum Blasenschrittmacher, der hydraulischen Sphinkter- und der Penisprothese, ist dieser Spezialdisziplin vorbehalten.

Letztendlich schließt sich die durch Wirbelverletzungen bedingte Hilfsmittelversorgung durch Verordnung von Spezialbetten, Lagerungskissen, Anbringen von Haltevorrichtungen und Umbauten im häuslichen Bereich.

Indikation zu stabilisierenden Heil- und Hilfsmitteln nach Verletzungen an den oberen Gliedmaßen

D. Lazović

Orthopädische Klinik, Medizinische Hochschule Hannover, Heimchenstraße 7, W-3000 Hannover, Bundesrepublik Deutschland

Einleitung

Verletzungen der oberen Extremität beeinträchtigen vor allem das Greiforgan Hand. Sei es, daß Schulter- oder Ellenbogengelenk durch die Verletzungen nicht mehr in der Lage sind, die Hand zum gewünschten Arbeitsziel zu führen, sei es, daß die Hand selbst nicht mehr in der Lage ist, die gewünschte Arbeit – das Greifen oder Aufnehmen – durchzuführen. Orthesen sollen diese Funktionen im Schultergürtel-, Ellenbogen- oder Handbereich wieder möglich machen.

Grundprinzipien der Armorthese

Bei den passager zu verordnenden Orthesen, die im Sinne von Heilmitteln verordnet werden können, soll eine möglichst vollständige Wiederherstellung erreicht werden, zum Teil aber auch nur eine Defektheilung in möglichst geringem Umfange in Kauf zu nehmen sein. Nach einer Defektheilung kommen die längerfristig zu verordnenden Orthesen in Frage, die als Hilfsmittel bezeichnet werden. Die Entscheidung über die Verordnung eines Heil- oder Hilfsmittels in Form einer Orthese an der oberen Extremität trifft der Arzt

1) nach Maßgabe der Diagnose
2) in Konkurrenz zu anderen Verfahren, insbesondere konservative gegenüber operative Therapie, andere Verbandsarten wie Gips oder Tape-Verbände.

Eine enge Kommunikation mit der Ergotherapie und dem Orthopädiemechaniker erweist sich aber nicht nur als ausgesprochen nützlich, in manchen Fällen sogar als Grundvoraussetzung.

Beeinflußt wird diese Entscheidung zur Verordnung von Orthesen in zunehmendem Maße von dem Kostenaspekt, so daß einige durchaus wirksame Mittel wie Stacksche Schienen oder Handgelenksriemen nicht mehr über die Kasse abzurechnen sind. Auch die preiswerte Herstellung von einfachsten Schienen durch die Ergotherapie findet dadurch zunehmende Verbreitung. Es muß jedoch die Frage gestellt werden, ob eine aufwendige und zum Teil nicht risikoarme operative Rekonstruktion im Endergebnis nicht entschieden unter der Nachbehandlung mit dann falsch oder nicht optimal ausgelegten Orthesen leidet.

In der Systematik der Orthesen für die obere Extremität wurde unterschieden zwischen den stabilisierenden und den mobilisierenden, die im nächsten Vortrag erläutert werden.

Grundsätzlich sind stabilisierende Orthesen angezeigt zur passageren Ruhigstellung bei postoperativen Zuständen, nach Sehnen- oder Bänderrissen sowie Distorsionen aber auch bei Überlastungsschäden.

Hefte zur Unfallheilkunde, Heft 220
Zusammengestellt von K. E. Rehm

Die stabilisierenden Orthesen bei Frakturen, z.B. im Sinne des Sarmiento-Brace an Unter- und Oberarm, erfordern eine eigene Betrachtungsweise und wurden bewußt ausgelassen.Weiterhin sind stabilisierende Orthesen als dauerhafte Hilfsmittel einzusetzen bei Instabilitäten zur Stabilisierung des betreffenden Gelenkabschnittes, um die angrenzenden Gelenke wieder der Funktion zuzuführen und bei Lähmungen.

Im Bereich der Lähmungen erweist sich die Indikationsstellung aufgrund der interindividuellen Unterschiede ausgesprochen schwierig. In diesem Rahmen kommen insbesondere die Kombinationen zwischen stabilisierenden und mobilisierenden oder dynamischen Orthesen in Frage, die auch bis in den Bereich myoelektrische Unterstützung gehen können. Als kurzes Beispiel sei angerissen die Stabilisierung des durch Lähmung funktionsinstabilen Handgelenkes mit dynamischen Schienen- und Fingerschlaufen für die Funktion der Finger oder bei funktionsloser Hand mit dem myoelektrischen Hook.

Orthesenbeispiele

Die Systematik wird sich nach anatomischen Regionen gliedern, nach Fingerbereich, Handgelenksbereich, Ellenbogengelenksbereich und Schultergelenksbereich, dann auf typische Heil- und Hilfsmittel verweisen.

Eine der häufigsten Verordnungen betrifft den Fingerbereich. Die Stacksche-Schiene, bereits 1946 von G. Hohmann entwickelt und von Stack 1979 weiterentwickelt, ist zur Zeit in verschiedensten Variationen im Gebrauch. Bereits bei dieser ersten erwähnten Schiene ist auf die nicht kassenfähige Verordnung hinzuweisen. Nicht operationsbedürftige Strecksehnenabrisse des Endgliedes lassen sich mit der Stackschen-Schiene, die in den entsprechenden Größen vorrätig ist, konservativ behandeln. Sie eignet sich aber auch bei offenen Hautverletzungen im Spannbereich der Fingerendgliedstreckseite.

Weiter nach proximal im PIP-Gelenk ist die PIP-Extensionsschiene eine Abwandlung des gleichen Prinzipes, eine Ruhigstellung des PIP-Gelenkes in Streckstellung entlastet die Strecksehne im PIP-Bereich nach Rupturen, wird aber auch bei Kapselverletzungen in diesem Bereich eingesetzt, z.B. bei den im Volleyball und Handball nicht seltenen Luxationen des Fingers oder Distorsionen des Fingers im PIP-Gelenk. Es sei an dieser Stelle aber dabei gleich auf die im allgemeinen günstigere Verordnung einer dynamischen Schiene mit seitlicher Stabilisierung hingewiesen. Im Fingergrundgelenksbereich können die antiulnaren Deviationsorthesen (AUDO) in der Form einer Mittelhandfingerspange der Ulnardeviation der Finger entgegenwirken, wie sie allerdings vorwiegend bei der chronischen Polyarthritis häufig ist.

Bei beugeseitigen Verletzungen, insbesondere aber auch nach Sehnennähten und Transplantationen, findet sich eine Domäne der dynamischen Schiene.

Der Daumen ist aufgrund seiner Sonderstellung an der Hand ebenfalls gesondert zu betrachten. Die Daumenmittelhandspange oder in verstärkter Ausführung als Daumenmittelhandhülse kann eine Ruhigstellung sowohl des Daumensattelgelenkes bei der Rhizarthrose als auch bei Daumensattelgelenksluxationen wie auch des Daumengrundgelenkes bei Verletzungen des ulnaren oder radialen Seitenbandes erzielen.

Bei Lähmungszuständen mit der am Daumen immer wieder zu beobachtenden Tendenz der Adduktionskontraktur und der Schwäche des Opponens kann ein Opponenssplint den Daumen in einer günstigen Oppositionsstellung fixieren und damit wieder den Griff ermöglichen.

In der Mittelhand eignet sich als Heilmittel, nicht als dauerhaft zu verordnendes Hilfsmittel, die 3-Punkt-Extensionsschiene zur Nachbehandlung nach Operationen bei Dupuytrenscher Kontraktur, die die Handfläche zum einen streckt, zum anderen die Wunde freiläßt und so die weitere Wundbehandlung nicht beeinträchtigt.

Der Handwurzel- und Handgelenksbereich nimmt nun wiederum für die Funktion der Hand eine zentrale Stellung ein. Sowohl palmare wie auch radiale oder ulnare Fehlstellungen bei posttraumatischen Zuständen oder bei Lähmungen sowie Instabilitäten in diesem Bereich können die Funktion der Finger trotz ungestörter langer Fingersehnen erheblich beeinträchtigen. Die Fixierung der Handwurzel und des Handgelenkes in einer günstigen Mittelstellung mit leichter Dorsalextension von 20–30 Grad kann entsprechend den vielfältigen Beschwerden in diesem Bereich in unterschiedlich intensivem Ausmaße erfolgen.

Die einfachste und häufigste Form ist wiederum nicht kassenverordnungsfähig. Der einfache Lederriemen mit Daumenschlaufe. Er führt zu einer ausreichenden Stabilisierung bei sogenannten Insuffizienzen des Handgelenkes nach Tendovaginitis, nach Dislokation der Handwurzelknochen, gelegentlich auch bei der Mundbeinnekrose, erst recht bei den sogenannten Gefügestörungen der Handwurzel, insbesondere beim Geräteturnen.

Eine etwas stabilere Ruhigstellung läßt sich durch die Handgelenksstütze mit Aluschienenverstärkung und zirkulärem Klettband im Bereich des Handgelenkes erzielen.

Eine vollständige Ruhigstellung ist durch eine Mittelhand-Unterarmhülse mit Schienenverstärkung erzielbar. Hier läßt sich eine nahezu vollständige Fixierung des Handgelenks in einer Funktionshaltung erreichen. Als wichtiges Detail ist jedoch die sogenannte Einhandschnürung zu erwähnen, die das selbständige Anlegen überhaupt erst möglich macht.

Eine weitere Schiene für das Handgelenk ist die dorsale Radialis-Schiene, die die Hand bei nicht allzugroßen wirkenden Kräften in einer günstigen Dorsalextension hält und durch das dorsale Anlegen möglichst große taktile Bereiche in Hand und Unterarm freiläßt. Die Indikation ergibt sich daher vor allen Dingen bei Streckschwächen im Handgelenksbereich, z.B. nach Lähmungen.

Im Ellenbogengelenksbereich ergibt sich kaum eine Indikation für rein stabilisierende Orthesen. Die wesentliche Funktion des Ellenbogengelenkes ist die Flektion im Bereich zwischen 60 und 120 Grad. Bei Fehlen dieses Beugewinkels fällt die Hand für alltägliche Gebrauchshandlungen, wie z.B. das Kämmen oder das Essen, durch die fehlende Hinführung der Hand zum Kopf und Mund aus. In Frage kommen also lediglich dynamische seitenstabilisierende Schienen bei lateralen Instabilitäten zur Gelenkführung.

Im Schultergelenksbereich findet die Thorax-Armabduktionsschiene Verwendung. Hier wird das Schultergelenk in einer günstigen Funktionsstellung von durchschnittlich 60 Grad Abduktion ruhiggestellt. Dieses kann bei Rupturen im Rotatorenmanschettenbereich ebenso zur passageren Ruhigstellung verwendet werden wie nach postoperativer vorübergehender Ruhigstellung. Als dauerhafte Orthese bietet sie sich allein schon wegen der Unhandlichkeit und umständlichen Handhabung nicht an. Die Verwendungsfähigkeit des Armes in der Orthese ist trotz eines beweglichen Ellenbogengelenkes deutlich eingeschränkt.

Übergreifend über den ganzen Arm können Lagerungsschalen aus Kunststoff notwendig werden. Bei Lähmungen postoperativ oder posttraumatisch sollen sie die Hand oder den Arm in Gebrauchsstellung oder Korrekturstellung fixieren und so der Kontrakturneigung entgegenwirken.

Zusammenfassung

Dies war ein kurzer Überblick über häufige Orthesenversorgung am Arm. Zusammenfassend läßt sich sagen, daß stabilisierende Orthesen im Bereich der oberen Extremität vor allen Dingen als passagere Heilmittel eingesetzt werden, die vielfach umständlichere Gipsverbände von der Handhabung und dem funktionellen Ergebnis her übertreffen. Als dauerhafte Hilfsmittel bieten sie sich vor allem im Handgelenksbereich bei Instabilitäten oder Gefügestörungen an.

In den übrigen Gelenksbereichen setzen sich zunehmend dynamische Schienen durch, die aufgrund neuer Techniken mit kleineren und stabileren Gelenkmechanismen zunehmend perfekter werden und den Anforderungen der im Bereich der oberen Extremität vor allen Dingen mobilen Funktionalität eher entsprechen als die statisch stützende Aufgaben übernehmenden Orthesen der unteren Extremität

Literatur

1. Andersen AB (1982) Orthopädische Behandlungsschienen. Fischer, Stuttgart
2. Hohmann D, Uhlig R (1982) Orthopädische Technik. Enke, Stuttgart
3. John H, Bamberg H (1989) Orthopädische Konstruktionen – Armorthesen. Eigenverlag, Hannover
4. Malick MH (1973) Manual on Dynamic Hand Splinting with Theroplastic Materials, Harmarville Rehabilitation Center, Pittsburgh Pa.
5. Matev IB, Bankov BD (1982) Rehabilitation der Hand. Thieme, Stuttgart
6. Moberg E (1982) Orthesen in der Handtherapie. Thieme, Stuttgart
7. Wessendorf C, Hauschild C (1990) Orthesen in der Behandlung von Verletzungen und Erkrankungen des Schultergelenkes. Orthop Prax 8: 503–506

Indikation zu mobilisierenden Heil- und Hilfsmitteln nach Verletzungen an den oberen Gliedmaßen

F. Gossé

Orthopädische Klinik, Medizinische Hochschule Hannover, Konstanty-Gutschow-Straße 8, W-3000 Hannover 61, Bundesrepublik Deutschland

Gemeinsam mit der Nachbehandlung von Verletzungen des Haltungs- und Bewegungsapparates haben sich auch die Anforderungen an die Konstruktion und Funktion der Heil- und Hilfsmittel sowie ihre Einsatzindikationen hin zur funktionellen Nachbehandlung geändert. Besonders bei der Behandlung von Verletzungen an der oberen Extremität gibt es nur noch wenige Indikationen für eine komplette Immobilisation. Die funktionelle Therapie erfordert vom Arzt allerdings gute Kenntnisse der funktionellen Anatomie und vom Orthopädietechniker zusätzlich die Fähigkeit, neue moderne Werkstoffe gezielt und sinnvoll einsetzen zu können.

Hefte zur Unfallheilkunde, Heft 220
Zusammengestellt von K. E. Rehm

Als Grundsatz der funktionellen dynamischen Nachbehandlung gilt: Größtmögliche Protektion der verletzten Struktur durch minimal erforderliche Einschränkung der Funktion auch der umgebenden Bereiche.

Folgende Heil- und Hilfsmittel werden vorgestellt:

1. Rucksackverband
   Indikation: Claviculafraktur
   Ziel: Verkürzung des Schlüsselbeines beseitigen
   Beschwerdearmes Bewegen im Schultergelenk
2. Gilchrist-Verband
   Indikation: Oberarmfrakturen, AC-Gelenkssprengungen, Luxation Schultergelenk
   Ziel: Extrembewegungen des Schultergelenkes verhindern, Armgewicht reduzieren
3. Dynamische Thoraxarmabduktionsschiene
   Indikation: Rotatorenmanschettenverletzungen, Oberarmkopffrakturen
   Ziel: Fixierung in definierter, abduzierter Schultergelenksposition
4. Oberarmbrace
   Indikation: Humerusschaftfrakturen
   Ziel: Humerus-Schienung von extern über Weichteilmantel
5. Tape-Verband
   Indikation: Bandverletzungen und Distorsionen
   Ziel: nur verletzte Strukturen ruhigstellen, gesunde Strukturen beweglich
6. Mannerfelt-Schienen
   Indikation: Sehnenverletzungen der Mittelhand
   Ziel: Sehnen in Entlastungsposition, Bewegungen in Richtung der gesunden Sehnen trainieren
7. Habermann-PIP-Redressionsschienen
   Indikation: Beuge- und Streckeinschränkungen der PIP-Gelenke
   Ziel: dosierter Federdruck in Redressionsrichtung, Bewegungen in freie Richtung gegen Widerstand

Die Nachbehandlung von Verletzungen der oberen Extremitäten ist heute eine Domäne der dynamischen Verfahren.

Ausgehend von der Lokalisation der Verletzung und von der Verletzungsart können gezielt Hilfsmittel zur mobilisierenden Behandlung ausgewählt werden.

XIII. Wissenschaftliche Ausstellung, Posterausstellung

Experimentelle Untersuchungen zur Wirkung von Lidocain beim Hirnödem

R. Ascherl, M. Schimmer, A. Müller, M. Schuback und G. Blümel

Institut für Experimentelle Chirurgie, Orthopädische Klinik, Ismaninger Straße 22, W-8000 München, Bundesrepublik Deutschland

Fragestellung

Lidocain als Membranstabilitator wurde auf die Wirkung beim experimentellen Hirnödem überprüft.

Material und Methoden

An 102 erwachsenen, männlichen Wistar-Ratten erfolgte, nach Versuchsgenehmigung durch die Regierung von Oberbayern, die Induktion des Hirnödems durch intraarterielle Infusion von 2,4-Dinitrophenol (DNP). In der Versuchsgruppe erhielten die Tiere gleichzeitig 0,5 ml Lidocain. Als Parameter zur antiödematösen Wirkung von Lidocain wurden klinsch-neurologische Untersuchungen, Wassergehalt, spezifisches Gewicht, ATP, ADP, AMP, Lactat und Pyruvat im Hirngewebe sowie mikromorphologische und transmissionselektronenmikroskopische Untersuchungen durchgeführt.

Ergebnisse

Wie die Messungen der Dichte, des Wassergehaltes sowie des Energiequotienten statistisch signifikant zeigen, kann Lidocain als Membranstabilisator ein Fortschreiten des Hirnödems (Astroglia) meßbar verhindern.

Schlußfolgerung

In der Notfall- und Intensivmedizin können die auch humanklinisch anwendbaren Dosen in Zukunft von therapeutischem und prophylaktischem Nutzen sein.

Hefte zur Unfallheilkunde, Heft 220
Zusammengestellt von K. E. Rehm

Tierexperimentelle Untersuchungen zur Knochenneubildung durch freie Periosttransplantate

St. Assenmacher, W. Klaes, K.M. Stürmer und K.-P. Schmit-Neuerburg

Abteilung für Unfallchirurgie, Universitätsklinikum Essen, Hufelandstraße 55, 4300 Essen 1, Bundesrepublik Deutschland

Tierexperimentell und klinisch ist bewiesen, daß freie Periosttransplantate im ersatzschwachen Lager ihre osteogene Potenz behalten. Knochenersatzstoffe (Tricalciumphosphat, Hydroxylapatid) wirken nur osteokonduktiv, setzen also eine intakte Osteogenese voraus. Die Frage lag nahe, ob die Kombination von freien Periosttransplantaten mit Knochenersatzstoffen im ersatzschwachen Lager zu einer Knochenneubildung (Osteogenese) führt, die sich an der vorgegebenen dreidimensionalen Struktur des Ersatzstoffes orientiert (Osteokonduktion).

In einer tierexperimentellen Studie (Kaninchen) konnte durch Implantation eines Knochenersatzstoffes mit autogenem Periostmantel in den M. gastrognemius nachgewiesen werden, daß es zu einer Knochenneubildung in dieser Form kommt. Das Poster zeigt zum einen das operationstechnische Vorgehen, zum anderen wird durch histologische Schnitte, Mikroradiographien und planimetrische Messungen die Revascularisation des Periostes, die vasculäre Erschließung des Knochenersatzstoffes und die Knochenneubildung quantitativ und qualitativ dargestellt.

Die polychrome Sequenzmarkierung mit Fluorescenzfarbstoffen erlaubt dabei Aussagen über die Dynamik der Knochenneubildung über einen Zeitraum von ca. 3 bzw. 6 Wochen.

Laser als Ersatz für Säge und Schere in der Unfallchirurgie? Eine vergleichende experimentelle Studie

M. Dressel, R. Jahn, H.U. Langendorff, W. Neu und K.H. Jungbluth

Laser-Laboratorium Göttingen e.V., Im Hassel 21, W-3400 Göttingen, Bundesrepublik Deutschland

Die Entwickung des Excimerlasers und dessen athermischer Abtragungsvorgang (Photoablation) eröffnen viele Möglichkeiten des Einsatzes in dem Gebiet der Unfallchirurgie, seitdem es mit Hilfe eines speziellen Einkoppelverfahrens gelungen ist, sehr hohe Strahlintensitäten durch Glasfasern zu transportieren. Die Charakteristika von Schnitten und Bohrungen an avitalem Meniscusknorpel und Knochen, die wir zum Studium der Gewebetrennung mit Hilfe von fasergeführten Excimerlasern durchführten, sind vergleichbar zu konventionellen chirurgischen Methoden.

Für die Ablation des Gewebes wurde der Excimerlaserstrahl (Wellenlänge 308 nm) mittels Quarzglasfasern eines Kerndurchmessers zwischen 400 μm und 1000 μm und einem trichterförmigen Einkoppelstück an den Ort der Intervention geführt. Bei Energiedichten bis zu 18 J/cm^2 konnten Ablationsraten von 3 μm/Schuß erzielt werden. Eine *Carbonisation findet nicht statt*, wenn in feuchtem Medium gearbeitet wird; auch bei längerer Bestrahlung erhöht sich die Temperatur in umliegenden Bereichen nur um wenige Grad. Der Nekrosesaum ist nur wenige Mikrometer stark.

Durch Variation der applizierten Energiedichte (0,5 J/cm^2 bis 18 J/cm^2) der verwendeten Repetitionsrate (bis zu 100 Hz) und der Pulsdauer (25 ns, 60 ns und 300 ns) des Excimerlasers konnten optimale Parameter gefunden werden, um damit Schnitte und Bohrungen im Knochen und Knorpel herzustellen, deren Qualität mit der konventioneller Methoden vergleichbar ist. Es sind zur Zeit Schnitte mit einer Breite von 0,5 mm bis 1,5 mm möglich. Die Bohrgeschwindigkeit beträgt 2 mm/s im Meniscus, und 0,1 mm/s im Knochen. Ein Meniscus (4 mm $\times$ 13 mm) ist in ca. 100 s zu durchtrennen. Das Profil zeigt scharfe Ränder und ist auch bei großer Tiefe (> 3 mm) im wesentlichen rechteckig; nur die Spitze läuft leicht konisch zu. Die Schnittflächen sind glatt. Diese Resultate werden durch rasterelektronenmikroskopische und histomorphologische Untersuchungen bestätigt.

Aufbau und Funktion eines Lehr- und Übungsmodells für die Versorgung von Schädel-Hirn-Verletzten

G. Feuchtgruber, K. Geissler, K.-G. Kanz und L. Schweiberer

Chirurgische Klinik und Poliklinik, Klinikum Innenstadt, Ludwig-Maximilian-Universität München, Nußbaumstraße 20, W-8000 München 2, Bundesrepublik Deutschland

Der Head-Trauma-Trainer trägt der Anforderung Rechnung, den Unfallchirurgen in der Akutversorgung Schädel-Hirn-Verletzter auszubilden.

Um eine adäquate und fristgerechte Versorgung von polytraumatisierten Schädel-Hirn-Verletzten zu erreichen, muß der Unfallchirurg die neurochirurgischen Sofortoperationen erlernen und beherrschen.

Praktische Fertigkeiten für invasive neurochirurgische Maßnahmen werden außer im Operationssaal bisher kaum vermittelt. Bei den von unserer Klinik angebotenen notfallmedizinischen Trainingskursen wurden diese Techniken bisher in der Anatomischen Anstalt an formalinfixierten Präparaten geübt. Dies hat verschiedene Nachteile.

In einem handelsüblichen anatomischen Plastikschädel wurde die eigentliche Funktionseinheit integriert. Das Ventrikelsystem besteht aus einem Kunstharzausgußpräparat. Auf ihm befinden sich elektrische Kontakte zur Erfolgskontrolle bei der Ventrikelpunktion. Gehinsubstanz, Schädelkalotte, Galea und Cutis werden durch verschiedene Kunststoffschichten simuliert.

Hefte zur Unfallheilkunde, Heft 220
Zusammengestellt von K. E. Rehm

Funktion und Möglichkeiten
- Ausmessung, Anzeichnung und Abdeckung
- Bohrlochtrepanation und osteoclastische/-plastische Craniotomie
- Ausräumung und Drainage von epi- und subduralen Hämatomen
- Ventrikelpunktion und intraventriculäre Druckmessung
- Epidurale Druckmessung

Mit dem Head-Trauma-Trainer können realitätsnah alle gängigen neurochirurgischen Interventionen beim Traumapatienten simuliert werden. Dies dient der Verbesserung der Strukturqualität im Sinne der Qualitätssicherung der unfallchirurgischen Weiterbildung.

Biomechanische Eigenschaften von bovinen, chemisch konservierten Schrauben aus Knochenmaterial

H.J. Früh, R. Ascherl, M.A. Scherer und G. Blümel

Institut für Experimentelle Chirurgie, Technische Universität München, Ismaninger Straße 22, W-8000 München, Bundesrepublik Deutschland

Einleitung

Ziel dieser Arbeit war die biomechanische Überprüfung der mechanischen Eigenschaften von neuartigen Schrauben aus bovinem Knochen, die in der Gesichts- und Handchirurgie Verwendung finden sollen.

Material und Methoden

Aus frei präparierten, frischen Tibiae junger Rinderbullen wurden corticale Stücke herausgesägt, aus denen anschließend ungeschlitzte Zylinderkopfschrauben mit Spezialgewinde (W 5/32″ (Durchmesser: 3,97 mm) und W 3/16″ (Durchmesser: 4,76 mm)) gefertigt wurden. Danach wurde ein Teil der Schrauben chemisch präpariert und anschließend sterilisiert, ein anderer Teil wurde unpräpariert getestet (je n = 5). In einem Prüfstand wurden präparierte und unpräparierte Schrauben auf Torsion bis zum Bruch belastet (Belastungsgeschwindigkeit $v_t = 60\,°/s$). Dabei wurden das Torsionsbruchmoment, -festigkeit, -winkel und -steifigkeit ermittelt. Die Bruchflächen und Gewindegänge wurden danach rasterlektronenoptisch begutachtet. In einer Universalprüfmaschine wurden unpräparierte Schrauben (W 5/32″, n = 13) auf ihre Dauerfestigkeit getestet. (3-Punkte-Biege-Schwellast-Versuch mit f = 1 Hz). Die Kriecheigenschaften der Schrauben (W 5/32″ und W 3/16″, je n = 7) wurden in einem Spannungs-Relaxationsversuch untersucht. Dazu wurden die Proben mit einem definierten Drehmoment angezogen (als Gegenseite diente ein Gewinde in einem Corticaliszylinder) und anschließend die Abnahme der damit aufgebrachten Zugkraft über

Hefte zur Unfallheilkunde, Heft 220
Zusammengestellt von K. E. Rehm

der Zeit ausgewertet. Alle Proben wurden während der Versuche in 0,9 %iger NaCl-Lösung gelagert.

Ergebnisse

Folgende Tabelle 1 zeigt die Ergebnisse des Torsionsbruchmoments M_b und der -festigkeit T_t:

Tabelle 1.

$M_b = 390 \pm 62$ Nmm, $T_t = 61{,}1 \pm 9{,}6$ N/mm^2 (W5/32″, präpariert)
$M_b = 419 \pm 77$ Nmm, $T_t = 65{,}6 \pm 12{,}1$ N/mm^2 (W5/32″, präpariert)
$M_b = 473 \pm 60$ Nmm, $T_t = 43{,}0 \pm 5{,}4$ N/mm^2 (W3/16″, präpariert)

Zwischen präparierten und unpräparierten Proben der Größe W 5/32″ besteht kein signifikanter Unterschied, die Torsionsfestigkeit bei den Schrauben W 3/16″ ist hochsignifikant niedriger. Von den Bruchflächen der Schrauben wurden nach dem Torsionsversuch rasterelektronenoptische Aufnahmen angefertigt: Das Gewinde der Schraube zeigt eine für biologisches Material relativ glatte Oberfläche des Spezialgewindes, während die Bruchfläche einen typischen spröden Torsionsbruch unter 45° mit glatten und lamellenartigen Zonen zeigt. Die Ergebnisse der Schwellastversuche streuen sehr stark, so wurden bei 210 ± 20 N bzw. 270 ± 20 N jeweils ca. 90 Lastwechsel registriert, bei 250 ± 20 N brach eine Probe erst nach 4300 Lastwechseln, teils versagten die Proben unter einmaliger Belastung von 240 N. Die Ergebnisse der biomechanischen Untersuchungen zum Kriechverhalten der bovinen Knochenschrauben (Abnahme der Zugkraft über der Zeit) wurden zum besseren Vergleich durch eine logarithmische Regression angenähert ($r > 0{,}95$). Ein asymptotisches Verhalten ist nicht zu erkennen, nach 24 h reduzieren sich die Zugkraftwerte auf 54 ± 9 % (W 5/32″ und 66 ± 5 % (W 3/16″.

Schlußfolgerung

Die untersuchten Schrauben aus Knochenmaterial zeigen im Torsionsversuch eine für das Eindrehen ausreichende Torsionsbelastbarkeit, die einen Einsatz in speziellen Teilgebieten der Chirurgie rechtfertigen. Untersuchungen zur Dauerfestigkeit ergaben eine große Streubreite der Ergebnisse, so daß ein Einsatz in stark belasteten Bereichen des Körpers mit der Gefahr des Materialbruchs verbunden ist und nicht empfohlen werden kann. Weiterhin zeigen die Spannungsrelaxationsversuche, daß mit derartigen Schrauben auf Dauer keine hohen bleibenden Druckkräfte auf einen Frakturspalt ausgeübt werden können, somit also nur Fixationen von Knochenfragmenten in Frage kommen.

Resorbierbare Schrauben aus Polyglykolid: Erste klinische Erfahrungen – Möglichkeiten, Grenzen

H. Gerngroß, M.A. Scherer und R. Steinmann

Chirurgische Abteilung, Bundeswehrkrankenhaus München, Cincinnatistraße 64, W-8000 München 90, Bundesrepublik Deutschland

Resorbierbare Schrauben aus Biomaterialien erscheinen gegenüber den wieder zu entfernenden Implantatschrauben als großer klinischer Vorteil. Allerdings ist die mechanische Belastbarkeit derart gering, daß ein belasteter Knochen nicht gehalten werden kann.

Wir haben im spongiösen metaphysären Bereich und an corticospongiösen Spänen an der Diaphyse die klinische Eignung und die Grenzen der Großfragmentschrauben basierend auf dem Biomaterial Polyglykolid (Biofix) klinisch erprobt. Der Einsatz erfolgte bisher an 12 Patienten. Darunter waren zwei Versetzungen der Tuberositas tibiae, 6 Fixationen von coritcospongiösen Spänen bei Pseudarthrosen sowie 4 Patienten mit Arthrodesen des OSG. Die Applikation erfordert subtile Bohr- und Gewindeschneid-Technik, da sonst die Schrauben abgedreht werden.

In allen Fällen konnte eine Beeinträchtigung der Wundheilung nicht gesehen werden, 4mal fanden sich länger anhaltende Schwellungszustände ohne Fluktuation. Ein Materialversagen konnte in keinem Fall festgestellt werden.

Aufgrund der geringen mechanischen Festigkeit, dem frühen Resorptionsbeginn und der diffizilen Implantationstechnik dürften die Indikationen zur Anwendung resorbierbarer Schrauben bisher nicht wesentlich ausgeweitet werden.

Digitales mobiles Kompartmentdruck-Meßsystem

H. Gerngroß und M.N. Rosenheimer

Chirurgische Abteilung, Bundeswehrkrankenhaus München, Cincinnatistraße 64, W-8000 München 90, Bundesrepublik Deutschland

Die rechtzeitige Spaltung der Muskelloge ist beim akuten Komparment-Syndrom die Therapie der Wahl. Zur Indikationsstellung ist neben der Klinik die Messung des Kompartmentdrucks von ausschlaggebender Bedeutung. Bisherige Verfahren basierten auf Meßsystemen mit Flüssigkeiten, wobei nur punktuelle Untersuchungen möglich waren. Durch Einführung von Mikrotip-Sonden, die über einen Dehnungsmeßaufnehmer im Sondenkopf eine direkte Messung ohne Flüssigkeit erlauben, konnten auch Langzeituntersuchungen durchgeführt werden.

Das neue vorgestellte Gerät ist netzunabhängig, handtellergroß und erlaubt nach Eichung an Luft eine digitale Ablesung des aktuellen Kompartmentdrucks. Als Druckaufnehmer

Hefte zur Unfallheilkunde, Heft 220
Zusammengestellt von K. E. Rehm

dient ein Mikro-Dehnungsmeßstreifen oder piezoelektrisches Element, das im Sondenkopf einer Sonde integriert ist, die durch eine Venüle in das Kompartment eingelegt werden kann. Die Lage des Sondenkopfes kann klinisch oder auch durch sonographische Darstellung kontrolliert werden. Das unkomplizierte, leicht zu bedienende Gerät kann sowohl ambulant als auch intraoperativ angewandt werden.

Zur Einheilung von ganzbeschichteten, zementlosen Schaftprothesen am Beispiel der Metallspongiosa – Experimentelle Untersuchungen

R. Gradinger, S. Wicke-Wittenius, R. Ascherl, M.-L. Schmeller, W. Erhardt, W. Plötz und E. Hipp

Orthopädische Klinik und Poliklinik, Technische Universität München, Ismaninger Straße 22, W-8000 München 80, Bundesrepublik Deutschland

Fragestellung

Die biologische Fixation und ihre Konsequenz auf die Corticalis einer über die ganze Schaftlänge angebrachten mikro- und makroporösen Oberflächenstrukturierung sollte auch unter dem Aspekt der Wertigkeit der metallspongiösen Beschichtung im Gebrauchstest am Hund untersucht werden.

Material und Methoden

Nach Versuchsgenehmigung durch die Regierung von Oberbayern erfolgte in allgemeiner Intubationsnarkose der alloplastische Ersatz des Hüftgelenks an 6 erwachsenen Schäferhund-Bastarden mit Hüftgelenksdysplasie. Pfanne und Schaft wurden in Seitenlagerung zementlos über einen caudolateralen Zugang implantiert. P.op. wurden keine Immobilisationsmaßnahmen getroffen, in den ersten 7 p.op. Tagen erfolgt routinemäßig eine Analgesie mit Metamizol i.m. Nach 6-monatiger Beobachtungsdauer mit regelmäßigen klinischen und radiologischen Verlaufskontrollen wurden Mikroangiographien, Mikroradiographien und mikromorphologische (entkalkt und nicht entkalkt) Untersuchungen vorgenommen.

Ergebnisse

Wie diese zeigen, erfolgt die Kraftübertragung proximal eher über ein straffes bindegewebiges Interface unter Ausbildung einer intramedullären Sklerosezone und corticalen Spongiosierung. Im mittleren Abschnitt finden wir engen knöchernen Verbund, bei dem auch in tiefen, hinterschnittenen Hohlräumen vitaler Knochen gefunden wird. Nicht selten zeigt sich distal eine Sockelbildung. Letztere ist nicht Ausdruck einer Lockerung. Fluorescenz-

Hefte zur Unfallheilkunde, Heft 220
Zusammengestellt von K. E. Rehm

histologische Untersuchungen ergeben einen bis zum Versuchsende aktiven Knochenanbau und eine bleibende Umbauaktivierung in der Corticalis. Die Revascularisation der Corticalis erfolgt über Markraumgefäße.

Schlußfolgerung

Bindegewebiges Interface ist nicht unbedingt ein Merkmal für Instabilität zementloser Prothesen. Eing gute primäre Fixation mit der Möglichkeit des Einheilens führt bei über der ganzen Länge strukturierten Oberflächen zum Einheilen im mittleren und distalen Abschnitt (auch beim quadrupeden Versuchstier mit anderer Belastung).

Zum Problem der heterotopen Ossifikationen – Histologische Untersuchungen

C. Hegerl, R. Ascherl, R. Hipp, B. Stübinger und G. Blümel

Institut für experimentelle Chirurgie der TUM, [1] Orthopädische Klinik und Poliklinik der TUM, [2] Chirurgische Klinik und Poliklinik der TUM, Ismaninger Straße 22, W-8000 München 80, Bundesrepublik Deutschland

Fragestellung

Ursache und Entstehung heterotoper Knochenneubildung bleiben ungeklärt, als echte Metaplasie stellen sie aber ein „klinisches Modell" der Osteoinduktion und -konduktion dar: Für den Zeitpunkt der operativen Therapie wird die Reife der ektopen Ossifikationen gefordert, wobei loborchemische und szintimetrische Parameter für die Praxis richtungsweisend sind.

Anhand von histologischen und klinischen Aspekten wurde versucht, Hinweise auf die Pathogenese sowie Reife der Verknöcherung zu erhalten.

Krankengut und Methoden

Zur Auswertung gelangten 17 Präparate (17 Patienten): 10 von Männern (22–76a) und 7 von Frauen (18–80a). Viermal war ein schweres SHT vorausgegangen, bei 8 Patienten waren nach Metallimplantationen und bei 2 nach Luxationen die Verknöcherungen aufgetreten, bei den restlichenn 3 Patienten war die Ätiologie vielschichtig.

Zur Auswertung kamen entkalkte Paraffinschnitte mit HE und EvG-Färbung und unentkalkte, alkoholfixierte und in MMA eingebettete Hartschnitte (Toluidinblau und Masson-Goldner-Färbung).

Hefte zur Unfallheilkunde, Heft 220
Zusammengestellt von K. E. Rehm

Ergebnisse

Die Knochenneubildung erfolgte sowohl desmal als auch enchondral, wobei sich zunächst Geflechtknochen bildete, der erst viel später lamellär umgebaut wurde. Die Knochendichte variierte von dünnen Knochentrabekeln, die nach und nach verdickt wurden, bis zu kompakten Knochenteilen. Trotz der Reife in den klinischen Parametern fand sich bei den ektopen Ossifikationen histologisch ein buntes Bild mit aktivem Knochenumbau und noch unreifem Knochengewebe, eigentlich mit allen Stadien der Metaplasie. Bei reifer Spongiosa zeigte sich rotes Knochenmark, das in Zonen reiferer Verknöcherung durch Fett- und Fasermark ersetzt war. Im Bereich nekrotischen Knochens entsteht nicht selten eine besonders aktive Osteogenese (Autoinduktion?). Allerdings unterscheiden sich die Präparate innerhalb einer Diagnosegruppe immer noch erheblich.

Schlußfolgerung

Auch nach langer Zeit ist die Knochenneubildung im Bereich ektoper Ossifikationen äußerst aktiv. Ein echter Stillstand, der Rezidivfreiheit verspricht, wird offensichtlich nicht erreicht. Selbst bei gleicher Grunderkrankung beziehungsweise Ausgangssituation sind die histologischen Bilder untereinander wenig vergleichbar. Aufgrund dieser Erkenntnisse erscheint auch bei radikaler Resektion ein Rezidiv nicht konsequent vermeidbar.

Interdisziplinäre onkologische, urologische und plastisch-chirurgische Behandlung der Condylomata Acuminata Gigantissima (Buschke-Löwenstein Tumor)

R. Inglis, W. Meyer, J. Windolf, W. Boeckmann, A. Pannike und D. Jonas

Unfallchirurgische Klinik, Klinikum der Johann-Wolfgang-Goethe-Universität, Theodor-Stern-Kai 7, W-6000 Frankfurt/M. 70, Bundesrepublik Deutschland

Der von Buschke und Löwenstein erstmals beschriebene semimaligne Tumor (Condylomata Acuminata Gigantissima) stellt bei der Lokalisation in der Perianalregion besondere Anforderungen an eine ausreichend aggressive und dabei möglichst wenig verstümmelnde Therapie.

Wir berichten über einen Patienten, bei dem erstmals vor 20 Jahren Condylome in der Perianalregion und am Penisschaft auftraten. Der Patient begab sich wegen dieser Condylome erstmals in urologische Behandlung, nachdem die Wachstumsgeschwindigkeit der bis dahin kleinen Tumoren rasch zugenommen hatte.

Bei der Aufnahme in die Klinik fand sich ein im Durchmesser etwa 18 cm großer superinfizierter an der Oberfläche zerklüfteter und hyperkeratotisch veränderter und teilweise exulcerierender Tumor des Damms ventral des Darmausgangs unter Einbeziehung des

Hefte zur Unfallheilkunde, Heft 220
Zusammengestellt von K. E. Rehm

gesamten Skrotums, unter Aussparung lediglich des Penisschaftes. Zusätzlich fanden sich gleichgeartete kleinere Tumoren an der Innenseite beider Oberschenkel und an der Glans Penis.

Wegen der Tumorausdehnung wurden im ersten operativen Eingriff beide Hoden in die Ingunialregionen verlagert, ein blockierender doppelläufiger Anus praeter transversalis angelegt und die Tumoranämie ausgeglichen. Danach erfolgte über drei Wochen eine kombinierte subcutane und lokale Therapie mit Interferon, die einen Wachstumsstop des Tumors bewirken konnte.

Angeschlossen wurde die lokale Laser-Tumorentfernung, histologisch nicht im Gesunden, so daß ein gleicher zweiter Eingriff erforderlich wurde. Die Operationsdefekte konnten mittels Meshgraft-Transplantaten verschlossen werden.

Acht Monate nach den ersten Eingriffen war der Patient rezidivfrei. Da der Patient eine beidseitige Orchiektomie und die dann erforderliche dauernde Hormonsubstitution ablehnte, erfolgte die Skrotumrekonstruktion aus einem M. Gracilis-Lappen vom linken Bein unter Einlage von Hodenprothesen als Platzhalter. Der Anus praeter transversalis konnte drei Monate danach verschlossen werden.

Weitere acht Monate danach war der Patient weiterhin rezidivfrei, eine onkologische Behandlung war seit der Tumorentfernung nicht durchgeführt worden. Nach dem Verschluß des A.p. hatte sich unter der Operationsnarbe eine den Patienten belastende, gelegentlich schmerzende Hernie herausgebildet.

Als letzter Eingriff erfolgte die Hernienoperation zusammen mit der Rückverlagerung der Hoden in den plastischen Skrotumersatz 2 1/4 Jahre noch der Erstoperation.

Der Fall wird vorgestellt anhand der Operationsphotographien, der Histologien und der Dokumentation des Ergebnisses, der Patient stellt sich zu Kontrolluntersuchungen weiterhin regelmäßig vor; 3 1/2 Jahre nach dem Ersteingriff war der Patient im November 1990 weiterhin rezidivfrei.

Systematik der Einteilung des traumatischen Weichteilschadens analog zur AO-Klassifikation der Frakturen

R. Inglis, J. Rueger, J. Windolf und A. Pannike

Unfallchirurgische Klinik, Klinikum der Johann-Wolfgang-Goethe-Universität, Theodor-Stern-Kai 7, W-6000 Frankfurt/M. 70, Bundesrepublik Deutschland

Der Grund für die Entwicklung einer nach Abschluß der Entwicklung allgemeingültigen Klassifikation auch der Weichteilverletzungen besteht: 1. in der Notwendigkeit, die in Lehrbüchern fixierten, aber in der Praxis nur zu selten präzise genug umgesetzten Bezeichnungen für Weichteilverletzungen allgemein sicherzustellen, 2. aus der Verpflichtung, Datensicherheit und Qualitätskontrollen gegenüber den Kostenträgern und den Patienten einzuführen, 3. aus der Unmöglichkeit, die unter 2. genannte Verpflichtung in die Praxis

Hefte zur Unfallheilkunde, Heft 220
Zusammengestellt von K. E. Rehm

umzusetzen, wenn diese Arbeit nicht von Rechenanlagen unterstützt wird. Gegenüber vergangenen Arztgenerationen, die Einteilungen von Befunden vorwiegend zur Verbesserung des Verständnisses von Sachverhalten benutzten, die eigene Erfahrung aber einer seelenlosen Einteilung vorzogen, hat sich die Situation geändert seit einzelne Untersucher wegen der wachsenden Datenflut nicht mehr in der Lage sind, diese Daten mit dem eigenen Gehirn zu verarbeiten. Für die Suche nach Interdependenzen von Parametern und die Bestimmung von zeit- und geldintensiven Redundanzen ist der Einsatz von Rechnern heute unvermeidbar. Diese Tatsache ist es, die auch in der Medizin die Akzeptanz für die „neuen Medien" langsam wachsen läßt. Die Traumatologie ist die ehrlichste der medizinischen Disziplinen deswegen, wei die „Erkrankung" durch Röntgenaufnahmen abgebildet werden kann. Fixierbare Sachverhalte lassen sich einfach einteilen, kategorisieren, rechnen. Nicht von ungefähr ist deswegen die AO-Klassifikation der Frakturen die erste vollständige Klassifikation eines Teilgebietes der Medizin überhaupt. Andere Klassifikationen, wie die der Tumoren, sind klinische Klassifikationen. Die zu klassifizierenden Daten sind hier primär nicht rechenbar und müssen durch Einführung von Hilfsgrößen erst rechenbar gemacht werden. Die Verletzungen der Weichteile sind ein gutes Beispiel für weiche Daten, da hier anamnestische Angaben in einem Teil der Krankengeschichte darstellen; jedoch eine Platzwunde ist nicht eine Platzwunde, weil sie wie eine Platzwunde aussieht, sondern weil sie durch einen entsprechenden Verletzungsmechanismus entstand. Äthiologie und Anamnese auf der einen Seite und Diagnose und Prognose auf der anderen sind voneinander zu trennen. Ist eine Weichteilverletzung von Aussehen und Anamnese aber klar definiert, so läßt sie sich bei entsprechender Klassifizierung „abbilden" und daher auch rechnen. Nur durch eine allgemeine Vereinbarung über eine Klassifikation weicher Daten kann dieser bisher statistisch nicht nutzbare riesige Datenpool in Berechnungen eingehen. Mit der Frankfurter Klassifikation des Weichteilschadens wird die normierte Erfassung dieser Verletzungen für die Weiterverarbeitung in Rechenanlagen möglich, wobei die Syntax der Nomenklatur der Einfachheit wegen der AO-Klassifikationen der knöchernen Verletzungen nach M.E. Müller angelehnt ist. Der Erfassungsbogen ist klartextbeschriftet und dient dem weniger Geübten als Checkliste. Nach dem Einlesen der Bögen in den Personalcomputer werden die geläufigen statischen (anatomischen) Polytrauma-Scores vom Computer berechnet, sie sind so miteinander vergleichbar, weil sie vom selben Datensatz ausgehen.

Ultrastrukturelle Untersuchung des Trevirabandeinbaus nach vorderem Kreuzbandersatz

H.-J. Koch, K.M. Stürmer und R. Letsch

Abteilung Unfallchirurgie, Universitätsklinikum Essen, Hufelandstraße 55, W-4300 Essen, Bundesrepublik Deutschland

Fragestellung

Tierexperimentelle Untersuchunge zeigen, daß Kreuzbandprothesen sowohl bindegewebig als auch knöchern vom Organismus eingebaut werden. Über das in unserer Klinik seit 1986 als vorderer Kreuzbandersatz verwendete Polyaethylenterephthalat-Band aus Trevira hochfest liegen bisher keine histomorphologischen Untersuchungen nach Implantation im menschlichen Kniegelenk vor.

Material und Methoden

Wegen erneuter Knieinstabilität nach Kreuzbandersatz mit PETP-Band mußten 5 von 97 zwischen Mai 1986 und Dezember 1989 implantierte Kreuzbandprothesen nach durchschnittlich 9 (3–15)-monatiger Implantation entfernt werden. Unterschiedliche Anteile dieser gerissenen bzw. gelockerten Kunstbänder wurden für die Rasterelektronenmikroskopie aufgearbeitet und mit einem fabrikneuen Treviraband verglichen. Referenzproben aus den verschiedenen Bandabschnitten wurden histologisch abgearbeitet und lichtmikroskopisch untersucht.

Ergebnisse

In den 3 Kneigelenksabschnitten (A = intraarticulär, B = intraossär, C = periostal) fanden sich rasterelektronenmikroskopisch unterschiedliche Oberflächenstrukturen des Kunstbandes. Im intraarticulären Verlauf (A) war die Kunstbandoberfläche von netzig-flächigen Strukturen imkomplett bedeckt. Im intraossären Anteil (B) bestanden vereinzelt knochenartige Auflagerungen, die sich morphologisch von den faserigen Gewebeauflagerungen in den anderen Bandabschnitten deutlich unterschieden. Im Bereich der periostalen Kunstbandbefestigung (C) zeigte sich eine massive, faserreiche Gewebeverankerung des Kunstbandes. Die lichtmikroskopischen Referenzpräparate wiesen in allen Abschnitten einen bindegewebigen Gewebeeinbau auf. Zwischen Knochen und Kunstband fand sich stets eine 200–500 μm dicke, bindegewebige Trennschicht.

Zusammenfassung

1. Nach bis zu 15-monatiger Implantationsdauer waren die wegen Ruptur bzw. Lockerung aus dem menschlichen Kniegelenk entfernten Trevirabänder ausschließlich bindegewebig eingebaut.

Hefte zur Unfallheilkunde, Heft 220
Zusammengestellt von K. E. Rehm

2. Im Bereich der Befestigung durch Klammern in der Corticalis war die faserreiche Bindegewebeverankerung des Trevirabandes am stärksten ausgeprägt.
3. Zwischen Knochen und Kunstband bestand zu allen Untersuchungszeitpunkten eine ausgeprägte bindegewebige Trennschicht.

Polytraumascores – Verletzungen und Parameter im Vergleich

R. Ascherl, M. Leonardi, M.A. Scherer und G. Blümel

Orthopädische Klinik und Poliklinik, Technische Universität München, Ismaninger Straße 22, W-8000 München 80, Bundesrepublik Deutschland

Material und Methoden

69 Polytraumascores wurden hinsichtlich ihrer Prognose, Entscheidungshilfe, Epidemiologie, klinischen und wissenschaftlichen Praktikabilität überprüft.

Ergebnisse

Bezüglich der Parameternennung und der Verletzungsmuster aus der Literatur ergibt sich folgende Aufteilung (Tabelle 1):

Tabelle 1.

Region	Parameternennung n	%	Verletzungen / verletzte Region
Kopf / Hals	432	26,9	26,4
Thorax	245	15,2	17,3
Abdomen	165	10,3	11,4
WS	129	8,0	3,7
Becken	92	5,7	3,9
Extremitäten	545	33,9	37,4
Summe	1608	100,0	100,0

Ein Literaturvergleich mit 12 668 Verletzungen von 4 536 Polytraumatisierten ergibt eine entsprechende Häufigkeit der tatsächlichen Verletzungen mit Ausnahme der Regionen Wirbelsäule und Becken.

Kriterien für Parameter, Verletzung und Körperregion sowie deren Gewichtung werden abgeleitet und dargestellt.

Hefte zur Unfallheilkunde, Heft 220
Zusammengestellt von K. E. Rehm

Vergleich verschiedener Stabilisierungsverfahren für gerissene Symphysen im selbstentwickelten Simulator für Gangbedingungen

A. Meißner, R. Wilk und U. Boenick

Abteilung für Unfallchirurgie, Universitätsklinikum Steglitz, Hindenburgdamm 30, W-1000 Berlin 45, Bundesrepublik Deutschland

Aufgrund von Daten aus Voruntersuchungen sollte ein dynamischer Simulator für Gangbedingungen entwickelt und mit diesem unter konstanten Versuchsbedingungen die Stabilisierung gerissener Symphysen mittels AO-Platten sowie Drahtzuggurtung und PDS-Banding nach Ecke bzgl. Stabilitätsentwicklung verglichen werden.

Die auf die Symphyse beim Gehen wirkenden Kräfte sind aus eigenen Versuchen, die physiologischen Dehnungen der Symphyse beim Gehen durch Untersuchungen von Walheim bekannt. Es wurde ein Druck-Gegendruck-gesteuerter Simulator entwickelt, der mit beliebigen Bruchteilen der ermittelten physiologischen Kräfte gesteuert werden kann. Für die Versuche wurde bei „Symphysenpräparaten“ die Symphyse durchtrennt und anschließend mit den o.g. Verfahren stabilisiert. Diese Symphysenpräparate wurden in der Simulationsprüfmaschine unter vorgegebenen Belastungen über 5500 Lastwechsel (Schrittzahl über 6 Monate postoperativ) getestet. Die Daten wurden mit der EDV direkt gespeichert und ausgewertet.

Bei den selbst ermittelten Normalbelastungen wurden alle Symphysenpräparate frühzeitig instabil. Deshalb wurden danach nur halb so große Belastungen gewählt. Dabei wurden sowohl alle Drahtzuggurtungen als auch alle PDS-Bandings instabil. Die Entwicklung der Stabilisierungen mit Platten war von der Knochenkonsistenz der Symphysenpräparate abhängig. Bei den primär sehr stabilen Platten blieb diese Stabilität überwiegend bis zum Ende des Versuches. Die Plattenstabilisierungen, bei denen die Schrauben bereits primär nur wenig zogen, wurden sekundär vollständig instabil.

Für eine postoperative Frühmobilisierung der Patienten nach Symphysensprengung unter Teilbelastung sind sowohl die Drahtzuggurtungen als auch die PDS-Bandings zu instabil. Die Mobilisierungsfähigkeit (unter Teilbelastung) nach Symphysenstabilisierung mit Platten wird durch die Knochenkonsistenz bestimmt.

Hefte zur Unfallheilkunde, Heft 220
Zusammengestellt von K. E. Rehm

Resorbierbares PDS-Fixationsmaterial versus Drahtcerclage – biomechanische Untersuchung zur Schultereckgelenkstabilisierung

M. Sangmeister, H. Windhagen und L. Gotzen

Unfallchirurgische Klinik – Klinikum Minden, Friederichstraße 15, W-4950 Minden/Westfalen, Bundesrepublik Deutschland

Seit 1985 wird die Tossy-III-Verletzung des Schultereckgelenkes an der Unfallchirurgischen Klinik Marburg mittels PDS-Bandcerclage operativ behandelt. Bisher wurden bei 52 Patienten gute Ergebnisse erreicht. Zur Optimierung der OP-Technik und der Belastungsfähigkeit unter funktioneller Nachbehandlung werden biomechanische Untersuchungen durchgeführt. Zum Vergleich dient das etablierte Verfahren der Drahtcerclage.

Material und Methode

Sämtliche Rotationen und Verschiebungen am AC-Gelenk wurden über eine kardanische Aufhängung an 15 Schulterpräparaten in einer Zugprüfmaschine simuliert. Die Belastung der acromioclavicularen bzw. coracoclavicularen Bänder wurde über Wegaufnehmer gemessen. Verglichen wurden die doppelte PDS-Kordelschlinge, die PDS-Bandcerclage in unterschiedlichen Versionen und die Kirschner-Drahtzuggurtung. Untersuchungskriterien waren Bewegungsfreiheit (Belastung 15 N), Ausmaß der Augmentierung (Rotation 50 N, Verschiebung 100 N) und Stabilität der Implantate. Letztere wurde im Dauerversuch bzw. unter Maximalbelastung geprüft.

Ergebnisse

Alle drei Verfahren erreichten insgesamt mindestens ausreichende Ergebnisse. Hinsichtlich Stabilität waren PDS-Materialien und Kirschner-Draht gleichwertig. Vorteile zeigte das PDS-Material durch größere Bewegungsfreiheit bei gleichzeitiger besserer Entlastung der coracoclaviculären Bänder. Die Ergebnisse der PDS-Kordel zeigten eine Grenzbelastung der Bandnähte, die wir auf die Materialeigenschaften zurückführen. Dagegen erzielten die PDS-Bandkombinationen eine optimale Protektion der genähten acromioclavicularen und coracoclavicularen Bänder.

Die klinische Relevanz der gezeigten Ergebnisse zeigte sich in einer Verbesserung der operativen Technik und in einer Steigerung der frühfunktionellen Nachbehandlung.

Hefte zur Unfallheilkunde, Heft 220
Zusammengestellt von K. E. Rehm

Experimentelle Untersuchungen zur Primärnaht der isolierten Kreuzbandruptur

M.A. Scherer, R. Ascherl, H.J. Früh, R. Gradinger, E. Hipp und G. Blümel

Institut für Experimentelle Chirurgie, Technische Universität München, Ismaninger Straße 22, W-8000 München 80, Bundesrepublik Deutschland

Einleitung

Verschiedene Autoren geben für die operative oder konservative Therapie isolierter ACL-Rupturen vergleichbare klinische Ergebnisse an. In vitro Untersuchungen zur Primärstabilität der Kreuzbandnaht mit verschiedenen Nahttechniken und -materialien (Langenbecks Arch Chir [Suppl] 1989) ergaben die günstigsten Werte für die „lateral trap"-Technik mit nicht-resorbierbarem Nahtmaterial.

Fragestellung

Die folgenden Untersuchungen sollten klären, ob bei isolierter ACL-Ruptur und frühfunktioneller Nachbehandlung 1) die in vitro Ergebnisse Konsequenzen für die Heilung in vivo haben? 2) die Verwendung resorbierbaren Nahtmaterials möglich ist? 3) sich theoretisch die Verwendung einer Naht-Augmentation erübrigt? 4) sich die klinische Beobachtung einer günstigeren Prognose der tibialen gegenüber der femoralen Ruptur experimentell nachvollziehen läßt?

Material und Methode

Nach Genehmigung durch die Regierung von Oberbayern (209/87) wurden an 28 weiblichen erwachsenen Merinoschafen in allgemeiner Intubationsnarkose (Xylazin, Ketamin, Fentanyl, Lachgas) Desinsertionen des ACL mit anschließender Primärnaht durchgeführt: Femorale Desinsertion: PLA-Nähte (n = 14), Ethibond (n = 7); tibiale Desinsertion (n = 7/PLA). Die nicht immobilisierten Tiere wurden bis zur Opferung nach 1 und 3 Monaten (Pentobarbital i.v.) auf einem Bauernhof zweimal wöchentlich klinisch untersucht. Nach biomechanischer Testung (Steifigkeit, Bruchkraft, Versagensart) wurden die Präparate histologisch in je 5 Schnittebenen bearbeitet.

Ergebnisse

Ad 1). Trotz überlegner Nahttechnik in vitro, konnte in vivo nur eine geringe Verbesserung im Vergleich zu den Ergebnissen von O'Donoghue erreicht werden: Gegenüber 12,5 % (JBJS-A, 53, 1971) heilten 35,7 % der genähten ACL.
Ad 2). Entgegen einzelner Literaturempfehlungen sollte kein resorbierbares Nahtmaterial verwendet werden.
Ad 3). Aus theoretischen Gesichtspunkten sollte zur Naht stets eine Augmentation oder externe Stabilisierung erfolgen.

Hefte zur Unfallheilkunde, Heft 220
Zusammengestellt von K. E. Rehm

Ad 4). Die im Versuchsaufbau vollständige femorale Desinsertion bedingt eine deutlich schlechtere Gefäßversorgung, Revasculatisierung und Narbenbildung gegenüber der tibialen Läsion.

Dokumentation im Notarztwagen mit einem Protokoll

J. Windolf, M. Dickopf, R. Inglis und A. Pannike

Unfallchirurgische Klinik, Klinikum der Johann-Wolfgang-Goethe-Universität, Theodor-Stern-Kai 7, W-6000 Frankfurt/Main 70, Bundesrepublik Deutschland

Anforderungen

Zur Qualitätssicherung im Notartzwesen fordert die Deutsche Interdiziplinäre Vereinigung für Intensivmedizin (DIVI) die Einführung eines einheitlichen Notarzteinsatzprotokolles. Ein solches Protokoll muß folgende Eigenschaften aufweisen

- Eindeutige Standardisierung ohne Verlust von Einzelinformationen,
- einfache Handhabung ohne aufwendige Mehrarbeit für den Notarzt (Compliance!),
- Einsetzbarkeit sowohl für klinische als auch für wissenschaftliche Belange.

Lösungsansatz

An unserer Klinik ist nach Analyse dieser Anforderungen ein standardisiertes Einsatzprotokoll für den Notarztwagen mit Hilfe des markierungsbeleglesergestützen Datenverarbeitungssystems ASKITRON-MTF entwickelt worden. Es berücksichtigt vor allen die von der DIVI empfohlenen Kriterien für ein einheitliches, bundesweites Notarzteinsatzprotokoll. Darüberhinaus ermöglicht es bei einfacher Handhabung sowohl den Einsatz als klinisches Protokoll als auch die computergestütze Weiterverarbeitung als direkter Datenträger ohne zusätzliche Eingabe von Daten in den Rechner.

Ergebnis

In einer Pilotstudie ist das Protokoll bislang bei 188 Notarzteinsätzen verwendet worden. Dabei ergaben sich folgende Kritikpunkte:

Negativ:
- auf den ersten Blick fehlende Übersichtlichkeit.
- kein zeitlicher Verlauf erfaßbar.

Positiv:
- einfache Anwendbarkeit,
- hoher Grad der Standardisierung, maschinenlesbar,

Hefte zur Unfallheilkunde, Heft 220
Zusammengestellt von K. E. Rehm

- exaktes Protokoll zur Ablage im Krankenblatt,
- rasch verfügbare Statistik mit geringer Fehlerquote,
- hohe Datentransparenz durch persönliches Leistungsprofil des einzelnen Notarztes.

XIV. Wissenschaftliche Filme / Video

Das Kompressionssyndrom des N. radialis am Ellenbogen (Radialis-Tunnel-Syndrom)

C. Braun, M. Potulski und M. Bauer

Abteilung Unfallchirurgie, Chirurgische Universitätsklinik, W-6650 Homburg/Saar, Bundesrepublik Deutschland

Im Ellenbogenbereich kann der N. radialis an 4 Stellen komprimiert werden:

1. Am Eingang in den Radialis-Tunnel, etwa auf Höhe des Radiusköpfchens durch Fascienzüge.
2. Durch straffe, überquerende Gefäße (A. und V. recurrens radialis) und Muskelläste zum Extensor carpi radialis longus.
3. Durch den Sehnenrand am Ansatz des Extensor carpi radialis brevis.
4. Durch ein Band über dem proximalen Rand des M. supinator (Frohse-Arkade).
5. Durch narbige Striktur des Epineurium.

Die Diagnose des relativ seltenen Supinatorsyndroms wird häufig verspätet gestellt. Von 6 1989 und 1990 operierten Fällen wurde bei 3 Patienten die Diagnose mit einer Latenz von durchschnittlich 3 Jahren nach mehreren Voroperationen gestellt. Das Kompressionssyndrom sollte bei Differentialdiagnose aller Schmerzen im Ellenbogen-, Unterarm- und Handbereich bedacht werden und klinisch und elekrophysiologisch ausgeschlossen werden. Nach längerem Bestehen ist die Prognose bezüglich motorischer Ausfälle schlecht, bezüglich des Schmerzsyndroms jedoch gut.

Hefte zur Unfallheilkunde, Heft 220
Zusammengestellt von K. E. Rehm

Kompartment-Syndrom – Manuelle und digitale Druckmessung

V. Echtermeyer

Unfallchirurgische Klinik, Klinikum Minden, Friedrichstraße 17, W-4950 Minden, Bundesrepublik Deutschland

Das Kompartment-Syndrom ist die zweithäufigste Komplikation in der Unfallchirurgie. Die Problematik besteht in der rechtzeitigen Diagnose und stützt sich in der Regel auf die klinischen Angaben, was allerding eine Kooperationsbereitschaft des Patienten voraussetzt.

Die subfasciale Gewebsdruckmessung dient als wichtigstes diagnostisches Instrument zum Nachweis eines drohenden oder manifesten Kompartment-Syndromes. Der Gewebsdruck, der im Normalfall 5–10 mmHg beträgt und in linearer Beziehung zum intramusculären Venendruck ansteigt, ist ein direkter Parameter für die Blutstromverlangsamung im Muskelkompartment. Bei bewußtlosen, beatmeten oder nicht kooperativen Patienten kommt der Gewebsdruckmessung besondere Bedeutung zu, da die klinische Untersuchung nur bedingt verwertbar ist.

Im Film werden zwei mögliche Techniken der Gewebsdruckmessung vorgestellt. Die manuelle Technik der Druckmessung ist unabhängig von einer aufwendigen elektronischen Technik und arbeitet nach dem Prinzip der Venendruckmessung. Das notwendige Zubehör besteht aus preiswerten Einmal-Artikeln, steht überall zur Verfügung und kann notfalls jederzeit zu einem Meßsystem zusammengebaut werden.

Die digitale Druckmeß-Technik verwendet ebenfalls eine Kunststoff-Injektionskanüle mit zusätzlichen seitlichen Perforationen, die über einen Druckwandler den Gewebsdruck aufnimmt und an dem Meßgerät anzeigt. Über einen Verweilkatheder lassen sich mit dieser Meßtechnik ebenso langfristige Meßdaten ablesen, wenn die Befürchtung besteht, daß sich aus einem drohenden ein manifestes Kompartment-Syndrom entwickeln kann.

Beide Meßtechniken werden im Film anhand von Patienten, die an der chronischen Form eines funktionellen Kompartment-Syndroms leiden, in ihrer Anwendung demonstriert.

Hefte zur Unfallheilkunde, Heft 220
Zusammengestellt von K. E. Rehm

Möglichkeiten der sonographischen Diagnostik von Knieband- und Meniscusverletzungen

W. Friedl, U. Göhring und St. Post

Chirurgische Universitätsklinik, Im Neuenheimer Feld 110, W-6900 Heidelberg 1, Bundesrepublik Deutschland

Problemstellung

Die rein klinische Untersuchung bei Kniebandverletzungen ergibt in zahlreichen Fällen ein falsch negatives Ergebnis. Dagegen zeigt die klinische Untersuchung bei Verdacht auf Meniscusverletzung in einer hohen Zahl falsch positive Ergebnisse. Diese Ergebnisse können durch eine Narkoseuntersuchung oder invasive diagnostische Maßnahmen, wie eine Arthroskopie, erheblich verbessert werden. Als nicht-invasive, kostengünstige und als einzige dynamisch beurteilbare Untersuchungsmethode bietet die Sonographie eine wertvolle Erweiterung der klinischen Untersuchungsmöglichkeiten.

Material und Methode

Im Rahmen dieses Films soll die Untersuchungstechnik dargestellt werden, normale und pathologische Untersuchungsbefunde bei Verdacht auf Innenband- und Kreuzbandverletzungen sowie Meniscusverletzungen demonstriert werden. Im Vergleich dazu werden die Befunde der klinischen Untersuchung, der Narkoseuntersuchung sowie intraoperative Befunde dargestellt. Insbesondere bei der isolierten vorderen Kreuzbandverletzung ist es auffällig, daß trotz kompletter Ruptur des vorderen Kreuzbandes ein klinischer Nachweis sehr schwer und auch der Nachweis bei der Narkoseuntersuchung unzuverlässig erscheint. Dagegen ermöglicht die dynamische Untersuchung des Kniegelenkes ggf. im Seitenvergleich eine eindeutige Identifizierung einer solchen Verletzung. Die Sensitivität der Sonographie erreicht je nach verletzter Struktur 85–93 %, die Spezifität beträgt 92–98 %. Wir führen deshalb auch bei fraglichem oder negativem klinischem und Narkosebefund aber positivem sonographischem Untersuchungsbefund eine arthroskopische Kontrolluntersuchung oder primäre Arthrotomie durch.

Hefte zur Unfallheilkunde, Heft 220
Zusammengestellt von K. E. Rehm

Belastungsstabile Versorgung von Problemverletzungen des proximalen Femurendes

W. Friedl und St. Post

Chirurgische Universitätsklinik, Im Neuenheimer Feld 110, W-6900 Heidelberg 1, Bundesrepublik Deutschland

Problemstellung

Sowohl in klinischen wie in experimentellen Untersuchungen haben sich insbesondere pertrochantere Femurfrakturen mit einem großen medialen Corticalisdefekt, pertrochantere und subtrochantere Reversed-Frakturen sowie pathologische subtrochantere Frakturen als Problemverletzungen dargestellt. Nur unter Verwendung besonderer Osteosyntheseverfahren und Berücksichtigung der biomechanischen Belastungssituation ist in diesen Fällen eine primäre Vollbelastungsstabilität zu erreichen.

Operationsmethode

Wir verwenden zur belastungsstabilen Versorgung pertrochanterer Frakturen mit großem medialen Corticalisdefekt (Typ A 2 der AO-Klassifikation) eine Valgisationsosteotomie und 150° DHS-Osteosynthese. Im Gegensatz zur 145°/160°-Winkelplattenvalgisationsosteosynthese ist die Technik wesentlich einfacher und die Plazierung des Implantates im medialen Anteil des Schenkelhalses und Femurkopfes möglich. Zur Fixierung des Glutaeus medius-Ansatzes wird eine zusätzliche Zuggurtung des Trochanter major zum Schaftfragment durchgeführt. In experimentellen Untersuchungen zeigte diese Versorgung eine identische Belastbarkeit mit der unverletzter Femora. Bei pertrochanteren und subrochanteren Reversed-Frakturen und Resektionen ermöglichte im experimentellen Untersuchungen nur die Doppelplattenverbundosteosynthese eine Belastungsstabilität, die in jedem Fall höher als die normale Schrittbelastung war. Bei der Doppelplattenverbundosteosynthese wird zur Druckkraftübertragung eine intramedulläre Platte eingeführt und die lateralen Zugkräfte durch eine Condylenplatte neutralisiert. Die intramedulläre Platte wird in Berührung zur Condylenplattenklinge gebracht. Es erfolgt eine Verschraubung durch beide Corticalisplatten hindurch. Der Intramedullärraum wird über ein ventrales Knochenfenster mit einer Spritzpistole mit Refobacin-Palakos ausgefüllt. Bei subtrochanterer Resektion ist das Vorgehen ähnlich.

Hefte zur Unfallheilkunde, Heft 220
Zusammengestellt von K. E. Rehm

Komplikationen und ihre operative Behandlung nach primär konservativ versorgter frontobasaler Verletzung – Fallstudie mit Langzeitverlauf

P. Knöringer

Neurochirurgische Klinik, Bezirkskrankenhaus Günzburg, Universität Ulm, Ludwig-Heilmeyerstraße 2, W-8870 Günzburg, Bundesrepublik Deutschland

Ein 22-jähriger Patient hatte sich bei einem frontobasalen Schädelhirntrauma einen linksfrontalen Kontusionsherd und eine linksseitige Erblindung durch Opticusriß zugezogen. Die damaligen Röntgenbilder zeigten einen breit klaffenden Frakturspalt links frontal mit Stirnhöhlenbeteiligung. Eine Computertomographie wurde nicht durchgeführt, die Behandlung war konservativ.

5 1/2 Jahre später kam es zur *Sinusitis frontalis* links, *Meningitis* und *Hirnabszeß*. Eine HNO-ärztliche Versorgung über die Stirnhöhle und eine neurochirurgische Abdichtung der Dura-Knochenlücke links frontal erfolgte.

Der Patient kam nicht zur vorgesehenen Nachuntersuchung, obwohl sie dringend angeraten wurde, da der Verdacht auf einen posttraumatischen und Hydrocephalus mal resorptivus bestand. Bei Bestätigung des Verdachtes war die Implantation eines Ventilsystems vorgesehen. Wegen Kopfschmerzen, die, wie sich später zeigte, durch einen Hydrocephalus mal resorptivus bedingt waren, wurde HNO-ärztlich aufgrund einer Verschattung der linken Stirnhöhle im Röntgenbild ohne weitere Diagnostik diese Stirnhöhle revidiert. Die Folge war nicht nur eine massive *Rhinoliquorhoe*, sondern auch ein *Pneumencephalus* und eine *Pneumatocele* mit akuter Hirndrucksymptomatik. Eine notfallmäßige Druckentlastung und eine erneute Abdichtung der Duraknochenlücke mußten erfolgen. Schließlich war wegen persistierender Kopfschmerzen bei *Hydrocephalus mal resorptivus* eine Shuntimplantation nötig.

Die Extensor-Indicis-Plastik (Videofilm)

M. Leixnering und W. Hintringer

Unfallkrankenhaus Lorenz Böhler, Donaueschingen-Straße 13, A-1200 Wien, Österreich

Eine 59-jährige Patientin zog sich bei einem Sturz eine distale Speichenfraktur zu. Nach primär gedeckter Reposition erfolgte die Stabilisierung mit Bohrdrähten. Das Repositionsergebnis war zufriedenstellend. Nach 5 Wochen erfolgte die Gipsabnahme und einige Tage später die Entfernung der Bohrdrähte. Bereits einen Tag nach der Osteosyntesematerialentfernung bemerkte die Patientin einen Funktionsverlust im Streckvermögen des Daumens. Die Ruptur der langen Daumenstrecksehne wurde diagnostiziert. Die gerissenen Exten-

Hefte zur Unfallheilkunde, Heft 220
Zusammengestellt von K. E. Rehm

sor pollicis longus Sehne soll jetzt durch Verlagerung der Extensor Indicis Sehne ersetzt werden. Vorerst wird das zweite Mittelhandköpfchen aufgesucht. Zwei Zentimeter proximal davon wird die Extensor Indicis Sehne dargestellt; die danebenliegende Vene und der oberflächliche Hautast werden geschont. Die Extensor Indicis Sehne liegt immer ulnarseitig der Communissehnen. Die Abtennung der Sehne darf nie zu weit peripher erfolgen, damit man nicht die Sehnenkappe und die Lamina sagittalis stört. Die Sehne wird schräg durchtrennt. Der periphere Stumpf wird mit der Communissehne vernäht. Mit einer Sehnenfaßklemme wird nun das proximale Ende fixiert. Der periphere Stumpf wird mit einer U-Naht an die Communissehne vernäht. Dazu verwenden wir einen 3/0 Ticronfaden. Die Naht wird deshalb gesetzt, damit wieder ein gleichmäßiger Zug auf die distalen Sehnen ausgeübt werden kann, ohne daß es zu einer Verdrehung der Sehnen kommt. Jetzt wird der proximale Sehnenstumpf angespannt, um den Verlauf der Sehnen verfolgen zu können. In Höhe des Retinaculums wird nur ein zusätzlicher Hautschnitt gesetzt und die Extensor Indicis Sehne identifiziert. Der nächste Operationsschritt ist jetzt die Freilegung des peripheren Stumpfes der Extensor Pollicis Longus Sehne. Der Zugang erfolgt mittels eines Längsschnittes; auf Radialisäste und Venen muß geachtet werden. Mit einer Kornzange wird nun epifaszial nach proximal durchgestoßen, die Extensor Indicis Sehnen gefaßt und nach peripher gezogen.

Jetzt kann mit dem Einflechten der Sehne begonnen werden. Dazu wird eine Sehnennähklemme verwendet. Mit der Spitze der Sehnenklemme wird durch den peripheren Extensor Pollicis Stumpf gestochen. Die Extensor Indicis Sehnen wird dann gefaßt und durchflochten. Dies wiard noch zweimal in gleicher Weise wiederholt, so daß letztlich eine dreifache Durchflechtung resultiert. Die richtige Vorspannung der durchflochtenen Sehne muß besonders beachtet werden. Dies wird noch vor dem Vernähen durch Fixieren der Sehnen mit der Sehnennähklemme geprüft. Dabei ist zu achten daß sich der Daumen bei Beugung passiv streckt und dann im Metacarpophalangial- und Interphalangialgelenk gebeugt werden kann. Die Gefahr der zu starken Verspannung ist groß. Es resuliert dann immer eine Kontraktur, die nur schwer austrainiert werden kann. Um dem Daumen jetzt zusätzlich ein Organgefühl zu geben, wird zusätzlich der proximale Stumpf des Extensor pollicis longus an den Extensor indicis genäht. Die postoperative Behandlung erfolgt primär mit einer dorsalen Longuette mit Daumeneinschluß gespalten oder mit einer dynamischen Verbandanordnung mit Stahlblattfedern für den Daumen und Zeigefinger für insgesamt 3 Wochen. Damit soll der Patient stündlich üben. Durch dieses Vorgehen wird der Tendez der Verklebung der Sehnen mit dem Gleitlager entgegengewirkt.

Traumamanagement Teil I (Lehrfilm 16 min) Organisation und Ablauf der medizinischen und technischen Hilfe bei der Unfallverletzung

U. Malewski, K. Hette, A. Zielke, F. Wranze und L. Gotzen

Klinik für Unfallchirurgie, Philipps-Universität Marburg, Baldingerstraße, W-3550 Marburg, Bundesrepublik Deutschland

Das Überleben von Schwerverletzten und die spätere Rehabilitation hängen maßgeblich von der Qualität der Erstversorgung ab. Versäumnisse und Fehler in der Alarmierungsphase wirken sich nicht selten deletär aus, verlängern den Kliniksaufenthalt und mindern die Chancen der Wiederherstellung.

In dem Film werden am Beispiel eines schweren Verkehrsunfalles mit zwei verletzten Personen die präklinische Versorgungstaktik und der Versorgungsablauf aufgezeigt. Es werden die einzelnen Phasen der Versorgung, angefangen von der Alarmierung bis zur Einlieferung in die Klinik dargestellt. Ein besonderer Schwerpunkt in dem Film beinhaltet die Zusammenarbeit zwischen dem medizinischen Rettungspersonal und dem technischen Hilfspersonal der Feuerwehr bei der schwierigen Bergung einer eingeklemmten Person aus dem Unfallfahrzeug.

Am Schluß des Filmes sind die einzelnen Versorgungsphasen nochmals anhand von Schautafeln und charakteristischen Versorgungsbildern verdeutlicht.

Zusammenfassend handelt es sich bei dem Film um einen aktuellen und lehrreichen Beitrag der Notfallmedizin mit dem Schwerpunkt der Erstversorgung des Schwerverletzten, der sich insbesondere für die Ausbildung von Notärzten und Rettungssanitätern eignet.

Schulter-Arthroskopie nach frischer Luxation – Ein Wegweiser für das therapeutische Procedere

N.M. Meenen, J.V. Wening, K.H. Jungbluth und H. Schöntag

Abteilung für Unfall- und Wiederherstellungschirurgie, Universitäts-Krankenhaus Hamburg-Eppendorf, Martinistraße 52, W-2000 Hamburg 20, Bundesrepublik Deutschland

Das Rezidivrisiko von Schulterluxationen junger sportlicher Patienten beläuft sich nach eigenen Untersuchungen auf bis zu 70%. Die Nativröntgenuntersuchung wie auch das Arthro-CT geben keinen ausreichenden Einblick in die jeweilige Gelenkpathologie. Wir führen deshalb bei Patienten bis zum 40. Lebensjahr nach frischer traumatischer Schulterluxation eine Arthroskopie durch. Aus den hierbei erhobenen Befunden ergeben sich die Indikation und Typ der operativen Maßnahmen:

Hefte zur Unfallheilkunde, Heft 220
Zusammengestellt von K. E. Rehm

Bei der vorderen Luxation verhakt sich der Humeruskopf unter dem ventralen Pfannenrand. Reine Knorpelusuren oder osteochondrale Kopfimpressionen finden sich dann in unterschiedlicher Ausprägung an der dorsocranialen Circumferenz. Unter leichter Abduktion des Armes sind sie gut einstellbar. Ventrale Kapseleinrisse mit Verletzung der Ligamenta glenohumeralia, zum Teil mit Subscapularissehnenläsionen, gehören zu den üblichen Befunden nach traumatischer Erstluxation. Besondere Aufmerksamkeit bei der Arthroskopie des Schultergelenkes verdient der Limbus der Schulterpfanne wegen seiner Bedeutung für die Gelenkstabilität. Korbhenkelrisse führen konservativ behandelt zu schmerzhaften Einklemmungserscheinungen neben der bestehenden Luxationsneigung. Zerreißungen des Labrum lassen sich nur arthroskopisch präzise lokalisieren. Wir planen den Eingriff nach dem Ausmaß der arthroskopisch dargestellten Limbuspathologie. Die in gleicher Sitzung durchgeführte Refixation von Limbus und Kapsel mittels transossärer PDS-Naht verhindert bei frischen ausgedehnten Läsionen der Gelenklippe verläßlich die Reluxation. Wir führen diesen Eingriff in bewährter Weise offen durch. Vorteile der Methode sehen wir in der frühen Remobilisierbarkeit der so versorgten Schultern. Arthroskopische Nahttechniken bieten wohl deutliche Verbesserungen gegenüber den bisherigen arthroskopischen Klammertechniken.

Supinatorschlitzsyndrom und Subluxation des Radiusköpfchens nach alter Fraktur im Jugendalter – Implantation eines Silastic Radial Heads sowie Dekomprimierung im Supinatorschlitz

A. Obiltschnig und D. Szolar

Sanatorium Villach, W. Hochsteinerstraße, A-9020 Klagenfurth, Österreich

Bei einem 19-jährigen Patienten trat nach einer Fraktur des Radiusköpfchens im Kindesalter eine Streckhemmung sowie starke Schmerzen im Bereich des Supinatorschlitzes mit Ausstrahlung in den rechten Unterarm auf. Im Röntgen zeigte sich eine starke Verbreiterung des Radiusköpfchens sowie eine Subluxation bei Beugung.

Es wurde nun bei der Operation ein ventraler Zugang gewählt und zuerst der N. radialis dargestellt und der tiefe Ast im Supinatorschlitz gelöst, anschließend das Gelenk von ventral eröffnet und das Radiusköpfchen dargestellt. Resektion von ventral, danach Implantation eines radial heads nach Swanson in typischer Art und Weise. Anschließend Rekonstruktion des Ringbandes. Nach einer Ruhigstellung von 6 Wochen Bewegungsübungen. Gutes Ergebnis, der Patient an sich beschwerdefrei, die Streckhemmung beseitigt, nur leichtes Defizit bei der Supination.

Hefte zur Unfallheilkunde, Heft 220
Zusammengestellt von K. E. Rehm

Schlußfolgerung

Bei schweren Destruktionen des Radiusköpfchens kann nach Resektion desselben als Platzhalter ein radial head nach Swanson implantiert werden, um Verkürzungen des Radius sowie spätere Fehlstellungen im distalen Radioulnargelenk zu vermeiden. Bei gleichzeitiger Kompression des tiefen Astes des N. radialis sollte auch diese Engstelle operativ gelöst werden.

Die biologische Wirksamkeit des fasergeführten Excimerlaserstrahls auf verschiedene organische Gewebe

R. Jahn, M. Dressel, H.U. Langendorff, W. Neu und K.H. Jungbluth

Abteilung Unfallchirurgie, Universitätskrankenhaus Eppendorf, Martinistraße 52, W-2000 Hamburg 20, Bundesrepublik Deutschland

Alle bisherigen Versuche, mit thermisch wirkenden Lasern Knochen zu schneiden, sind aufgrund der ausgedehnten Hitzeschäden des umliegenden Gewebes fehlgeschlagen. Bei den athermisch wirkenden Lasern mangelte es bislang an einer geeigneten Faser, um die notwendigen Energiemengen zu transmittieren.

Durch die Kombination von Excimerlasern mit größeren Pulsbreiten (60 ns und 250–300 ns) und einer Taperfaser (Heraeus) gelingt eine effizientere Energieübertragung, die z.B. an Meniskusgewebe bereits Abtragtiefen von 6 mm/s zuläßt. Auch am Knochen wurde anstelle von bisher 0,86 μm/Puls eine Ablationsrate von 2 μm/Puls erreicht. Eine der wichtigsten Voraussetzungen für eine carbonisationsfreie Ablation am Hartgewebe mit Excimerlasern ist das Applizieren der Laserenergie im wäßrigen Medium. Diese Bedingungen lassen die Eignung dieses Laser-Fasersystems bereits für arthroskopische Operationen erkennen.

Behandlung der chronischen Osteitis

R. Neugebauer

Unfallchirurgie, Krankenhaus der Barmherzigen Brüder, Prüfeninger Straße 86, W-8400 Regensburg, Bundesrepublik Deutschland

Die chronische Osteitis läßt sich klinisch in 2 Formen einteilen: Die chronisch agressive Osteitis mit hoher Sekretion und die chronische Form mit und ohne Fistelbildung. Sie soll-

Hefte zur Unfallheilkunde, Heft 220
Zusammengestellt von K. E. Rehm

ten therapeutisch unterschiedlich angegangen werden. Prinzipiell läßt sich die Behandlung der chronischen Osteitis in 4 Schritte gliedern. Das chirurgische Debridement, die radikale Entfernung von nekrotischen Weichteilen und Knochen, der Stabilisierung des Knochens durch Osteosyntheseverfahren, dem Wiederaufbau des Knochens und der Wiederherstellung guter Durchblutungsverhältnisse eventuell durch plastisch-chirurgische Maßnahmen.

Als adjuvante Therapie gelten lokale Zusatzmaßnahmen, die beim heutigen Therapieregim nicht mehr wegzudenken sind. Die Spül-Saugdrainage eignet sich für geschlossene Höhlen und Gelenke, durch die Anwendung lokaler Wirkstoffträger wie PMMA-Ketten, Taurolin-Gel und in jüngster Zeilt Kollagen-Gentamycin-Vlies wurde sie weitgehend verdrängt. Die Anwendung dieser Materialien ist einfach und garantiert hohe Wirkstoffspiegel am Ort des Infektes. Die resorbierbaren Materialien ersparen dem Patienten eine weitere Operation.

Zur Wiederherstellung der Knochenkontinuität kommen verschiedene Verfahren in Betracht, die autologe Spongiosa mit Transplantation von cortico-spongiösen Spänen nimmt immer noch Rangstelle 1 ein. Die Verlängerungstechniken nach Ilizarov stellen eine elegante Methode dar, mit deren Hilfe die Knochenkontinuität wiederhergestellt werden kann. Dem Ziel, aus Stabilitätsgrunden eine Röhre wiederherzustellen, dienen zusammengerollte Platten aus Kollagen-Gentamycin als Markraumersatz um die das Knochenmaterial angelagert werden kann.

Zur Wiederherstellung des Weichteilmantels stehen sämtliche Verfahren der plastischen Chirurgie zur Verfügung. In jüngster Zeit haben die lokalen Muskellappen eine Renaissance erfahren, aber auch mikrochirurgische Techniken mit Gewebetransfer spielen eine immer größere Rolle.

Bei 64 Patienten, die an der Universität Ulm mit dem Kollagen-Gentamycin-Verbund behandelt wurden, konnte in 78 % der Fälle eine primäre Wundheilung erreicht werden. Bei 59 Patienten, die nach 12 Monaten kontrolliert werden konnten, zeigten sich 4 Osteitisrezidive, dies bestätigt nach 3-jähriger Anwendung resorbierbarer Antibioticaträger, daß der Kollagen-Gentamycin-Verbund eine sinnvolle lokale adjuvante Therapie der posttraumatischen Osteitis ist.

10-Jahresergebnisse nach Innenmeniscus-Korbhenkelresektion unter arthroskopischer Sicht

F. Farid

Friedrichstraße 94, W-4000 Düsseldorf 1, Bundesrepublik Deutschland

Es ist hinreichend bekannt, daß es nach herkömmlicher offener Innenmeniscusresektion, sei es total oder subtotal, später zu einer medial betonten Gonarthrose kommt. In der Literatur ist die Arthroserate, 10 Jahre nach der Arthotomie, zwischen 30 und 82 % beziffert worden. (Streli R 1969, Cabot JR 1953 und Johnson et al. 1974).

Hefte zur Unfallheilkunde, Heft 220
Zusammengestellt von K. E. Rehm

Weitaus weniger Material findet man in der Literatur über die Arthroserate noch arthroskopischer Meniscusresektion (Johnson LL 1986).

Methodik

Um diese Frage beantworten zu können, führten wir im Januar 1990 eine klinische, radiologische, z.T. kernspintomographische und letztendlich eine arthroskopische sondenpalpatorische Nachuntersuchung derjenigen Patienten durch, bei denen wir in den Jahren 1979 und 1980 eine arthroskopische Korbhenkelresektion des Innenmeniscus durchgeführt hatten.

Ergebnisse

Im o.g. Zeitraum wurden von uns 43 Korbhenkelresektionen unter arthroskopischer Kontrolle durchgeführt. Die damaligen technischen Schwierigkeiten, wegen mangelnder Ausrüstung (Video- und Kameraeinheit, mit Motor betriebene Instrumente), werden anhand von Diapositiven belegt. 18 Patienten konnten nachuntersucht werden, wobei wir zur objektiven Beurteilung das Laquesne-Schema benutzten. Darüberhinaus konnte 7 mal eine Second-look-Arthroskopie durchgeführt werden. Die Arthroserate bei uns, 10 Jahre nach dem Eingriff, betrug 19 %.

Zusammenfassung

Unsere Nachuntersuchungen belegen eindeutig die Konkurrenzlosigkeit der arthroskopischen Meniscusresektion im Vergleich zur herkömmlichen Arthrotomie. Unter Berücksichtigung der günstigen Arthroserate sollte davon ausgegangen werden, daß die Arthrotomie durch einen parapatellaren Schnitt zur Resektion eines Meniscusrisses der Vergangenheit angehören sollte.

Schlußveranstaltung

Präsident: Professor Dr. A. Pannike

Diese Kongreßwoche ist wieder einmal wie im Fluge vergangen. Ich hatte den Wunsch, daß wir unsere Jahrestagung mit einem ähnlichen Akzent beenden, wie wir sie begonnen hatten.

Mit großer Freude sehe ich, daß mir mein Wunsch insoweit erfüllt wurde. Die Aufgaben, mit denen wir in diesem Jahr und in den kommenden Jahren konfrontiert werden, die wir zu bewältigen haben werden, betreffen ja auch unseren Beruf; vor allem unseren Beruf in seiner Eigenschaft als freier Beruf. Wir haben gute Gründe darüber nachzudenken, wie uns Herr Hamm mit seinem Festvortrag verdeutlichen wird.

Freie Berufe in einer freiheitlichen Ordnung

W. Hamm

Zur Klause 28, W-3550 Marburg, Bundesrepublik Deutschland

I. Abwendung vom Kollektivismus

Erst nach und nach werden wir uns voll bewußt, was die jahrzehntelang für unmöglich gehaltene deutsche Wiedervereinigung in Freiheit bedeutet. Eine inhumane sozialistische Diktatur, die ihren Bürgern Gedankenfreiheit, Wahlfreiheit und Reisefreiheit vorenthielt, ist zusammengebrochen, eine autoritäre Herrschaft, die ihre Bürger mittels eines gigantischen Spitzelsystems überwachte, aushorchte, unterdrückte, willkürlich bestrafte und schon kleine Kinder zur Unaufrichtigkeit und Verstellung zwang, ein Regime zudem, das mit unverantwortlicher Umweltverseuchung skrupellos schwere gesundheitliche Schäden bei Hunderttausenden von Menschen bewirkte. Das Zusammenwachsen der beiden deutschen Teilstaaten mit ihrer noch immer höchst verschiedenen gesellschaftlichen, sozialen und wirtschaftlichen Ordnung wirft nun eine Fülle einstweilen ungelöster Fragen auf. Die einzuschlagende Richtung und den zu verfolgenden Weg hat der deutsch-deutsche Staatsvertrag immerhin eindeutig bestimmt. Es geht in den neuen Bundesländern um die Ermutigung privater Initiativen sowie um mehr individuelle Selbstverantwortung und Entscheidungsfreiheit, was zugleich bedeutet, daß sich der bisher allmächtige und all-

Hefte zur Unfallheilkunde, Heft 220
Zusammengestellt von K. E. Rehm

zuständige Staat auf jene vergleichsweise bescheidenen Aufgaben zurückzieht, die er in einem freiheitlichen politischen Gemeinwesen allein zu erfüllen hat.

Wir sind Zeitzeugen eines wahrhaft erstaunlichen Prozesses, der sich nicht nur in der westlichen Welt, sondern auch in den sozialistisch regierten Staaten und in zahlreichen Entwicklungsländern vollzieht. Jahrzehntelang herrschte überwiegend blindes Vertrauen in die überlegenen Fähigkeiten der staatlichen Administration, auch und gerade auf wirtschaftlichem Gebiet. Infolgedessen wuchs der staatliche Tätigkeitsbereich. Der Staatsanteil am Sozialprodukt kletterte und überstieg in einigen Ländern – übrigens auch in der alten Bundesrepublik zu Beginn der achtziger Jahre – die 50%-Marke. Jede zweite Mark floß in öffentliche Kassen. Vor allem in vielen Entwicklungsländern dehnte sich die staatliche Tätigkeit in allen Bereichen der Wirtschaft immer weiter aus. Die Ernüchterung konnte nicht ausbleiben. Unwirtschaftlichkeit und Verschwendung, Bürokratisierung, Korruption und geringe Leistungsbereitschaft, fehlendes Verantwortungsbewußtsein und geringe Motivation machen sich fast immer dort breit, wo der Staat wirtschaftet und verwaltet. Bürokratische Kontrollen nützen da oft nur wenig, verhindern nur das schlimmste und kosten obendrein viel Geld.

Es hat lange gedauert, bis die Verfechter umfassender staatlicher Zuständigkeit und Machtausübung an Einfluß verloren haben. Dammbruchartig hat sich dann dieser Wandel im vergangenen Jahr vor allem in der scheinbar so verfestigten politischen Struktur des ehemaligen Ostblocks und daraufhin auch in vielen Entwicklungsländern vollzogen. Der Glaube an die Überlegenheit staatlicher Planung, Lenkung und Verwaltung, insbesondere der Wirtschaft, ist überall in der Welt und keineswegs nur zufällig so grausam enttäuscht worden, daß die Abwendung der Massen von einem System umfassender Staatstätigkeit und von kollektivistischen Strukturen kaum radikaler hätte ausfallen können.

Nicht nur in den noch sozialistisch dominierten Ländern, sondern auch in den klassischen Industrieländern vollzieht sich dieser Wandel. In Frankreich redet niemand mehr von planification, einer jahrzehntelang hoch gepriesenen maßvollen Form zentraler staatlicher Planung und Beeinflussung der Wirtschaft. Die Fehlschläge solcher Bemühungen waren evident. Auf dem Gebiet der Deregulierung, also des Abbaus staatlicher Reglementierungen einzelner Wirtschaftsbereiche, eilt Frankreich sogar der Bundesrepublik voran. In Großbritannien, in den USA und sogar im sozialistisch regierten Spanien wird der Rückzug des Staates aus der unmittelbaren Verantwortung in der Wirtschaft durch Privatisierung weit konsequenter und schneller vorangetrieben als in der Bundesrepublik. Entbürokratisierung, mehr Freiheit zu individuellen Entscheidungen, Durchforstung des unüberschaubar gewordenen Dschungels staatlicher Vorschriften, Öffnung von Märkten, die früher öffentlichen Monopolen vorbehalten waren, kurz: weniger Staat und mehr Entfaltungsmöglichkeiten für die Bürger, das sind die sich klar abzeichnenden Leitlinien und Entwicklungstendenzen in der Politik. Die Verfechter des demokratischen Sozialismus und verwandter Spielarten kollektiver Steuerung sind trotz aller Bemühungen, die grandiosen praktischen Mißerfolge wohlgemeinter Ideologien als vermeidbare Pannen hinzustellen, ins Hintertreffen geraten.

Die freiheitliche Ordnung hat, wie die kürzlich beschlossene KSZE-Charta von Paris mit ihrem Bekenntnis zur pluralistischen Demokratie klar dokumentiert, europaweit Anerkennung und Anziehungskraft gewonnen. Was macht eine freiheitliche Ordnung aus? Welche Rolle kommt dabei den freien Berufen zu? Und welche Schlußfolgerungen ergeben sich daraus für die Umgestaltung des Gesundheitswesens in der früheren DDR? Das sind die Fragen, die im folgenden in der gebotenen Kürze zu behandeln sind.

II. Kennzeichen einer freiheitlichen Ordnung

Die rechtsstaatlich gesicherte parlamentarische Demokratie ist zwar eine notwendige, aber keine hinreichende Bedingung für eine freiheitliche Ordnung. Mehrere weitere Voraussetzungen müssen erfüllt sein, damit wirklich von einer freiheitlichen Ordnung gesprochen werden kann:

1. Jeder muß die Möglichkeit haben, von seinem Wissen und Können nach eigenem Gutdünken Gebrauch zu machen. Selbstgewählte Ziele müssen mit selbstgewählten Mitteln verfolgt werden können.
2. Die Verantwortung für sein Handeln hat jeder selbst zu tragen.
3. Es sind freiheitssichernde Verhaltensregeln notwendig, damit persönliche Entscheidungsrechte nicht die Freiheit anderer beschränken oder den gesamtgesellschaftlichen Zielen zuwiderlaufen. Diese Verhaltensregeln müssen staatliche Organe aufstellen und deren Einhaltung kontrollieren. Es geht dabei vor allem um die Verhinderung des Mißbrauchs wirtschaflicher Macht, um soziale, arbeitsrechtliche und umweltökonomische Rahmenregelungen.
4. Diese Rahmenregelungen schreiben kein bestimmtes Verhalten vor, sondern sie lassen freie Entscheidungen innerhalb eines breiten Aktionsfeldes zu. Die staatlichen Regeln haben nichtdiskriminierende zu sein, müssen also gleichermaßen für jedermann gelten. Sie sollten ferner unzweideutig und bestimmt sein: Anwendbarkeit und Folgen bei Verstößen müssen mit anderen Worten vorhersehbar sein. Schließlich sollten die Regeln abstrakt, das heißt unabhängig vom einzelnen Anwendungsfall, formuliert sein.
5. Die staatliche Aktivität hat sich strikt auf die Festlegung dieser Rahmenregeln und auf deren Überwachung sowie auf die Erfüllung hoheitlicher Aufgaben zu beschränken.

Unter Freiheit ist also jener Zustand zu verstehen, in dem ein Mensch nicht dem willkürlichen Zwang durch andere unterworfen ist, also nach seinen eigenen Zielen handeln kann (F.A. von Hayek). Der willkürliche Zwang kann sowohl von Einzelpersonen und Verbänden als auch von staatlichen Organen ausgehen. Eine freiheitliche Ordnung ist dadurch gekennzeichnet, daß sie individuelle Freiheit herstellt und sichert. Freiheitliche Ordnung bedeutet ferner, daß sich der Staat aller Maßnahmen (z.B. einkommenspolitischer Art) enthält, die persönliche Entscheidungen im staatlich gewünschten Sinn beeinflußen (mittelbarer Zwang). Werden Wahlmöglichkeiten des Einzelnen durch staatliche Interventionen weitgehend ausgeschlossen, dann werden die einzelnen mehr oder weniger zu Befehlsempfängern, zu Werkzeugen einer übergeordneten Instanz (F.A. von Hayek).

Solche Entartungen einer freiheitlichen Ordnung finden sich in der deutschen politischen Wirklichkeit zuhauf. Eine der größten Gefahren für die persönliche Freiheit bildet die Macht der öffentlichen Verwaltung. Die Vorkämpfer und die begeisterten Verteidiger umfassender staatlicher Kompetenzen sind oft gerade jene Bürokraten, die die staatliche Macht ausüben. Auf diese Sachlage ist zuwenig geachtet worden. Deshalb hat sich die hier lauernde Gefahr für eine freiheitliche Ordnung gerade in der Bundesrepublik Deutschland in den letzten Jahrzehnten erheblich vergrößert.

Umso wichtiger wäre es, der öffentlichen Verwaltung und den Organen der sogenannten Selbstverwaltung nicht ständig weitere Machtbefugnisse zu übertragen. Das Gesundheitsreformgesetz, das Anfang 1989 in Kraft getreten ist, zeigt jedoch, daß die Entwicklung in Teilbereichen trotz aller Warnungen weiter in die falsche Richtung geht. Der allein in den siebziger Jahren um über eine Million Bedienstete ausgeweitete öffentliche Dienst sorgt dafür, daß er immer neue Aufgaben erhält und wehrt sich entschieden gegen jede Einschränkung seiner umfassenden Macht. Leidtragende dieser Machtausweitung der öffentlichen Verwaltung sind auch und gerade die freien Berufe.

III. Die Rolle freier Berufe in einer freiheitlichen Ordnung

Die persönliche Freiheit gehört zu den Grundwerten unserer Verfassung und bedarf damit keiner Begründung. Aber es gibt weitere gewichtige Argumente, die für eine umfassende persönliche Freiheit innerhalb staatlich gesetzter Rahmenregelungen sprechen. Gerade für einen Bereich, in dem rund 400 000 Selbständige allein in den alten Bundesländern tätig sind, erweisen sich solche Überlegungen als besonders bedeutsam.

Nur die persönliche Freiheit schafft sowohl die Gelegenheit als auch den Anreiz, die eigenen Kenntnisse bestmöglich einzusetzen. Dies geschieht keineswegs allein zum Nutzen der selbständig Tätigen, sondern gleichermaßen zum Vorteil ihrer Vertragspartner. Die Verwertung von weit verstreutem Wissen ist dann am erfolgreichsten, wenn sich die persönliche Freiheit in wettbewerblichen Prozessen voll entfalten kann, aber auch bewähren muß. Jede ökonomische Organisation von Produktionsvorgängen, die auf zentraler Anordnung beruhen, kann nur einen kleinen Teil jenes Wissens verwerten, der insgesamt vorhanden ist. Auf zentralistischer Anordnung beruhende Wirtschaftsprozesse erweisen sich daher als vergleichsweise unflexibel und fortschrittsfeindlich. Dennoch ist in Politik und öffentlicher Verwaltung die Anmaßung von Wissen (F.A. von Hajek) weit verbreitet. Die staaliche Bürokratie neigt keineswegs nur in den sozialistischen Ländern dazu, ihre eigenen Fähigkeiten zu überschätzen. Sie glaubt, überlegenes Wissen zu besitzen und setzt ihre Macht ein, darauf beruhende Lösungen durchzusetzen.

Gegenüber dieser durch Erfahrung vielfältig wiederlegten, auf autoritärem Denken beruhenden Anmaßung von Wissen muß entschieden auf die schöpferischen Kräfte hingewiesen werden, die durch viele selbständig entscheidenden kleine, mittlere und große Unternehmen in wettbewerblichen Prozessen zur vollen Entfaltung gelangen. Die Summe des Wissens aller einzelnen Menschen ist stets größer als das Wissen einer noch so gut besetzten und beratenen zentralen staatlichen Instanz, und in einer freiheitlichen, auf dezentralen Entscheidungen beruhenden Ordnung wird stets mehr Wissen verwertet, als irgendein einzelner oder eine organisierte Gruppe besitzen kann.

Fortschritt, der in der Auffindung und Verwertung neuen Wissens besteht, ist daher am besten in einer freiheitlichen Gesellschaft gesichert. Der Wettbewerb zwischen vielen selbständig handelnden Individuen ist erwiesenermaßen das effizienteste Entdeckungsverfahren. Vom Wettbewerb gehen nicht nur wirksame Leistungsanreize aus. Es werden auch neue Problemlösungen entdeckt, die im Wettbewerb auf ihre Eignung und Überlegenheit gegenüber den herkömmlichen Verfahren getestet werden. Zugleich zwingt eine freiheitliche Ordnung alle Beteiligten dazu, sich beweglich auf die sich ständig ändernde Nachfrage einzustellen. Die freiheitliche Ordnung ist damit alles andere als eine bequeme Hängematte. Aber sie eröffnet den Tüchtigen jene Entfaltungsmöglichkeiten und sorgt für jene Anreize, ohne die nachhaltiger Fortschritt zum Wohle des Gemeinwesens nicht zu erzielen ist.

Diese Überlegungen sind für einen Bereich des menschlichen Lebens, in dem rund 400 000 Selbständige tätig sind, von zentraler Bedeutung. Das Wissen und Können der hier Tätigen läßt sich am besten in den Dienst der Allgemeinheit stellen, wenn die freien Berufe von bürokratischer Reglementierung befreit werden. Eine wirklich freie Gesellschaft zeichnet sich dadurch aus, daß sie die Machtgelüste von Bürokraten zügelt und den freien Berufen die Chance gibt, ihre Fähigkeiten innerhalb der staatlich gesetzten Rahmenbedingungen frei zu entfalten. Das Handeln des Einzelnen darf nicht von der Billigung durch eine Behörde oder durch eine staatlich bevollmächtigte Instanz der Selbstverwaltung abhängig sein, sondern nur von der Einhaltung von Regeln, die dem Einzelnen Entscheidungsspielräume belassen.

Wie groß die Abweichungen von dieser Grundregel in der Bundesrepublik Deutschland sind, zeigt wiederum das sogenannte Gesundheitsreformgesetz mit besonderer Klarheit. Der Gesetzgeber hat oft bis ins einzelne das Handeln der Anbieter von Gesundheitsleistungen vorgeschrieben. Unter diesen Umständen werden die in freien Heilberufen Tätigen zu Werkzeugen der Bürokratie, ohne die Möglichkeit, sebständig ihr Wissen und ihr eigenes Urteil einzusetzen. Die freien Berufe sind mit anderen Worten insoweit nicht mehr wirklich frei. Die nachteiligen Folgen lassen sich zwar nicht im einzelnen quantifizieren, weil notwendigerweise unbekannt bleibt, welche Neuentdeckungen eine freiheitliche Ordnung hervorgebracht hätte. Die Verkrustungen, die Ideenarmut, die Behinderungen notwendiger Anpassungsvorgänge und die Faktorfehlleitungen, die überall unter bürokratischer Herrschaft zu beobachten sind, fügen jedoch der Allgemeinheit schweren Schaden zu.

IV. Schlußfolgerungen für das Gesundheitswesen

Kaum ein anderes Tätigkeitsfeld freier Berufe ist so weit von dem Zustand entfernt, der als freiheitliche Ordnung bezeichnet werden kann, wie das Gesundheitswesen. Ein enges Geflecht staatlicher Vorschriften, Preisinterventionen, Verhaltensmaßregeln, Kontrollen und Strafandrohungen sorgt dafür, daß die individuelle Freiheit aller Beteiligten ganz erheblich eingeschränkt und die Macht staatlicher Organe sowie von Verbänden und von Standesvertretungen beträchtlich ausgeweitet wird. Diese hochgradige Regulierung wird mit der Notwendigkeit begründet, den Ausgabenanstieg in der Gesetzlichen Krankenversicherung in Grenzen zu halten und zugleich für eine sozialverträgliche Organisation des Gesundheitswesens zu sorgen.

Zwar ist erwiesen, daß bürokratische Formen der Ausgabenbegrenzung viel Geld kosten und wenig wirksam sind. Das zeigt sich am besten bei dem weithin vergeblichen Bemühen, den Kostenanstieg in staatlichen und kommunalen Krankenhäusern zu bremsen. Gleichwohl wird von anderen als wirksam erwiesenen Möglichkeiten, einen allzu großzügigen und verschwenderischen Umgang mit Krankenkassenmitteln zu unterbinden, nur spärlich Gebrauch gemacht. Es geht dabei, was hier nicht im einzelnen dargelegt werden kann, um die Mobilisierung des Eigeninteresses aller Beteiligten an einem sparsamen Einsatz von knappen Mitteln aus der Solidarkasse von Krankenversicherungen.

Die freiberuflich tätigen Ärzte sind in ganz besonderem Maße die Opfer zunehmender bürokratischer Interventionen. Die Entgelte für die ärztliche Tägigkeit werden nur sehr begrenzt nach Leistungsmaßstäben berechnet. In keinem anderen Wirtschaftsbereich ist bisher jemand auf die Idee gekommen, die Preise für Güter und Dienstleistungen an den Löhnen einer bestimmten Gruppe von Beschäftigten zu orientieren, wie das bei der Grundlohnorientierung von Krankenkassenausgaben der Fall ist. Daß bei wachsender Leistungsmenge aller Ärzte die Vergütung für die einzelne Leistung sinkt, gehört ebenfalls zu den gesundheitspolischen Merkwürdigkeiten, vor allem in einer Zeit, in der wegen wachsender Überalterung der Bevölkerung, wegen besserer Aufklärung über gesundheitliche Fragen, wegen des medizinischen Fortschritts und wegen zunehmender Anspruchsmentalität der Patienten die Anforderungen an die Ärzte schneller als das Durchschnittseinkommen zu steigen tendieren.

Mit bürokratischen, budgetär orientierten Preisinterventionen wird den freiberuflich Tätigen ein wichtiger Orientierungsmaßstab für ihre eigenen beruflichen und finanziellen Dispositionen (insbesondere Investitionsentscheidungen) genommen. Auswirkungen von Nachfrageänderungen und die Folgen sich wandelnder Angebotsverhältnisse (steigende Ärztezahlen, höhere Kosten für angestellte Hilfskräfte und für Sachmittel) lassen sich prognostizieren. Staatliche Entscheidungen über Veränderungen der Abrechnungsmodalitäten sind dagegen nach Zeitpunkt und Inhalt nicht vorauszubestimmen. Freiberuflich Tätigen fehlen damit wesentliche Grundlagen für selbstverantwortliches Tätigwerden.

Einkommenspolitische Interventionen des Staates rühren an das Fundament freier Berufe: Wenn der einzelne in wichtigen Angelegenheiten nicht mehr frei entscheiden darf und wenn die Anreize für selbstverantwortliches Handeln vermindert werden, dann muß eine fremde Instanz vorschreiben, was der einzelne zu tun und zu lassen hat. Auf diesem Weg sind wir im Gesundheitswesen bereits ein bedenkliches Stück vorangekommen. Gerade die Ärzte werden mehr und mehr zu Bütteln der Bürokratie – mit allen damit verbundenen nachteiligen Folgen für das Vertrauensverhältnis zu den Patienten, aber auch mit schlimmen Konsequenzen für den Umfang der erzwungenen Verwaltungstätigkeit. Mit der wachsenden Intensität der bürokratischen Reglementierung steigen die Abrechnungskosten, die Begründungspflichten, die durch Kontrollen hervorgerufenen Kosten, der Zeitaufwand für die Information der Patienten und Mitarbeiter sowie die ausgabenträchtigen Bemühungen um die Einhaltung von Richtwerten und anderen Vorgaben. Was den freiberuflich tätigen Ärzten an – unentgeltlich zu erbringenden – Berichtspflichten und Bürokratiekosten auferlegt worden ist, läßt sich hinsichtlich der dadurch ausgelösten finanziellen Belastungen einstweilen auch nicht annähernd schätzen. Kostbare Arbeitszeit, die weit besser für die eigentliche ärztliche Tätigkeit eingesetzt würde, geht infolge der umfassenden bürokratischen Steuerung verloren.

Vor diesem Hintergrund ist die Aufgabe zu sehen, die höchst unterschiedlich organisierten Gesundheitssysteme in der alten Bundesrepublik und in der früheren DDR aufeinander abzustimmen. Trotz des hohen Maßes an staatlicher Intervention im Westen bleibt ein ganz beträchtlicher Unterschied zu dem nahezu vollständig verstaatlichten Gesundheitswesen in den neuen Bundesländern. Anfang 1990 gab es in der gesamten DDR nur noch 398 freiberuflich tätige Ärzte, die sich unter den widrigsten Umständen in einem der selbständigen Tätigkeit feindlichen Umfeld behaupten mußten. Ein einziges Beispiel sei zur Illustrierung dieser Tatsache angeführt: Abgerechnet wurde nach einer Gebührenordnung aus dem Jahre 1952 (!) mit heute geradezu lächerlich niedrigen Vergütungssätzen für ärztliche Leistungen. Die ambulante Behandlung der Patienten lag nahezu ausschließlich bei gut ausgestatteten und hochsubventionierten staatlichen Polikliniken, Ambulatorien und Betriebsärzten.

Ein verstaatlichtes Gesundheitssystem widerspricht den Grundregeln einer freiheitlichen Ordnung, wie sie im deutsch-deutschen Staatsvertrag festgelegt worden ist. Nach Artikel 22 des Vertrages ist „schrittweise eine Veränderung in Richtung des Versorgungsangebots der Bundesrepublik Deutschland mit privaten Leistungserbringern, insbesondere durch Zulassung von niedergelassenen Ärzten, Zahnärzten und Apothekern ..." in den neuen Bundesländern vorgesehen. Wenn von der notwendigen Umgestaltung des Gesundheitswesens in der früheren DDR gesprochen wird, gelten die Sorgen der Politiker einstweilen allerdings so gut wie ausschließlich den bisher in Polikliniken und Ambulatorien Tätigen. So gut wie nie wird von den Patienten und ihren Wünschen gesprochen. Aus der Sicht der Patienten handelt es sich bei den staatlichen Polikliniken in der Regel um monopolartige Einrichtungen, die höchst bürokratisch verwaltet werden. Die in der alten Bundesrepublik mit Recht als besonders wichtig angesehene freie Arztwahl ist nicht möglich. Ein persönliches Vertrauensverhältnis zwischen Patient und Arzt kann sich regelmäßig nicht entwickeln. Die Beziehungen der Patienten zu den Ärzten in Polikliniken sind weitgehend anonymisiert. Den Versicherten in der alten Bundesrepublik dürfen Politiker ein solches System anstelle der weitgehend von freiberuflich tätigen Ärzten bestimmten ambulanten Versorgung nicht empfehlen. Es wäre mit einem lauten Aufschrei und heftigen Protesten zu rechnen. Die Interessen der in Polikliniken Arbeitenden sind sicherlich zu beachten. Darüber dürfen jedoch die Wünsche der Patienten nicht vernachlässigt werden.

In Berlin und Brandenburg werden die Polikliniken auch nach dem 31. Dezember 1990 aus öffentlichen Kassen bezuschußt. Keine Einrichtung der ambulanten Versorgung soll geschlossen werden, solange nicht die Versorgung durch freiberuflich tätige Ärzte sichergestellt ist. Das klingt einleuchtend und selbstverständlich. Freilich muß beachtet werden, daß es staatliche und kommunale Behörden in der Hand haben, ob überhaupt, wie schnell, zu welchen Bedingungen und in welchem Umfang sich Ärzte niederlassen können. Es muß sich erst noch erweisen, wie ernst es die neuen Landesregierungen mit der Ablösung eines sozialisierten Gesundheitssystems durch eine freiheitlich organisierte ambulante Versorgung meinen. Etliche Politiker trennen sich offensichtlich nur ungern von der verstaatlichten ambulanten Versorgung.

Wie die bisher gegebenen Subventionen für staatliche Polikliniken und Ambulatorien zeigen, wird zwar erkannt, daß diese Einrichtungen unwirtschaftlich arbeiten und allein mit Leistungsentgelten der Krankenkassen nicht über Wasser zu halten sind. Daraus wird jedoch nicht der Schluß gezogen, daß freiberuflich tätige Ärzte (die selbstverständlich nicht auf Zuschüsse aus öffentlichen Kassen hoffen dürfen) ganz offensichtlich besser und kostengünstiger arbeiten. Für bisher angestellte Ärzte, die sich selbständig machen wollen, ist es allerdings unerträglich, wenn sie mit hoch subventionierten staatlichen Einrichtungen konkurrieren sollen, wobei es völlig offen ist, wie lange dieser Zustand dauern soll. Wegen des Zwangs zum Abbau der hohen Haushaltsdefizite bei den Gebietskörperschaften und wegen des Zwangs zu sparsamem Umgang mit den Mitteln der Krankenkassen wäre es unvertretbar, Polikliniken aus ideologischen Gründen auch dann weiterzubetreiben, wenn sie teurer arbeiten als die freiberuflich tätigen Ärzte. Da es vielerlei Formen versteckter Subventionierung staatlicher Einrichtungen gibt (z.B. nicht marktgerechte Mieten in öffentlichen Gebäuden, finanzielle Entlastung durch Übernahme von Verwaltungskosten oder eines Teils der Personalkosten), muß auf saubere Trennung der Finanzen von Polikliniken und von Gebietskörperschaften geachtet werden.

Die Verhältnisse im Gesundheitswesen der ehemaligen DDR werden zu einem Bewährungsfall dafür, welche Stellung die neuen Landesregierungen den freien Berufen einzuräumen bereit sind. Einer freiheitlichen Ordnung entspräche es, den freien Berufen bereitwillig und mit Starthilfen ein Tätigkeitsfeld zu öffnen, das ihnen außerhalb der ehedem sozialistischen Länder ganz selbstverständlich überlassen worden ist und ihnen nicht zuletzt der Patientenpräferenzen wegen vorbehalten ist.

Diese freiheitliche Ordnung mit vielfältigen Wahlmöglichkeiten für die Patienten stellt sich freilich nicht von selbst ein. Die politisch Verantwortlichen müssen wichtige Voraussetzungen schaffen. Diskriminierungen der freiberuflich Arbeitenden durch einseitige Subventionierung konkurrierender staatlicher Einrichtungen darf es nicht geben. Staatliche Behinderungen für niederlassungswillige Ärzte müssen beseitigt werden. Staatlich gesetzte Rahmenbedingungen für die freiberufliche Tätigkeit müssen klar und einschätzbar, die Risiken für die Ärzte also kalkulierbar sein. Die von Staatsorganen festgelegten oder mit ihrem Zutun aufgestellten Leistungsvergütungen müssen ein finanziell erfolgreiches Arbeiten ermöglichen. Die Zusicherung des Bundesarbeitsministers, daß die Kassenartzhonorare parallel zu den Lohnerhöhungen in den neuen Bundesländern „rasch ansteigen" werden, wird vielen Ärzten Mut machen, das Selbständigwerden zu wagen.

Ein wesentliches Stück Freiheit wird dann nicht nur denen zuteil, die das Risiko selbständiger und selbstverantwortlicher Arbeit auf sich nehmen, sondern auch den Patienten, die von den positiven Auswirkungen der Konkurrenz unter den Leistungsanbietern profitieren. Freilich muß auch an den Bundesgesetzgeber appelliert werden, zumindest dafür zu sorgen, daß das Gesundheitswesen nicht noch tiefer in die Fesseln der Bürokratie hineingerät. Von freien Berufen in einer freiheitlichen Ordnung kann im Gesundheitswesen schon jetzt nur noch mit erheblichen Einschränkungen gesprochen werden.

Der Präsident

Lieber Herr Hamm, haben Sie vielen herzlichen Dank für diese deutlichen und klaren Worte, mit denen Sie, wie ich denke, nicht nur dem Fähnlein der Aufrechten, das hier noch verblieben ist, aus der Seele gesprochen haben. Ich denke, daß viele, die jetzt nicht mehr da sind, beim Lesen des Kongreßberichtes erkennen werden, daß diesem Kongreß ein ganz wichtiger Aspekt gefehlt hätte, wenn Sie den Kreis, den wir am Anfang begonnen haben mit den Gedanken zur Kompetenz, nicht hier mit Ihren Gedanken zur Freiheit geschlossen hätten. Ich danke Ihnen sehr herzlich dafür.

Der Präsident

Meine Damen und Herren, eine der letzten Amtspflichten eines Präsidenten ist es, eine Amtspflicht, die auch dem Präsidenten Freude bereitet, die wissenschaftlichen Preise für die bei der Tagung erbrachten Leistungen auszusprechen. Die Kommission für die Bewertung der wissenschaftlichen Ausstellung hat ein klares Votum abgegeben. Sie hat vorgeschlagen, zwei Ausstellungen zu ehren. Dies mit der Begründung, daß die Autoren beider Ausstellungen in überzeugender Weise dargestellt haben, wie in der Unfallchirurgie häufig angewandte Verfahren in besonderer Weise dargestellt und herausgehoben werden können.

Ich darf im Namen der Gesellschaft zwei Preise vergeben.

Der erste Preis geht an die Herren Meissner, Wilk und Boenick, Berlin.

Geehrt wird die Arbeit
„Vergleich verschiedener Stabilisierungsverfahren für gerissene Symphysen im selbstentwickelten Simulator für Gangbedingungen."

Gemäß unseren Bestimmungen haben wir bei einer größeren Zahl von Exponaten die Möglichkeit zwei gleichrangige Preise zu vergeben, und somit geht der zweite Preis an die Arbeitsgruppe Sangmeister, Windhagen und Gotzen, Marburg, für den Beitrag
"Resorbierbares PDS-Fixationsmaterial versus Drahtcerclage - biomechanische Untersuchung zur Schultereckgelenkstabilisierung."

Der Präsident

Meine Damen und Herren, ich habe vorhin schon gesagt, daß eine solche Kongreßwoche im Fluge vergeht. Plötzlich steht man schon in der Abschlußveranstaltung, fühlt den Wunsch zu danken, zu allererst Ihnen allen zu danken, auch denen, die jetzt nicht mehr da sein können. Denn nur durch Ihre aktive Mitwirkung an dieser Tagung haben wir diese so gestalten können, wie sie nun war. Durch Ihre Anteilnahme, durch die große Beteiligung, die die Tagung gefunden hat, fühle ich auch eine Bestätigung dafür, daß sie so geworden ist, wie ich sie mir gewünscht habe.

Ich will nun nicht im einzelnen sondern im ganzen danken, auch den vielen, die an der Organisation und an der Vorbereitung beteiligt waren. Ohne diese Helfer wäre eine solche Tagung nicht möglich. Ich muß und will mich natürlich auch bedanken bei meinen eigenen Mitarbeitern, die in diesem Jahr eine große Last getragen haben. Ich muß sagen, sie haben sie mit Freude getragen, und das ist etwas, was mir auch Freude bereitet hat. Ich darf daher schließen und Ihnen allen das wünschen, was ich zu Anfang des Kongresses schon gesagt habe: Möge diese Tagung ein erster Schritt gewesen sein zu der gemeinsamen Arbeit, zu der wir aufgerufen sind.

Vielen Dank.

Prof. D. Havemann

Herr Präsident, meine sehr verehrten Damen und Herren!

Bevor Sie nachhause fahren ist es eine angenehme Pflicht für den Vizepräsidenten, Ihnen, Herr Präsident Pannike, den herzlichen Dank aller Mitglieder, in deren Namen ich hier sprechen darf, und auch den Dank persönlich abzustatten, den diese Tagung sehr gut verdient hat. Sie selbst haben hier das Maß umrissen, das Ihnen die Grundlage für diesen Kongreß abgab. Wir, so glaube ich, haben verstanden, daß dieser Kongreß in einer Zeit stattgefunden hat, die von vielfältigen Veränderungen gekennzeichnet ist, die sich auch im Leben dieser Gesellschaft widerspiegeln, nicht nur in der Wahl eines neuen Namens.

Es ist mir aber auch eine ganz besondere Freude, im Namen der beteiligten Gesellschaften und im Namen deren Präsidenten, nämlich der Österreichischen Gesellschaft für Unfallchirurgie und der Schweizerischen Gesellschaft für Unfallmedizin und Berufskrankheiten, Sie sehr herzlich zur 6. Deutsch-Österreichisch-Schweizerischen Tagung vom 21.–25.5.1991 nach Wien einzuladen. Wir wollen versuchen, diesem Kongreß nachzueifern und wollen, auch gerade mit unserer Beteiligung, zeigen, wie sehr uns das Schicksal und das Wohl und Wehe Europas, auch das medizinische, am Herzen liegt.

Herzlichen Dank und herzliche Einladung nach Wien.

Ich danke Ihnen, daß Sie mir noch zugehört haben.

Tabelle zu

C. Nervenkompressionssyndrome der Gliedmaßen

H. Millesi und D. Eberhard

(Seite 391-405)

Region	Nerv	Syndrom	Anat. Lokalisation	Literatur	Mechanismus	Klin. Symptome	Diagnose	Therapie
Finger, Hohlhand	N. digitalis	Vergrößerung intraneural gelegener Vater-Pacinischer Körperchen	N. dig. prop. N. dig. comm.	Zweig u. Burns 1968	Druck intraneural gelegener abnorm großer Vater-Pacinischer Körper	Hypaesthesien, Paraesthesien, lok. Druck-schmerz	Klin. Untersuchung	Operative Entfernung
Grundphal. Daumen	N. dig. dors. rad.	Digitalgia paraesthetica	Streckseite Daumen	Wartenberg 1959	Druck von außen (Schere, Malerpalette)	Schmerzen u. Paraesthesien an der Streckseite des Daumens	klin. Unters. lokal. Druck-schmerz	konservativ
Handgelenk	N. medianus	Carpaltunnel-syndrom	Carpalkanal	Marie u. Foix 1913 Brain et al. 1947 Phalen 1951, 1957 1966	A) Drucksteigerung im Carpaltunnel: 1. Wandveränderungen 2. Tumoren (Ganglion, Lipon, Haemangiom) 3. Tenosynovitis 4. Speicherkrankheiten 5. Ödeme (Myxödeme, Hyperthyreose, Gravidität, Nierenversagen mit Hämo-dialyse) B) Verlust von Gleitfähig-keit			
distaler UA	N. medianus	Pseudocarpal-tunnelsyndrom	Kreuzungsstelle N. med. mit Sehne FDS II	Gardener 1970	Druck, Irritation, ev. ischämischer Schaden des M. flexor dig. superfic.	Hyp- und Paraesthesien im Medianusgebiet	Paraesthesien durch Streck. d. Zeigefingers verstärkt	Neurolyse
Thenarkanal	N. medianus	isolierte Läsion des mot. Thenarastes	Eintrittsstelle des motor. Thenarastes in den Thenarkanal	Hunt 1908	Neuritis durch Überlastung bei der Arbeit	Thenaratrophie	klin. Unters. EMG	Berufswechsel physikal. Therapie Neurolyse
				Bennett und Crouch 1982	Kompression im Thenarkan.	Thenaratrophie		
Handgelenk	N. medianus	isolierte Läsion des R. palmaris		Buckmiller and Rickard 1987	Kompression	Schmerzen	klin. Unters. lokaler Druckschmerz	Neurolyse
Handgelenk	N. ulnaris	Ulnaristunnel-syndrom	Loge de Guyon	Neary, Ochoa, Gilliat 1975	Tumor (Ganglion) Thrombose d. A. ulnaris Ödem Osteoarthritis	Paraesthesien, Hypaesthesien im Ulnarisgebiet Parese der kurz. Handmuskeln u. Hypothenarmusk.	klin. Unters. EMG Ultraschall	operative Freileg. ulnarer Seitenschnitt mit Stufe, Abpräparieren von Haut u. Subcutis d. prox. Hypothenar-region
			Piso-Hamatum-Tunnel	Enna et al. 1974 Uriburi et al. 1976				
			Ausgang des Kanals	McFarlane et al. 1976				

Hohlhand	R. prof. n. uln.	Ulnaristunnel-syndrom	Ursprungsbogen des M. abd. dig. min. M. flexor brevis dig. min.		Kompression in der Engstelle	isolierte Parese der kurzen Handmuskeln	klin. Unters. EMG	operative Freilegung, wie oben
Hohlhand	R. prof. n. uln.	ADP-Kanal-Syndr.	Durchtritt d. R. prof. n. uln. unter M. add. poll.	Wulle und Grobe 1966 Comtett et al. 1978 Milek und Thompson 1988	Kompression der Engstelle ANMERKUNG: isolierte Paresen im Gebiet des R. prof. n. uln. auch als Berufsschaden durch Überlastung und Radfahren	Parese d. M. inteross. dors. u. M. add. poll. Schmerz, keine Parese	klin. Unters. EMG	operat. Freileg. Y-Inzision, Hebung u. Verschieb. d. BS Spaltung der tiefen Hohlhandfascie
distaler UA Handgelenk	N. ulnaris		Os pisiforme	Starke et al. 1988	N. ulnaris verläuft ulnar des Os pisiforme	Schmerz, keine Parese		
Handgelenk palmar	N. medianus	Endast des N. interosseus ant.	Palmarseite Handgelenk	Dellon et al. 1984	Druck oder Reibung	Schmerzen	klin. Unters.	operat. Freileg. ev. lok. Resektion
Handgelenk	N. interosseus post.	Neuritis des N. inteross. post.	Streckseite des Handgelenks	Verdan 1974	Entzündung oder Irritation bei Arthritis des Handgelenks		klin. Unters. lokaler Druckschmerz	Neurektomie
distaler UA	N. ulnaris		distaler Abschnitt der Sehne des M. flex. carpi ulnaris	Zook et al. 1988	Druck durch Sehne des M. flex. carpi ulnaris	Schmerz, keine Parese		
proximaler UA	N. ulnaris		Aponeurose zw. M. pronator teres u. M. flex. dig. prof.	Amadio und Beckenbaugh 1986	Druck	Schmerzen, keine Parese		
proximaler UA	R. dorsalis n. ulnaris		Durchtritt unter M. flexor carpi ulnaris	eigener Fall	Druck	Schmerzen am Handrücken ulnar	klin. Unters.	operative Freilegung, Neurolyse
prox. UA	N. medianus	Pronator teres Syndrom	Unterarmbeuge-muskul.	Seyffarth 1951 Koppel u. Thompson 1958, 1963	Kompression zw. den Köpfen des M. pronator teres	Schmerzen Palmarseite UA Paraesthesien, Schwäche der Thenarmusk. Verstärkung bei akt. Pron. od. pass. Sup. Verstärkung durch passive Streckung des 3. Fingers	klin. Unters. DD Carpaltunnel-syndrom	operat. Freileg. Verlängerung d.M. pron. teres Verlagerung d. Nervs palmar d. M. pronator teres
				Solnitzky 1960 Esposito 1972 Spinner 1972 Morris und Peters 1976	Kompression im Hiatus n. mediani Sehnenbogen an der Stelle, an der der Nerv unter den M. flex. dig. superfic. tritt			Spaltung des Hiatus

Region	Nerv	Syndrom	Anat. Lokalisation	Literatur	Mechanismus	Klin. Symptome	Diagnose	Therapie
					Muskelvariation: Gantzer'scher Muskel, M. palm. prof., M. flexor carpi rad. brevis	wie oben		Exzision
				Swiggett und Ruby 1986	Druck unter Lacertus fibrosus	wie oben		Exzision
UA	N. medianus	Syndrom des N. interosseus ant.	UA zw. oberfl. u. tiefer Muskelschicht	Kiloh u. Nevin 1952 Thomas 1962	Neuritis	Verstärkung durch forcierte passive Streck. des Ellenbogengel.		
				Fearn u. Goodfellow 1965 Stern et al. 1967 Spinner u. Schreiber 1969 Spinner 1970	Druck oder Reibung	Lähmung d.M. flex. poll. long., M. pron. quadr. M. flex. dig. prof. (2. Finger)	klin. Unters. Kreistest Spitzgrifftest nach Spinner	operat. Freileg. wenn kons. Therapie versagt
OA	N. radialis	proximales Radialis-Kompressions-syndrom	unter dem sehnigen Ansatz des M. triceps brachii – Caput lat.	Wilhelm und Suden 1985	Druck durch M. triceps brachii – Caput lat.	Schmerzen, Ausfälle im Radikalisgebiet lokaler Druckschmerz	klin. Untersuch., lokaler Druck-schmerz	operative Freilegung
OA	N. radialis	Hiatus n. rad. Syndrom	Septum intermusculare lat.	Wilhelm 1970, 1976	Druck, bzw. chron. Irritation beim Durchtritt durch das Septum intermusculare lat.	wie oben	klin. Unter., lokaler Druck-schmerz	operative Freilegung, Resektion des Sept. interm. lat.
Ellbogen-gegend dorsal	N. cutan. antebrachii dorsalis	Kompression des N. cutaneus antebrachii dorsalis	Nerv bleibt dorsal d. Septum intermusc. lat. und liegt im Sulcus zw. M. brachiorad. und M. triceps brachii – Caput lat.		Druck, bzw. chron. Irritation beim Durchtritt durch die Faszie (radial-prox. des Olecranons)	Paraesthesien an der Dorsalseite des UA	klin. Unters., Druckschmerz entlang des Verlauf des Nervs	operat. Freilegung, umschriebene Resektion der Faszie
Ellbogen-gegend radial	N. radialis	Radialistunnel-Syndrom	Nerv liegt zw. M. brachialis und M. brachiorad., vor dem Epicondylus humeri rad. und dem Radiohumeralgelenk	Roles und Maudsley 1972	Druck gegen Radiohumeralgelenk	Schmerzen bei Belastung lokaler Druckschmerz	klin. Unters. DD: Epicondylitis (lokale Steroid-Inj.)	Neurolyse des N. rad. mit Desinsert. des M. ext. carpi rad. bravis und Öffnung des Radio-Humeralge-lenks (Narakas et al. 1977)
				Perugia et al. 1977	Veränderungen des Nervs selbst Anmerkung: Epicondylitis, Teno- und Myopathie der Handgelenks--Strecker, Hypertrophie des			

						Radio-Humeralgel. (Runge 1873), Tennisellbogen (Winckworth 1883, Hohmann 1927, Coonrad u. Hoopes 1973)			
UA	prox.	N. radialis R. prof.	Supinator-Syndrom	Eintrittsstelle des R. profundus in den Supinatorkanal unter dem M. supinator		Druck durch Fibrom, Lipom, Ganglion, Tumoren des Nervs Entzündung der Bursa tend. bic..	Parese des M. extensor dig. communis, M. ext. poll. long. et brevis, M. abd. poll. long., M. extensor carpi uln.	klin. Unters., Ultraschall DD: Strecksehnenruptur bei Polyarthritis	Freileg. von rad. mittseitl. Hautschnitt Eingehen zw. 1. M. brachiorad. u. M. brachialis 2. M. brachiorad. u. M. extensor carpi rad. longus u. M. ext. dig. comm.
				Arkade von Frohse	Spinner 1972 Woltmann u. Learmonth (1943)	Druck durch Frohse'sche Arkade Oberfl. Verlauf des R. prof.			
UA	dist.	N. radialis R. superfic.	Schmerzsyndrom des R. superfic. n. radialis	Stelle der Unterkreuzung der Sehne d. M. brachioradialis		Irritation durch die Sehne des M. brachiorad. Druck von außen (Handschellen, Verband)	Schmerzen u. Sensibilitätsstör. am Handrücken radial	klin. Unters. lokaler Druckschmerz	Resektion d. Sehne des M. brachiorad.
OA		N. medianus	Proc. supracondylicus	dist. Drittel OA medial	Solieri 1929 Barnard u. McCoy 1946 Mumenthaler 1960, 1961 Smith and Fisher 1973	Druck oder Irritation durch den Knochenvorsprung u. das von diesem zum Epicondylus medialis humeri ziehendes Ligament (Struther 1849)	Schmerz und Paraesthesien in Medianusbereich	Röntgen	Abmeißelung des Knochenvorsprunges, Resektion des Ligaments
OA		N. ulnaris	Proc. supracondylicus	distales Drittel OA medial	Fragiadakis u. Lamb 1970	Druck oder Irritation durch Knochenvorsprung und das von diesem zum Epicondylus med. humeri ziehende Ligament (Struther 1849)	Schmerzen und Paraesthesien im Ulnarisbereich	Röntgen	Abmeißelung des Knochenvorsprunges, Resektion des Ligaments. Anmerk.: in 1,7% der Unters. Frazer (1940)
OA		N. ulnaris	Struther'sche Arkade	mittleres Drittel OA	Struther 1854 Quain 1923 Paturet 1951 Spinner und Kaplan 1976	Vom Sept. interm. med. ziehen Faserbündel n. prox., überbrücken den Sulc. n. rad. und erreichen den M. lat. dorsi u. den M. teres maj. Andere Faserbündel können den N. uln. dorsal umgreifen u. den Humerus erreichen (Lig. brachii internum – nach Struther 1854). Um hinter das Septum	Paraesthesien und Schmerzen nach Vorverlagerung des N. ulnaris	klin. Unters.	Resektion bei Vorhandensein, im Rahmen der Vorverlagerung als prophylakt. Maßnahme. Anmerk.: nach Spinner u. Kaplan 1976 in 60% der untersuchten Leichen vorhanden.

Region	Nerv	Syndrom	Anat. Lokalisation	Literatur	Mechanismus	Klin. Symptome	Diagnose	Therapie
					intermusc. med. zu gelangen, muß der N. uln. die o.g. Faserbündel durchbrechen. Die durch das Lig. brachii intern um den N. uln. gebildete Arkade behindert seine Vorverlag. (Spinner u. Kaplan 1976)			
Ellbogen-gegend	N. ulnaris	cubitales N. ulnaris-Irritationssyndrom	Sulcus n. ulnaris		Weichteiltumor Gefäßaneurysma	Schmerzen Paraesthesien Hypaesthesie Ulnarisparese	klin. Unters. Röntgen Ultraschall EMG ANMERKUNG ZUR THERAPIE: Alternative zur Verlagerung: Abmeiß. d. Epic. hum. med. (King u. Morgan 1959; Gore und Larson 1966) Achtung auf Struth.-Arkade Res. d. Sept. in-intermusc. med. Vermeid. eines Knicks beim Wiedereintritt in d. Subfascialraum. Ad c): Spaltung der Aponeur. zw. FCU und FDS, um Druck zu vermeiden. (Inserra u. Spinner 1986)	Freileg. von uln. Mittseitenschnitt aus, Neurolyse bei starken Veränderungen im Sulcus: Vorverlagerung: A) subcutan: weite Verlag. v. Mitte OA bis Grenze prox./mittl. 1/3 UA B) intramusculär: Gefahr der Verwachsungen C) intramusculär: n. Learmonth 1942 Verlänger. der Muskeläste durch intraneurale Präp. Freileg. des N. ulnaris, Resektion des Daches d. Sulcus n. ulnaris.
				Panas 1878 Mumenthaler 1960	Z.n. alter Knochen- oder Gelenksverletzung (Spätlähmung) Osteoarthrose d. Ellbogengelenks			
				Blattmann 1851 Mumenthaler 1960, 1961, 1969 Jensen et al. 1962 Osborne 1957	Subluxation bei flachem Sulcus u. schlaffem BG-dach Hypertrophie d. M. triceps brachii C. med.			
				Wachsmuth u. Wilhelm 1968 Vanderpool et al. 1968	Druck durch M. epitrochleoanconaeus od. Lig. epitrochleoanconeum			
				Farquhar – Buzzard 1922 Osborne 1957, 1958, 1959, 1970 Feindel u. Stratford 1958 Mumenthaler 1960 Spinner 1968, 1972 Spinner u. Spencer 1974 Wadsworth Orth 1974	Kompression bzw. Irritation zw. den Köpfchen d. M. flexor carpi uln.			Freileg. d. N. ulnaris, Spaltung d. humeroulnaren Arkade, ev. mit Neurolyse bei Fibrose des Para- und Epineuriums (Osborne 1970; Lugnegard et al. 1977)

Axilla	N. medianus		laterale Medianuswurzel	Spinner 1977	A. circumflexa hum. post. perforiert die lat. Medianuswurzel	Schmerzen Paraesthesien	klin. Untersuch.	Ligatur der Arterie
Axilla	N. medianus		Muskelband zw. Hinterwand Axilla und Vorderfläche Humerus	Bellman und Velander 1963	Kompression			
Axilla	N. axillaris	Syndrom des Hiatus quadrilateralis	laterale Achsellücke	Cahill 1980	Kompression, bzw. Irritation durch Adhaesionen, Fibrose, Hypertrophie des M. teres minor	Schulterschmerzen, lokale Druckempfindlichkeit	klin. Unters. Angiographie zum Nachweis d. Verschl. d. A. circumflexa humeri post.	extra- und intraneurale Neurolyse, Ablösen des Ansatzes des M. teres minor
Schulter	N. suprascapularis	Incisura scapulae-Syndrom	Incisura scapulae am oberen Rand der Scapula	Craochiolo u. Marmor 1968 Nigst 1973	Kompression bzw. Irritation durch Adhaesionen im Bereich der Incisur	Schmerzen seitl. u. hinten an der Schulter oder über Acromioclaviculargelenk Verminderung der Außenrot.		Resektion des Lig. transversum scapulae, Erweiterung der Incisur extra- und intraneurale Neurolyse
Hals Schulter	Plexus brachialis	Thoracic Outlet-Syndrom (TOS)	Fossa supra- et intraclavicularis	L.A. Porteoni 1988	Kompression und Elongation von Teilen des Nervengefäßbündels an einer der anatomischen (statischen, permanenten) Engstellen durch: Absinken des Schultergürtels (Längszug auf Th1, C8 u. A. subclavia) Kompression Th1 durch Lig. costoseptocostale. Abduktion auf 90 Grad und Retroposition (Humeruskopf drückt gegen A. axillaris, Plexus brachialis und mediale Medianuswurzel) Kompression von Th1 durch Lig. costoseptocostale. Hyperabduktion auf 180 Grad. Hinterseite der Clavicula drückt auf Plexus. Nerven-Gefäßbündel umgreift den unteren Rand des	Schmerzen, bes. abends und nach Anstrengungen. Paraesthesien u. Sensibilitätsstörungen an der Ulnarseite der Hand. Parese der kurzen Handmuskeln. ischämische Beschwerden (Schmerzen, Blässe, venöse Stauungszeichen)	klin. Unters., lokaler Druckschmerz Stenosegeräusche d. A. subclavia Sistieren der Pulses bei Hebung des Armes und Hyperabdukt. Adsun-Manöver: Verstärkung der Beschwerden bei Drehung des Kopfes zur Seite der Läsion. Hebung des Kinns und tiefe	Physikalische Th. zur Stärkung der Schultermuskulatur Bleibt diese Behandlung ohne Erfolg: A) operat. Freileg., je nach Befund B) Resektion der 1. Rippe von subaxill. Zugang bei rein dynamischer Kompression. (Dunant 1976)
Hals		Praescalenische Engstelle	Clavicula–M.scalenus ant. – 1. Rippe V. subclavia					
Hals		Engstelle am Aufhängeapparat der Pleura	Die Membrana suprapleuralis wird durch drei Bänder gehalten: 1) Lig. vertebroseptocostale (vom Körper C7, Th1 zur Membrana suprapleuralis). 2) Lig. transversoseptocostale (vom Proc. transv. C7 zur 1. Rippe –					

Region	Nerv	Syndrom	Anat. Lokalisation	Literatur	Mechanismus	Klin. Symptome	Diagnose	Therapie
			wenn muskulär = M. scalenus minimus). 3) Lig. costosepto-costale (Hals der 1. Rippe, Innenwand der 1. Rippe) 2) entspricht dem Rand der Sibson'schen Faszie = Membrana supra-pleuralis. Zw. 2) und 3): C8 Zw. 3) und 1. Rippe: Th1		Lig. costocoracoideum. M. pectoralis minor drückt auf Nerven-Gefäßbündel Diese hynamischen Effekte auf statische Engstellen werden durch anatomische Variationen noch verstärkt		Inspiration Angiographie: Einengung der A. subclavia? Venographie: Einengung der V. subclavia?	
Hals		Halsrippe	Lange Halsrp.: C8 – 1. Rp. Kurze Halsrp.: C8 – fibrös		Halsrippe (Frequenz 0,5–1 %) drückt den Truncus inf. und die A. subclavia nieder. Sie verursachen eine Kompression und Verlagerung, die durch die o.g. Faktoren verstärkt wird		Rö: Halsrippe	
Hals	Plexus brachialis	Scalenus-Syndrom	Abnorme Ausdehnung des Ansatzes des M. scalenus medius an der 1. Rippe		Druck auf Plexus brachialis (Truncus interior) und A. subclavia von unten			
			Muskelbrücke zw. M. scalenus anterior und M. scalenus medius		zw. Truncus sup. und C7			
			M. scalenus minimus (vom Tub. ant. C7 – Membrana suprapleuralis und zur 1. Rippe (Frequenz 49%)		umgreift den Truncus inferior und kann ihn gegen die erste Rippe drücken			
Regio infraclavicularis		Costoclaviculäre Engstelle	cranial: Clavicula und M. subclavius caudal: 1. Rippe	Falconer und Weddel 1943	Clavicula 1. Rippe			
Regio infraclavicularis		Claviculo-pectorale Engstelle	Lig. coracocosto-clavicularis (Caldani): a) Lig. coracoclav. inf. verstärkt die Fascie		Druck auf Nerven-Gefäßbündel von cranial			

			des M. subclavius b) Lig. costocoraco-ideum. Proc. coracoideus – 1. Rippe					
Regio axillaris	Plexus brachialis	Hyperabduktions-syndrom	unter M. pectoralis min.	Wright 1965				Durchtrennung des M. pectoralis min. (Lord u. Stone 1956)
Axilla			Medianusgabel		Druck auf A. axillaris bei Hyperabduktion und bei Abduktion mit Retropulsion			
Axilla		Langer'scher Armbogen	Muskelfasern, die das Nerven-Gefäßbündel parallel zu dem darunter liegenden M. latissimus dorsi überkreuzen		Kompression des Nerven-Gefäßbündels möglich			Resektion der komprimierenden Muskelfasern
Axilla		Langer'scher Achselbogen	Muskelfaser, die vom M. lat. dorsi zum Proc. cora-coideus ziehen		Kompression des Nerven-Gefäßbündels möglich			Resektion der komprimierenden Muskelfasern
Fossa supraclavi-cularis	N. supra-clavicularis		Clavicula	Gelbermann et al. 1975	einzelne Nn. supraclavicu-lares durchqueren die Clavicula	Schmerzen	klin. Unters.	Neurotomie
Hals	N. dorsalis scapulae		Durchtritt durch M. scalenus medius	Kopell und Thompson 1963	Kompression und Irritation			
Planta pedis	N. dig. comm. III	Morton'sche Metatarsalgie	Raum zw. Metatarsale III und IV	Morton 1876 Betts 1940 Nissen 1948 Mulder 1951	Der N. dig. communis III entsteht aus 2 Wurzeln (vom N. plant. med. und lat.) Er ist dadurch nicht so beweglich und kann dadurch der Druckbela-stung von der Fußsohle her nicht so gut ausweichen. Aus gleicher Ursache häufig Thrombose der A. interdig. plant. III	Schmerzen beim Gehen	klin. Unters. lokaler Druck-schmerz, ev. tastbare Verdickung Ultraschall	
Fußrücken	N. peronaeus R. superficial.	vorderes Tarsal-Tunnel-Syndrom	Raum zw. Metatarsale I und II Kreuzung des Nervs durch Sehne M. ext. hall. bravis	Kopell und Thompson 1963 Borges et al. 1981	Druck durch Sehne des M. ext. hall. brevis. Irritation durch Adhaesionen	Schmerzen im I. Interdigitalraum und an den Streckseiten der 1. und 2. Zehe	klin. Unters. Pas. Ausfall? einer Blockade des Nervs am US	totale Neurektomie (eigener Fall)

Region	Nerv	Syndrom	Anat. Lokalisation	Literatur	Mechanismus	Klin. Symptome	Diagnose	Therapie
Fußgewölbe	N. tibialis bzw. N. plant. med. und lat.	Tarsaltunnel-Syndrom	Tarsalkanal unter dem retinaculum flexorum	Martin 1946 Kopell und Thompson 1960, 1963, 1976 Keck 1962 Lam 1962, 1967, 1968 1972 Kojima 1963 Mumenthaler et al. 1964	Druckerhöhung durch Synovialcyste, Haemangiom u.ä. idiopathisch	Brennende Schmerzen, Sensibilitätsstörungen an der Fußsohle und an den Plantarseiten der Zehen Nachtschmerzen Besserung beim Gehen Parese der kurzen Fußmuskeln	klin. Unters. lokaler Druckschmerz EMG	Freilegung, Resektion des Ret. flex., ev. Neurolyse, ev. Gleitgewebsverpflanzung
Sprunggelenksgegend	N. tibialis		Sulcus retromalleolaris med.		Kompression des N. tibialis durch Fibrose nach Fraktor oder Kompartment-Syndrom	quälende Schmerzen an der Fußsohle	klin. Unters.	Neurolyse und Einhüllung in Gleitgewebe ev. vasc. Gewebetransfer notwendig
US proximal	N. tibialis	proximales N. tibialis-Kompressionssyndrom	Arcus tendineus	Wulle Ch. 1981	Kompression bzw. Irritation an der Stelle des Eintritts unter dem M. soleus z.B. nach Fraktur	Hyperaesthesie des US, Anaesthesie der Fußsohle	klin. Unters.	Spaltung des Arcus tendineus
US	N. peronaeus, R. superficialis	Schmerzsyndrom des R. superficialis N. peronaei	unter C. superf. des M. peronaeus longus	Kopell und Thompson 1963 Kernohan et al. 1985 Tibrewal und Goodfellow 1984	Druck bzw. Irritation	Schmerzen, Hypaesthesie am Fußrücken und an der anterolat. Seite des US	klin. Unters. lokaler Druckschmerz	Neurolyse
			Stelle des Durchtritts durch die Fascie	Bauerjee und Koons 1981 Kopell 1980 Garfin et al. 1977 Mackey et al. 1977				
Fossa poplit.	N. peronaeus		Verlauf auf M. gastrocnemius lateralis	Barber et al. 1962	Baker-Cysten Ganglion unphysiol. Fettablagerung	Schmerzen Peronaeuslähmung	klin. Unters. Ultraschall MR	Entfernung der Ursache Neurolyse
US proximal			Caput und Collum fibulae	Muckart 1976 Brocks 1952	Ganglien vom Tibio-Fibulargelenk	ANMERKUNG: Lähmung auch durch längeres		
				Clark 1961 Ellis 1936	z.T. intraneural gelegen	Sitzen mit überkreuzten Beinen,		

				Ferguson 1937, 1939 Parkes 1961 Waldstein 1931 Jung 1950		im Schneidersitz oder bei Überbeanspruchung (Rübenstecker-lähmung)		
				Fettweis 1968 Sidey et al. 1969 Marwah 1964	Osteom des Collum fibulare Ektop. Fabella			
			Durchtritt durch das Septum intermusculare posterolat.			Peronaeus-lähmung	klin. Unters. EMG	Freilegung und Neurolyse
	N. peronaeus R. prof.		Durchtritt durch das Septum intermusculare anteriolat.			Lähmung der Muskeln der vor. deren Loge	klin. Unters. EMG	Freilegung und Neurolyse
US	N. suralis		Durchtrittsstelle durch die Fascie	Haimovici 1972 Pringle et al. 1977	Druck, bzw. Irritation bei Durchtritt durch die Fascie		klin. Unters. lokaler Druckschmerz	operat. Freileg. Neurolyse
Kniegelenks-gegend	N. saphenus		Adduktorenkanal	Mumenthaler 1969 Mozes et al. 1962	Kompression bzw. Irritation bei Durchtritt durch Dach des Adduktorenkanals	Schmerzen	klin. Unters. lokaler Druck-schmerz	Neurolyse, ev. hohe Neurektomie (eigener Fall)
	R. infra-patellaris n. sapheni					Gonyalgia paraesth. (Wartenberg 1964)	klin. Unters.	Neurolyse, ev. hohe Neurektomie
						Neuropathia patellae (Kopell u. Thompson 1960, 1963; Meyer 1970; Smillie 1970)	klin. Unters.	Neurolyse, ev. hohe Neurektomie
Becken	N. obtura-torius		Canalis obturat.	Kopell und Thompson 1960 Fettweis 1966	Narben nach urolog. OP Narben nach OP an der OS-Innenseite Hernia obturatoria		klin. Unters.	Neurektomie (Fettweis 1966)
Regio glut.	N. glut. sup.		Foramen suprapiriforme		Druck und Irritation varixknotenartige Venen-erweiterung	Atrophie des M. glut. min. u. med.	klin. Unters.	Freilegung, Neurolyse (eigener Fall)
Reg. glut.	N. ischiadicus	Piriformis-Syndrom	Foramen infrapiriforme	Robinson 1947	Druck bzw. Irritation bei Fibrose d. M. piriformis	intensive lokale Schmerzen mit Ausstrahlung in Richtung Sacrum und Hüftgelenk	klin. Unters.: Druckschmerz über Incis.isch. maj., Schmerz durch Beugung	Freilegung, Neurolyse, Excision M. piriformis

Region	Nerv	Syndrom	Anat. Lokalisation	Literatur	Mechanismus	Klin. Symptome	Diagnose	Therapie
							und Innenrot. verstärkt	
Unterbauch Leistengeg.	N. iliohypogastricus		Becken seitl. Bauchwand Leistengegend		Raumfordernde Prozesse im Becken, OP in der Leistengegend u. am Beckenkamm, Hernia lumbalis	Hypaesthesie bzw. Schmerzen in der Leistengegend (R. cut. ant.) u. an der Außenseite d. Beckens (R. cut. lat.)	klin. Unters.	hohe Neurotomie (eigener Fall)
Unterbauch Leistengeg.	N. itioinguinal.	Itioinguinal-syndrom	Bauchwand Leistengegend	Kopell et al. 1962 Mumenthaler 1965	Knick beim Durchtritt durch verschiedene Schichten der musculären Bauchwand (M. transvers. abdominis, M. obliquus abdominis int.)	Schmerzen in der Unterbauch- und Leistengegend Innenrotation u. Streckung im Hüftgelenk eingeschränkt	klin. Unters. Schonhaltung mit gebeugter Hüfte, starke Schmerzen bei Streckung	
OS lateral	N. cutan. fem. lat.	Meralgia paraesth. Leistenband-syndrom	Leistengegend	Hager 1885 Bernhardt 1895 Roth 1895 Mumenthaler u. Schliack 1965	mechan. Irritation bei Durchtritt durch Bauchwand, auch durch M. sartorius (Ghent 1959) und Fascia lata	Schmerzen und Paraesthesien an der Außenseite des OS	klin. Unters. lokaler Druckschmerz, verstärkter Schm. bei Streck. im Hüftgelenk	Neurolyse (Israel 1928; Kilburn 1957) Erweiterung der Durchtrittsstelle Learmonth 1933) Neurotomie (Ecker und Woltmann 1938) Resektion (hohe Neurektomie) (King 1941; Ghent 1959, 1961)
	N. genitofem.	Genitofemorale Kausalgie	M. psoas	Magee 1942	Irritation durch Adhaesionen des Coecum od. des termin. Ileum am M. psoas	Schmerzen, undeutl. Sens.strg. an der Haut des Hodens bzw. der Lab. maj.	klin. Unters. Cremasterrell. fehlt	Neurolyse hohe Neurotomie (Magee 1942; Lyon 1945)

Literatur

1. Amadio, PC, Beckenbaugh RD (1986) Entrapment of the ulnar nerve by the deep flexor-pronator aponeurosis. J Hand Surg [Am] 11:80–81
2. Barber KW, Bianco AJ, Soule EH, MacCarty CS (1962) Benign extraneural soft-tissue tumors of the extremities causing compression of nerves. J Bone Joint Surg [Am] 44:98
3. Barnard IB, McCoy SM (1946) The supracondyloid process of the humerus. J Bone Joint Surg 28:845–850
4. Barnerjee T, Koons DD (1981) Superficial peroneal nerve entrapment. Report of two cases. J Neurosurg 55:991–992
5. Bellman S, Velander E (1963) Neuro-vascular disturbance of unusual origin in the arm. Acta Chir Scand 125:195
6. Bennet JB, Crouch CC (1982) Compression syndrome of the recurrent branch of the median nerve. J Hand Surg 7:407–409
7. Bernhardt M (1895) Die Erkrankungen der peripheren Nerven. In: Nothnagel H (Hrsg) Spezielle Pathologie und Therapie, Bd II/1. Holder, Wien
8. Bernhardt M (1895) Über isoliert im Gebiete des Nervus cutaneus femoralis externus vorkommende Paraesthesien. Neurol Zentralbl 14:242
9. Betts LO (1940) Morton's metatarsalgia: neuritis of the fourth digital nerve. Med J Austr 1:514
10. Blattmann A (1851) Dtsch Klin 435. Zit. nach [144]
11. Borges IF, Halett M, Selkoe DJ, Welch K (1981) The anterior tarsal tunnel syndrome. J Neurosurg 54:89–92
12. Brain WR, Wright AD, Wilkinson M (1947) Spontaneous compression of both median nerves in carpal tunnel. Lancet I:277–282
13. Brooks DM (1952) Nerve compression by simple ganglia. A review of thirteen cases. J Bone Joint Surg [Br] 34:391
14. Buckmiller JF, Rickard TA (1987) Isolated compression neuropathy of the palmar cutaneous branch of the median nerve. J Hand Surg [Am] 12:97–99
15. Cahill BR (1980) Management of quadrilateral space syndrome. In: Spinner M, Omer G (eds) Peripheral Nerve Problems. Saunders, Philadelphia, pp 602–606
16. Clark K (1961) Ganglion of the lateral popliteal nerve. J Bone Joint Surg [Br] 43:778–783
17. Comtet J, Quicot J, Moyen B (1978) Compression of the deep palmar branch of the ulnar nerve by the arch of the adductor pollicis. Hand 10:176–180
18. Coonrad RW, Hoopes WR (1973) Tennis elbow: its course, natural history, conservative and surgical management. J Bone Joint Surg [Am] 55:1177–1182
19. Cracchiolo A, Marmor L (1968) Peripheral entrapment neuropathies. J Am Med Assoc 204:421
20. Dellon AL, Mackinnon SE, Daneshvar A (1984) A terminal branch of anterior interosseous nerve as source of wrist pain. J Hand Surg [Br] 9:316–322
21. Dunant JH (1976) Transaxillärer Zugang zur Resektion der 1. Rippe bei kosto-klavikulärem Kompressionssyndrom. Handchirurgie 8:109–112
22. Ecker AD, Woltman AW (1938) Meralgia paraesthetica: a report of one hundred and fifty cases. Am Med Assoc 110:1650
23. Ellis VH (1936) Two cases of ganglia in the sheath of peroneal nerve. Br J Surg 24:141
24. Enna CD, Berghthold HF, Stockwell F (1974) A study of surface and deep temperatures along the course of the ulnar nerve in the pisohamate tunnel. Int J Leprosy 42:43–47
25. Esposito GM (1972) Peripheral entrapment neuropathies of upper extremity. NY State J Med 72:717
26. Falconer MA, Weddel G (1943) Costoclavicular compression. Lancet II:539
27. Farquhar-Buzzard E (1922) Some varieties of traumatic and toxic ulnar neuritis. Lancet I:317

28. Fearn CB, Goodfellow JW (1965) Anterior interosseous nerve palsy. J Bone Joint Surg [Br] 47:91–93
29. Feindel W, Stratford J (1958) Cubital tunnel compression in tardy ulnar palsy. Can Med Assoc J 78:361
30. Feindel W, Stratford J (1958) The role of the cubital tunnel in tardy ulnar palsy. Can J Surg 1:287–300
31. Ferguson JA, Allen L (1939) Complete medial dissection of the knee joint with division of the common peroneal nerve. J Bone Joint Surg 21:1012
32. Ferguson LK (1937) Ganglion of the peroneal nerve. Ann Surg 106:313
33. Fettweis E (1966) Kniegelenks- und Hüftgelenkskontrakturen bei narbiger Irritation des sensiblen Astes des Nervus obturatorius. Dtsch Med Wochenschr 91:313
34. Fettweis E (1968) Ursache vermeintlicher Ischialgien: nichttraumatische Striktur des Nervus peronaeus. Dtsch Med Wochenschr 93:1393–1394
35. Fragiadakis EG, Lamb DW (1970) An unusual cause of ulnar nerve compression. The Hand 2:14–16
36. Frazer TR (1940) Anatomy of the human skeleton. Churchill Livingstone, London, p 99
37. Gardener RG (1970) Confirmed case and diagnosis of pseudocarpal tunnel syndrome. New Engl J Med 282:858
38. Garfin S, Mubarak SJ, Owen CA (1977) Exertional anterolateral compartment syndrome. Case report with a fascial defect, muscle herniation and superficial peroneal nerve entrapment. J Bone Joint Surg [Am] 59:404–405
39. Gelberman RH, Verdeck WN, Brodhead WT (1975) Supraclavicular nerve entrapment syndrome. J Bone Joint Surg [Am] 57:429–446
40. Ghent WR (1961) Further studies in meralgia paraesthetica. Can Med Assoc J 85:871
41. Ghent WR (1959) Meralgia paraesthetica. Can Med Assoc J 81:631
42. Gore D, Larson S (1966) Medial epicondylectomy for subluxing ulnar nerve. Am J Surg 111:851–853
43. Hager W (1885) Neuralgia femoris. Resektion des Nervus cutaneus femoris anterior externus. Heilung. Dtsch Med Wochenschr 91:218
44. Haimovici H (1972) Peroneal sensory neuropathy entrapment syndrome. Arch Surg (Chicago) 10:586
45. Hohmann G (1927) Tennisellbogen. Verh Dtsch Ges Orthop 21:349–354
46. Hunt JR (1908) Occupational neuritis of the deep palmar branch of the ulnar nerve: a well defined clinical type of professional palsy of the hand. J Nerv Ment Dis 35:673
47. Hunt JR (1909) Occupational neuritis of the deep palmar branch of the ulnar nerve. J Nerv Ment Dis 676–689
48. Inserra A, Spinner M (1986) An anatomic factor significant in transposition of the ulnar nerve. J Hand Surg [Am] 11:80–82
49. Iselin M (1917) Desinsertion der Muskeln zur Freilegung der großen Nervenstämme an Schulter und Hüfte. Beitr Klin Chir 107:76
50. Israel A (1928) Nervenresektion bei Neuralgie des N. cutaneus femoris externus. Zentralbl Chir 55:278
51. Jensen HP, Wilhelm A, Spuler H (1962) Ätiologie und operative Behandlung der Ulnaris-Spätlähmung. Langenbecks Arch Chir 301:917
52. Jung W (1959) Ganglion im Nervus fibularis. Zentralbl Chir 75:328–330
53. Keck C (1962) The tarsal-tunnel-syndrome. J Bone Joint Surg [Am] 44:180
54. Kernohan J, Levack B, Wilson JN (1985) Entrapment of the superficial peroneal nerve. Three case reports. J Bone Joint Surg [Br] 67:60–61
55. Kilburn P (1957) Meralgia paraesthetica. Lancet I:952
56. Kiloh L, Nevin S (1952) Isolated neuritis of the anterior interosseus nerve. Brit Med J 1: 850–851
57. King BB (1941) Meralgia paraesthetica. Report of five cases. Am J Surg 52:364
58. King T, Morgan FP (1959) Late results of removing the medial humeral epicondyle for traumatic ulnar neuritis. J Bone Joint Surg [Br] 41:51–55

59. Klein W, Rieger H, Grünert J, Brug E (1980) Traumatisch induzierte Thrombose der distalen Arteria ulnaris. Handchir Mikrochir Plast Chir 22:806–812
60. Kojima T (1963) A case of carpal tunnel syndrome associated with tarsal tunnel syndrome. Tohoku Orthop Traum 7:214
61. Kopell HP (1980) Lower extremity lesions. In: Omer GE, Morton S (eds) Management of peripheral nerve problems. Saunders, Philadelphia
62. Kopell HP, Thompson WAL, Postel AH (1962) Entrapment neuropathy of the ilioinguinal nerve. N Engl J Med 16:266
63. Kopell HP, Thompson WAL (1963) Peripheral entrapment neuropathies. Williams & Wilkins, Baltimore
64. Kopell HP, Thompson WAL (1976) Peripheral entrapment neuropathies. Krieger, Huntington, NY
65. Kopell HP, Thompson WAL (1960) Peripheral entrapment neuropathies of the lower extremity. N Engl J Med 56:262
66. Kopell HP, Thompson WAL (1958) Pronator syndrome. Confirmed case and its diagnosis. N Engl J Med 259:713–715
67. Lam SJS (1962) A tarsal-tunnel syndrome. Lancet II:1354–1355
68. Lam SJS (1968) Peripheral nerve compression syndromes in the lower limb. Guy's Hosp Rep 1:49
69. Lam SJS (1967) Tarsal-tunnel-syndrome. J Bone Joint Surg [Br] 49:878–892
70. Lam SJS (1972) The surgery of some strictures and stenoses. The tarsal tunnel syndrome. Ann Coll Surg Engl 58:325
71. Learmonth JR (1942) A technique for transplanting the ulnar nerve. Surg Gynecol Obstet 75:792–793
72. Learmonth JR (1933) The principle of decompression in the treatment of certain diseases of peripheral nerves. Surg Clin North Am 13:905–913
73. Lord JW Jr, Stone PW (1956) Pectoralis minor tenotomy and anterior scalenotomy with special reference to hyperabduction syndrome and "effort thrombosis"of subclavian vein. Circulation 13:537–542
74. Lugnegard H, Wadheim G, Wenberg G (1977) Operative treatment of ulnar nerve neuropathy in the elbow region. Acta Orthop Scand 48:168–176
75. Lyon EK (1945) Genitofemoral causalgia. Can Med Assoc J 53:213
76. Mackey D, Colbert DS, Chater EH (1977) Musculocutaneous nerve entrapment. Ir J Med Sci 146:100–102
77. Magee RK (1942) Genito-femoral causalgia (a new syndrome). Can Med Assoc J 46:390
78. Marie P, Foix C (1913) Role du ligament annulaire anterieur de carpe dans la pathogeniie de la lesion. Atrophie isolee de l'eminence thenar d'origine nerotique. Rev Neurol 26:647–649
79. Martin JP (1946) Acroparaestesia in the lower limbs. Unexplained pains in the legs at night. Br Med J 1:307
80. Marwah V (1964) Compression of the lateral popliteal (common peroneal) nerve. Lancet II:1367
81. McFarlane RM, Mayer JR, Hugill F (1976) Further observations on the anatomy of the ulnar nerve at the wrist. The Hand 8/2
82. Meier W (1970) Das N. saphenus Syndrom in Differentialdiagnose zur tibialen Meniscus Laesion. Unfallmed Berufskrankh 631:128–132
83. Meyers MH, Harvey JP (1971) Traumatic discolation of the knee joint. A study of eighteen cases. J Bone Joint Surg [Am] 53:16
84. Milek MA, Thompson JD (1988) Compression of the deep branch of the ulnar nerve at the adductor hiatus producing pain without muscle atrophy. J Hand Surg [Am] 13:283–286
85. Morris HH, Peters BH (1976) Pronator Syndrome: clinical and electrophysiological features in seven cases. J Neurol Neurosurg Psychiatry 39:461–464
86. Morton TG (1876) A peculiar and painful affection of the fourth metatarsophalangeal articulation. Am J Med Sci 71:37–45
87. Mozes M, Ramon Y, Jahr J (1962) The anterior tibial syndrome. J Bone Joint Surg 44:730

88. Muckart RD (1976) Compression of the common peroneal nerve by intramuscular ganglion from superior tibio-fibular joint. J Bone Joint Surg [Br] 58:241–244
89. Mulder JD (1951) The causative mechanism in Morton's metatarsalgia. J Bone Joint Surg [Br] 33:94–95
90. Mumenthaler A, Mumenthaler M, Luciani G, Kramer J (1965) Das Ilioinguinalis-Syndrom. Beschreibung von 7 eigenen Beobachtungen. Dtsch Med Wochenschr 90:1073–1078
91. Mumenthaler M, Mumenthaler A, Medici V (1969) Das Tibialis-anterior-Syndrom nach Operation am Unterschenkel. Seine Fehldiagnose als Pseudoparese. Arch Orthop Unfallchir 66: 201–219
92. Mumenthaler M (1960) Die Ulnarislähmungen. Über 314 "nichttraumatische" eigene Beobachtungen. Schweiz Med Wochenschr 90:815–820
93. Mumenthaler M (1961) Die Ulnarisparesen. Thieme, Stuttgart
94. Mumenthaler M, Schliack H (1965) Läsionen peripherer Nerven. Thieme, Stuttgart
95. Mumenthaler M (1969) Some clinical aspects of peripheral nerve lesions. Eur Neurol 2: 257–268
96. Mumenthaler M, Mosimann W (1969) Neurologische Komplikationen nach Verletzungen des Unterschenkels unter besonderer Berücksichtigung des Tarsaltunnels und Tibialis-anterior-Syndroms. Dtsch Med Wochenschr 94:995
97. Mumenthaler V, Probst C, Mumenthaler A, Weber EG, Schneider J (1964) Das Tarsaltunnel-Syndrom. Schweiz Med Wochenschr 94:373–382
98. Narakas A, Crawford GP (1977) Les aspects etiopathogeniques, cliniques, anatomopathologique: ainsi que le traitment chirurgical dans l'epicondylite chronique. Ther Umsch 34:70–80
99. Neary D, Ochoa J, Gilliat RW (1975) Subclinical entrapment neuropathy in man. J Neurol Sci 24:283–298
100. Nigst H (1973) Chronische Nervenirritation als Verletzungsfolge. Hefte Unfallheilkd 117: 400–403
101. Nissen KI (1948) Plantar digital neuritis: Morton's metatarsalgia. J Bone Joint Surg [Br] 30:84
102. Osborne GV (1979) Compression neuritis of the ulnar nerve at the elbow. The Hand 2:10
103. Osborne GV (1958) Spontaneous ulnar nerve paresis. Br Med J 1:218
104. Osborne GV (1957) The surgical treatment of the tardy ulnar neuritis. J Bone Joint Surg [Br] 39:782
105. Osborne GV (1959) Ulnar neuritis. Postgrad Med J 35:392
106. Osborne J (1970) Compression neuritis of the ulnar nerve. The Hand 2:10–14
107. Panas (1878) Sur une cause peu connue de paralysie du nerf cubital. Arch Gen Med 2:5–22
108. Parkes A (1961) Intraneural ganglion of the lateral popliteal nerve. J Bone Joint Surg [Br] 43:784–790
109. Paturet G (1951) Traite d'anatomie humaine. Membres superieur et inferieur, vol 2. Masson, Paris
110. Perugia L, Ippolito E, Postecchini F (1977) Patologia e clinica delle lesioni tendinea da sport. Med Sport 30:85–116
111. Pfeffer GB, Gelbermann RH, Boyes JH, Rydevik B (1988) The history of carpal tunnel syndrome. H S BV 13 [B]:28–34
112. Phalen GS, Kendrick (1957) Compression neuropathy of the median nerve in the carpal tunnel. JAMA 164:524–530
113. Phalen GS (1951) Spontaneous compression of the median nerve at the wrist. JAMA 145:1128–1133
114. Phalen GS (1966) The carpaltunnel syndrome. J Bone Joint Surg [Am] 48:211–228
115. Poitevin LA (1988) Thoraco-cervico-brachial confined spaces. An anatomic study. Ann Chir Main VII/1:5–13
116. Pringle RM, Protheroe K, Mukherjee SK (1977) Entrapment neuropathy of sural nerve. Ir J Med Sci 146:100–102
117. Quain J (1923) Elements of anatomy. In: Schafer ES, Symington J, Bryc TH (eds) Myology, ed 11, vol IV/II. Longmans, Green, London
118. Robinson DR (1974) Piriformis syndrome in relation to sciatic pain. Am J Surg 73:355

119. Roles NC, Maudsley RH (1972) Radial tunnel syndrome. Resistent tennis elbow as a nerve entrapment. J Bone Joint Surg [Br] 54:499–508
120. Roth WK (1895) Meralgia paraesthetica. Karger, Berlin
121. Roth WK (1895) Meralgia paraesthetica. Medskoe Obozr Sprimona 43:678
122. Runge F (1873) Zur Genese und Behandlung des Schreiber-Krampfes. Klin Wochenschr 10:345–2612
123. Seyffarth H (1951) Primary myoses in the M. pronator teres as cause of lesion of the N. medianus (pronator syndrome). Acta Psychiatr Scand [Suppl] 74:251–254
124. Sidey JD (1969) Weak ankles. A study of common peroneal entrapment neuropathy. Br Med J 3:623
125. Smillie LS (1970) Injuries of the knee joint, 4th ed. Livingstone, Edinburgh
126. Smith HP, Fisher RG (1973) Struther's ligament: a source of median nerve compression above the elbow: a case report. J Neurosurg 55:778–779
127. Solnitzkky O (1960) Pronator syndrome: Compression neuropathy of the median nerve at the level of the pronator teres muscle. Georgetown Med Bull 13:232–238
128. Spinner M (1977) Cryptogenic intraclavicular brachial plexus neuritis. Bull Hosp Jt Dis Orthop Inst 37:98
129. Spinner M, Kaplan EB (1976) The relationship of the ulnar nerve to the medial intermuscular septum in the arm and its clinical significance. The Hand 8/3:239–242
130. Spinner M (1972) Injuries to the major branches of peripheral nerves of the forearm. Saunders, Philadelphia London Toronto
131. Spinner M, Spencer PS (1974) Nerve compression lesions of the upper extremity: a clinical and experimental review. Clin Orthop 104:46–68
132. Spinner M, Schreiber SN (1969) Anterior interosseus nerve paralysis as a complication of supracondylar fractures of the humerus in children. J Bone Joint Surg [Am] 51:1584
133. Spinner M (1970) The anterior interosseus-nerve syndrome. With special attention to its variation. J Bone Joint Surg [Am] 52:84–94
134. Spinner M (1968) The arcade of Frohse and its relationship to the posterior interosseous nerve. J Bone Joint Surg [Am] 50:809–814
135. Starke W, Rathay B, Hülsmann P (1988) Anatomische Variante als seltene Ursache einer distalen Ulnariskompression. Handchir Mikrochir Plast Chir 20:347–348
136. Stern MB, Rosner LJ, Blindermann EE (1967) Kiloh-Nevin syndrome. Report of a case and review of the literature. Clin Orthop 53:95–98
137. Struthers J (1849) On a peculiarity of the humerus and humeral artery. Monthly Journal of Medical Science 9:264–267
138. Struthers J (1854) On some points in the abnormal anatomy of the arm. British and Foreign Medico-Chirurgical Revue 14:170–179
139. Swiggett R, Ruby LK (1986) Median nerve compression neuropathy by the lacertus fibrosus: report of three cases. J Hand Surg [Am] 11:700–703
140. Thomas DF (1962) Kiloh-Nevin syndrome. J Bone Joint Surg [Br] 44:962–966
141. Tibrewal SB, Goodfellow SW (1984) Peroneal nerve palsy at the level of the lower third of the leg. J R Soc Med 77:72–73
142. Uriburi JF, Marchio FJ, Marin JC (1976) Compression syndrome of the deep motor branch of the ulnar nerve (piso-hamate-hiatus syndrome). J Bone Joint Surg [Am] 58:145–147
143. Vanderpool DW, Chalmers J, Lamb DW, Whisten TB (1968) Peripheral compression lesions of the ulnar nerve. J Bone Joint Surg [Br] 50:792–803
144. Verdan CI (1974) Diagnostic differential des états douloureux du poignet. Z Unfallchir Versicherungsmed Berufskr 67:3–22
145. Wachsmuth W, Wilhelm A (1968) Der Musculus epitrochleo-anconaeus und seine klinische Bedeutung. Monatsschr Unfallheilkd 71:1–22
146. Wadstein T (1931) Two cases of ganglia in the sheath of the peroneal nerve. Acta Orthop Scand 2:221–231
147. Wadsworth TG, Orth MCh (1974) The cubital tunnel and the external compression syndrome. Anesth Analg 53:303–308

148. Wartenberg R (1954) Digitalgia paraesthetica and gonyalgia paraesthetica. Neurology [Minneapolis] 4:106–115
149. Wartenberg R (1959) Neuritis, sensible Neuritis, Neuralgie. Thieme, Stuttgart
150. Wilhelm A (1970) Das Radialisirritationssyndrom. Handchirurgie 2:139–142
151. Wilhelm A (1970) Neues über Druckschäden des Nervus ulnaris und Nervus radialis. Handchirurgie 2:143–146
152. Wilhelm A, Suden R (1985) Das proximale Radialiskompressionssyndrom (PRKS). Behandlung und Ergebnisse. Handchirurgie 17:219–224
153. Wilhelm A (1976) Radialiskompressionssyndrome. Handchirurgie 8:113–116
154. Winckworth CE (1883) Lawn tennis elbow. Br Med J 2:557
155. Woltmann HW, Learmont JR (1943) Progressive paralysis of the nervus interosseus dorsalis. Brain 57:15
156. Wright IS (1945) Neurovascular syndrome produced by hyperabduction of arm. Am Heart J 29:1–8
157. Wulle Ch (1981) Das Kompressionssyndrom des Nervus tibialis nach proximaler Unterschenkel-Trümmerfraktur. Unfallchirurgie 7/5:260–261
158. Wulle Ch, Grobe Th (1986) Die distale Ulnaris-Irritation. Handchirurgie 18:207-208
159. Zook EG, Kucan JO, Guy RJ (1988) Palmar wrist pain caused by ulnar nerve entrapment in the flexor carpi ulnaris tendon. J Hand Surg [Am] 13:732–735
160. Zweig J, Burns H (1968) Compression of digital nerves by pacinian corpuscles. J Bone Joint Surg [Am] 50/5:999–1001

Sachverzeichnis

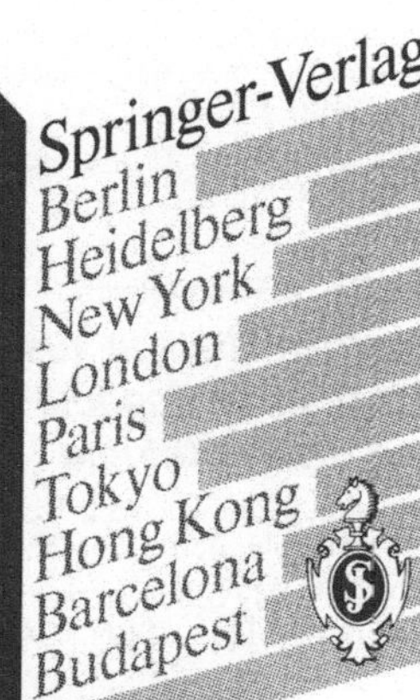
Springer-Verlag
Berlin
Heidelberg
New York
London
Paris
Tokyo
Hong Kong
Barcelona
Budapest